13de Editie

ROSS & WILSON
Anatomie *en* Fysiologie

in Gezondheid en Ziekte

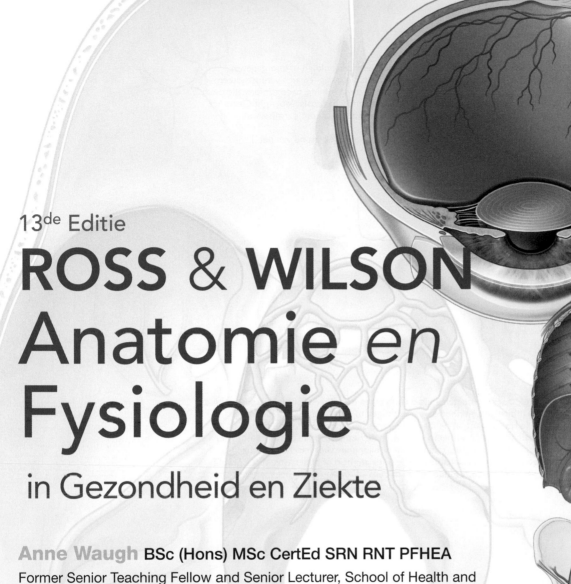

13de Editie

ROSS & WILSON
Anatomie *en*
Fysiologie

in Gezondheid en Ziekte

Anne Waugh BSc (Hons) MSc CertEd SRN RNT PFHEA

Former Senior Teaching Fellow and Senior Lecturer, School of Health and
Social Care, Edinburgh Napier University, Edinburgh, UK

Allison Grant BSc PhD FHEA

Lecturer, Department of Health and Life Sciences, Glasgow Caledonian
University, Glasgow, UK

Illustraties door Richard Tibbitts, Antbits Limited

ELSEVIER

London   New York   Oxford   Philadelphia   St Louis   Sydney   Toronto 2021

ELSEVIER

13de Editie: 2018
12de Editie: 2014
11de Editie: 2010
10de Editie: 2006
9de Editie: 2002
8ste Editie: 2001
7de Editie: 1998

ISBN 978-0-7020-8323-5
E-book ISBN 978-0-7020-8324-2

Kennisgevingen

your source for books,
journals and multimedia
in the health sciences
www.elsevierhealth.com

Working together
to grow libraries in
developing countries

www.elsevier.com • www.bookaid.org

The
publisher's
policy is to use
**paper manufactured
from sustainable forests**

Contentstrateeg: Poppy Garraway
Manager contentontwikkeling: Helen Leng, Andrae Akeh
Projectmanager: Louisa Talbott, Julie Taylor
Ontwerper: Margaret Reid
Vertaling/redacteur/corrector: Claudette Sherlock

Printed in Poland

Last digit is the print number: 9   8   7   6   5   4   3   2

Inhoud

Voorwoord

Ross & Wilson is al bijna 60 jaar een van de belangrijkste handboeken op het gebied van anatomie en fysiologie. Deze laatste editie is geschreven om tegemoet te komen aan de behoeften van professionals in de gezondheidszorg, zoals verpleegkundigen, en studenten in de verpleging, in aanverwante zorgberoepen en in complementaire behandelingswijzen waarvan velen de vorige edities van onschatbare waarde hebben gevonden. Het handboek beschrijft opnieuw op geslaagde en duidelijke wijze de lichaamssystemen en hun werking. De anatomie en de fysiologie van gezondheid zijn uitgebreid met onderdelen waarin de natuurlijke leeftijd gerelateerde veranderingen in structuur en functie worden beschreven, voordat de pathologie en pathofysiologie van sommige belangrijke afwijkingen en ziektes aan bod komen.

De grote systemen van het menselijk lichaam worden ieder apart geïntroduceerd. Daarbij moet de lezer wel in gedachten houden dat fysiologie een geïntegreerd onderwerp is: de systemen die in de hoofdstukken afzonderlijk worden besproken, functioneren in een samenwerkingsverband om het lichaam gezond te houden. De drie eerste hoofdstukken geven een globaal overzicht van de opbouw van het menselijk lichaam en beschrijven de belangrijkste structuren en fundamentele processen.

De daaropvolgende hoofdstukken zijn verdeeld over drie onderdelen, die de belangrijkste functies van het lichaam weergeven: communicatie; het opnemen van stoffen en verwijderen van afvalstoffen; en bescherming en overleving.

De herziene en bijgewerkte tekst wordt aangevuld en geïllustreerd met een rijk scala aan nieuw getekende figuren, foto's en micrografieken.

Deze uitgave gaat gepaard met een website (https://evolve.elsevier.com/Waugh/anatomy/) met meer dan 100 animaties en een uitgebreid aanbod van online zelftests die de inhoud van ieder hoofdstuk weergeven. Het materiaal in deze uitgave wordt tevens begeleid door de nieuwe 5de editie van de bijbehorende studiegids, aan de hand waarvan de studenten, die liever op papier werken, hun vorderingen kunnen testen en hun kennis kunnen verdiepen.

Andere aanvullende onderdelen zijn onder meer: leerresultaten, een uitvoerige woordenlijst, een lijst met veelgebruikte voorvoegsels, achtervoegsels en grondbegrippen, en uitgebreide kruisverwijzingen in de tekst naar de hoofdstukken. Nieuwe kenmerken zijn onder andere 'zelftests' aan het einde van het hoofdstuk en korte 'toetsen' aan het einde van elk onderdeel, zodat studenten hun begrip van de inhoud kunnen testen.

We zijn altijd blij met feedback van lezers, waarmee toekomstige edities van Ross & Wilson verbeterd kunnen worden, zodat deze aan de leerbehoeften van studenten in een evoluerende educatieve omgeving blijven voldoen.

Anne Waugh
Allison Grant
April 2018

Dankbetuigingen

Het opstellen van een nieuw leerboek is afhankelijk van de bijdrage van diverse professionals en de 13de editie van dit leerboek zou niet mogelijk zijn geweest zonder de inzet van vele mensen. Wij zijn Richard Tibbitts zeer dankbaar voor zijn nieuwe, originele en hoogwaardige illustraties, die een belangrijke bijdrage leveren aan de aanhoudende populariteit en educatieve waarde van dit leerboek. We zijn ook dankbaar voor het werk van Janet Ross en Kathleen Wilson, de oorspronkelijke auteurs en oprichters van dit project.

Het publicatieteam van Elsevier heeft in alle stadia van het project een uitstekende ondersteuning geboden en we zijn vooral Alison Taylor, Sheila Black en Kirsty Guest veel dank verschuldigd.

Een belangrijke bijdrage aan de voorbereiding van de nieuwe 13de editie is de feedback en het constructieve commentaar van gebruikers van eerdere edities, waaronder studenten, docenten en andere professionals. De uitgevers vroegen om feedback van faculteitsleden en studenten; de respondenten vertegenwoordigden het wereldwijde bereik van dit boek, waaronder het Verenigd Koninkrijk en Ierland, België, Nederland, Polen, India, Pakistan, Sri Lanka, Afghanistan, Nepal, Maleisië, Mauritius, Ghana, Kenia, Namibië, Nigeria, Zuid-Afrika, Soedan, Tanzania, Oeganda, Zambia, Zimbabwe, Trinidad en Tobago, Australië en de Verenigde Staten. Deze feedback was uitzonderlijk positief, maar de opbouwende suggesties van de lezers zijn van nut geweest voor de huidige herziening.

Aan iedereen die de tijd en moeite heeft genomen om feedback te geven, bieden wij onze oprechte dank aan. Een bijzondere erkenning is voorbehouden aan de volgende lezers: Victor Assenga, 1ste jaars Student Nurse, Tanzania; Nicola Crick, 3de jaars Student Nurse, UK; Tomas Jalowiecki, Emergency Medical Technician, UK; D. Damilola Olaiya, 4de jaars Student Nurse, Nigeria; en Rawya Ahmed Salim, Pharmacist, Kenya, die ieder afzonderlijk hebben bijgedragen aan het idee dat zelftests in ieder hoofdstuk zou helpen het boek geheel up-to-date te brengen en onze lezers van dienst zou zijn met de (soms moeilijke!) taak om de fundamenten van de menselijke biologie onder de knie te krijgen.

Wij zijn altijd dankbaar voor commentaar, informatie en suggesties met betrekking tot de inhoud en de organisatie van het materiaal in dit leerboek.

Dank is ook verschuldigd aan onze families, Andy, Seona en Struan, voor hun aanhoudend geduld, steun en acceptatie van verloren gegane avonden en weekeinden.

Online bronnen voor studenten

De 13de editie van *Ross & Wilson Anatomie en Fysiologie in Gezondheid en Ziekte* is uitgevoerd met een aantal handige online leerhulpmiddelen waarmee je je kennis kunt verdiepen en waarmee je leerervaring toegankelijk en plezierig wordt.

EVOLVE–https://evolve.elsevier.com/Waugh/anatomy/– biedt een uitgebreide collectie educatieve onderwerpen die speciaal zijn ontworpen om je te helpen je begrip van anatomie en fysiologie te verdiepen en om de verworven kennis toe te passen zodat je het grotere verband begrijpt.

Op de website vind je een ruime keuze aan **zelftests** in diverse vernieuwende formats, zoals: 'drag-and-drop', invullen van de 'blanco's' en 'waar/onwaar' antwoorden op meer dan 450 vragen die betrekking hebben op de onderwerpen die in het leerboek aan de orde komen.

Centraal staan diverse 'real-life' Casestudy's die verschillende gevallen van mensen laten zien die onlangs ziek zijn geworden of een trauma hebben opgelopen, en waarmee je je kennis in praktijk kunt brengen. Sommige van deze mensen lijden aan aandoeningen zoals astma of diabetes, hoge bloeddruk of leukemie, anderen hebben voedselgebrek, gehoorverlies of kleurenblindheid. Of deze mensen nu behandeld worden voor kanker of een verkeersongeluk hebben gehad, of op een andere manier een verwonding hebben opgelopen, bijv. tijdens het wandelen of tuinieren, bij ieder scenario is het de bedoeling om na te denken over het normale fysiologische systeem en daarna na te denken over wat er gebeurt als dit afwijkt en er iets niet in orde is. Er zijn ongeveer 26 Casestudy's met 170 bijbehorende vragen, die je na ieder hoofdstuk of in één keer aan het eind van de leerstof kunt beantwoorden.

Voor als je vooral visueel ingesteld bent, geeft Elsevier toegang tot meer dan 100 videos – waarvan vele compleet nieuw – die een groot aantal onderwerpen met betrekking tot anatomie en fysiologie behandelen. Je kunt een uitgebreide reeks animaties bekijken die verband houden met cellulaire activiteiten zoals passief en actief transport, maar ook met specifieke anatomische structuren en hoe deze werken zoals de structuur en functies van een nefron, de luchtstroom door de longen of de werking van een zenuwimpuls.

De unieke *Body Spectrum©* software biedt een groot aantal aanvullende anatomische schema's waarmee je specifieke biologische structuren kunt onderscheiden en inkleuren met behulp van online 'verf'. Op die manier kun je verschillende lichaamsdelen uit je hoofd leren en zien hoe ze in elkaar passen. De software kan worden gebruikt in de studiemodus, voor het zelfstandig leren, of in de testmodus, voor het bijhouden van je eigen vorderingen. Alle schema's kunnen in kleur of zwart-wit worden afgedrukt en gebruikt in persoonlijke aantekeningen en/of posters aan de muur.

Als biologie en de medische taal nog onbekend terrein is dan kan de uitspraak van sommige termen vrij lastig zijn. Om je hiermee te helpen, heeft Elsevier een **online audiouitspraakgids** met meer dan 1700 woorden opgenomen. Hiermee kun je woorden als 'Wernicke's', 'facioscapulohumerale dystrofie' en 'ascites' leren uitspreken voordat je praktijkervaring gaat opdoen.

Tot slot verwijzen zorgvuldig gekozen **'weblinks'** de lezers naar betrouwbare, extra informatiebronnen, zoals aanvullende leermiddelen, onderzoeks- en professionele adviesorganen, websites voor patiënten-advies en hulp bij het studeren in het Engels.

Je zult echter merken dat telkens wanneer je de website gebruikt de 'kritisch denken'- benadering je helpt bij het leren begrijpen van de basisprincipes van de menselijke biologie.

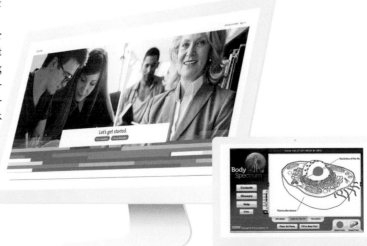

Hulp voor faculteit

Het is belangrijk dat de faculteit ondersteuning kan bieden aan al het onderwijzend personeel, waar ook ter wereld.

Om te helpen met de fundamentele doelstelling om kennis over te dragen aan de volgende generatie zorgverleners en andere studenten in de gezondheidswetenschappen, stelt Elsevier alle illustraties van *Waugh & Grant: Ross en Wilson Anatomie en Fysiologie in Gezondheid en Ziekte* 13de editie ter beschikking aan docenten.

De illustraties zijn volledig herzien door het team dat ook *Gray's Anatomy for Students* heeft geproduceerd. Alle afbeeldingen zijn vrij van copyright en kunnen in verschillende formaten gebruikt worden; bijv. als hand-outs voor gebruik bij tests tijdens de les en bij overheadpresentaties. Voor docenten die met onbewerkte afbeeldingen willen werken, worden de online illustraties met en zonder labels of verbindingslijnen geleverd om zodoende het gebruik ervan in zoveel mogelijk leeromgevingen mogelijk te maken.

Docenten kunnen zich vrijelijk bedienen van de illustraties tijdens hun lessen. Voor meer informatie over het gebruik voor commerciële doeleinden of voor vragen over rechtmatige toepassing, kunt u contact opnemen met onze *Helpdesk Vergunningen* via permissionshelpdesk@elsevier.com (zie ook de pagina over auteursrechten). Alle benodigdheden voor het reguliere onderwijs zijn klaar voor gebruik – voor klassikaal onderwijs, huiswerk, face-to-face of onderwijs op afstand, voltijds of deeltijds programma's – met andere woorden: voor iedereen, waar ook ter wereld!

Daarnaast is er een verzameling vragen, gerangschikt per hoofdstuk, waarmee docenten toetsen en quizzen voor studenten kunnen maken. De verzameling is naar wens aan te passen, in die zin dat nieuwe vragen toegevoegd kunnen worden of vragen verwijderd kunnen worden die betrekking hebben op onderwerpen die niet belangrijk zijn voor de desbetreffende groep studenten. Het materiaal wordt in twee formaten geleverd: in PowerPoint, wat de deelname in de klas bevordert door middel van populaire software zoals iClicker; of in MSWord, waarmee de meer traditioneel ingestelde studenten toetsen op papier kunnen afleggen.

Tot slot bieden de online leerhulpmiddelen toegang tot meer dan 100 animaties – waarvan vele gloednieuw – die van nut kunnen zijn in lesprogramma's. Onderwerpen die aan bod komen kunnen uiteenlopen van basisprincipes van de wetenschap, zoals molecuulvorming en chemische verbindingen, tot anatomische kenmerken en fysiologische processen, waarvan de laatste een breed gebied bestrijken, variërend van luchtstroom door de longen tot aan bloedstolling en portale circulatie.

De animatiebestanden en het overige lesmateriaal zijn na registratie toegankelijk op: https://evolve.elsevier.com/Waugh/anatomy/.

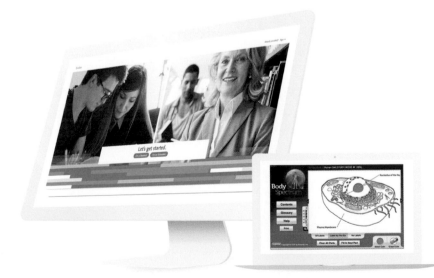

Veelgebruikte voorvoegsels, achtervoegsels en stammen

Voor-/achtervoegsel/stam	Heeft te maken met	Voorbeelden uit de tekst
a-/an-	gebrek (aan)	agranulocytose, anemie, anuria, asystole
-alg-	pijn	neuralgie, analgetisch
angio-	bloedvat	angiotensine, hemangioom
anti-	tegen	anticoagulans, antidiuretisch, antigeen, antimicrobieel
baro-	druk	baroreceptor
-blast	kiem, voorloper	osteoblast, fibroblast
brady-	traag	bradycardie
bronch-	bronchus	bronchiole, bronchitis, bronchus
card-	hart	myocard(ium), tachycardie
chole-	gal	cholangitis, cholecystitis, cholecystokinine
cyto-, -cyt	cel	cytoplasma, cytosol, cytotoxisch, erytrocyt
derm-	huid	dermatitis, dermatoom, dermis
dys-, dis-	moeizaam, onvolledig, niet-	dysmenorroe, dysplasia, dyspnoe, dysurie
-eem	zwelling	emfyseem, lymfoedeem, oedeem
-emie	van het bloed	anemie, hypovolemie, hypoxemie, uremie,
endo-	binnen in	endocrien, endocytose, endotheel
erytro-	rode(bloedcel)	erytrocyt, erytropose, erytropotine
exo-	(naar)buiten	exocytose, exoftalmie
extra-	buiten	extracellulair, extrapiramidaal
-fferent	leidend, vervoerend	afferent, efferent
gast-	maag	gastrine, gastritis, gastro-intestinaal
-gen-, -geen	oorsprong/productie	allergeen, antigeen, gen, genetisch, genoom, pathogeen
-globine	eiwit	hemoglobin, myoglobine
gluco-	suiker	glucose, glucogenese
hemo-	bloed	hemolytisch, hemorragie, hemostase
hepat-	lever	hepatisch, hepatitis, hepatocyte, hepatomegalie
-hydr-	water	dehydratie, hydrocephalus, hydrostatisch
hyper-	overmaat/te hoog	hypertensie, hypertrofie, hypercapnie
hypo-	ondermaat/te laag	hypoglykemie, hypotensie, hypovolemie

Voor-/achtervoegsel/stam	Heeft te maken met	Voorbeelden uit de tekst
-idie	aandoening/afwijking	hyperthyroidie, diploidie
intra-	binnen	intracellulair, intracraniaal, intra-oculair
-isme	aandoening	aldosteronisme, strabisme, cryptorchisme
-itis	ontsteking	appendicitis, cystitis, gastritis, hepatitis
lact-	melk	lactatie, lactaat, lactose
lymf-	lymfeweefsel	lymfatisch, lymfocyt, lymfoedeem
lyso-, -lyse	afbraak	glycolyse, lysosoom, lysozym
-mega-	groot	acromegalie, hepatomegalie, megaloblast, splenomegalie,
micro-	klein	microbe, microtubuli, microvilli
myo-	spier	myocard, myoglobine, myopathie, myosine
nefro-	nier	nefroblastoom, nefron, nefrose, nefrotisch
neo-	nieuw	gluconeogenese, neonaat, neoplasma
neuro-	zenuw	neuralgie, neuron, neuropathie
-od(e)	lijkend op	myelod, sigmod, hemorrod, lymfode
-oft-	oog	exoftalmie, oftalmisch, xeroftalmie
-oir, -orisch	met betrekking tot	secretoir, sensorisch
-oom, -oma	gezwel	carcinoom, osteoma, melanoom
osteo-	bot	osteoartritis, osteocyt, osteoporose
-path-	ziekte	nefropathie, neuropathie, pathogenese
-plasma	substantie	cytoplasma, neoplasma
pneumo-	long, lucht	pneumonie, pneumothorax
poly-	veel	polycytemie, polypeptide, polyurie
-rragie	overmatige stroom	menorragie, hemorragie
-rroe	uitscheiding	dysmenorroe, rinorroe
sarco-	spier	sarcomeer, sarcoplasma
-scler	hard	arteriosclerose, scleroderma
sub-	onder	subarachnodaal, sublingual, subfrenisch
tachy-	extreem snel	tachycardia, tachypnoe
-tox-	gif	cytotoxisch, hepatotoxisch, toxine
tri-	drie	trigeminus, tripeptide, trisaccharide
trombo-	stolsel, stolling	trombone, trombocyt, trombose, trombus
-urie	urine	anurie, hematurie, nocturie, polyurie, oligurie
vas-, vaso-	vat	vasculair, vasoconstrictie, vasdeferens

Sleutel bij figuren

De anatomische positie wordt bij sommige figuren aangeduid, waarbij richtingsaanwijzingen de verschillende vlakken van de positie - onder, boven, voor en achter - aanduiden.

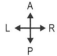

A/P: anterior/posterior. Dit geeft aan dat de figuur getekend is van boven of beneden, waarbij een dwarsdoorsnede de relatie van de structuren ten opzichte van de voorkant/achterkant van het lichaam aangeeft.

L/R: links/rechts.

bijv. Figuur 16.21

P/D: proximaal/distaal. Dit geeft de relatie van de structuren ten opzichte van het aanhechtingspunt met het lichaam aan.

L/M: lateraal/mediaal. Dit geeft de relatie van de structuren met de middellijn van het lichaam aan.

bijv. Figuur 16.36

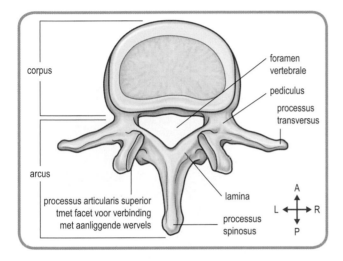

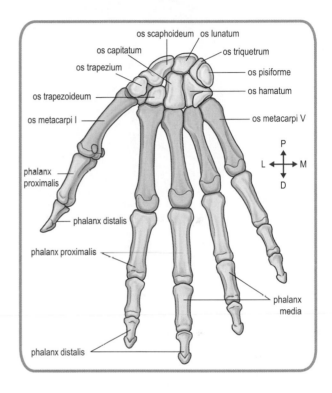

S/I: superieur/inferieur. Dit geeft de relatie aan tussen de structuren en de boven/onderste delen van het lichaam.

A/P: anterieur/posterieur. Dit geeft de relatie aan van de structuren met de voor/achterzijde van het lichaam.

bijv. Figuur 10.14

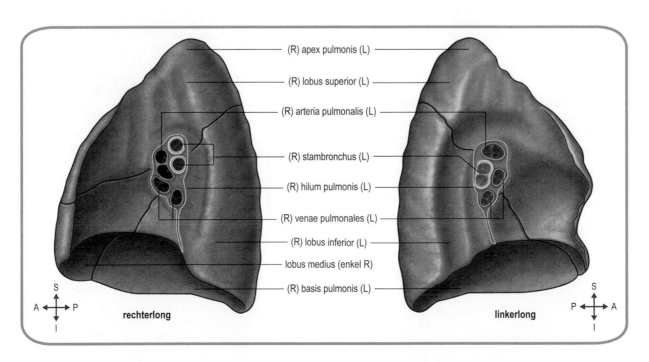

Sleutel bij figuren

Veel afbeeldingen hebben een icoontje waarmee je botten en andere structuren kunt traceren/plaatsen. *bijv. Figuren 5.8, 16.13 en 16.16.*

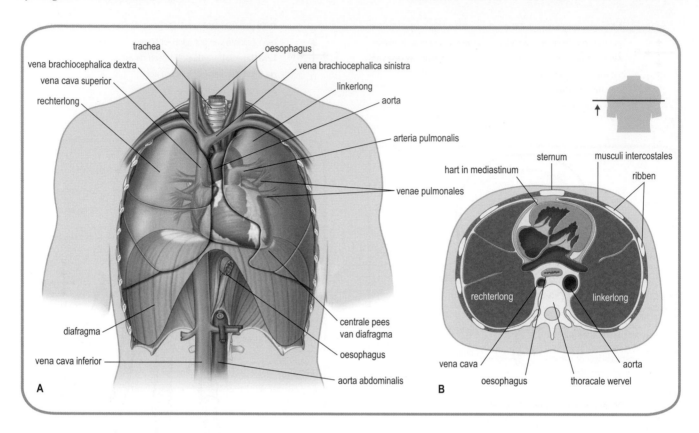

A
- trachea
- vena brachiocephalica dextra
- vena cava superior
- rechterlong
- oesophagus
- vena brachiocephalica sinistra
- linkerlong
- aorta
- arteria pulmonalis
- venae pulmonales
- diafragma
- vena cava inferior
- centrale pees van diafragma
- oesophagus
- aorta abdominalis

B
- hart in mediastinum
- sternum
- musculi intercostales
- ribben
- rechterlong
- linkerlong
- vena cava
- oesophagus
- thoracale wervel
- aorta

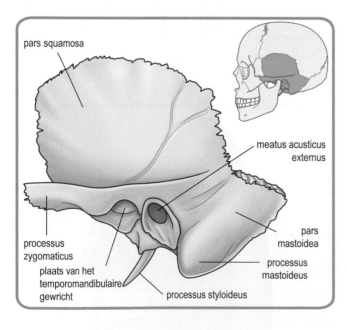

- pars squamosa
- meatus acusticus externus
- processus zygomaticus
- plaats van het temporomandibulaire gewricht
- processus styloideus
- pars mastoidea
- processus mastoideus

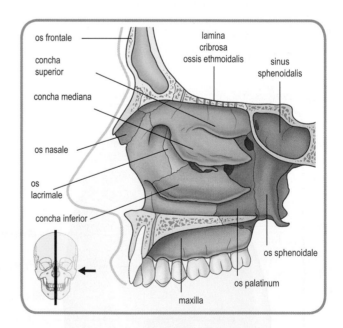

- os frontale
- lamina cribrosa ossis ethmoidalis
- sinus sphenoidalis
- concha superior
- concha mediana
- os nasale
- os lacrimale
- concha inferior
- os sphenoidale
- os palatinum
- maxilla

Anatomie en bouw van het lichaam

Het menselijk lichaam werkt als een technisch hoog ontwikkelde en verfijnde machine. Het functioneert als een eenheid, maar is samengesteld uit verschillende systemen die samenwerken en van elkaar afhankelijk zijn. Elk systeem heeft een specifieke functie die essentieel is voor het welzijn van de persoon. Wanneer een systeem faalt, heeft dat bijna altijd gevolgen voor andere systemen en dit zal grotendeels het vermogen van het lichaam om normaal te functioneren aantasten. De geïntegreerde samenwerking van de systemen zorgt voor overleving. Daarom is zowel de bouw als het functioneren van het menselijk lichaam complex. Dit boek maakt gebruik van een systeemmethode om de fundamentele structuren en processen daarvan uit te leggen.

Anatomie is de leer van de bouw van het lichaam en de fysieke relaties tussen de verschillende lichaamsdelen. Fysiologie is de leer van de werking van de systemen en de vele manieren waarop ze door geïntegreerde samenwerking het leven en de gezondheid van de persoon in stand houden. Pathologie is de leer van de afwijkingen en pathofysiologie beschrijft de wijzen waarop deze het normale functioneren van het lichaam aantasten, met als gevolg dat er ziekten ontstaan.

Dit hoofdstuk geeft een inleiding tot de lichaamssystemen en hoe deze georganiseerd zijn. De volgende paragraaf geeft een overzicht van de niveaus van de structurele complexiteit binnen de lichaamssystemen; de kleinste levende eenheden zijn cellen die de bouwstenen vormen voor de diverse lichaamsorganen. Het menselijk lichaam bevat ongeveer 30 biljoen cellen.

Om te kunnen overleven moeten veel essentiële processen in het lichaam plaatsvinden. Bij sommige gaat het om communicatie en transport, bij andere gaat het om het opnemen van stoffen en het elimineren van afvalstoffen en weer andere zorgen ervoor dat het lichaam in staat blijft zichzelf te beschermen en dat de menselijke soort overleeft. In de volgende paragraaf worden, onder gelijknamige kopjes, aan de hand van deze processen de lichaamssystemen geïntroduceerd, waarna deze in latere hoofdstukken uitvoeriger worden beschreven.

Het gebruik van gestandaardiseerde anatomische terminologie maakt het mogelijk om de fysieke relaties tussen de structuren in het lichaam nauwkeurig te beschrijven en consistent over te brengen. In dit hoofdstuk wordt ook een deel van deze fundamentele terminologie uitgelegd, welke vervolgens wordt toegepast om een overzicht te geven van de opbouw van het lichaam, met de nadruk op het skelet en de lichaamsholten.

Meestal worden de systemen van het lichaam minder efficiënt met toenemende leeftijd. Fysiologische achteruitgang is een normaal verschijnsel van het ouder worden en mag niet worden verward met ziektes of aandoeningen. Toch komen sommige aandoeningen vaker voor op hogere leeftijd. Het behouden van een gezonde levensstijl kan niet alleen helpen de gevolgen van veroudering te vertragen, maar ook beschermen tegen ziektes. In dit hoofdstuk worden de algemene invloeden van veroudering beschreven en de effecten ervan op de lichaamsfunctie worden in latere hoofdstukken nader uitgewerkt.

Aan het einde van dit hoofdstuk staat een overzicht voor het bestuderen van ziekten, een overzicht van de mechanismen die ziekte veroorzaken en enkele vaak voorkomende ziekteprocessen. Uitgaande van de normale anatomie en fysiologie worden volgens de systeembenadering de relevante ziekten aan het eind van elk hoofdstuk besproken.

Niveaus van structurele complexiteit

Leerdoelen

Na lezing van deze paragraaf kan de lezer:

■ een beschrijving geven van de complexiteitsniveaus van structuren in het lichaam.

In het lichaam onderscheiden we verschillende niveaus van structurele organisatie en complexiteit. Het meest elementaire niveau bestaat uit de scheikundige processen. Atomen vormen moleculen, waarvan het lichaam er een enorm aantal bezit. De structuren, eigenschappen en functies van belangrijke biologische moleculen worden besproken in Hoofdstuk 2.

Cellen zijn de kleinste onafhankelijke eenheden van levende materie. Ze zijn te klein om met het blote oog waar te nemen, maar door ze uit te vergroten met een microscoop, kunnen aan de hand van hun grootte, hun vorm en de kleurstoffen die ze geabsorbeerd hebben door kleuring in het laboratorium, verschillende typen worden onderscheiden. De meeste lichaamscellen zijn gespecialiseerd (gedifferentieerd) om een specifieke functie te vervullen die het lichaam in zijn behoeften voorziet. Fig. 1.1 toont enkele zeer uitvergrote zenuwcellen. De specifieke functie van zenuwcellen is het ontvangen en doorgeven van elektrische signalen (zenuwimpulsen). Ze zijn zodanig op elkaar afgestemd en verbonden dat miljoenen zenuwen het lichaam voorzien van een snel en ingewikkeld communicatiesysteem. In complexe organismen, zoals het menselijk lichaam, vormen de cellen die overeenkomen in vorm en functie weefsels. De structuren en functies van cellen en weefsels worden behandeld in Hoofdstuk 3.

Organen bestaan uit verschillende soorten weefsels en zijn geëvolueerd om een specifieke functie uit te oefenen. Er zijn ongeveer 80 organen, die ieder op zich verbonden zijn met een of meer lichaamssystemen. Fig. 1.2 toont dat de maag is gevoerd met een laag epitheliaal weefsel en dat dit weefsel verschillende lagen gladde spierweefsels bevat. Beide weefsels spelen een rol bij de functies van de maag, maar op verschillende manieren.

Orgaanstelsels/systemen bestaan uit een aantal organen en weefsels die samen bijdragen aan één of meer vitale functies van het lichaam. Zo worden bijv. de alvleesklier, de maag en de lever als onderdeel van het spijsverteringsstelsel beschouwd. Ze dragen allemaal bij aan de inname, de vertering en de opname van voedingsstoffen, maar hebben elk afzonderlijk zeer verschillende functies. De lichaamssystemen werken in onder-

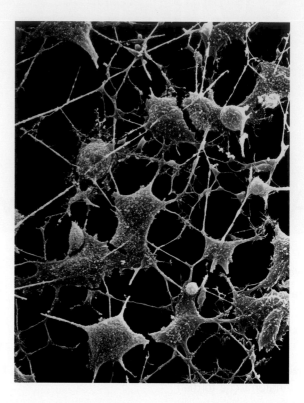

Figuur 1.1 Zenuwcellen (neuronen). Gekleurde elektronenmicroscopie. (Steve G Schmeissner /Science Photo Library, gereproduceerd met toestemming.)

linge samenhang en hun werking moet door communicatie op elkaar afgestemd worden om het lichaam gezond te houden.

De structuur en functies van de lichaamsstelsels worden in latere hoofdstukken beschreven.

● **TOETS**

1. Beschrijf de term 'cel differentiatie'.

Vitale behoeften van het lichaam

Leerdoelen

Na lezing van deze paragraaf kan de lezer:

■ de functies van de transportsystemen in het lichaam beschrijven

■ de functies van het zenuwstelsel en het endocriene stelsel voor de interne communicatie samenvatten

■ uitleggen hoe het lichaam stoffen absorbeert

■ de afvalstoffen benoemen die door het lichaam worden verwijderd

■ praten over de lichaamsactiviteiten die gericht zijn op overleving, verdediging en bescherming.

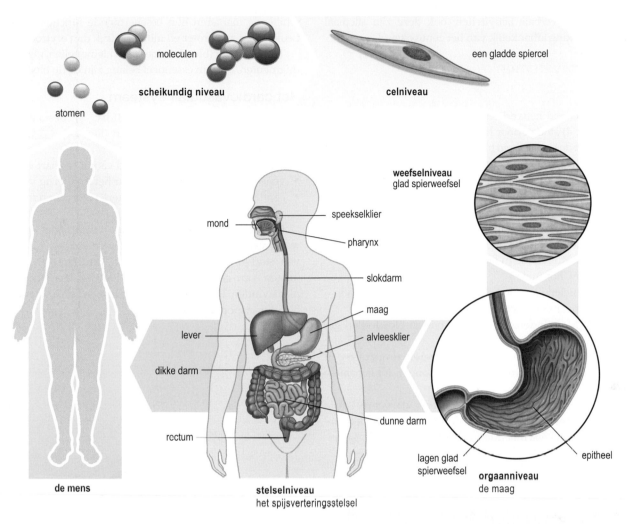

Figuur 1.2 De complexiteitsniveaus van structuren.

In de anatomie en fysiologie worden verschillende lichaamssystemen gewoonlijk apart behandeld, maar in werkelijkheid zijn ze van elkaar afhankelijk. Deze paragraaf is een inleiding op de bespreking van lichaamsactiviteiten die betrekking hebben op de vitale behoeften: de communicatie, de inname van stoffen en de eliminatie van afvalstoffen, en het overleven van het lichaam en van de soort (Tabel 1.1).

Communicatie

Voor een goede communicatie zijn transportsystemen nodig die ervoor zorgen dat alle lichaamscellen worden voorzien van de zeer vele stoffen die nodig zijn om ze te ondersteunen en om de uitscheiding van afval mogelijk te maken; dit betreft het bloed en de bloedsomloop en het lymfoïde systeem.

Communicatiesystemen ontvangen, verifiëren en reageren op informatie die kan voortkomen van binnen het lichaam (intern) of vanuit zijn omgeving (extern). Bij interne communicatie spelen het zenuwstelsel en het endocriene stelsel de hoofdrol: ze handhaven de homeostase (Hfdst. 2) en reguleren vitale lichaamsfuncties. Voor de communicatie met het milieu extérieur beschikt het lichaam over speciale zintuigen en over

Tabel 1.1 Vitale behoeften en daaraan gerelateerde lichaamsverrichtingen

Vitale behoefte	Lichaamsverrichting
Communicatie	Transportsystemen: bloed, bloedsomloop, lymfoïde systeem
	Interne communicatie: zenuwstelsel, endocrien stelsel
	Externe communicatie: zintuigen, verbale en non-verbale communicatie
Opname van stoffen en eliminatie van afval	Zuurstofopname
	Inname van voedingsstoffen (eten)
	Uitscheiding van afvalstoffen: koolstofdioxide, urine, ontlasting
Bescherming van het lichaam en de soort	Bescherming tegen externe factoren: huid
	Weerstand tegen bacteriële infectie: weerstand en immuniteit
	Specifieke afweermechanismen
	Lichaamsbeweging
	Behoud van de soort: voortplanting en overdracht van erfelijke eigenschappen

3

verbale en non-verbale activiteiten; ook deze zijn allemaal voor hun werking afhankelijk van het zenuwstelsel.

Transportsystemen

Bloed

Via een uitgebreid netwerk van bloedvaten transporteert het bloed (Hfdst. 4) stoffen door het hele lichaam. Bij een volwassene bedraagt de hoeveelheid bloed ongeveer zes liter. Het bloed bestaat uit twee componenten: een vloeistof, plasma, en een vast deel, de bloedcellen, die gesuspendeerd zijn in het plasma.

Plasma. Plasma bestaat uit 90% water met daarin allerlei opgeloste stoffen zoals:

- voedingsstoffen opgenomen uit het maag-darmkanaal
- zuurstof uit de longen
- chemische stoffen die in lichaamscellen worden aangemaakt, bijv. hormonen
- afvalproducten van alle lichaamscellen ter verwijdering uit het lichaam via excretie.

Bloedcellen. Men onderscheidt drie soorten bloedcellen gegroepeerd volgens functie (Fig. 1.3).

Erytrocyten (rode bloedcellen) vervoeren zuurstof en, in mindere mate, koolstofdioxide, tussen longen en lichaamscellen.

Leukocyten (witte bloedcellen) hebben als voornaamste taak het lichaam te beschermen tegen infectie en andere xenobiotica. Er zijn verschillende soorten leukocyten die op verschillende manieren hun beschermende functies uitoefenen. Leukocyten zijn groter en minder talrijk dan erytrocyten.

Trombocyten (bloedplaatjes) zijn kleine cellen, eigenlijk celfragmenten, die van essentieel belang zijn bij de bloedstolling.

Het cardiovasculair systeem

Het cardiovasculair systeem (Hfdst. 5) bestaat uit een netwerk van bloedvaten en het hart (Fig. 1.4). ▶ 1.1

Bloedvaten. Er zijn drie soorten:

- arteriën (slagaders), die het bloed vanuit het hart vervoeren
- venen (aders), die het bloed naar het hart terug vervoeren
- capillairen (haarvaatjes), die arteriën en venen met elkaar verbinden.

De capillairen zijn uiterst kleine vaatjes met een dunne wand van slechts één laag cellen waardoor de uitwisseling van stoffen, zoals voedingsstoffen, zuurstof- en afvalproducten van cellen, tussen het bloed en de weefsels kan plaatsvinden. De bloedvaten vormen een enorm netwerk dat bloed transporteert naar:

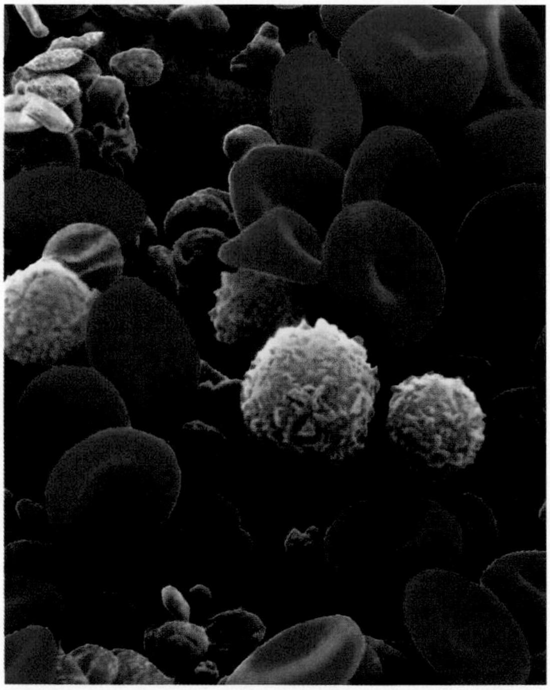

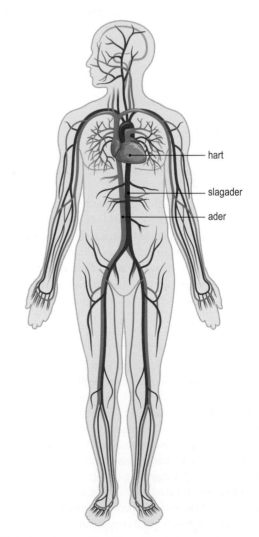

Figuur 1.4 De bloedsomloop.

Figuur 1.3 Bloed met rode bloedcellen, witte bloedcellen (geel) en bloedplaatjes (roze). Gekleurde elektronenmicroscopie. (National Cancer Institute/Science Photo Library, gereproduceerd met toestemming.)

- de longen (longcirculatie) waar zuurstof wordt opgenomen uit de lucht en waar tegelijkertijd koolstofdioxide wordt afgescheiden vanuit het bloed naar de uitademingslucht
- de cellen in alle andere delen van het lichaam (grote of lichaamscirculatie) (Fig. 1.5).

Het hart. Het hart is een spier met vier kamers die het bloed door het lichaam pompt en de bloeddruk op peil houdt.

De hartspier staat niet onder bewuste controle: ze werkt onwillekeurig. In rust trekt de hartspier ongeveer 65 à 75 keer per minuut samen. De frequentie neemt toe als de behoefte aan zuurstof toeneemt, bijv. bij inspanning.

De hartslagfrequentie noemen we de pols. De pols is het best waarneembaar daar waar een oppervlakkig verlopende arterie lichtjes tegen het bot kan worden gedrukt, gewoonlijk het polsgewricht.

Het lymfoïde systeem

Het lymfoïde systeem (Hfdst. 6; Fig. 1.6) bestaat uit een aantal lymfevaten die beginnen als blind eindigende buisjes in de ruimten van de weefsels, tussen de capillairen en de weefselcellen. Hun structuur lijkt op die van de venen en de capillairen, maar de poriën in de wanden van de lymfecapillairen zijn groter dan die van de bloedcapillairen. Lymfe is weefselvloeistof dat ook materiaal bevat dat is afgevoerd van weefselruimten, zoals plasmaeiwitten en soms ook bacteriën en celafval. De lymfe wordt via de lymfevaten teruggevoerd naar de bloedsomloop nabij het hart.

Op het verloop van de lymfevaten bevinden zich op allerlei plaatsen ophopingen van lymfeklieren. Hier wordt de lymfe gefilterd en worden microben en andere stoffen verwijderd. Andere lymfoïde organen zijn de milt en de thymus.

Het lymfoïde systeem zorgt ook voor de productie- en rijping van de lymfocyten, de witte bloedcellen die betrokken zijn bij het immuunsysteem (Hfdst. 15).

Interne communicatie

Dit gebeurt door de activiteiten van het endocriene- en zenuwstelsel.

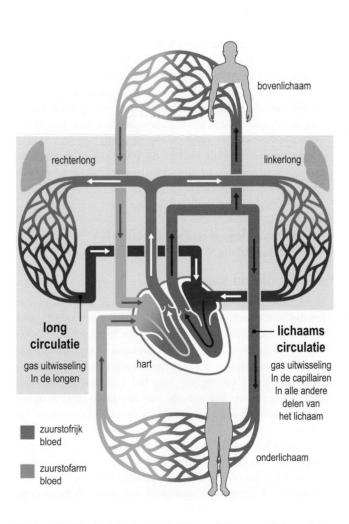

Figuur 1.5 Bloedsomloop via het hart en de long- en lichaamscirculatie.

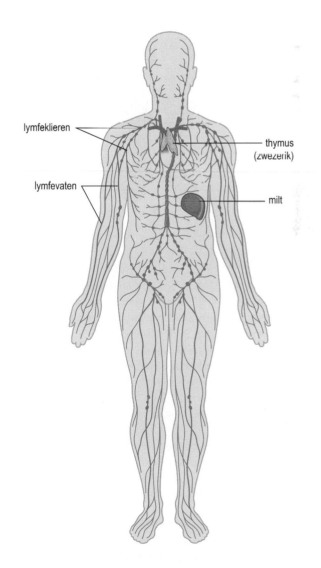

Figuur 1.6 Het lymfoïde systeem lymfeklieren en lymfevaten.

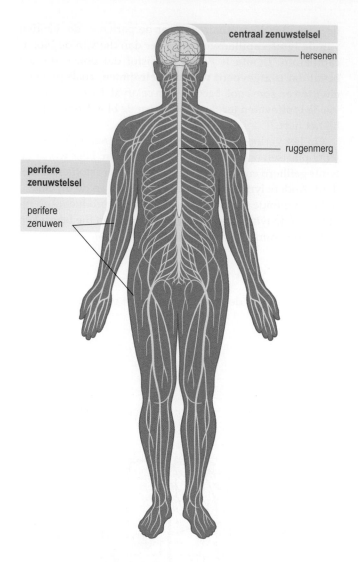

centraal zenuwstelsel

hersenen

ruggenmerg

perifere
zenuwstelsel

perifere
zenuwen

Figuur 1.7 Het zenuwstelsel.

Zenuwstelsel

Het zenuwstelsel (Hfdst. 7) is een snel werkend communicatiesysteem. In Fig. 1.7 zijn de voornaamste componenten weergegeven. Het centrale zenuwstelsel bestaat uit:

- de hersenen, gelegen in de schedelholte
- het ruggenmerg, lopend van de schedelbasis tot in de lumbale streek (onderrug). Het ruggenmerg wordt beschermd tegen letsel omdat het in de botten van de ruggengraat (de wervels) ligt.

Het perifere zenuwstelsel bestaat uit zich vertakkende zenuwvezels. Dit zijn ofwel:

- sensorische of afferente zenuwen, die signalen van het lichaam naar de hersenen sturen, ofwel
- motorische of efferente zenuwen, die signalen van de hersenen naar de effectororganen sturen, zoals de spieren en de klieren.

De somatische zintuigen detecteren vier prikkels: pijn, tast, warmte en koude. Deze prikkels ontstaan als gespecialiseerde sensorische receptoren op de uiteinden van zenuwvezels in de huid gestimuleerd worden.

Zenuwuiteinden, gelegen in spieren en gewrichten, reageren op houdingsverandering en oriëntatie van het lichaam en zorgen voor de handhaving van houding en evenwicht. Weer andere zintuigelijke receptoren worden geactiveerd door prikkels van interne organen en reguleren vitale functies zoals de hartslag, de ademfrequentie en de bloeddruk. Dergelijke receptoren zenden na stimulatie impulsen via sensorische (afferente) zenuwvezels naar de hersenen.

Communicatie langs de zenuwvezels gebeurt in de vorm van elektrische impulsen die ontstaan door prikkeling van zenuwuiteinden. Zenuwimpulsen (actiepotentialen) kunnen zich met een grote snelheid van meer dan 100 meter per seconde verplaatsen. De respons is nagenoeg onmiddellijk, zodat het mogelijk is om de lichaamsfuncties snel en nauwkeurig af te stellen.

Ook communicatie tussen zenuwcellen is noodzakelijk: altijd zijn er meerdere zenuwen betrokken bij alles wat er gebeurt tussen het moment van een stimulus en de reactie daarop. Zenuwen communiceren met elkaar met behulp van een chemische stof (neurotransmitter), die ze afscheiden in de smalle ruimten (gap) tussen twee zenuwcellen. In slechts een paar duizendste van een seconde, steekt de neurotransmitter vliegensvlug die ruimte over naar de nabijgelegen cel en stimuleert of remt deze; zodoende zorgt hij ervoor dat de boodschap wordt doorgegeven.

Sensorische zenuwen sturen impulsen van het lichaam naar bepaalde hersendelen waar de binnenkomende informatie wordt geanalyseerd en verzameld. De hersenen reageren door impulsen langs de motorisch (efferente) zenuwen naar de juiste effectororganen te sturen. Zodoende worden veel aspecten van de lichaamsfunctie voortdurend gecontroleerd en afgesteld, gewoonlijk via negatieve feedbackmechanismen (Hfdst. 2) en onbewust, zoals de regeling van bloeddruk.

Reflexen zijn snelle, buiten de wil om verlopende en meestal beschermende motorische antwoorden op specifieke stimuli. Enkele voorbeelden:

- terugtrekken van een vinger bij aanraken van een heet oppervlak
- pupilvernauwing als reactie op fel licht
- bloeddrukregulatie.

Het endocriene stelsel

Het endocriene stelsel (Hfdst. 9) bestaat uit een stelsel van afzonderlijke klieren die verspreid door het lichaam liggen. Deze klieren scheiden chemische stoffen, hormonen, af in het bloed. Hormonen stimuleren specifieke doelorganen die betrokken zijn bij metabolische processen en andere cellulaire activiteiten, groei en rijping van het lichaam. Endocriene klieren reageren op het gehalte van bepaalde stoffen in het bloed, waaronder glucose, ionen en speciale hormonen. De hormoonspiegels in het bloed worden meestal via negatieve feedbackmechanismen gereguleerd (zie Figs 2.12, 2.13 en 9.4). De regulatie van lichaamsfuncties door het endocriene stelsel verloopt langzamer dan die door het zenuwstelsel.

Naast de klieren, die een primaire endocriene functie behouden, weten we nu dat heel wat andere weefsels een secundaire endocriene functie hebben en ook hormonen afscheiden. Dit wordt verder behandeld in Hoofdstuk 9.

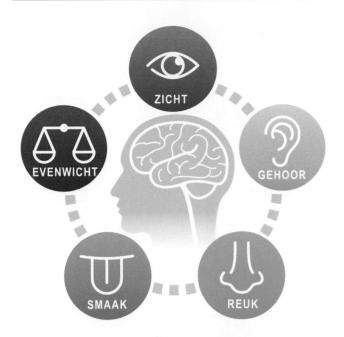

Figuur 1.8 Gecombineerd gebruik van de klassieke zintuigen: zien, horen, ruiken, proeven en evenwicht.

Communicatie met de buitenwereld

Klassieke zintuigen

Prikkeling van specifieke receptoren van zintuigelijke organen of weefsels leidt tot zicht, gehoor, tast, smaak en reuk (Hfdst. 8). Ze worden afzonderlijk en verschillend van elkaar benoemd, maar eigenlijk werken ze nooit helemaal onafhankelijk van elkaar (Fig. 1.8). Als de reukzin bijv. een brandlucht waarneemt, zullen ogen en oren worden ingezet om te bepalen waar de vuurhaard zich bevindt. Op vergelijkbare wijze werken smaak en reuk samen bij het genieten (of juist niet) van voedsel. De hersenen verbinden de binnenkomende informatie met in het geheugen opgeslagen informatie en initiëren een respons door het uitzenden van elektrische impulsen via motorische (efferente) zenuwen naar effectororganen, spieren en klieren. Een dergelijke respons stelt de persoon in staat aan brand te ontkomen of zijn maag-darmkanaal voor te bereiden om onbewust voedsel te verteren.

Verbale communicatie

Geluid voortbrengen gebeurt in de larynx. Bij de uitademing wordt lucht geblazen door de spleet tussen de stembanden die vervolgens beginnen te trillen (Fig. 10.8). De menselijke taal wordt voortgebracht door het produceren van herkenbare geluiden door de gecoördineerde samentrekking van de spieren van keel en wangen en door beweging van de tong en de onderkaak, bekend als spraak.

Non-verbale communicatie

Houding en beweging worden vaak in verband gebracht met non-verbale communicatie, bijv. hoofdschudden of schouderophalen. Meestal is het skelet hierbij betrokken (met uitzondering van bijv. de mimiek van de gelaatsspieren). Dit vormt het stijve raamwerk van het lichaam (Hfdst. 16), dat wordt bewogen via de gewrichten. Skeletspieren bewegen het skelet en zorgen voor de onderlinge verbinding van de botten, waarbij ze een of meer gewrichten overspannen. Ze worden geactiveerd door het doelbewuste zenuwstelsel: dat deel dat via het bewustzijn of de wil wordt gestuurd. Bij sommige non-verbale communicatie, zoals wijzigingen van de gezichtsuitdrukking, worden geen botten bewogen.

Opname van stoffen en eliminatie van afvalstoffen

Deze paragraaf gaat over de opname en uitscheiding van stoffen door het lichaam, waarbij de ademhalings-, spijsverterings- en urinesystemen betrokken zijn. Opgenomen worden zuurstof, water en voedingsstoffen; uitgescheiden worden koolstofdioxide, urine en feces.

Opname van zuurstof

Het zuurstofgehalte van de buitenlucht is ongeveer 21%. Voor bijna alle chemische activiteiten van de lichaamscellen is zuurstof nodig: een continue toevoer is dus essentieel voor het menselijk bestaan. Zuurstof wordt gebruikt voor de chemische reacties waaruit energie vrijkomt uit voedingsstoffen. Deze chemische energie is een essentiële brandstof voor alle cellulaire activiteiten.

Lucht komt bij het ademen via de bovenste luchtwegen in de longen terecht (Hfdst. 10). Ze passeert daarbij de neusholte, de pharynx (keel die ook deel uitmaakt van het maag-darmkanaal), de larynx (strottenhoofd), de trachea, twee hoofdbronchiën (één voor iedere long) en een groot aantal kleinere bronchiën (Fig. 1.9). Deze kleine vertakkingen eindigen in alveoli (longblaasjes): miljoenen kleine dunne luchtzakjes die zijn omgeven door een netwerk van dunne capillairen. Op dit niveau vindt de uitwisseling plaats van de vitale gassen tussen de longen en het bloed (▶ Fig. 1.2).

Stikstof, wat ongeveer 80% van de buitenlucht uitmaakt, wordt in- en uitgeademd, maar het kan niet door het lichaam in deze gasvormige vorm worden gebruikt. De stikstof die het lichaam nodig heeft, wordt verkregen door het eten van eiwithoudend voedsel, voornamelijk vlees en vis.

Inname van voedingsmiddelen (eten)

In Hoofdstuk 11 wordt de voedingsleer behandeld. Evenwichtige voeding is belangrijk voor een goede gezondheid: het voorziet in voedingstoffen (nutriënten) die, meestal na vertering, worden geabsorbeerd en die de lichaamsfuncties alsook celopbouw, -groei en -herstel ondersteunen. Tot de voedingsstoffen worden gerekend: water, koolhydraten, eiwitten, vetten, vitaminen en mineralen. Ze zijn onmisbaar voor:

- handhaving van de vochtbalans van het lichaam
- toevoer van energie, in hoofdzaak uit vetten en koolhydraten
- toevoer van de bouwstenen voor synthese van grote en complexe moleculen die het lichaam nodig heeft.

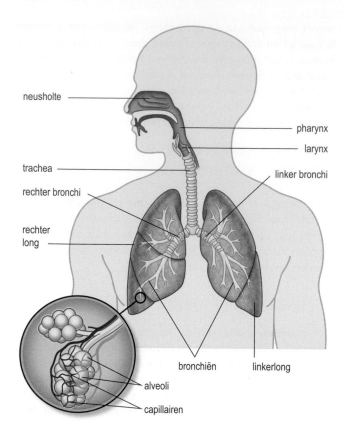

Figuur 1.9 Het ademhalingsstelsel.

Spijsvertering

Het spijsverteringsstelsel is tot ontwikkeling gekomen omdat voedsel chemisch complex is en zelden rechtstreeks
bruikbaar is voor het lichaam. De functie van het spijsverteringsstelsel is dan ook voedsel afbreken en verteren
om het geschikt te maken voor absorptie in het bloed en
gebruik door de lichaamscellen. Het spijsverteringsstelsel
bestaat uit het maag-darmkanaal en de bijbehorende organen (Fig. 1.10).

Het maag-darmkanaal

Dit is in wezen een buis, ongeveer 9 m lang in een gemiddelde volwassene, die in de mond begint en via pharynx,
slokdarm, maag, dunne darm, dikke darm en rectum eindigt
bij de anus.

Bijhorende organen

Hiertoe behoren de speekselklieren, alvleesklier en lever
(Fig. 1.10), welke buiten het maag-darmkanaal liggen. De
speekselklieren en alvleesklier synthetiseren en scheiden spijsverteringsenzymen af, die belangrijk zijn voor de afbraak
van voedsel. De lever scheidt gal af; deze stoffen komen het
maag-darmkanaal binnen via kanalen.

Metabolisme

Er vinden voortdurend chemische reacties plaats in alle lichaamscellen en het geheel wordt metabolisme genoemd. Metabolische reacties worden in twee hoofdgroepen ingedeeld:

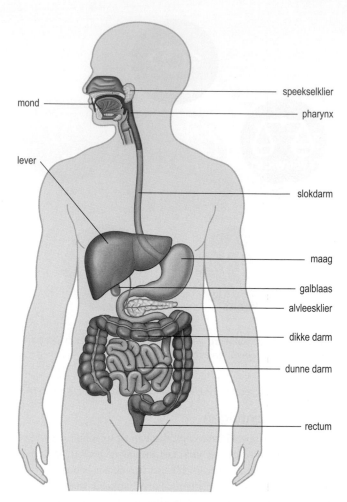

Figuur 1.10 Het spijsverteringsstelsel.

- anabolisme: opbouw of synthese van grote en complexe
  stoffen
- katabolisme: afbraak van stoffen om energie vrij te maken en om grondstoffen te vormen voor anabole processen
  naast afvalstoffen die kunnen worden uitgescheiden.

De voornaamste energiebronnen zijn de koolhydraten en
vetten uit voeding. Wanneer echter de voeding arm is aan
genoemde stoffen worden eiwitten gebruikt voor de energielevering.

Eliminatie of verwijdering van afvalstoffen

Koolstofdioxide

Koolstofdioxide (ook wel 'kooldioxide' of 'koolzuurgas')
is een afvalproduct van het celmetabolisme. Het lost op in
lichaamsvloeistoffen die daardoor zuur worden. Om de
pH (het zuur-basenevenwicht) binnen normale waarden
te houden, moet het koolstofdioxide dus in voldoende mate
worden verwijderd. De meeste kooldioxide wordt uitgescheiden via de longen, tijdens de uitademing.

Urine

Urine wordt in de nieren, die deel uitmaken van het
urinewegstelsel (Hfdst. 13), gevormd. In Fig. 1.11 worden de

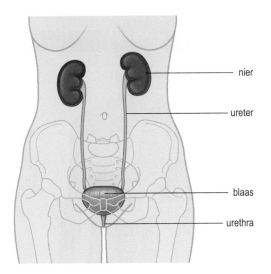

Figuur 1.11 De urinewegen.

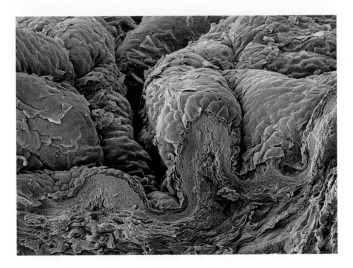

Figuur 1.12 De huid. Gekleurde elektronenmicroscopie. (Steve G Schmeissner/Science Photo Library, gereproduceerd met toestemming.)

organen van het urinewegstelsel weergegeven. Urine bestaat uit water en afvalproducten, vooral die van eiwitafbraak: bijv. ureum. De nieren handhaven de vochtbalans onder invloed van hormonen van het endocriene systeem. Ook spelen ze een rol bij de regulatie van de pH van het bloed. De blaas dient als opslagplaats van urine, totdat de urine wordt geloosd bij de mictie. ▶ **1.3, 1.4**

Feces

De afvalproducten van het spijsverteringsstelsel worden bij de defecatie/stoelgang als feces geloosd. Ze bestaan uit: onverteerbare voedselresten die achterblijven in het maag-darmkanaal, gal uit de lever die de afvalproducten bevat van de afgebroken rode bloedcellen alsmede een groot aantal microben.

Bescherming van het lichaam en de soort

De lichaamsbehoeften en relevante activiteiten die in deze paragraaf besproken worden zijn: bescherming tegen externe invloeden, weerstand tegen infectie, beweging en behoud van de soort.

Bescherming tegen externe invloeden

De huid (Fig. 1.12) vormt een fysieke barrière tegen invasie door microben, chemicaliën en uitdroging (Hfdst. 14). De huid bestaat uit drie lagen: de epidermis, de dermis en de subcutis (vet).

De epidermis is de opperhuid: ze is samengesteld uit verschillende lagen cellen die vanuit de diepste laag naar de oppervlakte groeien. De bovenste laag van de huid bestaat uit dode, platte cellen die continu worden verwijderd en door dieper gelegen cellen worden vervangen. De epidermis vormt de barrière tussen het vochtige milieu intérieur en de droge atmosfeer van de buitenwereld.

De dermis of lederhuid bevat kleine zweetkliertjes met afvoerbuisjes naar het huidoppervlak. Ook de haarfollikels liggen in de dermis.

De dermis is een zeer groot orgaan, rijkelijk voorzien van sensorische zenuwuiteinden die gevoelig zijn voor pijn, temperatuur en aanraking/tast. De dermis voorziet het centrale zenuwstelsel voortdurend van sensorische input vanuit de lichaamsoppervlakken en speelt bovendien een belangrijke rol bij de handhaving van de lichaamstemperatuur.

Weerstand tegen infectie

Het lichaam kan zich op velerlei manieren verdedigen tegen indringers. Dat is de weerstand en/of immuniteit (Hfdst. 15). We kunnen daarbij specifieke en aspecifieke verdedigingsmechanismen onderscheiden.

Aspecifieke verdedigingsmechanismen

Deze zijn effectief tegen alle soorten indringers. De huid beschermt het grootste deel van het lichaamsoppervlak, hoewel het ook andere verdedigingsmechanismen heeft, bijv. slijm (mucus), dat microben en ander vreemd materiaal vasthoudt. Sommige lichaamsvloeistoffen bevatten antimicrobiële stoffen, zoals het zoutzuur in maagsap dat de meeste microben die worden ingeslikt doodt. Als er toch indringers binnenkomen, worden andere belangrijke aspecifieke (algemene) verdedigingsmechanismen in werking gezet, waaronder aanvullende- en de ontstekingsreactie (Hfdst. 15).

Specifieke verdedigingsmechanismen

Het lichaam reageert op elke lichaamsvreemde stof die binnendringt met een specifieke (immuun)respons. De vreemde stoffen worden antigenen genoemd. Voorbeelden zijn:

- stuifmeel van bloemen en planten
- bacteriën en andere microben
- kankercellen of cellen van getransplanteerd weefsel.

Vaak ontstaat na blootstelling aan een antigeen levenslange immuniteit. Een persoon wordt dan ook in de loop van het leven geleidelijk immuun voor miljoenen antigenen. Een allergische reactie is een abnormale immuunrespons tegen een antigeen dat gewoonlijk niet echt gevaarlijk is voor het lichaam, zoals bij de reacties op stuifmeel bij mensen met hooikoorts.

Beweging

Bewegen met heel het lichaam, of gedeelten daarvan, is essentieel voor veel lichaamsactiviteiten, bijv. om voedsel te verkrijgen, te vluchten voor gevaar, letsel te voorkomen en voor de voortplanting.

De meeste lichaamsbewegingen staan onder invloed van de wil/het bewustzijn. Uitzonderingen zijn beschermende bewegingen (reflexen) die worden uitgevoerd voordat de persoon zich daarvan bewust wordt, bijv. het snelle terugtrekken van de hand bij het aanraken van een heet fornuis.

Het bewegingsapparaat omvat de botten van het skelet, de skeletspieren en de gewrichten. Het skelet wordt bewogen door middel van gewrichten tussen twee of meer botten. Skeletspieren (Fig. 1.13) die onder controle staan van het willekeurige zenuwstelsel handhaven de houding en het evenwicht, en bewegen het skelet. Verderop in dit hoofdstuk, op p. 13, is een korte beschrijving van het skelet. Hoofdstuk 16 geeft een uitvoeriger beschrijving van de botten, spieren en gewrichten.

Behoud van de soort

Behoud van de soort hangt af van een succesvolle voortplanting, waarbij de ouders hun genetisch materiaal aan hun kinderen doorgeven. Zoals bij veel andere soorten gaat het hier om de samensmelting van een mannelijke en vrouwelijke geslachtscel, een proces dat seksuele voortplanting wordt genoemd.

Overdracht van erfelijke eigenschappen

Individuen met de meest gunstige genetische kaart hebben de beste overlevingskansen, de beste kansen ook om zich voort te planten en hun genen door te geven aan de volgende generaties. Dit is het principe van de natuurlijke selectie, ofwel de 'survival of the fittest'. In Hoofdstuk 17 komt de overdracht van erfelijke eigenschappen ter sprake.

Voortplanting

Succesvolle voortplanting (Hfdst. 18) is essentieel voor het behoud van de soort en voor het doorgeven van de erfelijke eigenschappen aan volgende generaties. De vrouwelijke eicel (ovum) wordt geproduceerd in de twee eierstokken (ovaria) die zich in het vrouwelijke bekken bevinden (Fig. 1.14). Tijdens de vruchtbare leeftijd van een vrouw komt er normaalgesproken per cyclus één eitje vrij, dat vervolgens afdaalt naar de baarmoeder (uterus) via de eileider (salpynx). De mannelijke zaadcel (spermatozoön) wordt in grote aantallen geproduceerd in de twee testikels (testes), gelegen in het scrotum (balzak). De spermatozoa gaan via de zaadleider (vas

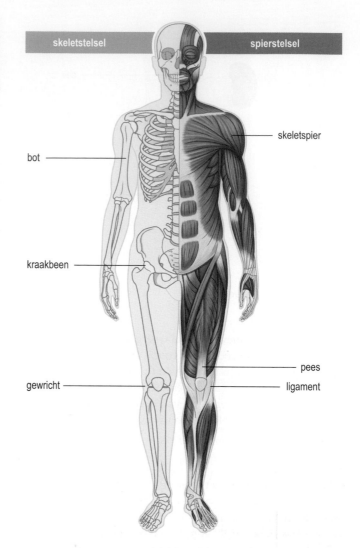

Figuur 1.13 Het bewegingsapparaat.

deferens) naar de urethra (urinebuis). Tijdens de geslachtsgemeenschap (coïtus) worden de spermatozoïden in de vagina geloosd. Daarna zwemmen de spermatozoa omhoog, passeren de uterus en bevruchten het eitje dat zich in de eileider bevindt. Bevruchting (Fig. 1.15) vindt plaats als een vrouwelijke eicel of ovum samensmelt met een mannelijke zaadcel of spermatozoön. Het bevruchte eitje (zygote) komt in de uterus, nestelt zich in de wand van de uterus en komt tot rijping in de zwangerschap (graviditeit), die meestal veertig weken duurt.

Als het eitje niet wordt bevrucht, wordt het uit de uterus verwijderd samen met het baarmoederslijmvlies, dat vrijkomt bij de menstruatie. De voortplantingscyclus van de vrouw staat onder invloed van hormonen uit het endocriene systeem.

Eén cyclus duurt ca. 28 dagen en de cycli gaan continu door tussen de puberteit en de menopauze, behalve tijdens de zwangerschap. Tijdens de ovulatie (Fig. 18.8) in het midden van de cyclus wordt een ovum door een van de eileiders vrijgegeven. Bij de man ontbreekt een dergelijke cyclus, maar de productie en rijping van de spermatozoa staan ook onder invloed van hormonen.

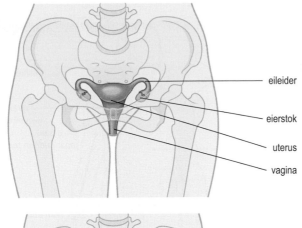

eileider

eierstok

uterus

vagina

A

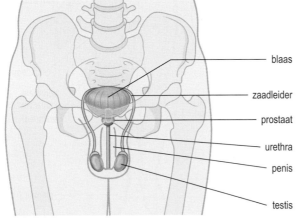

blaas

zaadleider

prostaat

urethra

penis

testis

B

Figuur 1.14 Het voortplantingssysteem: . (A) Vrouwelijk, (B) Mannelijk.

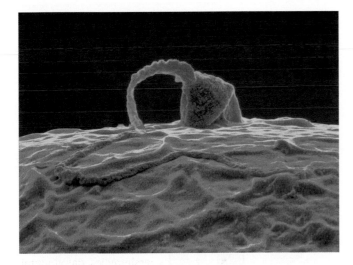

Figuur 1.15 Bevruchting: spermatozoön: *oranje* en ovum: *blauw*. Gekleurde elektronenmicroscopie. (Thierry Berrod, Mona Lisa Production/Science Photo, gereproduceerd met toestemming.)

● **TOETS**

2. Geef een beschrijving van de rol van slagaders bij het transporteren van bloed.

3. Wat is een neurotransmitter?

Inleiding tot de anatomie

Leerdoelen

Na lezing van deze paragraaf kan de lezer:

■ een definitie geven van de algemene anatomische termen.

In dit deel van het hoofdstuk wordt de anatomische terminologie uitgelegd die wordt gebruikt om ervoor te zorgen dat de relatie tussen de lichaamsstructuren op samenhangende wijze beschreven wordt. Er wordt een overzicht van de botten die het skelet vormen gegeven en een beschrijving van de inhoud van de lichaamsholten.

Anatomische termen

De anatomische positie

Alle anatomische beschrijvingen gaan uit van een standaard positie omwille van nauwkeurigheid en samenhang. Het lichaam staat hierbij rechtop met het gezicht naar voren, de armen aan de zijden met de handpalmen naar voren en de voeten parallel en licht gespreid.

Positionele termen

Deze samengestelde termen worden gebruikt om de positie van lichaamsdelen in relatie tot andere lichaamsdelen te beschrijven. Deze worden toegelicht in Tabel 1.2.

Tabel 1.2 Richtingaanduidingen in de anatomie

Richtingaan-duiding	Betekenis	Voorbeeld
Mediaal	Naar het midden toe gelegen	Het hart ligt mediaal van de bovenarm
Lateraal	Verder van de middellijn, of aan de zijkant van het lichaam	De bovenarm ligt lateraal van het hart
Proximaal	Dichter bij een bepaald aanhechtingspunt van een ledemaat of oorsprong van een lichaamsdeel	Het dijbeen ligt proximaal van het scheenbeen
Distaal	Verder van een bepaald aanhechtingspunt van een ledemaat of oorsprong van een lichaamsdeel	Het scheenbeen ligt distaal van het dijbeen
Anterior of ventraal	Dichter bij de voorzijde van het lichaam	Het borstbeen ligt anterior (of ventraal) van de wervelkolom
Posterior of dorsaal	Dichter bij de achterzijde van het lichaam	De wervelkolom ligt posterior (of dorsaal) van het borstbeen
Superior of craniaal	Dichter bij het hoofd	De schedel ligt superior (of craniaal) van de schouderbladen
Inferior of caudaal	Verder van het hoofd	De schouderbladen liggen inferior (of caudaal) van de schedel

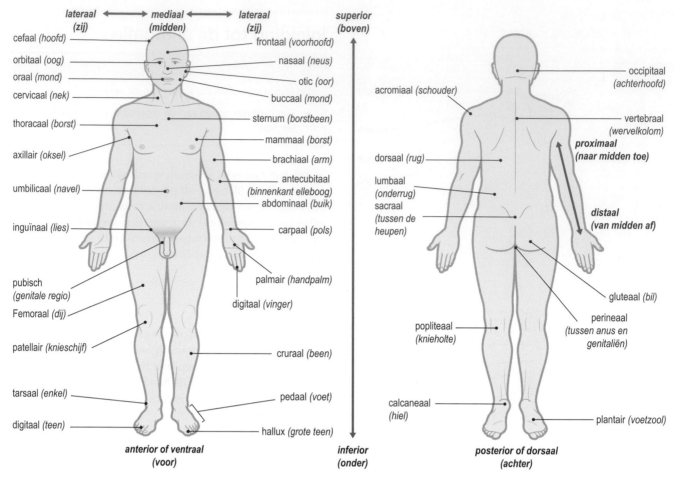

lateraal ◄──► mediaal ◄──► lateraal   superior
(zij)   (midden)   (zij)   (boven)

cefaal (hoofd) ──────────────────── frontaal (voorhoofd)

orbitaal (oog) ──────────────────── nasaal (neus)

oraal (mond) ──────────────────── otic (oor)

cervicaal (nek) ──────────────────── buccaal (mond)

thoracaal (borst) ──────────────────── sternum (borstbeen)

──────────────────── mammaal (borst)

axillair (oksel) ──────────────────── brachiaal (arm)

                                              antecubitaal
                                         (binnenkant elleboog)
umbilicaal (navel) ──────────────────── abdominaal (buik)

inguïnaal (lies) ──────────────────── carpaal (pols)

pubisch
(genitale regio) ──────────────────── palmair (handpalm)

Femoraal (dij) ──────────────────── digitaal (vinger)

patellair (knieschijf) ──────────────────── cruraal (been)

tarsaal (enkel) ──────────────────── pedaal (voet)

digitaal (teen) ──────────────────── hallux (grote teen)

anterior of ventraal   inferior
(voor)   (onder)

acromiaal (schouder) ──────────────────── occipitaal
                                              (achterhoofd)

                                         vertebraal
                                         (wervelkolom)
dorsaal (rug) ────────────────────
                                         proximaal
lumbaal   (naar midden toe)
(onderrug)
sacraal
(tussen de   distaal
heupen)   (van midden af)

                                         gluteaal (bil)

popliteaal ────────────────────   perineaal
(knieholte)   (tussen anus en
                                         genitaliën)

calcaneaal
(hiel) ────────────────────   plantair (voetzool)

posterior of dorsaal
(achter)

Figuur 1.16 Lichaamsgebieden en positionele terminologie.

Lichaamsgebieden

Deze termen worden gebruikt om delen en segmenten van het lichaam te beschrijven (Fig. 1.16).

Lichaamsvlak

Er worden drie verschillende lichaamsvlakken onderscheiden (Fig. 1.17), die haaks op elkaar liggen. Deze verdelen het lichaam in secties en zijn nuttig om de interne ordening van het lichaam vanuit verschillende perspectieven te visualiseren of te beschrijven. De anatomische positie (zie boven) wordt gebruikt als uitgangspositie voor de beschrijving van de lichaamsvlakken.

Mediane vlak

Als het lichaam door het midden longitudinaal in een rechter- en linkerhelft wordt verdeeld, dan wordt deze verdeling het mediane vlak genoemd (zie bijv. Fig. 1.17). Een sagittale doorsnede is een doorsnede die parallel aan het mediane vlak loopt.

Frontale (coronale) vlak

Een coronale of frontale doorsnede verdeelt het lichaam verticaal in een voorste (anterior) en een achterste (posterior) helft, zie bijv. Fig. 7.19.

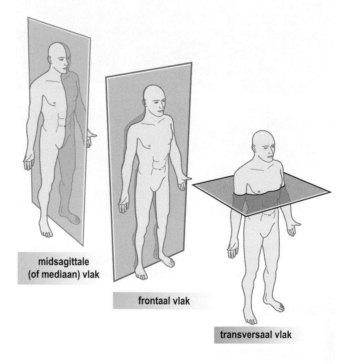

midsagittale
(of mediaan) vlak

frontaal vlak

transversaal vlak

Figuur 1.17 Lichaamsvlakken.

Transverse vlak

Het transversaal vlak of horizontale doorsnede scheidt de bovenzijde van de onderzijde van het lichaam of het lichaamsdeel. Dit kan op elk niveau zijn, bijv. door de schedelholte, borstkas, buik, een ledemaat of een orgaan, zie bijv. Fig. 7.28.

Anatomische verwijspictogrammen in dit boek

Deze pictogrammen dienen om de relaties tussen de lichaamsdelen te verduidelijken. Vele figuren hebben een kompasachtig pictogram met de anatomische richtingen die overeenkomen met de samengestelde positionele termen in Tabel 1.2. Een volledige beschrijving van alle in het boek gebruikte pictogrammen is te vinden op p. xviii.

> ● **TOETS**
>
> 4. Beschrijf de anatomische uitgangspositie en de betekenis ervan.

De bouw van het lichaam

> **Leerdoelen**
>
> Na lezing van deze paragraaf kan de lezer:
>
> ■ de belangrijkste botten van het axiale skelet en het appendiculaire skelet onderscheiden.
>
> ■ de grenzen van de vier lichaamsholten aangeven.
>
> ■ de inhoud van de lichaamsholten opsommen.

Het skelet

Het skelet (Fig. 1.18) is het benige raamwerk van het lichaam. Het vormt de holten en fossae (inkepingen of indeukingen) die bepaalde structuren beschermen, vormt de gewrichten en biedt aanhechtingspunten voor de spieren. Hoofdstuk 16 geeft een gedetailleerde beschrijving van de botten. Tabel 16.1 (p. 429) geeft een overzicht van de terminologie voor het skelet.

Het skelet wordt in twee delen ingedeeld: axiaal en appendiculair ('aangehangen' aan het axiale skelet).

Axiale skelet

Het axiale skelet (as van het lichaam) bestaat uit de schedel, de wervelkolom, het borstbeen en de ribben.

Schedel

De schedel wordt in twee delen ingedeeld: het cranium, die de hersenen bevat, en het aangezichtsschedel. Het bestaat uit verschillende botten, die zich afzonderlijk ontwikkelen, maar tijdens de groei samensmelten. Het enige beweegbare

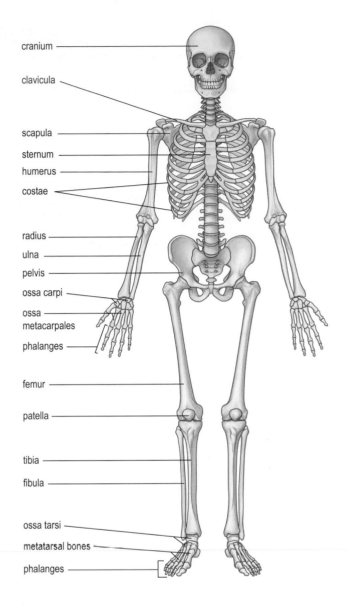

Figuur 1.18 Het skelet. Vooraanzicht van het axiale skelet (goud) en het appendiculaire skelet (bruin).

been is de mandibula of de onderkaak. De namen en posities van de afzonderlijke schedelbotten staan in Fig. 1.19.

Functies

Elk onderdeel van de schedel heeft zijn eigen specifieke functie(s) (zie p. 436). Samengevat zijn dit:

* bescherming van kwetsbare structuren, zoals de hersenen, de ogen en de binnenoren
* de neusdoorgang open houden voor een vrije ademhaling
* eten: de tanden liggen in de onder- en bovenkaak, en de kauwbeweging wordt gemaakt door de onderkaak.

Wervelkolom

Deze bestaat uit 24 beweeglijke botten (wervels, vertebrae), het heiligbeen (sacrum) en het staartbeen (coccyx). Tussen twee wervellichamen bevindt zich steeds een tussenwervel-

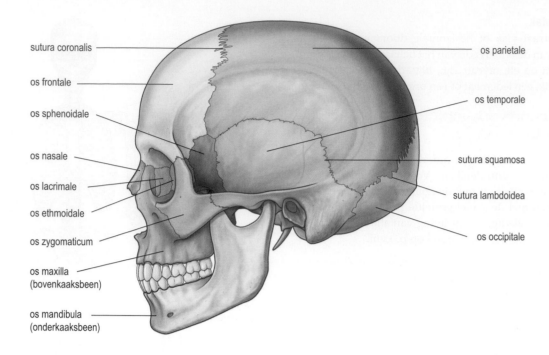

Figuur 1.19 De schedel. Botten van de schedel en het aangezicht gezien vanaf de linkerkant.

schijf (discus intervertebralis) bestaande uit vezelkraakbeen. De wervelkolom wordt ingedeeld in vijf delen en van elk deel zijn de wervels genummerd van boven naar beneden (Fig. 1.20):

- 7 cervicale
- 12 thoracale of dorsale
- 5 lumbale
- 1 sacrum (5 samengegroeide wervels)
- 1 coccyx (4 samengegroeide wervels).

De eerste cervicale wervel, de atlas, vormt een gewricht (articuleert) met de schedel. Alle volgende wervels vormen gewrichten met hun onderliggende en bovenliggende wervel. In de cervicale en lumbale regio is er meer beweeglijkheid dan in de thoracale.

Het sacrum (heiligbeen) bestaat uit vijf samengegroeide wervels en het articuleert met de vijfde lumbale wervel erboven, met de coccyx eronder en de heupbotten (ossa coxae) aan beide zijden.

De coccyx bestaat uit de vier onderste wervels die samengegroeid zijn tot een klein driehoekig been dat articuleert met het sacrum erboven.

Functies

De wervelkolom heeft een aantal belangrijke functies:

- bescherming van het ruggenmerg. Elke wervel heeft een opening, het foramen vertebrale; gezamenlijk vormen alle foramina het wervelkanaal of canalis vertebralis waarin het ruggenmerg ligt.
- boven- en ondergrenzende wervellichamen vormen openingen, foramina intervertebralia, die de spinale zenuwen beschermen als ze het wervelkanaal verlaten (zie Fig. 16.27).
- in de thoracale regio articuleren de ribben met de wervels, en vormen zodoende gewrichten waardoor de ribbenkas kan bewegen tijdens het ademhalen.

Ribbenkas

De ribbenkas (Fig. 1.23A) bestaat uit:

- 12 thoracale wervels
- 12 ribben (costae)
- het sternum (borstbeen).

Functies

De borstkas:

- beschermt de inhoud van de borstkas, waaronder het hart, de longen en grote bloedvaten.
- vormt gewrichten tussen de bovenste ledematen en het axiale skelet. Het bovenste deel van het sternum, het manubrium, articuleert met de clacivula (sleutelbeenderen) en vormt zo de enige gewrichten tussen de bovenste ledematen en het axiale skelet.
- biedt aanhechtingspunten aan de ademhalingsspieren:
  - tussenribspieren (musculi intercostales) nemen de ruimte in tussen de ribben en als ze zich samentrekken, bewegen de ribben omhoog en naar buiten, waardoor de capaciteit van de borstkas toeneemt en inademing optreedt.
  - het diafragma is een koepelvormige spier die de borst- en buikholte scheidt. Als hij zich samentrekt, helpt dat met inademen.
- maakt ademhaling mogelijk.

Het appendiculaire skelet

Het appendiculaire skelet bestaat uit de schoudergordels en bovenste ledematen, en de bekkengordel en onderste ledematen (zie Fig. 1.18).

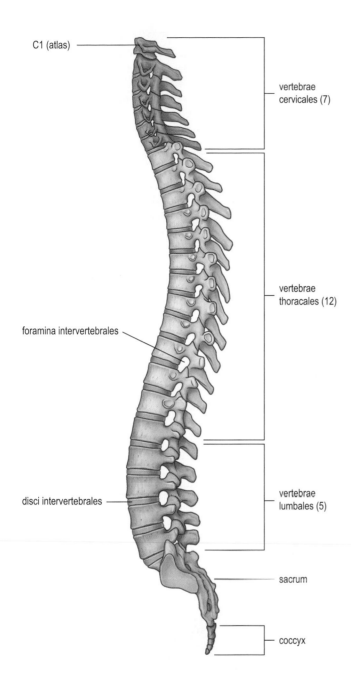

Figuur 1.20 De wervelkolom. Zijaanzicht.

De schoudergordels en bovenste ledematen. Elke schoudergordel bestaat uit een clavicula (sleutelbeen) en een scapula (schouderblad). Elk van de bovenste ledematen omvat:

- 1 humerus
- 1 radius
- 1 ulna
- 8 ossa carpi
- 5 ossa metacarpi
- 14 phalanges.

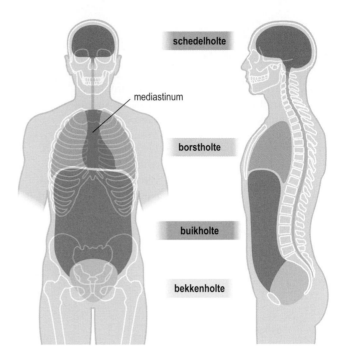

Figuur 1.21 De lichaamsholtes.

De bekkengordel en onderste ledematen. De botten van de bekkengordel zijn de twee ossa coxae (heupbeenderen) en het sacrum. Elk van de onderste ledematen omvat:

- 1 femur (bovenbeen)
- 1 tibia
- 1 fibula
- 1 patella
- 7 ossa tarsi
- 5 ossa metatarsi
- 14 phalanges.

Functies

Het appendiculaire skelet heeft twee hoofdfuncties.

- Vrijwillige beweging. De botten, spieren en gewrichten van de ledematen zijn betrokken bij de bewegingen van het skelet. Dit varieert van zeer fijne vingerbewegingen die nodig zijn om te schrijven tot de gecoördineerde beweging van alle ledematen bij hardlopen en springen.
- Bescherming van bloedvaten en zenuwen. Deze kwetsbare structuren liggen langs de lengteas van botten van de ledematen en worden tegen letsel beschermd door spieren en huid. Zij zijn uiterst kwetsbaar als ze door gewrichten lopen en tevens daar waar men direct onder de huid bot kan voelen.

Lichaamsholtes

De organen van het lichaam bevinden zich en worden beschermd in vier holtes: schedel-, thorax, buik- en bekkenholte (Fig. 1.21)

Schedelholte

De schedelholte, begrensd door de botten van de schedel, bevat de hersenen (Fig. 1.22):

aan de voorkant (*anterior*)   – 1 os frontale
aan de zijkant (*lateral*)   – 2 ossa temporales
aan de achterkant (*posterior*)   – 1 os occipitale
aan de bovenkant (*superior*)   – 2 ossa parietales
aan de onderkant (*inferior*)   – 1 os spenoidalis en 1 os ethmoidalis en delen van de os frontalis, ossa temporales en os occipitale.

Borstholte

Deze holte ligt in het bovendeel van de romp en wordt begrensd door de borstkas en ondersteunende spieren (Fig. 1.23A):

aan de voorkant (*anterior*)   – het sternum en het ribkraakbeen van de ribben
aan de zijkant (*lateral*)   – 12 paar ribben en tussenribspieren
aan de achterkant (*posterior*)   – de thoracale wervels
aan de bovenkant (*superior*)   – de structuren die de wortel van de hals vormen
aan de onderkant (*inferior*)   – het diafragma, een koepelvormige spier

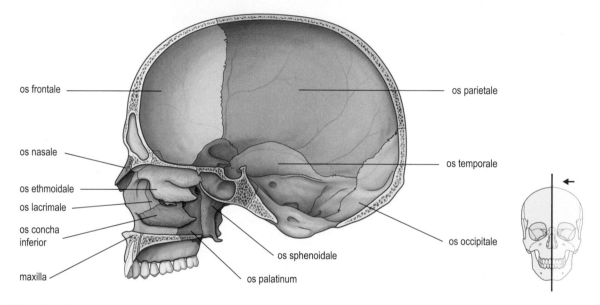

Figuur 1.22 Botten die de rechterhelft van de schedel en het aangezicht vormen. Gezien vanaf de linkerkant.

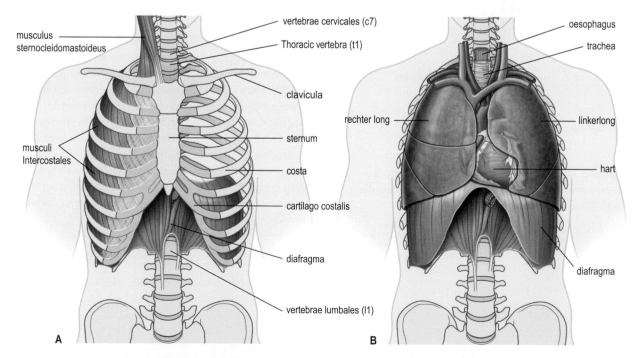

Figuur 1.23 De borstholte. (A) De structuren die de wanden vormen. (B) Interne organen.

Inhoud van de borstholte

De belangrijkste organen en structuren die de borstholte omvat, zijn weergegeven in Fig. 1.23B Dit zijn:

* de trachea, 2 bronchi, 2 longen
* het hart, de aorta, de vena cava superior en inferior, talloze andere bloedvaten
* de oesophagus (slokdarm)
* lymfevaten en lymfeklieren
* enkele belangrijke zenuwen

Het mediastinum is de ruimte tussen de longen, inclusief de structuren die daar liggen, zoals het hart, de slokdarm en de bloedvaten.

Buikholte

Dit is de grootste lichaamsholte, ovaal van vorm (Fig. 1.24 en Fig. 1.25). Het neemt het grootste deel van de romp in beslag en wordt als volgt begrensd:

aan de bovenkant *(superior)*	– door het diafragma, dat het van de borstholte scheidt
aan de voorkant *(anterior)*	– door de spieren die de voorste buikwand vormen
aan de achterkant *(posterior)*	– door de lumbale wervels en spieren die de achterste buikwand vormen
aan de zijkant *(lateral)*	– door de onderste ribben en delen van de buikwandspieren
aan de onderkant *(inferior)*	– in het verlengde van de bekkenholte

Gewoonlijk wordt de buikholte verdeeld in de negen gebieden zoals getoond in Fig. 1.26. Dit vergemakkelijkt de beschrijving van de positie van organen en structuren erin.

Inhoud

Het grootste deel van de buikholte wordt ingenomen door de organen en klieren van het spijsverteringsstelsel (Fig. 1.24 en Fig. 1.25). Dit zijn:

* de maag, de dunne darm en het grootste deel van de dikke darm
* de lever, galblaas, galwegen en pancreas (alvleesklier).

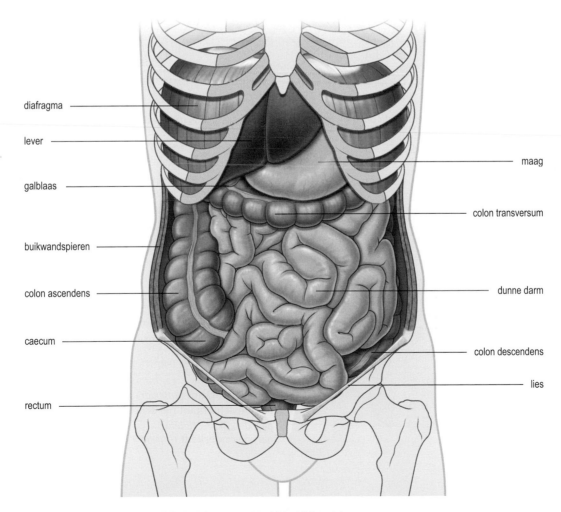

Figuur 1.24 Organen in het voorste deel van de buikholte en het middenrif (snede).

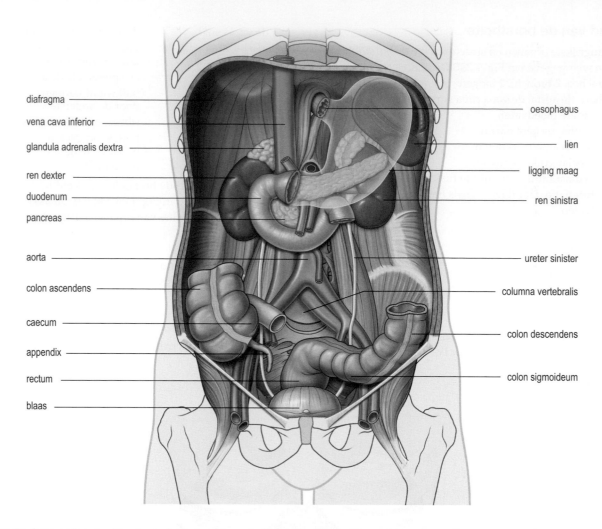

diafragma

vena cava inferior

glandula adrenalis dextra

ren dexter

duodenum

pancreas

aorta

colon ascendens

caecum

appendix

rectum

blaas

oesophagus

lien

ligging maag

ren sinistra

ureter sinister

columna vertebralis

colon descendens

colon sigmoideum

Figuur 1.25 Organen in het achterste deel van de buik- en bekkenholte. De positie van de maag wordt weergegeven als een transparante structuur.

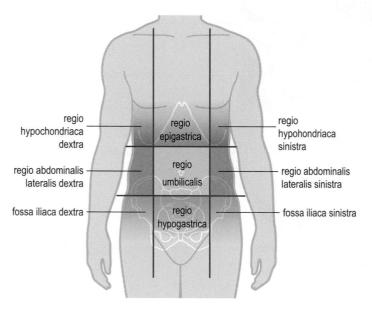

regio hypochondriaca dextra

regio epigastrica

regio hypohondriaca sinistra

regio abdominalis lateralis dextra

regio umbilicalis

regio abdominalis lateralis sinistra

fossa iliaca dextra

regio hypogastrica

fossa iliaca sinistra

Figuur 1.26 Gebieden van de buikholte.

Andere structuren omvatten:

- de milt
- 2 nieren en het bovenste deel van de ureters
- 2 bijnieren en het bovenste deel van de ureters
- talrijke bloedvaten, lymfevaten, zenuwen
- lymfeklieren.

Bekkenholte

De bekkenholte heeft ruwweg de vorm van een koker en loopt vanaf het ondereinde van de buikholte (Fig. 1.27 en Fig. 1.28). De grenzen ervan zijn:

aan de bovenkant (*superior*)	– doorlopend vanuit de buikholte
aan de voorkant (*anterior*)	– de ossa pubis
aan de achterkant (*posterior*)	– het sacrum en de coccyx
aan de zijkant (*lateral*)	– de ossa coxae
aan de onderkant (*inferior*)	– de spieren van de bekkenbodem.

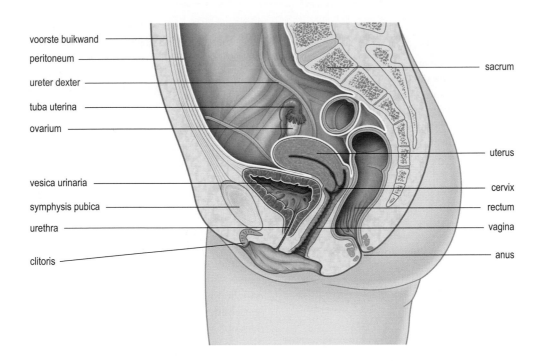

voorste buikwand
peritoneum
ureter dexter
tuba uterina
ovarium
vesica urinaria
symphysis pubica
urethra
clitoris

sacrum
uterus
cervix
rectum
vagina
anus

Figuur 1.27 Vrouwelijke voortplantingsorganen en andere structuren in de bekkenholte.

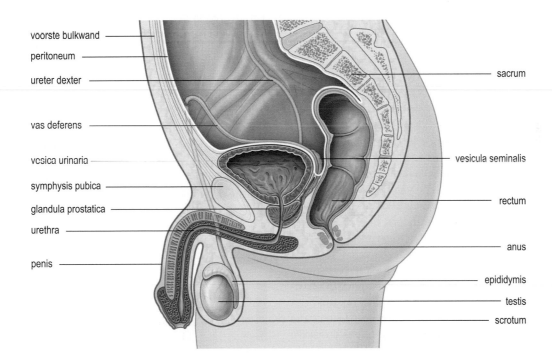

voorste bulkwand
peritoneum
ureter dexter
vas deferens
vesica urinaria
symphysis pubica
glandula prostatica
urethra
penis

sacrum
vesicula seminalis
rectum
anus
epididymis
testis
scrotum

Figuur 1.28 Mannelijke voortplantingsstructuren en de bekkenholte.

Inhoud

De bekkenholte bevat de volgende structuren:

- colon sigmoideum, rectum en anus
- enkele bochten van de dunne darm
- urineblaas, onderste delen van de ureters en de urethra
- bij vrouwen, de voortplantingsorganen: de uterus, tubae uterinae, ovaria en vagina (Fig. 1.27)
- bij mannen, enkele voortplantingsorganen: glandula prostatica, vesiculae seminales, funiculi spermatici, vas deferens, ducti ejaculatorii en urethra (voor zowel voortplanting als urinewegstelsel) (zie Fig. 1.28).

> ● **TOETS**
>
> 5. Geef een opsomming van alle onderdelen van het axiale skelet.
>
> 6. Waar in de buikholte bevindt zich de lever?

Inleiding tot de veroudering

> **Leerdoelen**
>
> Na lezing van deze paragraaf kan de lezer:
>
> ■ een opsomming geven van de belangrijkste eigenschappen van veroudering
>
> ■ de gevolgen van de vergrijzing samenvatten.

Vanaf de geboorte verandert en ontwikkelt ons lichaam tot de volwassenheid is bereikt. Het hoogtepunt van volgroeide fysiologische functie is maar van korte duur, want aan leeftijd gebonden veranderingen verminderen de werking, bijv. de nierfunctie begint vanaf de leeftijd van 30 jaar af te nemen. Zowel in de vroege jaren alsook in de latere fase van de levensloop zijn er een aantal lichaamsfuncties die minder doelmatig werken, bijv. de regulatie van de lichaamstemperatuur is minder effectief in baby's en oudere volwassenen. De meeste lichaamsorganen raken tijdens de puberteit volgroeid en bereiken het hoogtepunt van hun functie tijdens de vroege volwassenheid. Het grootste gedeelte van de organen zijn in staat om hun weefsels te repareren en te vervangen, met uitzondering van de hersenen en het myocard (hartspier). Tijdens de volwassenheid bezitten veel organen een aanzienlijke functionele reserve, of 'reservecapaciteit', die doorgaans later geleidelijk afneemt. De functionele reserve

betekent dat een aanmerkelijk functieverlies moet optreden voordat fysiologische veranderingen zichtbaar worden. Veranderingen in lichaamsfuncties op oudere leeftijd moeten nauwkeurig benaderd worden omdat veroudering doorgaans in verband gebracht wordt met afnemende werking van lichaamsorganen en/of toenemende zwakte. Ofschoon veroudering een factor is in het vatbaar maken voor sommige aandoeningen, gaat het proces niet altijd samen met bepaalde ziekten of kwalen.

Het verouderingsproces wordt maar slecht begrepen, hoewel het mensen op verschillende manieren beïnvloedt. Er is geen enkele vastliggende oorzaak, ofschoon talrijke theorieën zijn voorgesteld. Er is een enorme verscheidenheid in de mate van veroudering per individu. De levensduur van een persoon wordt beïnvloed door vele factoren, waarvan sommige erfelijk zijn (Hfdst. 17) en buiten de controle van de persoon liggen. Nog een factor die niet gemakkelijk te beïnvloeden is, is armoede, wat geassocieerd wordt met slechte gezondheid. Echter de levensstijl waar mensen voor kiezen kan ook van grote invloed zijn op de levensduur. Zo dragen bijv. te weinig of geen lichaamsbeweging, roken en alcoholmisbruik bij tot een kortere levensduur.

Een aantal normale, aan leeftijd gebonden veranderingen die zich in bepaalde organen en systemen voordoen zijn algemeen erkend, en dit zijn onder meer grijs haar en rimpels. Andere voorbeelden zijn geïllustreerd in Fig. 1.29. Deze en andere voorbeelden, samen met hun fysiologische en, soms, klinische gevolgen zijn aangegeven aan het einde van de paragraaf fysiologie in de desbetreffende hoofdstukken. Toenemende leeftijd is een risicofactor voor sommige ziekten, bijv. voor de meeste vormen van kanker, coronaire hartaandoeningen en dementie.

De Wereld Gezondheidsorganisatie (World Health Organisation – WHO -, 2012), voorspelt dat in de periode tussen 2000 en 2050 het aantal mensen van 60 jaar en ouder wereldwijd zal toenemen van 605 miljoen naar 2 miljard (Fig. 1.30). De twintigste eeuw zag een groeiend aandeel van ouderen in landen met hoge inkomens. In de eerste helft van de 21ste eeuw wordt verwacht dat deze ontwikkeling zich over de meeste delen van de wereld zal verspreiden, ook over lage-inkomenslanden en middeninkomenslanden. De stijgende levensverwachting zal gevolgen hebben voor de gezondheidszorg. Het belang van preventie van en vroege interventie bij slechte gezondheid zal steeds belangrijker worden.

> ● **TOETS**
>
> 7. Leg de term 'functionele reserve' uit.

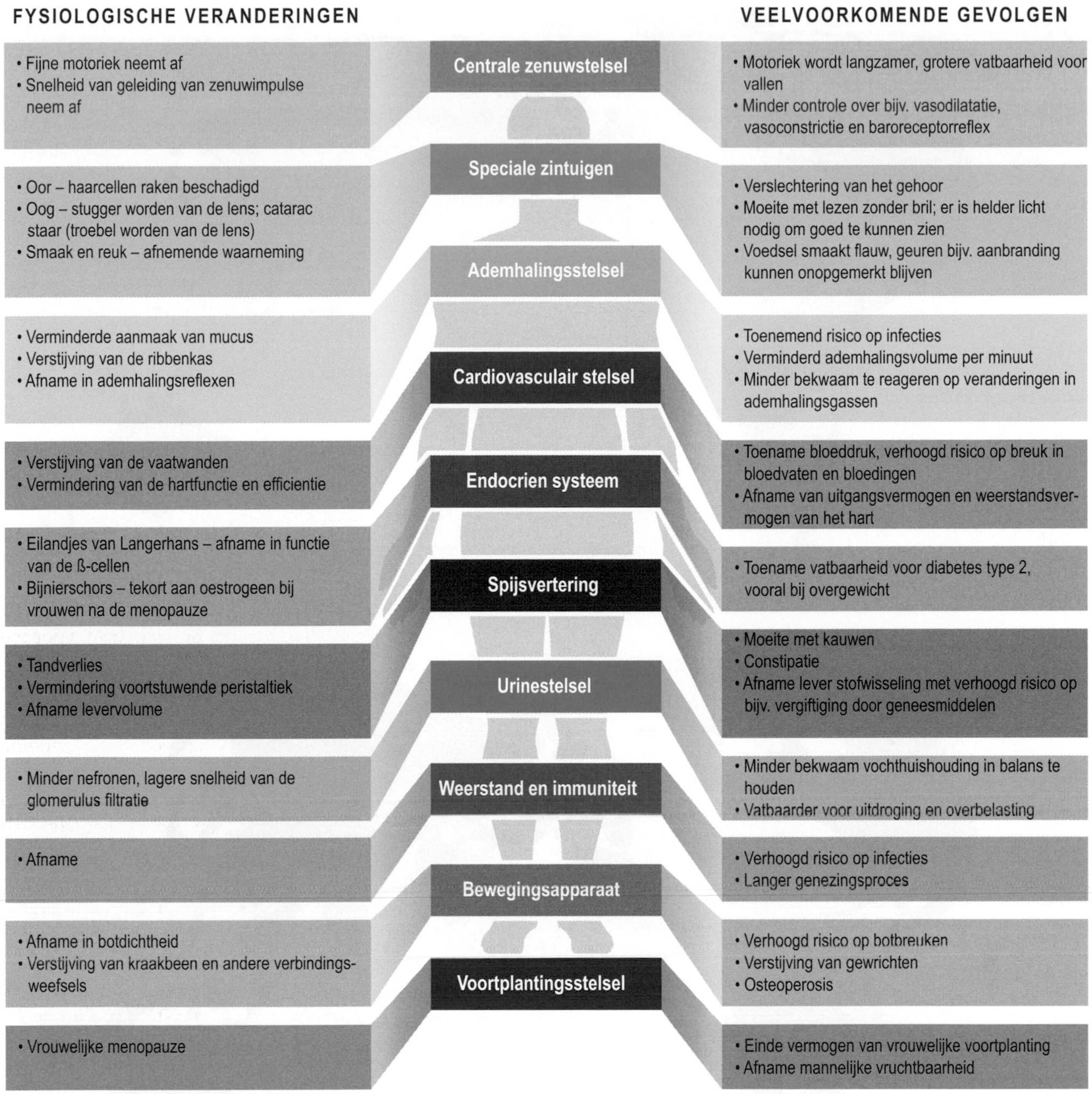

FYSIOLOGISCHE VERANDERINGEN

VEELVOORKOMENDE GEVOLGEN

Centrale zenuwstelsel

- Fijne motoriek neemt af
- Snelheid van geleiding van zenuwimpulse neem af

- Motoriek wordt langzamer, grotere vatbaarheid voor vallen
- Minder controle over bijv. vasodilatatie, vasoconstrictie en baroreceptorreflex

Speciale zintuigen

- Oor – haarcellen raken beschadigd
- Oog – stugger worden van de lens; catarac staar (troebel worden van de lens)
- Smaak en reuk – afnemende waarneming

- Verslechtering van het gehoor
- Moeite met lezen zonder bril; er is helder licht nodig om goed te kunnen zien
- Voedsel smaakt flauw, geuren bijv. aanbranding kunnen onopgemerkt blijven

Ademhalingsstelsel

- Verminderde aanmaak van mucus
- Verstijving van de ribbenkas
- Afname in ademhalingsreflexen

- Toenemend risico op infecties
- Verminderd ademhalingsvolume per minuut
- Minder bekwaam te reageren op veranderingen in ademhalingsgassen

Cardiovasculair stelsel

- Verstijving van de vaatwanden
- Vermindering van de hartfunctie en efficientie

- Toename bloeddruk, verhoogd risico op breuk in bloedvaten en bloedingen
- Afname van uitgangsvermogen en weerstandsvermogen van het hart

Endocrien systeem

- Eilandjes van Langerhans – afname in functie van de ß-cellen
- Bijnierschors – tekort aan oestrogeen bij vrouwen na de menopauze

- Toename vatbaarheid voor diabetes type 2, vooral bij overgewicht

Spijsvertering

- Tandverlies
- Vermindering voortstuwende peristaltiek
- Afname levervolume

- Moeite met kauwen
- Constipatie
- Afname lever stofwisseling met verhoogd risico op bijv. vergiftiging door geneesmiddelen

Urinestelsel

- Minder nefronen, lagere snelheid van de glomerulus filtratie

- Minder bekwaam vochthuishouding in balans te houden
- Vatbaarder voor uitdroging en overbelasting

Weerstand en immuniteit

- Afname

- Verhoogd risico op infecties
- Langer genezingsproces

Bewegingsapparaat

- Afname in botdichtheid
- Verstijving van kraakbeen en andere verbindingsweefsels

- Verhoogd risico op botbreuken
- Verstijving van gewrichten
- Osteoperosis

Voortplantingsstelsel

- Vrouwelijke menopauze

- Einde vermogen van vrouwelijke voortplanting
- Afname mannelijke vruchtbaarheid

Figuur 1.29 Gevolgen van veroudering op lichamelijke systeem.

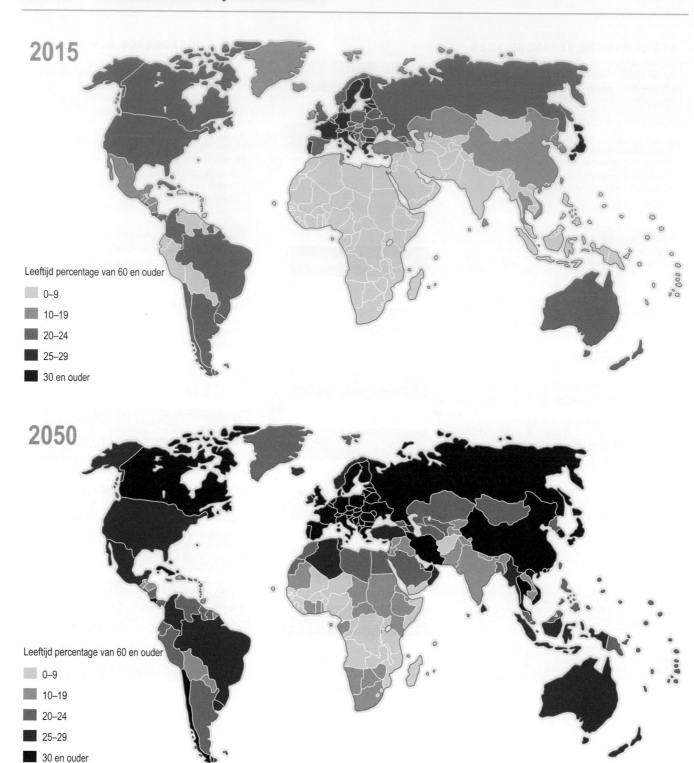

Figuur 1.30 Globale vergrijzing. (Verenigde Naties 2012, overgenomen met toestemming van de WHO.)

Inleiding tot de ziekteleer

Leerdoelen

Na lezing van deze paragraaf kan de lezer:

■ een opsomming geven van mechanismen die vaak tot ziekte leiden

■ een definitie geven van de termen etiologie, pathogenese en prognose

■ enkele veelvoorkomende aandoeningen beschrijven.

Om de ziekten te begrijpen waarover wordt gesproken in de volgende hoofdstukken is kennis van de relevante anatomie en fysiologie noodzakelijk, evenals van de pathologische processen die hier worden beschreven.

De mens kan aan een breed scala van ziekten, aandoeningen en stoornissen lijden, van milde maar desondanks lastige tot zeer ernstige. De bestudering van al deze afwijkingen is zeer gebaat bij een systematische indeling. Daarom zal in de hoofdstukken die de afzonderlijke ziekten behandelen de indeling uit Kader 1.1 als leidraad worden gebruikt. Oorzaken (etiologie) zullen als eerste worden beschreven als er een duidelijk verband is tussen die oorzaken en de effecten van de afwijking (pathogenese).

Etiologie

Een ziekte wordt meestal veroorzaakt door één factor of een beperkt aantal factoren, die kunnen bestaan uit:

• genetische afwijkingen, al dan niet door overerving gekregen
• infectie door micro-organismen, zoals bacteriën, virussen, microben of wormen
• chemicaliën
• ioniserende straling
• fysiek trauma
• degeneratie, bijv. overmatig gebruik of veroudering.

Bij sommige ziekten spelen meer dan één van deze etiologische factoren een rol. Maar bij andere kan juist geen duidelijke oorzaak gevonden worden en spreken we van een idiopathische, essentiële of cryptogene aandoening. Ook als de precieze oorzaak van een ziekte niet bekend is, zijn er vaak predisponerende (risicoverhogende of voorbeschikkende) factoren aanwijsbaar.

Pathogenese

De belangrijkste processen die tot ziekte leiden vatten we hier samen. Kader 1.2 geeft een overzicht van de terminologie van de ziekteleer.

Ontsteking

Een ontsteking (p. 409) is een reactie van een weefsel op beschadiging door bijv. een trauma of een infectie. Ontstekingen (inflammatoire aandoeningen) worden eenvoudig aangeduid met een naam die eindigt op -itis, zoals appendicitis.

Tumoren

Tumoren (p. 57) ontstaan wanneer abnormale cellen ontsnappen aan de normale groeicontroles en zich vermenigvuldigen. Deze celproductie is sneller dan de normale celdood, waardoor een massa ontstaat. Een tumor wordt aangeduid met de uitgang '-oom', zoals carcinoom of lipoom.

Abnormale immunologische mechanismen

Abnormale immunologische mechanismen (p. 418) zijn ongewenste reacties van het immuunsysteem. Allergische aandoeningen (p. 418) zijn het gevolg van een abnormale immuunrespons op een vreemde trigger die bekend staat als een antigeen, bijv. hooikoorts (p. 285). Bij auto-immuunziekten, zoals reumatische artritis (p. 473), ontwikkelt het lichaam auto-antigenen die het eigen weefsel aantasten en beschadigen.

Kader 1.1 Gebruikte indeling voor een beter begrip van de ziekten

Etiologie: de oorzaak van de ziekte

Complicaties: andere aandoeningen die kunnen ontstaan als het ziekteproces voortschrijdt

Pathogenese: de aard van het ziekteproces en de gevolgen daarvan op het normaal functioneren van het lichaam

Prognose: de verwachte afloop

Kader 1.2 Overzicht van de terminologie van ziekte

Aangeboren: een aandoening waarmee men wordt geboren

Acuut: een ziekte die plotseling begint en met spoed moet worden behandeld (vergelijk: chronisch)

Chronisch: een lang bestaande ziekte, meestal ongeneeslijk (vergelijk: acuut)

Iatrogeen: een aandoening die na een ingreep in de gezondheidszorg is ontstaan

Niet-aangeboren: een aandoening die na de geboorte ontstaan is (vergelijk: aangeboren)

Overdraagbaar: een ziekte die kan doorgegeven (verspreid) worden van persoon op persoon

Symptoom: een door de patiënt beschreven afwijking die, op zichzelf of in combinatie met andere afwijkingen, kan wijzen op een ziekte

Syndroom: een bepaalde combinatie van symptomen die vaak samengaan

Teken: een door (lichamelijk) onderzoek vastgestelde afwijking

Trombose, embolie en infarcering

Trombose, embolie en infarcering (p. 124) zijn gevolgen van afwijkingen van het bloed en/of de vaatwanden.

Degeneratie/slijtage

Vaak hoort dit bij het normale verouderingsproces, maar het kan ook te vroeg optreden in het geval structuren verslijten en minder goed gaan functioneren, bijv. bij spierdystrofie, (p. 474).

Metabolische afwijkingen

Deze leiden tot ongewenste metabolische gevolgen, zoals bij diabetes mellitus, (p. 255).

Genetische afwijkingen

Deze kunnen ontstaan door overerving (bijv. fenylketonurie, p. 488) maar ook door omgevingsfactoren zoals ioniserende straling, (p. 57).

● TOETS

8. Geef de overeenkomst en het verschil aan tussen 'aangeboren' en 'niet-aangeboren'.

Extra leesmateriaal

World Health Organization 2012 Good health adds life to years. Global brief for World Health Day 2012. WHO: Geneva. Online beschikbaar op: http://apps.who.int/
United Nations, 2012. Population ageing and development 2012, wall chart. Department for Economic and Social Affairs, Population Division, New York. Calculated from the data of United Nations (2011) World Population Prospects 2010, ST /ESA /SER. A/306.

Zelftest

Vul de volgende beweringen aan:

1. De drie soorten bloedvaten zijn _____, _____ en _____.

2. De menstruatiecyclus komt bij vrouwen maandelijks voor tussen de levensfasen die _____ en de _____ worden genoemd.

Kies één antwoord om elk van de volgende beweringen aan te vullen:

3. De bloedcellen die zuurstof in het bloed transporteren zijn de: ____
   a. Lymfocyten
   b. Erytrocyten
   c. Trombocyten
   d. Leukocyten.

4. De vrouwelijke eicel wordt ook wel een _____ genoemd.
   a. Spermatozoön
   b. Zygote
   c. Trombocyten
   d. Ovum.

Geef bij elk van de volgende beweringen aan of deze waar of niet waar is:

5. De meeste lichaamsbewegingen zijn onvrijwillig. _____

6. Lymfeklieren werken als filters. ____

7. Koppel elke letter van lijst A aan het juiste nummer van lijst B:

Lijst A
_____ (a)   Nier
_____ (b)   Katabolisme
_____ (c)   Erytrocyt
_____ (d)   Enzym
_____ (e)   Ader
_____ (f)   Hormoon
_____ (g)   Bloedplaatje
_____ (h)   Antigeen
_____ (i)   Pols
_____ (j)   Kooldioxide

Lijst B
1. Afvalproduct van het celmetabolisme
2. Voert bloed naar het hart
3. Noodzakelijk voor de vertering van voedingsstoffen
4. Noodzakelijk voor de vorming van urine
5. Snelheid waarmee het hart klopt
6. Chemische boodschapper die in het bloed naar de juiste klier migreert
7. Rode bloedcel
8. Opsplitsing van grotere stoffen in kleinere
9. Essentieel voor de bloedstolling
10. Stimuleert een specifiek immuunrespons

8. Koppel elke letter van lijst A aan het juiste nummer van lijst B:

Lijst A

_____ (a)   Pedaal
_____ (b)   Axillair
_____ (c)   Femur
_____ (d)   Cephalisch
_____ (e)   Thoracaal
_____ (f)   Frontaal
_____ (g)   Carpaal
_____ (h)   Brachiaal

Lijst B

1. Hoofd
2. Dij
3. Pols
4. Arm
5. Oksel
6. Borstkas
7. Voet
8. Voorhoofd

Voor meer zelftests over de onderwerpen in dit hoofdstuk kunt je terecht op Evolve online resources: http://evolve.elsevier.com/Waugh/anatomie/.

Fysiologische chemie en processen

Aangezien levende weefsels uit chemische bouwstenen bestaan, is voor de studie van anatomie en fysiologie enige kennis nodig van biochemie, de scheikunde van het leven. In dit hoofdstuk worden de kernconcepten van de chemie geïntroduceerd, die als basis dienen voor de overige hoofdstukken van dit boek. Ook zullen enkele van de belangrijkste fysiologische processen waarvan de lichaamsfunctie afhankelijk is, waaronder homeostase en de beweging van vloeistoffen tussen de lichaamsruimten, behandeld worden.

Atomen, moleculen en verbindingen

Leerdoelen

Na bestudering van deze paragraaf kan de lezer:

- definities geven van de termen: atoomnummer, atoommassa, isotoop, molecuulmassa, ion, elektrolyt, pH, zuren en basen
- de structuur beschrijven van een atoom
- beschrijven door welke bindende krachten moleculen in stand blijven
- het concept van molariteit beschrijven
- het belang toelichten van buffers bij de regulatie van de pH.

Alle materie in ons universum bestaat uit elementen die we atomen noemen. Een element bestaat uit een bepaald type atoom, bijvoorbeeld koolstof, zwavel of waterstof. Stoffen die twee of meer atoomsoorten bevatten, worden een verbinding genoemd. Water is bijvoorbeeld een verbinding van waterstofatomen en zuurstofatomen.

In de natuur bestaan er 92 elementen, maar de vele verschillende verbindingen waaruit levende weefsels bestaan, zijn nagenoeg uitsluitend uit vier elementen opgebouwd: koolstof, waterstof, zuurstof en stikstof. Ook komen er kleine hoeveelheden (ca. 4% van het lichaamsgewicht) van andere elementen voor, waaronder natrium, kalium, calcium en fosfor.

Atoomstructuur

Atomen bestaan voornamelijk uit lege ruimte. Ze hebben een minuscule kern, bestaande uit protonen en neutronen, met daaromheen een wolk van kleine elektronen die elk in hun eigen baan rond de kern cirkelen (Fig. 2.1). Neutronen hebben geen elektrische lading; protonen zijn positief geladen en elektronen negatief. Aangezien een atoom evenveel protonen bevat als elektronen, heeft het per saldo geen lading.

Deze subatomaire deeltjes verschillen in massa. De massa van een elektron is verwaarloosbaar klein. Neutronen en protonen zijn echter groter. Ze wegen elk één atomaire massa-eenheid. Tabel 2.1 geeft een overzicht van de natuurkundige kenmerken van elektronen, protonen en neutronen.

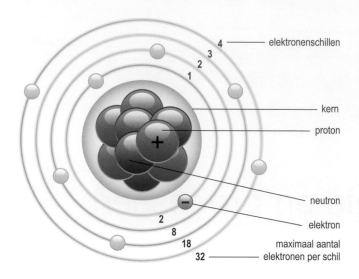

Figuur 2.1 Atoom met een kern en vier elektronenschillen.

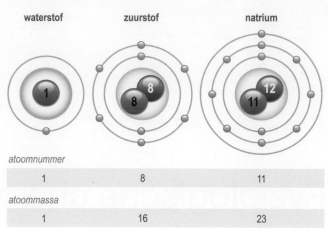

Figuur 2.2 Atoomstructuur van de elementen waterstof, zuurstof en natrium.

Tabel 2.1 Kenmerken van subatomaire deeltjes		
Deeltje	**Massa**	**Elektrische lading**
Proton	1 eenheid	+ 1 (positief)
Neutron	1 eenheid	Neutraal
Elektron	Verwaarloosbaar	– 1 (negatief)

Atoomnummer en atoommassa

Het verschil tussen twee elementen wordt bepaald door het aantal protonen in hun atoomkern (Fig. 2.2). Dit heet het atoomnummer en elk element heeft een eigen atoomnummer dat uniek is voor de eigen atomen. Waterstof bijvoorbeeld heeft slechts 1 proton in de kern, zuurstof heeft er 8 en natrium 11. De atoomnummers van waterstof, zuurstof en natrium zijn respectievelijk 1, 8 en 11. De atoommassa van een element is de som van het aantal protonen en neutronen in de kern.

Fig. 2.1 toont elektronen die in concentrische ringen om de atoomkern lijken te bewegen. Deze 'schillen' stellen de verschillende energieniveaus van de elektronen van het atoom voor, niet hun werkelijke positie. Het eerste energieniveau kan twee elektronen bevatten en wordt als eerste gevuld. Het tweede niveau kan acht elektronen bevatten en wordt als tweede gevuld. Pas daarna worden de niveaus drie en hoger in oplopende volgorde gevuld. Hoe hoger het niveau, hoe meer elektronen het kan bevatten.

Wanneer de buitenschil van het elektron geen stabiel aantal elektronen telt, is het atoom reactief, en kan elektronen afgeven, ontvangen of delen met een of meer andere atomen om stabiliteit te bereiken. Door het grote aantal van mogelijke verbindingen van verschillende atoomsoorten wordt de grote verscheidenheid van stoffen, waar de wereld uit bestaat, gecreëerd en waar biologie op is gebaseerd. Dit proces wordt uitgebreider beschreven in de paragraaf over moleculen en verbindingen.

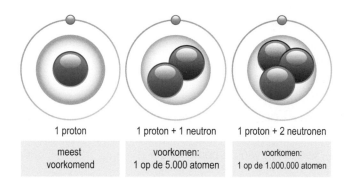

Figuur 2.3 De isotopen van waterstof.

Isotopen

Isotopen zijn atomen van een element met een afwijkend aantal neutronen in de kern. Dit beïnvloedt de elektrische activiteit van het atoom niet, want neutronen hebben geen lading, maar het beïnvloedt wel de atoommassa. Zo bestaan er drie varianten van het waterstofatoom. De meest voorkomende heeft in de kern één proton en één elektron in het orbitaal. Een andere vorm (deuterium) heeft één proton en één neutron in de kern; en de derde vorm (tritium) heeft één proton en twee neutronen en één elektron in het orbitaal. Elk daarvan is een isotoop van waterstof (Fig. 2.3).

Aangezien de atoommassa van een element in feite een gemiddelde atoommassa is, berekend op basis van alle atomen, is de atoommassa van waterstof 1,008, ofschoon voor de meeste praktische toepassingen deze waarde gewoon op 1 kan worden gesteld.

Chloor heeft een atoommassa van 35,5 omdat het twee isotopen bevat: de ene met een atoommassa van 35 (met 18 neutronen in de kern) en de andere van 37 (met 20 neutronen in de kern). Omdat de verhouding van die twee vormen niet gelijk is, is de gemiddelde atoommassa 35,5. Door deze extra neutronen in de kern, zijn sommige isotopen instabiel en bereiken een stabielere toestand door het uitzenden van straling. Deze straling kan met een geigerteller, een stralingsdetector gemeten worden. Dergelijke isotopen worden radio-isotopen genoemd en zijn in vele takken van de wetenschap nuttig, waaronder de geneeskunde. De straling die ze uitzenden kan bijvoorbeeld worden gebruikt om kankercellen te doden. Andere radio-isotopen kunnen worden gebruikt als diagnostische tracers en in de bloedbaan worden geïnjecteerd om verstoppingen in de bloedvaten aan te tonen.

Moleculen en verbindingen

Zoals eerder in dit hoofdstuk beschreven, hebben de atomen van elk element een specifiek aantal elektronen rond de kern. De elementen waarvan de buitenste schil het maximale aantal elektronen bevat (zie Fig. 2.1), of een stabiele fractie van dit aantal, heten inert, of chemisch niet reactief en zullen niet snel een verbinding aangaan met andere atomen. Het zijn de inerte gassen helium, neon, argon, krypton, xenon en radon.

Moleculen bestaan uit twee of meer atomen die een chemische verbinding vormen. Deze atomen kunnen van hetzelfde element zijn, een zuurstofmolecuul, O_2, bijvoorbeeld bestaat uit twee zuurstofatomen. De meeste stoffen bevatten echter twee of meer verschillende elementen; een watermolecuul (H_2O) bijvoorbeeld bevat twee waterstofatomen en één zuurstofatoom. ▶ 2.1

Verbindingen die koolstof en waterstof bevatten, noemen we organisch; alle andere verbindingen heten anorganisch. Levende weefsels zijn gebaseerd op organische verbindingen, maar het lichaam heeft ook anorganische verbindingen nodig.

Covalente en ionaire bindingen

De onuitputtelijke reeks chemische processen waarop het leven is gebaseerd, is volledig afhankelijk van de manier waarop atomen samenkomen, zich binden aan en zich losmaken van elkaar. Het eenvoudige watermolecuul bijvoorbeeld is de basis van al het leven op aarde. Als water niet zo'n stabiele verbinding was en de atomen elkaar dus makkelijk zouden loslaten, kon er geen leven bestaan. Anderzijds is het lichaam evenzeer afhankelijk van de afbraak van verschillende moleculen (bijv. suikers en vetten) om energie te genereren voor cellulaire activiteiten. Atomen die zich samenvoegen doen dat via een chemische binding die meestal valt onder één van de twee vormen: covalent of ionair. ▶ 2.2

Covalente binding ontstaat als atomen hun elektronen met elkaar delen. De meeste moleculen worden bij elkaar gehouden door dit soort binding. Het levert een sterke en stabiele verbinding op tussen de atomen waaruit moleculen bestaan. Een watermolecuul komt tot stand door dit soort bindingen. Waterstof heeft één elektron in de buitenste schil, maar het optimale aantal voor deze schil is twee. Zuurstof heeft zes elektronen in de buitenste schil, maar het optimale aantal voor die schil is acht. Als dus een zuurstofatoom samenkomt met twee waterstofatomen, zal elk waterstofatoom zijn elektron delen met het zuurstofatoom zodat dat laatste een buitenste schil van acht elektronen krijgt, waardoor hij stabiel wordt. Het zuurstofatoom deelt met elk waterstofatoom één van zijn

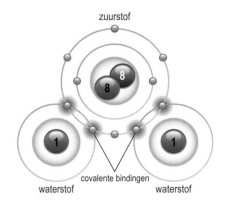

Figuur 2.4 Watermolecuul, met de covalente bindingen tussen waterstof en zuurstof.

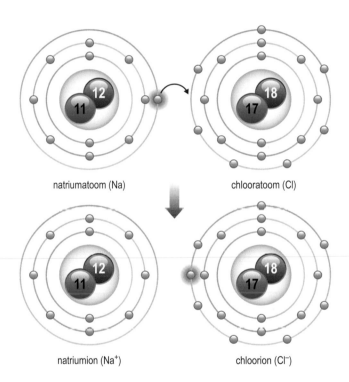

Figuur 2.5 Vorming van het zout natriumchloride.

elektronen, zodat ook de waterstofatomen elk twee elektronen in de buitenste schil hebben en zo ook stabieler worden (Fig. 2.4).

Ionaire bindingen zijn zwakker dan een covalente binding. Zij ontstaan doordat een elektron van het ene atoom wordt overgedragen op het andere. Als natrium (Na) bijvoorbeeld samenkomt met chloor (Cl) zodat natriumchloride ontstaat (NaCl of keukenzout), wordt alleen het elektron in de buitenste schil van het natriumatoom overgedragen op de buitenste schil van het chlooratoom (Fig. 2.5).

Het natriumatoom heeft acht elektronen in de buitenste (tweede) schil en het is daardoor stabiel. Het chlooratoom heeft ook acht elektronen in de buitenste schil, waarmee deze schil weliswaar niet gevuld is, maar wel een stabiel aantal elektronen heeft. Het natriumatoom heeft een negatief geladen elektron afgegeven en is nu positief geladen; het chloorion heeft dat extra elektron opgenomen en is nu negatief geladen. De twee atomen blijven elkaar aantrekken doordat de uitwisseling van dat ene elektron hun een tegengestelde lading heeft gegeven.

Als natriumchloride in water wordt opgelost, verbreekt de binding en laten de twee atomen elkaar los. Daarna zijn ze geladen, aangezien ze een elektron hebben uitgewisseld, en heten ze geen atomen meer maar ionen. Het positief geladen natrium (Na^+) is een kation en het negatief geladen chloor (Cl^-) is een anion. Volgens internationale afspraken wordt de lading van een ion aangegeven met plus- en mintekens in superscript.

Elektrolyten

Een oplossing in water van een zout – een verbinding met ionaire bindingen zoals natriumchloride – wordt elektrolyt genoemd omdat hij elektriciteit geleidt. Elektrolyten zijn belangrijke onderdelen van het lichaam, omdat ze:
- elektriciteit geleiden en essentieel zijn voor de functie van spieren en zenuwen
- osmotische druk genereren, waardoor lichaamsvloeistoffen in hun eigen compartiment blijven
- dienst doen als buffers (p. 33) tegen veranderingen van de pH van lichaamsvloeistoffen.

Veel biologische verbindingen, zoals koolhydraten hebben geen ionogene structuur en geen elektrische eigenschappen als ze oplossen in water. Belangrijke elektrolyten naast natrium en chloor zijn kalium (K^+), calcium (Ca^{2+}), bicarbonaat (HCO_3^-) en fosfaat (PO_4^{3-}).

Het meten van stoffen in lichaamsvloeistoffen

Er bestaan meerdere mogelijkheden om de concentratie van verschillende stoffen in lichaamsvloeistoffen te meten en uit te drukken. De eenheid die soms gebruikt wordt is gebaseerd op gewicht in gram of een fractie van een gram (zie ook p. 529), bijvoorbeeld milligram, microgram of nanogram. Indien we het moleculaire gewicht van een stof kennen, wordt de concentratie ervan uitgedrukt in mol, millimol/of nanomol per liter. Een gelijksoortige meting is het milli-equivalent (mEg) per liter.

Soms is het het makkelijkste om de hoeveelheid van een stof te meten in termen van zijn biologische activiteit; insuline wordt bijvoorbeeld gemeten in internationale eenheden (international units of IU).

In Tabel 2.2 staan voorbeelden van de normale plasmaniveaus van sommige belangrijke stoffen, gegeven als molaire concentraties en alternatieve eenheden.

Zuren, basen en pH

Het meetsysteem dat wordt gebruikt om de concentratie van waterstofionen ([H+]) in een vloeistof uit te drukken is pH, wat de zuurgraad of alkaliteit van de vloeistof aangeeft. Levende cellen zijn erg gevoelig voor veranderingen in [H+]. Omdat de biologische processen van leven voortdurend waterstofionen produceren of consumeren, wordt pH gecontroleerd en gereguleerd door complexe homeostatische mechanismen (p. 36) in het lichaam.

Een zure substantie geeft in opgeloste toestand waterstofionen vrij. Een basische (alkalische) substantie daarentegen neemt waterstofionen juist op, waarbij vaak hydroxide-ionen (OH⁻) vrijkomen. Een zout geeft in opgeloste vorm andere anionen en kationen vrij: natriumchloride is dus een zout, want in opgeloste vorm geeft het natriumionen en chloorionen vrij.

De pH schaal

De standaardschaal voor meting van de concentratie van waterstofionen in een oplossing is de pH-schaal (Fig. 2.6). Deze schaal loopt van 0 tot 14, waarbij het middelpunt, 7 als neutraal geldt. Dit is de pH van zuiver water. Water is een neutraal molecuul dat noch een zuur noch een base (alkalisch) is. Als het molecuul uiteen zou vallen in de ionen waaruit het bestaat, zou dat één H⁺-ion en één OH⁻-ion geven. Die twee ladingen heffen elkaar op. De meeste lichaamsvloeistoffen zijn bijna neutraal met uitzondering van maagsap. Lichaamsvloeistoffen bevatten daarom buffers, zwakke zuren of basen, die ervoor zorgen dat de pH van de betreffende vloeistof binnen beperkte marges blijft.

Bij een pH lager dan 7 betekent dat een zure oplossing, terwijl een waarde hoger dan 7 wijst op een base (alkalische) oplossing.

Tabel 2.2 Voorbeelden van normale plasmaconcentraties		
Stof	Molaire concentratie	Equivalente concentraties in andere eenheden
Chloride	97–106 mmol/L	97–106 mEq/L
Natrium	135–143 mmol/L	135–143 mEq/L
Glucose	3.5–5.5 mmol/L	60–100 mg/100 mL
Ijzer	14–35 mmol/L	90–196 mg/100 mL

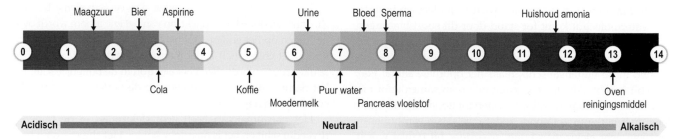

Figuur 2.6 De pH-schaal.

In Fig. 2.6 worden de pH van de meest voorkomende vloeistoffen geïllustreerd (zie ook p. 529). Als de pH met een geheel getal daalt, betekent dat een vertienvoudiging van de concentratie [H$^+$]-ionen. Een oplossing met een pH van 5 bevat dus tienmaal zoveel vrije waterstofionen als een oplossing met een pH van 6.

Niet alle zuren ioniseren volledig als ze in water worden opgelost. De concentratie waterstofionen is dan ook een maat voor de hoeveelheid gedissocieerd (geïoniseerd) zuur, niet voor de totale hoeveelheid aanwezig zuur. Sterke zuren ioniseren extensiever dan zwakke zuren: bijvoorbeeld, waterstofchloride (zoutzuur) dissocieert extensief tot H$^+$ en Cl$^-$, terwijl koolzuur veel minder gemakkelijk dissocieert tot H$^+$ en HCO$_3^-$.

Evenzo geldt voor de basen dat ze niet allemaal geheel ioniseren. Een sterke base dissocieert sterker, d.w.z. er komt meer OH$^-$ vrij dan bij zwakkere basen.

De pH-waarden van lichaamsvloeistoffen

De pH-waarde van lichaamsvloeistoffen wordt gewoonlijk binnen vrij beperkte marges gehandhaafd.

De zeer zure pH van maagsap wordt gehandhaafd door het waterstofchloride dat de pariëtale cellen van de maagsapklieren afscheiden. Pariëtale cellen bevinden zich in de mucosa van de maag en zorgen voor de productie van maagzuur, intrinsieke factor en gastrine. De lage pH van de maagsappen vernietigt microben en toxines die samen met het eten en drinken worden doorgeslikt. De pH van speeksel is 5,4 tot 7,5. Die waarden zijn optimaal voor de werking van het speekselenzym amylase dat de vertering van koolhydraten in gang zet. Amylase wordt vernietigd door het maagzuur, zodra het in de maag aankomt.

De pH van bloed is 7,35 tot 7,45. Buiten deze nauwe marges ontstaat er een ernstige verstoring van de normale fysiologische en biochemische processen. Normale metabole activiteit van lichaamscellen produceert voortdurend zuren en basen die de pH van de weefselvloeistof en het bloed mogelijk kunnen veranderen. Chemische buffers, die in een omkeerbaar proces waterstofionen binden, zorgen ervoor dat de pH van het lichaam stabiel blijft.

Buffers

Ondanks de constante cellulaire productie van zuren en basen, wordt de pH van het lichaam stabiel gehouden door buffersystemen in lichaamsvloeistoffen en weefsels. Deze buffersystemen zijn belangrijke homeostatische (p. 36) mechanismen en zorgen voor een tijdelijke neutralisatie van de pH-schommelingen, maar dat lukt alleen als een eventuele overmaat aan zuren of basen op enigerlei wijze kan worden afgevoerd uit het lichaam. De organen die voor dit doel het meest actief zijn, zijn de longen en de nieren. De longen hebben een belangrijke functie bij de pH-regulatie door de uitscheiding van koolstofdioxide (CO$_2$). Retentie van CO$_2$ leidt tot een toename van [H$^+$] (de concentratie waterstofionen) in de lichaamsvloeistoffen doordat het in combinatie met water koolzuur vormt, dat vervolgens ioniseert tot een waterstofcarbonaation (bicarbonaation) en een waterstofion (proton).

De longen houden de pH van het bloed dus mede in stand door de hoeveelheid CO$_2$ te reguleren die wordt uitgescheiden. Een stijging van [H$^+$] in het bloed wordt geregistreerd door de hersenen die op hun beurt de ademhaling kunnen stimuleren, waardoor de CO$_2$-uitscheiding stijgt en [H$^+$] daalt. Als de bloed-pH daarentegen te basisch wordt, kunnen de hersenen de ademhaling vertragen om de hoeveelheid CO$_2$ te doen stijgen en [H$^+$] te doen stijgen, zodat de pH verlaagt tot zijn normale waarde (zie Hfdst. 10).

De nieren reguleren de pH van het bloed door naar behoefte het uitscheiden van waterstof- en bicarbonaationen aan te passen. Daalt de pH, dan wordt de uitscheiding van waterstofionen verhoogd en bicarbonaat gespaard; stijgt de pH, dan gebeurt het tegenovergestelde. Bovendien genereren de nieren zelf bicarbonaationen als bijproduct van de afbraak van aminozuren in de niertubuli. Bij dit proces komen ook ammoniumionen (NH$_4^+$) vrij die heel snel worden uitgescheiden.

Andere buffersystemen zijn onder andere de lichaamseiwitten, zoals hemoglobine in rode bloedcellen, die een overmaat aan H$^+$ en fosfaten kunnen opnemen, dat met name van belang is bij de regulatie van de intracellulaire pH. Gezamenlijk zorgen de buffersystemen en de uitscheidingssystemen voor handhaving van het zuur-base-evenwicht, zodat de pH van lichaamsvloeistoffen binnen de normale, zeer beperkte, grenzen blijft.

Acidose en alkalose

De zojuist beschreven buffersystemen kunnen de meeste pH-fluctuaties compenseren. Maar de buffers zijn beperkt en kunnen in extreme gevallen uitgeput raken. Daalt de pH tot onder 7,35 en zijn alle basische buffers uitgeput, dan spreken we van acidose. Omgekeerd spreken we van alkalose als de pH stijgt tot boven 7,45 en de zuurbuffer uitgeput is.

Acidose en alkalose zijn gevaarlijk, vooral voor het centrale zenuwstelsel en het cardiovasculaire systeem. In de praktijk komen acidotische toestanden vaker voor dan alkalische omdat het lichaam in het algemeen meer zuur produceert dan basen. Acidose kan ontstaan door ademhalingsproblemen, waarbij de longen minder efficiënt dan normaal CO$_2$ uitscheiden, of als het lichaam overmatig veel zuren aanmaakt (bijv. diabetische ketoacidose, p. 256), of bij nierziekten, waarbij de uitscheiding van H$^+$ door de nieren is afgenomen. Alkalose kan ontstaan wanneer zure stoffen verloren gaan door braken, diarree, endocriene stoornissen of een behandeling met diuretica, die uitscheiding door de nier stimuleert. In zeldzame gevallen kan alkalose ook ontstaan door een verhoogde ademhalingsinspanning, zoals bij een acute angstaanval met excessieve uitscheiding van CO$_2$ door overmatige ademhaling (hyperventilatie).

● **TOETS**

1. Hoeveel isotopen van waterstof bestaan er? Leg de verschillen in atoomstructuur tussen deze isotopen uit.

2. Het vrijkomen van cellulaire zure afvalstoffen leidt meestal niet tot een beduidende daling van de pH-waarde. Leg uit waarom.

$$CO_2 + H_2O \leftrightarrow H_2CO_3 \leftrightarrow H^+ + HCO_3^-$$

koolstofdioxide · water · carbonzuur · waterstofion · bicarbonaation

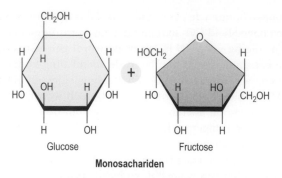

Figuur 2.7 Combinatie van glucose en fructose tot sucrose.

Belangrijke biologische moleculen

Leerdoelen

Na bestudering van deze paragraaf kan de lezer:

- in eenvoudige bewoording de scheikundige aard beschrijven van suikers, eiwitten, lipiden, nucleotiden en enzymen
- van elk van deze belangrijke molecuulgroepen het biologische belang aangeven.

Koolhydraten

Koolhydraten (suikers en zetmelen) bestaan uit koolstof, zuurstof en waterstof, normaalgesproken in een ratio van 1:1:2. Gewoonlijk vormen de koolstofatomen een ring en zijn de zuurstof- en waterstofatomen aan die ring gekoppeld. In Fig. 2.7 zijn de structuurformules te zien van glucose, fructose en sucrose. Bij een verbinding van twee suikermoleculen tot een grotere suikermoleculetreedt er een reactie op waarbij een watermolecuul vrijkomt. De daaruit voorkomende verbinding heet een glycosidebinding.

Glucose, de belangrijkste energiegevende molecule voor de cellen, is een monosacharide (mono = één; sacharide = suiker). De monosachariden vormen ook vaak verbindingen en vormen grotere suikers, variërend van twee suikereenheden (disachariden), zoals sucrose of tafelsuiker (zie Fig. 2.7), tot lange ketens met vele duizenden monosachariden, zoals zetmeel. Dergelijke meervoudige koolhydraten heten polysachariden.

Glucose kan worden afgebroken hetzij in aanwezigheid (aeroob) of afwezigheid (anaeroob) van zuurstof. Het aerobe is echter veel efficiënter. Hierbij komen energie, water en koolstofdioxide vrij (p. 343). Het glucosegehalte van het bloed wordt nauwkeurig gecontroleerd, om voor een constante toevoer van glucose voor cellulair metabolisme te zorgen. De functies van suikers:

- vormen een direct beschikbare energiebron voor celmetabolisme (p. 341)
- leveren een vorm van energieopslag, bijvoorbeeld als glycogeen (p. 343)
- maken integraal onderdeel uit van de structuur van DNA en RNA (p. 481 en p. 482)

- fungeren als receptoren aan het celoppervlak waardoor de cel in staat wordt gesteld andere moleculen en cellen te herkennen.

Aminozuren en eiwitten

Aminozuren bevatten altijd koolstof, waterstof, zuurstof en stikstof. Vele bevatten daarnaast ook zwavel, magnesium, fosfaat, ijzer of andere spoormetalen. In de biochemie van de mens vormen twintig aminozuren de belangrijkste bouwstenen voor eiwitten, hoewel ook andere een rol spelen. Sommige aminozuren komen bijvoorbeeld alleen in bepaalde eiwitten voor, andere zitten alleen in microbiële producten. De aminozuren voor de synthese van menselijke eiwitten hebben een gezamenlijke basisstructuur met in elk geval een aminogroep ($-NH_2$), een carboxylgroep (COOH) en een waterstofatoom. Het verschil tussen twee aminozuren ligt in de zijketen. In Fig. 2.8 is de basisstructuur te zien van drie veelvoorkomende aminozuren. Net als bij de glycosidebinding komt er ook bij de verbinding van twee aminozuren een watermolecuul vrij. De verbinding die hieruit ontstaat, heet een peptidebinding of peptidebrug.

Eiwitten bestaan uit aminozuren die met elkaar verbonden zijn en zijn de belangrijkste groep moleculen waaruit het menselijk lichaam is opgebouwd. Eiwitketens bestaan uit enkele tientallen tot duizenden aminozuren. Ze kunnen kort en eenvoudig zijn met enkele aminozuren, bijvoorbeeld som-

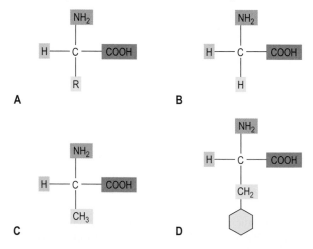

Figuur 2.8 Structuurformules van aminozuren. (A) Basisstructuur (R, Variabele zijketen). (B) Glycine, het eenvoudigste aminozuur. (C) Alanine. (D) Fenylalanine.

mige hormonen, maar zijn meestal gedraaid en opgevouwen in complexe en ingewikkelde driedimensionale structuren die meer dan een soort eiwit kunnen bevatten. Ook kunnen ze met andere moleculen een verbinding aangaan, zoals bijvoorbeeld hemoglobine (zie Fig. 4.6). Zulke complexe structuren worden door interne verbindingen tussen samenstellende aminozuren gestabiliseerd. De functie van een eiwit zal afhangen van de driedimensionale vorm waarin het is opgevouwen. Een reden waarom veranderingen in pH erg schadelijk zijn voor het weefsel, is dat waterstofionen deze interne stabiliserende krachten verbreken en de vorm van het eiwit veranderen (denatureren), waardoor het niet meer in staat is te functioneren. Veel belangrijke groepen van biologisch actieve stoffen zijn eiwitten, zoals:

- transportmoleculen, bijvoorbeeld hemoglobine (p. 65)
- enzymen (p. 34)
- hormonen, bijvoorbeeld insuline (p. 246)
- antilichamen (p. 414).

Eiwitten kunnen ook dienen als alternatieve bron van energie, meestal bij uithongering. De voornaamste bron van lichaamseiwitten is spierweefsel, dus is spieratrofie een kenmerk van uithongering (zie Fig.11.2)

Lipiden

Lipiden vormen een diverse groep van stoffen, die allemaal de eigenschap hebben dat ze niet met water gemengd kunnen worden (ze zijn dus hydrofoob). Ze zijn voornamelijk opgebouwd uit koolstof-, waterstof- en zuurstofatomen alsook enkele bijkomende elementen, zoals stikstof of fosfor. De belangrijkste lipidengroepen zijn:

- Vetten (triglyceriden), opgeslagen in adipeus weefsel (p. 51) als bron van energie. Vet isoleert ook het lichaam en beschermt de interne organen. Een vetmolecule bevat drie vetzuren die verbonden zijn aan een glycerolmolecule (Fig. 2.9). Wanneer vet in optimale omstandigheden wordt afgebroken, wordt meer energie vrijgegeven dan wanneer glucose volledig wordt afgebroken. Vetten zijn het meest voorkomende type van lipiden en zijn verzadigd of onverzadigd, afhankelijk van de chemische aard van de aanwezige vetzuren. Verzadigd vet is meestal solide, terwijl onverzadigde vetten vloeibaar zijn (oliën).

- Fosfolipiden, die deel uitmaken van de celmembraan. Ze vormen een dubbele laag en vormen een waterafstotende barrière, die de celinhoud van de omgeving scheiden (p. 42).
- Bepaalde vitaminen (p. 302). De in vet oplosbare vitaminen zijn A, D, E en K
- Prostaglandinen zijn belangrijke chemicaliën die deel uitmaken van vetzuren. Deze zijn betrokken bij ontstekingen (p. 409) en andere processen.
- Steroïden, met inbegrip van belangrijke hormonen die door geslachtsklieren worden geproduceerd (de eierstokken en teelballen, p. 497 en p. 503) en bijnieren (p. 242). Cholesterol is een steroïde dat celmembranen stabiliseert en is een grondstof voor de productie van steroïdehormonen en galzuren voor de vertering.

Nucleotiden

Een nucleotide bestaat uit een suikergroep, een stikstofbase en een of meer fosfaatgroepen.

Nucleïnezuren

Dit zijn de grootste moleculen in het lichaam. De bouwstenen ervan heten nucleotiden, zoals deoxyribonucleïnezuur (DNA, p. 481) en ribonucleïnezuur (RNA, p. 482).

Adenosinetrifosfaat

Adenosinetrifosfaat (ATP) is een nucleotide bestaande uit ribose (de suikergroep), adenine (de base) en drie fosfaatgroepen aan de suikergroep (Fig. 2.10A). Het wordt wel de energie-

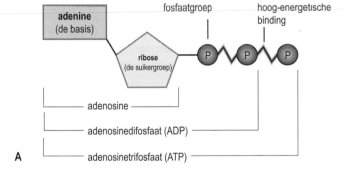

A

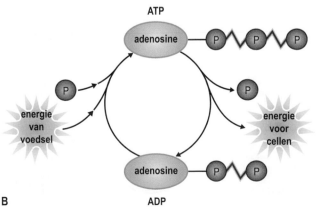

B

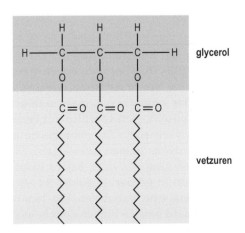

Figuur 2.9 Structuur van een vetmolecule (triglyceride).

Figuur 2.10 Adenosinetrifosfaat en adenosinedifosfaat. (A) Structuurvormen. (B) Omzetting.

33

drager van het lichaam genoemd, hetgeen al aangeeft dat het energie kan 'opslaan' (synthese) en 'vervoeren' naar de tijd en de plaats waar energie nodig is. Cellen maken ATP in de gespecialiseerde organellen genaamd mitochondria (p. 44). Bij de vele reacties in het lichaam komt vaak energie vrij, bijvoorbeeld bij de afbraak van suikers in aanwezigheid van O_2. Enzymen in de mitochondriën gebruiken de energie die vrijkomt bij deze reacties om ATP te maken uit adenosinedifosfaat (ADP). Als cellen chemische energie nodig hebben voor een bepaalde metabole activiteit, wordt ATP weer afgebroken in ADP en komt er water, een fosfaatgroep, en energie vrij door de splitsing van de hoog-energetische fosfaatbinding (Fig. 2.10B).

De energie die door het afbreken van ATP is gegenereerd verzorgt spiercontractie, beweging van spermatozoa, anabolische reacties en het transport van stoffen door de membranen.

Enzymen

Veel chemische reacties uit het lichaam zijn in een reageerbuis na te doen. Opvallend is wel dat de reactiesnelheid dan meestal heel snel afneemt, zodat de chemische activiteit onvoldoende is voor enig praktisch doel. Voor dat probleem hebben de lichaamscellen een oplossing: ze bevatten een scala aan enzymen. Dat zijn eiwitten die dienen als katalysator voor een biochemische reactie: dat wil zeggen, ze versnellen zo'n reactie zonder er zelf door te veranderen. Zodoende kunnen ze steeds opnieuw worden ingezet bij die reactie. Een enzym is zeer selectief en katalyseert dus gewoonlijk slechts één specifieke reactie. Het molecuul (of de moleculen) waarmee die reactie begint, heet het substraat. Dat gaat een verbinding aan op een specifieke plaats van het enzym: het actieve centrum. Terwijl het substraat (of de substraten) aan het actieve centrum gebonden is, vindt de reactie plaats. Als die voltooid is, laat het reactieproduct (of producten) het enzym los en is het actieve centrum weer beschikbaar (Fig. 2.11).

Als de omstandigheden niet geschikt zijn, werkt het enzym minder goed of helemaal niet. Zo zal een verhoogde of verlaagde temperatuur de activiteit meestal remmen, evenals een verandering in pH. Voor sommige enzymen is de aanwezigheid noodzakelijk van een cofactor, een ion of een klein molecuul waarmee het enzym zijn substraat aan zich kan binden. Bepaalde vitaminen fungeren als cofactor.

Enzymen kunnen zowel synthetische als afbraakreacties katalyseren. Ze hebben (vrijwel altijd!) een naam die eindigt op '-ase'. Als een enzym de combinatie van twee of meer substraten tot een groter product katalyseert, wordt dit een anabole reactie genoemd. Katabole reacties omvatten de afbraak van het substraat tot kleinere producten, zoals tijdens de vertering van voedingsmiddelen.

● TOETS

3. Waarin verschillen de structuren van aminozuren en monosachariden van elkaar?

4. Leg de werking van enzymen uit.

Inwendig milieu en homeostase

Leerdoelen

Na lezing van deze paragraaf kan de lezer:

■ een definitie geven van de begrippen 'milieu intérieur'/ inwendig milieu en 'homeostase'

■ negatieve en positieve feedbackmechanismen met elkaar vergelijken

■ de mogelijke gevolgen van een verstoorde homeostase benoemen.

De uitwendige omgeving omringt het lichaam en is de bron van zuurstof en voedingsstoffen. Afvalproducten van cellulaire activiteiten worden uiteindelijk afgevoerd naar de externe omgeving. De huid (Hfdst. 14) vormt een effectieve barrière tussen de lichaamsweefsels en de zich voortdurend veranderende, vaak agressieve, uitwendige omgeving.

De inwendige omgeving is het vocht dat de lichaamscellen omspoelt. Men noemt dit interstitiële- of weefselvloeistof. Zij absorberen zuurstof en voedingstoffen uit de omgevende interstitiële vloeistof, die deze stoffen opnieuw uit de bloedsomloop heeft geabsorbeerd. Daarentegen passeren afvalstoffen via de interstitiële vloeistof naar de bloedsomloop op weg naar de nodige uitscheidingsorganen.

Homeostase

De samenstelling van het milieu intérieur wordt uiterst nauwkeurig gereguleerd. Hierdoor ontstaat een relatief stabiele toestand die we homeostase noemen. Letterlijk betekent dit 'zonder verandering', maar in feite beschrijft de term een dynamische, zich voortdurend veranderende situatie waar een veelvoud van fysiologische mechanismen en metingen steeds binnen nauwe grenzen blijft. Bij bedreiging of verstoring van deze balans loopt het welzijn van de persoon in gevaar. In Kader 2.1 staan enkele belangrijke fysiologische variabelen die binnen nauwe grenzen gehandhaafd moeten blijven door homeostatische regelmechanismen.

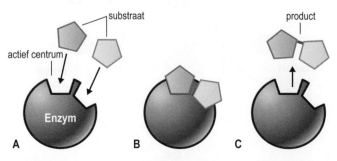

Figuur 2.11 Werking van een enzym. (A) Enzym en substraat. (B) Enzym-substraatcomplex. (C) Enzym en product.

Kerntemperatuur

Water- en elektrolythuishoudig

pH (zuurgraad of alkaliteit) van lichaamsvloeistoffen

Bloedsuikergehalte

Bloed- en weefselzuurstof en kooldioxidegehalte

Bloeddruk

Regulatiesystemen

De homeostase wordt gehandhaafd door systemen die veranderingen in het milieu intérieur opsporen en daarop reageren. Zo'n regulatiesysteem heeft drie basiscomponenten: de detector, het controlecentrum en de effector. Het controlecentrum herbergt de waarden waarbinnen de variabele factor moet worden gehandhaafd. Het ontvangt bericht van de detector of sensor en verwerkt die informatie. Als het binnenkomend signaal aangeeft dat aanpassing nodig is, reageert het controlecentrum door wijziging van de opdrachten die het zendt naar de effector. Door dit dynamische proces worden de vele fysiologische variabelen continu bijgesteld. Bijna allen worden door een negatief feedback mechanisme gecontroleerd. Positieve feedback komt minder vaak voor: belangrijke voorbeelden zijn de controle van de baarmoedercontracties tijdens de bevalling en bloedstolling.

Negatieve feedbackmechanismen

Negatieve feedback (Fig. 2.12) betekent dat elke verandering van het regulatiesysteem die zich verwijdert van de normale waarde wordt tenietgedaan. Indien een variabel stijgt, laat negatieve feedback het dalen en als het daalt, laat negatieve feedback het terug stijgen tot het normale niveau. De respons op een stimulus keert dus het effect van deze stimulus. Het systeem wordt zo in een stabiele toestand gehouden en de homeostase gehandhaafd.

De regulering van de lichaamstemperatuur lijkt op de niet-fysiologische techniek van centrale verwarming. De thermostaat (temperatuurdetector) is gevoelig voor veranderingen in de temperatuur van de ruimte (variabele factor). De thermostaat is verbonden met het controlecentrum voor de ketel. De ketel is de effector. Als de thermostaat detecteert dat de kamertemperatuur zakt, gaat de ketel werken met als resultaat dat de kamertemperatuur stijgt. Zodra de ingestelde temperatuur is bereikt wordt de ketel uitgeschakeld door een seintje van de thermostaat. De temperatuur in de kamer zal langzaam dalen doordat er warmte verloren gaat. Men noemt deze serie gebeurtenissen negatieve feedback; zo ontstaat continue zelfregulatie oftewel regulering van een variabele factor binnen nauwe grenzen.

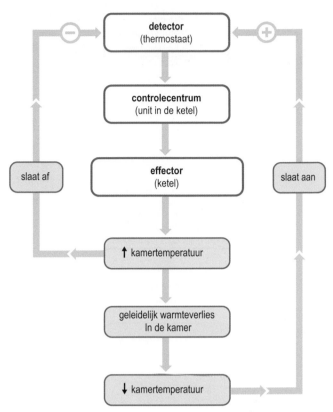

Figuur 2.12 Voorbeeld van een negatief feedbackmechanisme. Controle van de kamertemperatuur door een huishoudelijke ketel.

De lichaamstemperatuur is een voorbeeld van een fysiologische variabele die wordt geregeld via negatieve feedback (Fig. 2.13). Als de lichaamstemperatuur zakt tot onder het vereiste niveau, (rond 37°C), wordt dit waargenomen door de uiteinden van gespecialiseerde temperatuurgevoelige zenuwen in de hypothalamus, waar zich het regelcentrum voor de lichaamstemperatuur bevindt. Dit zet op zijn beurt mechanismen in gang die de lichaamstemperatuur doen stijgen (de effectoren). Dit zijn:

- de skeletspieren die rillen veroorzaken
- de bloedvaatjes in de huid die zich vernauwen om de bloedcirculatie en warmteverlies van de perifere ledematen te verminderen
- gedragsveranderingen van de persoon: meer kleren aantrekken, warm wegkruipen.

Als de lichaamstemperatuur weer is gestegen tot normale waarden, worden de temperatuurgevoelige zenuwen niet langer gestimuleerd, zodat ze geen signalen meer naar de hypothalamus sturen. Zodoende stoppen de rillingen en wordt de bloedstroming naar de buitenste ledematen weer hersteld.

De meeste homeostatische processen in het lichaam worden door negatieve feedback gereguleerd om plotselinge en aanzienlijke veranderingen in het milieu intérieur te voorkomen. In de volgende hoofdstukken zullen we er nog veel meer tegenkomen.

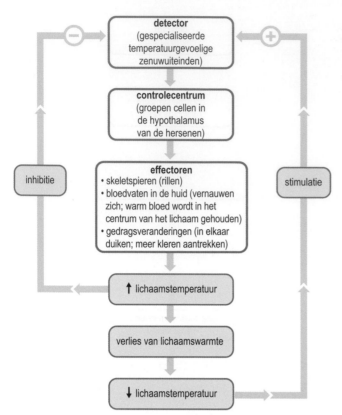

Figuur 2.13 Voorbeeld van een fysiologisch negatief feedback-mechanisme. Controle van de lichaamstemperatuur.

Positieve feedbackmechanismen

Van deze 'versterkende' of 'cascade'-mechanismen bestaan er maar een paar in het lichaam. Bij positieve feedbackmechanismen doet de stimulus de respons progressief toenemen zodat, zolang de stimulus aanhoudt, de respons progressief wordt versterkt. Voorbeelden zijn de bloedstolling en de baarmoedercontracties bij de bevalling.

Bij de bevalling worden de contracties van de baarmoeder gestimuleerd door het hormoon oxytocine. Hierdoor wordt het hoofdje van de baby in de baarmoederhals (cervix) geperst waar receptoren worden gestimuleerd die reageren op uitrekking. Als reactie op die uitrekking wordt meer oxytocine afgescheiden waardoor de contracties sterker worden en de bevalling wordt voortgezet. Als de baby ter wereld is gekomen houdt het uitrekken van de cervix op, zodat de afscheiding van oxytocine stopt (zie Fig. 9.5).

Verstoring van de homeostase

Deze treedt op als de fijnregeling van een variabel van het milieu intérieur niet goed werkt, zodat waarden worden bereikt die buiten het normale bereik liggen. Als het regulatiesysteem niet in staat is de homeostase te handhaven, zal een abnormale situatie ontstaan die de gezondheid kan schaden of zelfs levensbedreigend kan zijn. In de volgende hoofdstukken komen veel van deze situaties ter sprake, zoals de gevolgen van afwijkingen van de fysiologische variabelen in Kader 2.1.

● **TOETS**

5. De lichaamstemperatuur ligt meestal rond 37 ° C. Leg aan de hand van de termen 'negatieve feedback', 'hypothalamus' en 'effectoren' uit wat er gebeurt als de buitentemperatuur begint te dalen.

Lichaamsvloeistoffen

Leerdoelen

Na bestudering van deze paragraaf kan de lezer:

■ met behulp van voorbeelden uitleggen waarom het voor de lichaamsfuncties van vitaal belang is dat de samenstelling van deze vloeistoffen homeostatisch gehouden wordt

■ de overeenkomst en het verschil aangeven tussen het proces van osmose en diffusie

■ de termen intra- en extracellulaire vloeistof definiëren

■ uitleggen hoe moleculen zich verplaatsen binnen en tussen compartimenten van het lichaam.

Verplaatsing van stoffen binnen lichaamsvloeistoffen

Beweging van stoffen in en tussen lichaamsvloeistoffen en soms ook door een barrière, zoals een celmembraan, is van essentieel belang voor een normale fysiologie.

In vloeistoffen of gassen verplaatsen moleculen zich van een gebied waar zij in hoge concentratie aanwezig zijn naar gebieden waar de concentratie laag is, ervan uitgaande dat er geen barrière is. Tussen die twee gebieden is er dus een concentratiegradiënt. De stoffen verplaatsen zich met de concentratiegradiënt mee, oftewel langs de concentratiegradiënt, totdat de moleculen gelijk zijn (gelijk verdeeld zijn, d.w.z. een evenwicht hebben bereikt). Voor deze verplaatsing is geen energie nodig, daarom heet dit proces passief.

Er zijn ook vele voorbeelden van stoffen in het lichaam die tegen de gradiënt in bewegen. Daarvoor is energie nodig, meestal het afbreken van ATP. Een dergelijk proces heet actief. Op p. 44 wordt de doorgang beschreven van stoffen door de celmembraan door middel van actief transport.

Meestal gebeurt passieve verplaatsing van stoffen in het lichaam op een van de twee meest algemene manieren: diffusie of osmose. ▶ 2.3

Diffusie

Diffusie is de verplaatsing van moleculen van een plaats met een hoge concentratie naar een plaats met een lage concentratie. Meestal vindt diffusie plaats in een gas, vloeistof of oplossing.

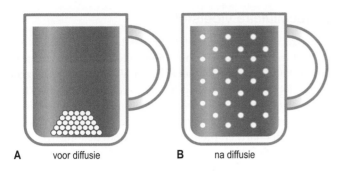

A voor diffusie   **B** na diffusie

Figuur 2.14 Diffusie: A een lepeltje suiker in een kop koffie. (A) Voor diffusie. (B) Na diffusie.

Suikermoleculen die allemaal samen op de bodem van een kop koffie liggen, zullen ook zonder roeren op den duur door diffusie gelijkelijk verdeeld raken over de vloeistof (Fig. 2.14). Het proces van diffusie wordt versneld door temperatuurstijging en/of verhoging van de concentratie van de diffunderende stof.

Diffusie kan ook plaatsvinden door een semipermeabele membraan, zoals de celmembraan of de capillairwand. Alleen moleculen, die klein en oplosbaar genoeg zijn om de membraan te passeren, kunnen erdoorheen diffunderen. Zuurstof kan bijvoorbeeld vrij door de wanden van de alveoli (luchtzakken in de longen) waar de zuurstofconcentraties hoog zijn, in de bloedsomloop diffunderen, waar de zuurstofconcentratie laag is. Maar bloedcellen en grote eiwitmoleculen in het plasma zijn te groot om door de wand te passeren en blijven dus in het bloed.

Osmose

Terwijl de diffusie van moleculen door een semipermeabele membraan resulteert in gelijke concentraties aan beide zijden van de membraan, verwijst osmose (Fig. 2.15) speciaal naar de verplaatsing van water met de concentratiegradiënt

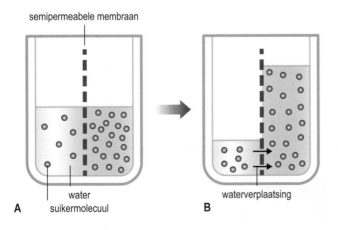

semipermeabele membraan

A water suikermolecuul   **B** waterverplaatsing

Figuur 2.15 Osmose door een semipermeabel membraan. (A) De poriën in het membraan zijn te klein om de suikermoleculen door te laten, zodat alleen water kan passeren. De suikerconcentratie in het rechter compartiment is hoger dan in het linker. (B) Om de suikerconcentratie aan beide zijden van het membraan gelijk te houden, bewegen de watermoleculen naar het rechter compartiment.

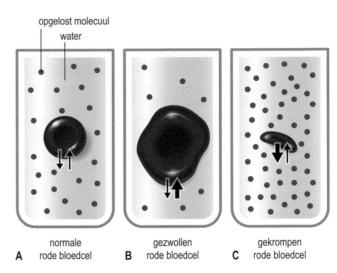

opgelost molecuul
water

A normale rode bloedcel   **B** gezwollen rode bloedcel   **C** gekrompen rode bloedcel

Figuur 2.16 Osmose. De netto verplaatsing van water bij onderdompeling van een rode bloedcel in oplossingen van verschillende concentraties (toniciteit). (A) Isotone oplossing. (B) Hypotone oplossing. (C) Hypertone oplossing.

mee. Meestal is de oorzaak dat andere moleculen te groot zijn om de poriën van de membraan te passeren. De kracht die hieraan ten grondslag ligt, heet osmotische druk. Neem twee suikeroplossingen die gescheiden zijn door een semipermeabele membraan met poriën die te klein zijn om de suikermoleculen door te laten. Aan de ene kant is de suikeroplossing tweemaal zo geconcentreerd als aan de andere kant. Na enige tijd zal de concentratie van de suikermoleculen aan weerszijden van de membraan in evenwicht zijn, niet omdat de suikermoleculen door de membraan zijn gepasseerd, maar omdat de osmotische druk door de membraan water uit de dunnere oplossing in de geconcentreerde oplossing 'trekt': het water is met de concentratiegradiënt mee verplaatst. De osmose gaat door totdat er een evenwicht is doordat de oplossingen aan beide kanten van de membraan dezelfde concentratie – maar niet hetzelfde volume (zie Fig. 2.15) – hebben, oftewel isotoon zijn. Het belang van een zorgvuldige controle van de opgeloste concentraties in lichaamsvloeistoffen wordt geïllustreerd door te kijken wat er met een cel gebeurt (bijv. een rode bloedcel) als hij wordt blootgesteld aan oplossingen die verschillen van normale fysiologische omstandigheden.

Plasma osmolariteit wordt binnen strenge marges gehandhaafd, want als de plasmaconcentratie stijgt – het plasma dus dunner wordt dan de intracellulaire vloeistof in de rode bloedcellen – zal er water met de concentratiegradiënt mee door de membraan de rode bloedcellen binnendringen. Daardoor kunnen die cellen opzwellen en barsten. In dat geval noemen we het plasma hypotoon. Als de waterconcentratie in het plasma echter daalt, zodat het plasma geconcentreerder wordt dan de vloeistof binnen de rode bloedcellen (het plasma wordt hypertoon), dan verplaatst het water zich passief door osmose vanuit de bloedcellen naar het plasma en krimpen de bloedcellen (Fig. 2.16).

Vloeistofcompartimenten

De totale hoeveelheid water in het lichaam van een gemiddelde volwassene is ongeveer 40 liter, rond 60% van het lichaamsgewicht. Bij baby's en jonge slanke mensen, is dit aandeel hoger. Bij ouderen is het lager, evenals bij mensen met overgewicht in alle leeftijdsgroepen. Ook bij vrouwen is het lager dan bij mannen omdat vrouwen in vergelijking met mannen proportioneel meer adipeus weefsel dan spierweefsel hebben. Adipeus weefsel bevat maar 10% water vergeleken bij spierweefsel dat 75% bevat.

Intracellulair water en extracellulair water vormen de twee belangrijkste vloeistofcompartimenten van het lichaam. Water en zeer kleine opgeloste stoffen bewegen zich vrij tussen deze twee compartimenten door de celmembranen, maar grotere moleculen zijn afhankelijk van specifieke transportmechanismen en deze zijn daarom niet vrij in hun beweging en worden dus in toom gehouden.

Ongeveer 22% van het lichaamsgewicht bestaat uit extracellulair water en ongeveer 38% uit intracellulair water. Het grootste gedeelte van lichaamswater is intracellulair (rond 70 %, of 28 liter van de gemiddelde van 40 liter). De resterende 30% (12 liter) is extracellulair, en voornamelijk te vinden in de interstitiële vloeistof waar weefsels in drijven, en de rest hoofdzakelijk in het plasma (Fig. 2.17).

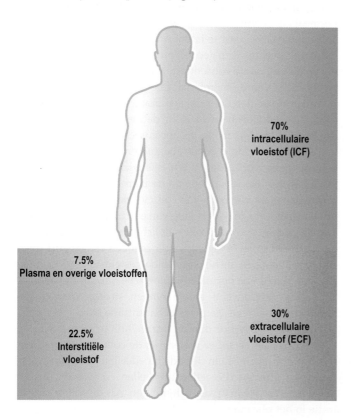

70%
intracellulaire
vloeistof (ICF)

7.5%
Plasma en overige vloeistoffen

22.5%
Interstitiële
vloeistof

30%
extracellulaire
vloeistof (ECF)

Figuur 2.17 Verdeling van lichaamswater van een persoon van 70 kg.

Extracellulaire vloeistof

De extracellulaire vloeistof (ECF) bestaat voornamelijk uit bloed, plasma, lymfe, cerebrospinale vloeistof en vloeistof in de interstitiële ruimten in het lichaam. Verder zijn er nog zeer kleine hoeveelheden van andere extracellulaire vloeistoffen: die spelen meestal een rol als smeermiddel. Voorbeelden zijn gewrichtsvloeistof (synoviale vloeistof), pericardvocht (rondom het hart) en pleuravocht (rondom de longen).

Interstitiële of intercellulaire vloeistof (weefselvocht) bevochtigt alle cellen van het lichaam met uitzondering van de buitenste huidlagen. Deze vloeistof vormt het medium waardoor stoffen zich vanuit het bloed naar lichaamscellen verspreiden en vanuit cellen naar het bloed. Elke lichaamscel die in contact staat met de ECF is voor zijn welzijn direct afhankelijk van de samenstelling van die vloeistof. Een kleine verandering kan al blijvende schade toebrengen; daarom wordt de samenstelling van de ECF zorgvuldig gereguleerd. Een daling van het kalium in het plasma kan bijvoorbeeld leiden tot spierzwakte en hartritmestoornissen, doordat de spieren en zenuwen gevoeliger worden voor stimulatie. Een verhoogd kalium in het bloed verstoort de hartfunctie en kan het hart stilleggen. De kaliumspiegel van het bloed is maar één van de vele parameters die continu zorgvuldig worden bijgesteld door de homeostatische mechanismen van het lichaam.

Intracellulaire vloeistof

De samenstelling van de intracellulaire vloeistof (ICF) wordt grotendeels gereguleerd door de cellen zelf. De celmembraan heeft selectieve opname- en uitscheidingsmechanismen. In sommige opzichten is de samenstelling van ICF totaal verschillend van die van ECF. In de ECF bijvoorbeeld is het natriumgehalte bijna tienmaal zo hoog als in de ICF. Dat concentratieverschil blijft bestaan, ondanks het feit dat natrium langs zijn concentratiegradiënt door de celmembraan verspreidt, doordat de membraan een pomp bevat, (de Na^+/K^+ pomp, p. 44), die juist het natrium weer naar buiten pompt. Deze concentratiegradiënt is cruciaal voor de functie van exciteerbare cellen (voornamelijk zenuwcellen en spiercellen). Daartegenover komen vele stoffen binnen de cel in veel hogere concentraties voor dan erbuiten, zoals ATP, eiwitten en kalium. Omdat water zich vrij in beide richtingen door de celmembraan verplaatst, hebben veranderingen in de waterconcentratie van de ECF meteen gevolgen voor de intracellulaire waterniveaus (zie Fig. 2.17).

● **TOETS**

6. Een rode bloedcel die in een hypotone oplossing wordt geplaatst, zwelt op en barst. Leg het proces uit dat dit veroorzaakt.

Zelftest

Vul de volgende beweringen aan:

1. Atomen bestaan voornamelijk uit lege ruimte, met een centrale _____ met subatomaire deeltjes die _____ en _____ worden genoemd. In een baan rond deze centrale entiteit bevinden zich subatomaire deeltjes die _____ worden genoemd en die een _____ elektrische lading bevatten.

2. De belangrijkste energiedrager van de cel is een molecuul dat _____ heet. Het suikergehalte van dit molecuul is _____, dat vastzit aan drie _____ groepen en aan een base, genaamd _____.

3. Geef aan welke van de volgende beweringen waar is: _____
   a. Covalente bindingen zijn sterker dan ionische bindingen.
   b. Ionische bindingen worden gevormd tussen de atomen in een watermolecuul.
   c. Covalente bindingen produceren ionen als ze zich losmaken.
   d. Ionische bindingen ontstaan wanneer atomen elektronen delen.

4. Geef aan welke van de volgende beweringen waar is: _____
   a. Diffusie is de beweging van deeltjes met hun concentratiegradiënt.
   b. Diffusie vereist energie.
   c. Diffusie verwijst specifiek naar de beweging van watermoleculen.
   d. Diffusie wordt vertraagd bij lagere temperaturen.

5. Vul de beweringen in lijst A aan met het juiste antwoord uit lijst B. Je kunt de beweringen in lijst B meer dan eens gebruiken:

   Lijst A
   a) Hier bestaan enzymen uit _____
   b) Glucose is een voorbeeld van dit soort moleculen _____
   c) Hier worden prostaglandinen van afgeleid _____
   d) Glycogeen is een voorbeeld van dit type molecuul _____.

   e) De basisstructuur van dit type molecuul omvat een variabele zijketen en een carboxylgroep _____.
   f) In combinatie met glycerol wordt dit type molecuul gebruikt om energie in het lichaam op te slaan _____.
   g) Insuline is een voorbeeld van dit type molecuul _____, dat wordt geproduceerd door het combineren van _____

   Lijst B
   1. Eiwit
   2. Monosacharide
   3. Aminozuur
   4. Polysacharide
   5. Vetzuur

6. Koppel elke letter in lijst A aan het juiste aantal in lijst B. Je kunt de aantallen in lijst B meer dan eens gebruiken:

   Lijst A
   _____ (a) Percentage van het lichaamswater dat in de lichaamscellen wordt aangetroffen.
   _____ (b) pH-waarden boven dit cijfer geven aan dat er sprake is van alkalose.
   _____ (c) Aantal elektronen in de binnenste elektronenmantel.
   _____ (d) Aantal zuurstofatomen in atmosferische zuurstof.
   _____ (e) Atoomgewicht van natrium.
   _____ (f) Aantal vetzuren in een triglyceridemolecuul.
   _____ (g) Aantal voornaamste aminozuren dat in de menselijke biochemie wordt gebruikt.

   Lijst B
   1. 2
   2. 3
   3. 7.45
   4. 20
   5. 23
   6. 70

Ga naar http://evolve.elsevier.com/Waugh/anatomie/ voor meer zelftests over de onderwerpen in dit hoofdstuk.

Cellen en weefsels

Een cel is de kleinste functionele eenheid van het lichaam. In groepsverband vormen cellen weefsels, met specifieke functies, zoals bloed, spierweefsel, beenweefsel. Verschillende weefsels vormen samen organen, zoals het hart, de maag en de hersenen. Organen vormen met elkaar weer systemen, die elk een specifieke reeks gerelateerde functies vervullen ter handhaving van de homeostase en de gezondheid van de persoon (zie Fig. 1.2). Zo is het spijsverteringsstelsel verantwoordelijk voor de inname, vertering en opname van voeding waarbij een aantal organen betrokken zijn, waaronder de maag en de darmen. De structuur en verschillende functies van cellen en weefseltypes komen ook in dit hoofdstuk aan de orde.

Het laatste deel gaat over goed- en kwaadaardige tumoren, de gebruikelijke oorzaken ervan en hoe ze groeien en zich verspreiden.

De cel: structuur en functies

Leerdoelen

Na lezing van deze paragraaf kan de lezer:

- de structuur beschrijven van de plasmamembraan
- overeenkomsten en verschillen aangeven van actief, passief en bulktransport van stoffen door de celmembraan heen
- de functies beschrijven van de belangrijkste organellen
- het proces van mitose beschrijven.

Het menselijk lichaam ontwikkelt zich uit één cel, de zygote, ontstaan uit samensmelting van het ovum (vrouwelijke eicel) en het spermatozoön (mannelijke zaadcel). Door celdelingen en het groeien van de foetus ontwikkelen zich steeds meer cellen met verschillende structuur en functies. Genetisch zijn deze cellen allemaal gelijk aan de zygote. Een enkele cel kunnen we met het blote oog niet zien. Daarvoor moeten we dunne plakjes weefsel aankleuren in een laboratorium en onder een microscoop vergroten.

Een cel bestaat uit een plasmamembraan met daarin een aantal organellen in een waterige vloeistof genaamd cytosol (Fig. 3.1). De cel, exclusief de nucleus, bestaat uit het cytoplasma, d.w.z. het cytosol en andere organellen.

De plasmamembraan

De structuur en de functies van membranen zijn van fundamenteel belang voor de overleving van cellen, omdat ze de uitwisseling van stoffen tussen de cel en de omgeving van de cel controleren en zodoende het intracellulaire milieu reguleren.

Structuur

Het plasmamembraan (Fig. 3.2) bestaat uit twee lagen fosfolipiden (p. 33) met daarin eiwitten en suikers. Behalve fosfolipiden is ook het lipide cholesterol aanwezig.

De fosfolipide moleculen hebben een kop en een staart. De kop heeft een elektrische lading en is hydrofiel (wateraantrekkend); de staart heeft geen lading en is hydrofoob (waterafstotend, Fig. 3.2A). De fosfolipiden liggen naast elkaar in twee aan elkaar gespiegelde lagen, met de hydrofiele koppen naar buiten, terwijl de hydrofobe staarten binnenin een waterafstotende laag vormen. Die verschillen hebben invloed op het transport van stoffen door de membraan.

Membraaneiwitten

De eiwitten die zich helemaal over de membraan uitstrekken vormen kanalen die het transport voor bijvoorbeeld elektrolyten en vetafstotende stoffen toelaten. Eiwitmoleculen op het oppervlak van het plasmamembraan zijn geïllustreerd in Fig. 3.2B. De membraaneiwitten hebben verschillende functies:

- Bepaalde eiwitmoleculen hebben vertakte koolhydraatmoleculen die aan de buitenkant van de cel zijn aangehecht en die de cel zijn immunologische identiteit geven – 'zelf'-merkers (p. 412).
- Membraaneiwitten kunnen fungeren als receptor (specifieke herkenningssite) voor hormonen of andere chemische boodschappers.

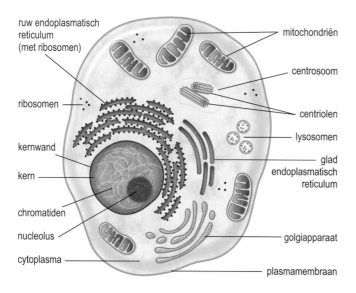

Figuur 3.1 Eenvoudige cel.

ruw endoplasmatisch reticulum (met ribosomen)

mitochondriën

centrosoom

ribosomen

centriolen

lysosomen

kernwand

glad endoplasmatisch reticulum

kern

chromatiden

nucleolus

golgiapparaat

cytoplasma

plasmamembraan

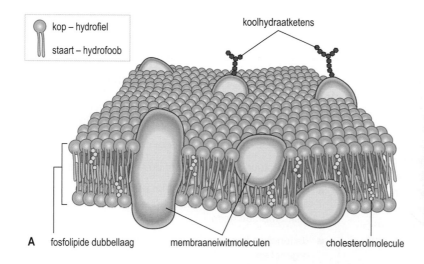

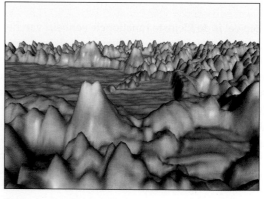

kop – hydrofiel

staart – hydrofoob

koolhydraatketens

A fosfolipide dubbellaag   membraaneiwitmoleculen   cholesterolmolecule   **B**

Figuur 3.2 Het plasmamembraan. (A) Diagram met de structuur. (B) Gekleurde micrografie van de atomische kracht van het oppervlak met plasma-eiwitten. (B, Hermann Schillers, Prof. Dr. H Oberleithner, Universiteitsziekenhuis van Münster/Wetenschapsfotobibliotheek, gereproduceerd met toestemming.)

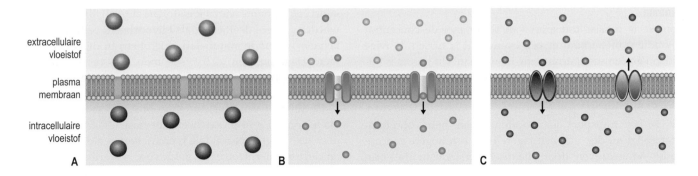

Figuur 3.3 Rol van het celmembraan bij het reguleren van de samenstelling van de intracellulaire vloeistof. (A) Grootte van de deeltjes. (B) Specifieke poriën en kanalen. (C) Pompen en dragers.

- Sommige membraaneiwitten zijn enzymen (p. 34)
- Transmembrane eiwitten vormen kanalen die met water zijn gevuld en uiterst kleine wateroplosbare ionen door de membraan doorlaten
- Sommige spelen een rol bij het transport van stoffen door de membraan.

Transport van stoffen door de celmembraan

Elke cel heeft een omhulsel: een celmembraan die een selectieve barrière vormt voor stoffen die binnenkomen of afgevoerd worden. Deze eigenschap, oftewel selectieve permeabiliteit, maakt het mogelijk dat de cel(plasma)membraan controleert welke stoffen in en uit de cel gaan en kan daarmee de samenstelling van de interne omgeving reguleren. De grootte van de deeltjes is belangrijk: vele kleinere deeltjes, bijv. water, kunnen door diffusie vrij door de membraan passeren, andere grotere deeltjes daarentegen niet. Zij kunnen ingesloten zijn in ofwel het interstitiële vocht ofwel het intracellulaire vocht: in Fig. 3.3A zijn de roze en oranje deeltjes te groot om door de membraanporiën te diffunderen, waardoor de roze deeltjes gevangen zitten in de cel en de oranje deeltjes worden buitengesloten.

Poriën of specifieke kanalen in de plasmamembraan laten alleen bepaalde stoffen toe. In Fig. 3.3B zijn de groene en gele deeltjes weliswaar even groot, maar de membraan heeft alleen kanalen voor de groene, dus de gele deeltjes zijn buitengesloten.

De membraan is ook voorzien van speciale pompen of dragers die bepaalde stoffen binnen- en buiten laten. In Fig. 3.3C heeft de membraan pompen die de roze deeltjes actief importeren en andere pompen die de blauwe deeltjes actief exporteren; roze deeltjes concentreren zich dus binnen de cel en blauwe deeltjes concentreren zich buiten de cel.

Selectieve permeabiliteit zorgt ervoor dat de chemische samenstelling van de vloeistof in de cellen anders is dan die van de interstitiële vloeistof waarin ze drijven. In de volgende paragraaf worden transportmechanismen uitgelegd.

Passief transport

Dit treedt op wanneer een stof de semipermeabele membraan van plasma en organellen kan passeren en zich met de

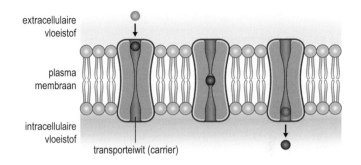

Figuur 3.4 Gespecialiseerde moleculen van membraaneiwitten die betrokken zijn bij het vergemakkelijken van diffusie en het actieve transport.

concentratiegradiënt mee kan verplaatsen zonder energieverbruik. 3.1

Diffusie

Deze functie is beschreven op pagina 36. Kleine moleculen diffunderen met hun concentratiegradiënt mee:
- Vetoplosbaar materiaal, zoals zuurstof, koolstofdioxide, vetzuren en steroïden passeren de membraan door in het lipidegedeelte van de membraan op te lossen.
- Wateroplosbaar materiaal, zoals natrium, kalium en calcium passeren de membraan door met water gevulde kanalen te doorkruisen.

Gefaciliteerde diffusie+

Dit is een passief proces voor sommige stoffen die zonder hulp niet door de semipermeabele membraan kunnen passeren, zoals glucose en aminozuren. In de membraan bevinden zich speciale transporteiwitten (carriers of dragers) met specifieke bindingssites voor de te vervoeren stof. Die stof trekken ze aan en houden ze vast als een sleutel in een slot. Vervolgens verandert het transporteiwit van vorm en deponeert de stof aan de andere kant van de membraan (Fig. 3.4). De bindingssite van een carrier is specifiek voor een enkele stof. Het aantal carriers is eindig, dus is er een maximum aan de hoeveelheid die op zeker moment van een bepaalde stof getransporteerd kan worden. Dat heet het transportmaximum.

43

Osmose

Osmose is passief transport van water met de concentratiegradiënt mee totdat er een evenwicht is tussen de twee zijden van een semipermeabele membraan. Dit proces is uitgelegd op pagina 39.

Actief transport ▶ 3.2

Dit is het transport van stoffen tegen hun concentratiegradiënt in, dus van een lagere naar een hogere concentratie. Aangedreven door chemische energie in de vorm van adenosinetrifosfaat (ATP, p. 37) transporteren speciale transporteiwitten (carriers) stoffen door de membraan in beide richtingen (Fig. 3.4). De bindingssites van de carrier zijn specifiek voor slechts één stof. De snelheid waarmee een stof kan worden overgebracht, hangt af van het aantal beschikbare bindingssites.

De natrium-kaliumpomp

Alle cellen bezitten deze pomp, die indirect andere transportmechanismen ondersteunt, zoals de opname van glucose. De pomp is essentieel voor de handhaving van de elektrochemische gradiënt die nodig is om actiepotentialen te genereren in zenuw- en spiercellen.

Dit actieve transportmechanisme handhaaft de ongelijke concentraties van natrium (Na^+)- en kalium (K^+)-ionen aan weerszijden van de plasmamembraan. Het kan tot wel 30% van de ATP-(energie)behoefte van de cel gebruiken.

Het kaliumniveau is veel hoger binnen de cel dan daarbuiten. Dit is het voornaamste intracellulaire kation. Het natriumniveau is veel hoger buiten de cel dan daarbinnen. Dit is de voornaamste extracellulaire kation. Deze ionen zijn geneigd met hun concentratiegradiënt mee te diffunderen: K^+ naar buiten en Na^+ naar binnen in de cel. Om de concentratiegradiënten in stand te houden, wordt het natriumoverschot continu naar buiten gepompt door de celmembraan heen, in ruil voor K^+.

Bulktransport

De overdracht van deeltjes die te groot zijn om door de celmembraan te passeren, gebeurt door pinocytose (van Grieks pinoo = drinken) of fagocytose (van Grieks phagein = eten). De deeltjes worden ingesloten door een instulping van het cytoplasma (Fig. 3.5; zie ook Fig. 15.1), waardoor een membraangebonden vacuole ontstaat. Pinocytose zorgt voor een opname van vloeistof in de cel. Bij fagocytose worden grotere deeltjes (zoals bijvoorbeeld celfragmenten, lichaamsvreemde materialen, microben) in de cel opgenomen. Daar hechten zich lysosomen (zie hierna) aan de vacuolemembraan, die enzymen vrijgeven die de inhoud verteren.

De uitstoot van afvalstoffen door het plasmamembraan via het omgekeerd proces heet exocytose. Blaasjes, gevormd door het Golgi-apparaat (zie hierna), verlaten de cel meestal op deze manier. Hetzelfde geldt voor onverteerbare resten van de fagocytose.

Organellen ▶ 3.3

Organellen (zie Fig. 3.1), letterlijk 'kleine organen', hebben een eigen specialistische functie. Ze zijn vaak omgeven door hun eigen membraan binnen het cytosol. Voorbeelden van organellen zijn: de kern (nucleus), mitochondriën, ribosomen, lysosomen, het endoplasmatisch reticulum, het Golgi-apparaat en het cytoskelet.

De kern (nucleus)

Alle lichaamscellen hebben een kern, met uitzondering van een rijpe erytrocyt (rode bloedcel). Sommige, zoals skeletspierweefsels, hebben meer dan één kern. De kern is het grootste organel en hij is omgeven door de kernmembraan, een membraan die lijkt op de plasmamembraan, maar die kleine poriën bevat waardoor bepaalde stoffen van en naar de kern kunnen gaan vanuit het cytoplasma.

De kern bevat het genetische materiaal van het lichaam, bestaande uit desoxyribonucleïnezuur (DNA, p. 480). Daardoor worden alle metabole activiteiten van de cel gecontroleerd. In een niet-delende cel is er DNA aanwezig, geconfigureerd als een fijndradig netwerk genaamd chromatine. Maar zodra de cel begint te delen, vormt het chromatine bijzondere structuren die we chromosomen noemen (zie Fig. 17.1). Een verwante stof, ribonucleïnezuur (RNA), bevindt zich ook in de kern. Er bestaan verschillende soorten RNA en niet alle zijn in de kern te vinden, maar in het algemeen zijn ze betrokken bij de eiwitsynthese.

Er bevindt zich binnen de kern een nagenoeg ronde structuur die de nucleolus heet, die betrokken is bij de synthese (productie) en samenstelling van de elementen van ribosomen.

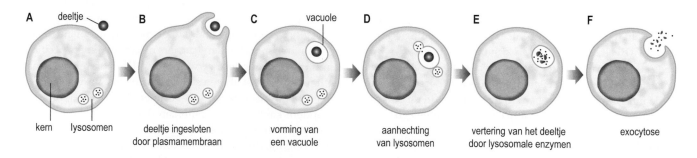

kern   lysosomen   deeltje ingesloten door plasmamembraan   vorming van een vacuole   aanhechting van lysosomen   vertering van het deeltje door lysosomale enzymen   exocytose

Figuur 3.5 Bulktransport door plasmamembranen. (A-E) Fagocytose. (F) Exocytose.

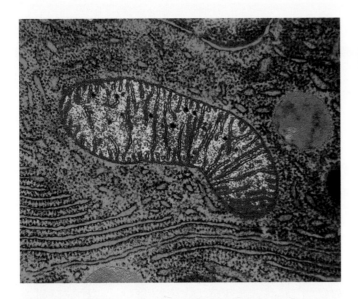

Figuur 3.6 Mitochondrion en ruw endoplasmatisch reticulum. Vals gekleurde transmissie-elektronenmicroscopie met mitochondrion (oranje) en ruw endoplasmatisch reticulum (turkoois) met ribosomen (stippen). (Bill Longcore/Science Photo Library, gereproduceerd met toestemming.)

Mitochondriën

Mitochondriën zijn vliezige, worstvormige structuren in het cytoplasma. Ze worden wel de 'energiecentrale' van de cel genoemd (Fig. 3.6). Ze zijn voornamelijk betrokken bij de aerobe respiratie, het proces waardoor chemische energie in de cel beschikbaar wordt. Dat gebeurt doordat uit ATP-energie vrijkomt als de cel het afbreekt (zie Fig. 2.10). De aanmaak van ATP is het meest efficiënt in de laatste fasen van de aerobe respiratie, een proces waarbij zuurstof nodig is. De actiefste celtypen hebben de meeste mitochondriën, zoals levercellen, spiercellen en spermatozoa.

Ribosomen

Dit zijn minuscule granula (korrels) bestaande uit RNA en eiwit. Ze maken eiwitten uit aminozuren en gebruiken het RNA als sjabloon (zie Fig. 17.5). Als ze vrij of in kleine clusters in het cytoplasma voorkomen, maken ze eiwitten voor gebruik binnen de cel, zoals de enzymen voor het metabolisme. Een metabole route bestaat uit een aantal stappen, die elk door een specifiek enzym worden aangedreven. Ribosomen kunnen ook aan de buitenkant op de kernmembraan zitten of op ruw endoplasmatisch reticulum (zie Fig. 3.6 en de volgende paragraaf). In dat geval maken ze eiwitten voor transport naar buiten de cel.

Endoplasmatisch reticulum

Endoplasmatisch reticulum (ER) is een grote reeks geschakelde vliezige kanaaltjes in het cytoplasma (Fig. 3.6). Er zijn twee soorten: glad en ruw. Glad ER maakt lipiden en steroïdhormonen. Ook is het betrokken bij de ontgifting van bepaalde (genees-)middelen. Sommige lipiden worden gebruikt om de plasmamembraan en de membranen van organellen te vervangen

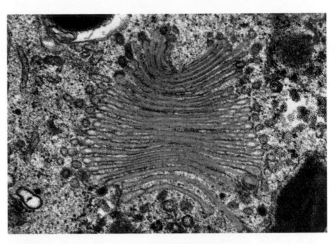

Figuur 3.7 Gekleurde transmissie-elektronenmicroscopie met het Golgi-apparaat (groen). (Science Photo Library, gereproduceerd met toestemming.)

en te repareren. Ruw ER is beslagen met ribosomen. Daar worden eiwitten aangemaakt, waarvan sommige naar buiten de cel worden 'geëxporteerd': enzymen en hormonen dus die door middel van exocytose (Fig. 3.5F) de cel van oorsprong verlaten voor gebruik elders door andere cellen.

Golgi-apparaat

Het Golgi-apparaat bestaat uit stapels dicht opgevouwen platte membraneuze zakjes (Fig. 3.7). Het komt in elke cel voor, maar het is groter als een cel eiwitten aanmaakt en exporteert. De eiwitten gaan in transportvehikels van het ER naar het Golgi-apparaat waar ze worden 'ingepakt' in membraangebonden blaasjes. Deze blaasjes worden opgeslagen en als er vraag is naar de eiwitten, gaan ze naar de plasmamembraan en fuseren ermee, waarbij de inhoud van de cel wordt afgescheiden. Dit proces wordt exocytose genoemd (Fig. 3.5F).

Lysosomen

Lysosomen zijn kleine membraneuze blaasjes die het Golgi-apparaat maakt. Ze bevatten verschillende enzymen die zorgen voor de afbraak van fragmenten van organellen en grote moleculen (zoals bijvoorbeeld RNA, DNA, koolhydraten, eiwitten) tot kleinere partikels. Deze afbraakproducten worden ofwel hergebruikt door de cel ofwel uitgevoerd als afvalstof.

In witte bloedcellen bevatten de lysosomen enzymen die lichaamsvreemd materiaal verteren, zoals microben.

Cytoskelet

Dit bestaat uit een uitgebreid netwerk van minuscule eiwitvezels (Fig. 3.8). Het cytoskelet geeft structuur, stevigheid en vorm aan de cel en geleidt de stoffen die door de cel vervoerd moeten worden.

Microfilamenten

Dit zijn zeer kleine vezels, gemaakt van actine. Ze zijn verankerd aan de binnenkant van het celmembraan en geven de cel steun en vorm. Actine zorgt ook voor het proces van samentrekking in de spiercellen (p. 459).

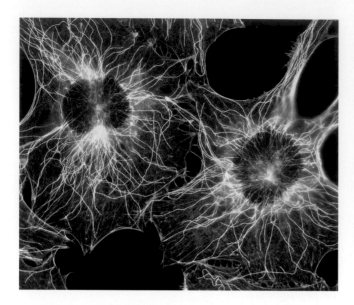

Figuur 3.8 Fibroblasten. Fluorescerende lichtmicrografie met nuclei (paars) en cytoskeletten (geel en blauw). (R. Torsten Wittman/ Science Photo Library, gereproduceerd met toestemming.)

Microtubuli

Dit zijn grote, stevige eiwitten die de structuur van de cel ondersteunen en tevens de interne beweging begeleiden, van bijvoorbeeld:
- organellen
- chromosomen tijdens de celdeling.

Centrosoom

Dit zorgt voor de ordening van de microtubuli binnen de cel. Het bestaat uit een paar centriolen (kleine clusters van microtubuli) en heeft een belangrijke rol bij de celdeling.

Celuitstulpingen

Dit zijn kleine uitstulpingen in de plasmamembraan van sommige soorten cellen. Ze bestaan voornamelijk uit microtubuli waardoor ze kunnen bewegen. Dit kunnen zijn:

- Microvilli: zeer kleine uitstulpingen die microfilamenten bevatten. Ze bedekken het blootliggende oppervlak van bepaalde soorten cellen, bijv. absorptiecellen in de voering van de dunne darm (Fig. 3.9). Doordat het oppervlaktegebied aanzienlijk wordt vergroot, maken de microvilli de structuur van deze cellen ideaal voor hun functie, optimalisatie van de absorptie van voedingsmiddelen uit de dunne darm.
- Cilia: microscopisch kleine trilhaartjes met microtubuli die aan het vrijliggende oppervlak van bepaalde cellen liggen (zie Fig. 10.12). Door gezamenlijk in dezelfde richting te bewegen, kunnen ze stoffen en deeltjes voortbewegen, zoals bijvoorbeeld het slijm dat in de luchtwegen opkomt.
- Flagella: enkelvoudige, lange zweepachtige uitstulpingen met microtubuli, die 'de staartjes' van spermacellen vormen (zie Fig. 1.15), zodat ze langs het vrouwelijke voortplantingssysteem voortbewegen.

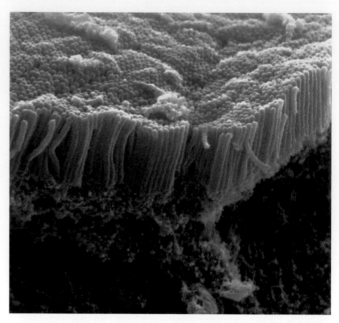

Figuur 3.9 Gekleurde transmissie-rasterelektronenmicroscopie met microvilli in de dunne darm. (Eye of Science/Science Photo Library, gereproduceerd met toestemming.)

Celcyclus

Beschadigde, dode en versleten cellen, afhankelijk van het type, kunnen vaak worden vervangen door celdeling, zonder dat de zuiverheid en functie van het weefsel aangetast wordt. Het aantal keren dat cellen delen wisselt per type weefsel (p. 55). Gewoonlijk is dit proces zorgvuldig gereguleerd om effectieve handhaving en herstel van lichaamsweefsel te garanderen. Cellen zijn zodanig geprogrammeerd dat ze zich op het einde van hun natuurlijke levensduur 'zelf vernietigen'. Hun elementen worden verwijderd door fagocytose; tijdens een proces dat ook bekend staat als apoptose (p. 56).

Cellen met een kern hebben 46 chromosomen en delen zich door mitose, een proces waaruit twee nieuwe, genetisch identieke, dochtercellen ontstaan. De enige uitzondering hierop is de vorming van gameten (geslachtscellen), dus eicellen en zaadcellen, die plaatsvindt door meiose (p. 484).

De periode tussen twee celdelingen is de celcyclus. Deze bestaat uit twee fasen die zichtbaar zijn onder de lichtmicroscoop: mitose (M-fase) en interfase (Fig. 3.10).

Interfase

Dit is de langere fase met drie aparte stappen:
- Eerste tussenfase (G_1): de cel groeit qua maat en volume. Dit is gewoonlijk de langste fase, waarvan de lengte kan verschillen. Soms maken de cellen niet de hele celcyclus af, maar beginnen aan een rustfase (G_0); ondanks het feit dat dit de rustfase wordt genoemd, zijn de cellen in deze fase meestal zeer actief en voeren ze hun desbetreffende functies uit. De cel kan voor de rest van zijn leven

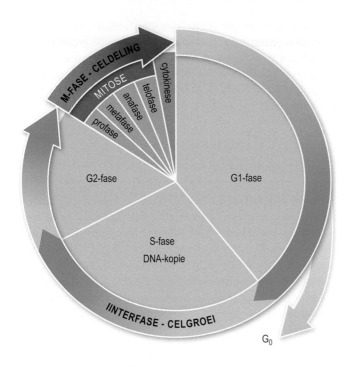

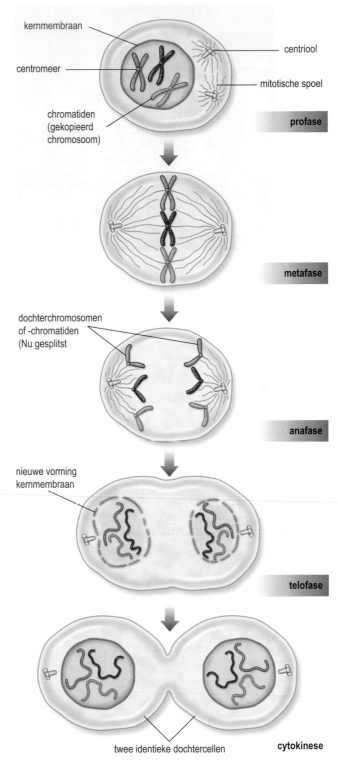

Figuur 3.10 De cel cyclus

in G_0 blijven, maar kan ook opnieuw in de celcyclus terechtkomen en zich weer gaan delen als dat nodig is.

- Synthese van DNA (S-fase): de chromosomen vermenigvuldigen zich en vormen twee identieke DNA-kopieën (p. 480). Dit betekent dat de cel na de S-fase 92 chromosomen heeft, ofwel voldoende DNA voor twee cellen. De cel is bijna klaar voor deling door middel van mitose.
- Tweede tussenfase – (G_2) – de cel groeit voort en bereidt zich voor op de celdeling.

Mitose

Mitose (Fig. 3.11 en Fig. 3.12) is een continu proces met vier afzonderlijke stadia die onder lichtmicroscoop zichtbaar zijn.

Profase

Tijdens dit stadium wordt de gerepliceerde chromatine strak gewikkeld en is eenvoudiger onder de microscoop te zien. Elk van de originele 46 chromosomen (die in deze fase chromatide heten) wordt gekoppeld aan de kopie in een dubbele chromosoomeenheid. De twee chromatiden worden aan elkaar verbonden door de centromeer (zie Fig. 3.11). De spoel bestaat uit twee centriolen gescheiden door spoeldraden. De spoeldraden bestaan uit microtubuli. De centriolen migreren elk naar een ander uiteinde van de cel en de kernmembraan verdwijnt.

Metafase

De chromosomen, bestaande uit twee chromatiden, gaan parallel liggen op de evenaar van de spoel vastgehecht door hun centromeer.

Anafase

De centromeren splitsen. Door het krimpen van de microtubuli migreert van elk paar dochterchromosomen of -chromatiden er één naar elke pool (uiteinde) van de spoel.

Figuur 3.11 De stadia van de mitose.

Telofase

De spoel verdwijnt, de chromosomen ontwinden zich en de kernmembraan vormt zich weer.

Op de telofase volgt de cytokinese: het cytosol, de intracellulaire organellen en de plasmamembraan splitsen en vormen twee identieke dochtercellen.

47

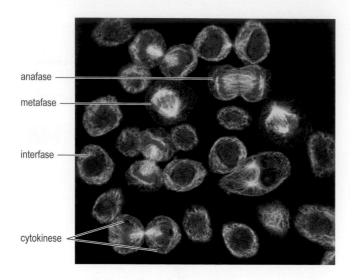

anafase

metafase

interfase

cytokinese

Figuur 3.12 Mitose. Lichtmicrografie met cellen in verschillende reproductiefasen met roze chromatinen/chromatiden. (Dr. Gopal Murti/Science Photo Library, gereproduceerd met toestemming.)

● **TOETS**

1. Geef de hoofdlijnen weer van fagocytose.

2. Beschrijf in de juiste volgorde de stadia van de celcyclus.

Weefsels

Leerdoelen

Na lezing van deze paragraaf kan de lezer:

■ de structuur en functies beschrijven van epitheel, bindweefsel en spierweefsel

■ de structuur en functies van epitheliale en synoviale membranen samenvatten

■ de structuur en functies van exocriene klieren vergelijken met die van endocriene klieren.

Weefsels bestaan uit grote aantallen cellen van hetzelfde type. Ze worden ingedeeld aan de hand van de grootte, vorm en functies van de cellen waar ze onderdeel van uitmaken. Er zijn vier hoofdtypen weefsel, met elk zijn eigen subtypen:

● epitheelweefsel ofwel epitheel
● bindweefsel
● spierweefsel
● zenuwweefsel.

Epitheelweefsel

Dit weefseltype bedekt het lichaam en bekleedt lichaamsholten, holle organen en verschillende kanalen en afvoerbuizen van het lichaam. Ook klieren zijn opgebouwd uit epitheelweefsel. De structuur van epitheel (Fig. 3.13) wordt in hoge mate bepaald door de functie ervan, die kan zijn:

● bescherming van de onderliggende structuren tegen bijvoorbeeld uitdroging, of chemische en mechanische schade
● secretie
● absorptie.

De cellen liggen dicht opeen en de intercellulaire substantie, de matrix, is miniem. Meestal liggen de cellen op een basale membraan, die gemaakt is van inert bindweefsel dat de epitheelcellen zelf aanmaken. Mogelijk is epitheliaal weefsel:

● eenlagig: een enkele laag cellen of
● meerlagig (gestratificeerd): meer cellagen.

Eenlagig epitheel

Eenlagig epitheel bestaat uit een enkele laag identieke cellen. Meestal bekleedt het oppervlakken voor absorptie of secretie. De eenlagige structuur van het epitheel versterkt deze processen. Het bevindt zich zelden aan oppervlakken met een hoge belasting. Er zijn drie soorten waarbij de naam verwijst naar de celvorm, die afhankelijk is van de functie. Hoe actiever het weefsel, hoe hoger de cellen.

Plaveisel(cel)epitheel (of squameus epitheel)

Dit bestaat uit een enkele laag platte cellen (Fig. 3.13A), die dicht tegen elkaar aan passen als stoeptegels. Zo vormen ze een dunne gladde membraan die diffusie mogelijk maakt. Het vormt de voering van de volgende structuren:

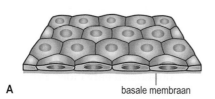

A   basale membraan

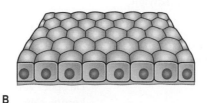

B

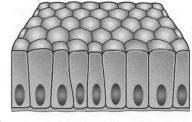

C

Figuur 3.13 Eenlagig epitheel. (A) Plaveiselepitheel. (B) Kubisch epitheel. (C) Cilinderepitheel.

- hart; waar het bekend staat als endocardium
- binnenste bekleding van bloed ⎤ waar het ook bekend
- lymfevaten ⎦ staat als endotheel
- de alveoli in de longen
- de verzamelleidingen van nefronen in de nieren (zie Fig. 13.8).

Kubisch epitheel

Dit bestaat uit kubusvormige cellen die dicht opeen passen en op een basale membraan liggen (Fig. 3.13B). De wanden van niertubuli bestaan uit dit epitheel en ook in bepaalde klieren komt het voor, zoals de schildklier (zie Fig. 9.8). Kubusvormig epitheel is actief betrokken bij secretie, absorptie en/of excretie.

Cilinder(cel)epitheel

Dit bestaat uit een enkele laag lange, dunne cellen op een basale membraan (Fig. 3.13C). Het bekleedt veel organen en heeft vaak aanpassingen waardoor het geschikt is voor een specifieke functie. De bekleding van de maag bestaat uit eenvoudig cilindrisch epitheel zonder oppervlaktestructuren. Het ongebonden oppervlak van het cilindrisch epitheel dat de dunne darm bekleedt, is bedekt met microvilli (zie Fig. 3.9). Microvilli zorgen voor een zeer groot oppervlaktegebied voor de absorptie van voedingsmiddelen uit de dunne darm. In de trachea heeft het zuilvormige epitheel randharen (zie Fig. 10.12) en bevat slijmbekercellen die slijm afscheiden. Dit betekent dat de ingeademde deeltjes die aan de slijmlaag blijven kleven door de randharen in de luchtwegen naar de keel worden verplaatst. In de eileiders worden ova verplaatst naar de baarmoeder door de randharen.

Meerlagig epithelium

Meerlagig (gestratificeerd) epithelium bestaat uit meerdere lagen van verschillende cellen. Continue celdeling in de onderste (basale) lagen duwt de cellen erboven steeds verder naar het oppervlak, waar ze afvallen. Een basale membraan is er meestal niet. De belangrijkste functie van meerlagig epitheel is dat het de onderliggende structuren beschermt tegen mechanische slijtage. Er zijn twee algemene typen te onderscheiden: meerlagig plaveiselepitheel en overgangsepitheel.

Meerlagig plaveiselepitheel

Meerlagig plaveiselepitheel (Fig. 3.14) bestaat uit enkele lagen cellen. In de onderste lagen zijn de cellen vooral cilindrisch en naarmate ze naar het oppervlak toe groeien, worden ze platter om vervolgens af te vallen.

Verhoornend (meerlagig) plaveiselepitheel

Dit komt voor aan droge oppervlakken onderhevig aan slijtage: huid, haren en nagels. De bovenste laag bestaat uit dode epitheelcellen die hun nuclei hebben verloren en het eiwit keratine bevatten. Dat geeft een sterke, relatief waterdichte beschermlaag tegen uitdroging van de cellen eronder.

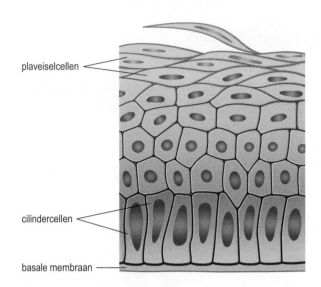

Figuur 3.14 Meerlagig plaveiselepitheel.

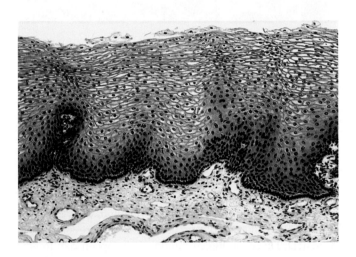

Figuur 3.15 Dwarsdoorsnede van niet-verhoornend (meerlagig) plaveiselepitheelbekleding van de vagina (100 × vergroot.) (Telser AG, Young JK, Baldwin KM 2007 Elsevier's geïntegreerde histologie. Mosby: Edinburgh.)

De oppervlakkige laag van huid slijt langzaam af en wordt van onderaf steeds vernieuwd (zie Fig. 1.12 en Fig. 14.45).

Niet-verhoornend (meerlagig) plaveiselepitheel

Dit komt voor aan vochtige oppervlakken die onderhevig zijn aan slijtage, zodat ze tegen uitdroging worden beschermd, zoals de bindvliezen van de ogen en de bekleding van mond, keel, slokdarm en vagina (Fig. 3.15).

Overgangsepitheel

Overgangsepitheel (Fig. 3.16) bestaat uit meerdere lagen peervormige cellen. Het bekleedt verschillende delen van de urinewegen zoals de blaas en het maakt de uitzetting van de blaas mogelijk als deze zich vult.

49

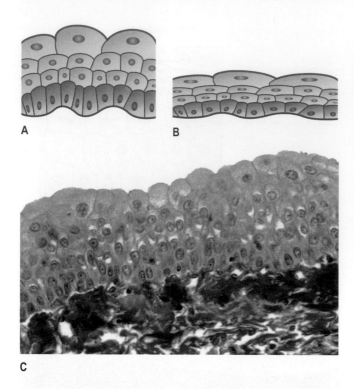

Figuur 3.16 Overgangsepitheel. (A) Ontspannen. (B) Uitgerekt. (C) Lichtmicrografie van blaaswand met overgangsepitheel (roze) boven glad spierweefsel en een laag bindweefsel (rood). (C, Steve G Schmeissner/Science Photo Library. Gereproduceerd met toestemming.)

Bindweefsel

Bindweefsel is van alle weefsels het ruimst aanwezig in het lichaam. Het bevat altijd drie componenten, in wisselende verhouding: cellen, vezels en een intracellulaire substantie, de matrix. De cellen liggen minder dicht opeen dan in epitheel en er is dus veel meer matrix aanwezig. Meestal bevat de matrix ook vezels. De matrix kan halfsolide, gelatineachtig zijn of juist dicht en rigide, afhankelijk van de plaats en functie van het weefsel. De vezels vormen een ondersteunend netwerk waaraan de cellen zich kunnen hechten. De meeste soorten bindweefsel worden goed voorzien van bloed. De belangrijkste functies zijn:

- binding en ondersteuning van de structuur
- bescherming
- transport
- isolatie.

Bindweefselcellen

Bindweefselcellen worden aangetroffen in alle organen als ondersteuning voor het gespecialiseerde weefsel, met uitzondering van het bloed (Hdst. 4). Het scala aan celtypen zijn: fibroblasten, vetcellen, macrofagen, leukocyten en mestcellen.

Fibroblasten

Fibroblasten zijn grote cellen met onregelmatige uitsteeksels (zie Fig. 3.8). Ze maken collageenweefsels en/of elastische vezels en een extracellulaire substantie, de matrix. Collageenweef-

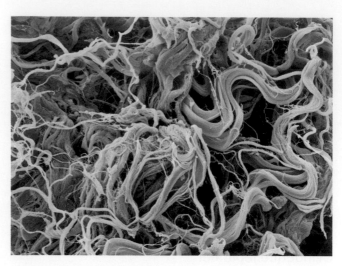

Figuur 3.17 Collageenvezels. Gekleurde elektronenmicrografiescan. (Steve G Schmeissner/Science Photo Library. Gereproduceerd met toestemming.)

sels zijn geïllustreerd in Fig. 3.17. In zeer actieve weefsels, zoals de lever en reticulair bindweefsel, kunnen de collageenvezels heel fijn zijn; dan heten ze reticulinevezels. Fibroblasten zijn met name betrokken bij weefselherstel (wondgenezing), wanneer ze de wondranden weer verbinden of granulatieweefsel aanmaken na weefseldestructie (p. 399). Collageenvezels die tijdens de wondgenezing worden gevormd, krimpen naarmate ze ouder worden, waardoor ze soms de orgaanfunctie verhinderen of de omliggende structuren verstoren.

Vetcellen

Deze cellen heten ook wel adipocyten, komen alleen of in groepen voor in vele soorten bindweefsel, maar vooral in vetweefsel (zie Fig. 3.20B). Ze variëren in grootte en vorm, afhankelijk van de hoeveelheid vet die ze bevatten.

Macrofagen

Dit zijn grote cellen met een onregelmatige vorm en veel granula in het cytoplasma. Sommige zitten vast aan de vezels van het bindweefsel, anderen zijn beweeglijk. Ze maken een belangrijk deel uit van de afweer omdat ze actief fagocyteren: ze omsluiten en verteren celresten, bacteriën en andere vreemde lichamen. Hun werking is typerend voor het afweersysteem van monocyten- macrofagen, zoals monocyten in het bloed, levermacrofagen (Kupffer-cellen) in de leversinussen, sinus-weefsel in de lymfeklieren en de milt en microglia in de hersenen (zie Fig. 4.13).

Leukocyten

Witte bloedcellen (p. 68) komen normaliter maar in kleine hoeveelheden voor in gezond bindweefsel. Bij een infectie migreren de neutrofielen in grote aantallen naar de infectieplaats, aangezien ze een grote rol spelen bij de afweer van weefsels. Plasmacellen ontstaan uit B-lymfocyten, een type witte bloedcel (p. 70). Voor de afweer maken ze specifieke antilichamen of antistoffen aan, die ze afscheiden in het bloed en de weefsels (Hfdst. 15).

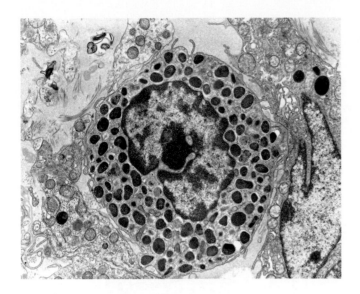

Figuur 3.18 Mestcel. Gekleurde transmissie-elektronenmicroscopie met kern (roze en bruin) en cytoplasma (groen) gevuld met granulen (bruin). (Medimage/Science Photo Library. Gereproduceerd met toestemming.)

Mestcellen

Deze lijken op basofiele leukocyten (p. 69). Ze komen voor in losmazig bindweefsel, onder het kapsel van bepaalde organen, zoals de lever en de milt, en in grote aantallen rondom bloedvaten. Hun cytoplasma is gevuld met granula die heparine, histamine en andere stoffen bevatten, die vrijkomen bij weefselschade (Fig. 3.18). Het vrijkomen van de granulaire stoffen wordt degranulatie genoemd. Histamine is betrokken bij zowel plaatselijke als algemene ontstekingsreacties. Het stimuleert uitscheiding van maagsappen en speelt een rol bij de ontwikkeling van een allergie of overgevoeligheid (p. 418). Heparine voorkomt bloedstolling, wat de bloedstroom naar ontstoken weefsel in stand houdt, zodat de cellen van zuurstof en glucose voorzien worden en aanvullende beschermende leukocyten naar het gebied gebracht worden.

Losmazig bindweefsel

Dit komt het meest voor in het lichaam. De matrix is niet erg solide en bevat veel fibroblasten en wat vetcellen (adipocyten), mestcellen en macrofagen. Deze liggen ver uiteen met daartussen elastische en collagene vezels (Fig. 3.19). Het komt voor in vrijwel elk lichaamsdeel en verschaft elasticiteit en spankracht. Het verbindt en ondersteunt andere weefsels, zoals bijvoorbeeld:

- onder de huid
- tussen de spieren
- als ondersteuning van bloedvaten en zenuwen
- in het spijsverteringskanaal
- als ondersteuning voor de secretoire cellen in klieren.

Vetweefsel

Vetweefsel (adipeus weefsel) bestaat uit vetcellen (adipocyten) met grote vetvacuolen, in een matrix van losmazig weefsel (Fig. 3.20). Er zijn twee soorten: wit (univacuolair) en bruin (plurivacuolair).

Wit vetweefsel

Dit maakt 20 tot 25% van het lichaamsgewicht uit bij volwassenen met een normale body mass index (Hfdst. 11); meer in het geval van obesitas en minder bij personen met een te laag gewicht. Adipeus weefsel scheidt het hormoon leptine uit (Tabel 9.4). De nieren en de oogballen worden door adipeus weefsel ondersteund. Het is ook in spiervezels en onder de huid te vinden, waar het als warmte-isolatie en energievoorraad dient.

Bruin vetweefsel

Dit heeft meer mitochondriën en een uitgebreider capillair netwerk dan wit vetweefsel en heeft een snellere stofwisseling. Wanneer het wordt afgebroken, genereert het meer warmte dan vetweefsel en het heeft een belangrijke functie om het pasgeboren kind warm te houden. Bij volwassenen komt bruin vet in kleine hoeveelheden voor in de bovenborst en de nek.

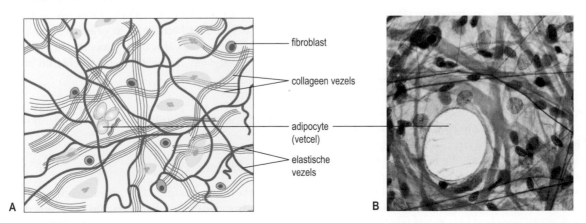

Figuur 3.19 Losmazig bindweefsel. (A) Diagram van de basisstructuur. (B) Lichtmicrografie. (B, Biophoto Associates/Science Photo Library. Gereproduceerd met toestemming.)

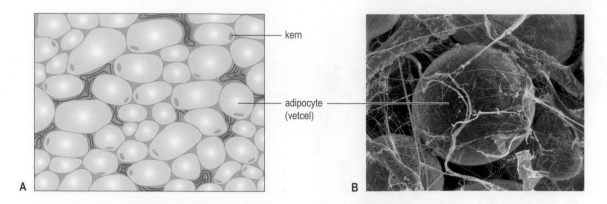

Figuur 3.20 Vetweefsel. (A) Diagram van de basisstructuur. (B) Gekleurde rasterelektronenmicroscopie van vetcellen omgeven door slierten bindweefsel. (B, Steve G Schmeissner/ Science Photo Library. Gereproduceerd met toestemming.)

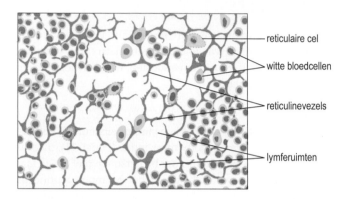

Figuur 3.21 Reticulair weefsel.

Reticulair weefsel

Reticulair weefsel (Fig. 3.21) heeft een niet erg dichte matrix met fijn vertakte reticulinevezels. Dit bindweefsel bevat reticulaire cellen en witte bloedcellen (monocyten en lymfocyten). Reticulair bindweefsel komt voor in lymfeklieren en lymfatische organen (zie Fig. 6.1).

Vast bindweefsel

Dit bevat meer vezels en minder cellen dan losmazig bindweefsel.

Fibreus bindweefsel

Fibreus bindweefsel (Fig. 3.22A) bestaat grotendeels uit dicht opeengepakte bundels collagene vezels (zie Fig. 3.17) met zeer weinig matrix. Fibrocyten (oude, inactieve fibroblasten) liggen in kleine hoeveelheid in rijen tussen de vezelbundels. Fibreus bindweefsel komt voor:

- in de vorm van ligamenten, die beenderen samenbinden
- werkend als periost, buitenste beschermlaag op beenderen
- werkend als buitenste beschermlaag over bepaalde organen, zoals de nieren, de lymfeklieren en de hersenen
- als spierschede, genaamd spierfascie (zie Fig. 16.16), die voorbij de spier doorloopt als pees en aanhecht aan het been.

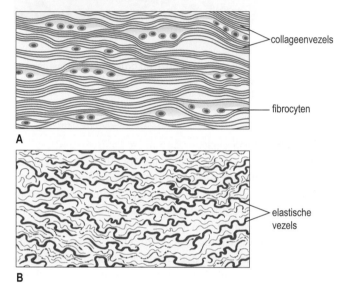

Figuur 3.22 Straf bindweefsel. (A) Fibreus bindweefsel. (B) Elastisch bindweefsel.

Elastisch bindweefsel

Elastisch bindweefsel (Fig. 3.22B) is in staat tot aanzienlijke rek en veerkracht. Het bevat weinig cellen en de matrix bestaat vrijwel alleen uit massa's elastische vezels aangemaakt door fibroblasten. Het komt voor in organen waar rek en vormverandering vereist zijn, zoals bijvoorbeeld in de wanden van grote bloedvaten, de luchtpijp en bronchie, en in de longen.

Bloed

Bloed is een vloeibaar bindweefsel. Hoofdstuk 4 is er geheel aan gewijd.

Kraakbeen

Kraakbeen is steviger dan ander bindweefsel. De cellen (chondrocyten) zijn schaars en zijn omgeven door een verstevigde matrix met collagene en elastische vezels. Er zijn drie soorten kraakbeen: hyalien kraakbeen, fibreus (vezelig) kraakbeen en elastisch kraakbeen.

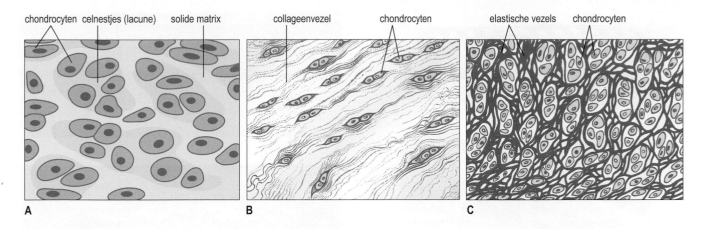

Figuur 3.23 Kraakbeen. (A) Hyalien kraakbeen. (B) Fibreus kraakbeen. (C) Elastisch kraakbeen.

Hyalien kraakbeen

De chondrocyten in dit weefsel liggen in celnestjes (lacunes) bijeen en de blauwig-witte matrix is glad en dicht (Fig. 3.23A). Hyalien kraakbeen geeft flexibiliteit, steun en een glad bewegingsoppervlak voor gewrichten. Het komt voor:
- op de uiteinden van lange beenderen die gewrichten vormen
- als ribkraakbeen waarmee de ribben aan het borstbeen vastzitten
- als onderdeel van de larynx, de trachea (luchtpijp) en de bronchie.

Fibreus kraakbeen

Dit bestaat uit dichte massa's witte collageenvezels in eenzelfde soort matrix als bij hyalien kraakbeen. De cellen liggen wijd verspreid (Fig. 3.23B). Het is een sterk, licht flexibel steunweefsel dat voorkomt:
- als stootkussen tussen de wervellichamen, de tussenwervelschijf (discus intervertebralis) genaamd
- tussen de gewrichtsvlakken van het kniegewricht als meniscus
- op de rand van de benige heupkom en het schoudergewricht, waardoor de kommen dieper worden zonder bewegingsbeperking.

Elastisch kraakbeen

Dit flexibele weefsel bestaat uit gele elastische vezels in een solide matrix. De chondrocyten liggen tussen de vezels (Fig. 3.23C). Het weefsel biedt steun en behoudt de vorm van, bijvoorbeeld, de oorschelp en de oorlel, het strottenhoofd en een gedeelte van de tunica media van bloedvatwanden.

Beenweefsel

Beencellen (osteocyten) liggen in een matrix van collageenvezels die versterkt is met anorganische zouten, vooral calcium en fosfaat. Deze verschaft beenderen hun karakteristieke stevigheid en rigiditeit. Beenweefsel heeft een aanzienlijke groeicapaciteit in de eerste twintig jaar van het leven, en kan het hele leven lang regenereren. Met het blote oog zijn twee soorten bot te onderscheiden:
- compact beenweefsel: met een solide of dicht aspect
- spongieus beenweefsel: met een 'sponzig' of fijn honingraataspect.

In Hoofdstuk 16 worden deze nader beschreven.

Spierweefsel

Dit weefsel kan zich samentrekken en weer ontspannen. Dit maakt beweging mogelijk binnen het lichaam en van het lichaam. Spiercontractie vereist een overvloedige bloedtoevoer die voor genoeg zuurstof, calcium en voedingstoffen zorgt en afvalstoffen afvoert. Er zijn drie soorten gespecialiseerde contractiele cellen, ook wel spiervezels genoemd: skeletspiercellen of dwarsgestreepte spiercellen, gladde spiercellen en hartspiercellen.

Skeletspierweefsel

Dit type wordt als skelet beschreven omdat het de spieren vormt die de beenderen (van het skelet) bewegen; dwarsgestreept spierweefsel omdat het onder de microscoop (Fig. 3.24) een gestreept aspect heeft en willekeurig spierweefsel omdat de spieren bewust aangestuurd worden (ze staan o.i.v. de wil). Hoewel de meeste skeletspieren beenderen bewegen, is het diafragma gemaakt van dit soort spier om een zekere mate van bewuste ademhaling mogelijk te maken. In werkelijkheid zijn de bewegingen inderdaad soms zeer precies, zoals bij het schrijven. De bewegingen kunnen ook onbewust zijn: overeind blijven bijvoorbeeld vereist gewoonlijk geen aandacht, tenzij men een nieuwe bewegingsvorm aanleert zoals skaten of fietsen en het middenrif handhaaft de ademhaling ook tijdens het slapen.

Deze vezels (cellen) zijn cilindervormig met meerdere kernen. Ze kunnen wel 35 cm lang worden. De contractie van een skeletspier wordt gestimuleerd door motorische zenuwimpulsen die vanuit de hersenen of het ruggenmerg naar de neuromusculaire synaps gaan (p. 459). In Hoofdstuk 16 worden de eigenschappen en functies van skeletspierweefsel nader beschreven.

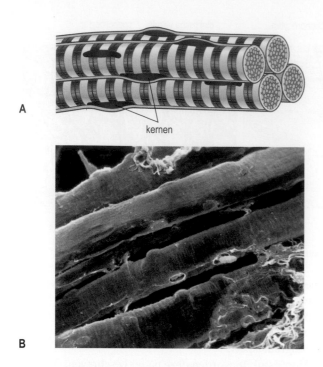

A

kernen

B

Figuur 3.24 Skeletspiervezels. (A) Diagram. (B) Gekleurde rasterele-ktronenmicroscopie van skeletspiervezels en bindweefselvezels (rechtsonder). (B, Professors PM Motta, PM Andrews, KR Porter and J Vial/ Science Photo Library. Gereproduceerd met toestemming.)

Glad spierweefsel

Glad spierweefsel (Fig. 3.25) wordt visceraal, niet dwars-gestreept of onwillekeurig genoemd, omdat het geen strepen heeft en niet onder controle van het bewustzijn staat. Glad spierweefsel kan uit zichzelf (intrinsiek) samentrekkingen in-itiëren (automatisme), bijv. peristaltische bewegingen (p. 315). Dit wordt door het automatische zenuwstelsel geprikkeld (p. 186). Ook autonome zenuwimpulsen, bepaalde hormonen en plaatselijke metabolieten reguleren hun contractie. Glad spi-erweefsel is rijk aan mitochondriën die langzame en aanhou-dende bewegingen voeden, en het raakt minder snel vermoeid dan skeletspieren. Gladde spiercellen komen meestal voor in lagen in de wanden van holle organen, zodat samentrekking en ontspanning de druk in het orgaan bepalen, bijvoorbeeld:

- om de diameter van de bloedvaten en delen van de luchtwegen te reguleren
- om de inhoud langs bijvoorbeeld de ureters, kliergangen en het spijsverteringskanaal voort te stuwen
- om de inhoud van blaas en baarmoeder af te scheiden.

Onder de microscoop zien de cellen er spoelvormig uit met slechts één centrale kern.

Hartspierweefsel

Dit type komt alleen in de hartwand voor. Het staat niet onder bewuste controle maar ziet er onder de microscoop wel dwarsgestreept uit, net als skeletspieren. Elke spiervezel (cel) heeft één kern en één of meer vertakkingen (Fig. 3.26).

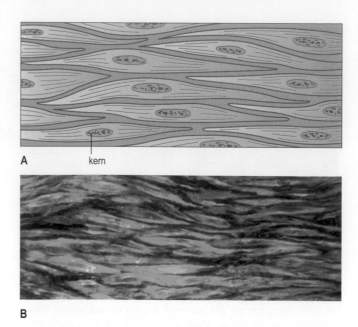

A   kern

B

Figuur 3.25 Gladde spiervezels. (A) Diagram. (B) Fluorescerende lichtmicrografie met actine, een contractiel spiereiwit (groen), nuclei (blauw) en capillairen (rood). (B, R Bick, B Poindexter, UT Medical School/Science Photo Library. Gereproduceerd met toestemming.)

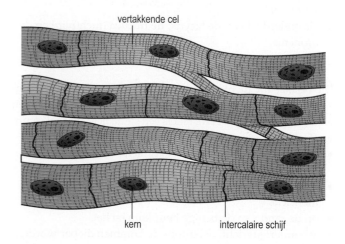

vertakkende cel

kern   intercalaire schijf

Figuur 3.26 Hartspiervezels.

De uiteinden van de cellen en hun vertakkingen staan nauw in contact met die van naastliggende cellen. Microscopisch lijken deze 'gewrichtjes', of intercalaire schijven, als iets dik-kere strepen dan de gewone dwarsstrepen. Hierdoor lijkt hartspierweefsel meer op een spierblad dan op een groot aantal individuele vezels. Dit is belangrijk wanneer het hart samentrekt, omdat zich een contractiegolf verspreidt van cel naar cel over de intercalaire schijven: de hartspiervezels hoe-ven dus niet individueel gestimuleerd te worden.

Het hart heeft intrinsieke pacemakers: het kloppen wordt gecoördineerd zonder externe zenuwstimulatie. De snelheid waarmee het hart klopt wordt echter wel beïnvloed door autonome zenuwimpulsen, bepaalde hormonen, lokale me-tabolieten en andere stoffen (Hfdst. 5).

Zenuwweefsel

Er zijn twee soorten zenuwweefsels:
- Exciteerbare cellen: deze heten neuronen en zij initiëren, ontvangen, geleiden en dragen informatie over
- Niet-exciteerbare cellen: deze heten ook wel gliacellen en ze ondersteunen de neuronen.

Beiden worden nader behandeld in Hoofdstuk 7.

Weefselregeneratie

In hoeverre regeneratie bij weefselschade nog mogelijk is, hangt af van de normale turnover-tijd van bepaalde typen cellen. Van cellen met een snelle turnover is de regeneratie het meest effectief. In dit opzicht zijn er drie algemene categorieën:
- Weefsels waarin celreplicatie een continu proces is, regenereren snel. Hieronder vallen de epitheelcellen van bijvoorbeeld de huid, slijmvliezen, klieren, de baarmoederbekleding en reticulair bindweefsel
- Andere weefsels kunnen zich repliceren, maar doen dat niet vaak. Hieronder vallen de cellen van lever, nier, fibroblasten en gladde spiercellen. Deze weefsels doen er langer over om te regenereren
- Sommige cellen kunnen zich gewoonlijk niet meer repliceren. Hieronder vallen de zenuwcellen (neuronen) en de skelet- en hartspiercellen, m.a.w. beschadigd weefsel kan niet worden vervangen.

Zeer beschadigde weefsels worden gewoonlijk vervangen door vezelachtig weefsel, wat betekent dat de functies van het originele weefsel verloren zijn gegaan en waarbij meestal de functie van het orgaan als geheel is aangetast.

Membranen

Epitheliale membranen

Dit zijn lagen van epitheel en steunweefsel (bindweefsel) die dienen als bekleding voor veel interne holten en structuren. De belangrijkste zijn slijmvlies (tunica mucosa), serosa of sereuze vliezen (tunica serosa) en de huid (cutis, Hfdst. 14).

Slijmvliezen ▶ 3.4

Dit is de vochtige bekleding van het spijsverteringskanaal, de luchtwegen, de urinewegen en de geslachtsorganen. Soms wordt dit weefsel aangeduid als mucosa. Het membraanoppervlak bestaat uit epitheelcellen. Sommige produceren en scheiden mucus af, een kleverig slijm, dat vrijkomt aan het epitheliale oppervlak. Naarmate die cellen vollopen met mucus, krijgen ze het uiterlijk van een bokaal, vandaar de naam bekercellen naar het Engelse goblet cells (zie Fig. 12.5). Organen die met slijmvlies bekleed zijn, hebben een slijmerig en glad oppervlak. Het slijm beschermt tegen uitdroging, en tegen mechanische en chemische schade. In de luchtwegen houdt het ingeademde deeltjes tegen zodat die niet in de alveoli terechtkomen.

Serosa ▶ 3.5

Serosa, ook wel sereuze vliezen of weivliezen genoemd, scheiden een waterige vloeistof uit. Het bestaat uit een dubbele laag losmazig bindweefsel met een bekleding van eenlagig plaveiselepitheel. De pariëtale laag bekleedt een holte en de viscerale laag omgeeft de organen (de viscera) in die holte. Tussen de twee lagen bevindt zich sereuze vloeistof afkomstig van het epitheel. Sereuze vliezen worden op drie plaatsen aangetroffen:
- de pleurae bekleden de thoraxholte en omgeven de longen (p. 272)
- het pericardium bekleedt de pericardholte en omgeeft het hart (p. 86)
- het peritoneum bekleedt de buikholte en omgeeft de buikorganen (p. 314).

De sereuze vloeistof tussen viscerale en pariëtale laag zorgt ervoor dat de organen vrij in de holte kunnen bewegen zonder dat er schade ontstaat door frictie met de aangrenzende organen. Het hart verandert bijvoorbeeld bij elke slag steeds van vorm en grootte. Schade door frictie wordt voorkomen door het pericardium en de sereuze vloeistof erin.

Synoviale membranen ▶ 3.6

Deze zijn de bekleding van gewrichtsholten en banden die anders beschadigd zouden raken door wrijving tegen beenderen, zoals bijvoorbeeld de banden over het polsgewricht. Het zijn geen epitheliale membranen: ze bestaan uit losmazig bindweefsel en elastische vezels.

Synoviale membranen scheiden een heldere, kleverige, olieachtige synoviale vloeistof af die de gewrichten smeert en voedt (Hfdst. 16).

Klieren

Klieren zijn groepjes epitheelcellen met een specifiek uitscheidingsproduct. De klieren die hun product aan het epitheeloppervlak van een hol orgaan uitscheiden, direct dan wel via een klierbuis, worden exocriene klieren genoemd en deze variëren zeer in grootte, vorm en complexiteit, zoals geïllustreerd in Fig. 3.27. Exocriene klieren maken bijvoorbeeld mucus, speeksel, spijsverteringssappen of oorsmeer aan. Fig.3.28 is een foto van eenvoudige buisklieren van de dikke darm.

Andere klieren scheiden hun product uit in het bloed en de lymfe. Deze heten endocriene klieren (hormonale klieren). Zij hebben gewoonlijk geen klierbuis en scheiden hormonen uit (Hfdst. 9).

● **TOETS**

3. Beschrijf de structuur en functie van het slijmvlies.

4. Endocriene en exocriene klieren zijn beide afscheiding bevorderend, maar wat is het belangrijke verschil tussen de twee klieren?

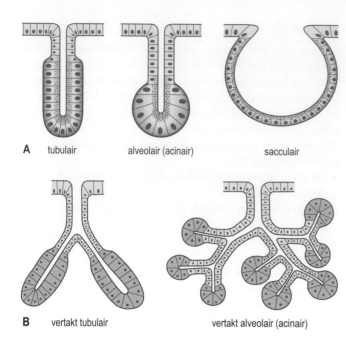

A   tubulair   alveolair (acinair)   sacculair

B   vertakt tubulair   vertakt alveolair (acinair)

Figuur 3.27 Exocriene klieren. (A) Enkelvoudige klieren. (B) Samengestelde (vertakte) klieren.

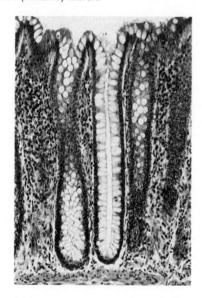

Figuur 3.28 Eenvoudige buisvormige klieren in de dikke darm. Gekleurde foto (50 × vergroot). (Young B, Lowe JS, Stevens A et al. 2006 Wheater's functional histology: a text and colour atlas. Edinburgh: Churchill Livingstone. Gereproduceerd met toestemming.)

Veranderingen van celgrootte en –aantal

Het voorafgaande deel van dit hoofdstuk beschrijft de typische eigenschappen van normale cellen en weefsels. Deze kunnen echter fysiologische en/of pathologische veranderingen ondergaan.

Hypertrofie is een proces dat inhoudt dat cellen in grootte toenemen (Fig. 3.29) als reactie op aanvullende eisen, bijvoorbeeld skeletachtige spierweefselhypertrofie als gevolg van

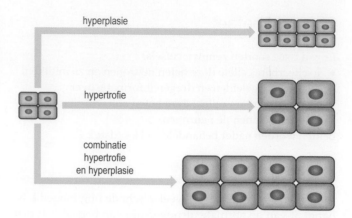

hyperplasie

hypertrofie

combinatie
hypertrofie
en hyperplasie

Figuur 3.29 Hyperplasie en hypertrofie.

fitnesstraining, waarbij de spiermassa en –spanning groeit. Een afname van de grootte of het aantal wordt beschreven als atrofie. Als spieren niet gebruikt worden, atrofiëren (wegkwijnen) de spiervezels (en ook de spiermassa vermindert), zoals bij een langdurige rust van een lichaamsdeel door het dragen van een gipsverband. Verminderde toevoer van voedingsstoffen of zuurstof kan ook leiden tot atrofie.

Hyperplasie (Fig. 3.29) is een gevolg van een abnormaal hoge celdeling, waardoor de cellen in aantal toenemen (en grootte van het weefsel/orgaan). Dit komt voor in het melkklierweefsel in de vrouwelijke borst tijdens de zwangerschap en borstvoeding. Atypische hyperplasie kan tot de ontwikkeling van tumoren leiden, wanneer de celdeling verstoord is en de dochtercellen afwijkende eigenschappen vertonen (zie celdifferentiatie, p. 58).

Celdood

Hierbij worden twee mechanismen onderscheiden: apoptose en necrose.

Apoptose

Dit is de normale genetisch geprogrammeerde celdood. Op het einde van zijn levenscyclus krimpt de verouderde cel en zijn overblijvende fragmenten worden gefagocyteerd zonder een ontstekingsreactie op te wekken. Op latere leeftijd worden minder cellen na de apoptose door nieuwe vervangen. Dit leidt in het algemeen tot een afname van weefselmassa en orgaangrootte bij oudere volwassenen.

Necrose

Deze vorm van celdood kan ontstaan door zuurstofgebrek (ischemie), verwonding of een pathologisch proces. De plasmamembraan barst open, de intracellulaire inhoud komt vrij en een ontsteking is het gevolg. De ontsteking is de eerste fase van weefselreparatie en nodig om de plaats rond de dode cellen op te ruimen voordat genezing en weefselreparatie zich kunnen ontwikkelen (Hfdst. 14).

● **TOETS**

5. Hoe heet het proces dat verwijst naar de dood van cellen aan het einde van hun natuurlijke levensduur?

Neoplasmata of tumoren

Leerdoelen

Na lezing van deze paragraaf kan de lezer:

■ de algemene oorzaken van tumoren schetsen

■ de termen 'goed gedifferentieerd' en 'slecht gedifferentieerd' verklaren

■ doodsoorzaken bij kwaadaardige ziekten schetsen

■ de overeenkomsten en verschillen tussen de effecten van goed- en kwaadaardige tumoren beschrijven.

Tabel 3.1 Typische verschillen tussen goed- en kwaadaardige tumoren

Goedaardig	Kwaadaardig
Langzame groei	Snelle groei
Goed gedifferentieerde cellen (lijken op weefsel van oorsprong)	Slecht gedifferentieerde cellen (lijken niet altijd op weefsel van oorsprong)
Gewoonlijk ingekapseld	Niet ingekapseld
Geen verspreiding op afstand (metastase)	Verspreiding (metastaseringen) – Door plaatselijke infiltratie – Via lymfe – Via bloed – Via lichaamsholtes
Recidief is zeldzaam	Recidief komt veel voor

Een tumor of neoplasma (letterlijke betekenis 'nieuwe groei') is een weefselmassa die sneller dan normaal groeit op een ongecoördineerde manier, en blijft groeien nadat de initiële stimulus gestopt is.

Tumoren worden ingedeeld in goedaardig (benigne) en kwaadaardig (maligne), hoewel een duidelijk onderscheid niet altijd mogelijk is (Tabel 3.1). Het komt zelden voor dat goedaardige tumoren hun aard veranderen en kwaadaardig worden. Of ze nu kwaadaardig of goedaardig zijn, tumoren worden ingedeeld naar de oorsprong van hun weefsel, bijv. adeno- (klierweefsel) of sarco- (bindweefsel). Het laatste kan verder worden onderscheiden bijv. myo- (spier) of osteo- (bot). Kwaadaardige tumoren worden verder ingedeeld naar hun oorsprong, bijvoorbeeld een carcinoma, de meest voorkomende vorm van kwaadaardige tumor, ontstaat in het epitheelweefsel en een sarcoom in het bindweefsel. Zo is een adenoom een goedaardig tumor van klierweefsel, maar een adenocarcinoma is een kwaadaardig tumor van de epitheliale bestanddelen van de klieren. Een goedaardig botgezwel is een osteoom, maar een kwaadaardig bottumor is een osteosarcoom.

Oorzaken van neoplasmata

Er bestaan meer dan 200 verschillende soorten kanker; toch worden ze allemaal veroorzaakt door mutaties van het genetisch celmateriaal. Sommige mutaties zijn spontaan, d.w.z. ze ontstaan per toeval tijdens de celdeling. Mutaties staan ook in verband met de blootstelling aan een mutageen middel (een carcinogeen of kankerverwekkende stof) en een klein deel daarvan is erfelijk. Toenemende kennis op dit gebied heeft geholpen om een groot aantal specifieke genen/chromosoommutaties direct in verband met bepaalde vormen van kanker te brengen. Celgroei wordt door genen gereguleerd die celgroei remmen (tumorsuppressorgenen) en genen die celgroei stimuleren (proto-oncogenen). De afwijking van belangrijke tumorsupressorgenen zou de oorzaak zijn van 50%-60% van kankergevallen. Een proto-oncogen met een afwijkende activiteit maakt een ongecontroleerde celgroei mogelijk wat aanleiding kan geven tot het ontstaan van kankers. Dit wordt aangeduid als oncogen.

Carcinogenen

Deze kunnen kwaadaardige veranderingen veroorzaken in cellen door hun DNA onomkeerbaar te veranderen. Het is onmogelijk om een maximale 'veilige dosering' carcinogeen te specificeren. Een kleine dosis kan een verandering in gang zetten, maar dit hoeft geen kwaadaardigheid te betekenen, tenzij er herhaalde doses in de loop der tijd een cumulatief effect hebben. Daarnaast is er sprake van zeer wisselende latente periodes tussen blootstelling en symptomen van kwaadaardigheid.

Chemische carcinogenen

Voorbeelden zijn:

● sigarettenrook, die de grootste risicofactor is voor long kanker (p. 292)

● anilinekleurstoffen, die predisponeren voor blaaskanker (p. 389)

● asbest, dat in verband wordt gebracht met pleurale tumoren (mesothelioma, p. 292)

Ioniserende straling

Blootstelling aan ioniserende straling, waaronder röntgenstralen, radioactieve isotopen, omgevingsstraling en uv-stralen in zonlicht, kan kwaadaardige veranderingen veroorzaken in sommige cellen en andere cellen doden. Cellen worden aangetast tijdens mitose en dus zijn de cellen die normaal gesproken vaak deling ondergaan, het meest vatbaar voor ioniserende straling. Tot de labiele weefsels behoren huid, slijmvliezen, beenmerg, reticulair weefsel en gameten in de ovaria en testes. Bijvoorbeeld herhaaldelijke zonnebrand (die door de blootstelling aan ultraviolette straling van het zonlicht wordt veroorzaakt) kan de ontwikkeling van huidkanker bevorderen (zie kwaadaardige melanoom, p. 405).

Oncogene virussen

Sommige virussen veroorzaken kwaadaardige veranderingen. Deze virussen dringen cellen binnen en hun DNA of RNA gaat op in het genetisch materiaal van de gastheercel, waardoor mutaties ontstaan die tot kwaadaardige cellen leiden. Voorbeelden zijn het hepatitis-B-virus, dat leverkanker kan veroorzaken (p. 364), en het humaan papillomavirus, dat in verband wordt gebracht met cervixcarcinoom (p. 510).

Gastheerfactoren

Individuele eigenschappen kunnen de vatbaarheid voor tumoren beïnvloeden. Sommigen staan buiten de individuele controle, bijv. ras, toenemende leeftijd en erfelijke (genetische) factoren. Andere factoren kunnen verminderd worden door de levensstijl, zoals: dieet, roken, lichaamsbeweging en lichaamsgewicht. Keuzes maken voor een gezonde levensstijl, waar mogelijk, is belangrijk want deze factoren zouden deel uitmaken van de ontwikkeling van bijna de helft van alle kwaadaardige tumoren. Tumoren en specifieke weefsels en organen worden in de volgende hoofdstukken beschreven.

Groei van tumoren

Gewoonlijk verdelen cellen zich op een geordende manier. Neoplastische cellen zijn ontsnapt aan de normale controle. Ze vermenigvuldigen zich op een wanordelijke en ongecontroleerde manier en vormen een tumor. Bloedvaten groeien mee met de prolifererende cellen, die ze van voldoende zuurstof en voedingstoffen voorzien waardoor hun groei bevorderd wordt.

Bij sommige kwaadaardige tumoren houdt de bloedtoevoer geen gelijke tred met de groei en dit leidt tot ischemie (gebrek aan bloedtoevoer), wat het afsterven van de tumorcel tot gevolg heeft. Als de tumor dicht bij de lichaamsoppervlakte ligt, kan dit resulteren in zweren en infectie van de huid. In dieperliggende weefsels treedt fibrose op; bijvoorbeeld, retractie van de tepel bij borstkanker komt door het krimpen van fibreus weefsel in een necrotische tumor.

Celdifferentiatie ▶ 3.7

Differentiatie naar aangepaste celtypes met bepaalde structurele en functionele kenmerken treedt op in een vroeg stadium van de foetale ontwikkeling; bijvoorbeeld, epitheelcellen die andere kenmerken ontwikkelen dan lymfocyten. Als de cel zich later vernieuwt, hebben dochtercellen hetzelfde uiterlijk, functies en genetische opmaak als de moedercel. Bij goedaardige tumoren zijn de cellen waaruit ze voortkomen gemakkelijk te herkennen, ofwel de tumorcellen zijn goed gedifferentieerd. Tumoren met goed gedifferentieerde cellen zijn meestal goedaardig maar sommige kunnen kwaadaardig zijn. Kwaadaardige tumoren groeien door hun normale grenzen heen en tonen wisselende niveaus van differentiatie:

- Lichte dysplasie – de tumorcellen behouden grotendeels hun normale kenmerken en hun moedercellen kunnen gemakkelijk worden geïdentificeerd
- Anaplasie – de tumorcellen hebben grotendeels hun normale kenmerken verloren en hun moedercellen kunnen niet worden geïdentificeerd.

Inkapseling en verspreiding van tumoren

De meeste goedaardige tumoren worden omgeven door een fibreus kapsel dat deels is ontstaan uit de omringende weefsels en deels uit de tumor. Ze dringen geen lokaal weefsel binnen en verspreiden zich evenmin naar andere delen van het lichaam, zelfs als ze niet zijn ingekapseld.

Kwaadaardige tumoren zijn niet ingekapseld. Ze verspreiden zich lokaal door groei en infiltratie in nabijgelegen weefsel (bekend als invasie). Tumorstukjes kunnen zich verspreiden naar andere delen van het lichaam via bloed of lymfe. Sommige van de uitzaaiende tumorcellen worden herkend als 'niet-eigen' en gefagocyteerd door macrofagen of vernietigd door defenciecellen van het immuunsysteem, bijv. cytotoxische (celdodende) T-cellen en natuurlijke killerecellen (Hfdst. 15). Andere kunnen ontsnappen en nestelen zich op afstand van de primaire tumor en groeien uit tot metastasen. Metastasen zijn vaak meervoudig. Tabel 3.2 toont de gebieden waar primaire tumoren en hun metastasen voorkomen.

De vermoedelijke prognose kan bepaald worden met 'staging', een proces waarbij de grootte en de verspreiding van het tumor in een bepaald stadium worden ingedeeld. Een vaak gebruikt voorbeeld is het TNM-systeem, waarmee de T de grootte van het tumor kenmerkt, N wijst op uitbreiding naar regionale lymfeklieren en M wijst op metastasen op afstand. Bij de meeste tumoren duidt een grote omvang en extensieve verspreiding op een slechtere prognose.

Lokale verspreiding

Benigne tumoren groeien en kunnen drukschade veroorzaken aan plaatselijke structuren, maar verspreiden zich niet naar andere delen van het lichaam. Goed- of kwaadaardige tumoren kunnen:

- zenuwen beschadigen, wat pijn veroorzaakt en verlies van controle over andere weefsels en organen die door de beschadigde zenuwen worden bediend
- naastgelegen structuren samendrukken, wat bijvoorbeeld ischemie (gebrek aan zuurstof) veroorzaakt, necrose (weefseldood), verstopping van buisjes, disfunctie of verplaatsing van organen, of pijn door druk op zenuwen.

Maligne tumoren dringen bovendien in omringende weefsels. Daardoor kunnen bloed- en lymfevaten ook eroderen zodat de tumorcellen zich verspreiden naar andere delen van het lichaam.

Tabel 3.2 Veelvoorkomende gebieden van primaire tumoren en hun metastasen

Primaire tumor	Metastatische tumor
Bronchi	Bijnieren, hersenen
Spijsverteringskanaal	Buik- en bekkenstructuren, vooral lever
Prostaatklier	Bekkenbeenderen, wervels
Schildklier	Bekkenbeenderen, wervels
Borst	Wervels, hersenen, beenderen

Verspreiding in de lichaamsholte

Dit treedt op als een tumor door de wand van een holte dringt. Dat komt het vaakst voor in de peritoneale holte. Als bijvoorbeeld een kwaadaardige tumor in een buikorgaan het visceraal peritoneum binnendringt, kunnen tumorcellen zich uitzaaien naar plooien van het peritoneum of een buik- of bekkenorgaan. Als de tumordeeltjes minder bewegingsruimte hebben in de holte, heeft de tumor de neiging om weefsellagen aan elkaar te kleven. Een pleurale tumor, bijvoorbeeld, bindt de viscerale en pariëtale lagen samen, waardoor expansie van de long wordt beperkt.

Lymfogene verspreiding

Dit treedt op als kwaadaardige tumoren in nabijgelegen lymfevaten indringen. Groepen tumorcellen breken af en worden naar lymfeklieren getransporteert waar ze parasiteren en tot metastasen kunnen uitgroeien. Er kan verdere verspreiding optreden via het lymfestelsel, en naar het bloed omdat lymfe in de venae subclaviae draineert.

Hematogene verspreiding

Dit treedt op als een kwaadaardige tumor de wanden van bloedvaten erodeert. Op die plaats kan zich een trombus (bloedstolsel) vormen en emboli, die bestaan uit deeltjes tumor en bloedstolsel, komen in de bloedbaan. Deze emboli verstoppen kleine bloedvaten, wat infarcten veroorzaakt en ontwikkeling van metastatische tumoren. Fagocytose van tumorcellen in de emboli is niet waarschijnlijk, omdat deze worden beschermd door het bloedstolsel. Enkelvoudige tumorcellen kunnen ook parasiteren in de capillairen van andere lichaamsorganen. Er kan dan deling en daaropvolgende groei van metastasen optreden. De locaties van metastasen hangen af van de locatie van de oorspronkelijke tumor en de anatomie van de bloedsomloop in dat gebied. De meest voorkomende gebieden van deze metastasen zijn beenderen, longen, hersenen en lever.

Effecten van tumoren

Drukeffecten

Zowel goed- als kwaadaardige tumoren kunnen naastgelegen structuren samendrukken en beschadigen, vooral in een beperkte ruimte. De effecten hangen af van de plaats van de tumor maar zijn het duidelijkst in gebieden waar er weinig ruimte is voor expansie, bijvoorbeeld in de schedel, onder het periost van beenderen, en in benige holtes en luchtwegen. Samendrukken van naastgelegen structuren kan ischemie veroorzaken, necrose, verstopping van doorgangen, orgaandisfunctie of -verplaatsing, en pijn vanwege invasie van zenuwen of druk op zenuwen.

Hormonale effecten

Tumoren van endocriene klieren kunnen hormonen afscheiden, wat hypersecretie teweegbrengt. De mate van celdysplasie is een belangrijke factor. Goed gedifferentieerde goedaardige tumoren zullen eerder hormonen afscheiden dan duidelijk dysplastische kwaadaardige tumoren. Hoge hormoonspiegels worden in de bloedbaan aangetroffen als er afscheiding optreedt in afwezigheid van de normale stimulus en homeostatische controlemechanismen. Sommige kwaadaardige tumoren produceren niet-kenmerkende hormonen; sommige longtumoren produceren bijvoorbeeld ACTH of insuline. Endocriene klieren kunnen worden verwoest door binnendringende tumoren, wat hormoongebrek veroorzaakt.

Cachexie

Dit is het ernstige gewichtsverlies dat gepaard gaat met progressieve zwakte, verlies van eetlust, wegkwijnen en anemie, meestal in verband met vergevorderde metastatische kanker. De ernst hangt gewoonlijk samen met het stadium van de ziekte. De oorzaken zijn niet duidelijk.

Doodsoorzaken bij kwaadaardige ziekte

Infectie

Acute infectie is een vaak voorkomende doodsoorzaak bij een vergevorderde maligniteit. De vatbaarheid wordt verergerd door langdurige immobiliteit of bedrust en doordat het immuunsysteem onderdrukt wordt door de cytotoxische middelen en de radiotherapie of radioactieve isotopen die bij de behandeling worden gebruikt. De meeste infecties zijn pneumonie, septikemie, peritonitis en pyelonefritis.

Orgaanfalen

Een tumor kan zo veel gezond weefsel verwoesten dat een orgaan niet meer kan functioneren. Ernstige schade aan vitale organen, zoals de longen, hersenen, lever en nieren, is een veelvoorkomende doodsoorzaak.

Carcinomatose

Dit is de aanwezigheid van wijdverspreide metastatische ziekte en gaat gewoonlijk gepaard met cachexie. In toenemende mate volgen hierop ernstige fysiologische en biochemische verstoring wat tot de dood leidt.

Bloeding

Deze kan optreden als een tumor door de wand van een ader of slagader breekt. De meest voorkomende plaatsen zijn het spijsverteringskanaal, hersenen, longen en peritoneale holte.

● **TOETS**

6. Leg uit waarom de lever een veel voorkomende uitzaaiingsplaats van tumoren van het spijsverteringskanaal is.

Zelftest

Vul de volgende beweringen aan:

1. De celinhoud, met uitzondering van de kern, wordt de _____ genoemd en bestaat uit de _____ en de _____.

2. De spoel bestaat uit twee _____ gescheiden door de _____ _____.

3. De vier belangrijkste soorten weefsel zijn _____ weefsel, _____ weefsel, _____ weefsel en _____ weefsel.

Kies één antwoord om elk van de volgende beweringen aan te vullen:

4. Fagocytose is een vorm van: ____
   a. Passief transport
   b. Osmose
   c. Bulktransport
   d. Diffusie.

5. De stadia van de mitose zijn als volgt: ____
   a. Telefase, anafase, metafase, profase
   b. Profase, metafase, anafase, telofase
   c. Metafase, profase, telofase, anafase
   d. Anafase, profase, metafase, telofase.

Geef bij elk van de volgende beweringen aan of deze waar of niet waar is:

6. Hydrofoob betekent 'liefhebber van water'. ____

7. Osmose is passief transport van water met de concentratiegradiënt mee. ____

8. Glad spierweefsel staat onder bewuste controle. ____

9. Koppel elke letter van lijst A aan het juiste nummer van lijst B:

Lijst A
   ____ (a)   Endoplasmatisch reticulum
   ____ (b)   Nucleolus
   ____ (c)   Centrosoom
   ____ (d)   Lysosoom
   ____ (e)   Mitochondrium
   ____ (f)   Nucleus
   ____ (g)   Flagellum
   ____ (h)   Ribosoom

Lijst B
1. Ligt in de kern en is betrokken bij het samenstelen van ribosomen
2. Bestaat uit een paar centriolen
3. Een klein kanaaltje dat vrij in het cytoplasma wordt gevonden en vastzit aan een ruw endoplasmatisch reticulum.
4. Een klein vliezig blaasje dat spijsverteringsenzymen bevat.
5. Gevormd door een uitgebreid netwerk van vliezige kanalen.
6. Een celuitstulping die op een zweep lijkt
7. De grootste organel, die de cellulaire activiteit controleert
8. De plaats van de aerobe respiratie – de 'energiecentrale' van de cel

10. Koppel elke letter van lijst A aan het juiste nummer van lijst B:

Lijst A
   ____ (a)   Adipocyt
   ____ (b)   Hyperplasie
   ____ (c)   Apoptose
   ____ (d)   Neuron
   ____ (e)   Necrose
   ____ (f)   Osteocyt
   ____ (g)   Hypertrofie
   ____ (h)   Chondrocyt

Lijst B
1. Celdood door gebrek aan zuurstof
2. Zenuwcel
3. Toename van de celgrootte
4. Cel van kraakbeen
5. Dood van cellen aan het eind van hun normale levenscyclus
6. Toename van aantal cellen
7. Vetcel
8. Beencel

Ga naar http://evolve.elsevier.com/Waugh/anatomie/ voor meer zelftests over de onderwerpen die in dit hoofdstuk aan de orde zijn gekomen.

Bloed

Bloed is een vloeibaar verbindend weefsel. Het circuleert voortdurend rond het lichaam, en wordt voortgestuwd door de pompende werking van het hart. Het bloed vervoert:

- zuurstof
- voedingsstoffen
- hormonen
- warmte
- antilichamen en cellen van het immuunsysteem
- stollingsfactoren
- afvalstoffen.

Bloed bestaat uit een doorzichtig, strokleurig, waterig vocht dat plasma heet, met daarin verschillende soorten bloedcellen in suspensie. Het bloedvolume bestaat gewoonlijk voor 55% uit plasma en de resterende 45% uit de celfracties. Bloedcellen en plasma kunnen door centrifugering gescheiden worden of door enkel zwaartekracht, als bloed stilgehouden wordt (Fig. 4.1A). De cellen zijn zwaarder dan plasma en zinken naar de bodem van het proefmonster.

Bloed vormt circa 7% van het lichaamsgewicht (circa 5,6 liter bij een volwassen man van 70 kg). Dit percentage is bij vrouwen lager en bij kinderen hoger, en daalt geleidelijk totdat het volwassen percentage wordt bereikt. Het totale bloedvolume bij volwassenen is ongeveer 80 mL/kg lichaamsgewicht bij mannen en 70 mL/kg bij vrouwen.

De constante bloedstroom zorgt voor een tamelijk stabiele omgeving (intern milieu) voor lichaamscellen.

Homeostatische mechanismen houden het bloedvolume en de concentratie van bestanddelen binnen scherpe grenzen. Warmte die geproduceerd wordt door organen die metabolisch actief zijn, zoals de skeletspieren en de lever, verspreidt zich in het lichaam door de bloedbaan. Hierdoor wordt de kerntemperatuur van het lichaam gehandhaafd.

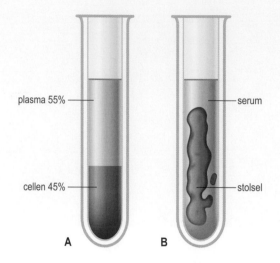

plasma 55%

serum

cellen 45%

stolsel

A   B

Figuur 4.1 Vol bloed (A) De percentages bloedcellen en plasma in gestold vol bloed gescheiden door de zwaartekracht. (B) Een bloed-prop in serum.

In het eerste deel van dit hoofdstuk wordt de normale bloedfysiologie behandeld. Daarna worden enkele bloedziekten beschreven. De gevolgen van veroudering op de functie van witte bloedcellen wordt in Hoofdstuk 15 beschreven.

Plasma

Leerdoelen

Na lezing van deze paragraaf kan de lezer:

■ de chemische samenstelling van plasma beschrijven

■ de functie van plasma beschrijven.

Het hoofdbestanddeel van plasma is water (90 - 92%) met daarin een reeks opgeloste en zwevende stoffen, zoals:

- plasma-eiwitten
- anorganische zouten (elektrolyten)
- voedingsstoffen, voornamelijk uit verteerd voedsel
- afvalstoffen
- hormonen
- gassen.

Plasma-eiwitten

Plasma-eiwitten vormen circa 7% van het plasma en blijven meestal in het bloed, aangezien ze te groot zijn om door de poriën van capillairwanden in de weefsels te komen. Ze zijn grotendeels verantwoordelijk voor de osmotische bloeddruk (p. 85), waardoor het plasma binnen de bloedcirculatie blijft. Als het percentage daalt, hetzij door afgenomen productie, hetzij door verlies vanuit de bloedvaten, daalt tevens de osmotische druk en wordt er vocht naar de weefsels (oedeem) en lichaamsholten verplaatst.

De plasmaviscositeit (dikte) is afhankelijk van de aanwezigheid van plasma-eiwitten, voornamelijk albumine en fibrinogeen. Plasma-eiwitten, met uitzondering van immunoglobulinen, worden in de lever aangemaakt.

Albuminen

Dit zijn de meest voorkomende plasma-eiwitten (ca. 60% van het totaal) en hun functie is het behoud van een normale osmotische druk. Albuminen dienen tevens als transportmoleculen voor vrije vetzuren, sommige geneesmiddelen en steroïde hormonen.

Globulinen

De belangrijkste functies van globulinen zijn:

- Als antilichamen (immunoglobulinen), door lymfocyten geproduceerde complexe eiwitten die belangrijk zijn bij de immuniteit. Zij binden zich aan vreemde materialen (antigenen) zoals micro-organismen (zie ook p. 414) en neutraliseren deze.
- Als transport van hormonen en mineraalzouten. Bijvoorbeeld, thyroglobuline vervoert het hormoon thyroxine, en transferrine het mineraal ijzer.
- Als remming van bepaalde proteolytische enzymen. Bijvoorbeeld, α_2-macroglobuline remt de trypsineactiviteit.

Stollingsfactoren

Deze zijn belangrijk voor de bloedstolling (p. 71). Serum is plasma waaruit de stollingsfactoren zijn verwijderd (Fig. 4.1B). De grootste stollingsfactor is fibrinogeen.

Elektrolyten

Deze hebben verschillende functies, zoals spiercontractie (bijv. Ca^{2+}), overdracht van zenuwimpulsen (bijv. Ca^{2+}, K^+ en Na^+), en handhaving van het zuur-basenevenwicht (bijv. fosfaat, PO_4^{3-}). De bloed pH-waarde tussen 7,35 en 7,45 (licht alkalisch) wordt voortdurend gehandhaafd door een buffersysteem (p. 31).

Voedingsstoffen

Voedingsstoffen, essentieel voor de celgroei en -stofwisseling, zijn onder andere glucose, aminozuren en vitaminen. Ze worden in de bloedbaan getransporteerd van de productie- of absorptieplaatsen naar de weefsels voor onmiddellijk gebruik of opslag.

Afvalproducten

Ureum, creatinine en urinezuur zijn de afvalproducten van het eiwitmetabolisme. Ze worden in de lever gevormd en door het bloed naar de nieren gebracht om ze uit te scheiden. Koolstofdioxide van het weefselmetabolisme wordt voor de uitscheiding naar de longen getransporteerd.

Hormonen

Hormonen (Hfdst. 9) zijn chemische dragers die worden aangemaakt door de endocriene klieren en die in het bloed worden afgescheiden, en vervolgens naar de doelweefsels en doelorganen in het lichaam worden vervoerd.

Gassen

Zuurstof is niet erg oplosbaar in water, dus kan slechts een kleine hoeveelheid (minder dan 2%) worden opgelost in bloedplasma. Dit is bij lange na niet genoeg om in de behoeften van het lichaam te voorzien, dus is er een extra zuurstoftransportmechanisme nodig: zuurstof is gebonden aan hemoglobine in de rode bloedcellen. Meer dan 98% van zuurstof in het bloed wordt op deze manier, als oxyhemoglobine, vervoerd (p. 65). Hemoglobine bindt ook kooldioxide, hoewel de meeste kooldioxide in rode bloedcellen wordt opgelost in bicarbonzuur, en vervolgens getransporteerd in het plasma (p. 281).

> ● **TOETS**
>
> 1. Noem de drie voornaamste functies van globulinen.
> 2. Wat is het hoofdbestanddeel van plasma?

Celbestanddelen van bloed 4.1

> **Leerdoelen**
>
> Na lezing van deze paragraaf kan de lezer:
>
> ■ de structuur, functie en vorming van rode bloedcellen bespreken, inclusief de in de geneeskunde gebruikte classificatiesystemen van de verschillende soorten
>
> ■ de functies en vorming bespreken van de verschillende soorten witte bloedcellen
>
> ■ de rol van bloedplaatjes bij de bloedstolling beschrijven.

Er zijn drie soorten bloedcellen (zie Fig. 4.2; zie ook Fig. 1.3).
● erytrocyten (rode bloedcellen)
● leukocyten (witte bloedcellen)
● trombocyten (bloedplaatjes).

De meeste bloedcellen worden in rood beenmerg gesynthetiseerd. Sommige lymfocyten worden ook geproduceerd in lymfoïde weefsel. In het beenmerg stammen alle bloedcellen

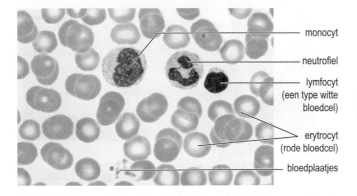

Figuur 4.2 Een bloeduitstrijkje met erytrocyten, een monocyt, een neutrofiel, een lymfocyt en een bloedplaatje. (Biophoto Associates/ Science Photo Library. Gereproduceerd met toestemming.)

uit pluripotente (met het vermogen om in een van verschillende celsoorten te ontwikkelen) stamcellen en doorlopen diverse ontwikkelingsfasen voordat ze in het bloed komen. Elke soort bloedcel volgt een eigen ontwikkeling. Het proces van bloedcelvorming heet hemopoëse (Fig. 4.3). Tijdens de eerste levensjaren vult het rode beenmerg de beenmergholten volledig. In de daaropvolgende 20 jaar wordt het voor het grootste deel vervangen door vettig geel merg, dat geen hemopoëtische functie heeft. Bij volwassenen is de hemopoëse beperkt tot de platte beenderen, de irreguliere of onregelmatige beenderen en de uiteinden van lange beenderen, voornamelijk sternum, ribben, bekken en schedel.

Erytrocyten (rode bloedcellen) ▶ 4.2

Rode bloedcellen zijn de talrijkste bloedcelsoort: 99% van alle bloedcellen zijn erytrocyten (zie Fig. 4.2). Zij zijn biconcave schijven, zonder kern, met een doorsnede van 7 μm (Fig. 4.4). Hun belangrijkste functie is het vervoer van gassen, voornamelijk zuurstof maar ook een beetje koolstofdioxide. Hun biconcave vorm is toegespitst op hun functie: de vorm vergroot het oppervlak voor gasuitwisseling en door het dunne centrale deel kan het gas snel de cel in en uit. De erytrocyten zijn flexibel zodat ze nauwe capillairen kunnen passeren, en bevatten geen intracellulaire organellen zodat er meer plaats is voor hemoglobine, het grote gepigmenteerde eiwit dat verantwoordelijk is voor het gastransport. Door hun afgeplatte vorm kunnen ze zich als borden in de bloedsomloop opstapelen, waardoor er minder turbulentie optreedt.

Metingen van het aantal rode bloedcellen, het volume en de hemoglobinewaarde zijn routine in de klinische praktijk en leveren veel bruikbare informatie (Tabel 4.1). De letters tussen haakjes in de eerste kolom van de tabel zijn de afkortingen die vaak worden gebruikt in laboratoriumverslagen.

Levensduur en functie van erytrocyten

Omdat erytrocyten geen kern hebben, kunnen ze niet delen. Daarom moeten zij voortdurend worden vervangen door nieuwe cellen, gevormd in het rode beenmerg, in het uiteinde van lange beenderen en in platte en irreguliere beenderen. Ze doorlopen diverse ontwikkelingsstadia en dringen vervolgens het bloed binnen. De levensduur in de circulatie bedraagt ongeveer 120 dagen. Er zijn ongeveer gemiddeld 30 biljoen (10^{12}) rode bloedcellen in het menselijk lichaam, omstreeks 25% van de totale bloedcellen. Rond 1%, voornamelijk oudere cellen worden dagelijks vernietigd en afgevoerd.

Het ontwikkelingsproces van erytrocyten vanuit stamcellen duurt zeven dagen en heet erytropoëse (zie Fig. 4.3). De onrijpe cellen worden aan de bloedstroom afgegeven als reticulocyten en rijpen binnen een paar dagen in de circulatie verder tot erytrocyten. Daarbij verliezen zij hun kern en kunnen ze zich dus niet meer delen (Fig. 4.5). Zowel vitamine B_{12} als foliumzuur zijn nodig voor de synthese van rode bloedcellen. Ze worden in de dunne darm geabsorbeerd. Vitamine B_{12} wordt eerst aan intrinsieke factor (uit de pariëtale cellen van de maag)

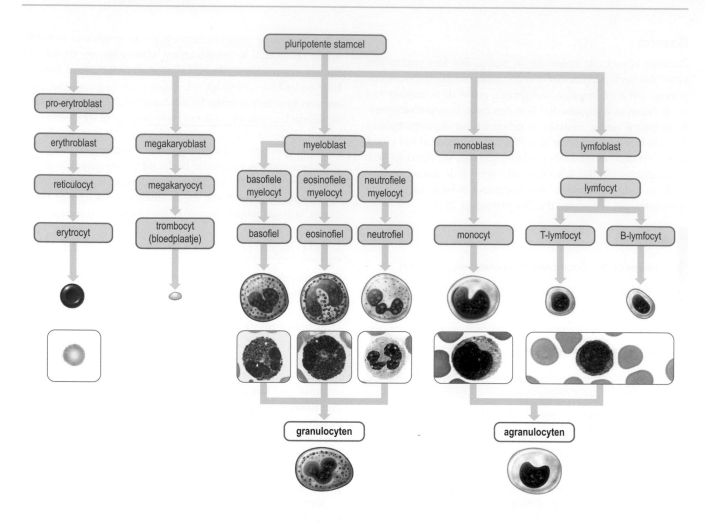

Figuur 4.3 Hemopoëse: ontwikkelingsfasen van bloedcellen. (Fotografische bijlagen van Telser AG, Young JK, Baldwin KM 2007 Elsevier's integrated histology. Mosby: Edinburgh; and Young B, Lowe JS, Stevens A et al. 2006 Wheater's functional histology: a text- and colour atlas. Edinburgh: Churchill Livingstone. Gereproduceerd met toestemming.)

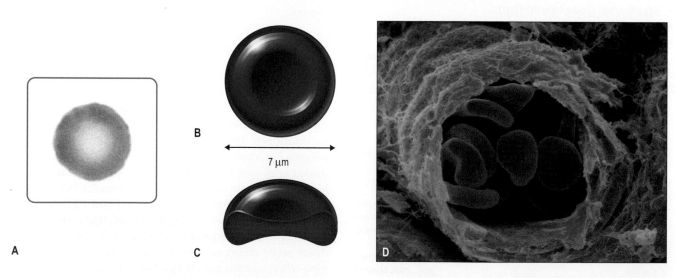

Figuur 4.4 De rode bloedcel. (A) Onder het lichtmicroscoop. (B) Afbeelding voorkant. (C) Afbeelding dwarsdoorsnede (D) Gekleurde rasterelektronenmicroscopie van een groep rode bloedcellen die langs een arteriola stroomt. (A, Telser AG, Young JK, Baldwin KM 2007 Elsevier's integrated histology. Edinburgh: Mosby. Gereproduceerd met toestemming. D, Professors PM Motta and S Correr/Science Photo Library. Gereproduceerd met toestemming.)

Tabel 4.1 Erytrocyten – normale waarden

Gemeten waarde	Normale waarde
Erytrocytentelling: aantal erytrocyten per liter, (mm³), bloed	man: 4,5 tot 6,5 × 10¹²/L (= 4,5 tot 6,5 miljoen per mm³) vrouw: 3,8 tot 5,8 × 10¹²/L (= 3,8 tot 5,5 miljoen per mm³)
Hematocriet (PCV, packed cell volume) – volume erytrocyten in een liter bloed	0,40-0,55 l/L
Mean corpuscular volume (MCV), gemiddeld volume per cel, uitgedrukt in femtoliters (1 fL = 10⁻¹⁵ l)	80-96 fL/cel
Hemoglobine (Hb) – de hoeveelheid hemoglobine in vol bloed, uitgedrukt in grammen per deciliter bloed	man: 13-18 g/dl vrouw: 11,5-16,5 g/dl
Mean corpuscular hemoglobin (MCH), gemiddelde hoeveelheid hemoglobine per cel, uitgedrukt in picogrammen (1 pg = 10⁻¹²g)	27-32 pg/cel
Mean corpuscular hemoglobin concentration (MCHC), het gewicht van hemoglobine in 1 dl (100 ml) erytrocyten	30-35 g/dl

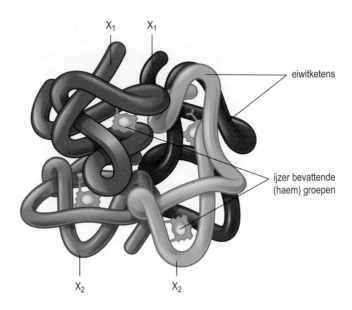

Figuur 4.6 Het hemoglobinemolecuul.

gebonden (p. 328) en laat vitamine B_{12} los voor absorptie t.h.v. het ileum. Beide vitaminen komen voor in zuivelproducten, vlees en groene groenten. De lever bevat meestal aanzienlijke voorraden vitamine B_{12} – genoeg voor enkele jaren – maar foliumzuurdeficiëntie uit zich al na enkele maanden. De levenscyclus van erytrocyten is geïllustreerd in Fig. 4.5.

Hemoglobine

Hemoglobine is een groot, complex molecuul dat bestaat uit een globulair eiwit (globine) en een gepigmenteerd ijzer bevattend complex, haem. Elke hemoglobinemolecuul bevat vier globineketens en vier haemeenheden, elk met een ijzeratoom (Fig. 4.6). Elk ijzeratoom kan worden gecombineerd met een zuurstofmolecuul, dus kan een hemoglobinemolecuul wel vier zuurstofmoleculen bevatten. Een gemiddelde rode bloedcel bevat ongeveer 280 miljoen hemoglobinemoleculen en dus een theoretische capaciteit van ruim een miljard zuurstofmoleculen!

IJzer wordt door de bloedstroom meegenomen, verbonden aan het transporteiwit transferrine, en in de lever opgeslagen. Voor de normale productie van rode cellen is een voortdurende toevoer van ijzer nodig. Opname van ijzer via het spijsverteringskanaal gebeurt erg langzaam, zelfs als de voeding een hoog ijzergehalte heeft. Dit betekent dat een ijzergebrek snel kan optreden als het verlies groter is dan de opname.

Het vervoer van zuurstof

Als de vier bindingsplaatsen voor zuurstof op een molecuul bezet zijn, is het verzadigd. Hemoglobine bindt zich omkeerbaar aan zuurstof en vormt zo oxyhemoglobine, volgens de volgende vergelijking:

Hemoglobine + zuurstof ↔ oxyhemoglobine
(Hb) (O₂) (HbO)

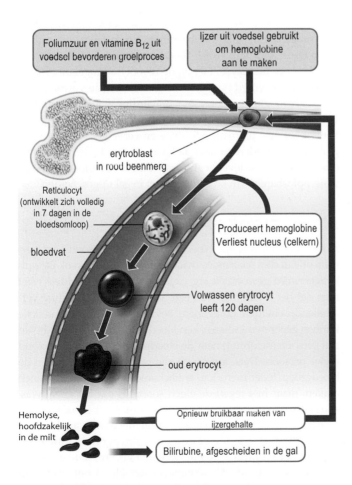

Figuur 4.5 Levenscyclus van de erytrocyt.

Naarmate het zuurstofgehalte stijgt, verandert de kleur van het bloed. Zuurstofrijk bloed (meestal arterieel bloed) is helderrood vanwege het hoge gehalte oxyhemoglobine; zuurstofarm bloed (meestal veneus bloed) is donkerblauw omdat het niet verzadigd is.

Zuurstof en hemoglobine zijn slechts los met elkaar verbonden, zodat oxyhemoglobine de zuurstof gemakkelijk afgeeft, onder bepaalde omstandigheden.

Lage pH

Metabool actieve weefsels, zoals werkende spieren, geven zure afvalproducten af, waardoor de pH ter plekke daalt. In dat geval breekt oxyhemoglobine snel af en geeft het aanvullend zuurstof af voor gebruik door het weefsel.

Laag zuurstofgehalte (hypoxie)

Bij een lage zuurstofspanning wordt oxyhemoglobine afgebroken en zuurstof afgegeven. In weefsels die voortdurend zuurstof verbruiken blijft de zuurstofspanning altijd laag. Dit verhoogt de vrijgave van zuurstof aan cellen. En hoe lager het zuurstofgehalte van het weefsel, hoe meer zuurstof wordt vrijgegeven. Dit betekent dat wanneer de vraag naar zuurstof door het weefsel stijgt, de toevoer navenant toeneemt. Bij een hoge zuurstofspanning daarentegen, zoals in de longen, wordt de vorming van oxyhemoglobine bevorderd.

Temperatuur

Actief metaboliserende weefsels met een hogere zuurstofbehoefte dan normaal zijn warmer dan minder actieve weefsels, waardoor de bovenstaande vergelijking naar links verschuift en de zuurstofafgifte toeneemt. Zo ontvangen zeer actieve weefsels een grotere zuurstoftoevoer dan minder actieve weefsels. In de longen, waar de alveoli blootstaan aan ingeademde lucht, is de temperatuur lager en wordt de vorming van oxyhemoglobine bevorderd.

Regulering van erytropoëse

Het aantal rode cellen blijft redelijk constant, omdat het beenmerg erytrocyten produceert met dezelfde snelheid als waarmee ze worden vernietigd. Dat is het gevolg van een homeostatisch negatief feedbackmechanisme. Het hormoon dat de productie van rode bloedcellen reguleert is erytropoïëtine, dat voornamelijk door de nier wordt geproduceerd.

De primaire prikkel voor verhoogde erytropoëse is hypoxie, dat wil zeggen ontoereikende zuurstoftoevoer naar de lichaamscellen. Hypoxie kan optreden als gevolg van anemie, laag bloedvolume, geringe bloedstroom, verminderd zuurstofgehalte van ingeademde lucht (bijvoorbeeld op grote hoogten) of een longziekte. Elk van deze oorzaken stimuleert de productie van erytropoëtine om de toevoer van zuurstof naar de weefsels te herstellen.

Erytropoëtine stimuleert de productie van pro-erytroblasten en de afgifte van meer reticulocyten aan het bloed. Ook wordt de reticulocytenrijping versneld. Door deze veranderingen neemt de zuurstoftransportcapaciteit van het bloed toe en verdwijnt de hypoxie, de oorspronkelijke prikkel. Als

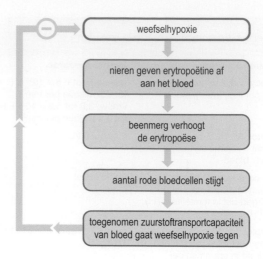

Figuur 4.7 Regulering van erytropoëse: de rol van erytropoëtine.

de weefselhypoxie is teruggedraaid, daalt de erytropoëtineproductie (Fig. 4.7). Bij een laag erytropoëtinegehalte worden er geen rode bloedcellen gevormd, zelfs niet bij hypoxie; er ontwikkelt zich anemie (onvermogen van het bloed om voldoende zuurstof te vervoeren).

Afbraak van erytrocyten

De levensduur van erytrocyten (zie Fig. 4.5) bedraagt ongeveer 120 dagen. De afbraak, of hemolyse, wordt uitgevoerd door macrofagen in de milt, het beenmerg en de lever. Als erytrocyten ouder worden, wordt de celmembraan fragieler en vatbaarder voor hemolyse. Het bij de hemolyse vrijgekomen ijzer wordt teruggevoerd naar het beenmerg voor de vorming van nieuwe hemoglobinemoleculen. Biliverdine wordt gevormd uit het haem van hemoglobine. Het wordt bijna volledig afgebroken tot het gele pigment bilirubine en vervolgens aan plasmaglobuline gebonden en naar de lever vervoerd (zie Fig. 4.5; zie ook Fig. 12.37). De lever zet het om van een vetoplosbare in een wateroplosbare vorm en zo wordt het in gal uitgescheiden.

Bloedgroepen

In het verleden was een bloedtransfusie van persoon naar persoon of van dier naar mens maar zeer zelden succesvol. De ontvanger werd gewoonlijk erg ziek of overleed. Inmiddels weet men dat het membraan van een rode bloedcel een aantal verschillende eiwitten (antigenen) bevat die een immuunreactie kunnen genereren indien er een bloedtransfusie plaatsvindt van een persoon (de donor) naar de bloedbaan van een niet passend ander persoon. Deze antigenen zijn overgeërfd en bepalen de bloedgroep. Ieder mens kan antilichamen tegen deze antigenen maken, maar niet tegen de eigen soort: als dat het geval was, zou er een transfusiereactie optreden die mogelijk fataal kan zijn.

Als iemand een transfusie ontvangt met bloed van dezelfde groep, dat wil zeggen met dezelfde celoppervlak-antigenen, herkent het immuunsysteem deze niet als vreemde cellen en stoot het ze niet af. Als iemand echter bloed ontvangt van een andere bloedsoort, dat wil zeggen met een ander soort antigeen op de rode cellen, genereert het immuunsysteem antilichamen tegen deze vreemde antigenen en vernietigt de ontvangen cellen. Dat is de basis van de transfusiereactie; de twee bloedsoorten, de donor en de ontvanger, zijn incompatibel/niet passend.

Er zijn tal van groepen oppervlakteantigenen van rode cellen, maar de belangrijkste zijn het ABO-stelsel en het resussysteem.

Het ABO-bloedgroepensysteem

Ongeveer 55% van de bevolking in het Verenigd Koninkrijk heeft antigenen van type A (bloedgroep A), type B (bloedgroep B) of beide (bloedgroep AB). De overige 45% heeft noch A noch B (bloedgroep O). De overeenkomstige antilichamen heten anti-A en anti-B. Individuen met bloedgroep A kunnen geen anti-A aanmaken (hun plasma bezit deze antilichamen dus niet), aangezien zich anders een reactie jegens hun eigen cellen zou voordoen; zij kunnen echter wel anti-B aanmaken. Individuen met bloedgroep B kunnen om dezelfde reden uitsluitend anti-A aanmaken. Personen met bloedgroep AB maken geen van beide antilichamen aan en die met bloedgroep O maken zowel anti-A als anti-B aan (Fig. 4.8).

Doordat personen met bloedgroep AB noch anti-A, noch anti-B aanmaken, staan zij soms bekend als universele ontvanger. Een transfusie met hetzij bloedgroep A of B zal bij hen veilig zijn, aangezien er geen antilichamen zijn die hiermee reageren. Het bloed van mensen met bloedgroep O daarentegen bevat noch A- noch B-antigenen. Hun bloed kan veilig worden gedoneerd aan personen met bloedgroep A, B, AB of O en zij heten daarom soms universele donor. De termen universele donor en universele ontvanger zijn echter misleidend, want zij suggereren dat alleen het ABO-stelsel een rol speelt. In de praktijk kunnen bij donor of ontvanger andere antigeensystemen incompatibel zijn en een transfusiereactie veroorzaken (p. 76). Daarom moet voorafgaand aan een transfusie worden gecontroleerd of er geen reactie plaatsvindt tussen het bloed van de donor en van de ontvanger: een kruisproef. De erfelijkheid van ABO-bloedgroepen staat in Hoofdstuk 17 beschreven (p. 486).

Het resusbloedgroepensysteem ▶ 4.3

Het membraanantigeen van de rode bloedcel dat hier van belang is, is het resusantigeen (Rh) of de resusfactor. Ongeveer 85% van de bevolking heeft dit antigeen. Zij zijn resuspositief (Rh$^+$) en maken dus geen anti-resusantilichamen aan. De overige 15% heeft geen resusantigeen, zij zijn resusnegatief (Rh$^-$). Rh$^-$individuen kunnen wel anti-resusantilichamen aanmaken maar worden daartoe alleen onder bepaalde omstandigheden gestimuleerd, bijvoorbeeld tijdens de zwangerschap (p. 75) of als gevolg van een niet bij de bloedgroep van de ontvanger passende bloedtransfusie.

bloedgroep	antigeen + aanwezig(e) antilicha(a)m(en)	als donor	als ontvanger
A	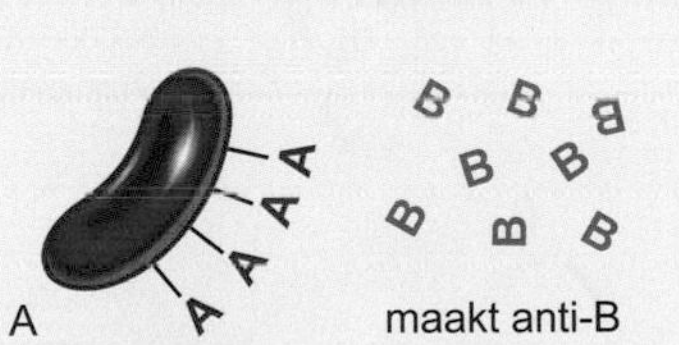 antigeen A — maakt anti-B	compatibel met: A en AB incompatibel met: B en O, want beide maken anti-A-antilichamen die reageren met A-antigenen	compatibel met: A en O incompatibel met: B en AB, want type A maakt anti-B-antilichamen die reageren met B-antigenen
B	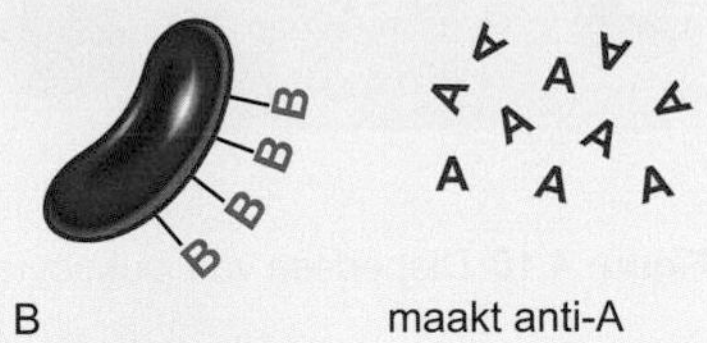 antigeen B — maakt anti-A	compatibel met: B en AB incompatibel met: A en O, want beide maken anti-B-antilichamen die reageren met B-antigenen	compatibel met: B en O incompatibel met: A en AB, want type B maakt anti-A-antilichamen die reageren met A-antigenen
AB	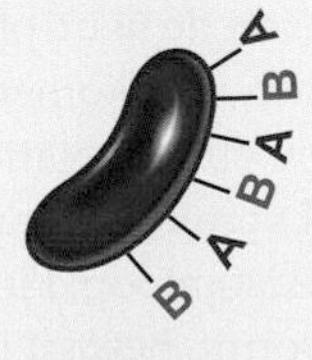 antigenen A en B — maakt noch anti-A noch anti-B	compatibel met: uitsluitend AB incompatibel met: A, B en O, want alledrie maken antilichamen die reageren met AB-antigenen	compatibel met alle groepen **UNIVERSELE ONTVANGER** AB maakt geen antilichamen en reageert dus niet met gedoneerd bloed ongeacht van welke soort
O	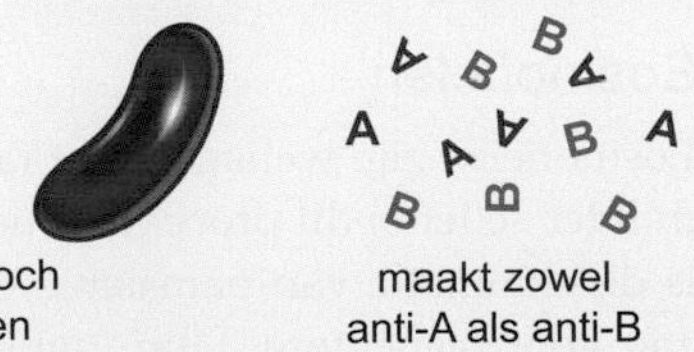 noch A noch B antigeen — maakt zowel anti-A als anti-B	compatibel met alle groepen **UNIVERSELE DONOR** O-erytrocyten bevatten geen antigenen en stimuleren dus noch anti-A- noch anti-B-antilichamen	compatibel met: uitsluitend O incompatibel met: A, AB en B, want type O maakt anti-A- en anti-B-antilichamen

Figuur 4.8 Het ABO-systeem van bloedgroepen. Antigenen, antilichamen en compatibiliteit.

Tabel 4.2 Normale leukocytentelling in volwassen bloed		
	Aantal × 10⁹/l	Percentage van totaal
Granulocyten		
Neutrofielen	2,5 – 7,5	40 – 75
Eosinofielen	0,04 – 0,44	1 – 6
Basofielen	0,015 – 0,1	< 1
Agranulocyten		
Monocyten	0,2 – 0,8	2 – 10
Lymfocyten	1,5 – 3,5	20 – 50
Totaal	5 – 9	100

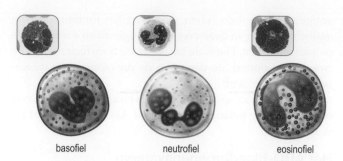

basofiel   neutrofiel   eosinofiel

Figuur 4.9 De granulocyten (granulaire leukocyten). (Overgenomen uit: Telser AG, Young JK, Baldwin KM 2007 Elsevier's integrated histology. Edinburgh: Mosby; and Young B, Lowe JS, Stevens A et al. 2006 Wheater's functional histology: a text and colour atlas. Edinburgh: Churchill Livingstone. Gereproduceerd met toestemming.)

Leukocyten (witte bloedcellen) ▶ 4.4

Deze cellen spelen een belangrijke rol bij de verdediging en immuniteit. Zij ontdekken vreemd of afwijkend (antigeen) materiaal en vernietigen het door een aantal afweermechanismen, die hieronder en in Hoofdstuk 15 worden beschreven. Leukocyten zijn de grootste bloedcellen, maar ze vormen slechts 1% van het bloedvolume. Ze bevatten een kern en in het cytoplasma bevinden zich soms korrels (granulen) (Tabel 4.2; zie ook Fig. 4.2). De twee belangrijkste soorten zijn:

- granulocyten (polymorfkernige leukocyten) - neutrofielen, eosinofielen en basofielen
- agranulocyten - monocyten en lymfocyten.

Een stijgend aantal witte cellen in de bloedsomloop (leukocytose) wijst gewoonlijk op een fysiologisch probleem, zoals infectie, trauma of kwaadaardigheid.

Granulocyten (polymorfkernige leukocyten)

Tijdens de vorming, of granulopoëse, volgen granulocyten een ontwikkeling van myeloblast tot myelocyt en differentiëren zij zich vervolgens tot drie soorten (Fig. 4.9; zie ook Fig. 4.3). Alle granulocyten bevatten een meerlobbige kern in het cytoplasma. De naam weerspiegelt de kleurstoffen die zij opnemen bij aankleuring in het laboratorium. Eosinofielen nemen de rode zure kleurstof eosine op; basofielen nemen het alkalische methyleenblauw op en neutrofielen zijn paars omdat zij beide kleuren opnemen.

Neutrofielen

Dit zijn kleine, snelle en actieve schoonvegers die het lichaam beschermen tegen bacteriële invasie, en dode cellen en afval van beschadigde weefsels verwijderen. Chemische stoffen, chemotoxines, die door beschadigde cellen worden afgegeven, trekken talrijke neutrofielen naar een infectieplaats. Neutrofielen zijn zeer mobiel en dringen via diapedese (Fig. 4.10) door de capillairwanden het aangetaste gebied binnen. Het aantal neutrofielen kan in een gebied met beschadigd of ontstoken weefsel heel snel toenemen. Eenmaal aangekomen, omringen en doden zij de bacteriën door fagocytose (Fig. 4.11; zie ook

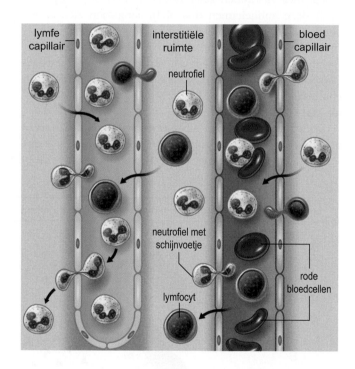

Figuur 4.10 Diapedese van leukocyten door de capillaire wand.

Fig. 15.1). De kern van de neutrofielen is complex, waarbij tot zes kwabben kunnen voorkomen (zie Fig. 4.2). De granulen, ook lysosomen genoemd, bevatten enzymen die het gefagocyteerde materiaal verteren. Neutrofielen leven gemiddeld 6 tot 9 uur in de bloedsomloop. Het pus of etter dat zich in een aangetast gebied vormt, bestaat uit dode weefselcellen, dode en levende microben en door microben gedode fagocyten.

Eosinofielen

Eosinofielen zijn weliswaar tot fagocytose in staat, maar zijn minder actief in dit proces dan neutrofielen; hun speciale rol is de eliminatie van parasieten, zoals wormen, die te groot zijn voor fagocytose. Hun granulen bevatten bepaalde giftige stoffen die vrijkomen (degranulatie) als de eosinofiel zich aan een infecterend organisme bindt.

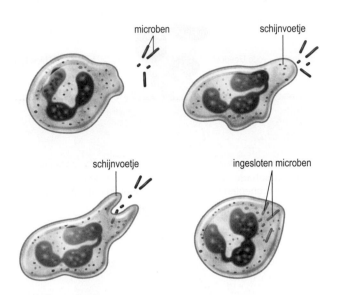

Figuur 4.11 Fagocytaire werking van neutrofielen.

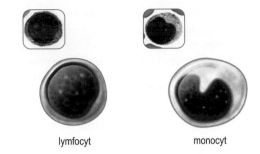

Figuur 4.12 De agranulocyten.

Plaatselijke accumulatie van eosinofielen kan vaak voorkomen bij allergische ontstekingen, zoals astmatische luchtweg- en huidallergieën. Daar bevorderen zij het ontstekingsproces door hun toxinen af te geven, maar zij kunnen dat proces ook dempen door andere stoffen af te geven, zoals een enzym dat histamine afbreekt (histaminase) (p. 410).

Basofielen

Basofielen spelen een belangrijke rol bij allergische reacties en bevatten cytoplasmatische granulen vol met heparine (een anticoagulans), histamine (een ontstekingsagens) en andere stoffen die ontsteking bevorderen. Meestal is de stimulus die de oorzaak is van basofieldegranulatie een bepaald allergeen (een antigeen dat allergie veroorzaakt). Dit bindt zich aan antilichaamachtige receptoren op de membraan van de basofiel. Mestcellen lijken veel op basofielen, behalve dat ze vastzitten in de weefsels. Mestcellen degranuleren binnen enkele seconden na binding op een allergeen. Dat verklaart de snelle aanvang van allergische symptomen na bijvoorbeeld blootstelling aan pollen bij hooikoorts (p. 418).

Agranulocyten

De monocyten en lymfocyten vormen 25-50% van alle leukocyten (Fig. 4.12; zie ook Fig. 4.3). Ze hebben een grote kern en geen granulen in het cytoplasma.

Monocyten

Dit zijn de grootste van alle witte bloedcellen (zie Fig. 4.2). Sommige circuleren in het bloed en zijn actief mobiel en fagocytair, terwijl andere de weefsels binnendringen en zich tot macrofagen ontwikkelen. Beide celtypen produceren interleukine-1, dat:

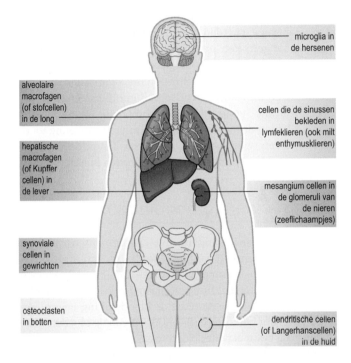

Figuur 4.13 De belangrijkste groep van vaste macrofagen van het lichaam.

- de hypothalamus beïnvloedt, waardoor de lichaamstemperatuur in geval van microbiële infecties stijgt
- de productie van sommige globulinen door de lever stimuleert
- de productie van geactiveerde T-lymfocyten vergroot. Macrofagen hebben een belangrijke functie bij ontsteking (p. 409) en immuniteit (Hfdst. 15).

Het mononucleaire fagocytensysteem

Dit wordt ook wel het reticulo-endotheliale systeem genoemd; het bestaat voornamelijk uit het complement van monocyten en macrofagen in het lichaam. Sommige macrofagen zijn mobiel, andere niet, en leveren een effectieve verdediging aan belangrijke lichaamsgebieden. De belangrijkste groep van macrofagen met een vaste locatie is geïllustreerd in Fig. 4.13.

Macrofagen hebben diverse beschermende functies. Ze zijn actief fagocytair (hun naam betekent 'veelvreter') en veel krachtiger en duurzamer dan de kleinere neutrofielen.

Ze synthetiseren tal van biologisch actieve stoffen, cytokines, waaronder interleukine-1, zoals eerder vermeld. Ook hebben zij een belangrijke verbindende rol tussen het niet-specifieke en het specifieke afweersysteem (Hfdst. 15) en produceren ze factoren die belangrijk zijn bij ontsteking en herstel. Ze kunnen onverteerbare materiaalophopingen 'omgeven', zodat ze van het omgevende normale weefsel worden gescheiden. In de longen kunnen bijvoorbeeld resistente bacteriën, zoals tuberculosebacillen en ingeademd anorganisch stof in dergelijke capsules afgeschermd worden.

Lymfocyten

Lymfocyten zijn kleiner dan monocyten en hebben een grote kern. Sommige circuleren in het bloed, maar de meeste worden aangetroffen in weefsels, waaronder ook in lymfatisch weefsel zoals de lymfeklieren en de milt. Lymfocyten ontwikkelen zich vanuit pluripotente stamcellen in rood beenmerg en uit voorlopercellen in lymfoïde weefsel.

Hoewel alle lymfocyten voortkomen uit dezelfde soort stamcel, leiden de laatste stappen in hun ontwikkeling tot de productie van twee soorten lymfocyten: T-lymfocyten en B-lymfocyten. Hun specifieke functies worden in Hoofdstuk 15 besproken.

Trombocyten (bloedplaatjes) ▶ 4.5

Dit zijn zeer kleine, schijfvormige celfragmenten van 2 µm doorsnede, ontsproten aan het cytoplasma van megakaryocyten in het rode beenmerg (zie Fig. 4.2 en Fig. 4.3). Hoewel ze geen kern hebben, is hun cytoplasma gevuld met granulen die tal van stoffen bevatten die de bloedstolling bevorderen en zorgen voor hemostase (het stoppen van de bloedstroom).

Normaal bevat een liter bloed tussen de 200×10^9/L en 350×10^9/L bloedplaatjes (200.000 tot 350.000 per mm³). De mechanismen die het aantal bloedplaatjes reguleren zijn niet volledig bekend, maar het hormoon trombopoëtine, dat van de lever wordt afgegeven, stimuleert de productie van bloedplaatjes.

De levensduur van trombocyten is acht à elf dagen; niet voor hemostase gebruikte bloedplaatjes worden door macrofagen vernietigd, met name in de milt. Ongeveer een derde van de trombocytenvoorraad wordt buiten de circulatie bewaard in de milt; een noodvoorraad aangewend bij een zware bloeding.

Hemostase

Als een bloedvat beschadigd raakt, vormen de stelping van het bloed (hemostase; Fig. 4.14) en de genezing een reeks elkaar overlappende processen waarbij trombocyten een belangrijke rol spelen. Hoe ernstiger de beschadiging aan de vaatwand, des te sneller begint de stolling, soms binnen niet meer dan 15 seconden na het letsel.

1. Vasoconstrictie

Als trombocyten in contact komen met een beschadigd bloedvat, wordt hun oppervlak kleverig en hechten zij zich aan de beschadigde wand. Daar geven zij serotonine

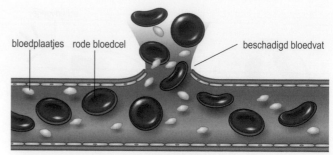

bloedvatschade - beschadigd bloedvat laat bloed en bloedcomponenten toe om te ontsnappen in omringend weefsel

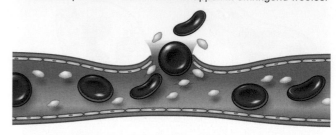

vasoconstrictie - vat trekt samen zodat bloedstroom afneemt

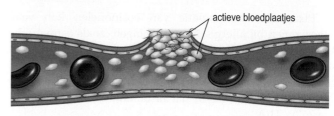

Propvorming - bloedplaatjes kleven aan elkaar en vormen een tijdelijke afsluiting

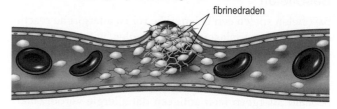

bloedstolling - trombine zet inactieve fibrinogeen om in onoplosbare fibrinedraden, rode bloedcellen en bloedplaatjes worden opgevangen en vormen zo een sterkere bloedprop

Figuur 4.14 De fasen van bloedstolling (coagulatie).

(5-hydroxytryptamine, 5-HT) en tromboxanen af, dat het vat doet samentrekken zodat de bloedstroom afneemt of stopt. Andere vasoconstrictoren, bijvoorbeeld endothelinen, worden door het beschadigde bloedvat zelf vrijgegeven.

2. Trombocytenaggregatie (propvorming)

De plakkerige trombocyten kleven samen en geven andere stoffen af, waaronder adenosinedifosfaat (ADP), dat nog meer trombocyten aantrekt. Passerende trombocyten blijven aan de reeds aanwezige kleven en geven ook hun stoffen af. Dit positieve feedbacksysteem (de stollingscascade) zorgt dat er snel veel trombocyten bij het beschadigde vat samenkomen en onmiddellijk een tijdelijke afsluiting vormen – de

Kader 4.1 Bloedstollingsfactoren

I Fibrinogeen

II Protrombine

III Tromboplastine (weefseltromboplastine)

IV Calcium (Ca^{2+})

V Proaccelerine, Ac-globuline

(Er bestaat geen factor VI)

VII Proconvertine

VIII Antihemofilieglobuline (AHG), antihemofiliefactor A

IX Christmas-factor, plasmatromboplastinecomponent (PTC), antihemofiliefactor B

X Stuart-Prower-factor

XI Plasmatromboplastineantecedent (PTA), antihemofiliefactor C

XII Hageman-factor

XIII Fibrinestabiliserende factor

Vitamine K is belangrijk voor de synthese van de factoren II, VII, IX en X.

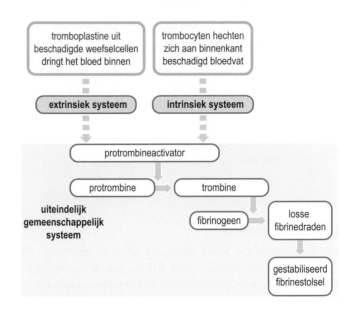

Figuur 4.15 Het laatste gezamenlijke systeem in de bloedstolling.

bloedprop. De bloedprop is gewoonlijk binnen 6 minuten na het letsel gevormd en kan kleine gaten in de bloedvatwanden dichten. De bloedprop is echter zacht en gemakkelijk te beschadigen en is de voorloper van het veel duurzamere bloedstolsel.

3. Coagulatie (bloedstolling)

Dit is een complex proces met een positief feedbacksysteem, waarvan wij hier slechts enkele fasen bespreken. De stollingsfactoren staan in Kader 4.1 vermeld. Hun Romeinse cijfer geeft de volgorde weer waarin ze zijn ontdekt en niet de volgorde van deelname aan het stollingsproces. Deze stollingsfactoren activeren elkaar in een specifieke volgorde, wat uiteindelijk resulteert in de vorming van protrombineactivator, de eerste stap van het laatste gezamenlijke systeem. Protrombine activeert het enzym trombine dat het inactieve fibrinogeen omzet in onoplosbare fibrinedraden (Fig. 4.15). Naarmate het bloed stolt, wordt de bloedprop verder gestabiliseerd door een steeds grotere hoeveelheid fibrine die als een driedimensionaal rooster wordt aangebracht. Het groeiende bloedstolsel vangt de bloedcellen en andere plasma-eiwitten, inclusief plasminogeen, op (dat uiteindelijk het prop zal vernietigen), en is veel sterker dan de snel gevormde bloedprop.

Het laatste gezamenlijke systeem kan worden geactiveerd door twee processen die vaak gelijktijdig verlopen: een extrinsiek en een intrinsiek systeem (Fig. 4.15). Het extrinsieke systeem wordt snel geactiveerd (binnen enkele seconden) na de weefselschade, en is waarschijnlijk het belangrijkste van de twee. Uit het beschadigde weefsel komt een complexe stof vrij, tromboplastine of weefselfactor, die de coagulatie in gang zet. Het intrinsieke systeem is trager (drie tot zes minuten) en wordt geactiveerd door schade als het bloed in contact komt met een beschadigde bloedvatdeklaag

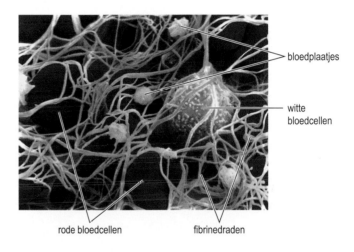

Figuur 4.16 Een bloedstolsel. Rasterelektronenmicroscopie met het fibrinegaas (roze slierten), rode bloedcellen, bloedplaatjes en een witte bloedcel. (CNRI/Science Photo Library.Gereproduceerd met toestemming.)

(endotheel). Na enige tijd krimpt de prop (intrekking), omdat de trombocyten zich samentrekken, waardoor er serum wordt uitgeknepen, een helder, kleverig vocht dat bestaat uit plasma zonder stollingsfactoren. Door het krimpen van de prop worden de wanden bijeengetrokken, hetgeen het bloedverlies verlaagt en het gat in de vaatwand dicht.

Fig. 4.16 toont een rasterelektronenmicroscopie van een bloedstolsel. De fibrinedraden (roze) houden rode bloedcellen, bloedplaatjes en een witte bloedcel vast.

4. Trombolyse

Nadat de prop is gevormd, begint de verwijdering ervan en de genezing van het beschadigde vat. De afbraak van de fibrine, fibrinolyse, is de eerste fase. Plasminogeen, dat in de prop terecht is gekomen tijdens de vorming, wordt omgezet in het enzym plasmine door activators uit de beschadigde endotheelcellen. Plasmine breekt fibrine af door geleidelijk het stolsel te verwijderen om weefselherstel te laten plaatsvinden.

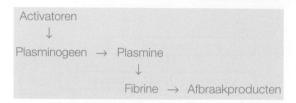

Stollingsregulatie

Het stollingsproces leunt zwaar op diverse processen die zichzelf in stand houden – dat wil zeggen, als ze eenmaal zijn begonnen, bevordert een positief feedbackmechanisme de voortzetting ervan. Zo is trombine een krachtige stimulator van de eigen productie. Regelmechanismen zijn daarom noodzakelijk om de stolling te beperken tot het aangetaste gebied en het proces op het juiste moment te beëindigen. De voornaamste regelmechanismen zijn:

- De gladde wand van een normaal bloedvat voorkomt hechting van bloedplaatjes in gezonde, niet-aangetaste bloedvaten.
- Stollingsfactoren worden snel gedeactiveerd door natuurlijke anticoagulantia, zoals heparine en antitrobine III, die de stollingscascade onderbreken.
- Stollingsfactoren worden snel door de lever uit het bloed verwijderd.

● TOETS

3. Geef het verband aan tussen de belangrijkste structurele kenmerken van de rode bloedcel en zijn functie.

4. Omschrijf diapedese.

5. Wat is het verschil tussen een bloedprop en een bloedstolsel?

Erytrocytenstoornissen

> **Leerdoelen**
>
> Na lezing van deze paragraaf kan de lezer:
>
> ■ de term anemie definiëren
>
> ■ de oorzaken en effecten van ijzertekort, megaloblastaire, aplastische, hypoplastische en hemolytische anemie met elkaar vergelijken
>
> ■ verklaren waarom zich polycytemie voordoet.

Anemie

Anemie is het onvermogen van het bloed om het lichaam van voldoende zuurstof te voorzien. Dit doet zich voor bij een laag hemoglobinegehalte in het bloed, maar soms ook door een aanmaak van foutief hemoglobine.

De classificatie van anemie berust op de oorzaak van:

- Productie van ontoereikende of gebrekkige erytrocyten - als het aantal rode bloedcellen te laag is of de rode bloedcellen op een andere manier gebrekkig zijn, kan anemie het gevolg zijn. Dit doet zich voor bij ijzertekort, vitamine B_{12}-/foliumzuurtekort en het onvermogen van het beenmerg om rode bloedcellen te produceren.
- Bloedverlies of verhoogde afbraak van bloedcellen (hemolyse) - als er erytrocyten verloren gaan, ofwel door bloedverlies tijdens een bloeding (hemorragie) ofwel door een versnelde hemolyse, kan anemie ontstaan.

Anemie kan abnormale veranderingen van grootte en kleur van rode cellen veroorzaken, die microscopisch kunnen worden gezien. De kenmerkende veranderingen staan in Tabel 4.3.

Anemie kan gepaard gaan met een normaal aantal rode bloedcellen en zonder afwijkingen van de erytrocytenstructuur (normochromische normocytaire anemie). Bijvoorbeeld bij een plotselinge bloeding waarbij de cellen een normale grootte en kleur hebben, maar minder in aantal.

Tabel 4.3 Terminologie voor de kenmerken van rode bloedcellen

Term	Definitie
Normochrome	Cellen normale kleur
Normocytair	Cellen van normale omvang
Microcytair	Cellen kleiner dan normaal
Macrocytair	Cellen groter dan normaal
Hypochroom	Cellen bleker dan normaal
Hemolytisch	Verhoogde snelheid van celdestructie
Megaloblastaire	Cellen groot en niet volgroeid

Anemie kan asymptomatisch zijn. Tekenen en symptomen gaan gepaard met het onvermogen van het bloed om lichaamscellen van voldoende zuurstof te voorzien, voorbeelden hiervan zijn: bleekheid, vermoeidheid en ademnood bij inspanning. De poging van het lichaam om dit te compenseren kan tevens leiden tot:

- tachycardie – de hartslag neemt toe om de bloedtoevoer te verbeteren en de circulatie te versnellen
- hartkloppingen of angina pectoris (p. 133) – deze worden veroorzaakt door de toegenomen inspanning van de overwerkte hartspier.

Ijzergebreksanemie

Dit is in veel delen van de wereld de meest voorkomende vorm van anemie. IJzer kan voornamelijk door het eten van rood vlees, verrijkte granen en sterk gekleurde groenten worden opgenomen. De dagelijkse behoefte voor mannen bedraagt 1-2 mg. Vrouwen hebben dagelijks 3 mg nodig om tegenwicht te bieden aan het bloedverlies tijdens de menstruatie dan wel de behoeften van de groeiende foetus. Kinderen hebben meer ijzer nodig dan volwassenen om aan hun behoeften tijdens de groei te voldoen. Normaal gesproken wordt slechts ongeveer 10% van het ijzer uit voeding geabsorbeerd, maar dit neemt toe bij ijzergebrek als gevolg van bijvoorbeeld een bloeding of tijdens de zwangerschap.

Bij ijzergebreksanemie is het aantal rode bloedcellen normaal, maar de cellen zijn klein en bleek, en verschillen in grootte en ze bevatten minder hemoglobine.

De hoeveelheid hemoglobine in elke cel wordt als onder normaal beschouwd als de MCH (gemiddelde hoeveelheid hemoglobine) lager is dan 27 pg/cel (zie Tabel 4.1). De anemie wordt als ernstig beschouwd als het hemoglobinegehalte lager is dan 9 g/100 mL bloed.

Anemie door ijzertekort kan het gevolg zijn van deficiënte inname, ongewoon hoge ijzerbehoefte of een slechte absorptie uit het spijsverteringskanaal.

Deficiënte inname

IJzer wordt relatief slecht geabsorbeerd en dus doen tekorten zich vaak voor, zelfs bij personen met een normale behoefte. In het algemeen ontwikkelt het zich langzaam over een langere periode en symptomen verschijnen pas wanneer de bloedarmoede erger wordt. Het risico van ijzertekort neemt toe bij een beperkt dieet, zoals bij een ondoordacht vegetarisch dieet of bij gewichtsverlagende diëten met een beperkte selectie van voedingsstoffen. Een melk drinkende zuigeling kan eveneens aan lichte ijzergebreksanemie lijden wanneer de overgang naar gemengde voeding tot na het eerste jaar wordt uitgesteld, aangezien de voorraad in de lever slechts voor enkele maanden toereikend is en melk weinig ijzer bevat. Andere groepen die een risico oplopen zijn oudere volwassenen en alcoholverslaafden, omdat hun voedingskwaliteit vaak onvoldoende kan zijn.

Grote behoefte

Tijdens de zwangerschap stijgt de ijzerbehoefte om zowel de foetale groei te bevorderen als de aanvullende belasting op het hart-vaatstelsel van de moeder te ondersteunen. De behoefte aan ijzer kan ook stijgen als gevolg van chronisch bloedverlies, met oorzaken als peptische ulcera (p. 352), zware menstruatiebloedingen (menorragie), aambeien, regelmatige inname van aspirine of carcinoom van het spijsverteringskanaal (pp. 353 en 357).

Malabsorptie

De ijzerabsorptie is afhankelijk van een zuur maagmilieu en daalt dus als de pH van de maag verhoogd is; dit kan gebeuren bij overmatig gebruik van maagzuurremmers, of na verwijdering van een deel van de maag, of het kan voorkomen bij pernicieuze anemie (zie hierna), wanneer de zuurafscheidende (pariëtale) cellen van de maag worden vernietigd. Ook verlies van absorptie - oppervlakte in de darmen, bijvoorbeeld na chirurgische verwijdering, kan een deficiëntie veroorzaken.

Vitamine B_{12}-/foliumzuurdeficiëntieanemie

Onvoldoende vitamine B_{12} en/of foliumzuur hindert de rijping van erythrocyten (zie Fig. 4.5) en er verschijnen abnormaal grote erytrocyten (megaloblasten) in het bloed. In een normale erytropoëse (zie Fig. 4.3) vinden diverse celdelingen plaats en de dochtercellen zijn telkens kleiner dan de oudercel, want er is geen tijd voor celvergroting. Bij een tekort aan vitamine B_{12} of foliumzuur neemt de snelheid van de DNA- en RNA-synthese af en vertraagt de celdeling. De cellen worden tussen de delingen door groter dan normaal. De circulerende cellen zijn onrijp, en groter dan normaal, en soms van een kern voorzien (gemiddelde celvolume (MCV) > 94 fL). De hemoglobine-inhoud van elke cel is normaal of hoog. De cellen zijn fragiel en de levensduur is beperkt tot veertig à vijftig dagen. Verminderde productie en vroegtijdige afbraak veroorzaken anemie.

Vitamine-B_{12}-deficiëntieanemie

Pernicieuze anemie
Dit is de meest voorkomende vorm van vitamine-B_{12}-deficiëntieanemie. Het is een autoimmuunziekte, waarbij autoantilichamen de intrinsieke factor (IF) en pariëtale cellen vernietigen (p. 326). Vrouwen worden vaker getroffen dan mannen en er is vaak een verband met andere auto-immuunziekten, met name schildklieraandoeningen. Het komt vaak voor bij ouderen.

Tekort aan vitamine B_{12} in de voeding
Vitamine B_{12} komt vooral voor in dierlijke voedingsstoffen, inclusief zuivelproducten, vlees en eieren. Een tekort is uitzonderlijk, behalve bij veganisten die helemaal geen dierlijke producten consumeren. De lever beschikt over een grote hoeveelheid van vitamine B_{12} zodat het enkele jaren kan duren voordat zich de deficiëntie uit.

Andere oorzaken van vitamine-B_{12}-deficiëntie.
- *Gastrectomie* (gehele of gedeeltelijke verwijdering van de maag) – hierdoor zijn er minder cellen beschikbaar voor de productie van IF.

- *Chronische gastritis, maligniteiten en ioniserende straling* – deze beschadigen het maagslijmvlies en de pariëtale cellen die IF produceren.
- *Malabsorptie* – als het terminale ileum is verwijderd of ontstoken, bijvoorbeeld bij de ziekte van Crohn, kan de vitamine niet goed worden geabsorbeerd.

Complicaties van vitamine-B_{12}-deficiëntieanemie
Deze kunnen zich eerder voordoen dan de tekenen van anemie. Vitamine B_{12} wordt gebruikt bij de myelineproductie en een tekort leidt tot irreversibele zenuwschade, meestal in het ruggenmerg (p. 200). Slijmvliesafwijkingen, zoals glossitis (tongontsteking) komen vaak voor, maar zijn reversibel.

Foliumzuurdeficiëntieanemie

Foliumzuurdeficiëntie leidt tot een vorm van megaloblastaire anemie zoals bij vitamine-B_{12}-deficiëntie, maar gaat niet gepaard met neurologische schade. Oorzaken zijn:
- tekorten in de voeding, bijvoorbeeld bij kinderen als er een vertraging is bij de invoering van gemengde voeding, bij anorexia, alcoholisme en tijdens de zwangerschap
- malabsorptie uit het jejunum door bijvoorbeeld coeliakie, tropische spruw of behandeling met anticonvulsiva
- verstoring van de foliumzuurstofwisseling door bijvoorbeeld cytotoxische geneesmiddelen en anticonvulsiva.

Aplastische anemie

Aplastische (hypoplastische) anemie is het gevolg van beenmergfalen. Het aantal erytrocyten daalt. Aangezien het beenmerg ook leukocyten en bloedplaatjes produceert, kan zich ook leukopenie (tekort aan witte bloedcellen) en trombocytopenie (tekort aan bloedplaatjes) voordoen. Bij een tekort aan alle celtypen heet de aandoening pancytopenie; dit gaat gepaard met anemie, verlaagde immuniteit en bloedingsneiging. De aandoening is soms erfelijk. Doorgaans is er geen aanwijsbare oorzaak, maar bekende oorzaken zijn:
- Geneesmiddelen, bijvoorbeeld cytotoxische therapie, in uitzonderlijke gevallen, aplastische anemie kan optreden als bijwerking op ontstekingsremmers en anticonvulsiva en antibiotica.
- Ioniserende straling.
- Sommige stoffen, bijvoorbeeld benzeen en zijn derivaten.
- Een virusziekte, zoals hepatitis.

De symptomen die zich voordoen uiten zich gewoonlijk in ontstekingen, anemie, bloedingen en kneuzingen.

Hemolytische anemie

Deze doet zich voor als de afbraak van erytrocyten boven het normale niveau uitstijgt. Hemolyse doet zich meestal voor in de lever of milt en de normale erytrocytenlevensduur van rond 120 dagen kan aanzienlijk verkort worden. Indien de afwijking relatief mild is, kan het aantal rode bloedcellen stabiel blijven omdat het rode beenmerg de erytrocytenproductie aandrijft ter compensatie. Er kan dus een aanhoudende hemolyse zijn zonder dat zich anemie voordoet. Indien echter het beenmerg niet kan compenseren, zal het aantal rode bloedcellen dalen met anemie als gevolg.

Ook als symptomen van anemie uitblijven (bleekheid, vermoeidheid, kortademigheid, etc.) kan hemolytische anemie bijkomende symptomen veroorzaken zoals geelzucht of miltvergroting (splenomegalie).

Congenitale (aangeboren) hemolytische anemieën

Bij deze ziekten leidt een genetische afwijking ertoe dat abnormaal hemoglobine wordt aangemaakt en de celmembraan brozer wordt; dit beperkt de zuurstoftransportcapaciteit en de maximale leeftijd van de erytrocyt. Sikkelcelanemie en thalassemie komen het meest voor.

Sikkelcelanemie
De abnormale hemoglobinemoleculen raken misvormd bij deoxygenatie, zodat de erytrocyten sikkelvormig worden (Fig. 4.17). Als een cel veel abnormale hemoglobine bevat, is de sikkelvorming permanent. Sikkelcellen worden snel verwijderd en ontdaan van hemolyse, wat leidt tot bloedarmoede. De sikkelcellen bewegen niet soepel door de bloedcirculatie. Zij blokkeren de bloedstroom, waardoor intravasculaire stolling, weefselischemie en een infarct kunnen ontstaan. Acute episoden (sikkelcelcrisis) worden veroorzaakt door obstructie van dunne bloedvaten. Acute pijn in het betroffen gebied is het gevolg, meestal de handen en voeten. Langer aanhoudende problemen, die door de slechte perfusie en anemie zijn ontstaan, omvatten hartaandoening, nierfalen, retinopathie, slechte wondgenezing en vertraagde groei bij kinderen. Het blokkeren van de bloedstroom naar de hersenen vergroot de kans op een beroerte en epilepsieaanvallen. Zowel moeder als kind lopen dan een verhoogd risico op complicaties tijdens de zwangerschap. Complicaties in de ademhaling, zoals pulmonale hypertensie, komen vaak voor

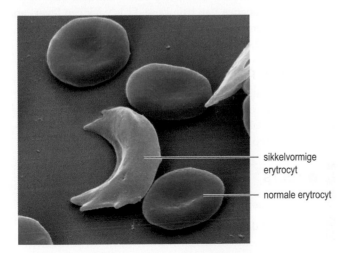

sikkelvormige erytrocyt

normale erytrocyt

Figuur 4.17 Rasterelektronenmicroscopie met drie normale erythrocyten en een sikkelvormige erythrocyt. (Eye of Science/Science Photo Library. Gereproduceerd met toestemming.)

en kunnen fataal zijn. De groei en ontwikkeling in kinderen kan aangetast worden, en er kan een vertraging optreden in de seksuele volwassenwording.

Negroïde personen worden vaker getroffen. Sommige mensen met sikkelcelanemie hebben een zekere mate van immuniteit voor malaria omdat de sikkelcellen zo kort leven dat de malariaparasiet geen tijd heeft om te rijpen in de erytrocyten.

Thalassaemieën
Deze erfelijke aandoeningen leiden tot een afwijkende hemoglobineproductie, waarbij erytropoëse verminderd en hemolyse gestimuleerd wordt. De resulterende bloedarmoede kan zich in verschillende vormen voordoen, van licht en asymptomatisch tot ernstig en levensbedreigend. Symptomen bij matige tot ernstige thalassemie zijn woekering in het beenmerg en splenomegalie (vergrote milt), omdat de productie van rode bloedcellen toeneemt om de bloedarmoede te compenseren. In de meest ernstige gevallen is een regelmatige bloedtransfusie vereist, wat tot ijzeroverschot kan leiden.

Hemolytische anemie van pasgeborenen
Bij deze stoornis maakt het immuunsysteem van de moeder antilichamen aan tegen de rode bloedcellen van de baby waardoor de foetale erytrocyten worden vernietigd. Het betrokken antigeensysteem is meestal (maar niet altijd) het resusantigeen.

Het bloed van een Rh⁻-moeder bevat geen resusantigeen, maar zij kan anti-resusantilichamen produceren. Als ze een kind verwacht van een Rh⁺-vader en het kind zijn resusantigeen erft, kan het kind ook Rh⁺ zijn. Tijdens de zwangerschap beschermt de placenta het kind tegen het immuunsysteem van de moeder, maar bij de bevalling kunnen er enkele foetale rode bloedcellen in de maternale circulatie terechtkomen. Omdat hun resusantigeen de moeder vreemd is, wordt haar immuunsysteem gestimuleerd om neutraliserende antilichamen te produceren. Deze antilichamen kunnen de placenta wél passeren en zullen de erytrocyten in de foetale circulatie van een volgend Rh⁺- kind aanvallen (Fig. 4.18). In de ernstigste gevallen sterft de zuigeling in de baarmoeder aan ernstige anemie. In minder ernstige omstandigheden lijdt de zuigeling aan lichte anemie, die via bloedtransfusies wordt gecorrigeerd.

De aandoening komt nu minder vaak voor; men heeft namelijk ontdekt dat als een Rh⁻-moeder binnen 72 uur na elke bevalling van een Rh⁺-zuigeling een injectie ontvangt met anti-resusantilichamen, haar immuunsysteem zelf geen antilichamen aanmaakt. Volgende zwangerschappen zijn hiervan dus gevrijwaard. De anti-resusantilichamen die de moeder ontvangt, binden zich aan eventuele foetale rode cellen in haar bloed en neutraliseren deze voordat haar immuunsysteem ze opmerkt. Deze injectie moet ook gebeuren als deze moeder een miskraam krijgt.

Verworven hemolytische anemie
In deze context verwijst 'verworven' naar hemolytische anemie waarvoor geen familiale of raciale factoren zijn geïdentificeerd. Er zijn diverse oorzaken.

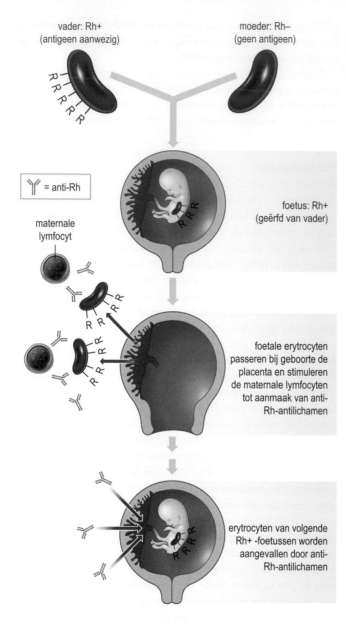

vader: Rh+
(antigeen aanwezig)

moeder: Rh–
(geen antigeen)

= anti-Rh

maternale
lymfocyt

foetus: Rh+
(geërfd van vader)

foetale erytrocyten
passeren bij geboorte de
placenta en stimuleren
de maternale lymfocyten
tot aanmaak van anti-
Rh-antilichamen

erytrocyten van volgende
Rh+ -foetussen worden
aangevallen door anti-
Rh-antilichamen

Figuur 4.18 De immunologie van hemolytische anemie van de pasgeborene.

Chemische stoffen

Deze stoffen veroorzaken vroege of overmatige hemolyse, bijvoorbeeld:

- sommige geneesmiddelen, met name na langdurig gebruik in hoge doses, bijvoorbeeld sulfonamiden
- stoffen uit de omgeving of op het werk, bijvoorbeeld lood of arseenverbindingen
- microbiële gifstoffen, bijvoorbeeld van *Streptococcus pyogenes*, *Clostridium perfringens*.

Auto-immuniteit

Bij auto-immuniteit maken mensen antilichamen aan tegen hun eigen rodebloedcelantigenen, met hemolyse als gevolg.

De ziekte kan acuut zijn of chronisch, en primair of secundair aan andere ziekten, zoals carcinoom, virusinfectie of andere auto-immuunziekten.

Bloedtransfusiereacties

Mensen produceren gewoonlijk geen antilichamen tegen hun eigen rodebloedcelantigenen. Als dat wel het geval was, zouden de antigenen en antilichamen met elkaar reageren, wat stolsels en afbraak van erytrocyten zou veroorzaken (zie Fig. 4.8). Als iemand echter een bloedtransfusie ontvangt met andere dan de eigen antigenen, herkent het immuunsysteem deze als vreemd, maakt antilichamen aan en vernietigt ze. Deze transfusiereactie tussen bloed van niet passende ontvangers en donoren leidt tot hemolyse binnen het hart-vaatstelsel. De afbraakproducten verstoppen het filtermechanisme in de nefronen en beschadigen de nierfunctie. Andere kenmerken van een transfusiereactie zijn koorts, rillingen, lumbale pijn en shock.

Polycytemie

Dit is een abnormaal hoog aantal rode bloedcellen, wat de viscositeit van het bloed verhoogt, de bloedstroom vertraagt en het risico op trombose, ischemie en infarct verhoogt.

Het aantal erytrocyten kan abnormaal hoog zijn, alleen al omdat het plasmavolume wordt verminderd, zoals bij brandwonden. Dit wordt relatieve polycytemie genoemd. Ware polycytemie treedt op wanneer het plasmavolume normaal is, maar het aantal erytrocyten erg hoog.

Primaire polycytemie

De meeste gevallen van primaire polycytemie zijn gerelateerd aan een specifieke genetische mutatie die invloed heeft op de erytropoëtinecontrole van erytrocyten, wat leidt tot een aandoening die polycytemie vera wordt genoemd. Patiënten hebben last van jeuk, vermoeidheid, hoofdpijn en soms complicaties van trombose. Er is vaak een lever- en splenicumvergroting. Het komt het meest voor bij mensen ouder dan 60 jaar.

Secundaire polycytemie

Dit is waarschijnlijk een compensatiereactie in hypoxische situaties, zoals op grote hoogte leven, hartfalen of zwaar roken. Het kan ook het gevolg zijn van een te hoog erytropoëtinegehalte, bijvoorbeeld in sommige niertumoren.

● **TOETS**

6. What is pernicieuze anemie?

7. Beschrijf de pathologie van sikkelcelanemie.

Leukocytenstoornissen

Leukopenie

Bij deze aandoening is de totale leukocytentelling lager dan $4 \times 10^9/L$ (4000/mm^3).

Granulocytopenie (neutropenie)

Dit is een algemene term voor een abnormale daling van het aantal circulerende granulocyten (polymorfkernige leukocyten), meestal neutropenie genoemd omdat 40% tot 75% van de granulocyten neutrofielen zijn. Daling van het aantal circulerende granulocyten treedt op wanneer de productie geen gelijke tred houdt met de normale verwijdering van cellen, of als de levensduur van de cellen is verkort. Een extreem tekort (< 1000 / mm^3) of de afwezigheid van granulocyten heet agranulocytose. Een tijdelijke daling komt voor als reactie op ontsteking, maar de aantallen zijn meestal snel hersteld. Inadequate granulopoëse kan worden veroorzaakt door:

• geneesmiddelen, bijvoorbeeld cytotoxische middelen, fenothiazines, sommige sulfonamides en antibiotica
• stralingsletsel van het beenmerg door bijvoorbeeld röntgenfoto's of radiotherapie
• aandoeningen van het rode beenmerg, bijvoorbeeld leukemie, sommige vormen van anemie
• ernstige infecties.

Bij aandoeningen waarbij de milt is vergroot, zitten grote aantallen granulocyten vast, waardoor het aantal in de circulatie daalt. Neutropenie maakt vatbaar voor ernstige infecties die septikemie en sterfte tot gevolg kunnen hebben. Septikemie is de aanwezigheid van significante aantallen actieve pathogenen in het bloed (zie ook septische shock, p. 122).

Leukocytose

Een toename van het aantal circulerende leukocyten is een normale beschermingsreactie bij tal van pathologische aandoeningen, met name infecties. Als de infectie afneemt, keert het aantal leukocyten weer terug naar normaal.

Pathologische leukocytose treedt op wanneer er blijvend een bloedleukocytentelling van meer dan $11 \times 10^9/L$ (11.000/mm^3) is. Er kunnen meer dan één type leukocyten bij betrokken zijn.

Leukemie

Leukemie is een kwaadaardige proliferatie van voorlopercellen van leukocyten in het beenmerg. Het leidt tot ongeremde toename van leukocyten en/of hun voorlopercellen. Naarmate de tumorcellen het bloed binnendringen, stijgt meestal het totale aantal leukocyten, maar soms blijft dat normaal of zelfs laag.

Woekerende, onrijpe leukocyten (blasten) verdringen andere in het beenmerg gevormde bloedcellen, wat tot pancytopenie (anemie, trombocytopenie en leukopenie) leidt. Aangezien de leukocyten onrijp in het bloed terechtkomen, daalt de immuniteit en is er een hoog risico van infectie.

Oorzaken van leukemie

Sommige oorzaken van leukemie zijn bekend, maar veel gevallen zijn onverklaarbaar. Soms is er een genetische aanleg die wordt aangewakkerd door omgevingsfactoren, zoals een virusinfectie. Andere bekende oorzaken zijn: ioniserende straling, chemische stoffen en genetische factoren.

Ioniserende straling

Straling van, bijvoorbeeld, röntgenopnames en radioactieve isotopen veroorzaakt kwaadaardige veranderingen in de precursors van witte bloedcellen. Het DNA van de cellen kan beschadigd raken en sommige cellen sterven af, terwijl andere zich met abnormaal hoge snelheid vermenigvuldigen. Leukemie kan zich te allen tijde na bestraling ontwikkelen, zelfs na twintig jaar of langer.

Chemische stoffen

Sommige chemische stoffen, zoals benzeen, cytotoxische geneesmiddelen en asbest, veranderen het DNA van de voorloperbloedcellen in het beenmerg.

Genetische factoren

Identieke tweelingbroers of -zussen van leukemiepatiënten hebben een hoger dan normaal risico op de ziekte, hetgeen duidt op genetische factoren.

Soorten leukemie

Leukemie wordt geclassificeerd naar het soort betrokken cel, de rijpheid van de cellen en de snelheid waarmee de ziekte zich ontwikkelt (zie Fig. 4.3).

Acute leukemie

Deze vormen beginnen plotseling en tasten de slecht gedifferentieerde, onrijpe blasten (Fig. 4.3) aan. Het zijn agressieve tumoren, vooral bij oudere mensen. De snelle invasie van het beenmerg leidt in korte tijd tot beenmergfalen en mondt uit in anemie, bloedingen en verhoogd infectiegevaar. De slijmvliezen van de mond en het bovenste maag-darmkanaal worden hierdoor het vaakst getroffen.

Leukocytose is bij acute leukemie meestal aanwezig. Het beenmerg zit vol met grote hoeveelheden onrijpe en abnormale cellen.

Acute myeloïde leukemie

Acute myeloïde leukemie (AML) gaat gepaard met een proliferatie van myeloblasten (zie Fig. 4.3). AML komt vooral voor onder volwassenen van 25-60 jaar, waarbij het risico met de leeftijd toeneemt. Genezing, of ten minste langdurige remissie, is vaak mogelijk.

Acute lymfatische leukemie

Acute lymfatische leukemie (ALL) komt vooral voor bij kinderen. Zij hebben een betere prognose dan volwassenen, met tot 70% genezing. De verantwoordelijke cel is een primitieve B-lymfocyt.

Chronische leukemie

Deze aandoening is minder agressief dan de acute vormen en de leukocyten zijn meer gedifferentieerd, dat wil zeggen in de '-cytaire' fase (zie Fig. 4.3).

Leukocytose is een kenmerk van chronische leukemie; het beenmerg zit overvol met onrijpe en abnormale leukocyten, hoewel dit per vorm van de ziekte kan verschillen.

Chronische myeloïde leukemie

Chronische myeloïde leukemie (CML) komt op alle leeftijden voor. Hoewel hij geleidelijk begint, bereikt de ziekte bij de meeste patiënten uiteindelijk een snel progressief stadium dat op AML lijkt en dan fataal wordt, hoewel het zich soms tot ALL ontwikkelt met een betere prognose. Het wordt veroorzaakt door een afwijking van de chromosomen 22 en 9 (Philadelphia chromosoom). De patiënt overlijdt gewoonlijk binnen vijf jaar.

Chronische lymfoïde leukemie

Chronische lymfoïde leukemie (CLL) is een proliferatie van B-lymfocyten; het verloopt gewoonlijk minder agressief dan CML. De ziekte komt vooral voor bij ouderen. De progressie is traag en de overleving kan wel 25 jaar zijn.

● **TOETS**

8. Waarom wordt leukemie vaak in verband gebracht met anemie?

9. Welke aandoening wordt in verband gebracht met het Philadelphia chromosoom?

Hemorragische ziekten

Leerdoelen

Na lezing van deze paragraaf kan de lezer:

■ de voornaamste oorzaken en effecten van trombocytopenie identificeren

■ de relatie verklaren tussen vitamine-K-deficiëntie en stollingsstoornissen

■ de term 'gedissemineerde intravasculaire coagulatie' (consumptiecoagulopathie) verklaren, inclusief de voornaamste oorzaken

■ de fysiologische tekorten beschrijven die aanwezig zijn bij hemofilie.

Trombocytopenie

Deze wordt gedefinieerd als een trombocytentelling van minder dan 150×10^9/L (150.000/mm^3), maar spontane bloeding doet zich pas voor als het aantal daalt tot minder dan 30×10^9/L (30.000/mm^3). De oorzaak is een vertraagde trombocytenproductie of een versnelde afbraak.

Verlaagde trombocytenproductie

Dit is meestal het gevolg van een beenmergdeficiëntie; de productie van erytrocyten en leukocyten is dus ook verlaagd, waardoor pancytopenie ontstaat. Oorzaken zijn vaak:

● het verdringen van trombocyten uit het beenmerg bij beenmergziekten, bijv. leukemie, pernicieuze anemie, kwaadaardige tumoren

● ioniserende straling, bijvoorbeeld door röntgenfoto's of radioactieve isotopen, die de snel delende voorlopercellen in het beenmerg beschadigen

● geneesmiddelen die het beenmerg beschadigen, bijvoorbeeld cytotoxische middelen, chlooramfenicol, chloorpromazine, sulfonamides.

Verhoogde trombocytenafbraak

Een verlaagde trombocytentelling ontstaat als de trombocytenproductie geen gelijke tred houdt met de afbraak van beschadigde en versleten bloedplaatjes. Dit gebeurt bij consumptiecoagulopathie (DIC, zie hierna) en auto-immuuntrombocytopenische purpura.

Auto-immuuntrombocytopenische purpura

Deze aandoening, die meestal kinderen en jongvolwassenen treft, kan worden uitgelokt door een virusinfectie zoals mazelen. Er worden antitrombocytenantilichamen gevormd die de trombocyten omhullen, afbreken en uit de circulatie verwijderen. Een belangrijk kenmerk is de aanwezigheid van purpura: bloedingen in de huid die variëren van een speldenprik tot grote vlekken. De ernst van de ziekte varieert van milde bloeding naar de huid tot ernstige bloedingen. Bij een zeer lage trombocytentelling kan er sprake zijn van ernstige bloeduitstortingen, hematurie en gastro-intestinale of intracraniale bloedingen.

Vitamine-K-deficiëntie

De lever heeft vitamine K nodig voor de synthese van diverse stollingsfactoren. Een tekort kan dus leiden tot abnormale stolling.

Hemorragische ziekte van pasgeborenen

Pasgeboren baby's, vooral bij vroeggeboorte, hebben een beperkte opslag van vitamine K en dit kan leiden tot bloedingen in de eerste maanden van het leven. Bloedingen kunnen klein zijn, maar er kunnen ook ernstige bloedingen optreden die langer duren, bijv. in de hersenen.

Vitamine-K-deficiëntie bij volwassenen

Vitamine K is vetoplosbaar en het colon heeft galzouten nodig om het te kunnen absorberen. Een tekort kan ontstaan bij leverziekte, langdurige obstructie van de galwegen of een andere ziekte die gepaard gaat met beperkte vetabsorptie, bijvoorbeeld coeliakie (p. 360). Tekorten in de voeding zijn zeldzaam, omdat een toereikende voorraad van vitamine K meestal wordt gesynthetiseerd door bacteriën in de dikke darm. De deficiëntie kan echter ontstaan bij behandeling met geneesmiddelen die de darmen steriliseren.

Gedissemineerde intravasculaire coagulopathie

Bij gedissemineerde intravasculaire coagulopathie (DIC, ook: diffuse intravasale stolling of consumptiecoagulopathie) wordt het stollingssysteem binnen de bloedvaten verkeerd geactiveerd, waardoor intravasculaire proppen ontstaan en fibrine wordt afgezet in de weefsels. Het verbruik van stollingsfactoren en trombocyten veroorzaakt een voortdurende neiging tot bloeding. DIC is een veel voorkomende complicatie bij tal van andere stoornissen, zoals:

- ernstige infectie, zoals septikemie, als door gramnegatieve bacteriën endotoxinen worden afgegeven
- ernstig trauma
- voortijdige scheiding van placenta wanneer amnionvocht het maternale bloed binnendringt
- acute pancreatitis als spijsverteringsenzymen aan het bloed worden afgegeven
- kanker in een gevorderd stadium
- transfusie van een grote hoeveelheid bloed.

Congenitale (aangeboren) aandoeningen

Hemofilie

Hemofilie omvat een groep erfelijke stollingsstoornissen, overgedragen via het X-chromosoom (ze zijn dus geslachtsgebonden, zie p. 486). De afwijkende genen bevatten een code voor abnormale stollingsfactoren (stollingsfactoren VIII en IX) en als ze door een kind van het mannelijk geslacht worden geërfd, veroorzaken ze altijd hemofilie. Vrouwen die een kopie erven zijn dragers van de ziekte, maar als hun tweede X-chromosoom een kopie bevat van het normale gen, verloopt hun bloedstolling normaal. In principe kan een vrouw twee kopieën van het abnormale gen erven en hemofilie hebben, maar dat is uitzonderlijk.

Hemofiliepatiënten ervaren herhaalde episoden van ernstige en langdurige bloeding op willekeurige plaatsen, zelfs als er geen letsel is. Herhaalde bloedingen in gewrichten komen veel voor. Ze zijn zeer pijnlijk en leiden op den duur tot blijvende gewrichtsschade.. De ernst van de ziekte varieert. Bij milde vormen is de defecte factor slechts gedeeltelijk actief, in extreme vormen duurt het dagen of weken om een bloeding onder controle te krijgen.

De twee belangrijkste vormen van hemofilie verschillen alleen in de betrokken stollingsfactor; het klinische beeld is identiek:

- Hemofilie A – bij deze ziekte is factor VIII abnormaal en minder biologisch actief dan normaal
- Hemofilie B – komt minder vaak voor. Een tekort aan factor IX leidt tot een tekort aan tromboplastine (stollingsfactor III).

Ziekte van Von Willebrand

Bij deze ziekte leidt een tekort aan Von-Willebrandfactor tot lage gehalten van factor VIII; het is de meest voorkomende erfelijke bloedziekte. De overerving is niet geslachtsgebonden en de bloedingen als gevolg van beperkte stolling komen dus even vaak voor bij mannen als bij vrouwen. Vrouwen kunnen menorragieën vertonen.

> ● **TOETS**
>
> 10. Waarom leidt coeliakie soms tot langere stollingstijden?

Zelftest

Vul elk van de volgende beweringen in:

1. Hemoglobine (Hb) is een complex molecuul dat een pigmentgroep bevat, het _____ gedeelte, dat het bloed zijn rode kleur geeft. Elk Hb-molecuul bevat _____ atomen van het metaal _____, dat verantwoordelijk is voor het transport van moleculaire _____ naar de lichaamscellen. Een gemiddelde rode bloedcel bevat _____ miljoen moleculen van Hb. Wanneer Hb wordt afgebroken, wordt de pigmentgroep in de _____ afgebroken om het gekleurde afvalproduct _____ te produceren.

Kies één antwoord om elk van de volgende beweringen aan te vullen:

2. Gemiddelde overlevingsduur van erythrocyten in de bloedbaan: _____
   a. 6 dagen
   b. 6 maanden
   c. 3 weken
   d. 3 maanden.

3. Basofielen zijn structureel en functioneel vergelijkbaar met: _____
   a. Eosinofielen
   b. Mestcellen
   c. Macrofagen
   d. Bloedplaatjes.

4. Thalassemie wordt in verband gebracht met abnormaal:
   _____
   a. Fibrinogeen
   b. Plasmine
   c. Hemoglobine
   d. Lysosomale enzymen.

5. De volgende termen worden gebruikt om de rode bloedcellen te beschrijven. Koppel elke letter in lijst A aan het juiste nummer in lijst B:

Lijst A
   _____ (a) Normochromisch
   _____ (b) Normocytair
   _____ (c) Macrocytair
   _____ (d) Microcytair
   _____ (e) Hypochroom
   _____ (f) Megaloblastair

Lijst B
   1. Cel is groot en onvolwassen
   2. De cel is kleiner dan normaal
   3. Celkleur is normaal
   4. De cel is groter dan normaal
   5. Celgrootte is normaal
   6. Cel is bleker dan normaal

6. De volgende stoffen worden in verband gebracht met de fysiologie van het bloed. Koppel elke letter van lijst A aan het juiste nummer van lijst B:

Lijst A
   _____ (a) Fibrinogeen
   _____ (b) Creatinine
   _____ (c) Plasmine
   _____ (d) Serotonine
   _____ (e) Erytropoëtine
   _____ (f) Trombine
   _____ (g) Heparine
   _____ (h) Vitamine K
   _____ (i) Foliumzuur

Lijst B
   1. Vrijgemaakt door bloedplaatjes tijdens de stolling
   2. Anticoagulans die vrijkomt uit mestcellen
   3. Het meest voorkomende plasma-eiwit
   4. Noodzakelijk voor de synthese van rode bloedcellen
   5. Stimuleert de productie van rode bloedcellen
   6. Breekt stolsels af
   7. Noodzakelijk voor de productie van stollingsfactoren
   8. Afvalproduct van eiwitafbraak
   9. Enzym dat fibrine vrijgeeft

Ga naar http://evolve.elsevier.com/Waugh/anatomie/ voor meer zelftests over het onderwerp en die in dit hoofdstuk aan de orde zijn gekomen.

Het hartvaatstelsel

Het eerste deel van dit hoofdstuk beschrijft de structuur en de functie van het cardiovasculaire- of hartvaatstelsel (cardiovasculair van cardio = hart en vasculair = bloedvaten), dat bestaat uit het hart, een spierorgaan ter grootte van een vuist dat tussen de longen ligt, en een uitgebreid systeem van bloedvaten, dat het bloed door het hart naar alle lichaamsweefsels pompt. De gemiddelde volwassene draagt bijna 100.000 km aan bloedvaten in zich, meer dan genoeg om zich twee keer rond de evenaar te rekken, en het hart klopt gedurende een gemiddelde levenscyclus van 70 jaar meer dan twee en een half miljard keer. De cardiovasculaire functie neemt af met het ouder worden, zoals besproken op pagina 120. Hart- en vaatziekten komen in de meeste delen van de wereld veel voor en sommige veelvoorkomende aandoeningen aan het hartvaatstelsel worden besproken in de paragraaf over ziekten.

Het lymfoïde stelsel is nauw verbonden met het cardiovasculaire stelsel, zowel qua structuur als qua functie (zie Hoofdstuk 6).

Het hart pompt bloed naar twee anatomisch afzonderlijke bloedvatstelsels (Fig. 5.1):

- de longcirculatie (kleine circulatie)
- de lichaamscirculatie (grote circulatie).

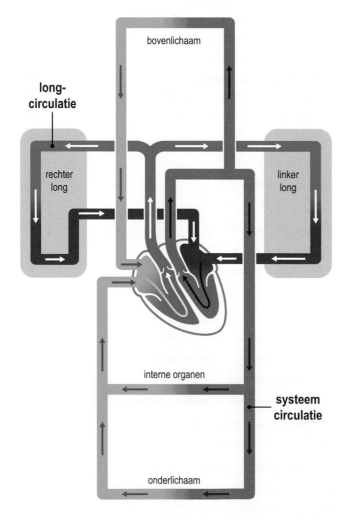

Figuur 5.1 De relatie tussen de longcirculatie en de lichaamscirculatie.

De rechterhelft van het hart pompt bloed naar de longen (longcirculatie), waar gasuitwisseling plaatsvindt; dat wil zeggen, het bloed verzamelt zuurstof uit de luchtzakjes en overtollig kooldioxide diffundeert in de luchtzakken voor uitademing. De linkerhelft van het hart pompt bloed naar de lichaamscirculatie, dat de rest van het lichaam voorziet. Afvalstoffen van de weefsels worden aan het bloed afgegeven voor excretie en lichaamscellen krijgen voedingsstoffen en zuurstof.

Het hartvaatstelsel zorgt voor een voortdurende bloedtoevoer naar alle lichaamscellen en past zich fysiologisch constant aan om een toereikende bloedtoevoer te handhaven. Als de toevoer van zuurstof en voedingsstoffen tekortschiet, ontstaat weefselschade en kunnen er cellen sterven.

Bloedvaten

Leerdoelen

Na lezing van deze paragraaf kan de lezer:

- de structuur en functies beschrijven van arteriën, venen en capillairen

- de relatie verklaren tussen de verschillende soorten bloedvaten

- de mechanismen verklaren waarmee de uitwisseling van voedingsstoffen, gassen en afvalproducten tussen het bloed en de weefsels plaatsvindt.

Bloedvaten hebben een verschillende structuur, omvang en functie. Arteriën (slagaders) en hun kleinere takken, arterioles, dragen bloed weg van het hart. Arterioles vertakken zich in enorme netwerken van capillairen (dunwandige haarvaten), die kleine uitwisselingsvaten zijn, waardoor voedingsstoffen, water en zuurstof in de weefsels kunnen circuleren en celafval, zoals kooldioxide, in de bloedbaan terechtkomt en afgevoerd wordt. De capillairen smelten samen tot kleine venulen, die op hun beurt weer samensmelten tot grote aders (venen), die het bloed terugvoeren naar het hart (Fig. 5.2). ▶ **5.1**

Hoewel de structuur van de wanden van slagaders en aders aanzienlijke verschillen vertoont die de verschillende functies weerspiegelen, bevatten beide drie lagen weefsel:

- Tunica adventitia, een buitenste laag van vezelig weefsel, die het bloedvat beschermt en ondersteunt.
- Tunica media, een middelste laag die variabele hoeveelheden glad spier en elastisch weefsel bevat.
- Tunica intima, oftewel endotheel, een gladde binnenlaag die slechts één cel dik is. Dit endotheel is de enige laag die aanwezig is in de capillaire wanden, die daardoor veel dunner zijn dan in de slagaders en aders.

Arteriën en arteriolen

Arteriële wanden zijn dikker dan veneuze wanden om de hogere druk van het bloed in het arteriële systeem te kunnen

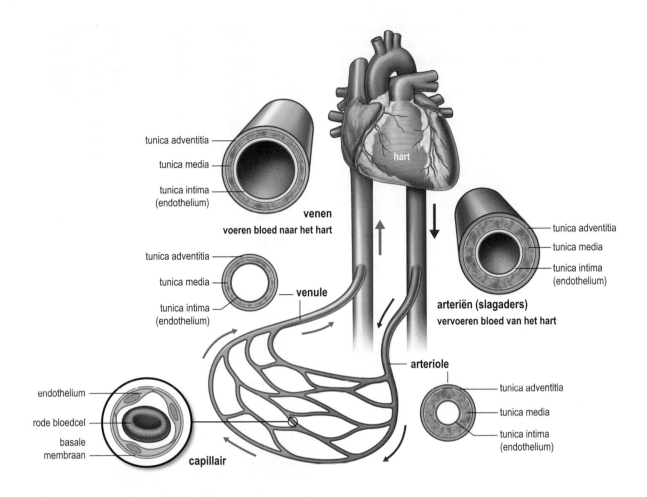

Figuur 5.2 De relatie tussen het hart en de verschillende soorten bloedvaten.

opvangen. De structuur van de arteriële wanden varieert, afhankelijk van hoe dicht de slagader bij het hart ligt. In de grootste slagaders (ook wel elastische arteriën genoemd) bevat de tunica media meer elastisch weefsel en minder glad spierweefsel. Daardoor kan de vaatwand uitrekken en de drukgolf absorberen die het hart veroorzaakt.

Deze verhouding verandert naarmate de slagaderen zich vertakken en kleiner worden, totdat in de arteriolen (de kleinste slagaderen) de tunica media bijna volledig uit glad spierweefsel bestaat. Zo kan de diameter van deze vaten, en dus de druk erin, precies worden gereguleerd. De systemische bloeddruk wordt voornamelijk bepaald door de weerstand van deze kleine slagaderen tegen de bloedstroom; daarom heten zij weerstandsvaten.

Anastomosen en eindarteriën

Anastomosen zijn slagaderen die de grote arteriën verbinden die een bepaald gebied verzorgen, bijv. de arteriële toevoer naar de handpalmen (p. 108), voetzolen, hersenen, gewrichten en in beperkte mate de hartspier. Als één van de slagaderen verstopt raakt, bieden de anastomosen een collaterale circulatie. Vooral wanneer de verstopping zich geleidelijk voordoet,

waardoor de anastomotische slagaderen kunnen verwijden, kan dat een adequate bloedtoevoer opleveren.

Een eindarterie is een slagader die de enige bron van bloedtoevoer naar een weefsel is, zoals de vertakkingen van de circulus arteriosus cerebri (cirkel van Willis) of de centrale slagader naar de retina van het oog. Bij verstopping van een eindarterie sterft het betroffen weefsel af, omdat er geen alternatieve bloedtoevoer is.

Capillairen en sinusoïden

De kleinste arteriolen vertakken zich in enorme aantallen minuscule vaten, de haarvaten of capillairen. Capillairwanden bestaan uit een laag endotheelcellen op een dun membraan, die doorlaatbaar is voor water en andere kleine moleculen. Bloedcellen en grote moleculen, zoals plasma-eiwitten, zijn normaal gesproken te groot om door te dringen. De capillairen vormen een groot netwerk van vaatjes die de kleinste arteriolen en venulen met elkaar verbinden. De capillaire diameter varieert van 3 – 4 μm (ongeveer de helft van de diameter van een rode bloedcel) tot ongeveer 170 μm in de lever, waar een snelle en uitgebreide uitwisseling van stoffen zeer belangrijk is om de lever in staat te stellen de samenstelling van het bloed dat er doorheen stroomt aan te passen. In het capillaire bed wisselt het bloed stoffen uit met het weefselvocht dat de lichaamscellen omgeeft en, met uitzondering van cellen op de huidoppervlakte en van het hoornvlies in het oog, liggen alle lichaamscellen dicht bij capillairen.

Op bepaalde plaatsen, zoals de lever en het beenmerg, zijn de capillairen aanzienlijk wijder en meer doorlatend dan normaal. Deze capillairen heten sinusoïden en omdat hun wanden onvolledig zijn, is hun lumen veel groter dan normaal. Bloed stroomt er langzamer en onder minder druk doorheen en kan alleen direct contact maken met de cellen buiten de sinosoïdale wand. Hierdoor is een veel snellere uitwisseling van stoffen mogelijk tussen het bloed en de weefsels. Dit is bijvoorbeeld handig in de lever, waar de samenstelling van het bloed wordt geregeld dat van het spijsverteringskanaal afkomstig is.

Capillaire refill-tijd

Als een plaats op de huid met een vinger stevig wordt ingedrukt, wordt de huidskleur wit omdat het bloed in de capillairen er door de vinger is uitgeknepen. In een normale situatie zal de capillaire refill minder dan 2 seconden moeten duren nadat de vinger de huid heeft losgelaten. De huid krijgt dan weer zijn roze kleur. Hoewel de test onbetrouwbare resultaten kan opleveren, vooral bij volwassenen, kan hij waardevol zijn bij kinderen: een vertraagde capillaire refill kan wijzen op slechte doorbloeding of uitdroging.

Venen en venulen

Capillairen komen samen tot kleine venulen. De bloeddruk in de capillaire bedden daalt aanzienlijk, zodat het bloed dat in het veneuze systeem terechtkomt, dit onder zeer lage druk doet. De veneuze wanden zijn daarom dunner dan de arteriële wanden, hoewel ze dezelfde drie lagen hebben.

Na een snijwond vallen de venen dicht, ofschoon de arteriën met hun dikkere wanden openblijven. Als een slagader wordt opengesneden, spuit het bloed er onder hoge druk uit, terwijl het uit een ader langzamer en gelijkmatiger stroomt.

Sommige venen hebben kleppen die voorkomen dat het bloed terugstroomt (Fig. 5.3). De kleppen bestaan uit plooien van de tunica intima, verstevigd met bindweefsel en hun klepbladen (slippen) zijn halvemaanvormig (semilunair), met de concave kant naar het hart. De venen in de ledematen hebben veel kleppen, vooral in de onderste ledematen waar het bloed een lange afstand moet afleggen tegen de zwaartekracht in. Ze zijn afwezig in zeer kleine en zeer grote aderen in de borstkas en het achterlijf. Kleppen en de skeletspierpomp (p. 95) zorgen voor een eenzijdige terugstroming naar het hart.

Venen heten capaciteitsvaten omdat ze rekbaar zijn en dus een groot deel van de bloedvoorraad kunnen bevatten. Op elk bepaald moment bevatten de venen twee derde van al het lichaamsbloed. Hierdoor kan het vaatstelsel (in zekere mate) plotselinge veranderingen in het bloedvolume opvangen, zoals bij een bloeding. De venen kunnen vernauwen en helpen zo een te plotselinge bloeddrukdaling te voorkomen.

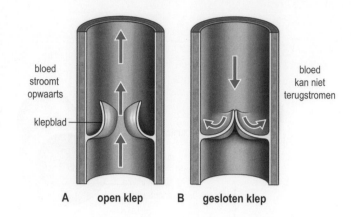

bloed stroomt opwaarts

klepblad

bloed kan niet terugstromen

A   open klep   B   gesloten klep

Figuur 5.3 Binnenkant van een ader. (A) De kleppen en klepbladen. (B) De richting van de bloedstroom door een klep.

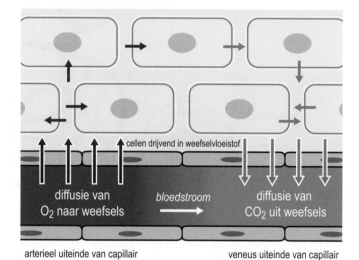

cellen drijvend in weefselvloeistof

diffusie van O_2 naar weefsels

bloedstroom

diffusie van CO_2 uit weefsels

arterieel uiteinde van capillair

veneus uiteinde van capillair

Figuur 5.4 De gasuitwisseling bij inwendige respiratie.

Bloedtoevoer

De bloedtoevoer naar de buitenste weefsellagen van dikwandige bloedvaten loopt via een netwerk van bloedvaten, de vasa vasorum. Dunwandige vaten en het endotheel van de andere vaten krijgen zuurstof en voeding door diffusie vanuit het bloed dat erdoor stroomt.

Capillaire uitwisseling

Uitwisseling van gassen

Interne respiratie (Fig. 5.4; zie ook p. 280) is het proces waarbij gassen worden uitgewisseld tussen capillair bloed en lokale lichaamscellen. Uitwisseling van gassen in de longen, door de capillaire wanden heen, heet externe respiratie.

Zuurstof wordt gebonden aan hemoglobine (p. 65) van de longen naar de weefsels vervoerd als oxyhemoglobine. Wanneer het bloed in de capillairen stroomt, met hun doorlaatbare wanden, diffundeert het volgens de drukgradiënt, van het zuurstofrijke arteriële bloed naar de weefsels die minder zuurstof bevatten doordat zij het constant verbruiken.

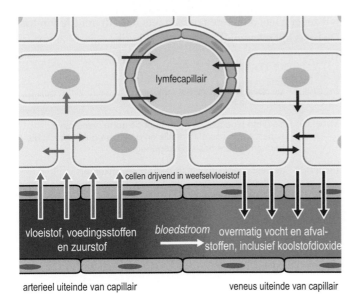

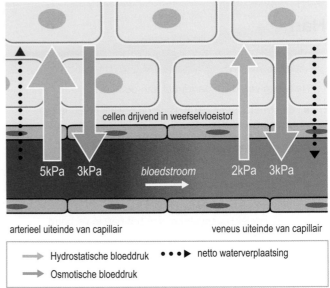

Figuur 5.5 Effect van capillaire drukkrachten op waterverplaatsing tussen capillairen en cellen.

Figuur 5.6 Diffusie van vocht, voedingsstoffen en afvalproducten tussen capillairen en cellen.

Oxyhemoglobine is een instabiele verbinding en valt gemakkelijk uiteen (dissociatie), zodat de zuurstof vrijkomt. Factoren die de dissociatie verhogen, worden op p. 66 besproken.

Koolstofdioxide is één van de afvalproducten van het celmetabolisme en het diffundeert in het bloed door de dunne capillaire wand volgens de drukgradiënt. Bloed vervoert koolstofdioxide op drie manieren naar de longen voor excretie:

- opgelost in het water van het bloedplasma – 7%
- in chemische combinatie met natrium in de vorm van natriumbicarbonaat – 70%
- in combinatie met hemoglobine – 23%.

Uitwisseling van andere stoffen

Alle lichaamscellen hebben voedingsstoffen nodig, met inbegrip van glucose, aminozuren, vetzuren, vitaminen en minerale zouten, die door het lichaam via het plasma getransporteerd worden. Zij diffunderen door de semipermeabele capillairwand naar de weefsels (Fig. 5.5). Water wisselt vrij van het plasma en weefselvloeistof door osmose. Diffusie en osmose worden beschreven op pagina 36.

Dynamiek van capillair vocht

De twee krachten die de algehele vochtbeweging door de capillairwand bepalen, zijn de hydrostatische druk (bloeddruk), die vocht uit de bloedbaan perst, en de osmotische druk van het bloed, die vocht aantrekt en in stand gehouden wordt door de aanwezige plasma-eiwitten, in het bijzonder albumine (Fig. 5.6).

Aan het arteriële uiteinde van een capillair is de hydrostatische druk ongeveer 5 kPa (35 mmHg) en is de osmotische tegendruk van het bloed 3 kPa (25 mmHg). De netto druk aan het arteriële uiteinde is dus een uitwendige druk van

2 kPa (15 mmHg) en dit drijft vloeistof uit de capillair en in de weefselruimtes. Dit netto vochtverlies uit de bloedstroom moet worden aangevuld, omdat elke dag meer dan 20 liter vocht uit de capillairen van het lichaam wordt gefilterd.

Aan het veneuze uiteinde van de capillair is de situatie omgekeerd. De bloedstroom is hier trager omdat de hydrostatische druk is gedaald tot slechts 2 kPa (15 mmHg). De osmotische druk, die nog steeds 3 kPa (25 mmHg) is, is nu hoger dan de hydrostatische druk en er stroomt dus vocht terug de capillair in.

Deze overdracht van stoffen, inclusief water, naar de weefselruimten is een dynamisch proces. Terwijl het bloed langzaam van het arteriële naar het veneuze uiteinde van het grote capillairennetwerk stroomt, verandert de samenstelling continu. Niet alle water en celafvalproducten keren terug naar de capillairen. Van de 24 liter vocht die dagelijks vanuit het bloed door de capillairwanden naar de intercellulaire ruimte stroomt, gaan aan het veneuze uiteinde slechts 21 liter terug de bloedstroom in. De resterende 3 liter stroomt de weefselruimte uit door minuscule lymfecapillairen, 'blind' beginnende buizen met een wand die lijkt op, maar permeabeler is dan die van bloedcapillairen (Fig. 5.5). Dit extra weefselvocht samen met een beetje celafval dringt deze lymfecapillairen binnen, waardoor lymfevloeistof ontstaat, dat uiteindelijk een weg terug naar de bloedstroom vindt (Hfdst. 6).

> ● **TOETS**
>
> 1. Geef een beschrijving van de drie lagen weefsel in de wanden van de arteriën en venen, en geef aan wat hun functies zijn.
>
> 2. Vergelijk de structuur en functie van capillairen en sinusoïden.

Hart

Leerdoelen

Na lezing van deze paragraaf kan de lezer:

- de structuur van het hart en de positie ervan in de thorax beschrijven

- de circulatie van het bloed door het hart en de bloedvaten van het lichaam beschrijven

- het geleidingssysteem van het hart afbakenen

- de elektrische activiteiten van het prikkelgeleidingssysteem van het hart in verband brengen met de hartcyclus

- de belangrijkste factoren beschrijven die de polsfrequentie en het hartminuutvolume bepalen.

Het hart is een kegelvormig, hol, gespierd orgaan. Het is ongeveer 10 cm lang en weegt bij vrouwen ongeveer 225 g en bij mannen ongeveer 310 g. Merkwaardig genoeg is de afgeplatte basis van het hart het bovenliggende oppervlak, met de puntige onderkant naar beneden en naar links.

Positie ▶ 5.2

Het hart ligt schuin in de thoraxholte (Fig. 5.7) in het mediastinum (de ruimte tussen de longen) ietwat aan de linkerkant van de borstkas. De hartpunt ligt ongeveer 9 cm links van de middellijn, ter hoogte van de vijfde intercostale ruimte, dat

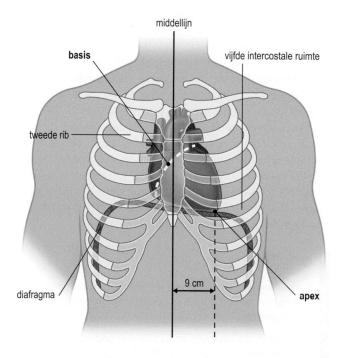

middellijn

basis

vijfde intercostale ruimte

tweede rib

9 cm

diafragma

apex

Figuur 5.7 Positie van het hart in de thorax.

wil zeggen iets onder de tepel en iets naar de middellijn toe. De basis ligt evenwijdig aan de tweede rib.

Organen rond het hart

Inferior – de apex, die rust op het centrum tendineum van het diafragma (Fig. 5.8).

Superior – de grote bloedvaten, met name de aorta, vena cava superior, truncus pulmonalis en de venae pulmonales, die het hart aan de basis binnendringen.

Posterior – de oesophagus (oesofagus) trachea, linker- en rechterstambronchus, aorta descendens, vena cava inferior en thoracale wervels.

Lateraal – de longen; de linkerlong overlapt de linkerkant van het hart.

Anterior – het sternum, de ribben en de intercostale spieren.

Structuur

De hartwand

De hartwand bestaat uit drie weefsellagen (Fig. 5.9A): pericard, myocard en endocard.

Pericard

Het pericard is de buitenste laag en bestaat uit twee zakjes. De buitenste zak (pericardium fibrosum) bestaat uit een stevige bindweefsellaag en de binnenste uit een dubbelbladige sereuze laag (pericardium serosum).

Het pericardium fibrosum is een voortzetting van de tunica adventitia van de grote bloedvaten erboven en is bevestigd aan het eronder gelegen diafragma. Door zijn bindweefselige en niet-elastische samenstelling beschermt en verhindert deze zak overdistensie van het hart.

De sereuze pericard is een membraan dat gevormd wordt door een enkele laag endotheelcellen, die over zichzelf heen gevouwen is zodat het een dubbel membraan vormt rond het hart, met een ingesloten ruimte tussen de lagen (Fig. 5.10). Een dergelijke structuur is ook te zien bij de longvliezen (pleurae) (zie Fig. 10.15).

De binnenlaag zit stevig vast aan het onderliggende myocardium en wordt het viscerale pericard genoemd. De buitenlaag is het pariëtale pericard, dat de binnenzijde van de pericardium fibrosum bekleedt. Er ligt ongeveer 20 mL lubricerende vloeistof, het pericardiale vocht, tussen de twee lagen, zodat het hart kan kloppen zonder tegen het fibreuze pericard te wrijven.

Myocard

Het myocard bestaat uit gespecialiseerd dwarsgestreept hartspierweefsel, dat alleen in het hart voorkomt (zie Fig. 5.9B). Het heeft strepen zoals de skeletspier, maar staat niet onder controle van het willekeurig zenuwstelsel. Elke vezel (cel) heeft een nucleus en een of meer vertakkingen. De uiteinden van de cellen en vertakkingen staan in nauw contact met de uiteinden en vertakkingen van omliggende cellen. Microscopisch zijn deze 'gewrichten' of intercalaire schijven dikkere,

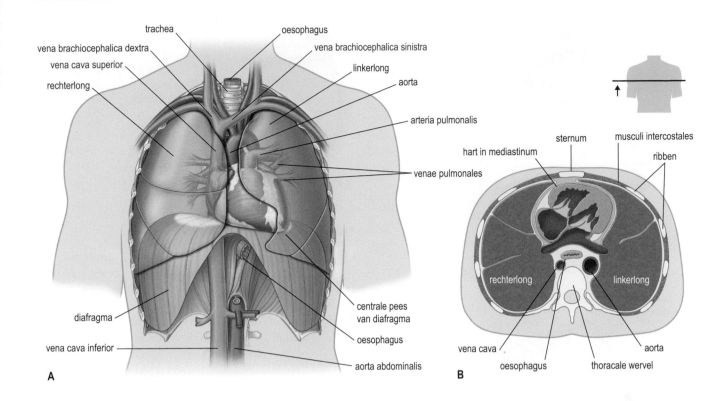

trachea
vena brachiocephalica dextra
vena cava superior
rechterlong
oesophagus
vena brachiocephalica sinistra
linkerlong
aorta
arteria pulmonalis
venae pulmonales
diafragma
centrale pees
van diafragma
oesophagus
vena cava inferior
aorta abdominalis

A

hart in mediastinum
sternum
musculi intercostales
ribben
rechterlong
linkerlong
vena cava
oesophagus
thoracale wervel
aorta

B

Figuur 5.8 Organen rond het hart. (A) Van voren gezien. (B) Dwarsdoorsnede, van onderaf gezien.

donkerder lijnen dan de strepen. Daardoor heeft hartspier-weefsel eerder het uiterlijk van een 'blad' spierweefsel dan van een groot aantal individuele cellen. Omdat de vezels in elkaar overlopen, heeft niet elke vezel een eigen zenuwtoe-voer nodig. Een impuls verspreidt zich van cel naar cel via de vertakkingen en de intercalaire schijven over het hele 'blad' van spierweefsel, en doet dit samentrekken. Dankzij deze 'blad'-structuur kan het hele hart op een gecoördineerde en efficiënte manier samentrekken.

Door het myocard strekt zich ook het netwerk van gespe-cialiseerde geleidende vezels uit, die verantwoordelijk zijn voor transmissie van de elektrische signalen van het hart. Het myocard is het dikst bij de hartpunt en wordt naar de basis toe dunner (Fig. 5.11). De wand van de linkerventrikel is dikker dan de rechter omdat deze het bloed rond het li-chaam moet pompen, terwijl de rechterventrikel het bloed, onder lage druk, alleen naar de longen pompt.

Gespecialiseerde spiercellen aan de wand van het atrium scheiden atriale natriuretische peptide uit (ANP, p. 247).

Vezelweefsels in het hart

Het myocard wordt ondersteund door een netwerk van kleine vezels in de hele hartspier. Dit is het fibreus skelet van het hart. Verder worden de atria en ventrikels geschei-den door bindweefselringen die geen elektrische prikkels geleiden. Een elektrische prikkel die over de atriumspier trekt, kan de ventrikels alleen bereiken via het prikkelgelei-dingssysteem dat de fibreuze bindweefselring tussen de atria en ventrikels overbrugt (Fig. 5.16).

Endocard

Deze dunne, gladde membraan bedekt de kamers en klep-pen van het hart en maakt een soepele doorstroming van bloed mogelijk. Het bestaat uit platte endotheelcellen en is een voortzetting van het endotheel in bloedvaten.

Binnenkant van het hart ▶ 5.3, 5.4, 5.5

Het hart wordt in een rechter- en linkerhelft verdeeld door het septum (Fig. 5.11), een tussenschot van myocard dat met endocard bedekt is. Het interatriale septum sluit zich na de geboorte, zodat het bloed niet langer van de ene harthelft naar de andere kan oversteken. Elke harthelft wordt door een atrioventriculaire klep verdeeld in het bovenste atrium en de ventrikel daaronder; (Fig. 5.12A). Deze kleppen bestaan uit dubbele endocardplooien, versterkt door fibreus weef-sel. De rechter atrioventriculaire klep (de tricuspidalisklep) heeft drie klepbladen, de linker atrioventriculaire klep (de mitralisklep) heeft er twee. Het bloed stroomt in het hart in één richting: het komt het hart binnen via de atria en stroomt naar de ventrikels.

De atrioventriculaire kleppen openen en sluiten zich passief, in overeenstemming met de drukverschillen in de kamers (Fig. 5.12B en C). Ze openen zich als de druk in de atria groter is dan in de ventrikels. Tijdens de ventriculaire systole (contractie) wordt de druk in de ventrikels hoger dan in de atria en sluiten de kleppen zich, zodat het bloed niet kan terugstromen.

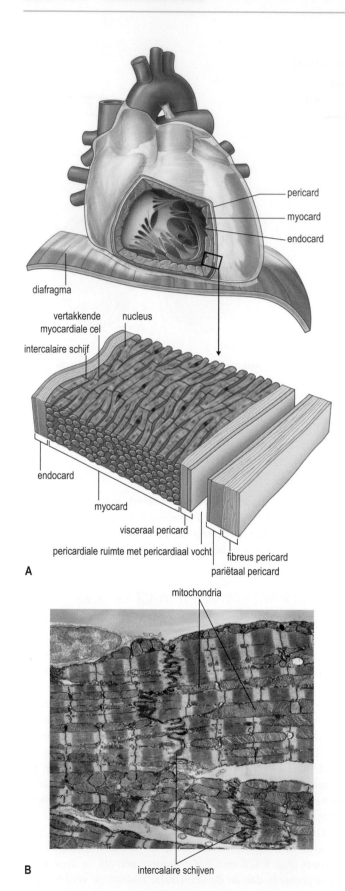

A

B

Figuur 5.9 Weefsels van de hartwand. (A) Lagen van de hartwand: endocard, myocard en pericard. (B) Gekleurde electronenmicrografie van hartspierweefsel. (Thomas Deerinck, NCMIR/Science Photo Library. Gereproduceerd met toestemming.)

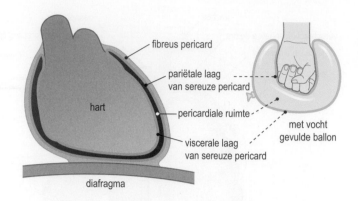

Figuur 5.10 Membranen die het hart omsluiten.

De chordae tendineae (Fig. 5.12D) zijn inelastische peesdraden die voorkomen dat de kleppen doorbuigen naar boven, het atrium in. Ze zetten de onderkant van de klepbladen vast aan de musculi papillares. De musculi papillares, de kleine uitstulpingen van het myocardium, verankeren de chordae tendineae stevig aan de ventriculaire wand.

Bloedstroom door het hart

De twee grootste venen, de vena cava superior en vena cava inferior (bovenste en onderste holle ader) (Fig. 5.13), monden uit in het rechteratrium. Dit bloed stroomt door de tricuspidalisklep (valva atrioventricularis dextra) naar het rechterventrikel en wordt verder gepompt naar de truncus pulmonalis. De opening van deze slagader wordt beschermd door de valva trunci pulmonalis (pulmonalisklep), die wordt gevormd door drie halvemaanvormige klepbladen (semilunaire kleppen) (Fig. 5.14). Deze klep voorkomt dat het bloed terugstroomt naar de rechterventrikel als deze zich ontspant.

De truncus pulmonalis vertakt zich in de arteria pulmonalis dextra en sinistra, die het zuurstofarme bloed naar de longen vervoeren. Daar vindt de gasuitwisseling plaats: koolstofdioxide gaat naar de alveolen en zuurstof gaat naar het bloed.

Twee venae pulmonales per long vervoeren zuurstofrijk bloed terug naar het linkeratrium. Vervolgens loopt het bloed door de mitralisklep (valva atrioventricularis sinistra) naar de linkerventrikel en deze pompt het de aorta in, de eerste slagader van de lichaamscirculatie. De aorta-opening wordt beschermd door de aortaklep, gevormd door drie halvemaanvormige klepbladen (Fig. 5.14), die voorkomt dat het bloed terugstroomt naar de linker hartkamer aan het einde van elke samentrekking.

Het bloed gaat zodoende van rechts naar links van het hart via de longen, ofwel de pulmonale (long) circulatie (zie Fig. 5.1). Hierbij moet worden opgemerkt dat beide atria gelijktijdig samentrekken, en dat daarna beide ventrikels eveneens tegelijkertijd samentrekken.

De spierlaag van de atriumwanden is dunner dan die van de ventrikelwanden (Fig. 5.11). Dat stemt overeen met het werk dat ze verrichten. De atria pompen het bloed alleen door de atrioventriculaire kleppen naar de ventrikels en worden daarbij aanzienlijk geholpen door de zwaartekracht, terwijl de krachtiger ventrikels het bloed naar de longen en in het lichaam rondpompen.

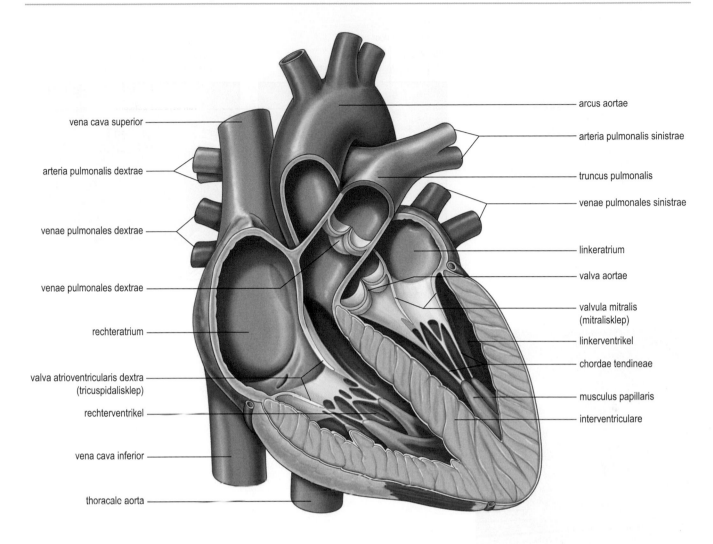

vena cava superior

arteria pulmonalis dextrae

venae pulmonales dextrae

venae pulmonales dextrae

rechteratrium

valva atrioventricularis dextra
(tricuspidalisklep)

rechterventrikel

vena cava inferior

thoracalc aorta

arcus aortae

arteria pulmonalis sinistrae

truncus pulmonalis

venae pulmonales sinistrae

linkeratrium

valva aortae

valvula mitralis
(mitralisklep)

linkerventrikel

chordae tendineae

musculus papillaris

interventriculare

Figuur 5.11 Binnenzijde van het hart.

Bloedtoevoer naar het hart (coronaircirculatie)

Arteriële toevoer

Het hart zelf wordt van arterieel bloed voorzien door de rechter en de linker kransslagader (arteria coronaria dextra en sinistra), die zich vanuit de aorta direct distaal van de aortaklep vertakken (Fig. 5.15; zie ook 5.14). De kransslagaderen krijgen ongeveer 5% van het bloed uit het hart, hoewel het hart niet meer dan ongeveer 0,5% van het lichaamsgewicht is. De onevenredig ruime bloedtoevoer, waarvan het meeste naar de linkerventrikel gaat, markeert het belang van het hart voor de lichaamsfunctie. De kransslagaderen vertakken door het hele hart en vormen uiteindelijk een groot netwerk van capillairen.

Veneuze afvoer

Het veneuze bloed van het hart wordt grotendeels verzameld in diverse hartvenen die bijeenkomen in de sinus coronari-

us, die in het rechteratrium uitmondt. De rest stroomt door kleine veneuze kanalen direct naar de hartkamers.

Prikkelgeleidingssysteem van het hart ▶ 5.6, 5.7

Het hart heeft een eigenschap die autoritmiciteit heet, wat betekent dat het hart zijn eigen elektrische impulsen opwekt en samentrekt zonder tussenkomst van zenuw- of hormonale signalen. Dit betekent dat het niet afhankelijk is van externe mechanismen om een hartslag te activeren. Maar het hart wordt gevoed met sympathische en parasympathische zenuwvezels, die de intrinsieke hartslag versnellen of afremmen. Verder reageert het hart op een aantal hormonen in circulatie, zoals adrenaline (epinefrine) en thuroxine.

Kleine groepen van gespecialiseerde neuromusculaire cellen in het myocard initiëren en geleiden impulsen, zodat de hartspier gecoördineerd en synchroon samentrekt (Fig. 5.16).

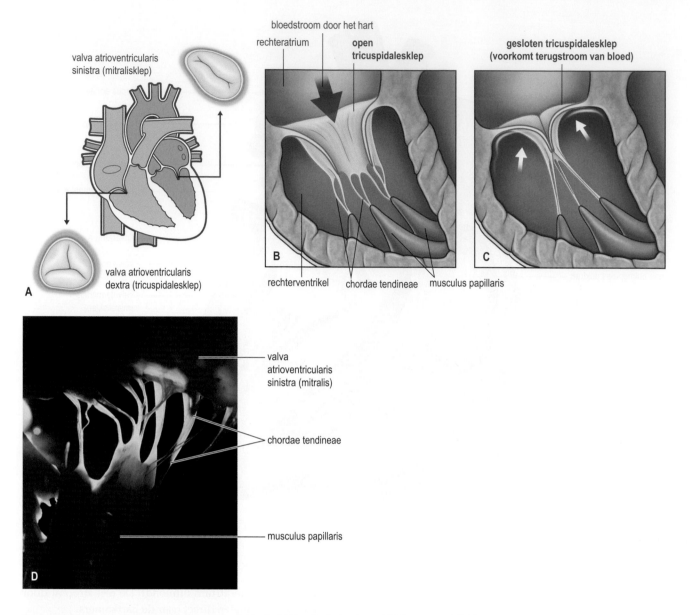

Figuur 5.12 De linker atrioventriculaire (mitralisklep). (A) Positie in het hart. (B) Klep open. (C) Klep gesloten. (D) Foto van de chordae tendineae. (D, Philippe Plailly/ Science Photo Library. Gereproduceerd met toestemming.)

Sinusknoop

Sino-atriale knoop (SA-knoop) is een klein klompje van gespecialiseerde cellen dat in de wand van het rechteratrium ligt, nabij de opening van de vena cava superior (Fig. 5.16).

De sino-atriale cellen genereren deze reguliere impulsen, omdat ze elektrisch instabiel zijn. Deze instabiliteit zorgt ervoor dat ze regelmatig ontladen (depolariseren), gewoonlijk 60 tot 90 maal per minuut. Deze depolarisatie wordt gevolgd door herstel (repolarisatie), maar nagenoeg onmiddellijk zullen ze weer ontladen vanwege de instabiliteit. Aangezien de sinusknoop sneller ontlaadt dan andere delen van het hart, bepaalt het gewoonlijk de hartslag en heet daarom de primaire pacemaker van het hart. Activering van de sinusknoop zorgt voor atriumcontractie.

De impuls van de SA-knoop komt ongeveer 0,1 seconde later bij de atrioventriculaire knoop aan. Dit is de enige verbindingsweg tussen de atria en de ventrikels vanwege de ring van fibreus niet-geleidend weefsel dat de bovenste en onderste delen van het hart scheidt.

Atrioventriculaire knoop

De AV (atrioventriculaire) knoop is een klompje neuromusculaire cellen dat in de wand van het atriumseptum ligt, nabij de atrioventriculaire kleppen (Fig. 5.16). Gewoonlijk zorgt de AV-knoop alleen voor doorgifte van de elektrische signalen van de atria naar de ventrikels. Er zit enige vertraging tussen; het elektrische signaal komt 0,1 tot 0,2 seconde later in de ventrikels aan. Hierdoor kunnen de atria eerst hun contractie afronden voordat de ventrikels ermee beginnen.

De AV-knoop fungeert tevens als secundaire pacemaker, die de rol van de sinusknoop overneemt als er problemen zijn met

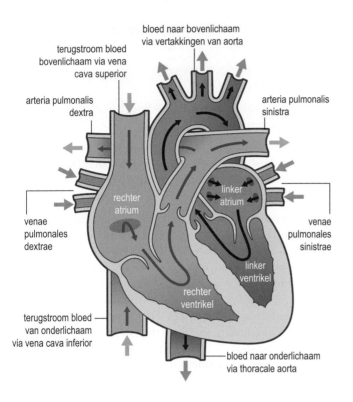

Figuur 5.13 Richting van de bloedstroom door het hart.

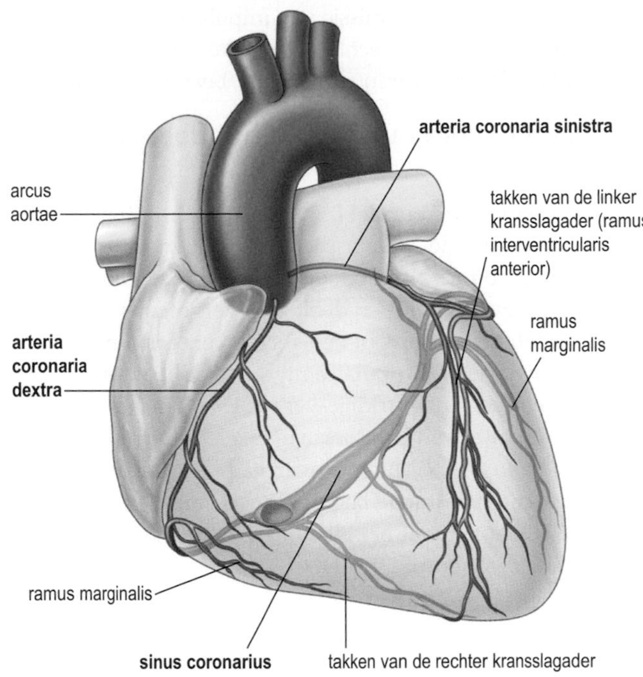

arteria coronaria sinistra

arcus aortae

arteria coronaria dextra

takken van de linker kransslagader (ramus interventricularis anterior)

ramus marginalis

ramus marginalis

sinus coronarius   takken van de rechter kransslagader

Figuur 5.15 De kransslagaderen.

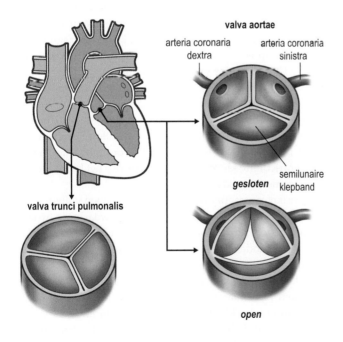

Figuur 5.14 Structuur van de aorta- en longkleppen.

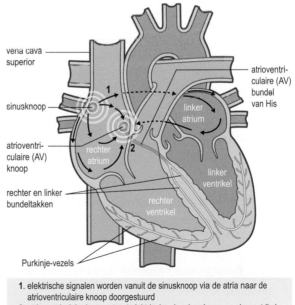

1. elektrische signalen worden vanuit de sinusknoop via de atria naar de atrioventriculaire knoop doorgestuurd
2. atrioventriculaire knoop stuurt elektrische signalen door naar de ventrikels

Figuur 5.16 Het prikkelgeleidingssysteem van het hart.

die knoop of met de transmissie van impulsen vanuit de atria. De intrinsieke snelheid is echter trager dan die van de sinusknoop (40-60 slagen per minuut, of bpm, 'beats per minute')

Atrioventriculaire bundel (AV-bundel of bundel van His)

De atrioventriculaire bundel (AV-bundel of bundel van His) zijn gespecialiseerde vezels die ontspringen aan de AV-knoop. De AV-bundel loopt door de vezelige ring die de atria van de ventrikels scheidt en deelt zich vervolgens bovenaan het ventriculaire septum in een rechter en een linker bundeltak. Binnen het ventriculaire myocard splitsen de takken zich in fijne vezels, de Purkinje-vezels. Het complex van AV-bundel, bundeltakken en Purkinje-vezels stuurt elektrische prikkels vanuit de AV-knoop over naar de hartpunt, waar de ventriculaire contractie begint als een golf die omhoog en naar buiten loopt, zodat het bloed naar de truncus pulmonalis en de aorta gepompt wordt.

Zenuwtoevoer naar het hart

Zoals eerder vermeld, wordt het hart beïnvloed door het autonome (sympathische en parasympathische) zenuwstelsel. Deze autonome zenuwen hebben hun oorsprong in het cardiovasculaire centrum in de medulla oblongata.

De parasympathische nervus vagus innerveert voornamelijk de sinusknoop en de AV-knoop en het myocard van de atria. Vagale stimulatie vertraagt de snelheid van het activeren van de sinusknoop en dus de snelheid en kracht van de hartslag.

Sympathische zenuwen innerveren de sinusknoop en de AV-knoop en het myocard en stimulatie verhoogt de snelheid en kracht van de hartslag.

Factoren die de hartslag beïnvloeden

De belangrijkste factoren staan vermeld in Kader 5.1 en worden nader besproken op p. 95.

Hartcyclus

In een rustsituatie zal een gezond volwassen hart waarschijnlijk 60-90 maal per minuut slaan (bpm). Tijdens elke hart-cyclus (Fig. 5.17) trekt het hart samen (systole) en ontspant zich weer (diastole).

Fasen in de hartcyclus

Bij een aantal van bijvoorbeeld 74 bpm duurt elke cyclus ongeveer 0,8 seconde en bestaat uit:

- atriale systole – samentrekking van de atria
- ventriculaire systole – samentrekking van de ventrikels
- complete cardiale diastole – ontspanning van de atria en de ventrikels.

Het maakt voor de beschrijving niet uit bij welke fase wordt begonnen. Voor het gemak kiezen we de periode waarin de atria zich vullen.

De atria vullen zich voortdurend met bloed uit de bovenste en onderste venae cavae (in het rechteratrium) en de venae pulmonales (in het linkeratrium). Als de druk in de atria stijgt, gaan de atrioventriculaire kleppen open en stroomt het bloed passief door naar de ventrikels, geholpen door de zwaartekracht als de thorax rechtop staat. Tot 70% van de ventriculaire vulling kan zonder enige atriumcontractie worden bereikt.

De sinusknoop veroorzaakt een contractiegolf over het myocard van beide atria, zodat de atria leegstromen en de ventriculaire vulling wordt voltooid (atriale systole 0,1 seconde; Fig. 5.17A). Wanneer de elektrische impuls de AV-knoop bereikt, wordt zij vertraagd. Het mechanische resultaat van de atriumstimulatie, de atriumcontractie, loopt een fractie van een seconde achter bij de elektrische activiteit en zo kunnen de atria volledig leeglopen in de ventrikels, voordat die zich samenspannen. Na deze korte vertraging geeft de AV-knoop een eigen elektrische impuls af, die zich snel over de ventrikelspier verspreidt via de AV-bundel, de bundeltakken en de Purkinje-vezels. De samentrekking loopt als een golf vanuit de apex van het hart door de wanden van beide ventrikels omhoog en stuwt het bloed naar de truncus pulmonalis en de aorta (ventriculaire systole 0,3 seconde; Fig. 5.17B). De druk in de ventrikels tijdens de contractie duwt de atrioventriculaire kleppen dicht, waardoor het bloed niet kan terugstromen naar de atria.

Ventrikelcontractie wordt gevolgd door een volledige cardiale diastole, die 0,4 seconde duurt en waarin de atria en ventrikels zich ontspannen. Het myocard herstelt zich, klaar voor de volgende hartslag, en de atria vullen zich weer, klaar voor de volgende cyclus (Fig. 5.17C).

De kleppen van het hart en die van de grote vaten openen en sluiten zich naar gelang de druk in de hartkamers. De atrioventriculaire kleppen gaan open gedurende de vulling en systole van de atria, omdat de druk in de atria hoger is dan in de ventrikels. Als de ventrikelspier samentrekt, neemt de ventriculaire druk snel toe; zodra deze hoger is dan in de atria, sluiten de atrioventriculaire kleppen. Zodra de ventriculaire druk hoger is dan die in de truncus pulmonalis en in de aorta, openen de pulmonalis- en aortakleppen zich en stroomt het bloed deze vaten in. Wanneer de ventrikels zich ontspannen en de druk erin daalt, draait het proces om.

Kader 5.1 Belangrijkste invloeden op de hartfrequentie

- Autonome activiteit
- Hormonen in de circulatie
- Activiteit en lichaamsbeweging
- Geslacht
- Leeftijd
- Temperatuur
- Baroreceptorreflex
- Emotionele toestand

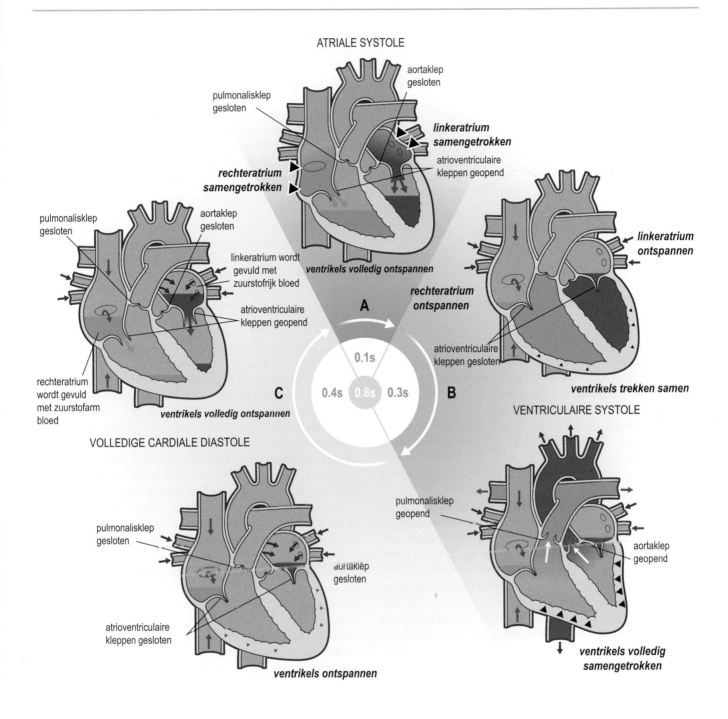

Figuur 5.17 De hartcyclus.

Eerst sluiten de pulmonalis- en aortakleppen zich, vervolgens gaan de AV-kleppen open en begint de cyclus opnieuw. Deze cyclus van zich openende en sluitende kleppen zorgt ervoor dat het bloed maar één richting uit kan.

Hartgeluiden

Als het oor of het diafragma van een stethoscoop iets onder de linkertepel op de thoraxwand wordt geplaatst, is het hart te horen, op de apex van het hart.

Er zijn vier hartgeluiden, die elk overeenstemmen met een bepaalde gebeurtenis in de hartcyclus. De eerste twee zijn het duidelijkst herkenbaar en door een stethoscoop klinken ze als 'lub-dup'. Het eerste geluid, 'lub', is luider en is het gevolg van het sluiten van de atrioventriculaire kleppen. Dit komt overeen met het begin van de ventriculaire systole. Het tweede geluid, 'dub', is zachter en is het gevolg van het sluiten van de aorta- en pulmonaliskleppen. Dit is de ventriculaire diastole.

Elektrische activiteit in het hart ▶ 5.8

De lichaamsweefsels en het lichaamsvocht geleiden elektriciteit goed, zodat de elektrische activiteit van het hart

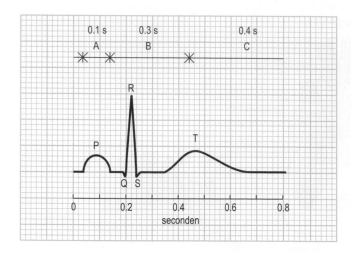

Figuur 5.18 Elektrocardiogram van een hartcyclus. (A), (B), en (C) komen overeen met de fasen van de hartcyclus in Fig. 5.17

aan de huidoppervlakte geregistreerd kan worden via elektroden die op de ledematen en/of de borst zijn aangebracht. Deze registratie, die elektrocardiogram (ECG) heet, geeft de elektrische signalen weer die door de sinusknoop zijn gegenereerd tijdens de geleiding door de atria, de AV-knoop en de ventrikels. Op een normaal ECG staan vijf golven, P, Q, R, S en T (Fig. 5.18). De P-golf toont de impuls uit de sinusknoop die over de atria loopt (atriale depolarisatie).

Het QRS-complex geeft de snelle verspreiding van de impuls weer vanuit de AV-knoop door de AV-bundel en de Purkinje-vezels, en de elektrische activiteit van de ventrikelspier (ventriculaire depolarisatie). Er is een vertraging tussen de voltooiing van de P-golf en het begin van het QRS-complex. Dit vertegenwoordigt de geleiding van de impuls door AV-knoop, die veel langzamer is dan de geleiding elders in het hart, zodat de atriale contractie volledig afgerond kan worden, voordat de ventriculaire contractie begint.

De T-golf geeft de ontspanning van de ventrikelspier weer (ventriculaire repolarisatie). Atriale repolarisatie gebeurt tijdens de ventriculaire contractie en wordt niet gezien vanwege het grotere QRS-complex.

De golfpatronen, het tijdsinterval tussen de cycli en de delen van de cycli verschaffen informatie over de toestand van het myocard en het cardiale geleidingssysteem.

Het hierboven beschreven en in Fig. 5.18 weergegeven ECG geeft het normale hartritme weer dat in de SA-knoop begint, en wordt dus sinusritme genoemd. Normaal gesproken valt de hartslag ergens tussen 60 en 90 bpm. Een hartslag boven 100 bpm heet tachycardie, en onder 60 bpm is bradycardie.

Het ECG is een belangrijk klinisch instrument dat, wanneer het correct wordt afgelezen, de onregelmatigheden in de geleiding, lokalisering van de ischemische myocard en nodale storingen nauwkeurig kan aangeven.

Hartminuutvolume (hartdebiet of cardiac output)

Het hartminuutvolume (HMV) is de hoeveelheid bloed die per minuut door elk ventrikel wordt uitgestoten. De hoeveelheid die elk ventrikel bij elke contractie uitstoot, is het slagvolume. Het HMV wordt weergegeven in liters per minuut (L/min) en is gelijk aan het slagvolume vermenigvuldigd met de hartfrequentie (in slagen per minuut):

> Hartminuutvolume = slagvolume × hartfrequentie

Een gezonde volwassene heeft in rust een slagvolume van ongeveer 70 mL, en als de hartfrequentie 72/min. is, is zijn HMV 5 L/min. Bij inspanning kan dit hartdebiet sterk stijgen, tot wel 25 L/min en bij atleten 35 L/min. Deze stijging bij inspanning heet de hartreserve. Factoren die van invloed zijn op het hartminuutvolume worden vermeld in Kader 5.2.

Slagvolume

Het slagvolume wordt bepaald door het bloedvolume in de ventrikels vlak voor de contractie, dat wil zeggen het ventriculaire einddiastolische volume (VEDV) of de voorbelasting. Het VEDV is afhankelijk van de hoeveelheid bloed die de vena cava superior en inferior naar het hart terugvoeren (veneus aanbod of veneuze retour). Een verhoogde voorbelasting leidt tot een sterkere myocardcontractie, en meer bloed wordt afgevoerd, waardoor het slagvolume en hartminuutvolume toenemen. Zodoende pompt het hart, binnen de fysiologische limieten, altijd al het bloed uit dat het ontvangt, zodat het hartminuutvolume aangepast kan worden aan de behoeften van het lichaam. De capaciteit om het slagvolume te verhogen bij een toenemende voorbelasting is eindig, en als de limiet is bereikt, dat wil zeggen als het veneuze aanbod groter is dan het hartminuutvolume (ofwel er arriveert meer bloed in de atria dan de ventrikels kunnen uitpompen), daalt het hartminuutvolume en begint het hartfalen. Andere factoren die de kracht en de mate van myocardcontractie verhogen, zijn: een verhoogde sympathische zenuwactiviteit en circulerende hormonen, bijv. adrenaline (epinefrine), noradrenaline (norepinefrine) en thyroxine.

Kader 5.2 Samenvatting van factoren van invloed op het hartminuutvolume

> Hartminuutvolume = slagvolume × hartfrequentie.

Factoren van invloed op slagvolume:
- Ventriculair einddiastolisch volume (VEDV – voorbelasting)
- Veneus aanbod:
  - Positie van het lichaam
  - Skeletspierpomp
  - Respiratoire pomp
- Kracht van de hartspiercontractie
- Bloedvolume.

Arteriële bloeddruk (perifere weerstand)

Deze beïnvloedt het slagvolume door weerstand te bieden tegen het bloed dat vanuit de ventrikels naar de grote arteriën wordt gepompt. Deze weerstand (soms nabelasting genoemd) wordt bepaald door de rekbaarheid of elasticiteit van de grote arteriën en de perifere weerstand van arteriolen (p. 96). Een hogere nabelasting verhoogt de werkbelasting van de ventrikels, omdat de druk wordt verhoogd waartegen ze moeten pompen. Dit kan in feite het slagvolume reduceren, als de systemische bloeddruk aanzienlijk hoger wordt dan normaal.

Bloedvolume

Dit wordt gewoonlijk door de nieren constant gehouden. Als het bloedvolume daalt, bijv. door een plotselinge bloeding, kan dit ervoor zorgen dat het slagvolume, het hartminuutvolume en het veneuze aanbod daalt. Maar de compenserende mechanismen van het lichaam zullen deze waarden weer normaliseren, tenzij het bloedverlies te plotseling of te ernstig is voor compensatie (zie Shock, p. 122).

Veneus aanbod

Het veneus aanbod is de belangrijkste determinant van het hartminuutvolume. Het hart pompt normaal gesproken al het bloed uit dat het ontvangt. De systemische veneuze druk is veel lager dan de arteriële druk, omdat de drukgolf van het hart verloren gaat als het bloed bij lage druk door de capillairen stroomt. Het bloed keert terug naar het hart, geholpen door veneuze kleppen, ondanks de weerstand van de zwaartekracht, maar geholpen door de samentrekking van de skeletspieren en de respiratoire pomp.

Invloed van de zwaartekracht

De zwaartekracht biedt weerstand tegen het veneuze aanbod uit het onderlichaam, het stelsel onder het niveau van het hart, wanneer het lichaam rechtop staat. Dit kan leiden tot het verzamelen van bloed in de onderste ledematen. Liggen en/of het verhogen van de voeten verbeteren de bloedstroom terug naar het hart.

Spiercontractie

De skeletspieren die de diepe venen omgeven, drukken deze samen waardoor het bloed naar het hart wordt gestuwd. In de benen heet dit de skeletspierpomp (Fig. 5.19). Het dragen van steunkousen en het doen van oefeningen tijdens lange vluchten of tijdens periodes van immobiliteit bevordert de werking van de skeletspierpomp, helpt het veneuze aanbod en vermindert het risico dat het bloed in de benen gaat samenklonteren.

Respiratoire pomp

Tijdens de inademing creëert de uitzetting van de borstkas een onderdruk in de thorax, wat de bloedstroom naar het hart vanuit het hoofd en de armen bevordert.

Hartfrequentie

De hartfrequentie is een doorslaggevende factor van het hartminuutvolume. Als de hartfrequentie stijgt, neemt het

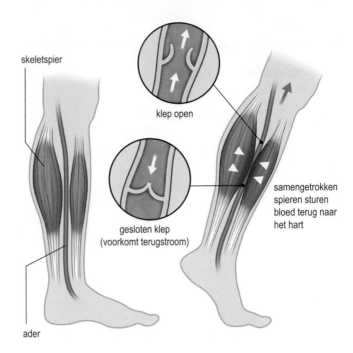

Figuur 5.19 De skeletspierpomp.

HMV toe en andersom. De belangrijkste invloeden op de hartfrequentie staan hier.

Autonoom zenuwstelsel

De intrinsieke snelheid van de hartfrequentie is een evenwicht tussen sympathische en parasympathische activiteit. Dit is de belangrijkste factor die van invloed is op de hartfrequentie. Sympathische activiteit van het zenuwstelsel verhoogt de hartslag, terwijl parasympathische activiteit het doet afnemen.

Stoffen in de circulatie

De hormonen adrenaline (epinefrine) en noradrenaline (norepinefrine), afgescheiden door het bijniermerg, hebben hetzelfde effect als sympathische stimulatie: ze verhogen de hartfrequentie. Andere hormonen, zoals thyroxine, verhogen de hartfrequentie. Hypoxie en een hoog gehalte koolstofdioxide, bijv. tijdens lichaamsbeweging, stimuleren de hartfrequentie. Verstoringen van de elektrolytenbalans kunnen ook van invloed zijn, hyperkaliëmie bijvoorbeeld onderdrukt de hartfunctie en leidt tot bradycardie. Sommige geneesmiddelen, zoals de bètareceptorantagonisten of bètablokkers (bijv. atenolol) tegen hypertensie, kunnen eveneens bradycardie veroorzaken.

Positie

Wanneer iemand rechtop staat is de hartfrequentie vaak hoger dan wanneer deze ligt.

Geslacht

De hartfrequentie is sneller bij vrouwen.

Leeftijd

Bij zuigelingen en jonge kinderen is de hartfrequentie sneller dan bij oudere kinderen en volwassenen.

Temperatuur

De hartfrequentie stijgt en daalt met de lichaamstemperatuur.

Baroreceptorreflex

Zie p. 98.

> ● **TOETS**
>
> 3. Beschrijf de ligging van het hart en de relatie met de omliggende structuren.
>
> 4. Wat is de functie van de sinusknoop en wat is het gevolg als deze niet goed functioneert?

Bloeddruk

Leerdoelen
Na lezing van deze paragraaf kan de lezer:
■ de term bloeddruk definiëren
■ de belangrijkste factoren beschrijven die de bloedvatdiameter regelen.
■ de belangrijkste factoren beschrijven die de bloeddruk beïnvloeden
■ de twee voornaamste mechanismen uitleggen die de bloeddruk regelen..

Bloeddruk is de kracht die het bloed uitoefent op de vaatwanden. Systemische arteriële bloeddruk handhaaft de essentiële bloedstroom in en uit de lichaamsorganen. Het is erg belangrijk dat de bloeddruk binnen normale grenzen blijft. Een te hoge bloeddruk kan de bloedvaten beschadigen, zodat er bloedingen ontstaan op plaatsen waar het vat is beschadigd. De bloedstroom door weefselbedden kan onvoldoende zijn als de bloeddruk te laag is. Dit is met name gevaarlijk voor essentiële organen zoals het hart, de hersenen of de nieren.

Tijdens de nachtrust is de bloeddruk meestal lager. Zij neemt met de leeftijd toe en is bij vrouwen vaak hoger.

Systolische en diastolische druk

Wanneer de linkerventrikel samentrekt en bloed in de aorta stuwt, stijgt de arteriële bloeddruk sterk en zorgt voor de systolische bloeddruk. Bij volwassenen is deze ongeveer 120 mmHg.

Bij de complete cardiale diastole, wanneer het hart rust tussen de hartslagen in, is de druk in de arteriën veel lager. Deze diastolische bloeddruk is bij een volwassene ongeveer 80. Terwijl de systolische druk de maximale druk weergeeft die wordt gegenereerd door de samentrekking van de linkerventrikel, geeft de diastolische bloeddruk de mate van vernauwing binnen het vasculaire systeem weer en heeft de neiging om minder te fluctueren dan de systolische

druk. Het verschil tussen de systolische en de diastolische bloeddruk is de polsdruk. Factoren die de systolische druk verhogen, bijv. een verhoogd hartminuutvolume, of die de bloedvaten minder snel doen reageren, verhogen de polsdruk. Verhoogde polsdruk wordt gezien bij oudere mensen met atherosclerose (p. 125) omdat hun bloedvaten stijf en minder meegaand zijn, zodat elke keer dat het hart klopt, de druk in het vasculaire systeem sterk stijgt.

De arteriële bloeddruk (BP) wordt gemeten met een sfygmomanometer en wordt vaak uitgedrukt als de systolische druk boven de diastolische druk.

$$BP = \frac{120}{80} \, mmHg$$

Relatie tussen druk, doorstroming en diameter van het bloedvat

Bloeddruk, doorbloeding en diameter van het bloedvat zijn allemaal zeer nauw met elkaar verbonden.

Tunica-media en bloedvatdiameter

De tunica-media van de grote arteriën bevatten veel elastisch weefsel, zodat ze bij elke hartslag gemakkelijk kunnen uitzetten en om de werklast van het hart tot een minimum te beperken. Wanneer de linkerventrikel bloed in de elastische aorta pompt, zet het bloedvat uit om het bloed op te vangen en krimpt daarna weer elastisch in. Hierdoor wordt het bloed voortgestuwd naar het arteriële systeem en ontstaat er een golfbeweging van uitzetting en inkrimping door de grote arteriën, waardoor de druk hoog blijft en het bloed naar voren beweegt. De tunica-media van de kleinste arteriën en hun takken, de arteriolen, bestaan daarentegen bijna volledig uit glad spierweefsel en bevatten veel minder elastisch weefsel. Autonome zenuwen innerveren de gladde spieren en besturen de diameter van bloedvaten, waardoor de doorbloeding en de bloeddruk wordt gereguleerd. Dit zijn de belangrijkste bloedvaten die de systemische bloeddruk bepalen en worden ook wel weerstandsvaten genoemd omdat ze de weerstand bepalen waartegen het hart moet pompen. Aders hebben slechts een kleine spier in hun wanden en deze trekt samen wanneer de bloeddruk daalt. Omdat het veneuze systeem het grootste deel van het lichaamsbloed bevat, kan zelfs een kleine mate van arterievernauwing een aanzienlijk verschil maken voor de bloeddruk, bijv. na een hersenbloeding.

Bloedvatdiameter en bloedstroom

De weerstand die een buis uitoefent op de vloeistof die erdoorheen stroomt, wordt bepaald door drie factoren: de diameter en de lengte van de buis, en de viscositeit van de vloeistof. Voor het bloed is de eerst genoemde factor, de diameter van de weerstandsvaten (de perifere weerstand), de belangrijkste. De perifere weerstand is een van de voornaamste factoren bij de regeling van de bloeddruk, die op pagina 96 nader wordt besproken. De bloedvatdiameter wordt geregeld door de gladde spier van de tunica-media, die wordt geïnnerveerd door sympathische

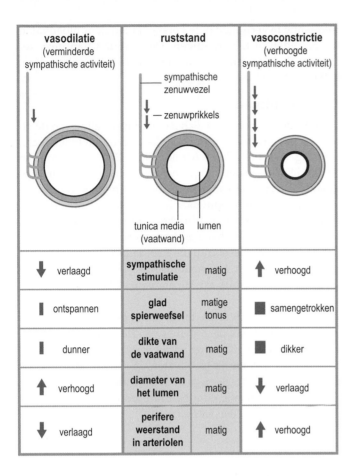

vasodilatie (verminderde sympathische activiteit)	ruststand	vasoconstrictie (verhoogde sympathische activiteit)

⬇ verlaagd	**sympathische stimulatie**	matig	⬆ verhoogd
▮ ontspannen	**glad spierweefsel**	matige tonus	◼ samengetrokken
▮ dunner	**dikte van de vaatwand**	matig	◼ dikker
⬆ verhoogd	**diameter van het lumen**	matig	⬇ verlaagd
⬇ verlaagd	**perifere weerstand in arteriolen**	matig	⬆ verhoogd

Figuur 5.20 De relatie tussen sympathische stimulatie en bloedvatdiameter.

zenuwen van het autonome zenuwstelsel (p. 186). Er gaan geen parasympatische zenuwen naar de meeste bloedvaten, en dus worden de tonus (mate van samentrekking) van het gladde spierweefsel en de diameter van het vat bepaald door de sympathische zenuwactiviteit. Sympathische activiteit trekt over het algemeen het gladde spierweefsel van het bloedvat samen, zodat het bloedvat vernauwt (vasoconstrictie), waardoor de druk aan de binnenkant toeneemt. De sympathische zenuwactiviteit heeft in rust een constant basisniveau in de vaatwand en voorkomt dat de druk te laag wordt (Fig. 5.20). Bij verminderde sympathische zenuwstimulatie ontspant de gladde spier, waardoor de vaatwand dunner wordt en het lumen groter (vasodilatatie). Hierdoor neemt de bloedstroom toe bij een afname van de vaatweerstand. Constante afstelling van de diameter van bloedvaten helpt met de regeling van de perifere weerstand en de systemische bloeddruk. Ook al reageren de meeste arterioles op sympathische stimulatie met vasoconstrictie, toch is de reactie veel minder sterk in bepaalde arteriolaire bedden, bijvoorbeeld bij de skeletspieren en de hersenen. Dit is belangrijk zodat in een stressreactie, zoals de vlucht- of vechtreactie (p. 243), wanneer de sympathische activiteit hoog is, deze essentiële weefsels altijd de extra zuurstof en voedingsstoffen krijgen die ze nodig hebben.

Autoregeling

De behoefte van weefsels aan zuurstof en voedingsstoffen is afhankelijk van de activiteit, daarom is het belangrijk dat de bloedstroom lokaal wordt geregeld om ervoor te zorgen dat de bloedstroom aan de behoeften van het weefsel voldoet. Het vermogen van een orgaan om de eigen bloedstroom naar behoefte aan te passen door middel van lokale vasodilatatie of vasoconstrictie wordt autoregeling genoemd. Sommige organen, zoals het centrale zenuwstelsel, de lever en de nieren, krijgen gewoonlijk al een relatief hogere bloedstroom. Andere weefsels, zoals rustende skeletspieren, krijgen veel minder, maar de bloedtoevoer kan tijdens zware lichaamsinspanning wel 20 keer zo groot worden. Andere voorbeelden zijn de toename van de bloedstroom door het spijsverteringskanaal na een maaltijd om daar een grotere activiteit mogelijk te maken, en afstellingen van de bloedstroom door de huid bij de regeling van de lichaamstemperatuur (p. 397). Autoregeling in de nieren beschermt de delicate glomerulaire capillaire bedden tegen schade als de systemische bloeddruk hoog is, en zorgt er ook voor dat de hersenen voldoende bloedtoevoer krijgen als de bloeddruk daalt.

De voornaamste mechanismen van deze lokale regulatie van de bloedstroom zijn:

- Productie van metabolische afvalstoffen, bijv. CO_2 en melkzuur – actieve weefsels produceren meer afvalstoffen dan rustende weefsels, en meer afvalstoffen verhogen de bloedstroom naar het gebied.
- Weefseltemperatuur - een stijging van de metabolische activiteit verhoogt de weefseltemperatuur, wat op zijn beurt weer leidt tot vasolidatie.
- Hypoxie, of zuurstoftekort – stimuleert vasolidatie en een toename van de bloedstroom door het aangetaste weefsel.
- Productie van chemische stoffen die voor vasolidatie zorgen - ontstoken en metabolisch actieve weefsels produceren een aantal vasolidators, die de bloedtoevoer naar het gebied verhogen. Een belangrijke vasolidator is stikstofmonoxide, dat niet lang leeft, maar dat belangrijk is voor het verwijden van de grotere slagaders die een orgaan van bloed voorzien. Andere stoffen worden geproduceerd door een ontstekingsreactie, zoals histamine en bradykinine (p. 410).
- De werking van vasoconstrictoren - het sympatische hormoon adrenaline (epinefrine), dat wordt geproduceerd door het bijniermerg, is een krachtige vasoconstrictor. Een andere stof is angiotensine 2 (p. 377).

Factoren die de bloeddruk bepalen

De bloeddruk wordt bepaald door het hartminuutvolume en de perifere weerstand. Veranderingen in één van beide wijzigen vaak de systemische bloeddruk, al heeft het lichaam compensatiemechanismen die al te grote veranderingen voorkomen.

Bloeddruk = Hartminuutvolume × Perifere weerstand

Hartminuutvolume

Het hartminuutvolume (of hartdebiet of cardiac output) wordt bepaald door het slagvolume en de hartfrequentie (p. 95). De factoren die de hartfrequentie en het slagvolume beïnvloeden, werden eerder beschreven; zij kunnen het HMV verhogen dan wel verlagen en dus ook de bloeddruk. Een toegenomen HMV verhoogt zowel de systolische als de diastolische bloeddruk. Een toegenomen slagvolume verhoogt de systolische druk meer dan de diastolische druk.

Perifere weerstand

Het hart pompt het bloed in een gesloten bloedvatenstelsel gaat daarbij tegen de druk van het bloed in. Deze weerstand wordt de perifere weerstand genoemd en wordt voornamelijk bepaald door de diameter van de systemische bloedvaten. Als er een hoge mate van systemische vasoconstrictie is, neemt de weerstand tegen de bloedstroom toe en verhoogt de bloeddruk. Vasodilatatie daarentegen vermindert de perifere weerstand en verlaagt de bloeddruk. De kleine gespierde arteriolen zijn het belangrijkst bij het regelen van de perifere weerstand. Door veroudering worden de arteriële wanden stijver waardoor de perifere weerstand toeneemt en de bloeddruk verhoogt (p. 126).

Regeling van de bloeddruk

De bloeddruk wordt op twee manieren gereguleerd:

- de kortetermijnregulatie vindt plaats van moment tot moment, voornamelijk door de hieronder te bespreken baroreceptorreflex en door chemoreceptoren en circulerende hormonen
- de langetermijnregulatie gebeurt door de nieren en het renine-angiotensine-aldosteronsysteem (RAAS p. 377), die het bloedvolume regelen.

Kortetermijnregulatie (of neurale controle) van de bloeddruk

Het cardiovasculair centrum (CVC) is een verzameling onderling verbonden neuronen in de medulla oblongata en pons van de hersenstam. Het CVC ontvangt, integreert en coördineert signalen van:

- baroreceptoren (drukreceptoren)
- chemoreceptoren
- hogere hersencentra.

Vanuit het CVC lopen autonome zenuwen (zowel sympathische als parasympathische) naar het hart en bloedvaten (Tabel 5.1). Het reguleert de bloeddruk door de hart-

frequentie te vertragen of te versnellen en door bloedvaten te verwijden of te vernauwen. De activiteit van deze zenuwvezels is essentieel voor de bloeddrukregulatie (Fig. 5.21).

Baroreceptoren

Baroreceptoren bevinden zich aan de binnenzijde van de sinus caroticus en in de aortaboog. Deze zenuwuiteinden zijn gevoelig voor het rekken (druk) (Fig. 5.22) en vormen het belangrijkste kortetermijnmechanisme in de bloeddrukregulatie. Een stijging van de bloeddruk stimuleert de baroreceptoren, zodat hun input naar het CVC toeneemt. Het CVC reageert door parasympathische zenuwprikkels naar het hart te sturen, die de hartslag vertragen. Tegelijkertijd remt het de sympathische stimulatie van de bloedvaten af, zodat deze zich verwijden. Het nettoresultaat is een daling van de systemische bloeddruk om de aanvankelijke toename weer terug te draaien.

Andersom, als de druk in de aortaboog en sinus caroticus daalt, neemt ook de activiteit van de baroreceptoren af. Het CVC reageert dan met sterkere sympathische prikkeling van het hart en de bloedvaten, met vasoconstrictie als gevolg. Beide maatregelen gaan de dalende bloeddruk tegen. De bloeddrukregulatie door baroreceptoren heet ook wel de baroreceptorreflex (Fig. 5.22).

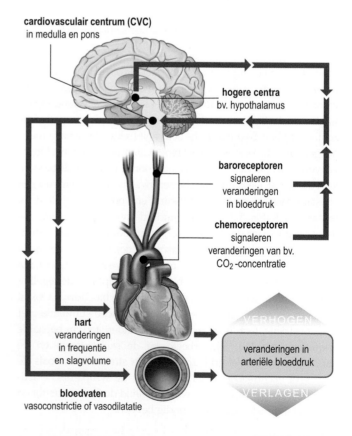

cardiovasculair centrum (CVC)
in medulla en pons

hogere centra
bv. hypothalamus

baroreceptoren
signaleren
veranderingen
in bloeddruk

chemoreceptoren
signaleren
veranderingen van bv.
CO_2-concentratie

hart
veranderingen
in frequentie
en slagvolume

bloedvaten
vasoconstrictie of vasodilatatie

VERHOGEN

veranderingen in
arteriële bloeddruk

VERLAGEN

Figuur 5.21 Samenvatting van de belangrijkste mechanismen van bloeddrukregulering.

Tabel 5.1 De effecten van het autonoom zenuwstelsel op het hart en de bloedvaten

	Sympathische stimulatie	Parasympathische stimulatie
Hart	↑Frequentie	↓Frequentie
	↑Kracht van contractie	↓Kracht van contractie
Bloedvaten	De meeste vernauwen, maar coronairen en arteriën die skeletspieren en hersenen voorzien, verwijden	Er is weinig parasympathische innervatie van de meeste bloedvaten

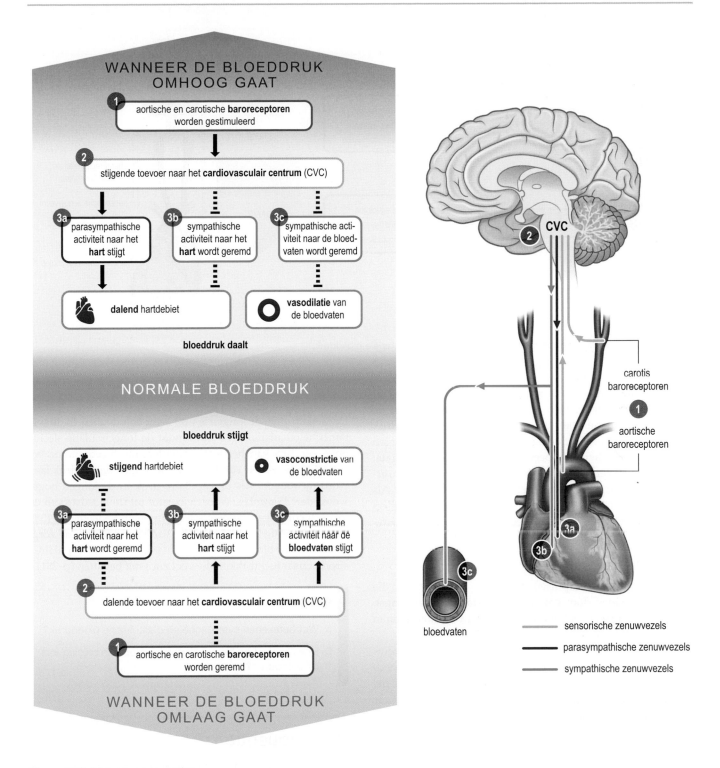

Figuur 5.22 De baroreceptorreflex.

Chemoreceptoren

Deze zenuwuiteinden liggen in de carotislichaampjes en de aorta; ze regelen met name de ademhaling (zie Fig. 10.26). Ze reageren op veranderingen in de gehaltes koolstofdioxide en zuurstof en in de zuurtegraad van het bloed (pH) (Fig. 5.23). Een stijgend CO_2 en een dalend O_2 en/of een dalende arterieel bloed-pH duiden stuk voor stuk op falende weefselperfusie. Als de chemoreceptoren deze veranderingen signaleren, prikkelen zij het CVC, dat vervolgens de sympathische prikkeling van het hart en de bloedvaten verhoogt zodat de bloeddruk stijgt en de weefseldoorbloeding verbetert. Ook de ademhalingsinspanning stijgt, zodat het zuurstofgehalte van het bloed omhooggaat.

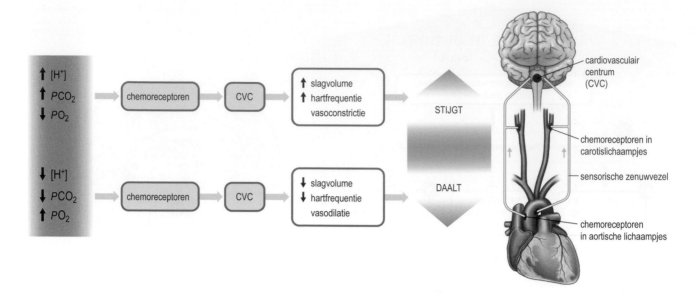

Figuur 5.23 De rol van chemoreceptoren bij het regelen van arteriële bloeddruk.

De signalen van chemoreceptoren hebben alleen invloed op het CVC wanneer zich een ernstige verstoring van de ademhalingsfunctie voordoet of als de arteriële bloeddruk daalt onder 80 mmHg. Soortgelijke chemoreceptoren liggen eveneens op het hersenoppervlak in de medulla oblongata; zij reageren op veranderingen in de koolstofdioxide en zuurstof gehaltes en de pH van het cerebrospinaal vocht. Als er iets aan de normale toestand verandert, reageren zij op soortgelijke wijze als de eerder beschreven aorta/ carotisreceptoren.

Hogere hersencentra

Het CVC ontvangt impulsen uit hogere hersencentra, die worden beïnvloed door emotionele toestanden zoals angst, spanning en woede. Ook hierdoor kunnen veranderingen in de bloeddruk ontstaan.

De hypothalamus regelt de lichaamstemperatuur en beïnvloedt het CVC, dat reageert door de diameter van de bloedvaten in de huid aan te passen. Dit belangrijke mechanisme regelt de warmtehuishouding, zodat de kerntemperatuur van het lichaam binnen het normale bereik blijft (p. 397).

Langetermijnregulatie (hormonale controle) van de bloeddruk

Trage, langdurig blijvende veranderingen van de bloeddruk worden bereikt door het RAAS (p. 377) en het antidiuretisch hormoon (ADH, p. 374). Beide systemen reguleren het bloedvolume en beïnvloeden daardoor de bloeddruk. Daarnaast bevordert ANP (p. 247), een door het hart afgegeven hormoon, de uitscheiding van natrium en water door de nieren en verlaagt zo de bloeddruk, hetgeen de werking van zowel ADH als RAAS tegengaat.

Druk in de longcirculatie

De bloeddruk in de longen is veel lager dan de druk in de systemische circulatie. Dit komt omdat de longcirculatie slechts ongeveer 10% van het totale circulerende bloedvolume bevat, en er zijn zoveel capillairen in de longen dat de druk laag wordt gehouden. Als de capillaire druk in de longen hoger wordt dan 25 mmHg, wordt vloeistof uit de bloedstroom en in de luchtzakken geforceerd (pulmonair oedeem, p. 138), wat zeer ernstig is. Autoregeling van de longcirculatie zorgt ervoor dat het bloed door het enorme netwerk van capillairen stroomt naar luchtzakken die veel zuurstof bevatten (p. 281).

● **TOETS**

5. Wat betekenen systolische en diastolische bloeddruk?

6. Hoe reageert de baroreceptorreflex op een stijging van de bloeddruk?

Polsfrequentie

Leerdoelen

Na lezing van deze paragraaf kan de lezer:

■ de term 'polsfrequentie' definiëren

■ de belangrijkste plaatsen aangeven waar de polsfrequentie voelbaar is

■ de belangrijkste factoren beschrijven die de polsfrequentie beïnvloeden.

De polsfrequentie (hartslag) is voelbaar in de slagaderwand door zachtjes druk uit te oefenen met de vinger aan de oppervlakte van de arterie wanneer de linkerventrikel bloed in het systeem pompt tijdens samentrekking (systole). De golf passeert snel wanneer de arteriële wand zich terugtrekt. Elke linkerventrikelcontractie duwt ongeveer 60 tot 80 ml bloed door de reeds volle aorta het arteriële systeem in. De drukgolf van de aorta wordt door het arteriële systeem gezonden en is voelbaar op alle plaatsen waar een oppervlakkige arterie stevig maar voorzichtig tegen een bot kan worden gedrukt (Fig. 5.24). Het aantal pulsaties per minuut is gewoonlijk gelijk aan de hartfrequentie, die per persoon en per moment aanzienlijk kan variëren. Een gemiddelde van 60 tot 80 bpm is normaal in rust. De term bradycardie verwijst naar een hartslag van minder dan 60 bpm en tachycardie is een hartslag van meer dan 100 bpm. Via de polsfrequentie kan men informatie krijgen over:

* De hartslag.
* De regelmaat van de hartslag – de intervallen tussen de slagen moeten gelijk zijn.
* Het volume of de kracht van de slag – de slagader moet met matige druk kunnen worden gecomprimeerd zodat de bloedstroom stopt; de samendrukbaarheid van het bloedvat geeft een indicatie van de bloeddruk en de status van de vaatwand.

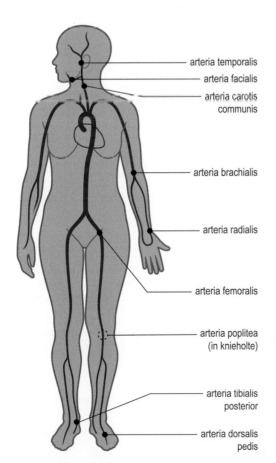

Figuur 5.24 De belangrijkste pulsatiepunten.

arteria temporalis
arteria facialis
arteria carotis communis
arteria brachialis
arteria radialis
arteria femoralis
arteria poplitea (in knieholte)
arteria tibialis posterior
arteria dorsalis pedis

* De spanning – de slagaderwand moet zacht en flexibel aanvoelen onder de vingers.

Factoren van invloed op de polsfrequentie

In gezonde toestand zijn de polsfrequentie en hartfrequentie gelijk. Factoren van invloed op de hartfrequentie staan op pagina 97. Soms is de polsfrequentie lager dan de hartfrequentie. Dit kan zich bijvoorbeeld voordoen in de volgende omstandigheden:

* De arteriën die de perifere weefsels voorzien zijn vernauwd of geblokkeerd en het bloed wordt er niet met elke hartslag doorheen gepompt. Dit kan bijvoorbeeld gebeuren bij perifere vasculaire aandoeningen van het been, waardoor de bloedtoevoer naar de voet afneemt. Zolang voldoende bloed een extremiteit bereikt, zodat het gevoed wordt, blijft het roze van kleur en voelt warm, zelfs als de pols niet gevoeld kan worden.
* een aandoening van de samentrekking van het hart, bijv. atriale fibrillatie (p. 134), zodat het hart niet genoeg kracht kan genereren om bloed naar de perifere arteriën te pompen.

● **TOETS**

7. Wat betekent de term 'bradycardie'?

Bloedcirculatie

Leerdoelen

Na lezing van deze paragraaf kan de lezer:

■ de bloedcirculatie door de longen beschrijven en de betrokken vaten benoemen

■ de arteriën opsommen die alle belangrijke lichaamsstructuren voorzien

■ de veneuze afvoer beschrijven waarmee bloed uit het lichaam terugkeert naar het hart

■ de ligging van de bloedvaten ten opzichte van de portale circulatie uitleggen.

Hoewel de circulatie door het lichaam constant is (zie Fig. 5.1), is het handig om deze in twee delen te beschrijven:

* longcirculatie of kleine circulatie
* lichaamscirculatie of grote circulatie (Fig. 5.25 en Fig. 5.26).

Kleine circulatie (longcirculatie) 5.9

Dit is de bloedcirculatie van bloed uit de rechterventrikel naar de longen en weer naar het linkeratrium. In de longen wordt koolstofdioxide uitgescheiden en zuurstof opgenomen.

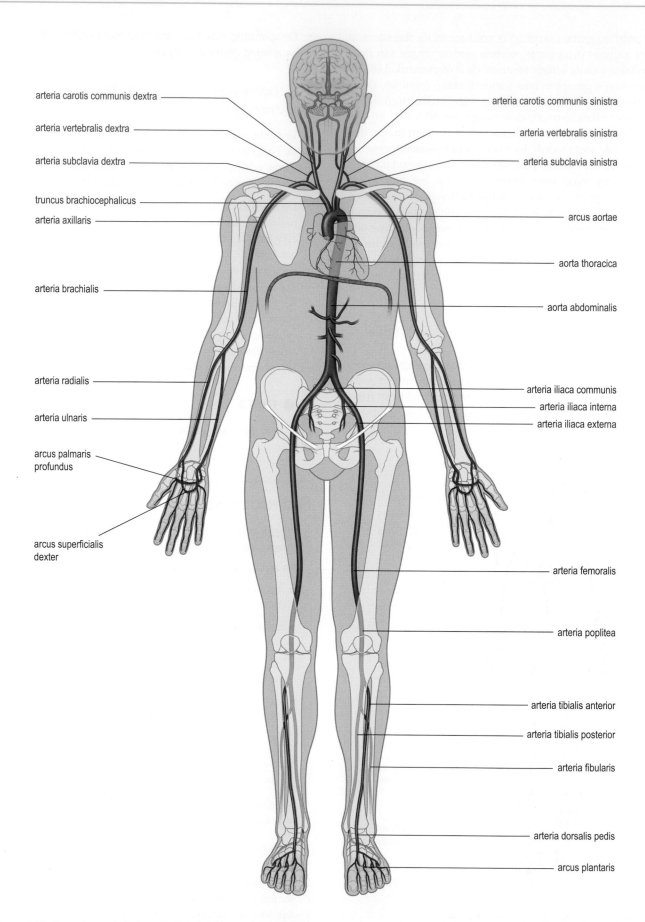

arteria carotis communis dextra

arteria vertebralis dextra

arteria subclavia dextra

truncus brachiocephalicus

arteria axillaris

arteria brachialis

arteria radialis

arteria ulnaris

arcus palmaris
profundus

arcus superficialis
dexter

arteria carotis communis sinistra

arteria vertebralis sinistra

arteria subclavia sinistra

arcus aortae

aorta thoracica

aorta abdominalis

arteria iliaca communis

arteria iliaca interna

arteria iliaca externa

arteria femoralis

arteria poplitea

arteria tibialis anterior

arteria tibialis posterior

arteria fibularis

arteria dorsalis pedis

arcus plantaris

Figuur 5.25 De aorta en de belangrijkste arteriën van de ledematen.

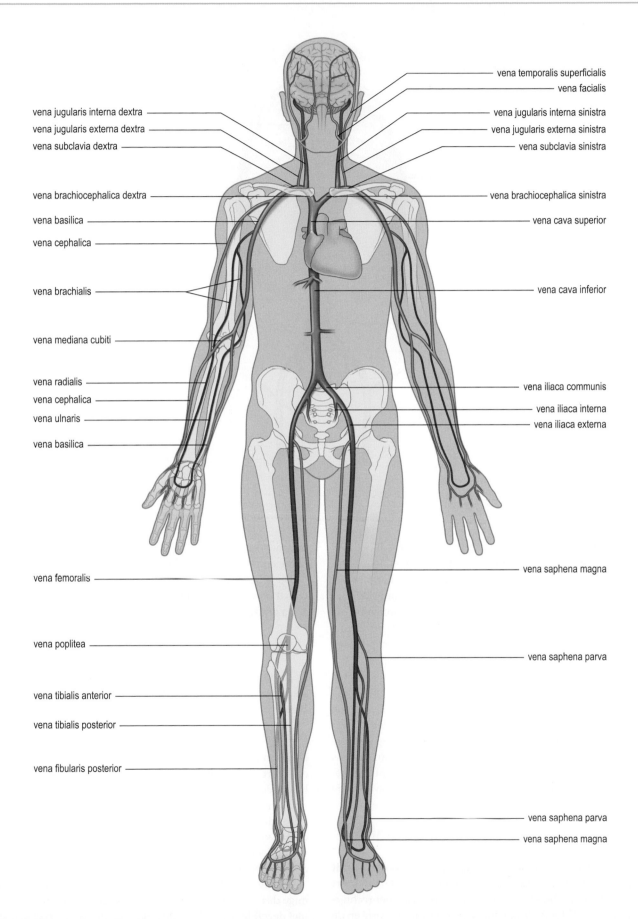

vena temporalis superficialis
vena facialis

vena jugularis interna dextra
vena jugularis externa dextra
vena subclavia dextra

vena jugularis interna sinistra
vena jugularis externa sinistra
vena subclavia sinistra

vena brachiocephalica dextra
vena basilica
vena cephalica

vena brachiocephalica sinistra
vena cava superior

vena brachialis

vena cava inferior

vena mediana cubiti

vena radialis
vena cephalica
vena ulnaris
vena basilica

vena iliaca communis
vena iliaca interna
vena iliaca externa

vena femoralis

vena saphena magna

vena poplitea

vena saphena parva

vena tibialis anterior

vena tibialis posterior

vena fibularis posterior

vena saphena parva
vena saphena magna

Figuur 5.26 De venae cavae en de belangrijkste venen van de ledematen.

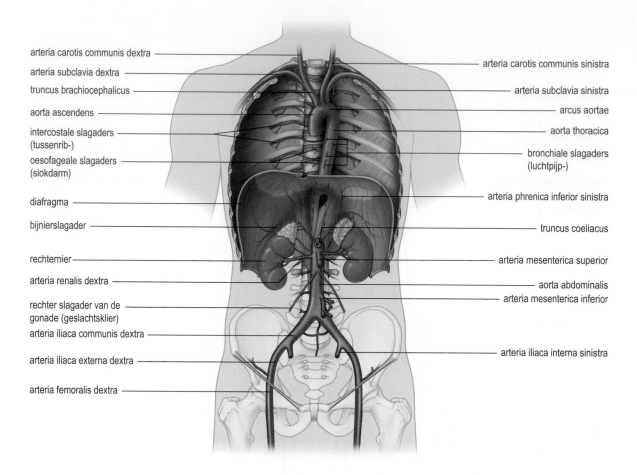

Figuur 5.27 De aorta en zijn vertakkingen.

De truncus pulmonalis vervoert zuurstofarm bloed. Zij verlaat het bovenste deel van de rechterventrikel, loopt omhoog en vertakt zich ter hoogte van de vijfde borstwervel in een linker en rechter arteria pulmonalis. De arteriae pulmonales komen in hun desbetreffende longen binnen bij het hilum, en verdelen zich in kleinere takken die op hun beurt weer aanleiding geven tot het dichte netwerk van capillairen rond de alveolen, de kleine luchtzakjes van de longen.

Gaswisseling vindt plaats tussen capillair bloed en lucht in de alveoli (p. 280). In elke long gaan de capillairen met zuurstofrijk bloed gedeeltelijk over in groter wordende venulae en zij vormen zo uiteindelijk twee venae pulmonales.

Deze twee venae pulmonales verlaten elke long en voeren zuurstofrijk bloed terug naar het linkeratrium. Tijdens de atriumsystole wordt dit bloed naar de linkerventrikel gepompt en deze stuwt het tijdens de ventriculaire systole de aorta in, de eerste slagader van de lichaamscirculatie.

Grote circulatie (lichaamscirculatie)

Het bloed dat uit de linkerventrikel wordt gepompt, wordt door takken van de aorta rond het lichaam vervoerd en keert via de vena cava superior en inferior terug naar het rechteratrium. Fig. 5.25 toont de algemene positie van de aorta en de ledemaatsarteriën. Fig. 5.26 geeft een overzicht van de venae cavae en de venen in de ledematen.

De bloedcirculatie naar de verschillende lichaamsdelen wordt beschreven in de volgorde waarin de arteriën van de aorta aftakken.

Voornaamste bloedvaten

De aorta is de grootste arterie in het lichaam. De twee grootste bloedvaten, de vena superior en vena inferior, voeren bloed van alle lichaamsdelen terug naar het hart.

Aorta

De aorta (Fig. 5.27) begint bovenaan de linkerventrikel, gaat een kort stukje omhoog en buigt dan achterover en naar links. Vervolgens daalt zij achter het hart af door de thoraxholte, iets links van de borstwervels. Ter hoogte van de twaalfde borstwervel loopt zij achter het diafragma langs en vervolgens door de buikholte omlaag. Ter hoogte van de vierde lendenwervel vertakt zij zich in de rechter en linker arteria iliaca communis.

De aorta heeft langs haar hele lengte aftakkingen. Sommige daarvan zijn gepaard, dwz er is een linker- en rechtertak met dezelfde naam (bijv. de linker- en de rechter niersslagader die de nieren voorzien) en sommige aftakkingen zijn enkel of ongepaard, (bijv. de truncus coeliacus).

De aorta wordt verder beschreven volgens haar ligging:

- aorta thoracica (thoracale aorta)
- aorta abdominalis (buikaorta).

Aorta thoracica (thoracale aorta)
Het thoracale deel van de aorta (Fig. 5.27) ligt boven het diafragma en wordt in drie delen beschreven:

- aorta ascendens
- arcus aortae
- aorta descendens met de pars thoracica.

Aorta ascendens. Dit is het korte stukje dat vanuit het hart omhoogloopt. Het is 5 cm lang en ligt goed beschermd achter het sternum. De rechter en linker kransslagader (arteria coronaria dextra en sinistra) zijn de enige vertakkingen. Zij openen zich vlak boven de aortaklep (Fig. 5.14). Deze belangrijke arteriën voorzien het myocard.

Arcus aortae. De aorta buigt scherp naar beneden achter de linkerzijde van het hart, voor de trachea langs, en vormt zo de aortaboog. De boog is duidelijk zichtbaar op röntgenfoto's van de frontale thorax, en vanuit de bovenste boog takken drie slagaderen af: de truncus brachiocephalicus, de arteria carotis communis sinistra en de arteria subclavia sinistra.

De truncus brachiocephalicus is 4 – 5 cm lang en loopt schuin omhoog, naar achteren en naar rechts. Ter hoogte van het sternoclaviculaire gewricht verdeelt hij zich in de arteria carotis communis dextra en de arteria subclavia dextra.

Aorta descendens met de pars thoracica. Dit is het lange deel van de aorta dat afdaalt naar het middenrif en begint ter hoogte van de vierde thoracale wervel. Het strekt zich uit naar beneden direct langs de voorkant van de wervellichamen tot de twaalfde thoracale wervel en gaat dan door het diafragma over in de pars abdominalis van de aorta descendens. De aorta descendens in de borstkas verspreidt vele gepaarde vertakkingen, die de wanden van de thoraxholte en de organen binnen diezelfde holte van bloed voorzien (p. 110).

Aorta descendens pars abdominalis
De pars abdominalis (Fig. 5.27) is de voortzetting van de pars thoracica waar deze de buikholte binnenkomt, ter hoogte van de twaalfde thoracale wervel onder het middenrif. Zij daalt voor de wervellichamen af en splitst zich ter hoogte van de vierde lumbale wervel in de arteria iliaca communis dextra en sinistra.

Aan de aorta abdominalis ontspringen veel takken, sommige gepaard en sommige enkel. Alleen takken die een bepaald orgaan van bloed voorzien, worden hier genoemd en worden bij het betreffende orgaan uitgebreider beschreven (p. 111).

Venae cavae
De venae cavae superiores en inferiores (Fig. 5.28) zijn de grootste aderen in het lichaam, waarin het bloed direct naar het rechteratrium van het hart stroomt (zie Fig. 5.13). De vena cava superior transporteert het bloed vanuit het bovenste deel van het lichaam terug naar het hart en de vena cava inferior zorgt voor het terugvloeien van het bloed van het onderste gedeelte van ons lichaam.

Vena cava superior
Deze is ongeveer 7 cm lang en gevormd door de verbinding van de linker en rechter venae brachiocephalicae.

Vena cava inferior
Deze vormt zich ter hoogte van de 5de lendenwervel door de verbinding van de rechter en linker venae iliacae communes, en loopt naar boven via de onderbuik. Deze ligt dicht bij de wervelkolom, en loopt parallel en rechts van de dalende abdominale aorta. De vena cava inferior verloopt verder door het centrale tendineum van het middenrif en mondt uit in de borstkas ter hoogte van de 8ste borstwervel. Hier worden de afscheidingen van organen van het bekken- en buikgebied geleegd (p. 112).

Bloedcirculatie in het hoofd en de hals
Arteriële toevoer
De gepaarde arteriën die het hoofd en de hals voorzien, zijn de arteriae carotides communes en de arteriae vertebrales (Fig. 5.29 en Fig. 5.30).

Arteria carotis communis
De rechter arteria carotis communis is een vertakking van de truncus brachiocephalicus. De linker arteria carotis communis ontspringt rechtstreeks uit de aortaboog. Deze grote halsslagaderen lopen omhoog aan weerszijden van de hals en hebben hetzelfde bevloeiingsgebied. Ze liggen ingebed in een bindweefselschede, de carotisschede (vagina carotica). Ter hoogte van de bovenkant van het schildkraakbeen vertakken ze zich in een arteria carotis interna en een arteria carotis externa.

De sinus caroticus is een lichte verwijding op de splitsing (bifurcatie) van de arteria carotis communis in een interne en externe tak. De wanden van de sinus zijn dun en bevatten drukreceptoren, baroreceptoren, die worden geprikkeld door veranderingen in de bloeddruk in de sinus caroticus. De daarop volgende zenuwimpulsen weerspiegelen aanpassingen van de bloeddruk via het vasomotorisch centrum in de medulla oblongata (p. 98).

De carotislichaampjes zijn twee kleine groepen gespecialiseerde cellen, chemoreceptoren, elk gelegen bij de bifurcatie van de grote halsslagader. Ze worden voorzien door de nervi glossopharyngei en de cellen ervan worden gestimuleerd door veranderingen in het gehalte aan koolstofdioxide en zuurstof in het bloed. Wanneer ze worden geactiveerd, initiëren ze reflexaanpassingen van de ademhaling via het respiratoir centrum in de medulla oblongata (p. 275).

Arteria carotis externa. Deze slagader verzorgt de oppervlakkige weefsels van hoofd en hals, via diverse takken:

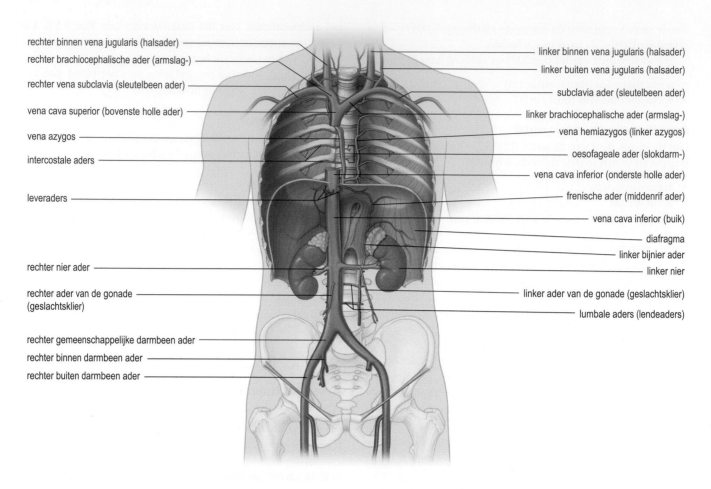

rechter binnen vena jugularis (halsader)
rechter brachiocephalische ader (armslag-)
rechter vena subclavia (sleutelbeen ader)
vena cava superior (bovenste holle ader)
vena azygos
intercostale aders
leveraders
rechter nier ader
rechter ader van de gonade (geslachtsklier)
rechter gemeenschappelijke darmbeen ader
rechter binnen darmbeen ader
rechter buiten darmbeen ader

linker binnen vena jugularis (halsader)
linker buiten vena jugularis (halsader)
subclavia ader (sleutelbeen ader)
linker brachiocephalische ader (armslag-)
vena hemiazygos (linker azygos)
oesofageale ader (slokdarm-)
vena cava inferior (onderste holle ader)
frenische ader (middenrif ader)
vena cava inferior (buik)
diafragma
linker bijnier ader
linker nier
linker ader van de gonade (geslachtsklier)
lumbale aders (lendeaders)

Figuur 5.28 De venae cavae en de voornaamste aftakkende venen.

- De arteria thyroidea superior verzorgt de schildklier en naastgelegen spieren.
- De arteria lingualis verzorgt de tong, het mondslijmvlies, de structuren in de mondbodem, de amandel en de epiglottis.
- De arteria facialis loopt naar buiten over de onderkaak vlak voor de kaakhoek en verzorgt de mimische spieren (p. 462) en structuren in de mond. Een polsfrequentie is voelbaar waar de slagader het kaakbot kruist.
- De arteria occipitalis verzorgt het achterste deel van de scalp.
- De arteria temporalis superficialis loopt omhoog voor het oor en verzorgt de frontale, temporale en pariëtale delen van de scalp. De temporale polsfrequentie is voelbaar voor het bovenste deel van het oor.
- De arteria maxillaris verzorgt de kauwspieren; een tak van deze slagader, de arteria meningea media, verzorgt de diepe structuren binnenin de schedel.

Arteria carotis interna. De arteria carotis interna dextra en sinistra zijn de belangrijkste aanvoerende bloedvaten van de circulus arteriosus (cirkel van Willis) (Fig. 5.30 en Fig. 5.31), die het grootste deel van de hersenen verzorgt. Deze slagaders hebben tevens vertakkingen die de ogen, het voorhoofd en de neus voorzien. Ze lopen omhoog naar de schedelbasis en

komen beiderzijds door het foramen caroticum in het canalis caroticus, dat zich bevindt in de punt van pars petrosa van het rotsbeen. Ze lopen over het foramen lacerum en gaan dan deelnemen aan de circulus van Willis.

Circulus arteriosus (cirkel van Willis). Het grootste deel van de hersenen wordt van bloed voorzien door dit stelsel van arteriën, die de circulus arteriosus of de cirkel van Willis wordt genoemd, Fig. 5.31. Vier grote arteriën, de twee arteriae carotides internae en de twee arteriae vertebrales (zie Fig. 5.30), verenigen zich om dit volledige cirkelvormige kanaal te vormen dat in de subarachnoïde ruimte aan de onderzijde van de hersenen ligt. De arteriae vertebrales ontspringen aan de arteriae subclaviae en lopen omhoog door de foramina in de processus transversus van de halswervels; ze dringen de schedel binnen door het foramen magnum en vormen dan samen de arteria basilaris. De structuur van de circulus arteriosus is zodanig dat de hersenen altijd voldoende bloed krijgen, zelfs als er een slagader beschadigd is of bij extreme bewegingen van hoofd en hals.

Aan de voorzijde ontspringen twee arteriae cerebri anteriores aan de interne halsarteriën. Zij worden verbonden door de arteria communicans anterior.

Aan de achterkant verbinden de twee arteriae vertebrales zich tot de arteria basilaris. Al snel vertakt deze zich in twee

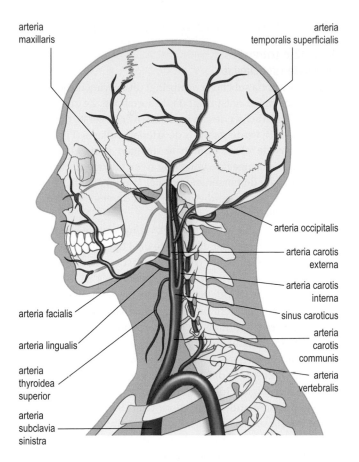

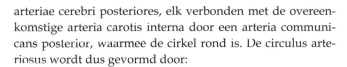

Figuur 5.29 Belangrijkste arteriën aan de linkerkant van hoofd en hals.

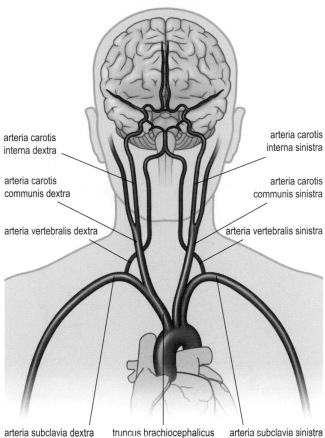

Figuur 5.30 Arteriën in de circulus arteriosus (cirkel van Willis).

arteriae cerebri posteriores, elk verbonden met de overeenkomstige arteria carotis interna door een arteria communicans posterior, waarmee de cirkel rond is. De circulus arteriosus wordt dus gevormd door:

- twee arteriae cerebri anteriores
- twee arteriae carotides internae
- een arteria communicans anterior
- twee arteriae communicantes posteriores
- twee arteriae cerebri posteriores
- een arteria basilaris.

Vanuit deze cirkel lopen de arteriae cerebri anteriores omlaag om het voorste hersendeel te voorzien; de arteriae cerebri mediae lopen lateraal en voorzien zo de zijkant van de hersenen, en de arteriae cerebri posteriores voorzien het achterste hersendeel.

Takken van de arteria basilaris voorzien delen van de hersenstam.

Veneus aanbod

Veneus bloed uit hoofd en hals vloeit terug via diepe en oppervlakkige venen.

Oppervlakkige venen met dezelfde naam als de takken van de arteria carotis externa vervoeren bloed terug uit de oppervlakkige structuren van gezicht en scalp en vormen samen de vena jugularis externa (Fig. 5.32).

De vena jugularis externa begint in de hals ter hoogte van de kaakhoek. Deze loopt omlaag voorlangs de musculus sternocleidomastoideus en achter het sleutelbeen, en sluit daarna aan op de vena subclavia.

Veneus bloed uit de diepe delen van de hersenen stroomt naar de durale veneuze sinussen (Fig. 5.33). Deze bestaan uit lagen dura mater, bedekt met endotheel. De dura mater is de buitenste beschermlaag van de hersenen (p. 162). De belangrijkste sinussen zijn:

- De sinus sagittalis superior vervoert bloed uit het bovenste deel van de hersenen. De sinus begint in het frontale deel en loopt midden door de schedel naar het occipitale gebied; daar draait hij naar rechts en gaat verder als de rechter sinus transversus.
- De sinus sagittalis inferior ligt diep in de hersenen en gaat achter in de hersenen over in de sinus rectus;
- De sinus rectus loopt naar achter en omlaag en gaat verder als de linker sinus transversus.
- De sinus transversi beginnen occipitaal. Ze lopen naar frontaal en mediaal in een gekromde hersengroeve en gaan dan over in de sinus sigmoidei.

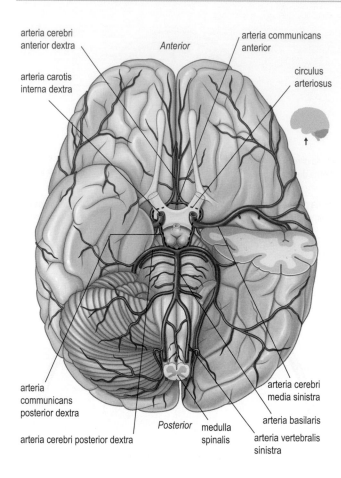

arteria cerebri
anterior dextra

Anterior

arteria communicans
anterior

circulus
arteriosus

arteria carotis
interna dextra

arteria
communicans
posterior dextra

arteria cerebri
media sinistra

Posterior medulla
spinalis

arteria basilaris

arteria cerebri posterior dextra

arteria vertebralis
sinistra

Figuur 5.31 De circulus arteriosus (cirkel van Willis) van onderen
gezien.

- De sinus sigmoidei – een voortzetting van de sinus transversi. Ze lopen elk gekromd omlaag en liggen in een sulcus in de processus mastoideus van het os temporale. Aan
de voorzijde scheidt alleen een dunne botplaat de sinussen
van de luchthoudende cellen in de processus mastoideus.
Onderaan gaat de sinus over in de vena jugularis interna.

De venae jugulares internae beginnen bij het foramen jugulare in de fossa cranialis media (zie Fig. 16.12) als voortzet-
tingen van beide sinus sigmoidei. Ze lopen omlaag in de hals
achter de musculi sternocleidomastoidei. Achter het sleutelbeen verenigen zij zich met de venae subclaviae, die bloed
vervoeren uit de armen, tot de venae brachiocephalicae.

De venae brachiocephalicae liggen aan weerszijden van
de hals en zijn een samenvoeging van de vena jugularis interna en de vena subclavia. De linker vena brachiocephalica is
langer dan de rechter; zij loopt schuin achter het manubrium
van het sternum langs en gaat daar samen met de rechter
vena brachiocephalica over in de bovenste holle ader of vena
cava superior (zie Fig. 5.28).

De vena cava superior voert al het veneuze bloed af uit
hoofd, hals en armen. Zij is ongeveer 7 cm lang en loopt omlaag langs de rechterkant van het sternum, om te eindigen in
het rechteratrium van het hart.

Bloedcirculatie in de bovenste ledematen

Arteriële toevoer
De arteriae subclaviae

De rechter arteria subclavia ontspringt uit de truncus brachiocephalicus, de linker ontspringt uit de aortaboog. Ze zijn licht gebogen en lopen achter de claviculae en over de eerste rib naar de
oksels, waar zij verdergaan als de arteriae axillares (Fig. 5.34).

Alvorens de oksel binnen te dringen geeft elke arteria
subclavia ondermeer de volgende twee takken af: de arteria
vertebralis, die de hersenen voorziet (zie Fig. 5.30), en de arteria thoracica interna, die de borst en diverse structuren in
de thoraxholte voorziet.

De arteria axillaris is een voortzetting van de arteria subclavia en ligt in de oksel. Het eerste deel ligt diep, het tweede
deel ligt oppervlakkiger en gaat over in de arteria brachialis.
Dit is een voortzetting van de arteria axillaris en loopt langs
de mediale kant van de arm naar de voorzijde van de elleboog tot ongeveer 1 cm onder het gewricht. Daar vertakt zij
zich tot de arteria radialis en de arteria ulnaris.

De arteria radialis loopt langs de radiale of laterale kant
van de onderarm naar de pols. Vlak boven de pols ligt ze aan
de oppervlakte en is daar voelbaar vóór de radius: de radi-
alispols. Vervolgens loopt deze slagader tussen het eerste en
tweede middenhandsbeentje door naar de handpalm.

De arteria ulnaris loopt langs de ulnaire of mediale kant
van de onderarm over de pols naar de hand.

Er zijn twee anastomosen tussen de arteriae radialis en ulnaris, de arcus palmaris profundus en superficialis. De diepe
palmaire boog is een voortzetting van de arteria radialis en de
belangrijkste bloedtoevoer naar de hand. De oppervlakkige palmaire boog wordt voorzien door de arteria ulnaris. Vanaf deze
bogen ontspringen de arteriae metacarpales palmares en de arteriae digitales palmares, die de hand en de vingers voorzien.

Het bovenlichaam

De afvoer loopt door zowel diepe als oppervlakkige venen
(Fig. 5.35).

De diepe venen volgen de loop van de arteriën en hebben
dezelfde namen:

- venae metacarpales palmares
- arcus venosus palmaris profundus
- vena ulnaris en vena radialis
- vena brachialis
- vena axillaris
- vena subclavia.

De oppervlakkige venen beginnen in de hand en zijn:

- vena cephalica
- vena basilica
- vena mediana antebrachii
- vena mediana cubiti.

De vena cephalica begint op de handrug en verzamelt bloed
uit tal van oppervlakkige venen, waarvan er veel gemakkelijk
te zien zijn. Vervolgens loopt deze ader via de radiuskant naar

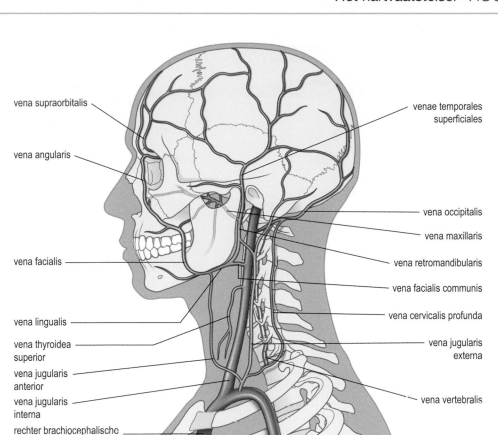

Figuur 5.32 Venen aan de linkerkant van hoofd en hals.

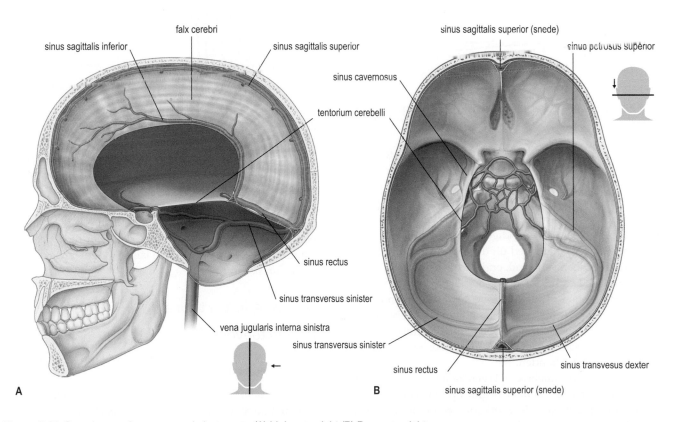

Figuur 5.33 De veneuze sinussen van de hersenen. (A) Linkeraanzicht (B) Bovenaanzicht.

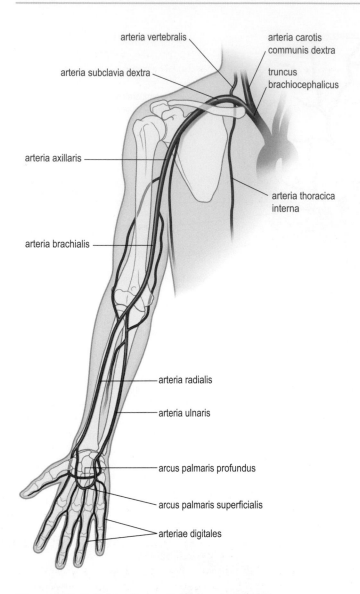

Figuur 5.34 De belangrijkste arteriën van de rechterarm.

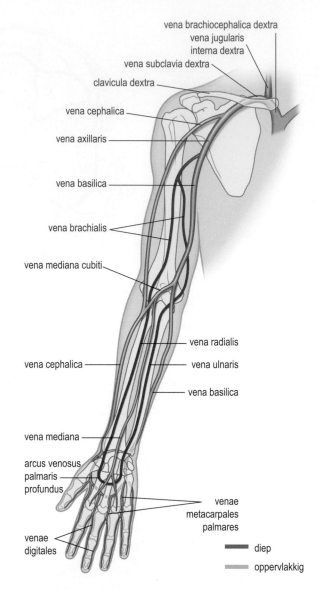

Figuur 5.35 De belangrijkste venen van de rechterarm.

de voorzijde van de onderarm. Voor de elleboog geeft ze een grote vertakking af, de vena mediana cubiti, die naar boven en mediaal loopt en vervolgens samengaat met de vena basilica. De vena cephalica kruist de elleboog en loopt langs het laterale aspect van de arm en voor het schoudergewricht in de deltoideo-pectorale groeve, eindigend in de vena axillaris. De vena cephalica ontvangt bloed uit de oppervlakkige weefsels aan de laterale zijden van hand, onderarm en arm.

De vena basilica begint op de handrug aan de ulnaire zijde, loopt omhoog aan de mediale kant van de onder- en bovenarm en mondt uit in de vena brachialis. De ader ontvangt bloed uit de mediale zijde van hand, onderarm en arm. De venae cephalica en basilica worden door tal van kleine venen met elkaar verbonden.

De vena mediana antebrachii is een kleine ader die niet bij iedereen aanwezig is. De ader begint op het palmaire vlak van de hand, loopt naar de voorkant van de onderarm en eindigt in de vena basilica of de vena mediana cubiti.

De vena brachiocephalica is de samensmelting van de vena subclavia en de vena jugularis interna. Er ligt er één aan beide kanten.

De vena cava superior ontstaat bij de samenkomst van de twee venae brachiocephalicae. De ader vloeit het veneuze bloed af uit hoofd, hals en armen, en opent in het rechteratrium. De ader is ongeveer 7 cm lang en loopt langs de rechterkant van het sternum.

Circulatie in de thorax

Arteriële toevoer

Vertakkingen van de thoracale aorta (zie Fig. 5.27) verschaffen de structuren in de borstkas, zoals:

- de arteriae bronchiales,die de longweefsels aanleveren die niet direct bij de gasuitwisseling betrokken zijn
- de arteriae oesophageales, die de slokdarm aanleveren

- de arteriae intercostales, die langs de onderrand van de ribben lopen en de tussenribspieren, sommige thoraxspieren, de ribben, de huid en het onderliggende bindweefsel aanleveren.

Veneuze afvoer

Het meeste bloed uit de organen van de thorax wordt afgevoerd door de vena azygos en de vena hemiazygos (zie Fig. 5.28). Tot de grote venen die zich bij hen aansluiten, behoren de venae bronchiales, de venae oesophageales en de venae intercostales. De vena azygos verenigt zich met de vena cava superior en de vena hemiazygos gaat samen met de linker vena brachiocephalica. Aan het distale eind van de slokdarm komen enkele slokdarmvenen in de vena azygos uit en andere in de vena gastrica sinistra. Anastomosen tussen de venen die uitkomen in de vena azygos en de vena gastrica sinistra vormen samen een veneuze plexus, die de grote en de portale circulatie met elkaar verbindt (zie Fig. 12.47). Er zijn veel anastomotische verbindingen tussen de aders die de borst- en buikholte leegpompen, zodat als een kanaal geblokkeerd raakt, het bloed een andere route terug naar het hart heeft.

Circulatie in het abdomen

Arteriële toevoer

Vertakkingen van de aorta abdominalis (zie Fig. 5.27) leveren de bloedtoevoer naar structuren in het abdomen.

Gepaarde takken.

Hiertoe behoren de:

- Arteriae phrenicae inferiores die het middenrif aanleveren.
- Arteriae renales die de nieren aanleveren.
- Arteriae suprarenales inferiores voor de bijnieren.
- Arteriae testiculares die de testes van de man aanleveren.
- Arteriae ovaricae die de ovaria van de vrouw aanleveren.

Deze arteriën die de testes en ovaria aanleveren zijn veel langer dan de andere gepaarde takken, omdat de geslachtsklieren hun ontwikkeling hoger in de abdominale holte beginnen. Tijdens de foetale groei dalen ze af in het bekken en hun aanleverende arteriën worden langer om de toevoer te handhaven.

Ongepaarde takken.

Hiertoe behoren:

- Truncus coeliacus (Fig. 5.36), een korte, dikke slagader van ongeveer 1,25 cm lang. Zij ontspringt vlak onder het middenrif en verdeelt zich in drie takken:
  - de arteria gastrica sinistra die de maag aanlevert
  - de arteria lienalis die de alvleesklier en de milt aanlevert
  - de arteria hepatica communis die de lever, de galblaas en delen van de maag, duodenum en pancreas aanlevert.

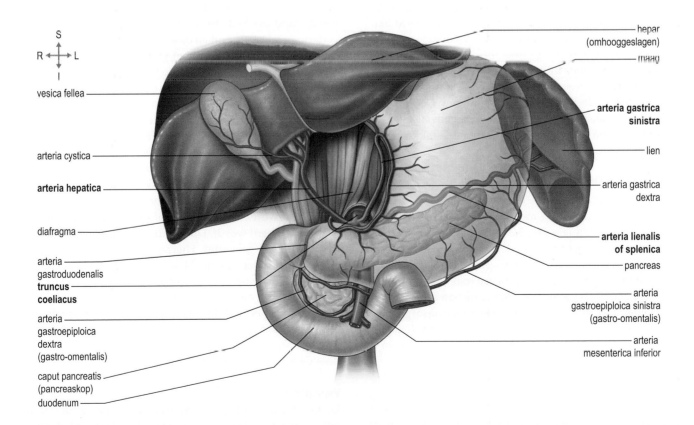

Figuur 5.36 De truncus coeliacus en zijn takken.

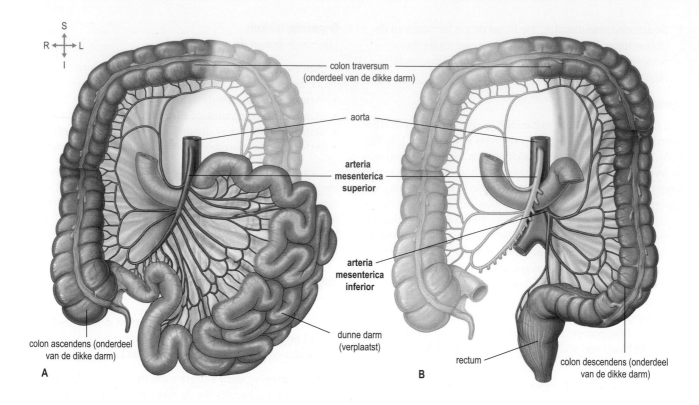

S
R ── L
I

colon traversum
(onderdeel van de dikke darm)

aorta

**arteria
mesenterica
superior**

**arteria
mesenterica
inferior**

dunne darm
(verplaatst)

colon ascendens (onderdeel
van de dikke darm)

A

rectum

colon descendens (onderdeel
van de dikke darm)

B

Figuur 5.37 De arteria mesenterica inferior en superior en hun takken. (A) De arteriën van de dunne darm. (B) Met de dunne darm verwijderd.

- Arteria mesenterica superior (Fig. 5.37) die van de aorta tussen de truncus coeliacus en de arteriae renales aftakt. Zij levert voor de gehele dunne darm en ongeveer de helft van het colon.
- Arteria mesenterica inferior (Fig. 5.37) die aan de aorta ontspringt, ongeveer 4 cm boven het punt waarop zij zich splitst in de arteriae iliacae communes. Deze levert voor de distale helft van het colon en het bovenste deel van het rectum. Tussen de drie ongepaarde takken zijn er anastomosen.

Veneuze afvoer

Bloedafvoer van buikorganen gebeurt direct in de vena cava inferior via de venen met de overeenkomstige namen zoals bij de arteriën (zie Fig. 5.28). Bloedafvoer is als volgt geregeld: venae hepaticae voert de lever af, venae renales de nieren, venae suprarenales de bijnieren, venae lumbares de lagere abdominale structuren en venae testiculares en venae ovaricae de testes bij de man en de ovaria van de vrouw respectievelijk. Het meeste bloed van de verteringsorganen in het abdomen wordt afgevoerd in de venae portae hepaticae en passeert door de lever voordat het geleegd wordt in de vena cava inferior (de portale circulatie).

Portale circulatie ▶ 5.10

Als algemene regel geldt dat veneus bloed uit de weefsels rechtstreeks naar het hart stroomt en niet meer dan één capillair

bed passeert. In de portale circulatie gaat het veneuze bloed van de capillaire bedden van het buikgedeelte van het spijsverteringsstelsel, de milt en de alvleesklier eerst naar de lever (Fig. 5.38). In de lever loopt het vervolgens door een tweede capillair bed, de sinusoïden in de lever, voor het via de vena cava inferior in de systemische circulatie komt. Op deze manier gaat bloed met een hoge concentratie voedingsstoffen uit de maag en darmen eerst naar de lever. Dit levert de lever met een rijke bron aan voedingstoffen voor zijn uitgebreide metabolische activiteiten en garandeert dat de samenstelling van bloed uit het spijsverteringsstelsel op passende wijze gereguleerd kan worden. Verder wordt ook geregeld dat ongewenste en/of mogelijk toxische stoffen zoals medicijnen verwijderd worden voordat het bloed terug in de grote circulatie afgevoerd wordt. Dit wordt first-pass metabolisme of first-pass effect genoemd. Hierbij moet worden opgemerkt dat de rectale aders die het bloed uit de onderste twee derde van het rectum halen, het afvoeren in systemische aders, niet in de poortader, en dus stroomt dit bloed direct naar het hart zonder dat het eerst door de lever gaat. Geneesmiddelen die rectaal worden toegediend, worden dus rechtstreeks in de grote circulatie geabsorbeerd. Dit vertraagt hun eliminatie door de lever, wat klinisch gezien zeer bevorderlijk kan zijn.

Vena portae

De poortader wordt gevormd door het samengaan van de volgende venen (Fig. 5.39; zie ook 5.38), die bloed afvoeren uit het verzorgingsgebied van de corresponderende arterie:

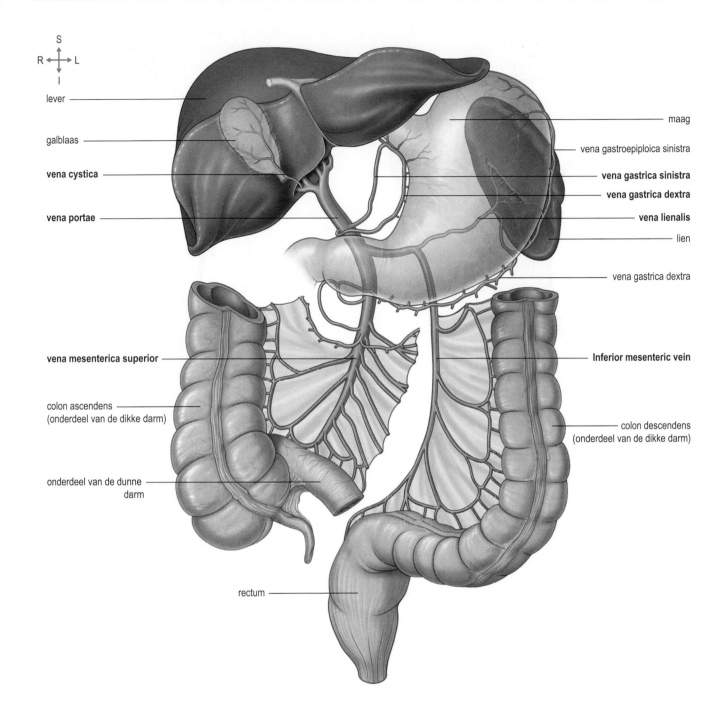

S
R ←→ L
I

lever

galblaas

vena cystica

vena portae

vena mesenterica superior

colon ascendens
(onderdeel van de dikke darm)

onderdeel van de dunne
darm

rectum

maag

vena gastroepiploica sinistra

vena gastrica sinistra

vena gastrica dextra

vena lienalis

lien

vena gastrica dextra

Inferior mesenteric vein

colon descendens
(onderdeel van de dikke darm)

Figuur 5.38 Veneuze afvoer van de organen van de buikholte en de vorming van de vena portae.

- De vena lienalis voert bloed af uit de milt, de alvleesklier en een deel van de maag.
- De vena mesenterica inferior voert bloed af uit het bovenste deel van het rectum, het bekken en het colon descendens. Hij mondt uit in de vena lienalis.
- De vena mesenterica superior voert bloed af uit de dunne darm en de bovenste delen van de dikke darm, dus het caecum en het colon ascendens en transversum. Hij verenigt zich met de vena lienalis tot de vena portae.

- De venae gastricae voeren bloed af uit de maag en het onderste deel van de slokdarm en komen uit in de vena portae.
- De vena cystica voert bloed af uit de galblaas en komt uit in de vena portae.

Het bloed van de portae hepaticae circulatie wordt direct afgevoerd in de vena cava inferior via de venae hepaticae.

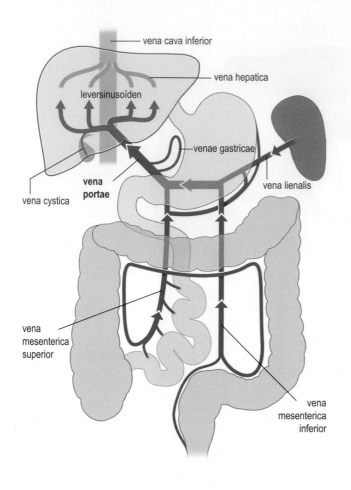

Figuur 5.39 De vena portae: begin en eind.

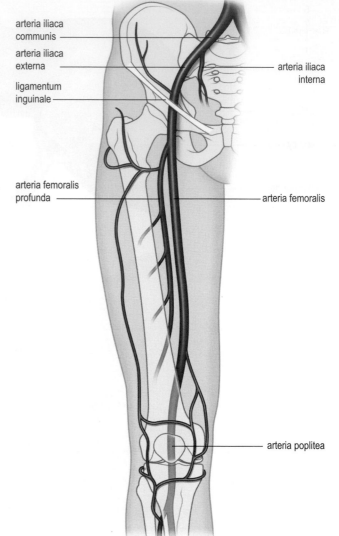

Figuur 5.40 De arteria femoralis en zijn hoofdtakken.

Bloedsomloop naar bekken en onderste ledematen

Arteriële toevoer

Arteriae iliacae communes

De aorta abdominalis splitst zich op het niveau van de vierde lendenwervel (in de arteria iliaca communis dextra en sinistra, zie Fig. 5.27). Voor het sacro-iliacale gewricht delen ze zich in de arteria iliaca interna en externa.

De arteria iliaca interna loopt mediaal naar de bekkenorganen. Bij de vrouw is de arteria uterina één van de grootste takken en de belangrijkste bloedtoevoer naar de voortplantingsorganen.

De arteria iliaca externa loopt schuin omlaag en dan achter het ligamentum inguinale de dij in en wordt daar de arteria femoralis.

De arteria femoralis (Fig. 5.40) begint bij het midden van het ligamentum inguinale en loopt aan de voorkant van de dij omlaag, dan naar mediaal en uiteindelijk rond de binnenzijde van de dij naar de knieholte, waar zij de arteria poplitea wordt. De femorale pols kan gevoeld worden aan het begin van de arteria formalis. Zij levert de dij en enkele oppervlakkige structuren van het bekken en de lies.

De arteria poplitea (Fig. 5.41) loopt door de fossa poplitea achter de knie, waar de pols kan worden gevoeld. Zij levert het gebied rond de knie, met inbegrip van het kniegewricht. Aan de onderrand van de fossa poplitea splitst zij zich in de arteria tibialis anterior en posterior.

De arteria tibialis anterior (Fig. 5.41) loopt tussen het tibia en fibula en levert de voorkant van het onderbeen. Zij ligt op het scheenbeen, loopt voor het enkelgewricht langs en dan over de rug van de voet als de arteria dorsalis pedis.

De arteria dorsalis pedis loopt over de rug van de voet, waar de hartslag kan worden gevoeld, en levert aan dit gebied. Aan het eind loopt zij tussen de eerste en tweede metatarsaal naar de voetzool en gaat dan over in de arcus plantaris.

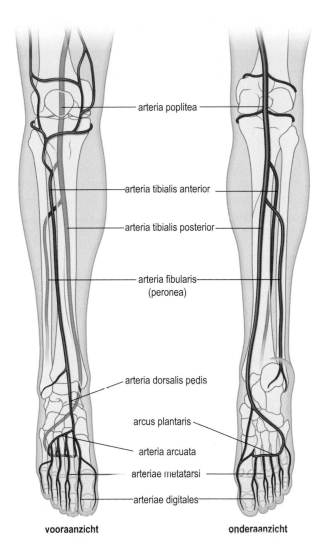

vooraanzicht   **onderaanzicht**

Figuur 5.41 De rechter arteria poplitea en zijn hoofdtakken.

De arteria tibialis posterior (Fig. 5.41) loopt omlaag en mediaal aan de achterkant van het been. Bij haar oorsprong ontspringt een grote tak, de arteria peronea (of arteria fibularis), die de zijkant van het been aanlevert. Haar lagere deel verloopt oppervlakkig en loopt mediaal naar het enkelgewricht en achter de binnenenkel langs naar de voetzool, waar zij verder loopt als de arteria plantaris pedis.

De arteria plantaris pedis levert aan de voetzool. Deze arterie en zijn vertakkingen vormt met de arteria dorsalis pedis de arcus plantaris, die aftakkingen heeft naar de tenen.

Veneuze afvoer

In de benen liggen zowel diepe als oppervlakkige venen (Fig. 5.42), die via talrijke anastomosen met elkaar in verbinding staan. Samentrekkende skeletspieren helpen bij het transport richting hart; een groot aantal kleppen voorkomt dat het bloed terugstroomt. Oppervlakkige venen krijgen minder steun van omringend weefsel dan diepe venen.

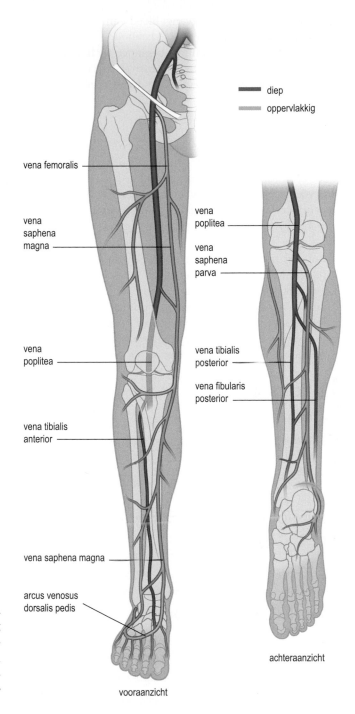

vooraanzicht

achteraanzicht

Figuur 5.42 Venen van het been.

Diepe venen

De diepe venen (Fig. 5.42) hebben dezelfde namen als de corresponderende arteriën en hun vertakkingen:

- De vena femoralis stijgt in de dij op tot het niveau van het ligamentum inguinale, en heet daarna vena iliaca externa.
- De vena iliaca externa, het vervolg van de vena femoralis nadat deze vlakbij de arteria femoralis het bekken is binnengegaan. Zij loopt over de rand van het bekken en voegt zich ter hoogte van het sacro-iliacale gewricht bij de vena iliaca interna; samen vormen ze de vena iliaca communis.

- De vena iliaca interna ontvangt bloed van verschillende venen uit de organen van de bekkenholte.
- Twee venae iliacae communes beginnen ter hoogte van de sacro-iliacale gewrichten. Ze gaan schuin omhoog en komen iets rechts van de vijfde lendenwervel samen in de vena cava inferior.

Oppervlakkige venen

De twee belangrijkste oppervlakkige venen (Fig. 5.42) die bloed van het been afvoeren, zijn de vena saphena magna en parva.

De vena saphena parva begint achter het enkelgewricht, waar veel kleine venen de afvoer uit de voetrug verzorgen. Zij loopt oppervlakkig omhoog langs de achterkant van het been en mondt in de knieholte uit in de diepliggende vena poplitea.

De vena saphena magna is de langste vene van het lichaam. Zij begint aan de binnenzijde van de voetrug en loopt omhoog voor de binnenenkel, steekt de binnenzijde van de tibia over en gaat verder langs de binnenzijde van de dij. Vlak onder het ligamentum inguinale mondt zij uit in de vena femoralis. Veel aderen die met elkaar in verbinding staan, voegen de oppervlakkige aderen samen, alsmede de oppervlakkige en diepe aders van de onderste ledematen.

> ● **TOETS**
>
> 8. Geef de drie delen van de aorta
>
> 9. Wat is het belangrijkste kenmerk van de portale circulatie?

Overzicht van de belangrijkste bloedvaten

De belangrijkste bloedvaten zijn samengevat in Fig. 5.43.

Foetale bloedsomloop

Leerdoelen
Na lezing van deze paragraaf kan de lezer:
■ de functie van de placenta beschrijven
■ de foetale bloedsomloop beschrijven
■ de bloedstromen door het hart, de longen en de lever van voor de geboorte vergelijken met die van vlak na de geboorte.

Kenmerken van de foetale circulatie

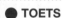 5.11

De groeiende foetus wordt voorzien van zijn eigen zuurstof en voedingsstoffen en stoot afvalstoffen uit via de bloedsom-

loop van de moeder. Daarom ontwikkelt de bloedsomloop van de moeder en de foetus zich verschillend tijdens de zwangerschap. Omdat de longen, het maagdarmstelsel en de nieren pas na de geboorte beginnen te functioneren, heeft de foetale bloedsomloop enkele aanpassingen die de bloedstroom zodanig leiden dat aan de eisen van vóór de geboorte wordt voldaan.

Placenta

Dit is een tijdelijke structuur die de uitwisseling van stoffen tussen moeder en foetus mogelijk maakt. De placenta ontwikkelt zich uit de oppervlakte van de bevruchte eicel en is ingebed in het endometrium (Fig. 5.44). Zij wordt kort na de bevalling uitgestoten, omdat zij dan niet meer nodig is.

Structuur

De rijpe placenta (Fig. 5.44A) is pannenkoekvormig, weegt ongeveer 500 g, heeft een doorsnede van 20 cm en is ongeveer 2,5 cm dik, hoewel dit per vrouw sterk kan variëren. Zij zit stevig vast aan het endometrium en bevat een uitgebreid netwerk van foetale capillairen die worden omspoeld door bloed van de moeder. De foetale capillairen liggen dicht tegen de moederlijke bloedtoevoer aan, maar de twee circulaties zijn volledig gescheiden. Takken van de baarmoederslagader brengen het bloed van de moeder (ongeveer 500 mL/min) in 4 holtes in de placenta, de intervilleuze ruimtes. In de intervillaire ruimtes zijn bundels van capillairen die bloed van de foetus aanvoeren. Zuurstof en voedingsstoffen diffunderen of worden actief overgebracht vanuit het bloed van de moeder in het bloed van de foetus, en foetale afvalstoffen diffunderen in het bloed van de moeder. De placenta is verbonden aan de foetus door de navelstreng die gewoonlijk ongeveer 50 cm lang is en twee navelslagaders en één ader bevat, gewikkeld in een zacht bindweefselmantel (Fig. 5.44B). De streng is bij de navel aan de foetus verbonden.

Functies

De functies van de placenta zijn stofuitwisseling, bescherming van de foetus en handhaving van de zwangerschap.

Uitwisseling van voedings- en afvalstoffen.

Zuurstofarm bloed stroomt door het netwerk van placenta capillairen en absorbeert zuurstof en voedingsstoffen uit het bloed van de moeder en scheidt de afvalstoffen ervan uit.

Bescherming van de foetus.

Tijdelijke passieve immuniteit (p. 416) die een paar maanden duurt, wordt geleverd door moederlijke antilichamen die voor de geboorte via placenta en navelstreng bij de foetus terechtkomen.

Indirecte uitwisseling tussen de foetale en moederlijke bloedsomloop zorgt voor een barrière tegen schadelijke stoffen, waaronder bacteriën en medicijnen, hoewel sommige daarvan de foetus kunnen bereiken en een afwijkende ontwikkeling kunnen veroorzaken. Elke stof die een afwijkende foetale ontwikkeling veroorzaakt wordt teratogen genoemd.

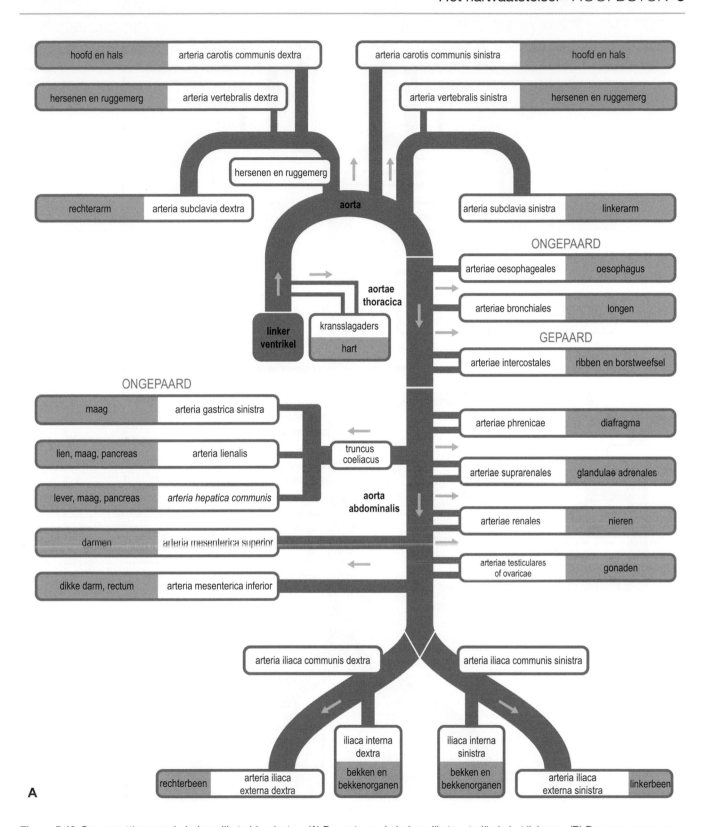

Figuur 5.43 Samenvatting van de belangrijkste bloedvaten. (A) De aorta en de belangrijkste arteriën in het lichaam. (B) De venae cavae en de belangrijkste venen van het lichaam.

Continued

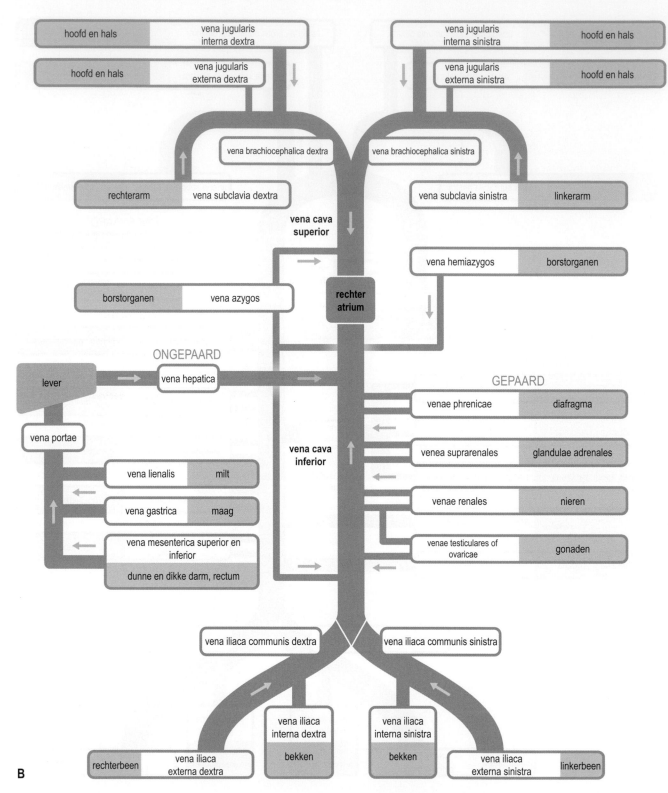

Figuur 5.43 cont'd

Voornaamste teratogenen zijn alcohol, bepaalde medicijnen, waaronder antibiotica en kankerbestrijdende middelen, ioniseerde straling en sommige infecties, zoals de rubella (rodehond) virus, cytomegalovirus (of CMV) en syfilis.

Handhaving van de zwangerschap

De placenta heeft een essentiële endocriene functie en zij produceert hormonen die de zwangerschap in stand houden.

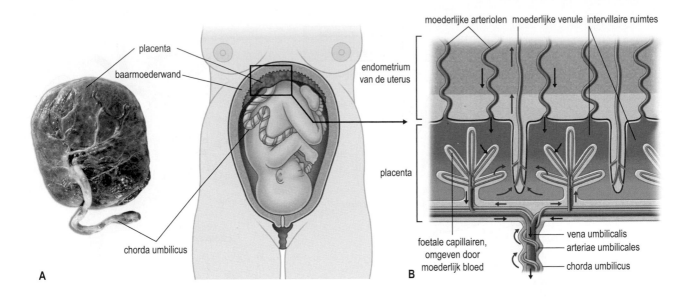

Figuur 5.44 De placenta. (A) De volgroeide placenta. (B) De relatie tussen baarmoederwand en placenta. (Foto van Biophoto Associates/ Science Photo Library. Gereproduceerd met toestemming.)

Humaan choriongonadotrofine (hCG). Humaan choriongona-dotrofine (hCG) wordt in het begin van de zwangerschap gevormd, met een piek rond acht of negen weken, en daarna in kleinere hoeveelheden. Het stimuleert het corpus luteum (p. 498) om door te gaan met de secretie van progesteron en oestrogeen, die menstruatie voorkomen en het endometrium van de baarmoeder onderhouden, waardoor in de eerste weken de zwangerschap in stand blijft (zie Fig. 18.10).

Progesteron en oestrogeen. Naarmate de zwangerschap vordert, neemt de placenta de productie van deze hormonen over van het corpus luteum, dat na ongeveer twaalf weken degenereert. Vanaf twaalf weken tot de bevalling produceert de placenta steeds meer oestrogeen en progesteron. Deze hormonen zijn essentieel voor het handhaven van de zwangerschap.

Foetale aanpassingen

Deze staan in Fig. 5.45A.

Ductus venosus

Dit is een voortzetting van de navelader die het bloed direct in de inferieure vena cava van de foetus doet stromen. Het meeste bloed stroomt dus langs de niet functionerende foetale lever.

Ductus arteriosus

Dit kleine bloedvat verbindt de longslagader naar de dalende thoracale aorta en laat bloed naar de systemische circulatie stromen, zodat heel weinig bloed door de foetale longen stroomt (Fig. 5.58).

Foramen ovale

Dit is een opening in het septum die de twee atria scheidt. Het is bedekt met een flapje weefsel dat fungeert als een eenrichtingsklep (de atrioseptale klep, zie Fig. 5.45 en Fig. 5.59), waardoor bloed tussen de rechter en linker atria stroomt, zodat het meeste bloed langs de niet-functionerende foetale longen stroomt.

Veranderingen bij de geboorte

Deze staan samengevat in Fig. 5.45B.

Wanneer de zuigeling voor het eerst ademhaalt, worden de longen opgepompt, waardoor de bloedstroom door de longen toeneemt. Het bloed dat uit de longen terugkeert, verhoogt de druk in het linker atrium, waardoor de flap over het foramen ovale zich sluit en er geen bloed meer van het ene atrium naar het andere kan stromen. Bloed uit het rechter atrium komt nu via de rechter ventrikel en de arteriae pulmonales in de kleine circulatie terecht. Naarmate de longcirculatie op gang komt (zie Fig. 5.1), neemt het zuurstofgehalte van het bloed toe en daardoor wordt de ductus arteriosus nauwer en sluit zich uiteindelijk. De restanten vormen het ligamentum arteriosum. Als deze aanpassingen aan het leven buiten de baarmoeder na de geboorte uitblijven, komen er aangeboren afwijkingen aan het licht (Fig. 5.58 en Fig. 5.59). Als de placentale circulatie spoedig na de geboorte ophoudt, degenereren de vena umbilicalis, de ductus venosus (wordt ligamentum venosum) en de arteriae umbilicales, doordat ze niet meer nodig zijn.

● TOETS

10. Beschrijf de structuur en functie van de placenta.
11. Wat is the functie van de ductus venosus?

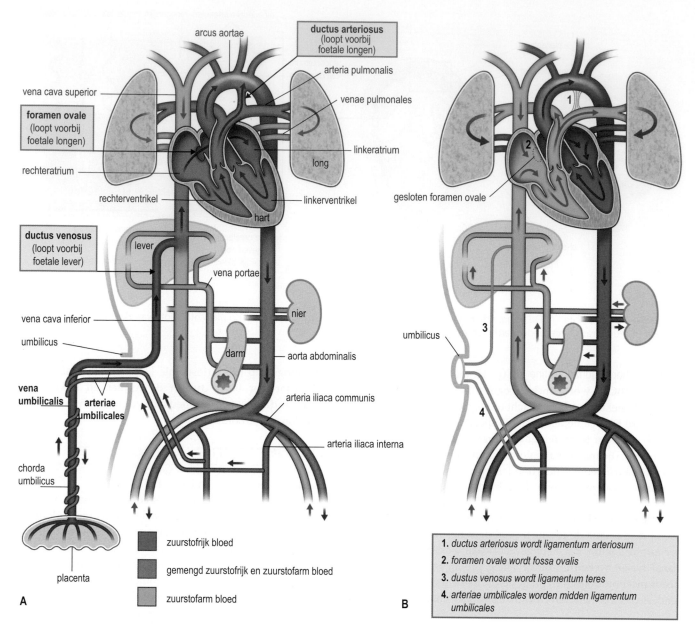

arcus aortae

ductus arteriosus
(loopt voorbij
foetale longen)

arteria pulmonalis

vena cava superior

venae pulmonales

foramen ovale
(loopt voorbij
foetale longen)

linkeratrium

long

rechteratrium

rechterventrikel

linkerventrikel

hart

ductus venosus
(loopt voorbij
foetale lever)

lever

vena portae

nier

vena cava inferior

umbilicus

darm

aorta abdominalis

**vena
umbilicalis**

**arteriae
umbilicales**

arteria iliaca communis

arteria iliaca interna

chorda
umbilicus

placenta

A

■ zuurstofrijk bloed

■ gemengd zuurstofrijk en zuurstofarm bloed

■ zuurstofarm bloed

gesloten foramen ovale

umbilicus

1

2

3

4

B

1. *ductus arteriosus wordt ligamentum arteriosum*
2. *foramen ovale wordt fossa ovalis*
3. *dustus venosus wordt ligamentum teres*
4. *arteriae umbilicales worden midden ligamentum umbilicales*

Figuur 5.45 Foetale bloedsomloop. (A) Voor de geboorte. (B) Wijzigingen tijdens de geboorte.

Gevolgen van het verouderingsproces van het cardiovasculair stelsel

Leerdoel

Na lezing van deze paragraaf kan de lezer:

■ de gevolgen op het cardiovasculair stelsel door veroudering beschrijven.

Verouderingsproces en het hart

Naarmate het hart ouder wordt, neemt de functie over het algemeen af; het hartminuutvolume neemt af en de geleidingswegen worden minder efficiënt. Het aantal hartspiercellen loopt met leeftijd gestaag terug, maar hypertrofie (celvergroting) zorgt doorgaans voor een evenwicht en de hartventrikels bij oudere volwassenen zijn enigszins groter dan bij jongere personen. De compliantie (rekbaarheid) van het hart vermindert met leeftijd omdat het fibreus skelet van het hart verstijft, waardoor het hart harder moet werken. Het vermogen van de hartspier om op adrenaline (epinefrine) en noradrenaline (norepinefrine) te reageren daalt en de contractiekracht en cardiale reserve vermindert. Een ouder hart is dus gevoeliger voor hartfalen (p. 131).

Deze veranderingen treden op bij een gezond ouder wordend hart en zijn niet de gevolgen van ziekte. Het is wel opmerkelijk dat leeftijdsgebonden achteruitgang van de cardiovasculaire functie in grote mate vertraagd wordt door regelmatige beweging, ook op hoge leeftijd.

Veroudering en het bloedvatenstelsel

De reacties wat betreft vasoconstrictie en vasodilatatie zijn minder efficiënt bij een ouder bloedvatstelsel zodat de bloedstroomregulatie naar de weefsels minder goed beheerst wordt. Arteriële en arteriolaire wanden worden stijver en minder compliant, waardoor de bloeddruk stijgt en de linkerventrikel harder moet werken. Met leeftijd gaat de bloeddruk omhoog, ook als er geen waarneembare cardiovasculaire aandoening aangetoond kan worden. De hartspierwand neemt in dikte toe bij de meeste arteriën, inclusief die van het hart, de nieren en de hersenen, wat tot hun verstijving leidt. Dit resulteert in een verminderde bloedtoevoer naar de meeste lichaamsorganen. Bij een gezonde oudere persoon leidt het echter niet tot problemen omdat het gepaard gaat met een algemene afname in de stofwisseling.

De reflex van de baroreceptor (p. 98) neemt in werking af, niet alleen omdat het hart en de bloedvaten langzamer werken, maar ook omwille van de neuronale veroudering. Dit kan leiden tot houdingsafhankelijke hypotensie (p. 138).

● **TOETS**

12. Geef aan hoe de leeftijdsgebonden afname van de hartfunctie kan worden beperkt.

Shock

Shock (circulair falen) treedt op wanneer de bloedtoevoer onvoldoende is om aan de metabolische behoeften van cellen te voldoen. Het circulerende bloedvolume neemt af, vandaar ook het hartdebiet en dus ook de bloeddruk. De weefsels krijgen te weinig zuurstof (hypoxie) en voedingsstoffen, en afvalproducten hopen zich op. Er zijn verschillende manieren om shock te classificeren, ook naar oorzaak, die hierna wordt beschreven.

Hypovolemische shock

Deze treedt op wanneer het bloedvolume 15–25% is verminderd. Door het lage bloedvolume daalt het hartdebiet en dus ook de veneuze terugvoer zodat de bloeddruk uiteindelijk daalt. Dit type kan verschillende oorzaken hebben:

- Ernstige bloeding (verlies van vol bloed)
- Uitgebreide brandwonden (verlies van serum)
- Hevig overgeven en ernstige diarree (verlies van elektrolyten en water).

Cardiovasculaire shock

Deze treedt op bij acute hartaandoeningen wanneer door beschadigingen aan de hartspier het hartdebiet te klein wordt, bijvoorbeeld bij een hartinfarct.

Distributieve shock (septische shock, bacteriëmie)

Sepsis, of septikemie, is een acute infectie in de bloedsomloop en kan tot septische shock leiden wanneer het een omvangrijke, systemische ontstekings- en immuunrespons teweegbrengt. Witte bloedcellen worden geactiveerd, waarbij een breed scala aan sterk werkende ontstekingsfactoren vrijkomt in het bloed, met verstrekkende gevolgen voor de orgaanfunctie. Septische shock heeft een hoog sterftecijfer, zelfs als het behandeld wordt. Symptomen zijn onder meer hypotensie als gevolg van uitgebreide vasodilatatie, depressie van de contractiliteit van de hartspier, slechte weefseldoorbloeding en een verslechterende mentale toestand.

Obstructieve shock

Door een obstructie in de circulatie kan het bloed onvoldoende doorgepompt worden. Dit komt voor bij een longembolie.

Neurogene shock

Tot de oorzaken behoren plotselinge acute pijn, hevige emotionele ervaringen, spinale anesthesie en beschadiging van het ruggenmerg. Deze storen de normale regeling van de bloedvatdiameter door de zenuwen, wat zorgt voor vasodilatatie en hypotensie.

Anafylactische shock

Anafylaxie is een ernstige allergische reactie die kan worden opgewekt door stoffen als penicilline, pinda's of rubber, bij mensen die daarvoor gevoelig zijn. Vasodilatatie, uitgelokt doordat in het hele lichaam mediatoren vrijkomen zoals histamine en bradykinine, leidt ertoe dat bloed zich ophoopt in de venen en de bloeddruk daalt. Ernstige bronchodilatatie leidt tot acute ademhalingsmoeilijkheden en hypoxie. Een anafylactische shock ontstaat meestal plotseling en in ernstige gevallen kan al na enkele minuten de dood intreden als niet wordt ingegrepen.

Fysiologische veranderingen tijdens shock

Korte termijnveranderingen ontstaan door fysiologische pogingen om de bloedsomloop te herstellen – gecompenseerde shock (Fig. 5.46). Indien niet hersteld, kunnen de veranderingen op langere termijn onomkeerbaar worden.

Gecompenseerde shock

Bij bloeddrukdaling treden compenserende neurale en hormonale mechanismen op in een poging de bloeddruk te herstellen. Ze doen de perifere weerstand toenemen, evenals

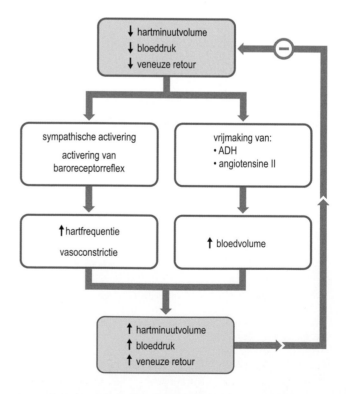

Figuur 5.46 Compenserende mechanismen bij shock. *ADH* Antidiuretisch hormoon.

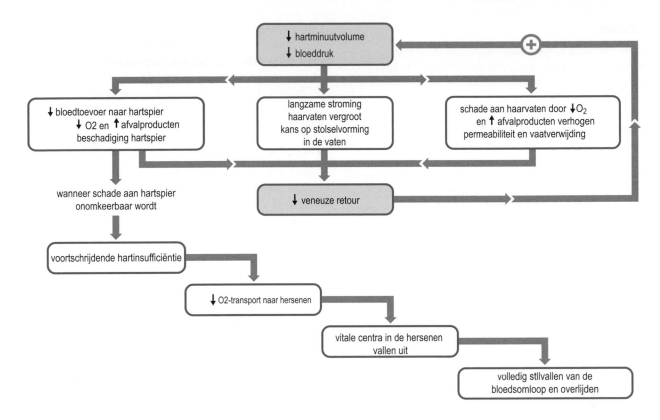

Figuur 5.47 Ongecompenseerde shock.

het circulerend volume en de cardiac output (hartminuutvolume) (Fig. 5.46).

Sympathische stimuli verhogen de hartslagfrequentie en het hartminuutvolume, en veroorzaken vasoconstrictie, die allemaal de bloeddruk verhogen. Een klein bloedvolume en een verhoogde osmolariteit van het bloed zorgen ervoor dat de ADH-secretie toeneemt (p. 239) en het RAAS wordt geactiveerd (p. 377). Het vrijgekomen aldosteron vermindert de uitscheiding van natrium en water en angiotensine-2 bevordert de vasoconstrictie. Ook de venen vernauwen zich om bloedophoping in de benen te verminderen en de veneuze retour te bevorderen.

Als deze compenserende mechanismen en medisch ingrijpen voldoende zijn, blijft de doorbloeding van hart en hersenen gehandhaafd en kan de toestand van de patiënt zich stabiliseren.

Ongecompenseerde shock

Als de situatie ernstiger is, wordt de shock een spiraal van cardiovasculaire schade die zichzelf in stand houdt – ongecompenseerde shock (Fig. 5.47). De hypoxie noodzaakt de cellen om over te gaan op anaërobe stofwisseling (p. 344), waardoor melkzuur zich ophoopt en een steeds ernstiger acidose ontstaat, die de capillairen beschadigt. Deze worden permeabeler en laten vocht de weefsels in lekken, waardoor de bloeddruk en de weefseldoorbloeding nog verder afnemen. De afvalproducten veroorzaken bovendien vaatverwijding, waardoor de bloeddruk nog moeilijker op peil is te houden. De organen, ook het hart, krijgen niet genoeg zuurstof en beginnen uit te vallen.

Uiteindelijk gaan de hersenen, dus ook het cardiovasculaire en het ademhalingscentrum in de hersenstam, uit gebrek aan zuurstof en voedingsstoffen haperen. De centrale sturing van de compensatiemechanismen, die toch al op volle kracht werken, valt weg en de circulatie begeeft het. Uiteindelijk veroorzaakt dit onmkeerbare schade aan de hersenstam en volgt de dood.

● **TOETS**

13. Wat is gecompenseerde shock?

14. Op welke manier veroorzaken ernstige allergieën een shock?

Trombose en embolie

Leerdoelen

Na lezing van deze paragraaf kan de lezer:

■ de betekenis van de termen 'trombose', 'embolie', 'ischemie' en 'infarct' geven

■ in algemene termen de effecten hiervan op het lichaam beschrijven

■ de belangrijkste drie oorzaken van veneuze trombose noemen.

Trombose

Dit is een vorming van een brok materiaal binnen een bloedvat waardoor bloedtoevoer naar de weefsels onderbroken wordt. De kans op een trombus binnen een bloedvat neemt toe door verschillende factoren.

Vertraagde bloedstroom

Dit kan gebeuren bij bijvoorbeeld langdurig zitten of bedrust, of tijdens lange afstandsvluchten; wanneer een bloedvat wordt dichtgedrukt door bijvoorbeeld een tumor of strakzittende kleding; of als de bloeddruk langere tijd laag is geweest, zoals bij shock. Dit gebeurt vrijwel altijd in de diepe venen van het bekken en de onderste ledematen.

Schade aan de intima van bloedvaten

Dit wordt in het algemeen in verband gebracht met atherosclerose (p. 125).

Versterkte bloedstolling

Uitdroging, zwangerschap en bevalling, bloedstollingsziekten, bepaalde kwaadaardige aandoeningen, de aanwezigheid van een intraveneuze canule, en oestrogeen (inclusief oestrogeen dat gebruikt wordt als contraceptivum) zijn bevorderende factoren van bloedstolling.

Embolie

Embolie is de afsluiting van een bloedvat door iedere willekeurige stof (een embolus) die meegevoerd wordt met de bloedstroom. Meest voorkomend zijn een trombus of een trombusfragment; er worden ook andere embolie veroorzakende stoffen getoond in Kader 5.3.

Emboli ontstaan in de arterie en verplaatsen zich dan van het hart af tot ze een arterie bereiken waar ze niet doorheen kunnen; ze blijven daar steken en blokkeren de bloedtoevoer naar de distale weefsels. Herseninfarct (p. 194), myocardinfarct (p. 133) en beknelling van ledematen (Fig. 5.48) zijn de meest voorkomende aandoeningen in dit geval. Emboli uit de venen (diepe veneuze trombose, of DVT; p. 127) gaan naar het hart en van daaruit naar de longen door de arteria pulmonalis. Vervolgens blijven ze steken in de eerste tak die te nauw voor ze is (longembolie).

Kader 5.3 Mogelijke embolische stoffen

- Fragmenten van atheromateuze plaque (p. 125)
- Fragmenten afkomstig van de hartklappen, bijv. bij infectieuze endocarditis (p. 133)
- Tumorfragmenten, die metastasen kunnen veroorzaken
- Vruchtwater, tijdens de bevalling
- Vet, afkomstig van beenbreuken
- Lucht, door lekkage in bloedvat, bijv. van een gebroken rib of tijdens een klinische procedure
- stikstofbellen door decompressieziekte (de 'bends' of aeroëmbolie)
- Pus van een abces

Longembolie

Een van de meest ernstige gevolgen van een veneuze embolie is de afsluiting van een truncus pulmonalis of een van zijn grotere takken met als gevolg dat de bloedstroom door de longen drastisch afneemt. Een grote longembolie blokkeert de belangrijkste arteria pulmonalis met acute dood als gevolg.

Infarct en ischemie

Infarct is de term voor het afsterven van weefsel door onderbroken bloedtoevoer. De gevolgen van deze onderbreking hangen af van de grootte van de geblokkeerde arterie en de functie van het aangedane weefsel. Ischemie is een verminderde weefselfunctie als gevolg van hypoxie en een ophoping van celafval (Fig. 5.48).

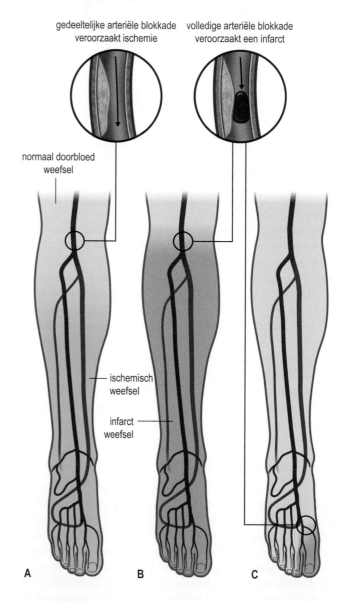

Figuur 5.48 Ischemie en infarct. (A) Gedeeltelijke blokkering, maar normale perfusie. (B) en (C) Complete blokkering zorgt voor distale weefselischemie en infarct, afhankelijk van de locatie van de blokkering.

● TOETS

15. Wat is het verschil tussen trombose en embolie?

16. Wat is het verschil tussen ischemie en infarct?

Pathologie van de bloedvaten

Leerdoelen

Na lezing van deze paragraaf kan de lezer:

- de belangrijkste oorzaken, effecten en complicaties van arteriële aandoeningen, zoals atheroom, arteriosclerose, veneuze trombose en aneurysma toelichten

- de onderliggende afwijking van varices bespreken

- de risicoverhogende factoren en de meest algemene plaatsen waar varices voorkomen noemen

- de belangrijkste tumoren van de bloedvaten beschrijven.

Atheroom (atheromatose)

Pathologische veranderingen

Atheromateuze plaques zijn plaatselijk optredende veranderingen die zich ontwikkelen in de tunica intima en media van grote en middelgrote arteriën. De eerste wijzigingen vertonen een vettige streep, "fatty streak", op de aderwand die bestaat uit ophopingen van cholesterol en andere lipiden, een overmaat aan glad spierweefsel en met vet gevulde monocyten (schuimcellen). De plaque is afgedekt met grove bindweefsel. Naarmate plaques groeien en vergroten, verspreiden ze zich over de vaatwand en puilen uit in het lumen. Uiteindelijk kan de wand over de volledige dikte en over een groot gebied aangetast zijn (Fig. 5.49). De plaque kan scheuren, waardoor er een kratervormig letsel ontstaat. De bodem van de krater komt in contact met het bloed. Dit kan trombose, spasmen van het bloedvat en belemmering van de bloedstroom veroorzaken.

De arteriën die het meest worden aangedaan, zijn die van hart, hersenen, nieren, dunne darm en onderste ledematen.

Oorzaken van atheromatose

Hoe het komt dat atheromateuze plaques ontstaan, is onduidelijk. Vetafzettingen in de arteriewand worden bij kinderen gewoonlijk geabsorbeerd, maar onvolledige absorptie kan de oorsprong zijn van atheromateuze plaques in het latere leven.

Atherosclerose (het aanwezig zijn van plaques) wordt als een ouderdomskwaal beschouwd, omdat er meestal in de oudere leeftijdsgroep ziekteverschijnselen optreden.

Kader 5.4 Risico verhogende factoren bij atherosclerose

(De beïnvloedbare factoren zijn cursief gedrukt)
Erfelijkheid - familiegeschiedenis
Obesitas
Geslacht - mannen zijn vatbaarder dan vrouwen die nog niet in de menopauze zijn
Verzadigde vetten en cholesterol
Ouderdom
Roken
Diabetes mellitus
Overmatige emotionele stress
Hypertensie
Sedentaire levensstijl
Hyperlipidemie, vooral een hoog gehalte aan LDL (p. 302)
Overmatig alcoholgebruik

Echter, plaques beginnen zich bij inwoners van rijkere landen al in de kindertijd te ontwikkelen. Atheroom is in deze landen wijdverbreid. Waarom plaques ontstaan is niet geheel duidelijk, maar de oorzakelijke factoren lijken langdurig invloed te hebben. Dit kan betekenen dat de ontwikkeling van atheroom kan worden vertraagd of zelfs stilgelegd door verandering van levenswijze (Kader 5.4).

Effecten van atheromatose ▶ 5.12

Atheromateuze plaques kunnen een arterie geheel of gedeeltelijk blokkeren (Fig. 5.49). De blokkade kan worden gecompliceerd door stolselvorming. De gevolgen hangen af van de plaats en de grootte van de betrokken arterie en aanwezigheid van collaterale circulatie.

Arterievernauwing

Het weefsel distaal van de vernauwing wordt ischemisch. De cellen kunnen genoeg bloed krijgen om aan hun minimumbehoefte te voldoen, maar niet genoeg om een toename van de stofwisselingssnelheid te compenseren, bijvoorbeeld wanneer de spieractiviteit toeneemt. Dit veroorzaakt krampachtige ischemische pijn, die stopt bij rust. De hartspieren en de skeletspieren van de benen worden het meest aangetast. Ischemische pijn in het hart heet angina pectoris (p. 133) en in de benen claudicatio intermittens.

Afsluiting van arteriën

Als een arterie volledig geblokkeerd is, degenereren snel (ischemie), wat tot een infarct leidt (p. 124). Als een grote arterie die een grote hoeveelheid weefsel verzorgt, wordt aangetast, zijn de gevolgen ernstiger dan wanneer de afsluiting een kleiner vat treft. Als er een goede collaterale circulatie is (zoals de circulus arteriosus in de hersenen), is de weefselschade geringer dan wanneer er slechts een paar collaterale vaten zijn (wat bij het hart het geval kan zijn).

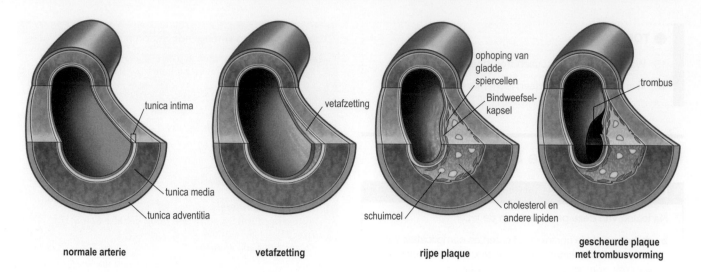

Figuur 5.49 Stadia in de vorming van atheromateuze plaque.

Als een arteria coronaria(tak) is afgesloten, treedt een hartinfarct op (p. 133). Afsluiting van hersenarteriën veroorzaakt ischemie in de hersenen, wat tot een herseninfarct (beroerte, p. 194) leidt.

Complicaties van atheromatose

Trombose en infarct

Als de bindweefsellaag op de plaque wordt afgebroken, wordt de binnenkant van het bloedvat, het subendotheel, blootgesteld aan de bloedstroom. Bloedplaatjes hechten zich aan het subendotheel, raken in geactiveerde toestand en er vormt zich een intravasculair bloedstolsel (trombose), dat de arterie blokkeert en ischemie en infarcering veroorzaakt (p. 124). Emboli kunnen afbreken, gaan mee met de bloedstroom en nestelen zich in kleine arteriën verderop distaal, wat kleine infarcten veroorzaakt.

Bloeding

Plaques kunnen verkalken, waardoor de arterie broos, onbuigzaam en vatbaarder wordt zodat een aneurysma, een scheur en bloeding (hemorragie) kan optreden.

Aneurysma

Als de plaque zich uitbreidt tussen de weefsellagen wordt de arteriewand verzwakt en kan in het vat een lokale verwijding (aneurysma) ontstaan (zie verderop). Ook een aneurysma kan trombose en embolie veroorzaken, of het kan scheuren, wat een ernstige bloeding tot gevolg heeft. De meest getroffen vaten zijn de aorta en de buik- en bekkenarteriën.

Arteriosclerose

Dit is een voortschrijdende degeneratie van de arteriewanden, die verband houdt met de leeftijd en gepaard gaat met

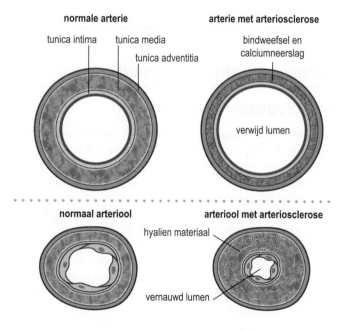

Figuur 5.50 Arteriën met arteriosclerose.

hypertensie. In grote en middelgrote arteriën wordt de tunica media geïnfiltreerd door bindweefsel en calcium. De vaten verwijden zich en worden minder elastisch en verwrongen (Fig. 5.50). Hun grotere stijfheid zorgt voor een verhoogde systolische bloeddruk en polsdruk (p. 96).

In arteriolen zet zich hyalien materiaal af, dat het lumen vernauwt en dat de elasticiteit van de vaatwand vermindert. Doordat arteriolen de perifere weerstand regelen (p. 96), neemt die toe, en dus ook de bloeddruk. Schade aan de kleine vaten heeft een groot effect op de circulatie en leidt tot ischemie van de weefsels in het betreffende verzorgingsgebied.

In de ledematen kan deze ischemie leiden tot gangreen, dat vooral ernstig is bij diabetes mellitus. Als de arteriën die de hersenen aanleveren zijn aangetast, kan cerebrale ischemie leiden tot toenemende verslechtering van de hersenfunctie.

Aneurysma's

Dit zijn abnormale verwijdingen van een arterie en de grootte ervan kan aanzienlijk variëren (Fig. 5.51). Tot de risicoverhogende factoren behoren atheroma, hypertensie en verstoorde collageenvorming in de arteriewand.

Als een aneurysma scheurt, volgt een bloeding waarvan de gevolgen afhangen van de plaats en de omvang. Een scheur in de aorta is meestal fataal; een bloeding in de subarachnoïdale ruimte is dat meestal ook of heeft blijvende invaliditeit tot gevolg. Een hersenbloeding kan leiden tot een beroerte (p.194). Een aneurysma beschadigt het endotheel van het bloedvat waardoor dit ruwer wordt, en wat de kans op stolsels vergroot. Stolsels kunnen de bloedsomloop blokkeren op de plaats waar zij ontstaan, of elders wanneer ze als embolus door het bloed worden meegevoerd. Bovendien kan de zwelling bij de uitgezette arterie druk uitoefenen op organen, bloedvaten of zenuwen.

Soorten aneurysma

Zakvormige aneurysma's (Fig. 5.51A) puilen aan één zijde van de arterie uit. Als ze ontstaan in de relatief dunwandige arteriën van de circulus arteriosus cerebri (Fig. 5.31) spreekt men van besaneurysma's. Deze kunnen aangeboren zijn of ontstaan door verstoorde collageenproductie of atheromatose.

Spoelvormige aneurysma's (Fig. 5.51B) treden voornamelijk in de aorta abdominalis en minder vaak in de arteriae iliacae op. Ze ontstaan meestal door atheromateuze veranderingen.

Een aneurysma dissecans (Fig. 5.51C) komt meestal voor in de aortaboog. Het wordt veroorzaakt wanneer bloed tus-

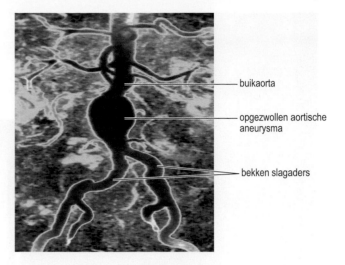

buikaorta

opgezwollen aortische aneurysma

bekken slagaders

Figuur 5.52 Aneurysma aortae abdominalis. (Zephyr/Science Photo Library. Gereproduceerd met toestemming.)

sen het endotheel en de tunica media wordt gedrongen op een plaats waar het endotheel is beschadigd.

Fig. 5.52 vertoont de uitgebuilde abdominale aortawand, veroorzaakt door een aneurysma.

Veneuze trombose

De risicofactoren voor de vorming van stolsels in een vene worden besproken op p. 124.

Men onderscheidt oppervlakkige tromboflebitis, die gewoonlijk spontaan verdwijnt, en diepe veneuze trombose.

Oppervlakkige tromboflebitis

Als een trombus zich ontwikkelt in een oppervlakkige vene, ontstaan er ontstekingsverschijnselen in het weefsel rond de vene gekenmerkt door pijn en roodheid.

Dit is een acute ontsteking in een oppervlakkige vene waarbij zich een trombus ontwikkelt. De meest voorkomende oorzaken zijn intraveneus infuus en spataderen (varices) van de vena saphena magna en parva.

Diepe veneuze trombose

Bij diepe veneuze trombose (DVT) vormt zich een trombus in een diepe vene, meestal de vena iliaca of een vene in een been of het bekken, soms ook in een armvene. Diepe veneuze trombose kan gepaard gaan met plaatselijke pijn en zwelling, maar verloopt vaak zonder symptomen.

Risicofactoren voor DVT omvatten spataderen (varices), heelkundige ingrepen, zwangerschap en langere immobiliteit, vb. langeafstandsreizen ('het zogenaamde „economy class"-syndroom). Gevolgen hiervan zijn levensgevaarlijk (vaak door longembolie (p. 124)), indien er grote bloedklonters in de longen terechtkomen.

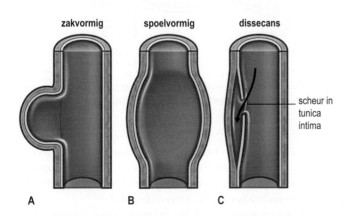

zakvormig   spoelvormig   dissecans

scheur in tunica intima

A   B   C

Figuur 5.51 Soorten aneurysma. (A) Aneurysma sacciforme. (B) Aneurysma fusiforme. (C) Aneurysma dissecans.

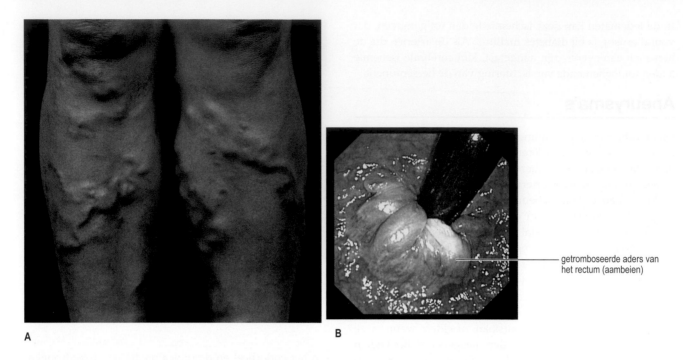

A   B

Figuur 5.53 Spataderen. (A) De benen. (B) Het rectum (hemorroïden). (A, B, Alex Barte/Science Photo Library. Gereproduceerd met toestemming.)

Spataderen (varices)

Een grote hoeveelheid bloed rekt de vene uit en beschadigt de bloedvatwanden. Hierdoor verliest het zijn elasticiteit, rekt op en kronkelt. Vooral oppervlakkige venen met weinig steun zijn meer vatbaar. De kleppen kunnen niet meer goed sluiten omdat de vene uitgezet is, en meer bloed hoopt zich op.

Plaats en effecten van spataderen

Spataderen in benen

Het bloed in de venen van het been is constant onderhevig aan zwaartekracht, waardoor de veneuze terugvoer kan vertragen en het bloed zich in deze venen kan opstapelen. Wanneer de kleppen niet meer goed werken, verergert de opstapeling in de beenvenen en raken ze chronisch verwijd, gekronkeld en verlengd. De oppervlakkige venen zijn vatbaarder dan de dieperliggende venen omdat ze minder door de omringende weefsels, zoals spieren, ondersteund worden. De varices worden duidelijker zichtbaar (Fig. 5.53A). De venae saphenae parvae en magnae worden het meest getroffen. Varices doen pijn en veroorzaken vermoeide benen, vooral bij lang staan. Bovendien scheuren deze verwijde, minder elastische venen gemakkelijk, zodat bloeding optreedt. Veneuze terugvoer wordt gehandhaafd omdat oppervlakkige aders doorgaans verbonden zijn met het netwerk van diepere aders, die beter worden ondersteund door de omliggende weefsels en minder kans hebben om spataderen te vormen (Fig. 5.54).

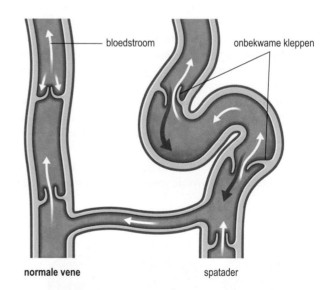

Figuur bevat labels: bloedstroom, onbekwame kleppen, normale vene, spatader, getromboseerde aders van het rectum (aambeien)

Figuur 5.54 Anastomoseverbinding tussen oppervlakkige vene en spatader (rechts) en dieper gelegen onaangetaste vene (links).

Doordat de huid boven een spatader minder gevoed wordt vanwege de stase van het bloed, kan na verloop van tijd een ulcus cruris varicosum ontstaan, meestal op de binnenzijde van het been, vlak boven de enkel.

Spataderen komen veel bij vrouwen voor. Verdere risicofactoren omvatten een hogere leeftijd, obesitas, zwangerschap, lang staan, strakke kleding en erfelijkheid.

Aambeien (hemorroïden)

Onafgebroken druk op opgezwollen venen op de overgang van het rectum naar de anus doet de veneuze druk toenemen, waardoor de kleppen gaan lekken en aambeien ontstaan (zie Fig. 5.53B).

De meest voorkomende oorzaken zijn chronische verstopping en de verhoogde druk in het bekken aan het einde van de zwangerschap. Bij elke ontlasting kan een lichte bloeding optreden en op den duur kan daardoor anemie ontstaan. Ernstige gevallen zijn zeldzaam.

Varicocoele

De zaadleiders worden omgeven door een kluwen van venen waarin spataderen kunnen ontstaan, vooral bij mannen die werk doen waarbij ze veel staan.

Als de varicocoele bilateraal voorkomt, kan de temperatuurverhoging die ter plaatse optreedt de spermatozoaproductie onderdrukken en onvruchtbaarheid veroorzaken.

Oesofagusvarices

Door een hogere druk in de lagere aderen van de slokdarm kunnen ze barsten en een mogelijk fatale bloeding veroorzaken (p. 350).

Tumoren van het bloed en de lymfevaten

Angiomen

Angiomen zijn goedaardige tumoren van de bloedvaten (hemangiomen) of lymfevaten (lymfangiomen). De laatste zijn zeldzaam, dus 'angioom' betekent meestal hemangioom.

Hemangioom

Dit is geen echte tumor, maar lijkt er voldoende op om als zodanig geclassificeerd te worden. Het bestaat uit overmatig gegroeide bloedvaten die op een abnormale manier gerangschikt zijn en waartussen collageenvezels liggen.

Capillair hemangioom. Overmatige groei van capillairen met tussenliggend collageen op een begrensd gebied veroorzaakt een dicht, plexusachtig netwerk. Elk hemangioom wordt door slechts één bloedvat verzorgd en als er trombose optreedt, atrofieert en verdwijnt het.

Hemangiomen zijn meestal aanwezig bij de geboorte als een paarse of rode moedervlek. Ze beginnen vaak heel klein, maar groeien in de eerste levensmaanden beangstigend snel en houden gelijke tred met de groei van het kind. Na één tot drie jaar komt meestal de atrofie op gang en na het 5e jaar is ongeveer 80% verdwenen. Men kan ze beter niet behandelen!

● TOETS

17. Wat is het verschil tussen een vettige streep, "fatty streak", in een bloedvat en een atheromateuze plaques?

18. Wat zijn spataderen?

Oedeem

Leerdoelen

Na lezing van deze paragraaf kan de lezer:

■ de term oedeem definiëren

■ de belangrijkste oorzaken van oedeem beschrijven

■ de oorzaken van oedeem aan relevante klinische problemen relateren

■ de oorzaken en gevolgen van overmatig vocht in lichaamsholten verklaren.

Oedeem is een zwelling door in weefsel opgehoopt vocht. Het kan zowel in oppervlakkige weefsels als in dieper liggende organen optreden.

Plaatsen waar oedeem optreedt

Bij oedeem in oppervlakkige weefsels kan pitting optreden: er blijft een deukje achter nadat er stevig met een vinger op is gedrukt. Oedeem treedt op verschillende plaatsen op, afhankelijk van de lichaamspositie en de invloed van de zwaartekracht. Bij zitten of staan ontstaat het oedeem in de benen, beginnend met de voeten en enkels. Bedlegerige patiënten ontwikkelen oedeem rond het sacrum.

Longoedeem is het gevolg van congestie in de longvenen of toegenomen permeabiliteit van de longvaten. Daardoor hoopt zich vocht op in de ruimten tussen het weefsel en in de alveoli. Het gebied dat beschikbaar is voor de uitwisseling van gassen wordt dus kleiner en leidt tot dyspneu (ademnood), cyanose en ophoesten van schuimachtig sputum. De meest voorkomende oorzaken van longoedeem zijn hartinsufficiëntie, ontsteking of irritatie van de longen en overmatige infusie van intraveneus vocht.

Oorzaken van oedeem

Vocht hoopt zich op in de weefsels als de normale capillaire vloeistofdynamica (Fig. 5.55A; zie ook p. 85) is verstoord.

Verhoogde veneuze hydrostatische druk

Bij een congestie in de veneuze bloedsomloop wordt de veneuze hydrostatische druk hoger, en dit vermindert het effect van de osmotische druk die vocht aan het veneuze eind terug de capillairen in zuigt. Er blijft dan te veel vocht in de weefsels achter. Dit kan worden veroorzaakt door hartinsufficiëntie, nierziekten of knelling van een ledemaat door langdurig zitten of door nauwe kleding.

Verminderde osmotische druk van het plasma

Als het plasma-eiwittenniveau daalt, keert er aan het veneuze eind van het capillaire bed minder vocht terug in de bloedsomloop (Fig. 5.55B). Oorzaken van een verlaagd

129

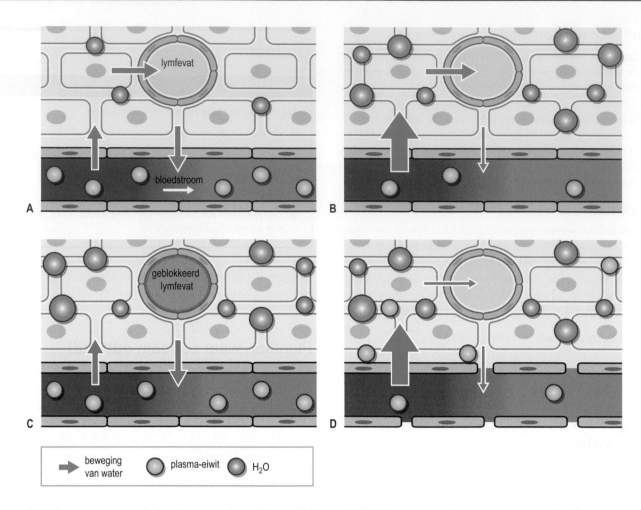

Figuur 5.55 Dynamica van de vloeistofstroom in de capillairen. (A) Normaal. (B) Effect van te weinig plasma-eiwitten. (C) Effect van verslechterde lymfeafvoer. (D) Effect van verhoogde permeabiliteit van de capillairen.

plasma-eiwitgehalte zijn bijvoorbeeld overmatig eiwitverlies bij nierziekten, leverinsufficiëntie of een eiwitarm dieet.

Verstoorde lymfeafvoer

Een deel van het vocht keert door het lymfestelsel terug naar de bloedsomloop. Wanneer deze stroom wordt verstoord, ontwikkelt zich oedeem (Fig. 5.55C). Tot de oorzaken behoren kwaadaardige tumoren die de afvoer blokkeren, operatieve verwijdering van lymfeklieren of een chronische ontsteking die de lymfeklieren aantast.

Verhoogde permeabiliteit van kleine vaten

Bij ontsteking verhogen bepaalde stoffen de permeabiliteit van de kleine vaten in het aangedane gebied. Plasma-eiwitten verlaten daardoor de bloedsomloop (Fig. 5.55D) en verhogen de osmotische druk in het weefsel, zodat er meer intercellulair vocht is en een zwelling ontstaat. Dit soort oedeem treedt ook op bij allergische reacties (p. 418), bijvoorbeeld bij anafylaxie, astma en hooikoorts.

Effusies en ascites

Abnormale ophoping van overtollige vloeistof in lichaamsruimten, bijv. de pericardiale holte of een gewrichtsholte, wordt vaak in verband gebracht met ontsteking, infecties of blokkeringen en wordt een effusie genoemd.

Pleurale effusie

Dit is een overmaat van pleuravocht in de pleuraholte. Het komt gewoonlijk door infectie of ontsteking van de pleurae (p. 272) of door linkszijdige hartinsufficiëntie – de druk in de longcirculatie neemt toe doordat de linkerventrikel niet al het bloed dat uit de longen komt, kan rondpompen.

Ascites

Dit is een ophoping van vocht in de peritoneale holte. De meest voorkomende oorzaken zijn leverinsufficiëntie (wanneer de synthese van plasma-eiwitten is verminderd), obstructie van de lymfeklieren die de afvoer uit de peritoneumholte verzorgen, en ontstekingen. Tot die laatste rekent men ook kwaadaardige tumoren, want vele daarvan scheiden ontstekingsmediatoren af.

> ● **TOETS**
>
> 19. Waarom kan insufficiëntie van de linkerventrikel longoedeem veroorzaken?
>
> 20. Hoe kan leverfalen ascites veroorzaken?

Hartaandoeningen

Leerdoelen

Na lezing van deze paragraaf kan de lezer:

- de gevolgen van insufficiëntie van falen van een van beide zijden of beide zijden van het hart beschrijven

- de compenserende mechanismen bij hartinsufficiëntie uitleggen

- de oorzaken en gevolgen van slecht werkende hartkleppen uitleggen

- de term 'ischemische hartaandoening' definiëren

- de factoren bespreken die aan ischemische hartaandoeningen zijn gerelateerd

- reumatische hartaandoeningen en hun effecten op de hartfunctie beschrijven

- de onderliggende pathofysiologie van endocarditis uitleggen

- de belangrijkste hartritmestoornissen beschrijven met verwijzing naar de standaard ECG

- de belangrijkste aangeboren hartafwijkingen beschrijven.

Hartinsufficiëntie

Er is sprake van insufficiëntie wanneer het onvoldoende is om de weefsels in het lichaam van voldoende bloed te voorzien. In lichte gevallen is het HMV in rust nog groot genoeg en schiet het alleen tekort bij inspanning. Hartinsufficiëntie kan beide zijden van het hart treffen, maar aangezien ze allebei deel uitmaken van hetzelfde circuit, leidt het slechter werken van één helft van de pomp vaak tot een toenemende belasting en uiteindelijk insufficiëntie van de andere helft. De belangrijkste symptomen hangen af van welke zijde het meest is aangedaan. Linkszijdige insufficiëntie komt meer voor dan rechtszijdige, doordat de belasting van de linker ventrikel groter is. Linkszijdige insufficiëntie uit zich in longoedeem, rechtszijdige in perifere oedemen en een vergrote lever, en bij een liggende patiënt zijn ook de halsvenen opgezet.

Compenserende mechanismen bij hartinsufficiëntie

Bij een acute hartinsufficiëntie, heeft het lichaam weinig tijd om te compenseren, maar als het hart langzamerhand verzwakt, zal het lichaam pogen het hartminuutvolume en de weefseldoorbloeding, vooral van de vitale organen, te handhaven:

- De hartspiervezelsmassa wordt groter (hypertrofie) waardoor de ventrikelwand dikker wordt.
- De ventrikels worden groter.
- De afgenomen bloedstroom door de nieren activeert het RAAS (p. 377), waardoor het lichaam zout en water vasthoudt en het bloedvolume toeneemt. Hierdoor wordt het hart zwaarder belast. De rechtstreekse vaatvernauwende werking van angiotensine 2 verhoogt bovendien de perifere weerstand en vergroot de druk op het falende hart nog verder. ACE-inhibitoren, die dit zogeheten overshooting voorkomen, hebben bij hartfalen dan ook een duidelijk levensverlengend effect.

Acute hartinsufficiëntie

Wanneer een acute hartinsufficiëntie optreedt, is de zuurstoftoevoer naar lichaamsweefsels plotseling en onherroepelijk verminderd en is er geen tijd voor herstel. De patiënt kan overlijden door anoxie van de vitale hersencentra. Zelfs als de patiënt de acute fase overleeft kan de myocardiale schade tot chronische hartinsufficiëntie leiden. De meest voorkomende oorzaken zijn:

- Myocardinfarct (p. 133).
- Longembolie (p. 124), blokkade van de bloedstroom door de longcirculatie, zodat het hart faalt, omdat het niet hard genoeg kan pompen om de blokkade weg te werken.
- Een levensbedreigend hartritmestoornis – wanneer de pompwerking van het hart ernstig is aangetast of tot stilstand gebracht.
- Een scheur in het ventrikelseptum of de papillairspieren die de AV-kleppen ondersteunen – verhoogt de inspanning die het hart moet doen om een voldoende minuutvolume te bereiken.
- Ernstige maligne hypertensie – (p. 137) – vergroot de weerstand van de bloedstroom aanzienlijk.

Chronische hartinsufficiëntie

Deze ontwikkelt zich geleidelijk. In de vroege stadia hoeven er geen symptomen te zijn doordat de compensatie voldoende is, zoals eerder beschreven. Naarmate de compensatiemechanismen het laten afweten, neemt de functie van de hartspier geleidelijk af. De onderliggende oorzaak is meestal degeneratie van het hartweefsel op hogere leeftijd of een chronische aandoening, zoals anemie, hypertensie of een hart- of longziekte.

Rechtszijdige hartinsufficiëntie (backward failure)

Hiervan is sprake wanneer de rechterventrikel onvoldoende kracht kan opwekken om het bloed door de longen te stuwen.

131

Wanneer de compensatiemogelijkheden zijn uitgeput en de ventrikel zich niet meer voldoende ledigt, raken eerst het rechteratrium en de venae cavae, en vervolgens het gehele veneuze stelsel overvuld met bloed. Lever, milt en nieren worden aangetast. Gewoonlijk ontstaan oedeem (p. 129) van de ledematen en ascites.

Rechtszijdige hartinsufficiëntie kan worden veroorzaakt door toegenomen weerstand van de longvaten of een verzwakte hartspier.

Toegenomen longvatweerstand

Deze geeft de rechterventrikel meer werk te doen. Twee van de meest belangrijke oorzaken zijn longembolie en insufficiëntie van de linkerventrikel als de longcirculatie is gestremd omdat de linkerventrikel niet al het bloed verwijdert dat erin stroomt;

Verzwakking van de hartspier

Deze wordt veroorzaakt door myocardiale schade als gevolg van ischemie of infarct.

Linkszijdige hartinsufficiëntie (forward failure)

Deze treedt op wanneer de linkerventrikel niet sterk genoeg kan samentrekken om bloed de aorta in te pompen. Tot de oorzaken behoren ischemische hartaandoeningen, die de efficiëntie van de hartspier verminderen, en hypertensie, wanneer de belasting van het hart is toegenomen door de verhoogde systemische weerstand. Ook aandoeningen van de mitralis- (linker atrioventriculair) en/of de aortaklep kunnen de lediging van de ventrikels verstoren, waardoor de hartspier zwaarder wordt belast. (Een aortaklepstenose verhoogt de druk in de linkerkamer en leidt daardoor tot linkerventrikelhypertrofie; een aortaklepinsufficiëntie veroorzaakt een zogeheten pendeldebiet en een toegenomen bloedvolume in de kamer. Bij de chronische vorm zet het hart zeer sterk uit).

Insufficiëntie van de linkerventrikel leidt tot verwijding van het linker atrium en toename van de pulmonale bloeddruk. Dit kan vertragen door de rechterzijde van het hart en uiteindelijk systemische veneuze congestie veroorzaken.

Tolerantie voor lichaamsbeweging vermindert geleidelijk naarmate de aandoening verslechtert en wordt vergezeld door hoesten veroorzaakt door longoedeem. De persoon wordt snel moe, met slecht doorbloede perifere weefsels en een lage bloeddruk.

Congestie in de longen leidt tot longoedeem en dyspneu, die vaak 's nachts het ergst is. Deze nachtelijke paroxismale dyspneu ontstaat vaak doordat het vocht uit het perifeer oedeem wordt gereabsorbeerd, en het bloedvolume dus toeneemt, wanneer de persoon in bed ligt.

Aandoeningen van de hartkleppen ▶

5.13

De hartkleppen voorkomen dat het bloed in het hart terugstroomt. De mitralisklep en de aortaklep moeten hogere drukken weerstaan dan de kleppen in de rechterharthelft en raken dus gemakkelijker beschadigd. Een ernstige klepaandoening veroorzaakt hartinsufficiëntie.

Kleppen die zich sluiten, veroorzaken diverse geluiden (p. 92). Zijn zij beschadigd, dan is de bloedstroom erdoorheen te horen als een duidelijk afwijkend geruis. De meest voorkomende oorzaken van klepdefecten zijn acuut reuma (p. 133), fibrose na een ontsteking en aangeboren afwijkingen.

Stenose

Dit is een vernauwing in de opening van een hartklep, die de bloedstroom belemmert. Stenose treedt op wanneer ontsteking en korstvorming de randen van de klep ruwer maken zodat ze aan elkaar kleven en de klepopening kleiner wordt. Door genezing wordt littekenweefsel gevormd dat slinkt als het ouder wordt en wat de stenose erger maakt. Dat leidt soms ook tot insufficiëntie.

Insufficiëntie ▶ 5.14

Dit wordt veroorzaakt doordat een klep zich niet meer volledig kan sluiten om bloed terug te laten stromen.

Ischemische hartaandoeningen

Ischemie van het hartspierweefsel (myocard) wordt veroorzaakt doordat een of meer takken van de coronaire arteries door een atheromateuze plaque vernauwd of afgesloten raken (Fig. 5.56). Een afsluiting kan het gevolg van het plaque zijn of plaques in combinatie met trombose. Het algehele effect hangt af van de grootte van de kransslagader en van de vraag of deze alleen vernauwd of volledig geblokkeerd is. Vernauwing leidt tot angina pectoris, afsluiting tot een myocardinfarct.

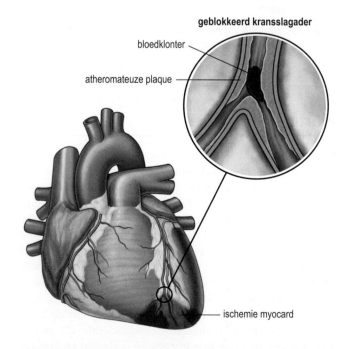

Figuur 5.56 Verstopping van de kransslagader en myocardiale ischemie.

Wanneer een atheroom zich langzaam ontwikkelt, kan een bijkomende arteriële bloedtoevoer tijd hebben om zich te ontwikkelen. Dit is het gevolg van dilatatie van de anastomotische slagaders die aangrenzende slagaders verbinden. Wanneer er plotseling een ernstige vernauwing of occlusie van een slagader optreedt, verwijden de anastomotische slagaders zich nog steeds, maar zijn ze mogelijk niet in staat om genoeg bloed te leveren om aan de myocardiale behoeften te voldoen.

Wanneer een atheroom langzaam groeit, kan zich een collaterale bloedtoevoer ontwikkelen om de bloedtoevoer op peil te houden. Dit is te wijten aan de verwijding van de anastomoserende arteriën die de naastliggende arteriën met elkaar verbinden. Dat gebeurt ook bij een plotselinge ernstige vernauwing of afsluiting van een arterie, maar dan kunnen de anastomoserende arteriën niet altijd voldoende bloed toevoeren om ischemie te voorkomen.

Angina pectoris

Extra fysieke inspanning vraagt een groter hartminuutvolume, veroorzaakt hevige pijn op de borst, die kan uitstralen naar armen, hals en kaken (angina pectoris). Andere risico verhogende factoren kunnen koud weer en heftige emotie zijn.

Het kan zijn dat de vernauwde kransslagader in rust of bij matige inspanning voldoende bloed aan de hartspier levert, maar tekortschiet wanneer een groot hartminuutvolume nodig is: de patiënt kan bijvoorbeeld wel lopen, maar niet hardlopen. De dikke en starre atheromateuze arteriewand kan zich niet verwijden om het extra bloed door te laten dat de hartspier nodig heeft voor zijn extra inspanning, en die wordt vervolgens ischemisch. In de vroege stadia van de aandoening, stopt de pijn op de borst wanneer lichaamsbeweging is beëindigd.

Myocardinfarct

Als een coronaire arterie(tak) geblokkeerd raakt, kan er een infarct in de hartspier optreden (p. 124), meestal veroorzaakt door een atheromateuze plaque met trombose (Fig. 5.56). De schade aan het myocard is blijvend, aangezien het dode spierweefsel niet meer aangroeit en wordt vervangen door littekenweefsel. Snel herstel van de bloedstroom in de geblokkeerde arterie met trombolytica kan de prognose aanzienlijk verbeteren, maar de behandeling moet binnen enkele uren beginnen. De effecten en complicaties zijn het ergst als de linkerventrikel is getroffen.

Een myocardinfarct gaat meestal gepaard met hevige pijn retrosternaal, die ook bij rust doorgaat. Dit is een van de grootste doodsoorzaken in ontwikkelde landen.

Complicaties

Een aantal, mogelijk fatale complicaties zijn:

- ernstige en soms levensbedreigende aritmie, vooral ventrikelfibrilleren (p. 134) door verstoring van het geleidingssysteem van het hart
- hartinsufficiëntie (p. 131), als de schade zo groot is dat het hartminuutvolume niet kan worden gehandhaafd, en in ernstige gevallen cardiale shock

- scheuren van een ventrikelwand, gewoonlijk binnen twee weken na het infarct, wat optreedt omdat het beschadigde weefsel vloeibaar wordt, waardoor de spier op die plek verzwakt
- long- of hersenembolie, ontstaan uit een stolsel dat zich over het infarct heen heeft gevormd op de wand van de ventrikel
- pericarditis
- angina pectoris (p. 133)
- herhaling van het infarct.

Reumatische hartziekte

Acuut reuma is een inflammatoire aandoening die soms volgt op een keelinfectie met streptokokken, bij kinderen en jongvolwassenen. Het is een auto-immuunziekte: de antilichamen tegen de oorspronkelijke infectie beschadigen het bindweefsel – waaronder dat van het hart, de gewrichten (reumatische artritis, p. 473) en de huid. De acute fase leidt zelden tot rechtstreeks overlijden, maar de hartkleppen kunnen permanent beschadigd zijn, wat uiteindelijk tot hartinsufficiëntie kan leiden.

Acute reumatische hartziekte

In de acute fasen zijn alle lagen van de hartwand ontstoken (pancarditis, 'pan-' betekent 'allemaal'). Vaak zijn de hartkleppen aangetast, vooral de mitraalklep. Minstens de helft van de acute gevallen ontwikkelen chronische klepdefecten na herstel. De ontstoken hartspier kan falen, wat voor symptomen van hartfalen zorgt, zoals tachycardia, ademnood en vergroting van het hart. De ontsteking van het pericard kan zorgen voor wrijving in de pericardiale holte wanneer het hart slaat, pijn achter het sternum en verstoorde pompactie van het hart. Permanente fibrotische schade kan de viscerale en pariëtale lagen van het sereuze pericard fuseren, waardoor de activiteit van het hart wordt beperkt.

Chronische reumatische hartziekte

Ontstoken weefsel wordt vezelachtig tijdens de genezing en deze vezelweefsels storen de activiteit van het myocard en de hartkleppen. Fibrotische knopen ontwikkelen zich op de slippen, die krimpen naarmate ze ouder worden, zodat de slip wordt vervormd, met als gevolg stenose en een defecte klep. De overgrote meerderheid van deze patiënten vertoont schade aan de mitraalklep, maar vaak is ook de aortaklep beschadigd. Chronische fibrotische wijzigingen van het pericard en myocard zorgen voor hartfalen.

Soms presenteert zich reumatische klepziekte zonder enige historie van acute reumatische koorts of streptokokkeninfectie.

Infectieuze endocarditis

Pathogenen in het bloed kunnen overal in het endocard kolonies vormen, maar in de meeste gevallen doen zij dat op of bij de hartkleppen (inclusief prothesekleppen) en aan de rand van aangeboren hartafwijkingen en verworven (reumatische) letsels. Deze gebieden zijn vatbaar voor infecties doordat ze zijn blootgesteld aan snelstromend bloed dat een lichte beschadiging kan veroorzaken. Deze aandoening, die acuut of subacuut kan optreden, is ernstig en kan soms, indien onbehandeld, fataal zijn. Het is meestal bacterieel, ofwel stafylokokken ofwel streptokokken, hoewel er ook andere bacteriën of schimmels bij betrokken kunnen zijn.

De voornaamste factoren zijn bacteriëmie, een onderdrukt immuunsysteem en hartafwijkingen.

Bacteriëmie

Bacteriën in het bloed hebben, als ze niet worden uitgeschakeld door fagocyten en antilichamen, de neiging zich aan bloedplaatjes te hechten en minieme geïnfecteerde emboli te vormen. In het hart vestigen ze zich vooral op reeds beschadigd hartspierweefsel en omgeven ze zich met uitgroeisels van bloedplaatjes en fibrine, die hen beschermen tegen de normale afweer van het lichaam en tegen antibiotica. Een hele reeks bacteriën kan dan ook endocarditis veroorzaken; ook normale commensalen van huid en mond.

Onderdrukte immuunrespons

Hierdoor kunnen organismen, die normaal weinig virulent zijn, waaronder de normale lichaamsflora, een infectie veroorzaken. Immunosuppressie kan zijn veroorzaakt door HIV-infectie, kwaadaardige tumoren, cytotoxische medicijnen, radiotherapie of steroïden.

Hartafwijkingen

Meestal worden plaatsen geïnfecteerd die toch al niet helemaal normaal zijn. Microben in het bloed kunnen zich niet aan gezond endotheel hechten, maar op beschadigde plekken maken ze wel een kans. Vaak worden de hartkleppen getroffen, vooral als die beschadigd zijn door acuut reuma of een aangeboren afwijking hebben. Tot de overige plaatsen waar infecties voorkomen, behoren aangeboren hartafwijkingen zoals een ventrikelseptumdefect (p. 135) of een open ductus arteriosus (p. 135). Ook kunstkleppen kunnen een brandhaard zijn.

Hartritmestoornissen

De hartslagfrequentie wordt bepaald door intrinsieke prikkels die door de sinusknoop worden opgewekt. Het ritme wordt bepaald door de route van de prikkelgeleiding door het geleidende systeem. Dit kan worden weergegeven op een standaard ECG (Fig. 5.57A).

Een hartritmestoornis is elke onregelmatigheid in hartslag of -ritme, en is het gevolg van abnormale opwekking of geleiding van prikkels. De normale hartcyclus (p. 92) genereert een sinusritme van 60 tot 100 bpm.

Sinusbradycardie

Dit is een sinusritme onder de 60 bpm.. Het is een afwijking wanneer het op een hartinfarct volgt of gepaard gaat met verhoogde hersendruk (p. 192).

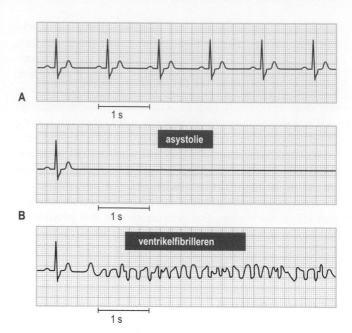

Figuur 5.57 ECG. (A) Normaal sinusritme. (B) Levensbedreigende ritmestoornissen.

Sinustachycardie

Dit is een sinusritme boven de honderd slagen per minuut in rust. Het kan optreden bij inspanningen en nervositeit, maar is een indicator voor sommige aandoeningen, bijvoorbeeld koorts, hyperthyreoïdie en sommige hartaandoeningen.

Asystolie

Deze treedt op als er geen elektrische activiteit in de ventrikels is en het hart geen bloed afvoert. Het ECG vertoont een rechte lijn (Fig. 5.57B). Ventrikelfibrilleren en asystole veroorzaken een plotseling en volledig stilvallen van de circulatie, hartstilstand en de dood.

Fibrilleren

Dit is een chaotische en ongecoördineerde contractie van hartspiervezels. De ventrikels trekken zich ongecoördineerd samen en de pompwerking is verstoord. Bij atriumfibrilleren (AF) is het pompen van de atria inefficiënt en de AV-knoop wordt onregelmatig gestimuleerd. AF is veel voorkomend, in het bijzonder bij oudere volwassenen. AF kan zich zonder symptomen voordoen: want hoewel de atriale functie is verstoord, wordt het hartminuutvolume gehandhaafd omdat het vullen van de ventriculaire een passieve handeling is die verder aangevuld wordt door de atriale contractie. De meest voorkomende symptomen zijn hartkloppingen, ademnood en vermoeidheid. De polsslag is onregelmatig en er zijn geen zichtbare P-golven zichtbaar op het ECG. Meestal is de oorzaak onbekend, maar AF kan het resultaat zijn van vele vormen van hartaandoeningen, thyreotoxicose (schildkliervergiftiging, p. 250), alcoholisme en longziekte.

Ventrikelfibrilleren leidt zonder onmiddellijk medisch ingrijpen tot de dood, doordat de chaotische elektrische activiteit in de ventrikelwanden de pompwerking teniet doet (hartstilstand).

Het hart stopt met pompen in zowel de kleine als de grote circulatie. Er kan geen pols worden gevoeld, de patiënt is bewusteloos en de ademhaling staat stil. Het ECG is chaotisch, zonder herkenbaar patroon (Fig. 5.57B).

Hartblok

Een hartblok treedt op wanneer de normale prikkelgeleiding is verstoord of geblokkeerd. Het is dus geen ritmestoornis maar een geleidingsstoornis. Bij een veel voorkomende vorm is de prikkelgeleiding door de AV-knoop verstoord, maar ook (minder vaak) kunnen de geleidingsbanen in de atria of ventrikels zijn aangetast. Wanneer het om de AV-knoop gaat, is de periode tussen de atrium- en de ventrikelsamentrekking toegenomen. De ernst hangt af van de ernst van het prikkelverlies in de AV-knoop.

Bij een compleet hartblok is de samentrekking van de ventrikels volledig onafhankelijk van de prikkels uit de sinusknoop. Bevrijd van het normale ritme uit de sinusknoop worden de ventrikels aangedreven door de eigen prikkels van de AV-knoop, wat resulteert in langzame, regelmatige ventrikelsamentrekkingen en een hartslag van ongeveer 30 – 40 bpm. In deze toestand kan het hart niet snel reageren op een toegenomen vraag zoals bij lichaamsbeweging. De meest voorkomende oorzaken zijn:

- acute ischemische hartaandoeningen
- myocardfibrose na herhaalde infarcten of myocarditis waarbij een deel van de invoer betrokken is
- medicijnen tegen hart- en vaatziekte, zoals digoxine en propranolol.

Wanneer zich een hartblok ontwikkelt, stelt het lichaam zich enigszins in op het verlaagde hartminuutvolume, maar een progressief hartblok leidt uiteindelijk tot de dood door hartinsufficiëntie en zuurstofgebrek in de hersenen. Het grootste gevaar schuilt in de ontwikkeling van een tweedegraads AV-blok naar een volledig blok: soms komt de AV-pacemaker niet op gang en asystolie leidt dan tot de dood.

Aangeboren afwijkingen

Afwijkingen van het hart of de grote bloedvaten bij de geboorte ontstaan door fouten in de ontwikkeling in de baarmoeder. Soms zijn er in het begin van het leven geen symptomen en wordt de afwijking alleen ontdekt in het geval dat er complicaties optreden.

Open ductus arteriosus

Bij de foetus omzeilt de ductus arteriosus de niet-functionele longen (Fig. 5.58). Bij de geboorte hoort de ductus arteriosus zich volledig te sluiten. Als hij open blijft, loopt bloed uit de aorta terug de arteria pulmonalis in, waardoor het volume dat de lichaamscirculatie in gaat kleiner wordt en dat van de longcirculatie groter. Dit leidt tot pulmonale congestie en uiteindelijk tot hartinsufficiëntie.

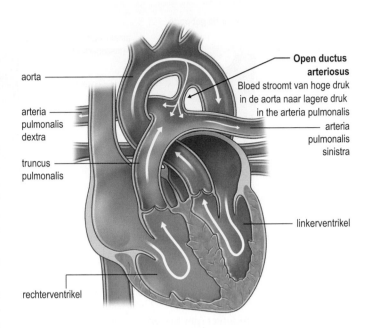

Figuur 5.58 De ductus arteriosus bij de foetus.

Atriumseptumdefect

Dit wordt wel een 'gaatje in het hart' genoemd en het komt voor als het sluiten van het foramen ovale (Fig. 5.59) niet goed werkt na de geboorte. Na de geboorte, wanneer de longcirculatie in gang is gezet en de druk in het linkeratrium hoger is dan in het rechteratrium, sluit het tussenschot (atriale septum), de scheiding tussen linker en rechter atrium, zich. Later wordt deze afsluiting blijvend door fibrose (Fig. 5.59).

Als de atrioseptale klep het gat niet volledig afsluit, blijft er na de geboorte een opening tussen de atria aanwezig. In veel gevallen is deze te klein om vroeg in het leven problemen te geven, maar dat kan later alsnog gebeuren. In ernstige gevallen stroomt bloed uit het linkeratrium terug naar het rechteratrium. Dit verhoogt de druk in de rechterventrikel en de longen, wat hypertrofie van de hartspier en uiteindelijk hartinsufficiëntie veroorzaakt. Als de druk in het rechteratrium stijgt, kan de bloedstroom door het defect worden omgekeerd, maar dit is geen verbetering omdat er dan zuurstofarm bloed in de lichaamscirculatie binnenkomt.

Coarctatio aortae

De plaats waar coarctatie (vernauwing) van de aorta het meest voorkomt, is tussen de linker arteria subclavia en de ductus arteriosus. Dit dwingt meer bloed dan normaal in de brachiocephalische, linker halsslagader en linker subclavische slagaders, wat leidt tot hypertensie in het bovenlichaam. In de onderste lichaamshelft kan hypotensie optreden als er onvoldoende doorstroming is langs de coarctatie naar de dalende aorta en zijn takken.

Tetralogie van Fallot

Dit is een combinatie van vier aangeboren hartafwijkingen, die bij baby's en jonge kinderen cyanose en groeiachterstand veroorzaken en onvermogen om zich in te spannen:

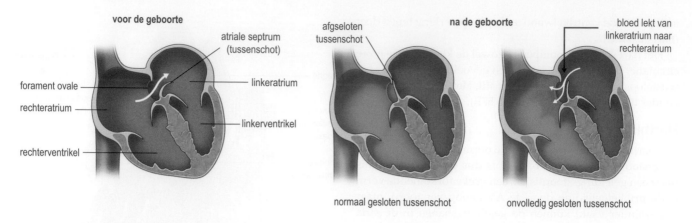

Figuur 5.59 Atriumseptumdefect: normale en onvolledige afsluiting na de geboorte.

- pulmonalisstenose (stenose aan het beginpunt van de truncus pulmonalis), wat de rechterventrikel zwaarder belast
- ventrikelseptumdefect (gat tussen de twee ventrikels, vlak onder de mitralis- en de tricuspidalisklep)
- dextrapositie van de aorta, wat wil zeggen dat deze te veel naar rechts zit en wel vlak boven het septumdefect
- hypertrofie van de rechterventrikel ter compensatie van de pulmonalisstenose.

De hartfunctie is onvoldoende om aan de behoeften van het groeiende kind te voldoen. De prognose na operatie is goed, al is recent gebleken dat er toch problemen kunnen ontstaan op volwassen leeftijd.

● **TOETS**

21. Wat is een hartruis?

22. Hoe kan een streptokokkeninfectie leiden tot een hartaandoening?

Stoornissen in de bloeddruk

Leerdoelen

Na lezing van deze paragraaf kan de lezer:

- de term 'hypertensie' uitleggen
- essentiële en secundaire hypertensie definiëren en de belangrijkste oorzaken van de laatste noemen
- de effecten van langdurige hypertensie op het lichaam bespreken, met inbegrip van de verhoogde bloeddruk in de longen
- de term 'hypotensie' uitleggen.

Hypertensie (hoge bloeddruk)

De term 'hypertensie' duidt op een bloeddruk die zo hoog is dat het, met inachtneming van alle andere cardiovasculaire risicofactoren, beter voor de patiënt zou zijn als hij lager was. Bloeddrukmetingen met systolische en diastolische waarden lager dan 130/85 mmHg worden als normaal beschouwd. Metingen die op hypertensie duiden, zijn opgesomd in Tabel 5.2. De bloeddruk stijgt van nature met de leeftijd. Arteriosclerose (p. 126) kan ertoe bijdragen, maar is niet de enige factor.

Hypertensie kan essentieel (primair, idiopathisch) of secundair (een symptoom van een andere ziekte) zijn. Ongeacht de oorzaak tast hypertensie vaak de nieren aan (p. 385).

Essentiële hypertensie

Essentiële hypertensie (hypertensie met een onbekende oorzaak) komt in de ontwikkelde landen vaak voor en maakt 95% van alle gevallen uit. De behandeling heeft als doel de preventie van complicaties, die zeer ernstig kunnen zijn, voornamelijk cardiovasculaire en renale aandoeningen.

Soms zijn complicaties zoals hartfalen, een beroerte of een myocardinfarct de eerste aanwijzing van hypertensie, maar vaak verloopt de aandoening zonder symptomen en wordt zij pas ontdekt bij een routineonderzoek.

Tabel 5.2 Hypertensie: indicatieve bloeddrukmetingen. (British Hypertension Society/NICE guidelines, 2011)

Categorie	Systolische meting (mmHg)	Diastolische meting (mmHg)
1, Mild	140–159	90–99
2, Matig	160–179	100–109
3, Ernstig	≥180	≥110

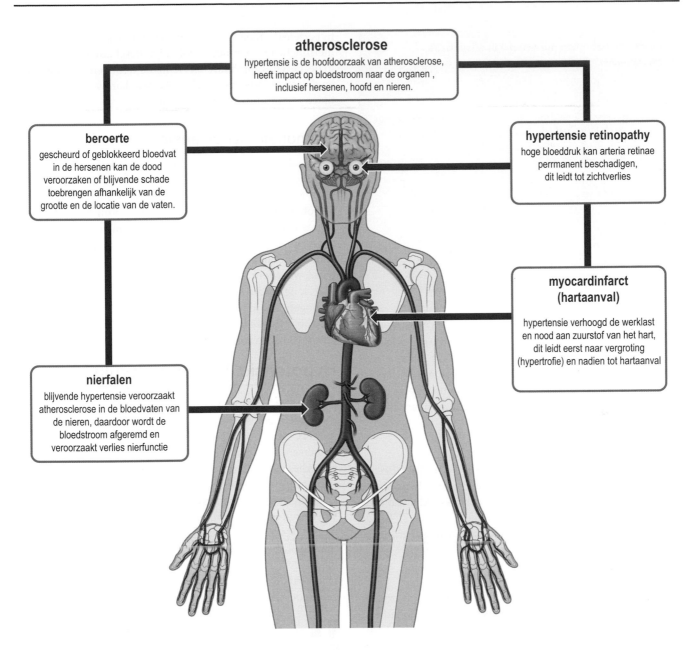

atherosclerose
hypertensie is de hoofdoorzaak van atherosclerose,
heeft impact op bloedstroom naar de organen ,
inclusief hersenen, hoofd en nieren.

beroerte
gescheurd of geblokkeerd bloedvat
in de hersenen kan de dood
veroorzaken of blijvende schade
toebrengen afhankelijk van de
grootte en de locatie van de vaten.

hypertensie retinopathy
hoge bloeddruk kan arteria retinae
perrmanent beschadigen,
dit leidt tot zichtverlies

**myocardinfarct
(hartaanval)**
hypertensie verhoogd de werklast
en nood aan zuurstof van het hart,
dit leidt eerst naar vergroting
(hypertrofie) en nadien tot hartaanval

nierfalen
blijvende hypertensie veroorzaakt
atherosclerose in de bloedvaten van
de nieren, daardoor wordt de
bloedstroom afgeremd en
veroorzaakt verlies nierfunctie

Figuur 5.60 De belangrijkste complicaties van hypertensie.

Risicofactoren

Tot de risicofactoren voor hypertensie behoren obesitas, diabetes mellitus, roken, een sedentair leven en het consumeren van veel zout en alcohol; bovendien zijn er erfelijke factoren in het spel. Stress kan de bloeddruk verhogen en er is een goed gedocumenteerd verband tussen een laag geboortegewicht en het optreden van hypertensie later in het leven.

Maligne hypertensie

Dit is een snelle en agressieve toename van de bloeddruk. Een diastolische druk van 120 mmHg komt veel voor. De gevolgen zijn ernstig en komen snel aan het licht, bijvoorbeeld bloeding in het netvlies, papiloedeem (oedeem rond de blinde vlek), encefalopathie (hersenoedeem) en nierziekten die tot hartinsufficiëntie leiden.

Secundaire hypertensie

In 5% van de gevallen wordt de hypertensie veroorzaakt door andere aandoeningen Kader 5.5.

Effecten en complicaties van hypertensie

De effecten van langdurige en stijgende hoge bloeddruk zijn ernstig (Fig. 5.60). Hypertensie verhoogt de kans op atherosclerose en heeft specifieke effecten op bepaalde organen.

Hart

Tempo en kracht van de hartslag nemen toe teneinde het hartminuutvolume in stand te houden tegen een voortdurend verhoogde druk in de arteriën in. De linkerventrikel hypertrofieert om zijn samentrekkende werking te laten toenemen,

137

maar begint te mislukken en begint te falen wanneer de compensatie zijn grenzen heeft bereikt. De daaropvolgende tegendruk leidt tot ophoping van bloed in de longen (pulmonale congestie), en hypertrofie van de rechterventrikel en uiteindelijk tot rechtszijdige hartinsufficiëntie. Hypertensie verhoogt ook de kans op een ischemische hartaandoening (p. 132) en aneurysma's (p. 127).

Hersenen

Hersenbloedingen (p. 195) komen veel voor. De effecten hangen af van de plaats en omvang van het gescheurde vat. Wanneer op verschillende momenten een reeks kleine bloedvaten scheurt, bijvoorbeeld bij microaneurysma's, treedt voortschrijdende invaliditeit op. Scheuring van een groot vat veroorzaakt uitgebreid functieverlies of de dood.

Nieren

Autoregeling (p. 97) beschermt de nieren tot op zekere hoogte tegen schommelingen in de systemische bloeddruk, maar aanhoudende hypertensie veroorzaakt nierbeschadiging. Als de schade niet te lang duurt, kan het herstel volledig zijn. Zo niet, dan veroorzaakt de nierbeschadiging verdere hypertensie door de activering van het RAAS (p. 377), voortschrijdend functieverlies van de nieren en nierinsufficiëntie.

Bloedvaten

Hypertensie beschadigt de bloedvaten. De wand van de kleine arteriën wordt hard en bij grotere arteriën is er een versnelde toename van atheroom. Als er ook andere risicofactoren voor vaatziekten zijn, zoals diabetes en roken, is de schade groter. De vaatwand kan zo verzwakt raken dat zich een aneurysma ontwikkelt en als de bloedvaten steeds sterker beschadigd raken en steeds minder elastisch worden, wordt de hypertensie erger. Vooral de capillairen in netvlies en nieren worden getroffen door de effecten van chronische hypertensie. Bloedingen van het netvlies en verminderde nierfunctie kunnen het gevolg zijn. Beschadigde bloedvaten in het netvlies zijn duidelijk zichtbaar door een oftalmoscoop, en de eerste indicatie van hypertensie kan worden opgepikt tijdens een routinematige oogtest.

Pulmonale hypertensie

Normaal is de druk in de longcirculatie laag, om te voorkomen dat vocht uit de capillairen van de longen de alveoli in wordt geperst. Als de bloeddruk stijgt, beginnen de alveoli zich met vocht (longoedeem) te vullen en stagneert de gasuitwisseling. Een stijgende pulmonale bloeddruk kan ontstaan door linkszijdige hartinsufficiëntie (p. 132) of door andere problemen met de pompwerking van de linkerventrikel, waardoor bloed zich in de longcirculatie kan ophopen. Ook longaandoeningen kunnen de pulmonale bloeddruk verhogen doordat zij capillairen vernietigen, wat bijvoorbeeld bij emfyseem het geval is. Primaire pulmonale hypertensie, die geen aanwijsbare oorzaak heeft, is zeldzaam.

Hypotensie (lage bloeddruk)

Deze treedt gewoonlijk op als complicatie van andere aandoeningen, zoals shock (p. 122) of de ziekte van Addison (p. 254). Hypotensie leidt tot onvoldoende bloedtoevoer naar de hersenen. Afhankelijk van de oorzaak kan het bewustzijnsverlies kort (flauwvallen) of langer duren. Het kan de dood tot gevolg hebben.

Orthostatische hypotensie is een plotselinge daling van de bloeddruk na plotseling opstaan uit een zittende of liggende positie. Het veroorzaakt duizeligheid en mogelijke syncope (flauwvallen). Het komt het meest voor bij oudere mensen, bij wie de baroreceptorreflex niet snel genoeg reageert om de bloeddruk op peil te houden tijdens plotselinge veranderingen in de lichaamshouding.

● TOETS

23. Leg het verschil uit tussen primaire en secundaire hypertensie

24. Welk capillair bed kan met niet-invasieve middelen worden onderzocht en kan een vroege indicatie van hypertensie geven?

Extra leesmateriaal

National Institute for Health and Care Excellence (NICE), 2011. Hypertension in adults: diagnosis and management. Online beschikbaar op: https://www.nice.org.uk/guidance/cg127.

Zelftest

Vul elk van de volgende beweringen in:

1. Het hart is een gespierde zak met _____ kamers. De bovenste kamers heten _____ en de onderste zijn de _____. De spierwand tussen de rechter- en linkerzijde van het hart is de _____. De kleppen die de bovenste en onderste kamers van elkaar scheiden zijn de _____ kleppen. Het membraan dat de hartkamers bedekt wordt de _____ genoemd en de spier van de hartwand is de _____.

2. De arteriële circulatie naar de rechterarm verloopt via de _____ die zich direct van de brachiocephalische slagader aftakt. Deze slagader loopt door het okselgebied als de _____ en wordt de _____ als deze de elleboog kruist. Aan de distale zijde van de elleboog verdeelt hij zich in de _____ en de _____, die respectievelijk langs de laterale en de mediale aspecten van de onderarm lopen. De takken die de toevoer naar de hand verzorgen zijn de _____, en de takken die de toevoer naar de vingers verzorgen zijn de _____.

Kies één antwoord om elk van de volgende beweringen in te vullen:

3. De ECG registreert: _____
   a. De spiercontractie van het hart
   b. De doorgang van een elektrisch signaal door de hartspier
   c. Bloedstroom door de hartkamers
   d. Het openen en sluiten van de hartkleppen.

4. Het cardiovasculair centrum bevindt zich in: _____
   a. De sinus caroticus
   b. De atriumwand
   c. Het cerebrum
   d. De hersenstam.

5. In de placenta: _____
   a. Wordt het foetale en moederlijke bloed gescheiden door de navelstreng.
   b. Gaat bloed dat afkomstig is van de moederlijke bloedsomloop door de navelstreng.
   c. Vult bloed van de moeder de intervillaire ruimtes
   d. Daalt het zuurstofgehalte in het foetale bloed naarmate het bloed door de placentacirculatie stroomt.

6. Deze verandering wordt in verband gebracht met de cardiovasculaire functie op oudere leeftijd: _____
   a. Een stijging van de gemiddelde bloeddruk
   b. Verhoogde rekbaarheid van de bloedvatwanden

c. Een vermindering van de kans op houdingsafhankelijke hypotensie
d. Een neiging tot versnelde stofwisseling.

7. Een aneurysma waarbij direct in de slagaderwand wordt gebloed, heet een: _____
   a. Besaneurysma
   b. Spoelvormige aneurysma
   c. Aneurysma dissecans
   d. Zakvormige aneurysma.

8. Dit bloedvat verbindt het maag-darmkanaal met de lever: _____
   a. Vena mesenterica
   b. Arteria hepatica
   c. Arteria gastrica sinistra
   d. Porta hepatica.

9. Oedeem is: _____
   a. Laag bloedvolume
   b. Overtollig intercellulair vocht
   c. Trage bloedcirculatie
   d. Een verstoorde elektrolytenbalans.

10. Beginnend bij het rechteratrium in lijst A, plaats de onderdelen in lijst B in de juiste volgorde om de circulatie van het bloed te beschrijven:

Lijst A
Rechteratrium
_____
_____
_____
_____
_____
_____
_____
_____
_____
_____
_____
_____
Rechteratrium

Lijst B
Truncus pulmonalis
Linker hartkamer
Venae pulmonalis
Linker atrioventriculaire klep
Systemische capillairen
Rechter hartkamer
Aorta
Longslagader
Systemische aders
Rechter atrioventriculaire klep

Aortaklep
Linker atrium
Systemische slagaders

11. Koppel elke letter van lijst A aan het (de) juiste nummer(s) van lijst B:

Lijst A

_____ (a) Tunica intima
_____ (b) Tunica media
_____ (c) Tunica adventitia

Lijst B

1. Rijk aan gladde spieren
2. Bindweefsel ter bescherming

3. Bepaalt de tonus
4. De enige laag in capillairwanden
5. Slechts één cel dik
6. Reageert op autonome activiteit
7. Bedekt kleppen in aders
8. Voortzetting vanuit het endocard

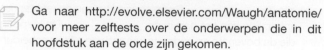 Ga naar http://evolve.elsevier.com/Waugh/anatomie/ voor meer zelftests over de onderwerpen die in dit hoofdstuk aan de orde zijn gekomen.

Het lymfoïde systeem

De lichaamscellen zijn omgeven door interstitiële (weefsel) vloeistof, die voortdurend uit de bloedstroom lekt via de permeabele wand van de bloedcapillairen. Daarom lijkt deze vloeistof sterk op de samenstelling van bloedplasma. Het grootste deel van het vocht dat uit de bloedbaan stroomt, wordt opnieuw geabsorbeerd in de veneuze uiteinden van de bloedcapillairen, maar het overschot, samen met stofdeeltjes zoals celresten en bacteriën, wordt verwijderd door een netwerk van dunwandige lymfecapillairen, zodat de weefsels niet gezwollen raken. Omdat de afgevoerde vloeistoffen worden gefilterd door lymfeklieren, die vol zitten met immuuncellen, vervult het ook een belangrijke afweerfunctie, die de gezondheid van de weefsels in de gaten houdt en het immuunsysteem waarschuwt voor indringers. Net als bloedvaten versmelten lymfevaten tot steeds grotere lymfevaten, die uiteindelijk afvloeien naar een grote ader, en zodoende komen de uitgestroomde vloeistoffen weer in de bloedsomloop terecht. Het lymfoïde systeem (Fig. 6.1) bestaat uit:
- lymfe, het vloeistof dat door een lymfatische vat stroomt
- lymfevaten
- lymfeklieren

- lymfeorganen, bijv. milt en thymus
- diffuus lymfoïde weefsel, bijv. amandelen
- beenmerg.

In de eerste delen van dit hoofdstuk worden de structuren en functies van deze organen besproken. In het laatste deel komen de gevolgen van aandoeningen van het immuunsysteem aan de orde. De voornaamste gevolgen van veroudering van het lymfoïde systeem betreft de afnemende immuniteit; dit wordt verder uitgelegd in Hoofdstuk 15.

De functies van het lymfatisch systeem

Weefseldrainage

Dagelijks sijpelt er 21 liter vocht vanuit het plasma, met opgeloste stoffen en plasmaproteïnes, van de arteriële capillairen naar de weefsels. Het meeste vocht keert direct via de veneuze capillairen terug naar de bloedbaan, maar de rest, ongeveer 3-4 liter, stroomt naar de lymfevaten. Zo wordt voorkomen dat de weefsels vollopen en dat het hartvaatstelsel faalt door dalend bloedvolume.

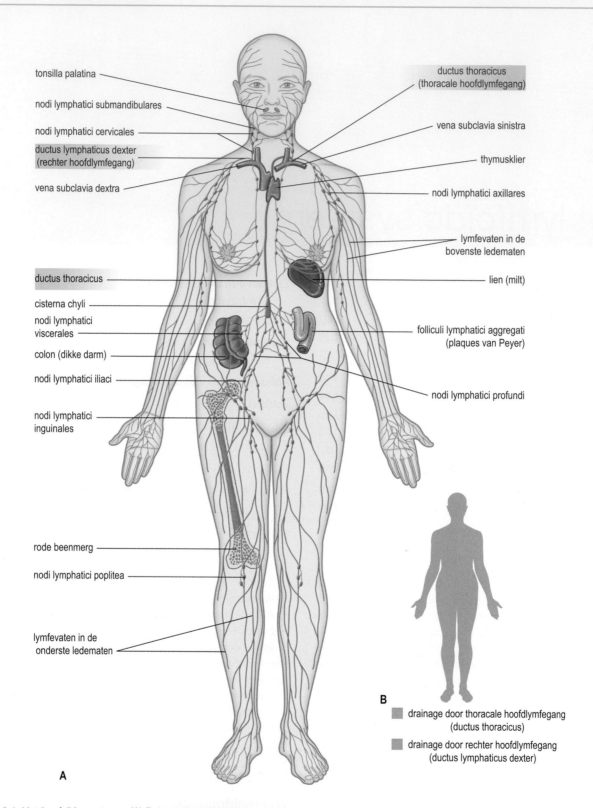

tonsilla palatina

nodi lymphatici submandibulares

nodi lymphatici cervicales

ductus lymphaticus dexter
(rechter hoofdlymfegang)

vena subclavia dextra

ductus thoracicus

cisterna chyli

nodi lymphatici
viscerales

colon (dikke darm)

nodi lymphatici iliaci

nodi lymphatici
inguinales

rode beenmerg

nodi lymphatici poplitea

lymfevaten in de
onderste ledematen

ductus thoracicus
(thoracale hoofdlymfegang)

vena subclavia sinistra

thymusklier

nodi lymphatici axillares

lymfevaten in de
bovenste ledematen

lien (milt)

folliculi lymphatici aggregati
(plaques van Peyer)

nodi lymphatici profundi

A

B

■ drainage door thoracale hoofdlymfegang
(ductus thoracicus)

■ drainage door rechter hoofdlymfegang
(ductus lymphaticus dexter)

Figuur 6.1 Het lymfoïde systeem. (A) Belangrijke onderdelen van het lymfoïde systeem. (B) Regionale lymfedrainage.

Absorptie in de dunne darm

Vetafbraakproducten en vetoplosbare stoffen, bijv. vetoplosbare vitamines, worden door de centrale chylusvaten (lymfevaten) van de darmvilli geabsorbeerd (Hfdst. 12, p. 330).

Immuniteit

De lymfeorganen zorgen voor de productie en rijping van lymfocyten, de witte bloedcellen die verantwoordelijk zijn voor de immuniteit (Hfdst. 15). Beenmerg is een lymfoïde weefsel, want er worden lymfocyten geproduceerd.

Lymfe en lymfevaten

> **Leerdoelen**
>
> Na lezing van deze paragraaf kan de lezer:
>
> - de samenstelling, de circulatie en belangrijkste functies van lymfe beschrijven
> - de locaties en functies van de belangrijkste lymfevaten in het lichaam identificeren.

Lymfe ▶ 6.1

Lymfe is een helder, waterig vocht, identiek aan interstitieel vocht en waarvan de samenstelling lijkt op die van plasma, hoewel het minder plasma-eiwitten bevat. Lymfe vervoert de plasma-eiwitten die uit de capillairbedden sijpelen terug naar de bloedstroom. Ook voert het grotere deeltjes af, bijv. bacteriën en celafval uit beschadigde weefsels, die vervolgens in de lymfeklieren worden vernietigd. Lymfe bevat lymfocyten (afweercellen, p. 412), die in het lymfoïde systeem circuleren en zo het gehele lichaam beschermen. In de chylusvaten van de dunne darm ziet de lymfe (nu chylus geheten) er daar melkachtig uit, dankzij de geabsorbeerde vetten.

Lymfecapillairen

Deze beginnen als blind eindigende vaten in de interstitiële ruimten (Fig. 6.2). Ze hebben dezelfde structuur als bloedcapillairen, dat wil zeggen een enkelvoudige laag endotheelcellen. De wanden zijn meer permeabel voor alle bestanddelen van interstitieel vocht, zoals proteïnen en celafval. De kleine lymfecapillairen vormen samen grotere lymfevaten.

Bijna alle weefsels bevatten een netwerk van lymfevaten, met als belangrijke uitzonderingen het centraal zenuwstelsel, de cornea van het oog, de botten en de bovenste huidlagen.

Grotere lymfevaten

Lymfevaten bevinden zich vaak langs de arteriën en venen die het gebied van bloed voorzien. De wanden

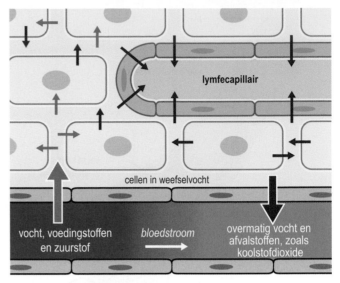

Figuur 6.2 Begin van een lymfecapillair.

van lymfevaten zijn ongeveer even dik als die van kleine aderen en bezitten dezelfde weefsellagen: een deklaag van bindweefsel, een middenlaag van glad spierweefsel, een elastisch weefsel en een binnenlaag van endotheel. Net als venen, bevatten lymfevaten talloze semilunaire kleppen zodat de lymfe slechts één kant op kan stromen, naar de thorax (Fig. 6.3).

Lymfevaten worden groter naarmate zij zich bundelen en ze vormen uiteindelijk twee hoofdlymfegangen, de ductus thoracicus en de ductus lymphaticus dexter, die lymfe afvoeren naar respectievelijk de vena subclavia sinistra en de vena subclavia dextra. ▶ 6.2

Ductus thoracicus

Dit vat begint bij de cisterna chyli, een verwijd lymfekanaal vlak voor het corpus van de eerste twee lendenwervels. Het vat is ongeveer 40 cm lang en mondt uit in de linker vena subclavia onder aan de hals. Het voert lymfe af uit beide benen, de bekkenholte en de buikholte, de linkerhelft van de thorax, het linker hoofdhalsgebied en de linkerarm (zie Fig. 6.1).

Ductus lymphaticus dexter

Dit is een verwijd lymfevat van 1 cm lengte. Het ligt onder aan de hals en mondt uit in de rechter vena subclavia. Het voert lymfe af uit de rechterhelft van de thorax, het rechter hoofdhalsgebied en de rechterarm (zie Fig. 6.1).

Lymfecirculatie ▶ 6.3

Er is geen 'pomp', zoals het hart voor de bloedcirculatie, die de lymfe voortstuwt. De spierlaag in de wanden van de grote lymfevaten heeft het intrinsieke vermogen om ritmisch samen te trekken (de lymfepomp).

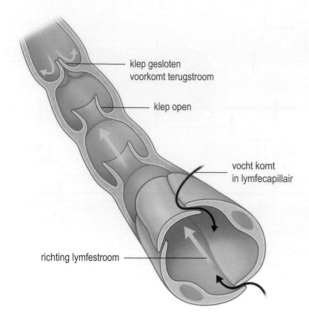

Figuur 6.3 Doorsnede van een lymfevat met de kleppen.

Verder zijn er lymfevaten die door activiteit in naastgelegen structuren worden samengedrukt, zoals de aanspanning van spieren en de reguliere pulsering van grote slagaderen. Deze 'melkbeweging' langs de wand van het lymfevat zorgt ervoor dat de lymfe wordt voortgeduwd.

Veranderingen in thoracale druk die optreedt tijdens de ademhalingscyclus helpen ook bij de lymfebeweging. Op het hoogtepunt van de inademing, wanneer de druk in de borstkas het laagst is, wordt de lymfe 'opgezogen' langs het rechter lymfekanaal en verhoogt zo de lymfecirculatie in de vena subclavia.

> ● **TOETS**
>
> 1. Welk lymfevat voert de lymfe uit de rechterarm af?
>
> 2. Noem drie factoren die de lymfe bij lage druk in beweging houden, zelfs tegen de zwaartekracht in.

Lymfeorganen en weefsels

Leerdoelen

Na lezing van deze paragraaf kan de lezer:

- de structuur en functies van een typische lymfeklier vergelijken en contrasteren met die van de milt

- de locatie, structuur en functie van de thymus beschrijven

- de locaties en functie van de amandelen beschrijven

- de locatie, structuur en functie van mucosa geassocieerd lymfoïde weefsel (MALT) beschrijven.

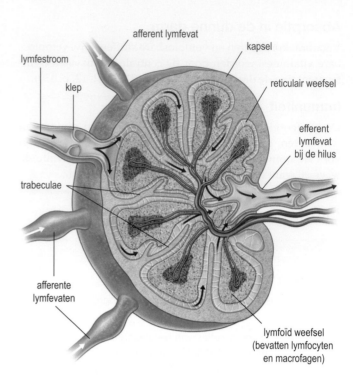

Figuur 6.4 Dwarsdoorsnede van een lymfeklier. Pijltjes geven de stroomrichting van de lymfe aan.

Lymfeklieren ▶ 6.4

Lymfeklieren zijn ovale of boonvormige organen die langs de lymfevaten liggen, vaak in groepjes. Lymfe stroomt door een aantal klieren, meestal 8 - 10, voordat het terugkeert naar de veneuze circulatie. Deze klieren variëren aanzienlijk in omvang: sommige zijn zo klein als een speldenknop, andere zo groot als een amandel.

Structuur

Lymfeklieren (Fig. 6.4) hebben een uitwendig vezelig kapsel dat doorloopt tot in de kliersubstantie en daar schotten of trabecula's vormt. Het hoofdbestanddeel van de klier is het reticulaire en lymfoïde bindweefsel. Reticulumcellen produceren een netwerk aan vezels die de interne structuur verleent binnen de lymfeklieren. Het lymfoïde weefsel zit vol met immuun- en afweercellen, inclusief lymfocyten en macrofagen.

Er kunnen wel vier of vijf afferente lymfevaten aan de convexe zijde de lymfeklier binnendringen, maar slechts één efferent vat voert de lymfe af. Elke klier heeft een concaaf oppervlak, de hilus, waar zijn slagader binnenkomt en zijn ader en het efferente lymfevat vertrekken.

De grote hoeveelheden lymfeklieren op strategische plaatsen in het gehele lichaam zijn gerangschikt in diepe en oppervlakkige groepen.

Lymfe uit het hoofdhalsgebied stroomt door diepe en oppervlakkige cervicale klieren (Fig. 6.5).

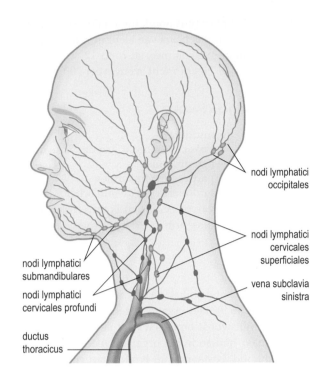

Figuur 6.5 Enkele lymfeklieren van het gezicht en de hals.

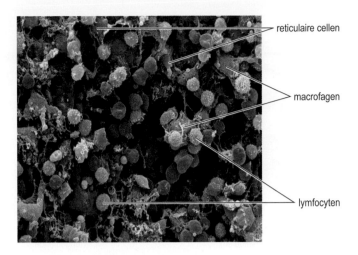

Figuur 6.6 Gekleurde scanelektronmicrografie van lymfeklierweefsel. De celpopulatie omvat reticulaire cellen (*bruin*), macrofagen (*roze*) en lymfocyten (*geel*). (Steve G Schmeissner/Science Photo Library. Gereproduceerd met toestemming.)

Lymfe uit de bovenste ledematen loopt door lymfeklieren rond de elleboog en vervolgens door diepe en oppervlakkige okssellymfeklieren.

Lymfe uit organen en weefsels in de thoraxholte wordt afgevoerd door kliergroepjes nabij het mediastinum, de grote luchtwegen, slokdarm en thoraxwand. De meeste lymfe uit de borst loopt door de oksellymfeklieren.

Lymfe uit de bekken- en buikholte stroomt via vele lymfeklieren naar de cisterna chyli. De lymfeklieren in de buik en het bekken liggen voornamelijk dichtbij de bloedvaten die de organen voorzien en ook bij de belangrijkste slagaderen, dwz. de aorta en de arteriae iliacae externae en internae.

De lymfe uit de onderste ledematen stroomt door diepe en oppervlakkige klieren, onder meer de klieren achter de knie (nodus lymphoideus popliteus) en in de lies (nodi lymphatici inguinales).

Functies

Afweer

Lymfe stroomt langzaam door lymfeklieren en wordt gefilterd door het reticulaire en lymfoïde weefsel. Gefilterde partikels zijn onder meer bacteriën, dode en levende fagocyten met microben erin, cellen uit kwaadaardige tumoren, versleten en beschadigde cellen en geïnhaleerde deeltjes. Organisch materiaal wordt in lymfeklieren vernietigd door macrofagen en antilichamen. Sommige anorganische geïnhaleerde deeltjes kunnen niet door fagocytose worden vernield. Deze blijven in de macrofagen aanwezig en blijven daar onschadelijk of ze doden juist de cel. Niet-gefilterd ma-

teriaal uit de ene lymfeklier stroomt verder naar volgende lymfeklieren; zodra de lymfe het bloed binnenstroomt, is het meestal van vreemde delen en celafval ontdaan. Gevallen van incomplete fagocytose van bacteriën kunnen soms ontsteking en vergroting van de klier veroorzaken (lymfadenopathie).

Rijping en verspreiding van lymfocyten

Sommige lymfocyten voltooien hun rijpingsproces in lymfeklieren en de geactiveerde T- en B-lymfocyten (p. 412) vermenigvuldigen zich hier. Gesensibiliseerde B-lymfocyten produceren antilichamen die in de lymfe en het bloed komen dat uit de klier draineert.

Fig. 6.6 toont een rasterelektromicrograaf van lymfeklierweefsel, met reticulaire cellen, witte bloedcellen en macrofagen.

Amandelen (Tonsilla)

Tonsillen (Fig. 6.7) zijn ingekapselde ophopingen van lymfoïdenweefsel, achter in de mond en de keel, en zijn ideaal geplaatst om ingeslikte of ingeademde antigenen te vernietigen. Ze zijn over het algemeen het grootst op jonge leeftijd en nemen af naarmate we ouder worden. Hun structuur bestaat uit diepe kuilen of spleten zodat ze bacteriën kunnen opvangen om te vernietigen met behulp van de afweercellen die in de amandel zijn ingepakt. Er zijn drie hoofdgroepen van amandelen.

Neusamandelen (adenoïd)

Deze liggen achteraan in de neusholte, op de bovenste achterwand van de keelholte. Bij kinderen kunnen ze opzwellen als gevolg van luchtweginfecties en de neusgaten gedeeltelijk blokkeren, waardoor de ademhaling wordt belemmerd. Om deze reden worden ze soms verwijderd (tonsillectomie).

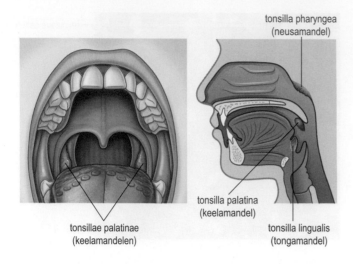

Figuur 6.7 De belangrijkste amandelen van de mond en keelholte.

Keelamandelen (Tonsilla palatina)

Deze liggen achter in de mond op de keelwand. Ook deze kunnen opzwellen, waardoor de luchtwegen geblokkeerd raken en moeten mogelijk worden verwijderd.

Tongamandelen (Tonsilla linguala)

Dit zijn ophopingen van lymfoïdenweefsel aan de achter- en zijkant van de tong.

Lien (milt) ▶ 6.5

De milt (Fig. 6.8; zie ook Fig. 4.13) bevat reticulair en lymfatisch weefsel en is het grootste lymfeorgaan.

Het ligt in de linker bovenbuik tussen de maagfundus en het middenrif. De milt is paars van kleur en varieert per persoon van omvang, maar is meestal rond 12 cm lang, 7 cm breed en 2,5 cm dik. Het gewicht is ongeveer 200 g.

Organen rond de milt

Boven en achter	– middenrif
Onder	– linker colonbocht van de dikke darm
Voor	– maagfundus
Mediaal	– pancreas en linkernier
Lateraal	– middenrif, dat de milt scheidt van de 9e, 10e en 11e rib en de tussenribspieren

Structuur

De milt is ovaal, met de hilus (de miltpoort) onderaan de mediale rand (Fig. 6.9). Het orgaan is geheel bedekt met peritoneum. De milt wordt omgeven door een vezelig elastisch kapsel dat naar binnen in het orgaan trabecula's vormt. De cellulaire inhoud, bestaande uit lymfocyten en macrofagen, heet miltpulpa en ligt tussen de trabecula's. Rode pulpa is het deel dat gevuld is met bloed en witte pulpa bestaat uit gebieden van lymfatisch weefsel dat als hoezen van lymfocyten en macrofagen rond bloedvaten ligt.

De structuren die de milt bij de hilus binnendringen en verlaten, zijn:

* de arteria lienalis (arteria splenica of miltslagader), een vertakking van de truncus coeliacus
* de vena lienalis (vena splenica of miltader), die uitmondt in de vena portae (poortader)

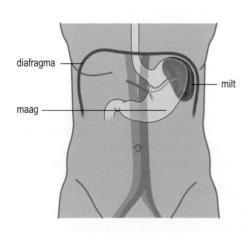

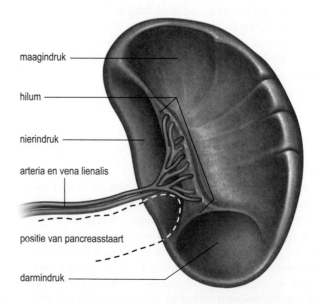

Figuur 6.8 De milt.

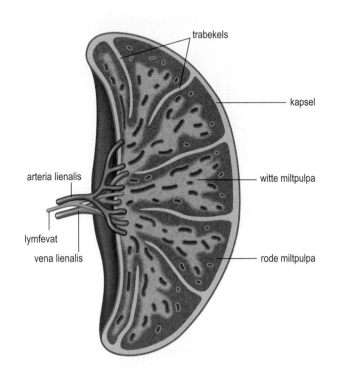

trabekels

kapsel

arteria lienalis

witte miltpulpa

lymfevat

vena lienalis

rode miltpulpa

Figuur 6.9 Dwarsdoorsnede van de milt.

- lymfevaten (uitsluitend efferente)
- zenuwen.

Bloed stroomt door de milt in sinusoïden (p. 83) met duidelijke poriën tussen de endotheelcellen, waardoor het bloed in nauw contact kan komen met miltpulpa. Dit is van essentieel belang voor het verwijderen van verouderde of beschadigde cellen uit de bloedsomloop, één van de functies van de milt.

Functies

Fagocytose

Zoals beschreven in Hoofdstuk 4 (p. 66), worden oude en abnormale erytrocyten voornamelijk in de milt vernietigd en worden de afbraakproducten, bilirubine (zie Fig. 12.37) en ijzer, via de milt- en poortader naar de lever vervoerd. Ander celmateriaal, bijv. leukocyten, plaatjes en bacteriën, wordt in de milt gefagocyteerd. In tegenstelling tot lymfeklieren heeft de milt geen afferente vaten en wordt deze dus niet blootgesteld aan door lymfe verspreide ziekten.

Bloedopslag

De milt bevat tot 350 mL bloed en kan als reactie op stimulering door het sympathisch zenuwstelsel het grootste deel van dit volume snel teruggeven aan de circulatie, bijv. bij bloeding.

Immuunreactie

De milt bevat T- en B-lymfocyten, die worden geactiveerd door de aanwezigheid van antigenen, bijv. bij infectie. Door verspreiding van lymfocyten tijdens een ernstige infectie ontstaat miltvergroting (splenomegalie).

Erytropoëse

De milt en de lever zijn belangrijke plaatsen voor de foetale bloedcelproductie en indien nodig kan de milt deze functie tevens bij volwassenen vervullen.

Thymus (zwezerik)

De thymus ligt hoog in het mediastinum achter het sternum en strekt zich uit tot onder aan de hals (Fig. 6.10). De thymus weegt bij de geboorte 10 – 15 g en groeit tot de puberteit, waarna de atrofie inzet. Het maximale gewicht, bij de puberteit, is 30-40 g. Op middelbare leeftijd ligt dit weer rond het geboortegewicht.

Organen rond de thymus

Voor	– sternum en bovenste vier ribkraakbeenderen
Achter	– aortaboog en vertakkingen, venae brachiocephalicae, trachea
Lateraal	– longen
Boven	– structuren onder aan de hals
Onder	– hart.

Structuur

De thymus bestaat uit twee door losmazig bindweefsel verbonden kwabben. De kwabben worden omgeven door een vezelig kapsel dat hen opdeelt in lobulen. Deze bestaan uit een onregelmatig vertakt netwerk van epitheelcellen en lymfocyten.

Functies

Lymfocyten ontstaan uit stamcellen in het rode beenmerg (zie Fig. 4.3). De cellen die de thymus binnengaan, ontwikkelen zich in T-lymfocyten (p. 412). Na verwerking door de thymus ontstaan rijpe T-lymfocyten die 'eigen' weefsel kunnen onderscheiden van vreemd weefsel. In de thymus krijgt elke T-lymfocyt het vermogen om te reageren op slechts één van de miljoenen antigenen waarmee deze in contact zal komen. Vervolgens verlaten de T-lymfocyten de thymus en komen in het bloed terecht. Sommige voegen zich bij lymfoïde weefsel en andere circuleren in de bloedstroom. De productie van T-lymfocyten is weliswaar tijdens de jeugd het grootst, maar gaat het hele leven door vanuit de bestaande populatie van thymusstamcellen.

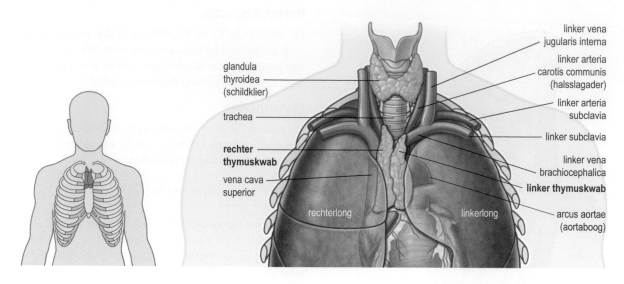

Figuur 6.10 De thymus en bijbehorende structuren bij volwassenen.

De rijping van de thymus en ander lymfoïde weefsel wordt gestimuleerd door thymosine, een hormoon dat wordt afgescheiden door de epitheelcellen die het netwerk van de thymus vormen. De krimping van de klier begint tijdens de adolescentie en de effectiviteit van de reactie van de T-lymfocyten op antigenen daalt met de leeftijd.

Mucosa geassocieerd lymfoïde weefsel

Op strategische locaties in het lichaam bevinden zich groeperingen lymfoïde weefsel die, in tegenstelling tot de milt en thymus, niet door een kapsel worden omgeven. Ze bevatten B- en T-lymfocyten, die vanuit het beenmerg en de thymus zijn gemigreerd. Ze zijn belangrijk bij de vroegtijdige opsporing van indringers. Ze bevatten echter geen afferente lymfevaten en filteren dus geen lymfe en worden dan ook niet blootgesteld aan door lymfe verspreide ziekten. Mucosa geassocieerd lymfoïde weefsel (MALT) wordt aangetroffen in het gehele spijsverteringskanaal, in de luchtwegen en in het urogenitaal stelsel, stuk voor stuk lichaamsstelsels die aan de uitwendige omgeving worden blootgesteld.

De belangrijkste groepen MALT zijn de amandelen (eerder beschreven) en de samengevoegde lymfoïde follikels (plaques van Peyer, zie Fig. 12.25), grote verzamelingen lymfoïdenweefsel in de dunne darm.

● **TOETS**

3. Beschrijf kort de structuur van een lymfeklier.

4. Wat is de functie van sinusoïden in de milt?

Pathologie van lymfevaten

De belangrijkste aandoeningen van lymfevaten bestaan uit ziekteverspreiding in het lichaam en uit de effecten van lymfe-obstructie. In Tabel 6.1 staan enkele veel gebruikte termen bij de beschrijving van de pathologie van het lymfesysteem.

Ziekteverspreiding

Materialen die het meest door de lymfevaten vanuit hun oorsprong naar de bloedcirculatie worden verspreid, zijn tumorfragmenten en geïnfecteerd materiaal.

Kwaadaardige aandoening

Kwaadaardige tumoren zaaien cellen uit in het omgevende interstitiële vocht, welke op hun beurt de tumorcellen naar de naastgelegen lymfeklier afvoeren en zodoende in de plaatselijke lymfoïde vaten binnendringen. Als er genoeg tumorcellen binnendringen, kan secundaire woekering ontstaan (metastasen). Vanuit de plaatselijke lymfeklier zaait de tumor gewoonlijk uit naar andere lymfeklieren en/of via de bloedbaan naar verder verwijderde organen.

Infectie

Pathogenen dringen de lymfevaten binnen vanuit geïnfecteerde weefsels. Als de afweercellen in de lymfeklieren niet in staat zijn om alle microben te vernietigen, kan de infectie zich van klier tot klier verspreiden en de bloedbaan binnendringen.

Lymfangitis

Dit komt voor bij sommige acute bacteriële infecties waarbij de microben vanuit hun infectiehaard wegstromen in de lymfe en zich bijvoorbeeld verspreiden langs de lymfevatwanden. Zo ontstaat er bij een acute infectie van de hand door Streptococcus pyogenes een rode lijn tussen de hand en de oksel doordat het oppervlakkige lymfevat en de omliggende weefsels ontstoken raken. De infectie kan bij de eerste lymfeklier stoppen of kan zich verspreiden door het netwerk van de lymfedrainage tot in het bloed.

Lymfe-obstructie

Bij obstructie van een lymfevat verzamelt lymfe zich distaal van de obstructie (lymfoedeem). De mate van zwelling die daaruit volgt, en de omvang van het aangedane gebied, hangen af van het betrokken vat. Een lymfoedeem leidt gewoonlijk tot een laaggradige ontsteking en fibrose van het lymfevat en verder lymfoedeem. De meest voorkomende oorzaken zijn tumoren, radiotherapie en chirurgische verwijdering van lymfeklieren.

Tumoren

Tumoren kunnen lymfevaten samenpersen, waardoor de lymfecirculatie en weefseldrainage wordt geblokkeerd. Een tumor kan ook ingroeien in een lymfevat of -klier en deze verstoppen, waardoor er geen lymfe doorstroomt.

Operatie

Bij sommige chirurgische ingrepen worden lymfeklieren verwijderd omdat zij uitgezaaide kankercellen kunnen bevatten. Zo voorkomt men de groei van secundaire tumoren in lokale lymfeklieren en verdere verspreiding van de ziekte via het lymfoïde systeem. Een voorbeeld is de verwijdering van oksellymfeklieren bij mastectomie (borstamputatie), maar dit kan zorgen voor een blokkering van de lymfe-afvoer en lymfeoedeem veroorzaken in de aangetaste arm.

● TOETS

5. Leg uit waarom borstamputatie kan leiden tot een zwelling van de arm aan dezelfde kant.

Ziekten van de lymfeklieren

Tabel 6.1 Veel gebruikte termen bij de definitie van de pathologie van het lymfesysteem

Lymfangitis	Ontsteking van de lymfevaten
Lymfadenitis	Ontsteking van de lymfeklieren
Lymfadenopathie	Vergroting van de lymfeklieren
Splenomegalie	Vergroting van de milt
Lymfoedeem	Zwelling van de weefsels waarvan de lymfedrainage is geblokkeerd

Lymfadenitis

Acute lymfadenitis (acute infectie van lymfeklieren) wordt meestal veroorzaakt door microben die vanuit andere infectiegebieden in lymfe vervoerd worden. De klieren raken ontstoken, vergroot en gevuld met bloed en door chemotaxis (doelgerichte beweging van afweercellen naar geïnfecteerde of beschadigde weefsels) worden grote hoeveelheden fagocyten aangetrokken. Als de lymfeklierafweer (productie van fagocyten en antilichamen) wordt overwonnen, kan de infectie abcessen in de klier veroorzaken (zo is de zwarte verkleuring bij builenpest het gevolg van bloedingen). Omliggende weefsels kunnen aangetast raken en geïnfecteerde stoffen kunnen via andere klieren in het bloed terechtkomen.

Acute lymfadenitis is een bijverschijnsel van tal van aandoeningen. Lichte lymfadenitis komt voor bij tal van infecties en duidt op de mobilisatie van normale beschermingsmechanismen, bijv. verspreiding van verdedigingscellen. Ernstiger infecties doen zich voor bij bijv. mazelen, buiktyfus en kattenkrabziekte en wond- of huidinfecties. Chronische lymfadenitis komt voor na onopgeloste acute infecties, bij tuberculose, syfilis en sommige laaggradige infecties.

Mononucleosis infectiosa (klierkoorts, ziekte van Pfeiffer)

Een zeer besmettelijke virusinfectie, meestal bij jonge volwassenen, die zich verspreidt via direct contact. Tijdens de incubatieperiode van 7 - 10 dagen vermenigvuldigen virussen zich in de epitheelcellen van de farynx. Zij verspreiden zich naar halslymfeklieren en lymfoïde weefsels in het hele lichaam.

Klinische kenmerken zijn tonsillitis, lymfadenopathie en splenomegalie. Een frequente complicatie is myalgische encefalitis (chronische-vermoeidheidssyndroom, p. 198).

Lymfomen

Dit zijn kwaadaardige tumoren van lymfoïde weefsel die worden geclassificeerd als Hodgkin of non-Hodgkin lymfomen.

Hodgkin lymfoom (HL) is een groep van ziekten die bijna altijd gepaard gaat met een pijnloze vergroting van lymfeklieren in het hele lichaam, waarin verspreiding van lymfoïde weefsel plaatsvindt. De oppervlakkige lymfeklieren in de hals worden vaak als eerste opgemerkt. De ziekte is kwaadaardig en de oorzaak onbekend. Mannen worden vaker getroffen dan vrouwen en de twee leeftijdsgroepen met de hoogste kans op ziekte zijn 20-35 jaar en 50-70 jaar. De prognose varieert sterk, maar het verspreidingspatroon is voorspelbaar, omdat de ziekte zich van de ene naar de andere klier en naar de omliggende weefsels verspreidt, waarbij de plaatselijke lymfekanalen worden gevolgd. De effectiviteit van een behandeling hangt grotendeels af van het stadium van de ziekte bij aanvang, maar is vaak te genezen, vooral als deze vroegtijdig wordt ontdekt. De ziekte leidt tot weerstandsverlaging (immunodeficiëntie) als gevolg van de onderdrukte lymfocytenfunctie. Recidiverende infecties komen dan ook veel voor. De lymfeklieren kunnen omliggende weefsels en organen indrukken. Anemie en afwijkende leukocytaire formule doen zich voor als het beenmerg is aangetast.

Non-Hodgkin lymfomen

Non-Hodgkin lymfomen (NHLs) vormen een groep lymfomen die vaker voorkomt dan HL; ze kunnen geassocieerd worden met immunodeficiëntie en bepaalde virale infecties, inclusief HIV (p. 420). NHLs omvatten multipel myeloom en Burkitt lymfoom en kunnen zich voordoen in lymfoïde weefsel of beenmerg. Ze worden geclassificeerd volgens het betrokken celtype en de mate van kwaadaardigheid, dwz. laaggradig, gemiddeld of hooggradig. Laaggradige tumoren kenmerken zich door goed gedifferentieerde cellen en het ziekteverloop is traag; de patiënt overlijdt na jaren. Hooggradige lymfomen kenmerken zich door slecht gedifferentieerde cellen en het ziekteverloop is snel; de patiënt overlijdt binnen enkele weken of maanden. Sommige laaggradige of gemiddelde tumoren versnellen hun ontwikkeling en worden hooggradige tumoren.

De groeiende lymfeklieren kunnen omliggende weefsels en organen indrukken. Immunodeficiëntie leidt tot verhoogde incidentie van infecties. Als het beenmerg of de milt (of beide) betrokken is, kunnen anemie en leukopenie ontstaan in verschillende gradaties.

> ● **TOETS**
>
> 6. Waarom gaat lymfadenitis vaak gepaard met een infectie?
>
> 7. Beschrijf met betrekking tot lymfomen de mate van differentiatie en de mate van progressie van hooggradige tumoren.

Stoornissen van de milt

> **Leerdoel**
>
> Na lezing van deze paragraaf kan de lezer:
> - de belangrijkste oorzaken van splenomegalie identificeren.

Splenomegalie

Vergroting van de milt is meestal een secundair kenmerk van andere aandoeningen, zoals infecties, circulatiestoornissen, bloedziekten en kwaadaardige neoplasmata.

Infecties

De milt kan worden aangetast door microben uit het bloed of door een plaatselijke infectie. De rode pulpa raakt verstopt met bloed, en fagocyten en plasmacellen hopen zich erin op. Acute infecties doen zich zelden voor.

Chronische infecties

Sommige chronische infecties veroorzaken splenomegalie, maar gewoonlijk in minder ernstige mate dan bij acute infecties. De meest voorkomende primaire infecties zijn:

* tuberculose (p. 219)
* buiktyfus (p. 355)
* malaria en infectieuze mononucleose (zie eerder).

Circulatiestoornissen

Wanneer de bloedstroom door de lever belemmerd raakt – bijv. fibrose bij levercirrose of stuwing in de poortader bij rechtszijdig hartfalen – kan de bloedstroom door de portaalcirculatie verstoppen en een vergroting van de milt veroorzaken.

Bloedziekte

Splenomegalie kan worden veroorzaakt door bloedstoornissen. De milt vergroot om zo de extra werklast van verwijdering van beschadigde, versleten en abnormale cellen aan te kunnen, bijv. bij hemolytische en macrocytische anemie, polycytemie en chronische myeloïde leukemie (Hfdst. 4).

Splenomegalie kan zelf weer bloedstoornissen veroorzaken. Als de milt om een bepaalde reden vergroot is, wat met name het geval is bij portale hypertensie, leidt de overmatige en voortijdige hemolyse van rode bloedcellen of fagocytose van normale witte bloedcellen en bloedplaatjes tot duidelijke anemie en tot leukopenie en trombocytopenie.

Tumoren

Goedaardige en primaire kwaadaardige tumoren van de milt komen zelden voor, maar door bloed verspreide tumorfragmenten van elders in het lichaam kunnen metastasen veroorzaken. Splenomegalie door infiltratie van kwaadaardige cellen is kenmerkend voor bepaalde aandoeningen, met name chronische leukemie, HL en NHL.

Aandoeningen van de thymusklier

Leerdoel

Na lezing van deze paragraaf kan de lezer:

■ de primaire aandoeningen van de thymusklier beschrijven.

Sommige auto-immuunziekten gaan gepaard met vergroting van de thymusklier, zoals thyrotoxicose en de ziekte van Addison. Tumoren zijn zeldzaam, hoewel de door vergroting van de klier veroorzaakte druk tot schade of functiebeperking van omliggende structuren kan leiden, bijv. de trachea, oesophagus of aderen in de hals. In geval van myasthenia gravis (p. 475), hebben de meeste patiënten ofwel thymushyperplasie (meerderheid) of thymoom (minderheid), ook al wordt de rol van de thymische functie bij deze aandoening nog niet volledig begrepen.

Zelftest

Vul elk van de volgende beweringen in:

1. De milt is ruwweg _____ qua vorm en weegt ongeveer _____ gram bij een gemiddelde volwassene. Hij is ingesloten in een _____ die bij de _____ wordt doorboord door de _____ arterie, die de toevoer naar het orgaan verzorgt. Aan de voorzijde is een inkeping door de aangrenzende organen, waaronder de _____, _____, _____ en _____.

2. De lymfeklieren van de hals worden de _____ genoemd. Lymfeklieren van de oksel worden de _____ genoemd. Lymfeklieren van de liezen worden de _____ genoemd.

Kies één antwoord om elk van de volgende beweringen aan te vullen:

3. Het beenmerg is geclassificeerd als een lymfeweefsel omdat:
   a. Het bloed filtert
   b. Het rijpe T-lymfocyten produceert
   c. Het plasma-eiwitten produceert
   d. Er lymfocyten worden geproduceerd.

4. Lymfecapillairen zijn:
   a. Dikwandig
   b. Uitgerust met kleppen
   c. Blind eindigend
   d. In directe communicatie met bloedvaten.

5. Klierkoorts:
   a. Is van virale oorsprong
   b. Is niet besmettelijk
   c. Heeft te maken met beenmerg-falen
   d. Komt vaak terug.

6. Koppel elke letter in lijst A aan het juiste nummer in lijst B. Je mag elk item in lijst B meer dan eens gebruiken:

Lijst A
_____ (a) Milt
_____ (b) Thymus
_____ (c) Lymfeklieren

Lijst B

1. Filtert lymfe
2. Produceert lymfocyten
3. Is/worden gevonden in de buikholte
4. Filtert bloed
5. Is meestal vergroot in myasthenia gravis
6. Ligt achter het borstbeen
7. Zorgt voor opslag van het bloed
8. Is het grootste lymfoïde-orgaan

Ga naar http://evolve.elsevier.com/Waugh/anatomie/ voor meer zelftests over de onderwerpen die in dit hoofdstuk aan de orde zijn gekomen.

Het zenuwstelsel

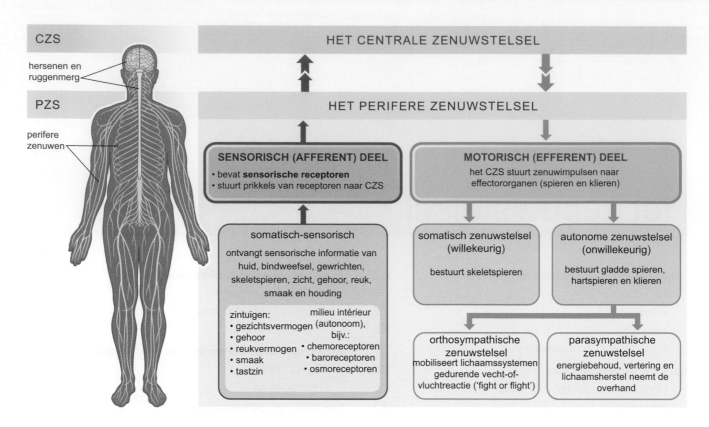

CZS	HET CENTRALE ZENUWSTELSEL

hersenen en ruggenmerg

PZS	HET PERIFERE ZENUWSTELSEL

perifere zenuwen

SENSORISCH (AFFERENT) DEEL
• bevat **sensorische receptoren**
• stuurt prikkels van receptoren naar CZS

MOTORISCH (EFFERENT) DEEL
het CZS stuurt zenuwimpulsen naar effectororganen (spieren en klieren)

somatisch-sensorisch

ontvangt sensorische informatie van huid, bindweefsel, gewrichten, skeletspieren, zicht, gehoor, reuk, smaak en houding

zintuigen:	milieu intérieur
• gezichtsvermogen	(autonoom), bijv.:
• gehoor	• chemoreceptoren
• reukvermogen	• baroreceptoren
• smaak	• osmoreceptoren
• tastzin	

somatisch zenuwstelsel (willekeurig)
bestuurt skeletspieren

autonome zenuwstelsel (onwillekeurig)
bestuurt gladde spieren, hartspieren en klieren

orthosympathische zenuwstelsel
mobiliseert lichaamssystemen gedurende vecht-of-vluchtreactie ('fight or flight')

parasympathische zenuwstelsel
energiebehoud, vertering en lichaamsherstel neemt de overhand

Figuur 7.1 Functionele componenten van het zenuwstelsel.

Het zenuwstelsel registreert veranderingen binnen en buiten het lichaam en reageert hierop. Samen met het endocriene stelsel coördineert en bestuurt het vitale aspecten van de lichaamsfuncties en handhaaft het de homeostase. Daarom levert het zenuwstelsel een onmiddellijke respons op, terwijl de endocriene activiteit (Hfdst. 9) in het algemeen langzamer op gang komt en langer duurt.

Het zenuwstelsel bestaat uit de hersenen, het ruggenmerg en de perifere zenuwen (zie Fig. 1.7). De structuur en organisatie van de weefsels die deze componenten vormen, maken snelle communicatie tussen alle delen van het lichaam mogelijk.

Voor beschrijvende doeleinden worden de delen van het zenuwstelsel als volgt ingedeeld:

• het centrale zenuwstelsel, bestaande uit de hersenen en het ruggenmerg
• het perifere zenuwstelsel, bestaande uit de zenuwen buiten de hersenen en het ruggenmerg. ▶ 7.1

Het perifere zenuwstelsel bestaat uit gepaarde hersenzenuwen (nervi craniales) en ruggenmergzenuwen (nervi spinales). Sommige zijn sensorisch (afferent), en zenden impulsen uit naar het centrale zenuwstelsel; sommige motorisch (efferent), en zenden impulsen uit van het centrale zenuwstelsel; andere zijn gemengd, met zowel zintuiglijke als motorische vezels. Het is nuttig om binnen het perifere zenuwstelsel twee functionele delen te onderscheiden:

• het sensorische deel
• het motorische deel (Fig. 7.1).

Het motorische deel heeft twee soorten:

• het somatische zenuwstelsel (dat de willekeurige bewegingen van de skeletspieren bestuurt)
• het autonome zenuwstelsel (dat onwillekeurige processen zoals hartslag, peristaltiek (p. 315) en de glandulaire activiteit bestuurt. Het autonome zenuwstelsel bestaat uit twee divisies: het orthosympathische zenuwstelsel en het parasympathische zenuwstelsel.

Met andere woorden, het centrale zenuwstelsel ontvangt dus sensorische informatie over de inwendige - en uitwendige omgeving van de afferente zenuwen. Het centrale zenuwstelsel integreert en verwerkt deze toevoer, en reageert, waar nodig, met het zenden van zenuwimpulsen langs motorische zenuwen naar de effectororganen: de spieren en klieren. Bijvoorbeeld, als reactie op veranderingen in de inwendige omgeving reguleert het zenuwstelsel de noodzakelijke onwillekeurige functies, zoals ademhaling en bloeddruk. Als reactie op veranderingen in de uitwendige omgeving handhaaft het de lichaamshouding en andere willekeurige activiteiten.

De eerste delen van dit hoofdstuk onderzoeken de structuur en functies van de elementen van het zenuwstelsel inclusief de gevolgen door het verouderingsproces, terwijl in de laatste de gevolgen aan de orde komen voor de lichaamsfuncties, wanneer één of meer van de onderdelen niet normaal functioneren.

Cellen en weefsels van het zenuwstelsel

Er bestaan twee soorten zenuwweefsel: neuronen en neuroglia. Neuronen (zenuwcellen) zijn de actieve eenheden van het zenuwstelsel dat zenuwimpulsen genereert en geleidt. Neuronen worden gesteund door bindweefsel, neuroglia genoemd, die door een andere soort gliale cellen worden gemaakt. Het aantal cellen is erg hoog: 1 biljoen (10^{12}) gliale cellen en tienmaal minder (10^{11}) neuronen.

Neuronen ▶ 7.2

Een neuron (Fig. 7.2) bestaat uit een cellichaam met zijn uitlopers: één axon en, meestal, vele dendrieten. Een bundel axonen heet een zenuw. Neuronen delen zich bijna nooit en moeten voortdurend zuurstof en glucose krijgen om te overleven. Anders dan andere cellen kunnen neuronen gewoonlijk chemische energie (adenosinetrifosfaat, of ATP) alleen uit glucose halen.

Neuronen produceren en sturen elektrische impulsen die actiepotentialen heten. De aanvankelijke kracht van de actiepotentiaal wordt over de hele lengte van de neuron gehandhaafd. Sommige neuronen wekken actiepotentialen op, terwijl andere als 'schakelstation' dienen, waar ze langskomen en soms van richting worden veranderd.

Actiepotentialen kunnen worden geactiveerd als respons op stimuli:

• van buiten het lichaam, bijv. aanraking, lichtgolven
• uit het lichaam zelf, bijv. een verandering van de concentratie koolstofdioxide in het bloed die de ademhaling verandert; een gedachte die uitmondt in een willekeurige beweging.

De transmissie van zenuwsignalen gebeurt zowel elektrisch als chemisch. De actiepotentiaal die door de zenuwaxon passeert is een elektrisch signaal. Maar aangezien zenuwen geen direct contact met elkaar maken, is het signaal tussen de ene zenuwcel en de volgende cel in de keten bijna altijd chemisch (p. 157).

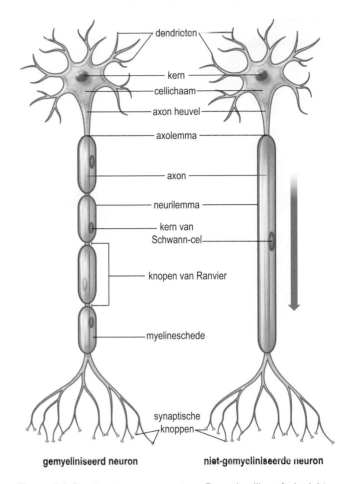

Figuur 7.2 De structuur van neuronen. De *rode pijl* geeft de richting van de prikkelgeleiding aan.

Cellichamen

Zenuwcellen variëren aanzienlijk in grootte en vorm. Cellichamen vormen de grijze stof van het zenuwstelsel en worden aangetroffen in de periferie van de hersenen (hersenschors of cortex) en in het centrale gedeelte van het ruggenmerg, rond het centrale kanaal (canalis centralis). Groepen cellichamen heten kernen (nuclei) in het centrale zenuwstelsel en ganglia in het perifere zenuwstelsel. Een belangrijke uitzondering zijn de basale kernen in de grote hersenen, die ook basale ganglia worden genoemd (p. 167).

Axonen en dendrieten

Axonen en dendrieten zijn uitlopers van cellichamen; zij vormen de witte stof van het zenuwstelsel. Axonen worden diep in de hersenen gevonden en in groepen – banen – in de periferie van het ruggenmerg.

Axonen

Een zenuwcel heeft slechts één axon, dat begint bij een taps toelopend deel van het cellichaam, de axon-heuvel. Axonen voeren zenuwprikkels van de cel af en zijn meestal veel langer dan de dendrieten, soms wel tot 100 cm lang.

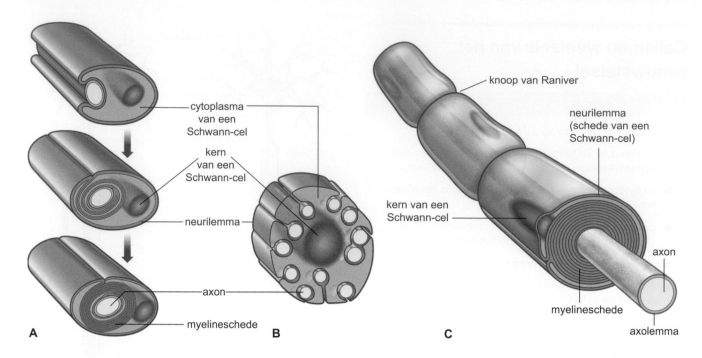

cytoplasma
van een
Schwann-cel

kern
van een
Schwann-cel

neurilemma

axon

myelineschede

A

B

knoop van Raniver

neurilemma
(schede van een
Schwann-cel)

kern van een
Schwann-cel

axon

myelineschede

axolemma

C

Figuur 7.3 Ligging van myeline. (A) Gemyeliniseerd neuron. (B) Niet-gemyeliniseerd neuron. (C) Lengte van het gemyeliniseerde axon.

Structuur van het axon

De membraan van het axon heet axolemma en omsluit het cytoplasma.

Gemyeliniseerde neuronen. Grote axonen en axonen van perifere zenuwen worden omgeven door een myelineschede (Fig. 7.3A en C). Deze bestaat uit een reeks Schwann-cellen, die over de hele lengte van het axon zijn gewikkeld. Het axon is bedekt met een aantal concentrische lagen membraan van de Schwann-cellen. Deze lagen bevatten een vetachtige stof, myeline. De buitenste laag wordt neurilemma genoemd. Bij de overgangen tussen de Schwann-cellen is de myelineschede onderbroken en ligt het axolemma bloot. Deze knopen van Ranvier (zie Fig. 7.2) bevorderen de snelle overdracht van actiepotentialen in gemyeliniseerde neuronen (saltatoire geleiding). In Fig. 7.4 staat een dwarsdoorsnede van een zenuwvezel bij een knoop van Ranvier, waar het gebied zonder myeline duidelijk zichtbaar is.

De oligodendrocyt is de myeline-vormende cel van het centrale zenuwstelsel. In tegenstelling met het perifere zenuwstelsel (waar 1 Schwann-cel telkens 1 axon myeliniseert), vormt de oligodendrocyt in het centrale zenuwstelsel myeline-scheden rond meerdere axonen.

Ongemyeliniseerde neuronen. Postganglionaire vezels en enkele kleine vezels in het centrale zenuwstelsel zijn nietgemyeliniseerd. Bij dit type zijn meerdere axonen ingebed in het cytoplasma van 1 Schwann-cel (zie Fig. 7.3B). De axonen liggen daarbij meestal volledig ingebed in het cytoplasma van de Schwann-cel. Geleiding van de actiepotentialen in ongemyeliniseerde vezels is aanzienlijk lager.

Dendrieten

De dendrieten zijn de vele korte uitlopers die actiepotentialen ontvangen en naar het cellichaam sturen. Ze hebben dezelfde

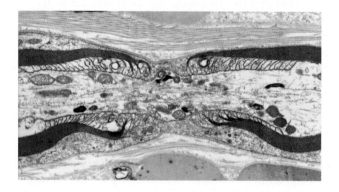

Figuur 7.4 Knoop van Ranvier. Gekleurde transmissie-elektronenmicrografie van een lengtedoorsnede van een gemyeliniseerde zenuwvezel. Zenuwweefsel is *blauw* en myeline *rood*. (CMEABG - UCBL1, ISM/Science Photo Library. Gereproduceerd met toestemming.)

structuur als axonen, maar zijn meestal korter en vertakken zich. Bij motorische neuronen maken ze deel uit van de synapsen (zie Fig. 7.7), en bij sensorische neuronen vormen ze sensorische receptoren die op specifieke stimuli reageren.

De actiepotentiaal (zenuwprikkel) ▶ 7.3

Een prikkel wordt opgewekt doordat de sensorische zenuwuiteinden worden gestimuleerd of een prikkel van een andere zenuw ontvangen. Overdracht van de actiepotentiaal wordt uitgevoerd door de verplaatsing van ionen door de celmembraan. In rust is de membraan van de zenuwcel gepolariseerd door verschillen in de concentratie van ionen aan weerszijden van de plasmamembraan. Dat betekent dat de elektrische lading aan de binnenzijde verschilt van die aan de buitenzijde; dit wordt de rustpotentiaal genoemd. In rust is de lading aan de buitenzijde positief en binnenin negatief. De belangrijkste ionen hierbij zijn:

- natrium (Na⁺), het belangrijkste extracellulaire kation
- kalium (K⁺), het belangrijkste intracellulaire kation.

In rusttoestand willen deze ionen voortdurend hun concentratiegradiënt diffunderen, dus K⁺ naar buiten en Na⁺ naar binnen. Bij prikkeling verandert de permeabiliteit van de zenuwcelmembraan voor deze ionen. Als reactie op de komst van een actiepotentiaal gaan de natriumkanalen in het membraan open en stroomt Na+ vanuit de extracellulaire vloeistof in het neuron. Dit leidt tot depolarisatie en veroorzaakt een actiepotentiaal. De depolarisatie gaat zeer snel en de geleiding van een zenuwprikkel over de hele lengte van een neuron duurt een paar milliseconden. De prikkel gaat slechts in één richting, van het punt van stimulering naar het gebied van de rustpotentiaal. De transmissie van de actiepotentiaal langs een zenuw is eenrichtingsverkeer omdat het membraan achter de actieve actiepotentiaal tijdelijk niet ontvankelijk is (refractair) tot er repolarisatie optreedt. Nagenoeg onmiddellijk na het binnendringen van Na+ gaan de K+ kanalen open en stroomt K+ het neuron uit. Door de beweging van deze ionen keert het membraanpotentiaal terug naar zijn rusttoestand. Dit heet de refractaire periode, waarin nieuwe stimulering niet mogelijk is. De actie van de natriumkaliumpomp, die continu in werking is, pompt Na⁺ de cel in en K⁺ naar buiten (p. 158), waardoor de hoeveelheid Na⁺ en K⁺ terug zijn rustwaarde krijgt en het neuron gerepolariseerd wordt.

Bij gemyeliniseerde neuronen voorkomt de isolerende myelineschede het transport van ionen. Daardoor kunnen elektrische ladingen over de membraan alleen optreden bij de onderbrekingen in de myelineschede, de knopen van Ranvier (zie Fig. 7.2). Als bij een knoop een prikkel optreedt, loopt de depolarisatie langs de myelineschede naar de volgende knoop, zodat de stroom van de ene knoop naar de andere lijkt te springen. Dit heet 'saltatoire prikkelgeleiding' (Fig. 7.5).

De geleidingssnelheid hangt af van de doorsnede van het neuron: hoe groter deze is, des te sneller is de geleiding.

Bovendien geleiden gemyeliniseerde vezels actiepotentialen sneller dan niet-gemyeliniseerde vezels doordat saltatoire geleiding sneller gaat dan continue geleiding (Fig. 7.6). De snelste vezels kunnen actiepotentialen naar bijvoorbeeld een skeletspier geleiden met een snelheid van 130 m/sec, terwijl de langzaamste prikkels slechts 0,5 m/sec halen.

Synapsen en neurotransmitters ▶ 7.4

Of het nu sensorisch of motorisch is, er is altijd meer dan één neuron betrokken bij het transport van een zenuwprikkel van zijn oorsprong naar zijn bestemming. Er is geen fysiek contact tussen deze neuronen. Het punt waar de actiepotentialen van het ene presynaptische neuron naar het postsynaptische neuron gaan, is de synaps (Fig. 7.7). Aan zijn vrije uiteinde is het axon van het presynaptische neuron fijn vertakt en eindigt elk takje in een synaptische knop. Deze knoppen bevinden zich dicht bij de dendrieten en het cellichaam van het postsynaptische neuron. De ruimte tussen de synaptische knop en het postsynaptische neuron heet de synaptische spleet. In de synaptische knop bevinden zich celmembraan-gebonden synaptische blaasjes, die een neurotransmitter bevatten. De neurotransmitter wordt geloosd in de synaptische spleet. Neurotransmitters worden geproduceerd door zenuwcellichamen, actief getransporteerd over de axonen en opgeslagen in de synaptische blaasjes. Ze worden vrijgemaakt door exocytose in respons op de actiepotentiaal en diffunderen over de synaptische spleet, waar ze inwerken op bepaalde receptorplaatsen op de postsynaptische membranen. Dit gaat zeer snel, want meteen nadat ze het postsynaptische membraan hebben gestimuleerd, worden ze geïnactiveerd of weer opgenomen door de synaptische knop. Sommige medicijnen bootsen hun effect na, neutra-

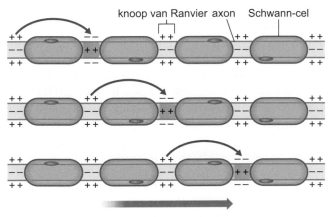

Figuur 7.5 Saltatoire geleiding van een actiepotentiaal door een gemyeliniseerde zenuwvezel.

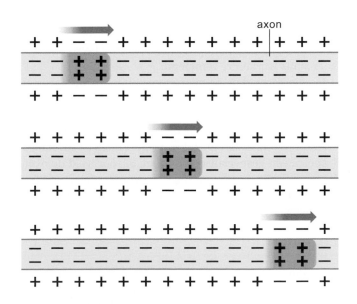

Figuur 7.6 Actiepotentiaal door een niet-gemyeliniseerde zenuwvezel. *Rode pijlen* geven de richting van de prikkeloverdracht aan.

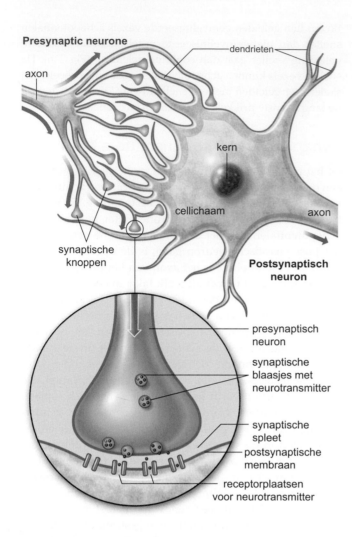

Presynaptic neurone

axon

dendrieten

kern

cellichaam

axon

synaptische
knoppen

**Postsynaptisch
neuron**

presynaptisch
neuron

synaptische
blaasjes met
neurotransmitter

synaptische
spleet

postsynaptische
membraan

receptorplaatsen
voor neurotransmitter

Figuur 7.7 Synaps. *Rode pijlen* duiden de richting aan van de zenuwprikkel.

liseren of verlengen. Meestal hebben neurotransmitters een stimulerend effect op de postsynaptische receptoren, maar soms werken ze remmend.

Er zijn meer dan 50 neurotransmitters in de hersenen en het ruggenmerg waartoe noradrenaline (norepinefrine), adrenaline (epinefrine), dopamine, histamine, serotonine, gamma-aminoboterzuur (GABA) en acetylcholine behoren. Andere stoffen, zoals enkefalinen, endorfinen en substance-P, spelen een gespecialiseerde rol bij bijvoorbeeld de overdracht van pijnsignalen. In Fig. 7.8 worden de hoofdzakelijke neurotransmitters van het perifere zenuwstelsel samengevat.

Zenuwen

Een zenuw bestaat uit vele neuronen die in bundels zijn verzameld (bundels van zenuwvezels heten zenuwkanalen). Grote zenuwen, zoals bijvoorbeeld de ischiaszenuwen, bevatten tienduizenden axonen (p. 181). Elke bundel heeft verschillende lagen beschermend bindweefsel (Fig. 7.9):

- Endoneurium is een delicaat weefsel dat elke individuele vezel omringt en dat een geheel vormt met de septa die vanaf het perineurium naar binnen gaan.
- Perineurium is een glad bindweefsel dat elke vezelbundel omringt.
- Epineurium is het vezelachtige weefsel dat een aantal bundels met zenuwvezels omgeeft en omkapselt. De meeste grote zenuwen zijn omringd door epineurium.

Sensorische of afferente zenuwen

Sensorische zenuwen leiden informatie van het lichaam naar het ruggenmerg (zie Fig. 7.1).

De prikkels kunnen vervolgens naar de hersenen worden geleid of naar schakelneuronen van de reflexbogen in het ruggenmerg (p. 175).

Sensorische receptoren

Gespecialiseerde uiteinden van sensorische neuronen reageren op verschillende prikkels binnen en buiten het lichaam.

Zintuigen in de huid

Deze nemen pijn, aanraking, warmte en kou waar. Sensorische zenuwuiteinden in de huid bestaan uit fijn vertakte vezels zonder myelineschede (zie Fig. 14.4). Als ze worden gestimuleerd, wordt er een actiepotentiaal opgewekt en door de sensorische zenuwen naar de hersenen getransporteerd, waar het gevoel wordt waargenomen.

Proprioceptie

Deze vindt plaats in de spieren en gewrichten (Hfdst. 16). Ze sturen informatie naar de hersenen over de houding van het lichaam en zijn delen in de ruimte, waardoor ze in evenwicht kunnen blijven.

Klassieke zintuigen

Dit zijn het gezichtsvermogen, het gehoor, het evenwichtsgevoel, de smaak en de reuk (uitvoerig besproken in Hfdst. 8).

Afferente zenuwen

Deze ontspringen uit de inwendige organen, klieren en weefsels – bijv. de baroreceptoren die betrokken zijn bij de regeling van de bloeddruk (Hfdst. 5), en de chemoreceptoren die betrokken zijn bij de regeling van de ademhaling (Hfdst. 10) – en hebben te maken met de regulering van onwillekeurige bewegingen en viscerale pijn.

Motorische of efferente zenuwen

Motorische zenuwen ontspringen in de hersenen, het ruggenmerg en de autonome ganglia. Ze transporteren prikkels naar de effectororganen: spieren en klieren (zie Fig. 7.1). Er zijn twee typen:

- somatische zenuwen – betrokken bij willekeurige en onwillekeurige samentrekkingen van de skeletspieren

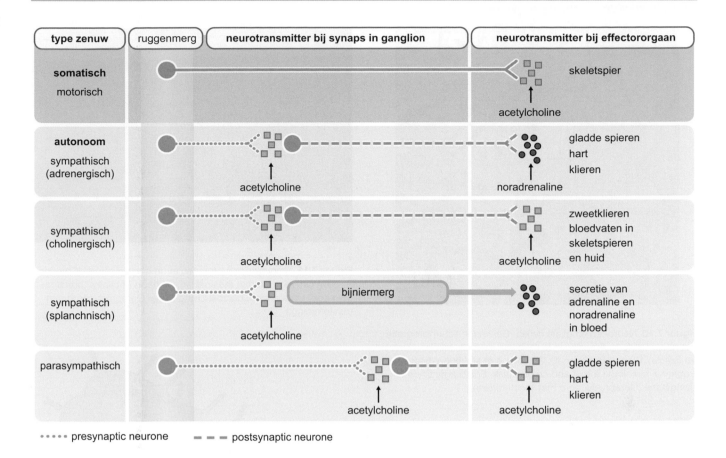

type zenuw	ruggenmerg	neurotransmitter bij synaps in ganglion	neurotransmitter bij effectororgaan
somatisch motorisch		acetylcholine	skeletspier acetylcholine
autonoom sympathisch (adrenergisch)		acetylcholine	gladde spieren hart klieren noradrenaline
sympathisch (cholinergisch)		acetylcholine	zweetklieren bloedvaten in skeletspieren en huid acetylcholine
sympathisch (splanchnisch)		bijniermerg acetylcholine	secretie van adrenaline en noradrenaline in bloed
parasympathisch		acetylcholine	gladde spieren hart klieren acetylcholine

····· presynaptic neurone   – – – postsynaptic neurone

Figuur 7.8 De hoofdzakelijkste neurotransmitters in de synapsen van het perifere zenuwstelsel.

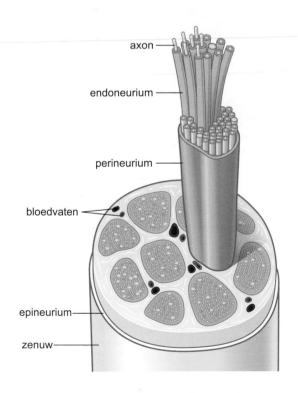

axon
endoneurium
perineurium
bloedvaten
epineurium
zenuw

Figuur 7.9 Dwarsdoorsnede van een perifere zenuw met de beschermende bindweefsellagen.

• autonome zenuwen (orthosympatisch en parasympatisch) – betrokken bij de samentrekking van hartspieren en gladde spieren en kliersecretie; allen onwillekeurige functies.

Er kunnen één of twee zenuwen betrokken zijn in de motorische zenuwbanen in het perifere zenuwstelsel (zie Fig. 7.8). Somatische motorische zenuwbanen, die de skeletspier (willekeurig) activeren, hebben slechts één neuron, die het ruggenmerg verlaat en direct naar de skeletspier gaat. Deze zenuw wordt het lagere motorische neuron (p. 174) genoemd; zijn synaps met de spier wordt de neuromusculaire verbinding (p. 459) genoemd en de neurotransmitter is altijd acetylcholine. Autonome zenuwbanen (p. 186) omvatten twee zenuwen, het preganglionaire neuron dat het ruggenmerg verlaat en dat synapteert met een tweede zenuw, het postganglionaire neuron, dat op zijn beurt synapteert met de effectororganen, bijv. de hartspier, de gladde spier of de klieren. De belangrijkste neurotransmitters in deze paden zijn noradrenaline (noradrenaline) en acetylcholine.

Gemengde zenuwen

In het ruggenmerg zijn sensorische en motorische zenuwen gerangschikt in groepen, de zenuwbanen. Daarbuiten heten ze gemengde zenuwen als ze door dezelfde bindweefselschede worden omgeven.

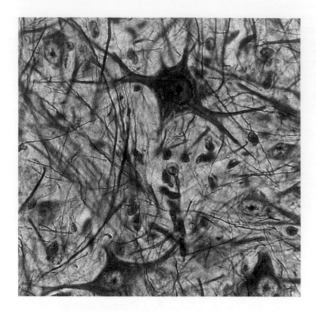

Figuur 7.10 Neuronen en gliale cellen. Gekleurde lichtmicrografie van neuronen (*goudkleurig*) en kernen van de meer talrijke gliaalcellen (*blauw*). (Young B, Lowe JS, Stevens A et al. 2006 Wheater's functional histology: a text and colour atlas. Edinburgh: Churchill Livingstone. Gereproduceerd met toestemming.)

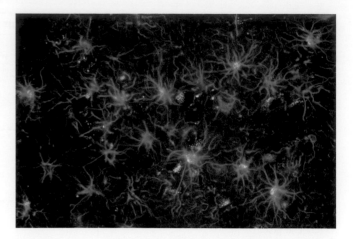

Figuur 7.11 Stervormige astrocyten in de hersenschors. (Standring S, 2004 Gray's anatomy: the anatomical basis of clinical practice, 39th edn. Edinburgh: Churchill Livingstone. Gereproduceerd met toestemming.)

Neuroglia

De neuronen van het centrale zenuwstelsel worden ondersteund door niet-prikkelbare gliacellen, (Fig. 7.10). Anders dan zenuwcellen, die zich niet kunnen splitsen, blijven gliacellen zich hun hele leven vermenigvuldigen. Er zijn vier soorten: astrocyten, oligodendrocyten, ependymcellen en microglia.

Astrocyten

Deze cellen zijn de meest voorkomende neuroglia (Fig. 7.11). Ze zijn stervormig met fijn vertakte uitlopers en ze liggen ingebed in mucopolysachariden. Aan het vrije eind van sommige uitlopers bevinden zich kleine zwellingen, perivasculaire 'voetjes'. Astrocyten bevinden zich in grote aantallen bij bloedvaten en omhullen deze met hun voetjes. De wanden van de capillairen en de laag perivasculaire voetjes scheiden het bloed van de zenuwcellen en vormen tezamen de bloed-hersen-barrière (Fig. 7.12).

De bloed-hersenbarrière beschermt de hersenen tegen giftige stoffen en chemische schommelingen in het bloed, bijv. na het eten. Zuurstof, koolstofdioxide, glucose en andere in lipide oplosbare stoffen, zoals alcohol, gaan makkelijk door de barrière. Sommige grote moleculen, een groot aantal medicijnen, anorganische ionen en aminozuren passeren de barrière langzamer of passeren helemaal niet.

Oligodendrocyten

Deze cellen zijn kleiner dan astrocyten. Ze worden gevonden in groepen rond zenuwcellichamen in de grijze stof, en be-

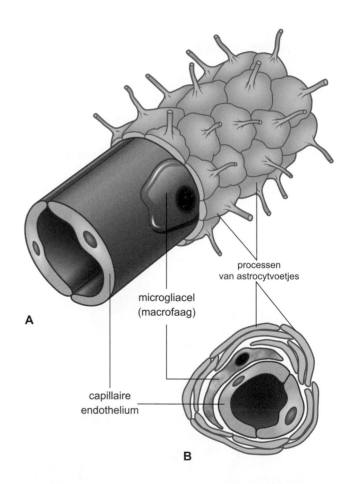

processen
van astrocytvoetjes

microgliacel
(macrofaag)

A

capillaire
endothelium

B

Figuur 7.12 Bloed-hersenbarrière. (A) Doorsnede in de lengte. (B) Dwarsdoorsnede.

vinden zich naast en over de hele lengte van gemyeliniseerde zenuwvezels te vinden. Net als de Schwann-cellen bij de perifere zenuwen, vormen en onderhouden oligodendrocyten het myeline in het centrale zenuwstelsel.

Ependymcellen

Deze cellen vormen de epitheliale bekleding van de hersenventrikels en het centrale kanaal van het ruggenmerg. De cellen die de plexus choroidei (adervlechtwerken) van de ventrikels vormen, scheiden cerebrospinaal vocht af. Sommige hebben ook cilia die de stroom van cerebrospinaal vocht ondersteunen.

Microglia

De kleinste en minst talrijke gliale cellen, deze cellen ontstaan vermoedelijk uit monocyten die voor de geboorte van het bloed naar het zenuwstelsel migreren. Ze zijn verspreid over de hersenen. Ze migreren en worden fagocytotisch: ze verwijderen micro-organismen en beschadigd weefsel in gebieden met ontsteking en kapotte cellen.

Respons van zenuwweefsel op verwonding

In tegenstelling tot neuroglia, die zich kunnen voortplanten, zijn neuronen binnen enkele weken na de geboorte volgroeid en kunnen zich niet meer delen.

Schade aan de neuronen kan leiden tot snelle necrose met acute functionele uitval of langzame atrofie met geleidelijk toenemend disfunctioneren. Deze schade kan het gevolg zijn van:

- hypoxie en anoxie
- gebrek aan voedingsstoffen
- schadelijke stoffen, bijv. organisch lood
- verwonding
- infectie
- ouder worden
- hypoglycemie.

Perifere regeneratie van zenuwen

De axonen van perifere zenuwen kunnen zich soms herstellen als het cellichaam intact blijft (Fig. 7.13). Distaal van de schade vallen het axon en de myelineschede uiteen en worden verwijderd door macrofagen; de spier die bediend wordt door de beschadigde zenuwvezel atrofieert door het uitblijven van zenuwstimulatie. Het neurilemma regenereert vanuit de plaats van de beschadiging in de richting van de effector via zijn oorspronkelijke route (ongeveer 1,5 mm per dag), mits de twee delen van het neurilemma niet te veel verschoven zijn (Fig. 7.13A). Nieuwe Schwann-cellen ontwikkelen zich binnen het neurilemma en vormen een pad waarin het axon kan regenereren.

Het functieherstel hangt af van het ontstaan van een goede nieuwe verbinding met het eindorgaan. Als het neurilemma niet op de goede plaats ligt of is vernietigd, vormen het groeiende axon en de Schwann-cellen een tumorachtige groep cellen (traumatisch neuroom) die hevig pijn doet, bijvoorbeeld na bepaalde breuken of amputatie van ledematen (Fig. 7.13B).

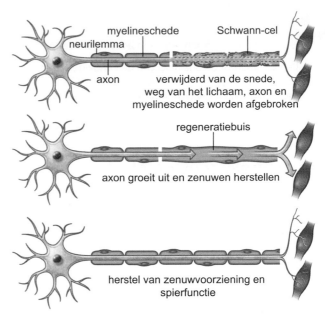

A **Twee delen niet te veel verschoven**

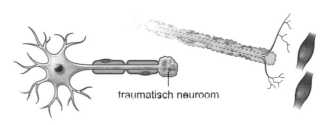

B **Twee delen te veel verschoven**

Figuur 7.13 Nieuwe aangroei van perifere zenuwen na verwonding.

Neurogliabeschadiging

Astrocyten

Wanneer deze cellen beschadigd zijn, vermenigvuldigen ze en vormen een maas of 'litteken', wat een hergroei van beschadigde neuronen van het centrale zenuwstelsel verhindert.

Oligodendrocyten

Deze cellen nemen in aantal toe rond aftakelende neuronen en worden vernietigd bij aandoeningen van de myelinescheden, zoals multipele sclerose (p. 199).

Microgliacellen

Bij ontsteking en celvernietiging worden microgliacellen geactiveerd en migreren ze naar de plaats waar ze fagocytotisch worden. Voorbeelden hiervan zijn: multiple sclerose (p. 199), de ziekte van Alzheimer (p. 196) en beroerte (p. 194).

Het centrale zenuwstelsel

Het centrale zenuwstelsel bestaat uit de hersenen en het ruggenmerg (zie Fig. 7.1). Deze essentiële structuren zijn goed beschermd tegen beschadiging of letsels; de hersenen zijn omsloten door de schedel en het ruggenmerg door de wervels die de wervelkolom vormen. Een vliezig omhulsel, de meninges of hersenvliezen, zorgt voor aanvullende bescherming. De structuur en de functies van de meninges, de hersenen en het ruggenmerg worden in de volgende paragrafen verder beschreven.

Hersenvliezen en het cerebrospinale vocht

Leerdoelen

Na lezing van deze paragraaf kan de lezer:

■ de structuur van de hersenvliezen beschrijven

■ de stroom van het cerebrospinale vocht beschrijven

■ de functies van het cerebrospinale vocht beschrijven.

Hersenvliezen (meninges)

De hersenen en het ruggenmerg worden volledig omgeven door drie vliezen, de meninges (Fig. 7.14), die tussen de schedel en de hersenen liggen en tussen de wervelopeningen en het ruggenmerg. Van buiten naar binnen zijn dit:

- de dura mater (harde hersenvlies)
- de arachnoidea (spinnenwebvlies)
- de pia mater.

In de hersenen zijn er naast de hersenvliezen twee ruimtes:

- de subdurale ruimte - dit is een potentiële ruimte die tussen de dura mater en de arachnoidea ligt, en die een zeer kleine hoeveelheid sereus vocht bevat.
- de subarachnoïdale ruimte - deze scheidt de arachnoidea en de pia mater, en bevat cerebrospinaal vocht.

Deze gaan door in het wervelkanaal, dat een extra ruimte bevat: de epidurale ruimte (zie Fig. 7.26).

Dura mater

De dura mater van de hersenen bestaat uit twee lagen dicht bindweefsel. De buitenste laag neemt op het binnenoppervlak van de schedel de plaats in van het periost en de binnenste laag biedt bescherming aan de hersenen. Er is slechts een potentiële ruimte tussen de twee lagen, behalve waar de binnenste laag naar binnen loopt, waardoor er membranen ontstaan die de craniale holte gedeeltelijk verdelen:

- de falx cerebri, die de twee grote hersenhelften van elkaar scheidt (zie Fig. 7.14).
- de falx cerebelli, die de twee kleine hersenhelften van elkaar scheidt.
- het tentorium (wat 'tent-achtig' betekent) cerebelli, die de grote en de kleine hersenen van elkaar scheidt (zie Fig. 7.14).

Veneus bloed uit de hersenen loopt in de veneuze sinussen tussen de twee lagen van de dura mater. De sinus sagittalis superior wordt gevormd door de falx cerebri, het tentorium cerebelli vormt aan beide kanten de sinus rectus en de sinus transversus (zie Fig. 5.33).

De dura mater van het ruggenmerg vormt een losse schede rond het merg en loopt van het grote achterhoofdsgat tot de tweede heiligbeenwervel. Daarna omsluit zij het filum terminale en verenigt zij zich met het periost van het stuitbeen. Deze laag is een voortzetting van de binnenste laag van de dura mater van de hersenen. Zij wordt van het periost van de wervels en de ligamenten binnen het ruggenmergkanaal gescheiden door de epidurale ruimte (zie Fig. 7.26), die bloedvaten en losmazig bindweefsel bevat. Zij zit vast aan het grote achterhoofdsgat en op een aantal plaatsen met strengen vezelachtig weefsel aan het ligamentum longitudinale posterius. Zenuwen van en naar het ruggenmerg gaan door de epidurale ruimte. Deze aanhechtingen stabiliseren het ruggenmerg in het ruggenmergkanaal. In de epidurale ruimte kunnen pijnstillers worden geïnjecteerd en contraststoffen voor diagnostische doeleinden.

Arachnoidea

Dit is een laag bindweefsel tussen de dura mater en de pia mater. Zij wordt van de dura mater gescheiden door een potentiële subdurale ruimte, die een kleine hoeveelheid sereus vocht bevat, en van de pia mater door de subarachnoïdale ruimte, die cerebrospinaal vocht bevat. De arachnoidea loopt over de windingen van de hersenen en vormt met de binnenste laag van de dura mater de falx cerebri, het tentorium cerebelli en de falx cerebelli. Zij loopt verder omlaag, omhult het ruggenmerg (zie Fig. 7.25) en verenigt zich ten slotte ter hoogte van de tweede heiligbeenwervel met de dura mater.

Pia mater

Dit is een laag bindweefsel waardoor veel kleine bloedvaatjes lopen. Zij kleeft aan de hersenen, bedekt alle windingen en duikt in de spleten ertussen. Verder omlaag omgeeft zij ook het ruggenmerg (zie Fig. 7.25). Aan het eind daarvan loopt zij verder als het filum terminale, doorklieft de arachnoidea en gaat verder samen met de dura mater, waarna beide zich met het periost van het staartbeen verenigen (zie Fig. 7.26).

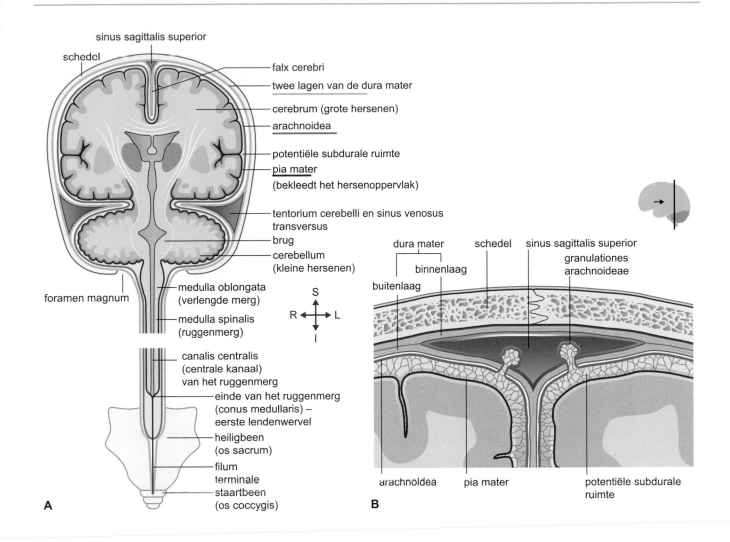

Figuur 7.14 De meninges. (A) Frontale doorsnede de hersenen. (B) Opstelling bij de sinus sagittalis superior.

Hersenventrikels en cerebrospinaal vocht ▶ 7.5

De hersenen bevatten vier onregelmatig gevormde holten of ventrikels, die cerebrospinaal vocht (liquor cerebrospinalis) bevatten (Fig. 7.15). Dit zijn:

- de linker en de rechter laterale ventrikel
- de derde ventrikel
- de vierde ventrikel.

Laterale ventrikels

Deze liggen binnen de hersenhelften, één aan elke kant van het mediane vlak, pal onder het corpus callosum. Ze worden van elkaar gescheiden door een dun vlies, het septum lucidum, en zijn bekleed met trilhaarepitheel. Ze staan door interventriculaire openingen (foramina) in verbinding met de derde ventrikel. De laterale ventrikels hebben de vorm van een C, met een frontale, occipitale en temporale hoorn.

Derde ventrikel

De derde ventrikel is een holte onder de zijventrikels tussen de twee delen van de thalamus. Een smal kanaal,

de aqueductus cerebri, verbindt hem met de vierde ventrikel.

Vierde ventrikel

De vierde ventrikel is een ruitvormige holte onder en achter de derde ventrikel, tussen de kleine hersenen (cerebellum) en de pons. Hij loopt onderaan door in het centrale kanaal (canalis centralis) van het ruggenmerg (medulla spinalis) en staat in verbinding met de subarachnoïdale ruimte door openingen in de bovenkant. Cerebrospinaal vocht komt door deze openingen de subarachnoïdale ruimte in.

Cerebrospinaal vocht

Cerebrospinaal vocht (CSV) circuleert voortdurend vanuit de ventrikels door de subarachnoïde ruimte rond de hersenen en het ruggenmerg. CSV is een heldere, enigszins basische vloeistof met een soortelijk gewicht van 1,005. Het bestaat uit:

- water
- zouten
- glucose
- plasma-eiwitten: kleine hoeveelheden albumine en globuline

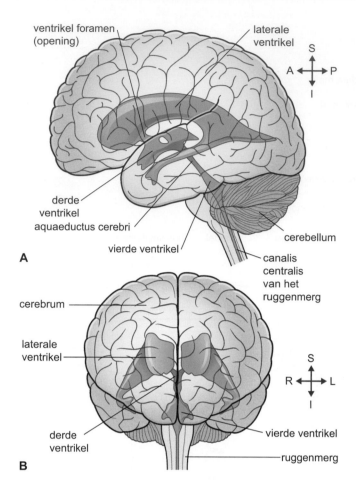

Figuur 7.15 De hersenventrikels (A) Gezien van links. (B) Vooraanzicht

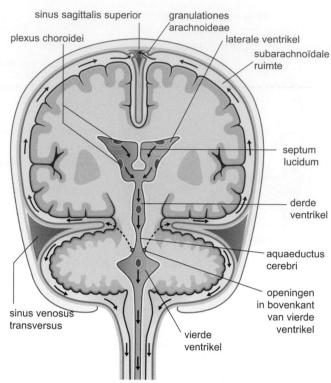

Figuur 7.16 Frontale doorsnede van de schedel. *Zwarte pijlen* stroom van het cerebrospinale vocht.

- enkele leukocyten
- creatinine, kleine hoeveelheid
- ureum, kleine hoeveelheid.

CSV wordt geproduceerd in de ventrikels van de hersenen door de plexus choroidei. Dit zijn gebieden in de bekleding van de ventrikelwanden die rijk zijn aan bloedvaten en omringd worden door ependymcellen. Het CSV keert terug in het bloed ter hoogte van de sinus sagittalis superior door kleine vingerachtige uitstulpingen van de arachnoidea (arachnoïdale villi, zie Fig. 7.14B). De stroming van CSV van de subarachnoïdale ruimte naar de veneuze sinussen is afhankelijk van het drukverschil tussen de binnen- en buitenzijde van de arachnoïdale villi, die als kleppen fungeren. Als de druk van het CSV groter is dan de veneuze druk, stroomt CSV het bloed in. Als de veneuze druk groter is, zakken de arachnoïdale villi in zodat er geen bloedbestanddelen in het CSV komen. Ook de wanden van de ventrikels kunnen enig CSV opnemen.

Van de bovenkant van de vierde ventrikel, stroomt CSV door de openingen naar de subarachnoïdale ruimte, zodat het de hersenen en het ruggenmerg volledig omgeeft (Fig. 7.16). Er is geen afzonderlijke CSV-pomp, maar het wordt in beweging gehouden door pulserende bloedvaten, de ademhaling en houdingsverandering, en door de continue productie.

Er wordt voortdurend CSV geproduceerd, met een snelheid van ongeveer 0,5 mL per minuut, dus 720 mL per dag. Het volume blijft betrekkelijk constant op 150 mL, aangezien de absorptie gelijke tred houdt met de secretie. CSV kan worden bemonsterd door een naald in de subarachnoïde ruimte boven of onder de 4de lendenwervel te steken, die ongeveer 2 cm onder het uiteinde van het ruggenmerg ligt. Deze procedure staat bekend als een lumbaalpunctie; de druk ervan kan worden gemeten door een verticale buis aan de naald te bevestigen.

De druk blijft vrij constant op ongeveer 10 cm H_2O in zijligging en ongeveer 30 cm H_2O in zittende positie. Als de hersenen vergroot zijn, bijvoorbeeld door een bloeding of een tumor, vindt er enige compensatie plaats doordat de hoeveelheid CSV afneemt. Als het hersenvolume afneemt, bijvoorbeeld door degeneratie of atrofie, neemt de hoeveelheid CSV toe.

Functies van het cerebrospinale vocht

CSV steunt en beschermt de hersenen en het ruggenmerg door een uniforme druk rond deze essentiële structuren te handhaven en door te functioneren als stootkussen of schokbreker tussen de hersenen en de schedel.

CSV houdt de hersenen en het ruggenmerg vochtig en kan voedings- en afvalstoffen uitwisselen met het interstitiële vocht van de hersenen. CSV is betrokken bij de regeling van de ademhaling, omdat het de medulla-oppervlakte omgeeft, waar de centrale ademhalingschemoreceptoren zich bevinden (Hfdst. 10).

Hersenen

De hersenen zijn een groot orgaan, wegen ongeveer 1.4 kg en liggen in de hersenpan. De delen zijn (Fig. 7.17):

- het cerebrum (grote hersenen)
- thalamus ⎫
- hypothalamus ⎬ diencephalon
- middenhersenen ⎫
- pons ⎬ hersenstam
- medulla oblongata ⎭
- het cerebellum (kleine hersenen) ▶ 7.6.

Bloedvoorziening en veneuze afvoer

De circulus arteriosus en zijn aanvoerende slagaderen (zie Fig. 5.31) spelen een essentiële rol bij het handhaven van een constante toevoer van zuurstof en glucose naar de hersenen, wanneer het hoofd wordt bewogen en ook als een slagader is vernauwd. De hersenen ontvangen ongeveer 18% van het hartminuutvolume, ongeveer 750 mL bloed per minuut. De bloedstroom naar de hersenen is constant dankzij een systeem van autoregulatie van de cerebrale arteriolaire diameter, waardoor schommelingen in de systemische bloeddruk worden gecompenseerd. Dit mechanisme beschermt de hersenen, zover de systemische bloeddruk binnen het bereik van 65-140 mmHg blijft.

Veneus bloed van de hersenen stroomt in de durale veneuze sinussen en dan neerwaarts in de vena jugularis interna (zie Fig. 5.33).

Cerebrum

Deze vormen het grootste onderdeel van de hersenen en nemen de voorste en middelste schedelgroeven in beslag (Fig. 16.12). Een diepe groeve, de fissura longitudinalis cerebri, verdeelt ze in een linker en een rechter hersenhelft (hemi-

sfeer), die elk één van de laterale ventrikels bevatten. Diep in de hersenen zijn beide helften met elkaar verbonden door het uit witte stof bestaande corpus callosum (hersenbalk). De falx cerebri wordt gevormd door de dura mater (zie Fig. 7.14). Hij scheidt de twee cerebrale hersenhelften en dringt er diep tussen, tot bij het corpus callosum. Het oppervlakkige deel van de grote hersenen, de hersenschors of -cortex, bestaat uit zenuwcellichamen of grijze stof en het diepere gedeelte (medulla) uit zenuwvezels of witte stof (axonen).

De oppervlakte van de hersenschors heeft veel vouwen en groeven, van verschillende diepte. De buitenzijden van de vouwen heten gyri (windingen), die worden gescheiden door sulci of groeven. De windingen vergroten het hersenoppervlak aanzienlijk.

Voor beschrijvende doeleinden worden de hersenhelften verdeeld in kwabben, genoemd naar de schedelbotten die erboven liggen:

- frontale kwab of lobus frontalis (voorhoofdskwab)
- pariëtale kwab of lobus parietalis (wandbeenkwab)
- temporale kwab of lobus temporalis (slaapkwab)
- occipitale kwab of lobus occipitalis (achterhoofdskwab)

De grenzen van de kwabben worden gemarkeerd door diepe groeven. Dit zijn de centrale, laterale en pariëto-occipitale groeven (Fig. 7.18).

Hersenkanalen en basale ganglia

De oppervlakte van de hersenschors bestaat uit grijze stof. Binnen de grote hersenen zijn de kwabben verbonden door zenuwvezels of zenuwbanen, die de witte stof van de hersenen vormen (Fig. 7.19). De afferente en efferente vezels die de verschillende delen van de hersenen en het ruggenmerg verbinden, zijn:

- Associatiebanen, die de talrijkste zijn en die verschillende delen van eenzelfde hersenhelft verbinden en van de ene gyrus naar de andere lopen, sommige naast elkaar, andere verder weg liggend
- Commissuren, die overeenkomende gebieden van de twee hersenhelften verbinden; de grootste en belangrijkste commissuur is het corpus callosum
- Projectiebanen, die de hersenschors met grijze stof in de lagere delen van de hersenen en met het ruggenmerg verbinden, bijv. via de capsula interna.

De capsula interna (Fig. 7.19) is een belangrijke projectiebaan diep in de hersenen, tussen de basale kernen en de thalamus. De vezels van de capsula interna transporteren prikkels van en naar de hersenschors. Motorische vezels in de capsula interna vormen de piramidale (corticospinale) banen, die elkaar in het verlengde merg kruisen en de voornaamste baan vormen naar de skeletspieren. Deze motorische vezels passeren niet via de extrapiramidale banen door de capsula interna en hebben verbindingen met veel onderdelen van de hersenen, waaronder de basale ganglia, thalamus en cerebellum.

Basale ganglia

Basale ganglia zijn groepen cellichamen die diep in de hersenen liggen en een deel uitmaken van de extrapiramidale

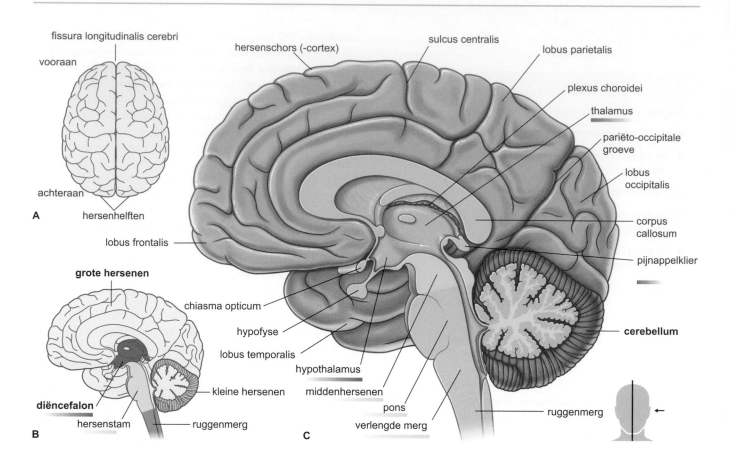

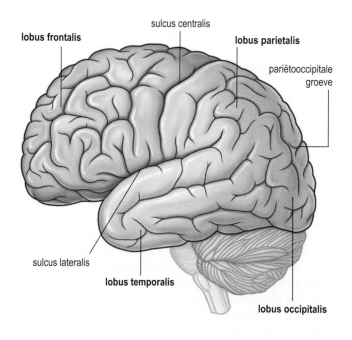

Figuur 7.17 De hersenen. (A) De hersenen van bovenaf gezien. (B) De gebieden van de hersenen. (C) De hoofdstructuren van de hersenen.

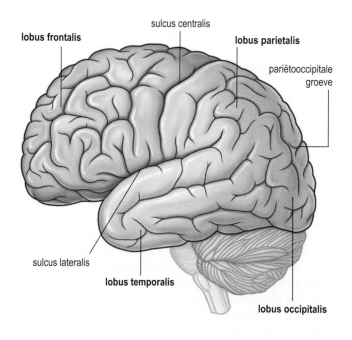

Figuur 7.18 De kwabben en voornaamste groeven van de grote hersenen – gezien van links.

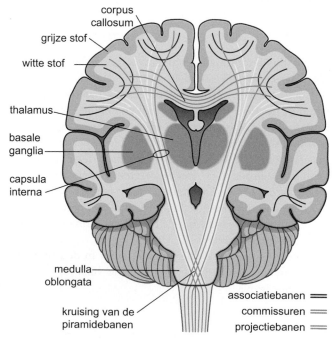

Figuur 7.19 Frontale doorsnede van de hersenen met de belangrijkste groeven

banen. Ze fungeren als een schakelstation met verbindingen met veel onderdelen van de hersenen, inclusief de motorische gebieden van de hersenschors en de thalamus. Hun functies omvatten het aanzetten tot en de fijne besturing van complexe bewegingen en aangeleerde gecoördineerde activiteiten. Als de besturing niet goed verloopt, zijn de bewegingen minder vloeiend, onhandig en ongecoördineerd.

Functies van de hersenschors

Er zijn drie hoofdactiviteiten die met de hersenschors zijn verbonden:

- hogere hersenfuncties, zoals taal, geheugen, verantwoordelijkheidsgevoel, denken, redeneren, moreel besef, beslissingen nemen en leren
- zintuiglijke waarneming, waaronder het voelen van pijn, temperatuur en aanraking, het gezichtsvermogen, het gehoor, de smaakzin en de reuk
- opwekking en besturing van spiersamentrekkingen en dus willekeurige beweging.

Functionele gebieden van de hersenschors ▶ 7.7

De belangrijkste functionele gebieden van de hersenschors (Fig. 7.20) zijn geïdentificeerd, maar het is onwaarschijnlijk dat één bepaald gebied verbonden is met één bepaalde functie. Behalve wanneer dat speciaal vermeld wordt, zijn de verschillende gebieden actief in beide hersenhelften, met enige individuele variatie. Er zijn verschillende functiegebieden:

- motorische gebieden, die de willekeurige skeletspierbewegingen besturen
- sensorische gebieden, die zintuigprikkels ontvangen en verwerken

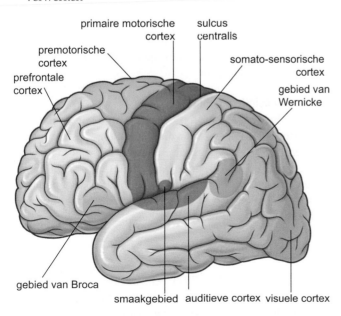

Figuur 7.20 De grote hersenen met de belangrijkste functionele gebieden. Van de linkerkant gezien.

primaire motorische cortex
sulcus centralis
premotorische cortex
prefrontale cortex
somato-sensorische cortex
gebied van Wernicke
gebied van Broca
smaakgebied   auditieve cortex   visuele cortex

- associatiegebieden, die te maken hebben met de integratie en uitvoering van complexe geestelijke functies, zoals intelligentie, geheugen, redeneren, beoordelingsvermogen en gevoelens.

In het algemeen zijn de gebieden uit het voorste deel van de schors bij de centrale groeve betrokken bij motorische functies en die in de gebieden erachter bij sensorische functies.

Motorische gebieden van de hersenschors
Primaire motorische schors

Deze ligt in de voorhoofdskwab vlak voor de centrale groeve. De cellichamen zijn piramidevormig en controleren de activiteit van de skeletspieren. Twee neuronen zijn betrokken bij de baan naar de skeletspier. De eerste, het hogere motorische neuron gaat via de motorische cortex omlaag door de capsula interna naar het verlengde merg. Hier steekt hij over naar de tegenoverliggende kant en daalt in het ruggenmerg af. Op een bepaald niveau in het ruggenmerg vormt hij een synaps met een tweede neuron (het lager, perifere motorische neuron), dat het ruggenmerg verlaat en naar de doelspier gaat. Het eindigt bij het motorische eindplaatje van een spiervezel (Fig. 7.21). De afdalende motorische zenuwbaan bestaat dus uit slechts twee motorische neuronen en hun uitlopers. Dit betekent dat het motorische gebied van de rechter hersenhelft de willekeurige spierbewegingen aan de linkerkant van het lichaam bestuurt, en andersom. Beschadiging van een van deze neuronen kan tot verlamming leiden.

In het motorische gebied van de hersenen is het lichaam op zijn kop vertegenwoordigd: de bovenste cellen besturen de voeten en de onderste het hoofd, de hals, het gezicht en de vingers (Fig. 7.22A). De omvang van de hersenschorsgebieden die de verschillende delen van het lichaam vertegenwoordigen, is evenredig met de complexiteit van het lichaamsdeel en niet met zijn grootte. Fig. 7.22A laat zien dat handen, voeten, tong en lippen in vergelijking met de romp een groot schorsgebied in beslag nemen, wat een weerspiegeling is van de grotere mate van motorische controle die met deze gebieden in verband wordt gebracht.

Gebied van Broca

Dit ligt in de lobus frontalis (voorhoofdskwab) vlak boven de sulcus lateralis (laterale groeve) en bestuurt de spieren die nodig zijn om te spreken. Bij rechtshandigen is het gebied in de linker hersenhelft dominant en andersom.

Sensorische gebieden van de hersenschors
Somatosensorische schors

Dit is het gebied vlak achter de centrale groeve, waar (somatische) pijn, temperatuur, druk, spierbewegingen en de positie van gewrichten (proprioceptie) bewust worden. Het somatosensorische gebied van de rechter hersenhelft ontvangt prikkels van de linkerkant van het lichaam en andersom. De grootte van de schorsgebieden die verschillende delen van het lichaam vertegenwoordigen

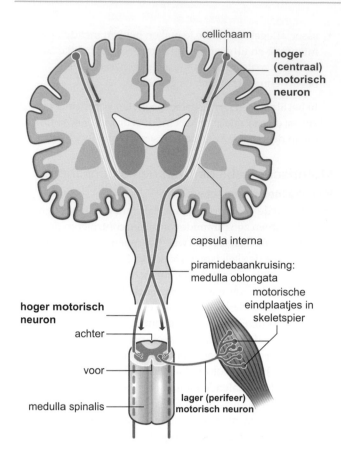

cellichaam

hoger (centraal) motorisch neuron

capsula interna

piramidebaankruising: medulla oblongata

motorische eindplaatjes in skeletspier

hoger motorisch neuron

achter

voor

medulla spinalis

lager (perifeer) motorisch neuron

Figuur 7.21 Motorische zenuwbanen. Hogere en lagere motorische neuronen.

(Fig. 7.22B), is evenredig met de mate van sensorische innervatie, bijvoorbeeld, het grote gebied voor het gezicht evenredig met de uitgebreide sensorische zenuwvoorziening door de drie takken van de nervus trigeminus (vijfde hersenzenuw).

Auditieve cortex

Deze ligt vlak onder de laterale groef en de slaapkwab. De zenuwcellen ontvangen en interpreteren prikkels die uit het binnenoor worden aangevoerd door het cochleaire deel van de nervus vestibulocochlearis (achtste hersenzenuw).

Olfactorische cortex

Deze ligt diep in de temporale kwab en interpreteert prikkels uit het olfactorische epithelium van de neus, die zijn overgedragen door de nervus olfactorius d. en s. (eerste hersenzenuw paar).

Smaakgebied

Dit ligt vlak boven de sulcus lateralis in de diepe lagen van het somatosensorische gebied, ontvangt prikkels van sensorische receptoren in de smaakpapillen en neemt deze waar als smaak.

Visuele schors

Deze ligt achter de pariëto-occipitale groeve en omvat het grootste deel van de occipitale kwab. De nervus opticus

(tweede hersenzenuw) voert prikkels van de retina naar dit gebied, dat ze als gezichtswaarnemingen interpreteert.

Associatiegebieden

Deze zijn met elkaar en met andere schorsgebieden verbonden door associatiebanen, waarvan sommige hier worden besproken. Ze ontvangen, coördineren en interpreteren prikkels van de sensorische en motorische schors, wat de hogere cognitieve vaardigheden mogelijk maakt. Hoewel in Fig. 7.23 slechts enkele gebieden worden genoemd, zijn de functies van deze gebieden veel complexer.

Premotorische gebied

Dit ligt in de voorhoofdskwab, vlak voor het motorische gebied. De neuronen hier coördineren bewegingen die worden opgewekt door de primaire motorische schors, zodat aangeleerde bewegingspatronen kunnen worden herhaald. Bij het vastmaken van een schoenveter of bij het schrijven zijn veel spieren betrokken, maar de bewegingen moeten worden gecoördineerd en in een bepaalde volgorde worden uitgevoerd. Als zo'n bewegingspatroon eenmaal is vastgelegd, duidt men het aan als handvaardigheid.

Prefrontale gebied

Dit ligt voor het premotorische gebied en omvat de rest van de frontale kwab. Het is een groot gebied en bij mensen sterker ontwikkeld dan bij andere dieren. Tot de verstandelijke functies die hier worden bestuurd behoren het tijdsgevoel, het vermogen de gevolgen van gebeurtenissen te voorzien en de normale beheersing van gevoelens.

Gebied van Wernicke

Dit is gelegen in de temporale kwab naast het pariëto-occipito gebied. Hier wordt taal, zowel geschreven als gesproken, waargenomen en zijn het bevattingsvermogen en de intelligentie gevestigd. Het begrijpen van taal is essentieel voor de hogere geestelijke functies, omdat deze op taal zijn gebaseerd. Dit gebied is bij linkshandigen dominant in de rechter hersenhelft en andersom.

Pariëtale- occipitale gebied

Dit ligt achter het somatosensorische gebied van de pariëtale kwab (inclusief het gebied van Wernicke). Tot de functies behoren ruimtelijk bewustzijn, interpretatie van taal en het vermogen om voorwerpen te benoemen (Fig. 7.23). Er is geopperd dat men voorwerpen kan herkennen door ze alleen maar aan te raken, op grond van de kennis uit vroegere ervaringen (geheugen) die in dit gebied ligt opgeslagen.

Diëncefalon

De diëncefalon (zie Fig. 7.17) verbindt het cerebrum en de middenhersenen. Het bestaat uit verschillende structuren rondom de derde ventrikel, waarvan de voornaamste de thalamus en de hypothalamus zijn, die hieronder aan de orde komen. De pijnappelklier (p. 247) en het chiasma opticum (zie Fig. 7.40) bevinden zich hier ook.

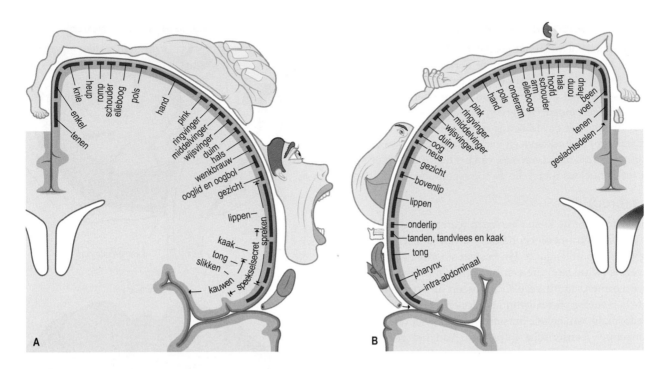

Figuur 7.22 Functionele gebieden van de hersenschors. (A) De motorische homunculus laat zien hoe de lichaamsdelen in het motorische gebied van de grote hersenen worden vertegenwoordigd. (B) De sensorische homunculus laat zien hoe de lichaamsdelen in het sensorische gebied van de grote hersenen worden vertegenwoordigd. (Penfield W, Rasmussen T 1950 The cerebral cortex of man. New York: Macmillan. © 1950 Macmillan Publishing Co., renewed 1978 Theodore Rasmussen. Gereproduceerd met toestemming.)

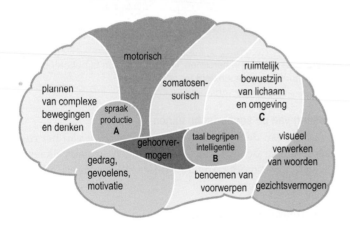

Figuur 7.23 Gebieden van de hersenschors die betrokken zijn bij de hogere geestelijke functies. (A) Gebied van Broca. (B) Gebied van Wernicke. (C) Parieto occipital sulcus.

Thalamus

De thalamus bestaat uit twee groepen grijze en witte materie binnen de hersenhelften vlak onder het corpus callosum, één aan iedere kant van de derde ventrikel (zie Fig. 7.19). Sensorische receptoren in de huid en de ingewanden sturen informatie over aanraking, pijn, temperatuur en invoer van de klassieke zintuigen naar de thalamus, waar de signalen worden herkend, zij het in elementaire vorm, omdat voor een gedetailleerde perceptie ook andere delen van de hersenen worden ingezet. De thalamus is vermoedelijk betrokken bij de opwekking en verwerking van sommige emoties en complexe reflexen. Het stuurt en distribueert prikkelingen van de meeste delen van de hersenen naar de hersenschors.

Hypothalamus

De hypothalamus (zie Fig. 7.17) is een kleine, maar belangrijke structuur, die ca. 7 g weegt en bestaat uit een aantal kernen. Hij ligt onder en voor de thalamus, vlak boven de hypofyse. De hypothalamus is door zenuwvezels met de hypofyseachterkwab (neurohypofyse) verbonden en met de voorkwab (adenohypofyse) door een complex bloedvatenstelsel (poortaderstelsel) (zie Fig. 9.2 en 9.3). Door deze verbindingen regelt de hypothalamus de secretie van hormonen uit beide (anterior en posterior) kwabben van de hypofyse (p. 235). Tot de overige functies van de hypothalamus behoren het besturen van:

- effectororganen van het autonome zenuwstelsel (p. 186)
- honger en verzadiging
- dorst en waterhuishouding
- lichaamstemperatuur (p. 397)
- gevoelens, zoals genot, angst, woede en sexuele opwinding
- circadiane ritmes, zoals slaap-waakcycli.

Hersenstam (truncus cerebri)

Dit is te zien in Fig. 7.17.

Middenhersenen (mesencephalon)

De middenhersenen zijn het gebied rond de aqueductus cerebri (zie Fig. 7.15), tussen de grote hersenen (cerebrum) en de pons (brug). Ze bestaan uit kernen en zenuwvezels die de grote hersenen met de lagere delen van de hersenen en het ruggenmerg verbinden. De kernen werken als schakelstations voor de opstijgende en afdalende zenuwvezels en hebben een belangrijke rol bij auditieve en visuele reflexen. Voorbeelden zijn de substantia nigra, een deel van het extrapiramidale systeem, en de nucleus ruber, die de spierspanning regelt.

Pons (brug)

De pons ligt voor de kleine hersenen (cerebellum), onder de middenhersenen (mesencephalon) en boven het verlengde merg (medulla oblongata). Hij bestaat voornamelijk uit zenuwvezels (witte stof) die een brug tussen de twee hersenhelften vormen, en uit vezels die tussen de hogere niveaus van de hersenen en het ruggenmerg lopen. De pons verwerkt ook informatie van enkele hersenzenuwen, waaronder de 5e hersenzenuw (sensorische informatie van het gezicht, de hoofdhuid, de mond en de neus, en de motorische controle van het kauwen) en de 8e hersenzenuw (gehoor en balans). Daarnaast omvat de pons het pneumotaxische gebied dat samenwerkt met het ademhalingscentrum in het verlengde merg om de ademhaling te controleren (Hfdst. 10).

De anatomische structuur van de pons is tegengesteld aan die van de grote hersenen in die zin dat de cellichamen diep en de zenuwvezels aan de oppervlakte liggen.

Verlengde merg

Het verlengde merg is het onderste deel van de hersenstam (Fig. 7.24; zie ook Fig. 7.17). Het loopt door tot aan de pons en vormt een verbinding met het ruggenmerg. Het is ongeveer 2,5 cm lang en ligt net binnen de schedel, boven het achterhoofdsgat. Aan de voor- en achterkant bevinden zich groeven. De buitenkant bestaat uit witte stof, die tussen hersenen en het ruggenmerg loopt, en grijze stof, die centraal ligt. Sommige mergzenuwen geven informatie door van de klassieke zintuigen van het gehoor en het evenwicht naar de hogere centra in de hersenen.

De vitale centra, die bestaan uit cellichamen (kernen) die geassocieerd zijn met autonome reflexen, liggen in de diepere structuur. Dit zijn:

- het cardiovasculaire centrum
- het ademhalingscentrum
- de reflexcentra betrokken bij overgeven, hoesten, niezen en slikken.

Het verlengde merg heeft verschillende eigenschappen.

Kruising (decussatio) van de piramidebanen

In het verlengde merg kruisen de motorische zenuwvezels die van het motorische gebied en in de grote hersenen door de piramidale (corticospinale) banen afdalen naar het ruggenmerg. Dat betekent dat de linker hersenhelft de rechterhelft van het lichaam bestuurt en andersom. Deze banen vormen het belangrijkste pad naar de (willekeurige) skeletspieren.

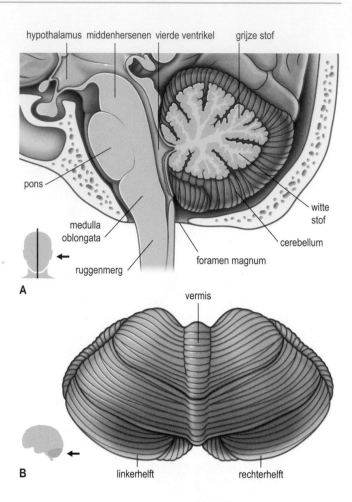

Figuur 7.24 De kleine hersenen. (A) Aanzicht van bijbehorende structuren. (B) Achteraanzicht.

Kruising van de sensorische banen

Sommige van de sensorische zenuwvezels die van het ruggenmerg naar de grote hersenen opstijgen, kruisen elkaar in het verlengde merg. Andere kruisen elkaar lager, bijvoorbeeld in het ruggenmerg.

Het cardiovasculaire centrum

Het cardiovasculaire centrum (CVC) regelt de bloeddruk en de snelheid en kracht van de hartslag (p. 98). Binnen het CVC regelen andere groepen zenuwcellen, die het vasomotorische centrum vormen, de doorsnede van de bloedvaten, vooral de kleine slagaderen. Het vasomotorische centrum wordt gestimuleerd door de baroreceptoren in bepaalde slagaderen, de lichaamstemperatuur en gevoelens zoals seksuele opwinding en woede. Pijn veroorzaakt gewoonlijk vaatvernauwing, maar zeer hevige pijn kan vaatverwijding en flauwvallen veroorzaken.

Het ademhalingscentrum

Dit gebied regelt de snelheid en diepte van de ademhaling. Van hieruit gaan zenuwprikkels naar de nervus phrenicus en de nervi intercostales, die de samentrekking van het middenrif en de intercostale spieren stimuleren, wat de inademing in gang zet. Het werkt nauw samen met de pneumotactische en ademhalingscentra in de pons (p. 281).

Reflexcentra

Irriterende stoffen in de maag of de luchtwegen stimuleren het verlengde merg en activeren de reflexcentra. Braken, hoesten of niesen zijn beschermende reflexen om de oorzaken van de irritatie te verwijderen.

Formatio reticularis

De formatio reticularis is een verzameling neuronen in de kern van de hersenstam, omgeven door talrijke en verspreide zenuwbanen die opstijgende en afdalende zenuwprikkels tussen de hersenen en het ruggenmerg geleiden. Hij heeft een enorm aantal synaptische verbindingen met andere delen van de hersenen en ontvangt zo voortdurend 'informatie' uit de opstijgende en afdalende banen.

Reticulair activeringssysteem

Het reticulaire activeringssysteem (RAS) bestaat uit gebieden binnen de reticulaire formatie die bij activering een verhoogde stimulering van de hersenschors teweegbrengen, die gepaard gaat met opwinding en verhoogde alertheid, hoewel de betrokken mechanismen niet goed begrepen worden. Het RAS regelt ook het selectieve bewustzijn, wat betekent dat het selectief de overdracht van zintuiglijke informatie naar de hersenschors tegenhoudt of doorlaat; bijvoorbeeld, het geringste geluid dat een ziek kind in bed maakt kan een slapende moeder wakker maken, maar het geluid van regelmatig voorbijkomende treinen stoort haar niet.

Kleine hersenen (cerebellum)

Het cerebellum (Fig. 7.24) is gelegen achter de pons, vlak onder de occipitale kwabben, en bezet de achterste schedelgroeve. Het is eivormig en bestaat uit twee helften, gescheiden door een smalle mediane strook, de vermis. Het oppervlak wordt gevormd door grijze stof; de witte stof ligt dieper.

Functies

De kleine hersenen controleren en coördineren de bewegingen van verschillende groepen skeletspieren, zodanig dat handelingen soepel, gelijkmatig en nauwkeurig plaatsvinden. De activiteit van de kleine hersenen staat niet onder invloed van de wil. Ze houdt zich bezig met de coördinatie van het behoud van de houding en het evenwicht. Als de grote hersenen aan de spieren een bevel tot beweging geven, krijgen de kleine hersenen een 'kopie' daarvan. Nog tijdens de beweging vergelijken de kleine hersenen deze informatie met proprioceptieve prikkels uit de rekreceptoren in de spieren en gewrichten en wordt hun relatieve positie ten opzichte van het lichaam aangegeven; met informatie uit de ogen en de halfcirkelvormige kanalen van het evenwichtsorgaan wordt de ruimtelijke positie van het hoofd aangegeven. De kleine hersenen integreren deze informatie en reguleren de activiteit van de skeletspieren, zodat het evenwicht en de lichaamshouding worden gehandhaafd. De kleine hersenen kunnen ook een rol spelen bij kennis- en taalverwerking.

Schade aan de kleine hersenen resulteert in onhandige, ongecoördineerde spierbewegingen, een wankelende gang en onvermogen om soepele, gelijkmatige en nauwkeurige bewegingen uit te voeren.

Ruggenmerg

Het ruggenmerg (medulla spinalis) is een lange, bijna cilindrische deel van het centrale zenuwstelsel dat zich voortzet vanuit het verlengde merg (medulla oblongata) en dat loopt van de bovenrand van de atlas (de eerste nekwervel) tot de onderrand van de eerste lendenwervel (Fig. 7.25). De hersenvliezen zijn beschreven op p. 162. Bij volwassen mannen is het ruggenmerg ongeveer 45 cm lang en ongeveer zo dik als een pink. Het ligt in het wervelkanaal en wordt omgeven door de ruggenmergvliezen en het cerebrospinale vocht (Fig. 7.26).

Met uitzondering van de hersenzenuwen, vormt het ruggenmerg de zenuwverbinding tussen de hersenen en de rest van het lichaam (Fig. 7.27). Banen die prikkels van de hersenen naar de organen en weefsels transporteren, dalen af door het ruggenmerg (efferente banen). Op een bepaald niveau komt de informatie via spinale zenuwen tussen de aangrenzende wervels naar buiten en zo gaat de informatie naar de structuur die ze bedienen. Op dezelfde wijze komen sensorische zenuwen uit organen en weefsels het ruggenmerg binnen en stijgt deze informatie via banen (afferente banen) op naar de hersenen.

Sommige activiteiten van het ruggenmerg zijn onafhankelijk van de hersenen en worden geregeld op ruggenmergniveau

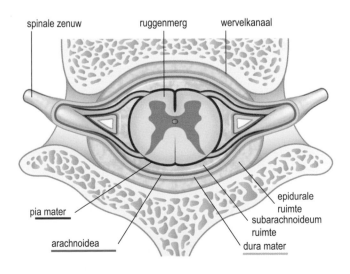

Figuur 7.25 De ruggenmergvliezen. Dwarsdoorsnede.

171

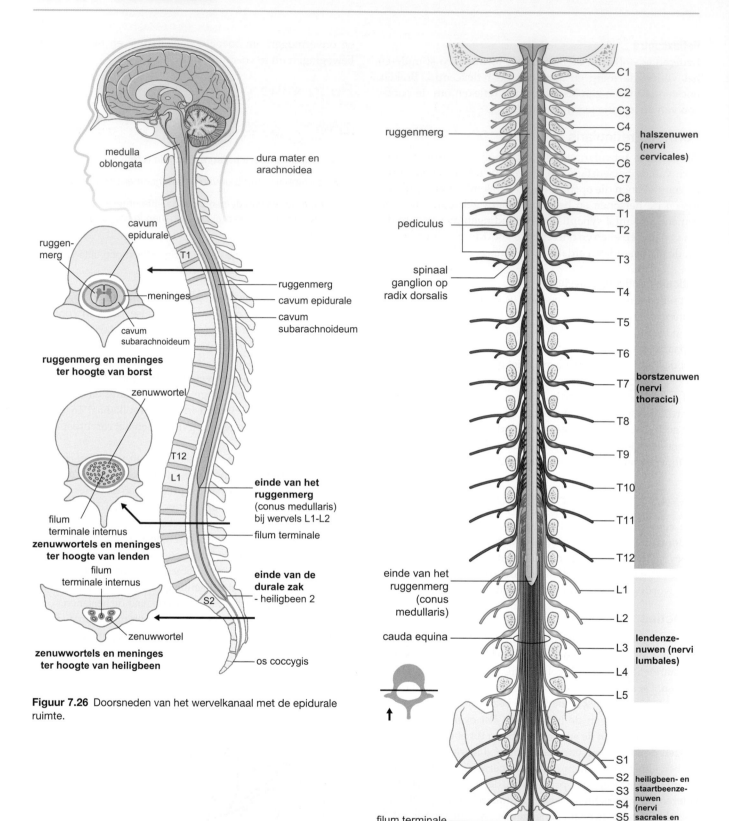

medulla
oblongata

dura mater en
arachnoidea

cavum
epidurale

ruggen-
merg

T1

meninges

ruggenmerg

cavum epidurale

cavum
subarachnoideum

cavum
subarachnoideum

**ruggenmerg en meninges
ter hoogte van borst**

zenuwwortel

T12

L1

filum
terminale internus

**einde van het
ruggenmerg**
(conus medullaris)
bij wervels L1-L2

filum terminale

**zenuwwortels en meninges
ter hoogte van lenden**

filum
terminale internus

**einde van de
durale zak**
- heiligbeen 2

S2

zenuwwortel

os coccygis

**zenuwwortels en meninges
ter hoogte van heiligbeen**

Figuur 7.26 Doorsneden van het wervelkanaal met de epidurale
ruimte.

ruggenmerg

C1
C2
C3
C4
C5
C6
C7
C8

**halszenuwen
(nervi
cervicales)**

pediculus

T1
T2

spinaal
ganglion op
radix dorsalis

T3

T4

T5

T6

T7

T8

T9

**borstzenuwen
(nervi
thoracici)**

T10

T11

T12

einde van het
ruggenmerg
(conus
medullaris)

L1

L2

cauda equina

L3

L4

L5

**lendenze-
nuwen (nervi
lumbales)**

S1

S2
S3

S4

filum terminale

S5

Co

**heiligbeen- en
staartbeenze-
nuwen
(nervi
sacrales en
nervi coccygea
les)**

Figuur 7.27 Het ruggenmerg en de ruggenmergzenuwen.

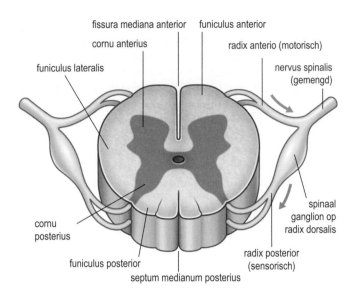

fissura mediana anterior   funiculus anterior
cornu anterius   radix anterio (motorisch)
funiculus lateralis   nervus spinalis
                                          (gemengd)

cornu
posterius   spinaal
                                            ganglion op
                                            radix dorsalis
funiculus posterior   radix posterior
septum medianum posterius   (sensorisch)

Figuur 7.28 Dwarsdoorsnede van het ruggenmerg met de zenuwwortels.

door de spinale reflexen. Om deze mogelijk te maken, bestaan er uitgebreide verbindingen tussen sensorische en motorische neuronen op gelijke of verschillende niveaus in het merg.

Een dwarsdoorsnede van het ruggenmerg laat zien dat het bijna volledig in tweeën is gedeeld door een korte, ondiepe mediane spleet aan de voorkant (fissura mediana ventralis) en een diep, smal tussenschot, het septum medianum posterius, aan de achterkant. Het bestaat uit grijze stof, omgeven door witte stof die wordt ondersteund door neuroglia. Twee bundels zenuwvezels smelten samen in elke zijde van het ruggenmerg. Dit zijn de zenuwwortels. De dorsale (of achterste) zenuwwortels voeren sensorische zenuwimpulsen in het ruggenmerg, terwijl de vezels van de ventrale (of voorste) zenuwwortel motorische impulsen wegvoeren van het ruggenmerg. Fig. 7.28 toont de delen van het ruggenmerg en de zenuwwortels. ▶ 7.8

Grijze stof

De grijze stof in het ruggenmerg heeft in dwarsdoorsnede de vorm van een H, met in elke poot een voor-, zij- en achterhoorn. De grijze poten verlengen de lengte van het ruggenmerg en bevatten de cellichamen van de neuronen die op en neer lopen. Het verbindingsstuk is de commissura transversa, waardoorheen het centrale kanaal loopt, een verlenging van de vierde ventrikel die cerebrospinaal vocht bevat. De typen zenuwcellichamen behoren bij:

- sensorische neuronen, die prikkels uit de periferie van het lichaam doorgeven aan de hersenen
- lagere motorische neuronen in de voorhoornen, die prikkels naar de skeletspieren transporteren
- interneuronen, die sensorische en motorische neuronen direct met elkaar verbinden om een spinale reflexboog te vormen.

De sensorische en motorische zenuwen kunnen het ruggenmerg op hetzelfde of op verschillende niveaus binnenkomen en verlaten.

Achterhoorn van de grijze stof

Deze bestaan uit de cellichamen van de sensorische zenuwen, die informatie van het lichaam naar de hersenen doorgeven. De zenuwvezels van deze cellen vormen een deel van de witte stof van de navelstreng en geven de sensorische prikkels naar boven door aan de hersenen. De ganglia in de dorsale wortel (spinale ganglia) worden gevormd door de cellichamen van de sensorische zenuwen.

Voorhoorn van de grijze stof

Deze bestaat uit de cellichamen van de lagere motorische neuronen die worden gestimuleerd door de hogere motorische neuronen of door de interneuronen die de voor- en achterhoorns verbinden en de reflexbogen vormen.

Witte stof

De witte stof van het ruggenmerg is gerangschikt in de voor-, zij- en achterstrengen. Deze worden gevormd door sensorische zenuwvezels die opstijgen naar de hersenen, motorische zenuwvezels die van de hersenen afdalen en vezels van interneuronen.

Zenuwbanen worden vaak genoemd naar hun punten van oorsprong en bestemming, bijv. spinothalamisch en corticospinaal.

Sensorische zenuwbanen in het ruggenmerg

Neuronen die prikkels naar de hersenen transporteren, heten sensorisch (afferent of opstijgend). Er zijn twee hoofdbronnen van waaruit zintuiglijke waarnemingen via het ruggenmerg naar de hersenen worden getransporteerd.

De huid

Sensorische receptoren in de huid worden geprikkeld door pijn, warmte, kou en druk, waaronder aanraking (Hfdst. 14). De zenuwprikkels worden door drie neuronen naar het sensorische gebied in de tegenoverliggende hersenhelft geleid, waar het gevoel en de plaats ervan worden waargenomen (Fig. 7.29). De kruising (decussatio) vindt plaats op de plaats waar de zenuw het ruggenmerg binnentreedt of in het verlengde merg.

Pezen, spieren en gewrichten

De gespecialiseerde zenuwuiteinden in deze structuren worden proprioceptoren genoemd en ze worden gestimuleerd door uitrekking. Samen met prikkels uit ogen en oren zijn ze betrokken bij het bewaren van het evenwicht en de houding, en bij de waarneming van de positie van het lichaam in de ruimte. Deze zenuwprikkels hebben twee bestemmingen:

- via een systeem met drie neuronen bereiken de prikkels het sensorische gebied van de tegenovergestelde hersenhelft
- via een systeem met twee neuronen bereiken de prikkels de hersenhelft aan dezelfde zijde.

Tabel 7.1 geeft een overzicht van de voornaamste sensorische banen.

Motorische zenuwbanen in het ruggenmerg

Neuronen die zenuwprikkels van de hersenen af transporteren, heten motorisch (efferent of afdalend). Stimulering van motorische neuronen leidt tot:

- contractie van spieren (skelet-, gladde-, of hart-)
- secretie van klieren

Willekeurige spierbeweging

Spiersamentrekking dat de gewrichten beweegt, verloopt in het algemeen bewust (willekeurig), wat betekent dat de

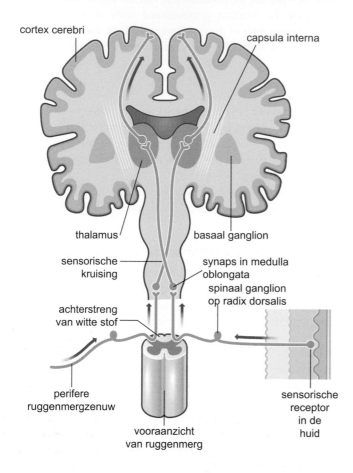

Figuur 7.29 Sensorische zenuwbaan van de huid naar de grote hersenen.

prikkel tot samentrekken in het bewustzijn dus in de grote hersenen wordt opgewekt. De activiteit van skeletspieren wordt echter geregeld door signalen vanuit de middenhersenen, de hersenstam of de kleine hersenen. Deze onwillekeurige activiteit heeft te maken met de coördinatie van de spieractiviteit, bijv. bij zeer fijne bewegingen en bij het bewaren van het evenwicht.

Efferente zenuwprikkels worden van de hersenen naar andere delen van het lichaam getransporteerd via zenuwbanen in het ruggenmerg. De motorische banen van de hersenen naar de spieren bestaan uit minstens twee neuronen (zie Fig. 7.21). Deze banen zijn ofwel piramidaal (corticospinaal), ofwel extrapiramidaal (p. 165).

Hogere motorische neuronen. Deze cellichamen bevinden zich in de primaire motorische hersenschors. De axonen gaan door de capsula interna, de pons en het verlengde merg. In het ruggenmerg vormen ze de zijstrengen van witte stof, die synapsen vormen met de cellichamen van de lagere motorische neuronen in de voorhoorns van de grijze stof. De axonen van de hogere motorische neuronen kruisen elkaar in het verlengde merg, waar ze de piramidebanen vormen.

Lagere (perifere) motorische neuronen. Deze cellichamen liggen in de voorhoorn van de grijze stof van het ruggenmerg. De axonen verlaten het ruggenmerg ter hoogte van de voorwortel, verenigen zich met de binnenkomende sensorische vezels en vormen de gemengde ruggenmerg zenuw, die door het tussenwervelgat loopt.

Het lagere motorische neuron is de final common pathway (laatste gemeenschappelijke route) voor de overdracht van zenuwprikkels op skeletspieren. Het cellichaam van dit neuron ontvangt prikkels uit een aantal hogere motorische neuronen op verschillende plaatsen in de hersenen, en van enkele neuronen die beginnen en eindigen in het ruggenmerg. Sommige van deze neuronen stimuleren het lagere motorische neuron, andere remmen het af. Dit samenspel van invloeden resulteert in soepele, gecoördineerde spierbewegingen, deels willekeurige, deels onwillekeurige.

Tabel 7.1 Sensorische zenuwprikkels: oorsprong, route en bestemming

Receptor	Route	Bestemming
Pijn, aanraking, temperatuur	Neuron **1** – door achterwortel	Ruggenmerg
	Neuron **2** – kruising bij binnenkomst ruggenmerg, dan in anterolaterale spinothalamische baan	Thalamus
	Neuron **3**	Wandbeenkwab van grote hersenen
Aanraking, proprioceptoren	Neuron **1** – in achterste spinothalamische baan	Verlengde merg
	Neuron **2** – kruising in verlengde merg	Thalamus
	Neuron **3**	Wandbeenkwab van grote hersenen
Proprioceptoren	Neuron **1**	Ruggenmerg
	Neuron **2** – geen kruising in achterste spinocerebellaire baan	Kleine hersenen

Onwillekeurige spierbeweging

Hogere motorische neuronen. De cellichamen van deze neuronen liggen in de hersenen, maar onder de grote hersenen, dus in middenhersenen, hersenstam, kleine hersenen of ruggenmerg. Ze beïnvloeden de spieractiviteit die het evenwicht bewaart, de beweging van de skeletspieren coördineert en de spierspanning regelt.

Tabel 7.2 geeft details van het gebied van oorsprong van deze neuronen en de banen die hun axonen vormen voor ze het cellichaam van de lagere motorische neuronen in het ruggenmerg bereiken.

Spinale reflexen. Deze bestaan uit drie elementen:
- sensorische neuronen
- interneuronen in het ruggenmerg
- lagere motorische neuronen ▶ 7.9

De simpelste reflexboog heeft slechts één van deze neuronen (Fig. 7.30). Een reflex is een onwillekeurige, onmiddellijke motorische respons op een sensorische prikkel die altijd ter bescherming is. Pijnprikkels die bijvoorbeeld ontstaan wanneer men een heet voorwerp met een vinger aanraakt, worden door sensorische vezels in gemengde zenuwen naar het ruggenmerg getransporteerd. Daar stimuleren ze allerlei interneuronen en lagere motorische neuronen in het ruggenmerg die de skeletspieren van hand, arm en schouder doen samentrekken, zodat men de vinger terugtrekt. Reflexen gebeuren zeer snel: de motorische respons kan zelfs al optreden op het moment dat de grote

Tabel 7.2 Extrapiramidale hogere motorische neuronen: oorsprong en banen

oorsprong	baan	plaats in ruggenmerg	Functies
middenhersenen en pons	rubrospinale baan kruist in hersenstam	zijstreng	
formatio reticularis	reticulospinale baan kruist niet	zijstreng	besturing van aangeleerde spierbewegingen
middenhersenen en pons	tectospinale baan kruist in middenhersenen	voorstreng	coördinatie van spierbewegingen
middenhersenen en pons	vestibulospinale baan, sommige vezels kruisen elkaar in het merg	voorstreng	bewaren van evenwicht en handhaven van houding

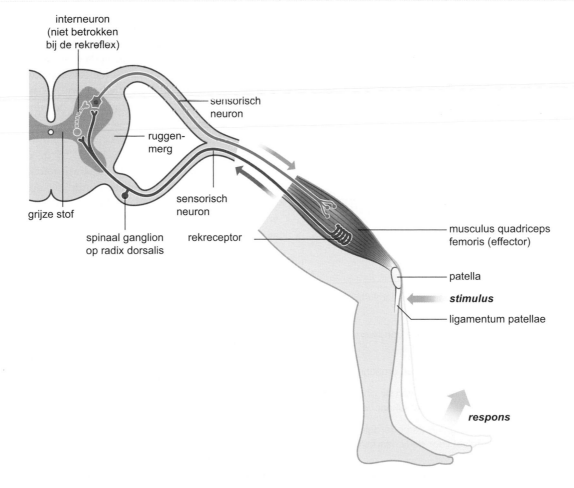

Figuur 7.30 Kniepeesreflex. Links.

hersenen de pijn waarnemen. Beschermende reflexen kunnen soms worden afgeremd. Als het hete voorwerp een kostbare schaal is, zal men proberen de pijn te verbijten, zodat de schaal niet valt.

Rekreflexen. Hierbij zijn slechts twee neuronen betrokken. Het sensorische neuron stimuleert rechtstreeks het cellichaam van het lagere motorische neuron, zonder interneuron ertussen (Fig. 7.30). De kniepeesreflex is een voorbeeld, maar dit soort reflexen kan overal worden gedemonstreerd waar een aangespannen pees over een gewricht loopt. Als er op de pees vlak onder de gebogen knie geklopt wordt, worden de sensorische zenuwuiteinden in de pees en de gespannen spieren gerekt. Dit stuurt een zenuwprikkel uit die in het ruggenmerg naar het cellichaam van het lagere motorische neuron in de voorhoorns van de grijze stof aan dezelfde kant gaat. Daardoor trekken de dijbeenspieren zich plotseling samen en maakt de voet een schopbeweging. Dit wordt gebruikt om de reflexboog te testen. Dit soort reflexen heeft ook een beschermende functie: zij voorkomen extreme bewegingen van het gewricht waardoor pezen en spieren beschadigd kunnen raken.

Autonome reflexen. Hiertoe behoort de pupilreflex, die inhoudt dat de pupil zich bij fel licht vernauwt, zodat het netvlies niet beschadigd wordt.

> ● **TOETS**
>
> 3. Beschrijf de secretie en heropname van het cerebrospinaal vocht.
>
> 4. De functionele gebieden van de hersenschors worden beschreven als motorisch, sensorisch of associatief. Beschrijf de functie van elk type.

Het perifere zenuwstelsel

Leerdoelen

Na lezing van deze paragraaf kan de lezer:

■ de functie van zenuwvlechten omschrijven

■ de ruggenmergzenuwen noemen die de zenuwvlechten binnengaan en de belangrijkste zenuwen die ze verlaten

■ de gebieden beschrijven die door de borstwervels worden geïnnerveerd

■ de functies van de 12 hersenzenuwen omschrijven

■ de structuren en neurotransmitters van de onderdelen van het autonome zenuwstelsel met elkaar vergelijken

■ de gevolgen van stimulering van de onderdelen van het autonome zenuwstelsel voor de lichaamsfunctie met elkaar vergelijken.

De PNS bestaat uit alle zenuwen, die behoren tot zowel het somatische als het autonome zenuwstelsel, die het CZS binnenkomen en verlaten. Deze zijn gegroepeerd als:

- ruggenmergzenuwen, die het ruggenmerg verlaten door ruimtes, de intervertebrale foramina, tussen de wervels
- hersenzenuwen, die in de basis van de hersenen ontstaan en door foramina (kleine gaatjes) in de basis van de schedel naar buiten stromen.

Perifere zenuwen kunnen sensorisch zijn (die prikkels van het lichaam naar de hersenen voeren), motorisch (die prikkels van de hersenen naar skelet-, gladde- of hartspieren en klieren voeren) of gemengd (die zowel sensorische als motorische vezels bevatten).

Ruggenmergzenuwen (nervi spinales)

31 paren ruggenmergzenuwen verlaten het wervelkanaal door de tussenwervelgaten (foramina transversaria) die door de boven elkaar liggende wervels worden gevormd. Ze worden genoemd naar de wervels waarmee ze geassocieerd zijn (Fig. 7.27):

- acht paar cervicale zenuwen
- twaalf paar thoracale zenuwen
- vijf paar lumbale zenuwen
- vijf sacrale zenuwen
- één paar coccygeale zenuwen.

Hoewel er slechts zeven halswervels zijn, zijn er acht paar zenuwen, want het eerste paar verlaat het wervelkanaal tussen het os occipitale en de atlas (de eerste nekwervel), en het achtste paar onder de laatste halswervel. Daarna krijgen de zenuwen de naam en het nummer van de wervels direct erboven.

De lumbale, sacrale en coccygeale zenuwwortels verlaten het ruggenmerg waar het eindigt bij de eerste lendenwervel, lopen omlaag door de subarachnoïdale ruimte van het wervelkanaal en vormen een bundel die op een paardenstaart lijkt, de cauda equina (zie Fig. 7.27). De spinale zenuwen verlaten het wervelkanaal op een bepaald lumbaal, sacraal of coccygeaal niveau; dit is afhankelijk van hun bestemming.

Zenuwwortels of radices

De ruggenmergzenuwen ontspringen aan beide zijden van het ruggenmerg en komen naar buiten door de tussenwervelgaten (zie Fig. 16.27). De zenuwen ontstaan uit het samenkomen van een motorische (voorste) en een sensorische (achterste) zenuwwortel; het zijn gemengde zenuwen (Fig. 7.31). De thoracale en de bovenste lumbale zenuwen (L1 en L2) krijgen een bijdrage van het sympathische deel van het autonome zenuwstelsel in de vorm van een preganglionaire vezel (neuron).

In Hoofdstuk 16 worden de botten en spieren beschreven die hierna worden genoemd. Botten en gewrichten worden verzorgd door de naburige zenuwen.

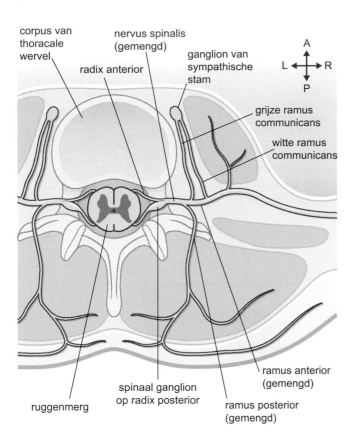

Figuur 7.31 De relatie tussen sympathische en gemengde ruggenmergzenuwen.

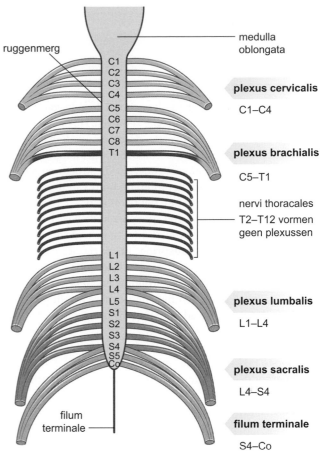

Figuur 7.32 Plexussen gevormd door de ruggenmergzenuwen.

De voorste zenuwwortel (radix ventralis) bestaat uit motorische zenuwvezels, de axonen van de lagere perifere motorische neuronen uit de voorhoorns van de grijze stof van
het ruggenmerg, en in de borst- en lendenstreek uit sympathische zenuwvezels, de axonen van cellen in de achterhoorns van de grijze stof.

De achterste zenuwwortel (radix dorsalis) bestaat uit sensorische zenuwvezels. Vlak buiten het ruggenmerg ligt een
spinaal ganglion, dat bestaat uit de cellichamen van deze
sensorische neuronen. Sensorische informatie loopt door
deze ganglion voordat ze het ruggenmerg in gaat. Het gebied op de huid waarvan de sensorische receptoren bij een
bepaalde zenuw horen, heet een dermatoom (zie Fig. 7.36 en
Fig. 7.39).

De zenuwwortels worden nog een klein stuk na het verlaten van het ruggenmerg bedekt door de dura mater en de
arachnoidea. Deze eindigen voordat de twee wortels zich
verenigen en de gemengde ruggenmergzenuw vormen. De
zenuwwortels hebben geen pia mater.

Rami

Meteen nadat ze uit het tussenwervelgat komen, vertakken
de ruggenmergzenuwen zich in rami: een ramus communicans, een ramus anterior en posterior. De rami communicantes zijn deel van preganglionaire sympathische neuronen
van het autonome zenuwstelsel (Fig. 7.31).

De achterste rami splitsen zich in kleinere mediale en laterale takken, die de huid en spieren in relatief kleine gebieden aan de achterzijde van hoofd, hals en romp verzorgen.

De voorste rami verzorgen de voor- en zijkanten van hals,
romp en ledematen.

Plexussen

In de cervicale, lumbale en sacrale gebieden verenigen de
voorste rami zich bij hun oorsprong en vormen ze grote
zenuwvlechten, de plexussen, waar zenuwvezels opnieuw
worden gegroepeerd en gerangschikt voor ze verder lopen
naar huid, botten, spieren en gewrichten van een bepaald
gebied (Fig. 7.32). Daardoor hebben deze structuren meer
dan één verzorgende ruggenmergzenuw, en leidt beschadiging van één ervan niet tot functieverlies van het hele gebied. Ook liggen ze diep in het lichaam, vaak onder grote
spieren, en zijn daarom goed beschermd tegen letsels.

In het thoracale gebied vormen de voorste rami geen plexussen.

Aan beide zijden van de wervelkolom bevinden zich vijf
grote plexussen van gemengde zenuwen. Dit zijn de:
• plexus cervicalis

- plexus brachialis
- plexus lumbalis
- plexus sacralis
- plexus coccygeus.

Plexus cervicalis

Plexus cervicalis (Fig. 7.33) wordt gevormd door de voorste rami van de eerste vier cervicale spinale zenuwen. Hij ligt diep in de nek, tegenover de eerste, tweede, derde en vierde halswervel onder bescherming van de musculus sternocleidomastoideus.

De oppervlakkige takken voorzien de structuren aan de rug en zijkanten van het hoofd en de huid van de voorkant van de hals tot het niveau van het borstbeen.

De diepe takken verzorgen spieren van de hals, bijv. delen van de musculi sternocleidomastoidei en m. trapezius.

De nervus phrenicus ontspringt uit de cervicale zenuw 3, 4 en 5. Hij loopt door de thorax omlaag voor de longhilus van de long en prikkelt het diafragma, zodat een inademing begint. Ziekte of letsel aan het ruggenmerg op dit niveau is fataal, omdat spontane ademhaling niet mogelijk is.

Plexus brachialis

De voorste takken van de onderste vier cervicale zenuwen en een groot deel van de eerste thoracale zenuw vormen de plexus brachialis. Fig. 7.34 laat zien hoe deze is opgebouwd en welke zenuwen eruit ontspringen. De plexus ligt diep in

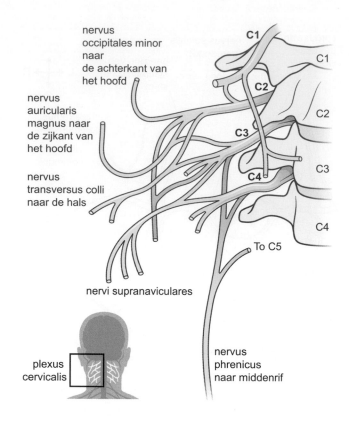

Figuur 7.33 Plexus cervicalis.

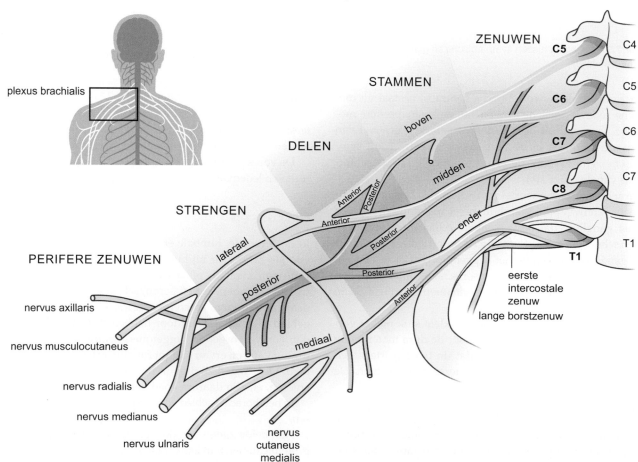

Figuur 7.34 Plexus brachialis.

de hals en schouder boven en achter de arteria subclavia, en in de oksel.

De takken van de plexus brachialis verzorgen de huid en spieren van de bovenste ledematen en sommige borstspieren. Uit deze plexus komen vijf grote zenuwen en een aantal kleinere, elk met een bijdrage uit meer dan één zenuw, en ze bevatten sensorische, motorische en autonome vezels:

- nervus axillaris: C5, 6
- nervus radialis: C5, 6, 7, 8, T1
- nervus musculocutaneus: C5, 6, 7
- nervus medianus: C5, 6, 7, 8, T1
- nervus ulnaris: C7, 8, T1
- nervus cutaneus medialis (brachialis en antebrachii): C8, T1.

De nervus axillaris slingert zich rond het bot van de bovenarm. Vervolgens deelt hij zich in minieme takjes die de musculus deltoideus, het schoudergewricht en de bovenliggende huid voorzien.

De nervus radialis is de grootste tak van de plexus brachialis. Hij verzorgt de musculus triceps achter de humerus, gaat voor de elleboog langs en slingert zich naar de achterkant van de onderarm, waar hij de extensorische spieren van de pols en vingers verzorgt. De oppervlakkige tak loopt verder naar de handrug en verzorgt de huid van de achterste punten van de duim, wijs- en middelvinger en de laterale helft van de ringvinger.

De nervus musculocutaneus loopt omlaag naar de zijkant van de onderarm. Zijn vertakkingen verzorgen de musculus biceps en brachialis in de bovenarm en, als huidzenuwen, de huid van de laterale en volaire onderarm.

De nervus medianus loopt over de middellijn van de arm omlaag, dicht bij de arteria brachialis. Hij gaat voor de elleboog langs en dan omlaag en voorziet de spieren van de voorkant van de onderarm. Hij loopt verder naar de hand, waar hij kleine spieren en de huid aan de voorkant van de duim, wijs- en middelvinger en de laterale helft van de ringvinger verzorgt. Hij heeft boven de elleboog geen vertakkingen.

De nervus ulnaris daalt af door de bovenarm, mediaal van de arteria brachialis. Hij loopt in de sulcus nervi ulnaris, achter de epicondylus medialis humeri om en voorziet de spieren van de ellepijpkant van de onderarm. Hij loopt verder omlaag en verzorgt de spieren van de handpalm en de huid van de pink en de mediale helft van de ringvinger. Boven de elleboog heeft hij geen vertakkingen.

De hoofdzenuwen van de arm worden weergegeven in Fig. 7.35. De verdeling en oorsprong van de sensorische zenuwen in de huid van de armen, de dermatomen, is te zien in Fig. 7.36.

Plexus lumbalis ▶ 7.10

De plexus lumbalis (Fig. 7.37 en 7.39) wordt bilateraal gevormd door de voorste takken van de eerste drie lumbale zenuwen en een deel van de vierde lumbale zenuw. De plexus ligt voor de processus transversi van de lumbale wervels en achter de musculus psoas. De hoofdtakken en hun zenuwwortels zijn de:

- nervus iliohypogastricus: L1
- nervus ilioinguinalis: L1

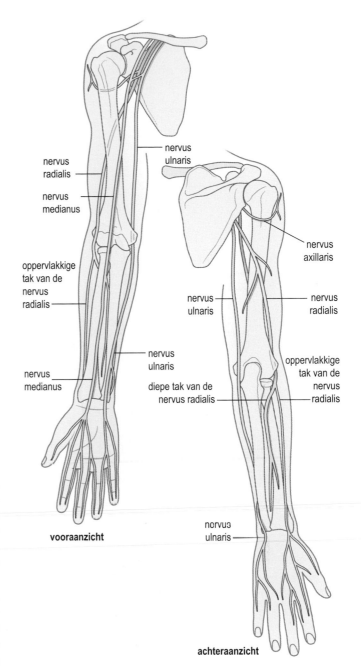

Figuur 7.35 De belangrijkste zenuwen van de arm.

- nervus genitofemoralis: L1, 2
- nervus cutaneus femoris lateralis: L2, 3
- nervus femoralis: L2, 3, 4
- nervus obturatorius: L2, 3, 4
- truncus lumbosacralis: L4, 5.

De nervi iliohypogastricus, ilioinguinalis en genitofemoralis verzorgen spieren en huid in de buikstreek, boven- en mediale zijde van de dijen en de liesstreek. Zij lopen in de buikwand, van diep naar oppervlakkig, en naar voren en caudaal.

De nervus cutaneus femoris lateralis voorziet de huid van de zijkant van de dijen en een deel van de voor- en achterkant.

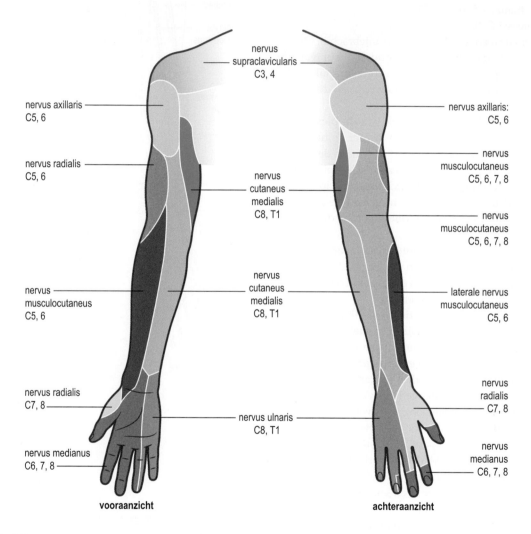

nervus
supraclavicularis
C3, 4

nervus axillaris
C5, 6

nervus axillaris:
C5, 6

nervus radialis
C5, 6

nervus
musculocutaneus
C5, 6, 7, 8

nervus
cutaneus
medialis
C8, T1

nervus
musculocutaneus
C5, 6, 7, 8

nervus
musculocutaneus
C5, 6

nervus
cutaneus
medialis
C8, T1

laterale nervus
musculocutaneus
C5, 6

nervus radialis
C7, 8

nervus ulnaris
C8, T1

nervus
radialis
C7, 8

nervus medianus
C6, 7, 8

nervus
medianus
C6, 7, 8

vooraanzicht

achteraanzicht

Figuur 7.36 Verdeling en oorsprong van de zenuwen in de huid van de arm. De kleur onderscheidt de dermatomen.

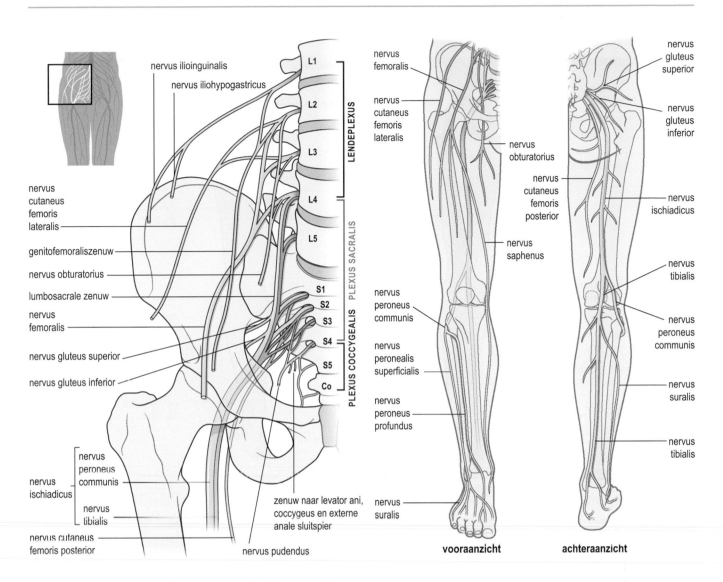

Figuur 7.37 De plexus lumbalis en coccygealis. (Thibodeau GA, Patton KT 2007 Anthony's textbook of anatomy and physiology, 18th edn. St Louis: Mosby. Gereproduceerd met toestemming.)

Figuur 7.38 De belangrijkste zenuwen van het been.

De nervus femoralis is een van de grotere takken. Hij loopt in de lies samen met de arteria femoralis de dij in. Hij verdeelt zich in een huid- en een spiertak die de huid en de spieren van de voorkant van de dij verzorgen. Eén tak, de nervus saphenus, voorziet de mediale kant van het been, de enkel en de voet.

De nervus obturatorius verzorgt de adductoren van de dij en de huid van de mediale achterzijde van de dij. Hij eindigt vlak boven het niveau van het kniegewricht.

De truncus lumbosacralis daalt af in de heupen en draagt bij aan de plexus sacralis.

Plexus sacralis

De plexus sacralis (Fig. 7.37 en Fig. 7.39) wordt gevormd door de voorste takken van de truncus lumbosacralis en de eerste, tweede en derde nervus sacralis. De truncus lumbosacralis wordt gevormd door de vijfde en een deel van de vierde nervus lumbalis. Hij ligt in de achterwand van de bekkenholte.

De plexus sacralis vertakt zich en voorziet de spieren en huid van de bekkenbodem, de spieren rond het heupgewricht en de bekkenorganen. Daarnaast voorziet hij de nervus ischiadicus, die vezels van L4 en L5 en S1-3 bevat.

De nervus ischiadicus is de grootste zenuw van het lichaam. Aan de basis is hij ongeveer 2 cm dik. Hij loopt door het foramen ischiadicum majus de billen in en daalt dan af door de achterzijde van de dij en voorziet de buigspieren van de knie. Ter hoogte van het midden van het dijbeen splitst hij zich in de nervus tibialis en de nervus fibularis peroneus communis. ▶ 7.11

De nervus tibialis daalt af door de fossa poplitea in de achterzijde van het been, waar hij de spieren en huid verzorgt. Hij loopt onder de malleolus medialis door en verzorgt het hielgebied, de zijkant van de enkel en een deel van de zool van de voet. Een van hoofdtakken is de nervus suralis, die het hielgebied, de zijkant van de enkel en het laterale deel van de voetrug verzorgt.

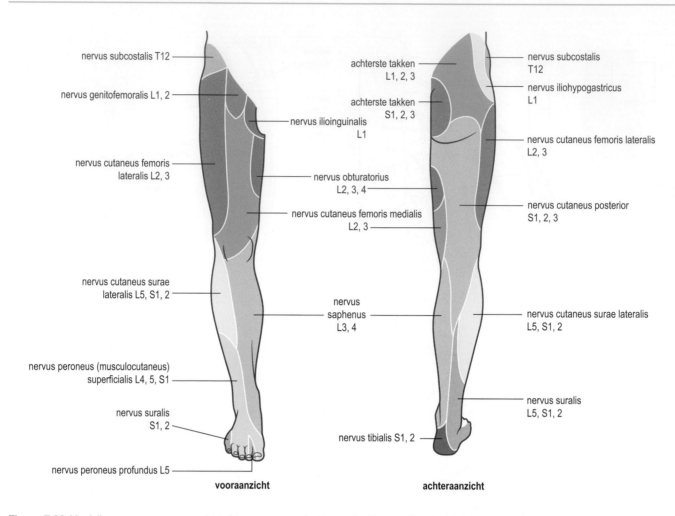

nervus subcostalis T12

nervus genitofemoralis L1, 2

nervus cutaneus femoris
lateralis L2, 3

nervus cutaneus surae
lateralis L5, S1, 2

nervus peroneus (musculocutaneus)
superficialis L4, 5, S1

nervus suralis
S1, 2

nervus peroneus profundus L5

achterste takken
L1, 2, 3

achterste takken
S1, 2, 3

nervus ilioinguinalis
L1

nervus obturatorius
L2, 3, 4

nervus cutaneus femoris medialis
L2, 3

nervus
saphenus
L3, 4

nervus tibialis S1, 2

nervus subcostalis
T12

nervus iliohypogastricus
L1

nervus cutaneus femoris lateralis
L2, 3

nervus cutaneus posterior
S1, 2, 3

nervus cutaneus surae lateralis
L5, S1, 2

nervus suralis
L5, S1, 2

vooraanzicht   **achteraanzicht**

Figuur 7.39 Verdeling en oorsprong van de huidzenuwen van het been. De kleur onderscheidt de dermatomen.

De nervus fibularis peroneus communis daalt schuin af langs de zijkant van de fossa poplitea, en draait rond de fibulakop naar de voorkant van het been, waar hij zich splitst in de nervus fibularis profundus (nervus tibialis anterior) en de nervus fibularis superficialis (nervus musculocutaneus). Deze zenuwen verzorgen de huid en spieren van de voorzijde van het been, de rug van de voet en de tenen.

De perineale tak van de nervus pudendus (S2, 3, 4) voorziet de sphincter ani externus, de sphincter urethrae externa en de huid erboven. In Fig. 7.38 en Fig. 7.39 zijn de belangrijkste zenuwen van het been, de dermatomen en de oorsprong van de belangrijkste zenuwen te zien.

Plexus coccygeus

De plexus coccygeus (Fig. 7.37) is een zeer kleine plexus die wordt gevormd door een deel van de vierde en vijfde nervi sacrales en de nervus coccygeus. De zenuwen van deze plexus verzorgen de huid rond het stuitbeen en het anale gebied.

Borstzenuwen (nervi thoracici)

Er zijn twaalf paar borstzenuwen; in tegenstelling tot de cervicale, lumbale en sacrale zenuwen vormen ze geen plexussen. De eerste elf zijn de nervi intercostales, die tussen de ribben doorlopen en deze, de tussenribspieren en de huid erboven verzorgen. Het twaalfde paar is de nervi subcostales. De zevende tot en met de twaalfde thoracale zenuwen verzorgen ook de spieren en de huid van de voor- en achterwand van de buik.

Hersenzenuwen (nervi craniales)

▶ 7.12

Er zijn 12 paar hersenzenuwen (nervi craniales) (Fig 7.40 en Fig. 7.41), die ontstaan uit kernen aan de onderkant van de hersenen, voornamelijk uit de hersenstam. Sommige zijn sensorisch, sommige motorisch en sommige gemengd. Hun namen wijzen gewoonlijk op de distributie of functie ervan, die hoofdzakelijk het hoofd en nek aanduiden. De nummering is in Romeinse cijfers, op basis van de volgorde waarin ze aan de hersenen zijn verbonden, beginnend van achteren. Ze zijn telkens gepaard:

I. nervus olfactorius: sensorisch
II. nervus opticus: sensorisch
III. nervus oculomotorius: motorisch
IV. nervus trochlearis: motorisch
V. nervus trigeminus: gemengd
VI. nervus abducens: motorisch

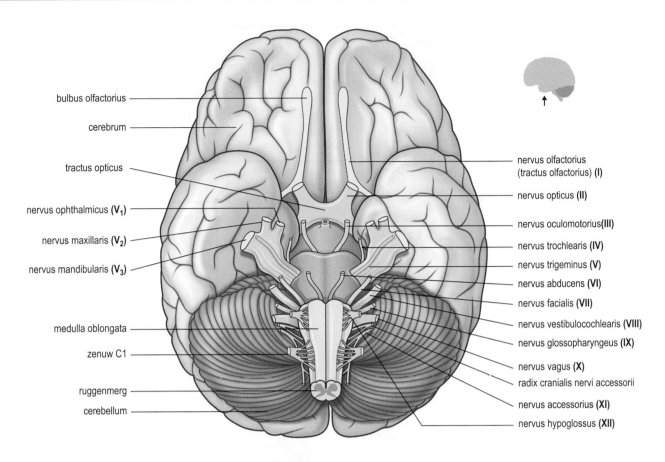

bulbus olfactorius

cerebrum

tractus opticus

nervus ophthalmicus (**V₁**)

nervus maxillaris (**V₂**)

nervus mandibularis (**V₃**)

medulla oblongata

zenuw C1

ruggenmerg

cerebellum

nervus olfactorius
(tractus olfactorius) (**I**)

nervus opticus (**II**)

nervus oculomotorius(**III**)

nervus trochlearis (**IV**)

nervus trigeminus (**V**)

nervus abducens (**VI**)

nervus facialis (**VII**)

nervus vestibulocochlearis (**VIII**)

nervus glossopharyngeus (**IX**)

nervus vagus (**X**)

radix cranialis nervi accessorii

nervus accessorius (**XI**)

nervus hypoglossus (**XII**)

Figuur 7.40 Het oppervlak van de hersenen met de hersenzenuwen.

VII. nervus faciali: gemengd
VIII. nervus vestibulocochleari: sensorisch
IX. nervus glossopharyngeus: gemengd
X. nervus vagus: gemengd
XI. nervus accessorius: motorisch
XII. nervus hypoglossus: motorisch.

I. Nervi olfactorii (sensorisch)

Dit zijn de zenuwen van het reukvermogen. Hun sensorische receptoren en zenuwvezels liggen in het olfactorisch epitheel van de neusholte (het reukslijmvlies). De vezels lopen omhoog door de lamina cribrosa van het zeefbeen en dan naar de bulbus olfactorius (zie Fig. 8.24). Zij vormen vervolgens de olfactorische baan naar achteren en komen uit in de olfactorische schors, de temporale kwab van de grote hersenen, waar het smaakgebied is (Hfdst. 8).

II. Nervi optici (sensorisch)

Dit zijn de zenuwen van het gezichtsvermogen. Deze vezels ontspringen in het netvlies van de ogen en vormen gezamenlijk de nervus opticus (zie Fig. 8.13). Ze lopen naar achteren en mediaal door het achterste deel van de oogkas en vervolgens lopen ze door het foramen opticum van het wiggenbeen waar ze samenkomen in het chiasma opticum. De zenuwen lopen als de optische banen naar achteren, naar de corpora geniculata laterales van de thalamus. Prikkels lopen van

daaruit naar het gezichtscentrum in de occipitale kwab van de grote hersenen en naar de kleine hersenen. Zicht wordt waargenomen in de visuele cortex, die in de achterhoofdskwab van de hersenschors ligt, en in de kleine hersenen dragen de prikkels uit de ogen bij tot het bewaren van het evenwicht en de houding en de stand van het hoofd. De mediale bundels kruisen, de laterale niet.

III. Nervi oculomotorii (motorisch)

Deze zenuwen ontspringen uit kernen bij de aqueductus cerebri. Zij verzorgen:

- vier van de zes uitwendige spieren die de oogbol bewegen, de m. rectus superior, medialis en inferior en de m. obliquus inferior (zie Tabel 8.1)
- de inwendige (intraoculaire) spieren:
  - ciliaire spieren, die de vorm van de lens veranderen en daarmee zijn brekingsvermogen om beelden op het netvlies samen te brengen.
  - kringspieren van de iris, die de pupil vernauwen
- de musculi levatores palpebrae, die de bovenste oogleden optillen.

IV. Nervi trochleares (motorisch)

Deze zenuwen ontspringen uit kernen bij de aqueductus cerebri. Ze verzorgen de bovenste schuine, extrinsieke oogspieren (musculi obliqui superiores).

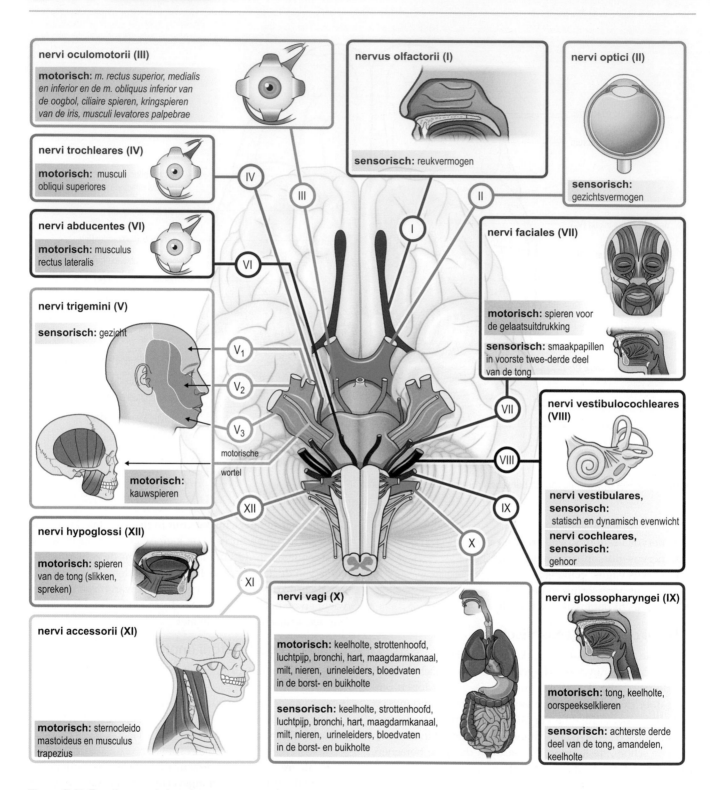

nervi oculomotorii (III)

motorisch: *m. rectus superior, medialis en inferior en de m. obliquus inferior van de oogbol, ciliaire spieren, kringspieren van de iris, musculi levatores palpebrae*

nervi trochleares (IV)

motorisch: musculi obliqui superiores

nervi abducentes (VI)

motorisch: musculus rectus lateralis

nervi trigemini (V)

sensorisch: gezicht

V₁

V₂

V₃

motorische wortel

motorisch: kauwspieren

nervi hypoglossi (XII)

motorisch: spieren van de tong (slikken, spreken)

nervi accessorii (XI)

motorisch: sternocleido mastoideus en musculus trapezius

nervus olfactorii (I)

sensorisch: reukvermogen

nervi optici (II)

sensorisch: gezichtsvermogen

nervi faciales (VII)

motorisch: spieren voor de gelaatsuitdrukking

sensorisch: smaakpapillen in voorste twee-derde deel van de tong

nervi vestibulocochleares (VIII)

nervi vestibulares, sensorisch: statisch en dynamisch evenwicht

nervi cochleares, sensorisch: gehoor

nervi glossopharyngei (IX)

motorisch: tong, keelholte, oorspeekselklieren

sensorisch: achterste derde deel van de tong, amandelen, keelholte

nervi vagi (X)

motorisch: keelholte, strottenhoofd, luchtpijp, bronchi, hart, maagdarmkanaal, milt, nieren, urineleiders, bloedvaten in de borst- en buikholte

sensorisch: keelholte, strottenhoofd, luchtpijp, bronchi, hart, maagdarmkanaal, milt, nieren, urineleiders, bloedvaten in de borst- en buikholte

Figuur 7.41 Functies van de hersenzenuwen.

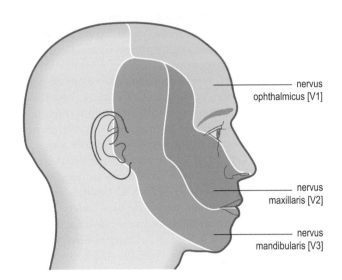

nervus
ophthalmicus [V1]

nervus
maxillaris [V2]

nervus
mandibularis [V3]

Figuur 7.42 De huidgebieden die door de hoofdtakken van de rechter nervus trigeminus worden voorzien.

V. Nervi trigemini (gemengd)

Deze zenuwen behoren tot de grootste hersenzenuwen. Het zijn de belangrijkste sensorische zenuwen voor het gezicht en het hoofd (onder andere de mond- en neusholte en de tanden en kiezen), die sensorische prikkels, bijv. voor pijn, warmte en aanraking, geleiden. De motorische vezels stimuleren de kauwspieren (masticatie).

Zoals de naam al zegt, heeft de nervus trigeminus drie takken: ramus ophtalmicus (V_1), ramus maxillaris (V_2) en ramus mandibularis (V_3). De dermatomen die worden geïnnerveerd door de sensorische vezels aan de rechterzijde staan in Fig. 7.42.

De nervi ophthalmici zijn alleen sensorisch en voorzien de traanklieren, de oogbindvliezen, het voorhoofd, de oogleden, de voorzijde van de hoofdhuid en het slijmvlies van de neus.

De nervi maxillares zijn alleen sensorisch en voorzien de wangen, tanden en tandvlees in de bovenkaak en de onderste oogleden.

De nervi mandibulares bevatten sensorische en motorische vezels. De ramus mandibularis is de grootste van de drie takken en verzorgt de tanden en kiezen van de onderkaak, oorlellen, onderlip en tong. De motorische vezels verzorgen de kauwspieren.

VI. Nervi abducentes (motorisch)

Deze zenuwen ontspringen uit de kernen onder de bodem van de vierde hersenventrikel. Zij verzorgen de musculus rectus lateralis, de extrinsieke spieren van de oogbol, die voor abductie zorgen, zoals aangegeven door de naam.

VII. Nervi faciales (gemengd)

Deze zenuwen ontspringen uit kernen in het onderste deel van de pons. De motorische vezels besturen de spieren voor de gelaatsuitdrukking. De sensorische vezels dragen prikkels over van de smaakpapillen in het voorste tweederde deel van de tong naar het smaakgebied in de hersenschors (zie Fig. 7.20). Er lopen ook parasympathische vezels mee voor de bezenuwing van de glandula lacrimalis, de glandula submandibularis en sublingualis, en accessoire speekselkliertjes.

VIII. Nervi vestibulocochleares (sensorisch)

Deze zenuwen zijn samengesteld uit twee onderdelen, de nervi vestibulares en de nervi cochleares.

Drie takjes van de nervi vestibulares ontstaan in de zintuigcellen van de drie halfcirkelvormige kanalen van het binnenoor en twee takjes in de zintuigcellen van sacculus en utriculus. Ze transporteren prikkels naar de kleine hersenen. Ze hebben te maken met het bewaren van statisch en dynamisch evenwicht.

De nervi cochleares ontstaan in het orgaan van Corti in het binnenoor en transporteren prikkels naar de auditieve cortex in de temporale kwab van de hersenschors, waar geluid wordt waargenomen.

IX. Nervi glossopharyngei (gemengd)

De motorische vezels ontspringen uit kernen in het verlengde merg en stimuleren de spieren van de tong en keelholte en de secretoire cellen van de oorspeekselklieren (parasympatisch).

De sensorische vezels transporteren smaakprikkels naar de hersenschors uit het achterste derde deel van de tong, de amandelen en de keelholte, van de smaakpapillen op de tong en uit de keelholte. Deze zenuwen zijn essentieel voor de slik- en braakreflexen. Sommige vezels transporteren prikkels van de sinus caroticus, die een belangrijke rol speelt bij de regeling van de bloeddruk (p. 98).

X. Nervi vagi (gemengd)

Dit zenuwpaar vormt een belangrijk deel van het parasympathische zenuwstelsel en bestrijkt een groter gebied dan de andere hersenzenuwen (Fig. 7.43); de naam heeft de zeer toepasselijke betekenis van 'zwerver'. De zenuwen lopen omlaag door de hals naar de borstkas en de buik (Fig. 7.45).

De motorische vezels ontspringen uit kernen in het verlengde merg en verzorgen de gladde spieren en secretoire klieren van de keelholte, het strottenhoofd (via een terugkerende tak, de nervus laryngeus recurrens), de luchtpijp, de bronchi, het hart, het glomus caroticum, de slokdarm, de darmen, de exocriene alvleesklier, de galblaas en galbuizen, de milt, de nieren, de urineleiders en de bloedvaten in de borst- en buikholte.

De sensorische vezels transporteren prikkels van de vliezen van voornoemde organen naar de hersenen.

XI. Nervi accessorii (motorisch)

Deze zenuwen ontspringen uit kernen in het verlengde merg en in het ruggenmerg. Ze verzorgen de musculus sternocleidomastoideus en de musculus trapezius. Takken sluiten zich aan bij de nervus vagus en deze verzorgen de spieren van keel en strottenhoofd.

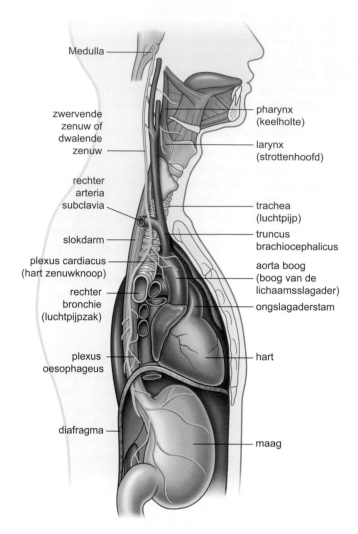

Medulla

zwervende
zenuw of
dwalende
zenuw

rechter
arteria
subclavia

slokdarm

plexus cardiacus
(hart zenuwknoop)

rechter
bronchie
(luchtpijpzak)

plexus
oesophageus

diafragma

pharynx
(keelholte)

larynx
(strottenhoofd)

trachea
(luchtpijp)

truncus
brachiocephalicus

aorta boog
(boog van de
lichaamsslagader)

ongslagaderstam

hart

maag

Figuur 7.43 Structuren verzorgd door de rechter nervus vagus.

XII. Nervi hypoglossi (motorisch)

Deze zenuwen ontspringen uit kernen in het verlengde merg.
Ze verzorgen de spieren van de tong en de spieren rond het
os hyoideum en dragen bij tot het slikken en spreken.

Functies van de hersenzenuwen
(nervi craniales)

De functies van de hersenzenuwen zijn samengevat in Fig. 7.41.

Het autonome zenuwstelsel

▶ 7.13, 7.14, 7.15

Het autonome of vegetatieve of onwillekeurige zenuwstelsel (zie Fig. 7.1) bestuurt de onwillekeurige functies. Hoewel
de controle niet willekeurig is, kan de persoon de effecten
ervan, bijv. een versnelde hartslag, soms wel opmerken.
    Het autonome zenuwstelsel bestaat uit twee delen:

• orthosympatisch (thoracolumbale zenuwen)
• parasympatisch (craniosacrale zenuwen).

De twee delen werken op volledige en aanvullende wijze
samen om de willekeurige functies en de homeostase te handhaven. De meeste lichaamsorganen hebben zowel een sympathische als een parasympathische toevoer, en hun werking is
meestal tegengesteld. Werkingen zijn onder meer de coördinatie en besturing van ademhaling, bloeddruk, vochtbalans,
vertering en stofwisselingssnelheid. Orthosympathische
werking neemt de overhand in stressrijke situaties als het lichaam uitgerust wordt om te reageren wanneer inspanning
en beweging noodzakelijk is. De parasympathische werking
wordt verhoogd (en de orthosympathische wordt gewoonlijk
verminderd) in rustige en niet-stressvolle situaties. Er bestaan
gelijkenissen en verschillen tussen de twee delen. Sommige
gelijkenissen worden verderop in deze sectie uitgelegd.
    Zoals ook bij andere delen van het zenuwstelsel, zijn de re-
acties van de autonome werking snel. De effectororganen zijn:

• gladde spieren, die de doorsnede van kleinere
  luchtwegen en bloedvaten controleren
• hartspieren, die de frequentie en kracht van de hartslag
  controleren
• klieren, die de volumen van de secretie van maagsap
  controleren.

De efferente (motorische) zenuwen van het autonome zenuwstelsel ontstaan in de hersenen en komen op verschillende niveaus tussen de middenhersenen en het scarale gebied
van het ruggenmerg naar buiten. Veel ervan lopen door dezelfde zenuwbundel als perifere zenuwen naar de organen
die ze innerveren.
    Beide delen hebben twee efferente neuronen tussen het
centrale zenuwstelsel en de effectororganen. Dat zijn:

• het preganglionaire neuron
• het postganglionaire neuron.

Het cellichaam van het preganglionaire neuron ligt in de
hersenen of het ruggenmerg. Zijn axonuiteinden hebben een
synaps met het cellichaam van het postganglionaire neuron in
een autonoom ganglion buiten het centrale zenuwstelsel. Het
postganglionaire neuron geleidt prikkels naar het effectororgaan.

Het orthosympathische zenuwstelsel

Dit wordt samengevat in Fig. 7.44, samen met de belangrijkste voorziene structuren en de effecten van prikkeling.
Aangezien de preganglionische neuronen ontstaan in het
ruggenmerg op het thoracale en lumbale niveau, is de alternatieve naam 'thoracolumbale overgang' zeer gepast.

Het preganglionaire neuron

Het cellichaam hiervan ligt in de zijhoorns van de grijze stof
in het ruggenmerg tussen de eerste thoracale wervel en de
tweede of derde lumbale wervel. De zenuwvezel van deze
cel verlaat het ruggenmerg bij de voorwortel en eindigt in
een synaps in één van de ganglia in de paravertebrale keten van sympathische ganglia (de orthosympathische grens-
streng) of loopt erdoorheen naar een van de prevertebrale
ganglia (zie verderop). Acetylcholine is de neurotransmitter
in sympathische ganglia.

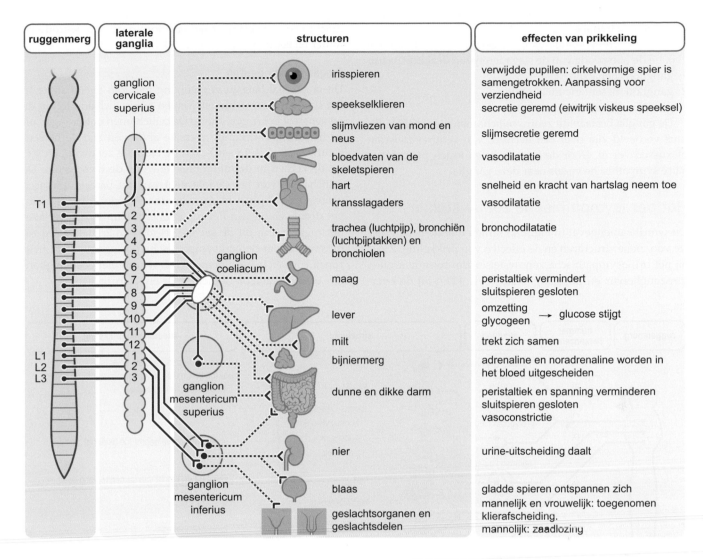

ruggenmerg	laterale ganglia	structuren	effecten van prikkeling
	ganglion cervicale superius	irisspieren	verwijdde pupillen: cirkelvormige spier is samengetrokken. Aanpassing voor verziendheid
		speekselklieren	secretie geremd (eiwitrijk viskeus speeksel)
		slijmvliezen van mond en neus	slijmsecretie geremd
		bloedvaten van de skeletspieren	vasodilatatie
		hart	snelheid en kracht van hartslag neem toe
T1		kransslagaders	vasodilatatie
	ganglion coeliacum	trachea (luchtpijp), bronchiën (luchtpijptakken) en bronchiolen	bronchodilatatie
		maag	peristaltiek vermindert sluitspieren gesloten
		lever	omzetting glycogeen → glucose stijgt
		milt	trekt zich samen
L1 L2 L3		bijniermerg	adrenaline en noradrenaline worden in het bloed uitgescheiden
	ganglion mesentericum superius	dunne en dikke darm	peristaltiek en spanning verminderen sluitspieren gesloten vasoconstrictie
		nier	urine-uitscheiding daalt
	ganglion mesentericum inferius	blaas	gladde spieren ontspannen zich
		geslachtsorganen en geslachtsdelen	mannelijk en vrouwelijk: toegenomen klierafscheiding. mannolijk: zaadlozing

Figuur 7.44 De sympathische uitvoer, de hoofdstructuren die voorzien worden en de effecten van stimulering. *Paarse lijnen* – preganglionaire vezels; *paarse stippellijnen* – postganglionaire vezels. Er is een linker en een rechter laterale keten van ganglia.

Het postganglionaire neuron

Dit heeft zijn cellichaam in een sympathische ganglion en eindigt in het orgaan of weefsel dat het verzorgt. Noradrenaline is meestal de neurotransmitter bij sympathische effectororganen. De belangrijkste uitzondering is het gebrek aan parasympathische toevoer naar de zweetklieren, de huid en de bloedvaten van de skeletspieren. Deze krijgen geen parasympathische prikkels, maar worden exclusief verzorgd door sympathische postganglionaire neuronen, ook wel sympathische cholinerge zenuwen genoemd, die gewoonlijk acetylcholine als neurotransmitter hebben (zie Fig. 7.8).

Sympathische ganglia

De laterale sympathische gangliaketens

Deze ketens lopen van het bovenste halsniveau tot het sacrum, aan weerszijden van de wervellichamen (para-

vertebraal). De ganglia zijn door zenuwvezels met elkaar verbonden. Preganglionaire neuronen die het ruggenmerg verlaten, kunnen een synaps vormen met het cellichaam van het postganglionaire neuron op hetzelfde niveau of kunnen door een of meer ganglia van de keten omhoog of omlaag lopen voor ze een synaps vormen. De zenuw die de pupil verwijdt, verlaat bijvoorbeeld het ruggenmerg ter hoogte van de eerste borstwervel en loopt door de keten omhoog naar het ganglion cervicale superius voor hij een synaps vormt met het cellichaam van het postsynaptische neuron. De postganglionaire neuronen lopen vervolgens naar de ogen.

Door de rangschikking van de ganglia verloopt de prikkeling van de zenuwen op verschillende niveaus zeer snel en volgt een snelle en wijdverbreide sympathische respons, waardoor het lichaam doeltreffend kan reageren wanneer 'vechten of vluchten' nodig is.

Prevertebrale ganglia

Er zijn drie prevertebrale ganglia, gelegen in de buikholte vlak bij de oorsprong van de slagaderen van dezelfde naam:

- ganglion coeliacum
- ganglion mesentericum superius
- ganglion mesentericum inferius.

De ganglia bestaan uit zenuwcellichamen die tamelijk diffuus verdeeld zijn over een netwerk van zenuwvezels dat plexussen vormt. Door de laterale keten lopen preganglionaire sympathische vezels naar deze ganglia.

Het parasympathische zenuwstelsel

Dit wordt samengevat in Fig. 7.45 samen met de belangrijkste voorziene structuren en de effecten van prikkeling. Zoals bij het orthosympathische zenuwstelsel zijn twee neuronen (preganglionair en postganglionair) betrokken bij de over-

dracht van prikkels naar het effectororgaan. De neurotransmitter bij beide synapsen is acetylcholine.

Preganglionair neuron

Dit is meestal lang in vergelijking met zijn tegenhanger in het sympathische zenuwstelsel, en zijn cellichaam ligt in de hersenen of het ruggenmerg. De cellichamen ontspringen uit de hersenen, vormen de craniale afvoer en zijn de hersenzenuwen III, VII, IX en X van de craniale zenuwen, en wel uit de kernen in de middenhersenen en de hersenstam. De cellichamen van het sacrale deel van het parasympathisch zenuwstelsel liggen in de zijhoorns van de grijze stof aan het distale einde van het ruggenmerg. Hun vezels verlaten het ruggenmerg uit de sacrale segmenten 2, 3 en 4. De zenuwvezels van de parasympathische postganglionaire neuronen vormen in het algemeen een synaps met postganglionaire equivalenten op of dichtbij de effectororganen.

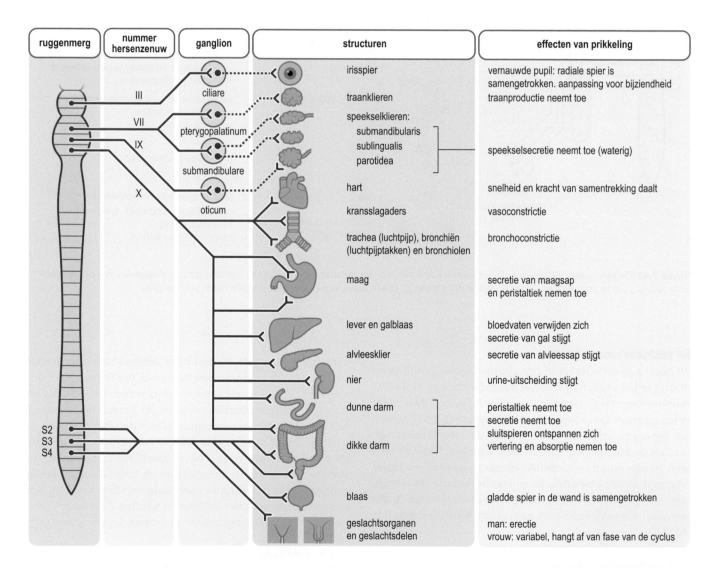

Figuur 7.45 De parasympathische uitvoer, de belangrijkste structuren die worden voorzien en de effecten van prikkeling. *Blauwe lijnen* – preganglionaire vezels; *blauwe stippellijnen* – postganglionaire vezels. Waar stippellijnen ontbreken, ligt het postganglionaire neuron in de wand van de structuur.

Postganglionair neuron
Dit is meestal zeer kort en het cellichaam ligt in een ganglion of vaker in de wand van het orgaan dat het verzorgt.

Functies van het autonome zenuwstelsel
▶ 7.16, 7.17

Het autonome zenuwstelsel is betrokken bij veel complexe onwillekeurige reflexactiviteiten (Fig. 7.44 en Fig. 7.45), die, zoals in voorafgaande secties beschreven reflexen, niet alleen afhankelijk zijn van de sensorische invoer in de hersenen en het ruggenmerg, maar ook van de motorische uitvoer. In dit geval is de reflexactie een snelle samentrekking of remming van samentrekking van de onwillekeurige gladde en hartspieren of secretie van klieren. Deze activiteiten worden onbewust gecoördineerd. Sensorische invoer bereikt soms het bewustzijn en kan resulteren in tijdelijke remming van de reflexactie, de mictie reflex bijvoorbeeld kan tijdelijk worden geremd.

De meeste lichaamsorganen worden voorzien door sympathische en parasympathische zenuwen, die aanvullende en meestal tegengestelde effecten hebben die nauwkeurig in evenwicht worden gehouden zodat een optimale lichaamsfunctie wordt verzekerd.

Sympathische zenuwstelsel
Sympathische stimulering bereidt het lichaam voor op opwindende en belastende situaties, en brengt het in staat van paraatheid bij bijvoorbeeld gevaar of extreme omgevingstemperaturen. Een aantal gevoelstoestanden, zoals angst, verlegenheid en woede, veroorzaakt eveneens sympathische stimulering.

De bijnieren scheiden noradrenaline (norepinefrine) en een beetje adrenaline (epinefrine) af in de bloedsomloop als gevolg van sympathische stimulering. Deze hormonen fungeren als neurotransmitters wanneer ze een doelorgaan van het orthosympathische zenuwstelsel bereiken. Hierdoor versterken en onderhouden de effecten van sympathische stimulering.

Sympathische stimulering bereidt het lichaam voor op 'vechten of vluchten'. De gevolgen van de stimulering op het hart, de bloedvaten en longen (zie verderop) stellen het lichaam in staat om te reageren, door zichzelf op lichaamsbeweging voor te bereiden. Bijkomende gevolgen zijn een stijging van de metabolische snelheid en een snellere omzetting van glycogen tot glucose. Tijdens lichaamsoefening, ofwel het vechten of vluchten, wanneer de vraag naar zuurstof energie door de skeletspieren aanzienlijk hoger is, stellen deze wijzigingen het lichaam in staat om snel te reageren teneinde aan de hogere energiebehoefte te voldoen.

Parasympathische zenuwstelsel
Parasympathische stimulering werkt meer vertragend op hart- en longenactiviteit, maar stimuleert het spijsverteringsstelsel en de tractus urogenitalis. Het algehele effect is 'rust en ontspanning', waardoor verterende en herstellende processen hun werk kunnen doen.

Effecten van autonome stimulering
Normaal werken de twee systemen samen bij het handhaven van een regelmatige hartslag, een normale temperatuur en een milieu intérieur dat in overeenstemming is met zowel fysiologische behoeften alsook de directe externe omgeving. Opvallend is ook de samenwerking in de geslachtsorganen: sympathische stimulering zorgt voor de erectie, parasympathische voor de ejaculatie.

Hart en bloedvaten
Sympathische stimulering
• Stimuleert de sinusknoop van het hart, wat de kracht en de snelheid van de hartslag verhoogt
• Geeft coronaire vasodilatatie en vergroot de bloedtoevoer naar de hartspier
• Verhoogt toevoer van zuurstof en voedingstoffen en afvoer van stofwisselingsproducten, zodat de spieren meer arbeid kunnen verrichten
• Dilateert de bloedvaten die de skeletspieren verzorgen, met een vergelijkend effect zoals bij de bovenvermelde hartspier
• Verhoogt de perifere weerstand en de bloeddruk door de kleine slagaderen en arteriolen in de huid te vernauwen. Op deze manier komt er meer bloed beschikbaar voor de weefsels die het actiefst zijn, zoals de skeletspieren, het hart en de hersenen
• Vernauwt de bloedvaten in de secretoire klieren van het spijsverteringsstelsel. Dit verhoogt het beschikbare bloedvolume voor de bloedvaten die verwijd zijn, bijv. hartspier, skeletspier
• Versnelt de bloedstolling door vaatvernauwing.

Parasympathische stimulering
• Verlaagt de snelheid en kracht van de hartslag.
• Vernauwt de kransslagaderen, zodat de bloedtoevoer naar de hartspier wordt verminderd.

Het parasympathische zenuwstelsel oefent weinig of geen effect op de bloedvaten uit, behalve op de kransslagaderen.

Ademhalingsstelsel
Sympathische stimulering
Dit veroorzaakt ontspanning van de gladde spiervezels in de bronchuswand van vooral de bronchiolen (bronchodilatatie), zodat er bij het inademen meer lucht de longen kan binnenkomen, en de ademsnelheid doet toenemen. De verhoogde opname van zuurstof en uitstoot van koolstofdioxide en de versnelde hartslag zijn deel van de 'vecht-of-vluchtreactie' in gevaarlijke situaties.

Parasympathische stimulering

Dit veroorzaakt samentrekking van de gladde spier in de wanden van de luchtwegen, wat vernauwing veroorzaakt van bijvoorbeeld de bronchiolen en bronchiën (bronchoconstrictie).

Spijsverterings- en urinewegstelsel

Sympathische stimulering

- Verhoogt de omzetting van glycogeen in glucose (glycogenolyse) door de lever, waardoor meer brandstof onmiddellijk beschikbaar is voor energie.
- Remt gladde spiersamentrekking (peristaltiek) en secretie van verteringssappen in de maag en dunne darm, wat de spijsvertering, verdere beweging en opname van voedsel, vertraagt; de tonus van de sfincters neemt toe.
- Verhoogt de secretie van adrenaline (epinefrine) en noradrenaline (norepinefrine) uit de bijnieren; dit versterkt en onderhoudt de effecten van sympathische stimulering door het lichaam.
- Verhoogt de tonus van de urethrale en anale sfincters, en ontspant de blaaswand, waardoor mictie en defecatie worden geremd.
- Verhoogt de stofwisseling aanzienlijk.

Parasympathische stimulering

- Verhoogt de secretie van gal door de lever.
- Verhoogt de motoriek en de secretie van de maag en de dunne darm, evenals de verteringssnelheid en de opname.
- Verhoogt de secretie van pancreassap (exocrien).
- Ontspanning van de inwendige sfincter van de urethra gaat vergezeld van contractie van de musculus detrusor vesicae, zodat de urine geloosd wordt. Vergelijkbare ontspanning van de inwendige anale sfincter gaat vergezeld met samentrekking van de spier en van de endeldarm, zodat ontlasting plaatsvindt. In beide gevallen vindt er willekeurige ontspanning van de uitwendige sfincters plaats.

In tegenstelling tot sympathische stimulering heeft parasympathische stimulering geen effect op de bijnieren of de stofwisseling.

Ogen

Sympathische stimulering

Deze veroorzaakt samentrekking van de straalsgewijs verlopende spieren in de iris, waardoor de pupil verwijdt (mydriase). De musculi levatores palpebrae trekken samen, waardoor de ogen wijd open gaan, wat een uitdrukking van oplettendheid en gespannenheid geeft. De m. ciliaris, die de dikte van de lens regelt, relaxeert licht om beter in de verte te kunnen zien.

Parasympathische stimulering

Deze trekt de kringspieren van de iris aan, waardoor de pupil vernauwt. De oogleden willen zakken, wat een slaperig uiterlijk geeft. De ciliairspier trekt samen, zodat het zien op korte afstand beter wordt.

Huid

Sympathische stimulering

- Verhoogt de zweetproductie, wat tot meer warmteverlies leidt door verhoging van de skeletspieractiviteit.
- Trekt de musculi arrectores pilorum (de spieren in de haarzakjes) samen, waardoor kippenvel ontstaat.
- Geeft perifere vasoconstrictie, waardoor de bloedtoevoer naar actieve organen toeneemt, bijv. het hart en de skeletspieren.

Er is geen parasympathische voorziening van de huid. Sommige sympathische vezels zijn adrenergisch en veroorzaken vasoconstrictie; sommige zijn cholinergisch en veroorzaken vasodilatatie (zie Fig. 7.8).

Afferente prikkels uit de ingewanden

Sensorische vezels uit de ingewanden lopen samen met autonome vezels en worden ook afferente autonome zenuwen genoemd. Sensorische vezels uit de ingewanden lopen samen met autonome vezels. De prikkels die ze overdragen, zijn geassocieerd met:

- ingewandenreflexen, gewoonlijk op een onbewust niveau, bijvoorbeeld hoesten, bloeddrukveranderingen (baroreceptoren)
- gevoelens, bijvoorbeeld van honger, dorst, misselijkheid, seksuele opwinding, uitzetting van endeldarm en blaas
- viscerale pijn.

Viscerale pijn

Normaal gesproken zijn de viscera (inwendige organen) ongevoelig voor snijden, verbranden en kneuzen. Een doffe, moeilijk te lokaliseren pijn is wel voelbaar wanneer:

- ingewandszenuwen worden uitgerekt
- een groot aantal vezels wordt gestimuleerd
- ischemie en plaatselijke ophoping van metabolieten optreedt
- de gevoeligheid van zenuwuiteinden voor pijnlijke prikkels is toegenomen, bijv. tijdens ontsteking.

Als de oorzaak van de pijn, bijv. een ontsteking, de pariëtale laag van een van de sereuze vliezen, (pleura, peritoneum, p. 314), betreft, is de pijn acuut en gemakkelijk te lokaliseren boven de plaats van de ontsteking. Dit komt doordat de perifere ruggenmergzenuwen, die de oppervlakkige weefsels prikkelen, ook de pariëtale laag van serosa innerveren. Ze transporteren de prikkels naar de hersenschors, waar somatische pijn wordt waargenomen en nauwkeurig wordt gelokaliseerd. Appendicitis is een voorbeeld van dit soort pijn. Aanvankelijk is ze dof en vaag gelokaliseerd in het midden van de buik. Naarmate de aandoening verergert, raakt het pariëtale peritoneum erbij betrokken en acute pijn wordt

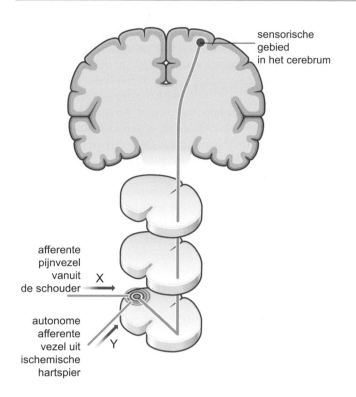

sensorische
gebied
in het cerebrum

afferente
pijnvezel
vanuit
de schouder   X

autonome
afferente
vezel uit
ischemische
hartspier   Y

Figuur 7.46 Gerefereerde pijn. Ischemisch hartweefsel genereert prikkels in zenuw Y die vervolgens zenuw X stimuleert, waarna pijn in de schouder wordt waargenomen.

duidelijk gelokaliseerd in de rechter fossa iliaca, dus boven de appendix.

Gerefereerde pijn

Bij sommige aandoeningen van de ingewanden kan men pijn voelen in oppervlakkige weefsels op enige afstand van de oorsprong: dit is gerefereerde pijn (Fig. 7.46). Deze treedt op wanneer sensorische vezels van het aangedane orgaan hetzelfde segment van het ruggenmerg binnentreden als somatische zenuwen uit het oppervlakkige weefsel. Men neemt aan dat de sensorische zenuw van het beschadigde orgaan de nauw geassocieerde zenuw in het ruggenmerg stimuleert, zodat deze de prikkels naar het sensorische gebied in de hersenschors transporteert waar de pijn wordt waargenomen als komende van het gebied dat door de somatische zenuw wordt voorzien. Voorbeelden van gerefereerde pijn staan in Tabel 7.3.

De gevolgen van het verouderingsproces op het zenuwstelsel

Na lezing van deze paragraaf kan de lezer:

- de gevolgen van het verouderingsproces op het zenuwstelsel beschrijven.

Tabel 7.3 Gerefereerde pijn

Oorsprong	Plaats van waarneming
Hart	Linkerschouder
Lever Galwegen	Rechterschouder
Nier Urineleider	Lendenen en liezen
Baarmoeder	Onderrug
Mannelijke geslachtsdelen	Onderbuik
Uitpuilende tussenwervelschijf	Been

Omdat neuronen na de geboorte niet vervangen worden, neemt het aantal tijdens het verouderingsproces op natuurlijke wijze af. Er is echter een aanzienlijke reserve waardoor de cognitieve functie niet noodzakelijkerwijs belemmerd wordt. De hersenen van oudere volwassenen zijn in het algemeen verminderd in grootte en ze wegen minder; de gyri (windingen) vernauwen en de sulci (groeven) verbreden. Bij oudere volwassenen bevinden zich vaak plaques, ophopingen van eiwitmateriaal, rond de neuronen van het centrale zenuwstelsel, waarin nerofibrillaire tangles (knopen) kunnen ontstaan. Hun belang is echter niet bekend.

Er kan een verminderde bloedstroom ontstaan in de arteriën die de toevoer naar de hersenen over een lange periode verzorgen (plaque en arteriosclerose, Hfdst. 4), waardoor de wanden van de arteriën een groter risico lopen te scheuren. Indien zich dit voordoet, veroorzaakt de bloeding in het omliggende hersenweefsel tekenen en symptomen van een beroerte (p. 194).

De controle over precieze nauwkeurige bewegingen vermindert waardoor oudere volwassenen meer tijd nodig hebben om handelingen te verrichten dan jongere volwassenen en ze zijn ook kwetsbaarder voor valpartijen. De geleiding van zenuwprikkels verlangzaamt, en dit kan bijdragen tot een minder efficiënte controle van, bijvoorbeeld, vasodilatie, vasoconstrictie en baroreceptorreflex (Hfdst. 5).

Het korte termijngeheugen neemt vaak af, hoewel het langetermijngeheugen alsook probleemoplossende vaardigheden intact blijven en in het algemeen nog steeds terug te winnen zijn. Om onbekende redenen worden sommige oudere volwassenen meer getroffen door progressieve veranderingen van het centrale zenuwstelsel dan andere, bijvoorbeeld dementie (p. 156).

De gevolgen van de veroudering op de zintuigen zijn bijna universeel en worden behandeld in Hoofdstuk 8. Thermoregulatie wordt behandeld in Hoofdstuk 14.

● TOETS

5. Beschrijf de gevolgen van het verouderingsproces op het geheugen.

Hersenaandoeningen

Verhoogde druk in de hersenen

Dit is een ernstige complicatie bij veel aandoeningen van de hersenen. De schedel vormt een starre omhulling van de hersenen, bloedvaten en bloed en CSV. Als één van deze organen in volume toeneemt, leidt dat tot verhoogde hersendruk.

Soms zijn de effecten van verhoogde hersendruk ernstiger dan de oorzaken, bijv. bij verstoring van de bloedtoevoer of vervorming van de hersenen, vooral als de druk snel stijgt. Bij een trage stijging heeft het brein nog tijd zich aan te passen door het volume van circulerend bloed en cerebrospinal vocht enigszins te verminderen. Hoe trager de druk stijgt, des te beter deze compensatie verloopt.

Het stijgen van de hersendruk gaat vergezeld met bradycardie en hypertensie. Als de druk een kritieke grens passeert, neemt de doorbloeding van de hersenen plotseling en meestal drastisch af, omdat de autoregulering niet functioneert. Het resultaat is hypoxie en verhoging van het koolstofdioxidegehalte, waardoor de arteriolen zich verwijden en de druk verder oploopt. Dit leidt tot snel en voortschrijdend functieverlies van neuronen, waardoor de bradycardie en de hypertensie verergeren. Zonder fysiologische compensatie of medische ingreep is stijgende hersendruk meestal fataal.

Tot de oorzaken van een verhoogde hersendruk behoren:
- hersenoedeem
- hydrocefalie (waterhoofd), de ophoping van cerebrospinaal vocht
- zich uitbreidende laesies in de schedel, zoals:
  - bloeding, hematoom, (traumatisch of spontaan)
  - tumoren (primaire of metastasen).

In de hersenen en hersenvliezen kunnen zich uitbreidende laesies ontstaan, die verschillende soorten beschadigingen kunnen veroorzaken (Fig. 7.47).

Effecten van verhoogde hersendruk

Hersenverplaatsing

Laesies die hersenverplaatsing veroorzaken, zijn gewoonlijk eenzijdig, maar kunnen beide zijden aantasten. Tot de gevolgen van deze laesies behoren:

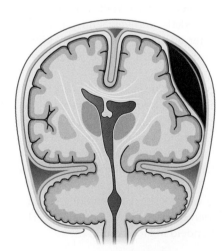
A Subduraal hematoom

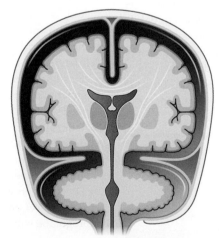
B Subarachnoïdale bloeding

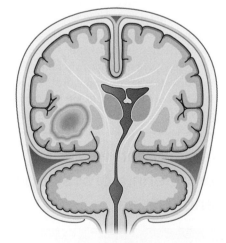
C Tumor of intracerebrale bloeding

Figuur 7.47 Effecten van verschillende types zich uitbreidende laesies in de hersenen: (A) Subduraal hematoom. (B) Subarachnoïdale bloeding. (C) Tumor of intracerebrale bloeding.

- herniatie (verplaatsing van een deel van de hersenen) van de hersenhelft tussen het corpus callosum en de vrije rand van de falx cerebri aan dezelfde zijde
- herniatie van de middenhersenen tussen de pons en de vrije rand van het tentorium cerebelli aan dezelfde zijde
- samendrukking van de subarachnoïdale ruimte en platdrukken van de hersenwindingen
- vervorming van de ventrikels en hun kanalen
- herniatie van de kleine hersenen door het foramen magnum
- uitpuilen van de medulla oblongata door het foramen magnum.

Belemmering van de stroom cerebrospinaal vocht

De ventrikels of hun kanalen kunnen verplaatst worden en een kanaal kan worden geblokkeerd. De effecten hangen af van de plaats van de laesie; bijv. samendrukking van de aquaeductus cerebri bijv. veroorzaakt verwijding van de laterale ventrikels en de derde ventrikel, wat de druk nog meer verhoogt.

Vaatbeschadiging

De bloedvaten kunnen worden uitgerekt of samengedrukt, met tot gevolg:
- bloeding, als uitgerekte bloedvaten scheuren
- ischemie binnen de schedel, door samendrukking van bloedvaten
- papiloedeem (oedeem rond de blinde vlek) door samendrukking van de centralis retinae waar deze samen met de nervus opticus de subarachnoïdale ruimte kruist.

Zenuwbeschadiging

De vitale centra van het verlengde merg kunnen schade oplopen wanneer het verlengde merg gaat uitpuilen door de toegenomen hersendruk. Uitrekking van de hersenstam kan de hersenzenuwen beschadigen, vooral de nervus oculomotorius (III) en de nervus abducens (VI). De oogmotoriek en de accommodatie raken daardoor verstoord. Pupilverwijding en verlies van het lichtreflex (de pupil trekt niet meer samen als reactie op fel licht) worden veroorzaakt door compressie van de oculomotorische zenuw.

Cerebraal oedeem

Een oedeem (p. 129) doet zich voor wanneer er te veel vocht in de weefsels cellen en/of interstitiële ruimten is. Bij de hersenen staat dit bekend als cerebraal oedeem en het veroorzaakt hersendruk. Dit wordt gevonden bij:
- letsel
- bloeding
- infecties en abcessen
- hypoxie
- plaatselijke ischemie of infarcten
- tumoren

- ontsteking van de hersenen of hersenvliezen
- hypoglykemie (p. 257).

Hydrocefalus

Bij deze aandoening is het volume van het cerebrospinaal vocht abnormaal hoog en dit gaat meestal gepaard met verhoogde hersendruk. De meest voorkomende oorzaak is een blokkade in de stroming van cerebrospinaal vocht. Men noemt hydrocefalus communicerend als er een vrije stroom van vocht van de ventrikels naar de subarachnoïdale ruimte plaatsvindt, en niet-communicerend als dat niet het geval is en er dus een blokkering in het systeem van ventrikels, foramina of kanalen bestaat (zie Fig. 7.15).

Vergroting van het hoofd treedt op bij kinderen bij wie de schedel nog niet volledig verbeend is. Desondanks verwijden de ventrikels zich, zodat de hersenen worden uitgerekt en dunner worden. Wanneer de verbening voltooid is, leidt hydrocefalus tot een aanzienlijke toename van de intracraniële druk en tot vernietiging van zenuwweefsel.

Hoofdletsel

Hersenschade kan ernstig zijn, ook als er geen uiterlijke tekenen van verwonding zijn. Tot de gevolgen kunnen behoren:
- een verwonding van de hoofdhuid, met een bloeding tussen huid en botten
- schade aan de onderliggende vliezen of hersenen of beide, met lokale bloeding binnen de schedel
- een impressiebreuk, die plaatselijke schade veroorzaakt aan de hersenvliezen en hersenen die eronder liggen
- een breuk van pars petrosa van het os temporale, waardoor een opening ontstaat tussen het middenoor en de hersenvliezen
- een breuk waarbij de sinussen van het os sphenoidale, het os ethmoidale of het os frontale zijn betrokken, waardoor er een opening tussen de neusholte en de hersenvliezen ontstaat.

Acceleratie-deceleratietrauma

Doordat de hersenen relatief vrij in een 'kussen' van cerebrospinaal vocht drijven, is er bij een plotselinge hevige beweging een vertragingseffect: de hersenen bewegen iets later dan het hoofd. Wanneer er bijvoorbeeld een voertuig plotseling stopt, worden de inzittenden naar voren geslingerd: het hoofd beweegt dan naar voren of naar achteren ten opzichte van de rest van het lichaam waardoor de hersenen beschadigd worden op de plaats van de klap wanneer de hersenen in de schedel bewegen. Bij zogeheten contre-coup-verwondingen is hersenbeschadiging ernstiger aan de andere kant van de klap. Andere verwondingen zijn:

- zenuwcelbeschadiging, gewoonlijk in de frontale en pariëtale kwab, door de beweging van de hersenen over het ruwe oppervlak van schedelbeenderen
- zenuwvezelbeschadiging door uitrekking, vooral na een draaiende beweging
- bloeding (zie volgende rubriek)

Complicaties van hoofdletsels

Als het slachtoffer de onmiddellijke effecten overleeft, kunnen zich uren of dagen later complicaties voordoen. Soms zijn ze een eerste aanwijzing van ernstige schade, veroorzaakt door een ogenschijnlijk onbetekenende wond. Het kan daarbij gaan om een stijging van de intracerebrale druk, schade aan het hersenweefsel of het openen van een ingang voor infecties.

Traumatische intracraniële bloeding

Een bloeding kan secundaire hersenschade veroorzaken op de plaats van de wonde of diffuus door de hersenen. Als de bloeding voortduurt, beschadigt het zich uitbreidende hematoom de hersenen en verhoogt het de intracraniële druk, zodat de hersenen worden samengedrukt.

Epidurale bloeding

Deze kan volgen op een rechtstreekse klap die al of niet een fractuur veroorzaakt. Het slachtoffer kan zich snel herstellen en tekenen van verhoogde hersendruk verschijnen pas verscheidene uren later, als het hematoom zich uitbreidt en de buitenste laag van de dura mater van het bot wordt losgescheurd (dit beruchte intervallum lucidum maakt regelmatige controle van bewustzijn, pupillen en andere vitale functies in een ziekenhuis absoluut noodzakelijk). Het hematoom groeit snel wanneer er slagaderen beschadigd zijn. Bij kinderen is er zelden een fractuur, doordat de schedelbotten nog zacht en de schedelnaden (sutures) nog niet vergroeid zijn. Het hematoom blijft meestal lokaal.

Acute subdurale bloeding

Deze ontstaat door het bloeden uit kleine aderen in de dura mater of uit grotere aderen tussen de lagen dura mater voor ze in de veneuze sinussen uitmonden. Het bloed kan zich verspreiden in de subdurale ruimte boven één of beide hersenhelften (Fig. 7.47A). Gelijktijdig kan er een subarachnoïdale bloeding (Fig. 7.47B) optreden, vooral als er uitgebreide kneuzingen en scheuringen zijn.

Chronische subdurale bloeding

Deze kan weken of maanden na kleinere verwondingen optreden en soms is er helemaal geen wond geweest. Ze treedt het meest op bij hersenatrofie, bijv. in oudere volwassenen of bij alcoholmisbruik. Wanneer het hersenvolume is verkleind, komt de verhoogde hersendruk soms pas later aan het licht. Het hematoom wordt langzaam groter door herhaalde kleine bloedingen en veroorzaakt een lichte chronische ontsteking, waarvan het exsudaat zich ophoopt. Na verloop van tijd wordt het hematoom geïsoleerd door een laag bindweefsel. Verwardheid is een duidelijk kenmerk.

Intracerebrale bloeding en hersenoedeem

Deze treden op na kneuzingen en scheuringen bij versnelling of vertraging, vooral bij draaiende bewegingen.

Herseneoedeem (p. 193) is een algemene complicatie van contusie van de hersenen die tot verhoogde hersendruk, hypoxie en verdere hersenschade leidt.

Hersenvliesontsteking

Zie p. 197.

Posttraumatische epilepsie

Deze wordt gekarakteriseerd door insulten en kan zich ontwikkelen in de eerste week of een aantal maanden na verwonding. Het vaakst treedt zij vrij snel op na ernstige verwondingen, ook al kan bij kinderen de verwonding onbeduidend lijken. Na een impressiebreuk of een groot hematoom ontwikkelt epilepsie zich vaak later.

Vegetatieve status

Deze toestand is een gevolg van ernstige corticale hersenschade. De persoon lijkt wakker te zijn en lijkt een slaapwaakcyclus te ondergaan; maar er zijn geen tekens van bewustzijn of reacties op de externe omgeving. Aangezien de hersenstam intact is, blijven de vitale centra verder werken, d.w.z. ademhaling en bloeddruk worden in stand gehouden. Als er na 12 maanden of langer na het trauma of 6 maanden na andere oorzaken geen herstel optreedt, wordt de toestand als permanent beschouwd.

Cerebrale hypoxie

Hypoxie kan ontstaan door verstoring van de autoregulatie van de bloedtoevoer naar de hersenen of aantasting van de bloedvaten in de hersenen.

Als de gemiddelde bloeddruk onder de 60 mmHg daalt, werkt het autoregulatiemechanisme, dat de bloedstroom naar de hersenen regelt door de diameter van de arteriolen bij te stellen, niet meer. De snelle daling van de bloedtoevoer die daardoor ontstaat, leidt tot hypoxie en glucosegebrek. Ernstige hypoxie die meer dan een paar minuten duurt, leidt tot onomkeerbare hersenschade. Neuronen worden het eerst getroffen, vervolgens de neurogliacellen en later de hersenvliezen en bloedvaten. Tot de omstandigheden en aandoeningen waarbij de autoregulatie het opgeeft, behoren:

- cardiorespiratoir arrest
- plotselinge ernstige hypotensie
- koolstofmonoxidevergiftiging
- hypercapnie (verhoogd koolstofdioxidegehalte van bloed)
- overdosis medicijnen; bijv. opiaten of slaapmiddelen.

Tot de aandoeningen van de bloedvaten in de hersenen die tot cerebrale hypoxie leiden, behoren:

- afsluiting van een hersenslagader, bijvoorbeeld door een zich snel uitbreidende herselaesie, atheroom, trombose of embolie (Hfdst. 5)
- slagadervernauwing bij arteriitis, zoals polyarteritis nodosa, syfilis, diabetes mellitus, degeneratieve veranderingen bij oudere volwassenen.

Als de patiënt de eerste fase van ischemie overleeft, kan infarcering, necrose en functieverlies van het getroffen hersengebied optreden.

Beroerte

Cerebrovasculaire aandoeningen is de onderliggende oorzaak van de meeste gevallen van beroerte en voorbijgaande ischemische aanvallen. Tot de bevorderende factoren behoren:

- hypertensie
- atheromatose
- diabetes mellitus
- roken.

Een beroerte is een veel voorkomende oorzaak van overlijden en invaliditeit bij oudere volwassenen. Het treedt vaker op bij de Aziatische en zwarte Afrikaanse bevolking en verhoogt aanzienlijk met leeftijd. De gevolgen zijn binnen enkele minuten zichtbaar en bevatten meestal halfzijdige verlamming (hemiparese), vaak gepaard gaande met spraak- en zichtproblemen. De aard en mate van de schade hangen af van de plaats van de aangetastte bloedvaten. De meerderheid van de gevallen worden veroorzaakt door een herseninfarct (ongeveer 85%) en spontane hersenbloedingen zijn verantwoordelijk voor het merendeel van de overige gevallen.

Rond 80% van de patiënten overleeft ten minste een maand na een acute beroerte; geleidelijke verbetering om de ledematen te bewegen treedt op in ongeveer 50% van de gevallen, wat soms ook gepaard gaat met een verbeterd spraakvermogen. Een herhaling is veelvoorkomend.

Voorbijgaande ischemische aanval

Anders dan bij een beroerte is een voorbijgaande ischemische aanval (VIA) een korte periode van een herstelbaar cerebraal tekort. Gewoonlijk treedt tijdens een korte periode (minuten of uren) een zwakte van een lichaamsdeel en/of verlies van spraakvermogen en/of gezichtsscherpte op, gevolgd door een volledig herstel. Een VIA kan een beroerte voorafgaan (rond 30% binnen 5 jaar) of, minder courant, een myocardiale infarct (Hfdst. 5). De ongefundeerde definitie van een VIA dat deze minder dan 24 uren duurt, wordt niet meer gebruikt.

Herseninfarct

Dit treedt op wanneer de bloedtoevoer naar de hersenen plotseling onderbroken is, waardoor zich een cerebraal zuurstofgebrek (hypoxie) voordoet. De voornaamste oorzaak is een atheroom dat wordt gecompliceerd door trombose (p. 124) of blokkering van een slagader door een embolus, ontstaan door bijv. bacteriële endocarditis (p. 133).

Spontane intracraniële bloeding

De bloeding kan in de subarachnoïdale of mogelijk in de intracerebrale ruimte optreden (Fig. 7.48). Er is vaak een verband met een aneurysma of hypertensie. In beide gevallen veroorzaakt de bloeding vasoconstrictie, wat tot ischemie, infarcering, fibrose (gliose) en hypoxische hersenschade leidt. Ernstige bloeding kan onmiddellijk fataal zijn, terwijl herhaalde kleine hemorragiën een cumulatief effect hebben (multi-infarctdementie).

Intracerebrale bloeding

Langdurige hypertensie leidt tot de vorming van meervoudige microaneurysmata in de wand van zeer kleine slagaderen in de hersenen. Het scheuren van één of meer hiervan door een voortdurende stijging van de bloeddruk is gewoonlijk de oorzaak van de bloeding. De meest voorkomende plaatsen zijn takken van de arteria cerebri media in het gebied van de capsula interna en de basale ganglia (zie Fig. 7.19).

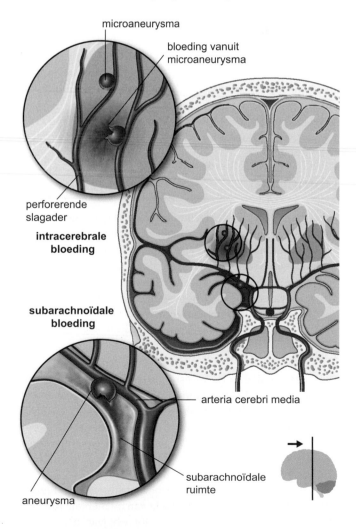

Figuur 7.48 Typen bloeding die een beroerte veroorzaken.

Een fatale bloeding perst weefsels samen en vernietigt ze, en doet de intracraniële druk plotseling toenemen zodat de hersenen vervormen en uitpuilen. De dood volgt wanneer de bloeding de vitale centra in het verlengde merg beschadigt of als het verlengde merg herniëerd. Een niet-fatale bloeding veroorzaakt verlamming en in meer of mindere mate gevoelsuitval aan de tegenovergestelde zijde. Als deze bloeding stopt en niet recidiveert, ontstaat een met vocht gevulde cyste doordat het hematoom wordt ingekapseld door gliose. Het stolsel wordt geleidelijk geresorbeerd en de holte wordt gevuld met weefselexsudaat. Als de hersendruk weer normaal wordt, kunnen sommige functies zich herstellen, zoals spreken en het bewegen van de ledematen.

Subarachnoïdale bloeding

Deze treedt bij een klein aantal van beroertegevallen op en ontstaat gewoonlijk door scheuring van een zakvormig aneurysma in één van de grote hersenslagaderen of minder vaak door een bloeding uit een aangeboren misvorming van een bloedvat (Fig. 7.48). Het bloed kan gelokaliseerd blijven, maar verspreidt zich gewoonlijk door de subarachnoïdale ruimte rond de hersenen en het ruggenmerg, wat een algemene verhoging van de intracraniële druk veroorzaakt zonder vervorming van de hersenen (Fig. 7.47B). Het prikkelende effect van het bloed kan arteriële spasmen veroorzaken, wat tot ischemie, infarcering, gliose en plaatselijke hersenschade kan leiden. Subarachnoïdale bloeding treedt het meest op middelbare leeftijd op, maar soms bij jonge mensen bij wie een misvormd bloedvat scheurt. Deze aandoening is vaak fataal of leidt tot blijvende invaliditeit.

Dementie

Er is een geleidelijke achteruitgang van het geheugen (vooral het korte termijn geheugen), intellect en rationaliteit, hoewel het bewustzijn hier niet onder lijdt. Emotionele labiliteit en persoonsveranderingen kunnen ook optreden. Dementie wordt veroorzaakt door voortschrijdende, onomkeerbare degeneratie van de hersenschors en leidt tot geestelijke aftakeling, meestal na verloop van jaren.

Ziekte van Alzheimer

Deze aandoening is de meest voorkomende vorm van dementie in ontwikkelde landen. De etiologie is onbekend, hoewel erfelijke factoren een rol kunnen spelen. Vrouwen worden tweemaal zo veel getroffen als mannen en het komt meestal voor bij mensen ouder dan 60; de frequentie neemt toe met leeftijd. Gewoonlijk treft het mensen met Down syndroom vanaf de leeftijd van 40 jaar.

Er vindt voortschrijdende atrofie plaats van de hersenschors vergezeld van achteruitgang van de mentale functies. De dood treedt gewoonlijk na twee tot acht jaar in.

Ziekte van Huntington

Deze erfelijke ziekte openbaart zich meestal bij mensen tussen 30 en 50 jaar. Het is een autosomaal dominante aandoening (p. 485) en is verbonden met verminderde productie van de neurotransmitter gamma-aminoboterzuur (GABA). Een kind van een ouder met de Ziekte van Huntingdon heeft 50% kans om het gen te erven.

Extrapiramidale veranderingen veroorzaken chorea, snelle ongecoördineerde trekkende bewegingen van de ledematen en onwillekeurig trekken van de gezichtsspieren. Naarmate de ziekte voortschrijdt, ontstaan persoonlijkheidsveranderingen en dementie als gevolg van corticale atrofie.

Secundaire dementie

Dementie kan andere aandoeningen begeleiden:

- vasculaire dementie, ook bekend als multi-infarctdementie, wat een bijkomend verschijnsel van een cerebrovasculaire aandoening kan zijn
- vergiftiging, bijv. alcohol- of oplosmiddelmisbruik en minder vaak vitamine B-gebrek
- tumoren – meestal metastasen, maar soms ook primaire intracraniële tumoren
- metabolische (bijv. uremie, leverfalen) of endocriene (bijv. hypothyroïdie) stofwisselstoornissen
- infecties, hoewel minder vaak, bijv. syfilis, HIV en ziekte van Creutzfeldt-Jakob (DJD).

Ziekte van Parkinson

Deze aandoening is een graduele degeneratie van dopaminevrijmakende neuronen (substantia nigra) van het extrapiramidale systeem, in het bijzonder rond de basale ganglia. Daardoor nemen de beheersing over en de coördinatie van de spieren af, en dat leidt tot:

- langzame bewegingen (bradykinesie) en moeite bij het initiëren van bewegingen
- een gefixeerde spierspanning, waardoor het gelaat uitdrukkingsloos wordt en de willekeurige spieren stijf worden, en de kenmerkende langzame, schuifelende gang en voorovergebogen houding ontstaan
- spiertrillingen van de ledematen die gewoonlijk in één hand begint, bijv. 'pillendraaiende' bewegingen van de vingers
- spraakproblemen, excessieve speekselafscheiding en, in een gevorderd stadium, dysfagie.

De ziekte begint gewoonlijk tussen 45- en 60-jarige leeftijd en meer mannen dan vrouwen zijn getroffen. De oorzaak is meestal onbekend, maar sommige gevallen hebben te maken met herhaald trauma, bijv. bij boksers, een tumor die samendrukking van de middenhersenen veroorzaakt, medicijnen zoals fenothiazinen en vergiftiging met zware metalen. Er treedt voortschrijdende invaliditeit op, maar de cognitieve vermogens worden niet aangetast (Fig. 7.49).

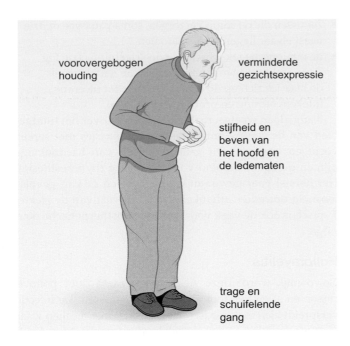

Figuur 7.49 Kenmerkende houding bij de ziekte van Parkinson.

Het effect van schadelijke stoffen op de hersenen

Veel chemicaliën, waaronder geneesmiddelen, milieutoxinen, microbiële producten en metabolische afvalstoffen kunnen het zenuwweefsel beschadigen. Dit kan variëren van een korte zich herstellende neurologische verstoring, zoals depressie of cognitieve en motorische functie na alcoholconsumptie, tot langdurige permanente schade, zoals vergiftiging door zware metalen (bijv. lood) of hepatische encefalopathie (p. 363).

● **TOETS**

6. Leg uit waarom hydrocefalie bij kinderen gepaard kan gaan met een vergroting van de schedel, maar niet bij volwassenen.

7. Breng de pathologie van de ziekte van Parkinson in verband met de veelvoorkomende symptomen en verschijnselen.

Infecties van het centrale zenuwstelsel

Leerdoel

Na lezing van deze paragraaf kan de lezer:

■ de algemene infecties van het zenuwstelsel en hun effect op het functioneren beschrijven.

De hersenen en het ruggenmerg worden door de bloedhersenbarrière relatief goed beschermd tegen infecties.

Infectie van het centrale zenuwstelsel zijn gewoonlijk bacterieel of viraal, maar kunnen ook door protozoa of schimmels ontstaan. De infectie kan beginnen in de hersenvliezen (meningitis) of de hersenen (encefalitis), en zich vervolgens verder verspreiden.

Bacteriële infecties

Bacteriën kunnen het centrale zenuwstelsel op verschillende manieren binnenkomen:

• rechtstreeks – door een gecompliceerde schedelbreuk of door de schedelbotten, bijv. bij middenoorinfecties of paranasale sinusinfecties en mastoïditis
• hematogeen – vanuit een infectie elders in het lichaam, bijv. bij septicemie en bacteriële endocarditis (p. 133)
• iatrogeen – als gevolg van een medische ingreep, zoals een lumbale punctie.

Bacteriële meningitis

Een hersenvliesontsteking is vaak een ontsteking van de subarachnoïdale ruimte. De infectie wordt meestal overgedragen door contact met een geïnfecteerde persoon. Bacteriële hersenvliesontsteking wordt meestal voorafgegaan door een lichte infectie van de hogere luchtwegen, waarbij enkele bacteriën via de bloedsomloop in de hersenen komen. Veel voorkomende bacteriën zijn:

• *Haemophilus influenzae* bij kinderen tussen de 2 en 5 jaar
• *Neisseria meningitidis* tussen de 5 en 30 jaar, dit is het meest voorkomende type
• *Streptococcus pneumoniae* bij mensen boven de 30 jaar.

Ook andere pathogene bacteriën kunnen hersenvliesontsteking veroorzaken, bijv. tuberculose- (p. 291) en syfilisbacteriën.

Hersenvliesontsteking kan ook de dura mater aantasten, vooral wanneer de infectie rechtstreeks door een ingedrukte schedelbreuk omdat door de plaatselijke scheur hersenvocht en bloed naar buiten kunnen lekken en microben hierlangs naar binnen dringen. De hersenvocht en het bloed kunnen naar buiten lekken langs:

• de huid, bij ingedrukte schedelbreuken
• het middenoor, bij breuken van het slaapbeen (otorrhoea)
• de neus, bij breuken van de os sphenoidale, os ethmoides of frontale botten wanneer de luchtsinussen betrokken zijn (rhinorrhoea).

Het kan ook door een lokale infectie is ontstaan, bijv. van het oor. Bij dit type kan zich een epiduraal of subduraal abces vormen en bij scheuring verdere verspreiding veroorzaken.

Het begin is meestal plotseling, met hevige hoofdpijn, nekstijfheid, koorts en het niet kunnen verdragen van fel licht. Dit gaat soms gepaard met ronde puntvlekken net onder de huid als gevolg van een bloeding, bekend als petechieën. Het cerebrospinale vocht is troebel door de aanwezigheid van bacteriën en neutrofielen. De ziekte- en sterftecijfers zijn aanzienlijk.

Virale infecties

Virussen komen meestal het centrale zenuwstelsel binnen via een infectie elders in het lichaam; minder vaak wordt het via het zenuwstelsel doorgegeven. In het laatste geval komen neurotrofe virussen (die zich aangetrokken voelen door het zenuwweefsel) via perifere zenuwen van elders, zoals het poliovirus. Ze komen binnen via:

- het spijsverteringsstelsel, bijv. bij poliomyelitis
- de ademhalingswegen, bijv. bij gordelroos
- huidwonden, bijv. bij rabiës.

De effecten van virusinfecties variëren naar gelang hun plek en de hoeveelheid vernietigd weefsel. Virussen beschadigen neuronen door:

- zich in deze neuronen te vermenigvuldigen
- een immuunreactie op te wekken (hierdoor ontstaan er pas tekenen wanneer er een hoge antilichaam titer is, één tot twee weken na infectie).

Virale meningitis

Dit is de meest voorkomende vorm van hersenvliesontsteking. Ze verloopt meestal mild en wordt gevolgd door volledig herstel.

Virale encefalitis

Virale encefalitis is zeldzaam en wordt gewoonlijk in verband gebracht met een recente virale infectie. De meeste gevallen zijn mild en herstel is meestal volledig. Ernstigere gevallen hebben meestal te maken met rabiës- of herpes simplex-virussen. Allerlei verschillende plaatsen kunnen worden getroffen en aangezien neuronen niet kunnen worden vervangen, weerspiegelt het functieverlies de omvang van de schade. Bij ernstige infecties kunnen neuronen en de neuroglia worden getroffen, gevolgd door necrose en gliose. Als de patiënt de eerste acute fase overleeft, kunnen er reststoornissen overblijven, zoals cognitieve belemmeringen of epilepsie. Als de vitale centra in het merg zijn aangedaan, kan de conditie fataal zijn.

Herpes zoster (gordelroos)

Het herpes-zoster-virus veroorzaakt waterpokken (varicellae), vooral bij kinderen, en meestal gordelroos bij volwassenen . Vatbare kinderen kunnen waterpokken oplopen van iemand met gordelroos, maar andersom kan niet. Geïnfecteerde volwassenen hoeven niet direct symptomen te vertonen. Het virus kan sluimeren in de spinale ganglia van de ruggenmergzenuwen en wordt jaren later actief. De reactivering kan spontaan gebeuren of worden aangezet door terugkerende ziekte of verzwakking van het immuunsysteem, bijv. door medicijnen, ouderdom of aids.

Het spinale ganglion raakt acuut ontstoken. Van daaruit gaat het virus langs de sensorische zenuw naar het weefsel dat deze voorziet, zoals huid of hoornvlies cornea. De infectie is meestal eenzijdig en de zenuwen die het vaakst worden aangedaan, zijn:

- zenuwen die de romp verzorgen, soms van twee of drie naast elkaar liggende dermatomen
- de oftalmische tak van de nervus trigeminus (zie Fig. 7.42), wat tot trigeminusneuralgie kan leiden en, als de blaasjes zich op de cornea vormen, tot ulceratie, littekenvorming en problemen met zien.

Aangedaan weefsel raakt ontstoken en over het huidgebied van de zenuw ontwikkelen zich blaasjes met sereus vocht en virussen. Dit gaat vergezeld van hardnekkige pijn en overgevoeligheid voor aanraking (hyperesthesie). Het herstel gaat gewoonlijk langzaam en er kan gevoelloosheid optreden, afhankelijk van de ernst van de ziekte. Typisch is ook de vaak voorkomende postherpetische neuralgie.

Poliomyelitis

Gewoonlijk wordt deze ziekte veroorzaakt door poliovirussen en af en toe door andere enterovirussen. De infectie verspreidt zich met voedsel dat is besmet met fecaliën waar virussen in zitten en aanvankelijk vermenigvuldigen de virussen zich in het maag-darmkanaal. De virussen gaan met het bloed naar het zenuwstelsel en dringen de voorhoorncellen van het ruggenmerg binnen. Gewoonlijk is er lichte koorts zonder tekenen van zenuwbeschadiging. In milde gevallen treedt volledig herstel op, maar vaak ontstaat blijvende invaliditeit. Onomkeerbare schade aan lagere motorische neuronen (p. 174) veroorzaakt een slappe spierverlamming, die tot misvorming van ledematen kan leiden doordat antagonistische spieren zich niet tegelijk samentrekken. Verlamming (falen) van de ademhalingsspieren kan tot de dood leiden, indien de intercostale spieren betrokken zijn. Door vaccinatie is deze ziekte in de westerse landen grotendeels verdwenen.

Rabiës

Alle warmbloedige dieren zijn vatbaar voor het rabiësvirus, dat in veel landen voorkomt. De belangrijkste reservoirs van dit virus zijn wilde dieren. Wanneer huisdieren besmet raken, worden ze de besmettingsbron voor mensen. De virussen vermenigvuldigen zich in de speekselklieren en zitten in grote hoeveelheden in speeksel. Ze komen het lichaam binnen door wonden in de huid en bereiken de hersenen langs de perifere zenuwen. De incubatieperiode varieert van ongeveer twee weken tot een aantal maanden, wat mogelijk afhangt van de afstand tussen de plaats van besmetting en de hersenen. Er is acute encefalomyelitis met uitgebreide schade aan de basale ganglia, de middenhersenen en de spinale ganglia, irritatie van de ruggenmergvliezen, extreme hyperesthesie, spierkrampen en stuipen. Hydrofobie (watervrees) en een overmaat aan speeksel worden veroorzaakt door pijnlijke kramp van de keelspieren, die het slikken belemmeren. In gevorderde stadia kan de spierkramp worden afgewisseld met verlamming en de dood is meestal het gevolg van spasmen van ademhalingsspieren of verlamming.

Niet iedereen die met het virus in contact komt, loopt rabiës op, maar bij degenen bij wie dat wel gebeurt, is het sterftecijfer hoog.

Humaan immunodeficiëntievirus

Bij personen met aids worden vaak de hersenen aangetast (p. 419), wat leidt tot opportunistische infecties (bijv. meningitis) en dementie.

Ziekte van Creutzfeldt-Jakob

Deze infectieziekte wordt waarschijnlijk veroorzaakt door een 'langzaam' virus. Er is weinig bekend over de aard en de manier van overdracht. De manier van overdracht verloopt naar men aanneemt via een hitteresistent overdraagbaar partikel, een prioneiwit. De ziekte van Creutzfeldt-Jakob uit zich als een snel voortschrijdende vorm van dementie (p. 196) waartegen geen behandeling bestaat, zodat ze altijd dodelijk is.

Myalgische encefalitis

Myalgische encefalitis (ME) staat ook bekend als het chronische vermoeidheidssyndroom. Zij treft vooral tieners en jongvolwassenen en de etiologie is onbekend. Soms volgt de aandoening op een virusziekte. Tot de symptomen behoren onwelbevinden, zware vermoeidheid, slechte concentratie en spierpijn. Het herstel verloopt gewoonlijk spontaan, maar soms ontstaat blijvende invaliditeit.

● TOETS

8. Beschrijf de relatie tussen waterpokken en gordelroos.

Demyeliniserende ziekten

Leerdoel

Na lezing van deze paragraaf kan de lezer:

■ verband leggen tussen de tekenen en symptomen van demyeliniserende ziekten en pathologische veranderingen van het zenuwstelsel.

Deze ziekten worden veroorzaakt door beschadiging van axonen of door aandoeningen van cellen die myeline produceren (oligodendrocyten en Schwann-cellen).

Multipele sclerose

Bij multipele sclerose (MS) vervangen gebieden van gedemyeliniseerde witte stof (plaques) myeline. Dit verspreidt zich onregelmatig door de hersenen en het ruggenmerg. Ook grijze stof in hersenen en ruggenmerg kan zijn aangetast doordat de omgevende oligodendrocyten niet meer

functioneren. In de vroege stadia kan de schade aan de axonen gering zijn.

MS ontstaat gewoonlijk bij mensen tussen de 20 en 40 jaar en komt tweemaal zo vaak bij vrouwen voor als bij mannen. De oorzaak is onbekend, maar er zijn verschillende factoren bij betrokken. Het lijkt een aandoening te zijn van het auto-immuunsysteem, mogelijk geactiveerd door een virusinfectie zoals mazelen.

De omgeving speelt een rol, aangezien de ziekte het meest voorkomt bij mensen die vóór hun adolescentie in een gematigd klimaat leven. Degenen die nadien naar een ander klimaat verhuizen, blijven vatbaar. Volwassenen uit de tropen die naar een gematigd klimaat verhuizen, lijken niet vatbaar te zijn.

Erfelijke factoren spelen een rol, aangezien de kans op de ziekte verhoogd is als een familielid deze al heeft.

Effecten van multipele sclerose

De symptomen zijn afhankelijk van de grootte en de plaats van de zich ontwikkelende plaques en bevatten:

* Verzwakking van skeletspieren en soms (stijve of spastische) verlamming
* Verlies van coördinatie en beweeglijkheid
* Gevoelsstoornissen, zoals brandend gevoel en speldenprikken
* Urine-incontinentie
* Gezichtsstoornissen, vooral onscherp of dubbel zien (diplopie). De nervi optici worden meestal in een vroeg stadium aangetast.

Het ziektepatroon is er gewoonlijk een van perioden met wisselend herstel en terugval van zeer verschillende duur. Elke opstoot veroorzaakt verder verlies van zenuwweefsel en verder disfunctioneren. Soms vertoont de ziekte alleen een chronische progressie zonder herstel, soms kent ze een acuut verloop dat snel tot de dood leidt.

Acute gedissemineerde encefalomyelitis

Deze zeldzame, maar ernstige aandoening kan optreden als complicatie bij een virusinfectie, zoals mazelen of waterpokken of in uitzonderlijke gevallen, na primaire immunisering tegen virusziekten, vooral bij oudere kinderen en volwassenen.

De oorzaak van acute diffuse demylinisering is niet bekend. Geopperd is dat er een auto-immuunreactie tegen myeline bij betrokken is, opgewekt door virussen bij ziekten zoals mazelen of door een immuunrespons op een vaccin. De effecten verschillen aanzienlijk, afhankelijk van de uitbreiding en ernst van de demyelinisering, en lijken op die van multipele sclerose. Het vroege koortsstadium kan voortschrijden tot verlamming en coma. De meeste patiënten overleven de eerste fase en herstellen volledig, maar sommigen houden er ernstige neurologische stoornissen aan over.

● TOETS

9. Beschrijf de pathologische veranderingen die kenmerkend zijn voor multiple sclerose.

Tabel 7.4 Samenvatting van de effecten van beschadiging van motorische neuronen

Hogere motorische neuron	Lagere motorische neuron
Spierzwakte en spastische verlamming	Spierzwakte en slappe verlamming
Overmatige peesreflexen	Afwezigheid van peesreflexen
Spiertrekkingen	Spieratrofie
	Spiersamentrekking
	Verslechterde bloedsomloop

Aandoeningen van het ruggenmerg

Leerdoel

Na lezing van deze paragraaf kan de lezer:

■ uitleggen hoe aandoeningen van het ruggenmerg het normale functioneren beïnvloeden.

Doordat de ruimte in het wervelkanaal en de tussenwervelgaten beperkt is, kan elke aandoening die deze structuren vervormt of verkleint het ruggenmerg of de perifere zenuwwortels beschadigen, of ischemie veroorzaken door het samendrukken van bloedvaten. Tot deze aandoeningen behoren:
- fractuur of verschuiving van wervels of beide
- tumoren van de ruggenmergvliezen of de wervels
- ingezakte tussenwervelschijf.

Het effect van de ziekte of het letsel hangt af van meerdere factoren: de ernst van de schade, het type en de plaats van de betrokken neuronen.

Motorische neuronen

Tabel 7.4 geeft een samenvatting van de effecten van beschadiging van de motorische neuronen. Welk deel van het lichaam is aangedaan, hangt af van welke neuronen beschadigd zijn en van hun plaats in hersenen, ruggenmerg of perifere zenuwen.

Laesies van hogere (centrale) motorische neuronen

Beschadigingen van de hogere motorische neuronen boven het niveau van de piramidebaankruising tasten de heterolaterale zijde van het lichaam aan. Bloeding of infarcering van de capsula interna van een hersenhelft veroorzaakt verlamming aan de andere kant. Laesies onder de kruising hebben effect op de ipsilaterale zijde. De corticale besturing van de lagere motorische neuronen valt weg en de spierspanning neemt toe (Tabel 7.4).

Laesies van lagere (perifere) motorische neuronen

De cellichamen van lagere motorische neuronen liggen in het ruggenmerg en maken deel uit van de perifere zenuwen. Laesies in deze zenuwcellen leiden tot verzwakking of verlamming en atrofie van de effectorspieren die ze verzorgen.

Motorneuronziekte

Dit is een chronische voortschrijdende degeneratie van hogere en lagere motorische neuronen die het meest voorkomt bij mannen boven de 50 jaar. De oorzaak is zelden bekend, ook al gaat het in enkele gevallen om een genetische autosomale dominante aandoening (p. 485). Motorische neuronen in de hersenschors, hersenstam en voorhoorns van het ruggenmerg worden vernietigd en vervangen door gliose. Vroege symptomen zijn gewoonlijk verzwakking en trekken van de kleine spieren van de hand en de spieren van het schoudergebied. De benen worden later aangedaan. De dood treedt binnen drie tot vijf jaar in, gewoonlijk door ademhalingsproblemen of complicaties door de immobiliteit.

Gemengde motorische en sensorische aandoeningen

Subacute gecombineerde strengziekte

Deze aandoening treedt het meest op als complicatie van pernicieuze anemie (p. 74). Vitamine B_{12} is nodig voor de vorming en het onderhoud van myeline door de Schwanncellen en de oligodendrocyten. Hoewel degeneratie van het ruggenmerg eerder merkbaar kan zijn dan de anemie, kan ze worden vertraagd door behandeling met vitamine B_{12}.

De degeneratie van myeline treedt op in de voorste en laterale strengen witte stof in het ruggenmerg, vooral in de hogere thoracale en lagere cervicale gebieden. Minder vaak treedt degeneratie op in de spinale ganglia van de perifere zenuwen. Demyelinisering van proprioceptorvezels (sensorisch) leidt tot ataxie en die van hogere motorische neuronen tot verhoogde spierspanning en spastische verlamming. Zonder behandeling treedt de dood binnen vijf jaar in.

Beknelling van het ruggenmerg en zenuwwortels

Tot de oorzaken behoren:
- uitpuilende tussenwervelschijf
- syringomyelie

- tumoren: metastasen, in de ruggenmergvliezen of nerve sheath-tumor
- fracturen met verschuiving van botfragmenten.

Uitpuilende tussenwervelschijf (discus intervertebralis)

Dit is de meest voorkomende oorzaak van beklemming van ruggenmerg of zenuwwortels. De wervellichamen worden gescheiden door de tussenwervelschijven, die bestaan uit een buitenrand van kraakbeen, de anulus fibrosus, en een kern van zacht geleiachtig materiaal, de nucleus pulposus.

Bij hernia puilen de annulus fibrosus en het ligamentum longitudinale posterius in het wervelkanaal uit. Dit gebeurt het meest in het lumbale gebied, onder het niveau van het ruggenmerg, dus onder L2, zodat alleen zenuwwortels worden geraakt (Fig. 7.50). Bij een hernia in het cervicale gebied kan ook het ruggenmerg bekneld raken. Een hernia kan plotseling ontstaan, met name bij jongvolwassenen tijdens zware inspanning, of geleidelijk, bij oudere mensen wanneer de discus door botziekten of degeneratie is aangetast en scheurt tijdens geringe inspanning. De hernia kan:

- aan één kant van de wervelkolom (posterolaterale uitpuiling) zitten, daarbij druk op zenuwwortels veroorzakend
- in het midden zitten, daarbij het ruggenmerg, de arteria spinalis anterior en mogelijk aan bilaterale zenuwwortels samendrukkend (dit is zeldzaam).

De gevolgen hangen af van de omvang en de duur van de hernia. Een lichte hernia veroorzaakt plaatselijk pijn door druk op de zenuwuiteinden van het ligamentum longitudinale posterius.

Tot de gevolgen van een omvangrijke hernia behoren:

- uni- of bilaterale verlamming
- acute of chronische pijn die lijkt te komen uit het gebied dat wordt voorzien door de beknelde sensorische zenuw, bijv. een voet (ischialgie)
- samendrukking van de arteria spinalis anterior, wat ischemie en mogelijk necrose van het ruggenmerg veroorzaakt
- plaatselijke spiercontracties door druk op motorische zenuwen.

Syringomyelie

Deze verwijding (syrinx) van het centrale kanaal van het ruggenmerg treedt het meest op in het cervicale gebied en hangt samen met aangeboren afwijkingen van het distale eind van de vierde ventrikel. Naarmate het centrale kanaal zich verwijdt, veroorzaakt de druk daarvan steeds meer schade aan sensorische en motorische neuronen.

Tot de vroege effecten behoren gedissocieerde anesthesie (ongevoeligheid voor warmte en pijn) door de samendrukking van de sensorische vezels die het ruggenmerg kruisen zodra ze dit binnenkomen. Op de lange duur vindt vernietiging van motorische en sensorische banen

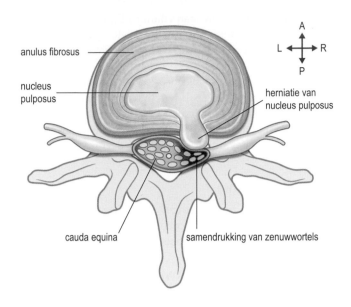

Figuur 7.50 Uitpuilende tussenwervelschijf.

plaats, wat leidt tot spastische verlamming en verlies van gevoel en reflexen.

> ● **TOETS**
>
> 10. Beschrijf de veranderingen in een tussenwervelschijf die is ingezakt.

Aandoeningen van perifere zenuwen

> **Leerdoelen**
>
> Na lezing van deze paragraaf kan de lezer:
>
> - de oorzaken en gevolgen van polyneuropathieën en mononeuropathieën vergelijken
> - de effecten van het syndroom van Guillain-Barré en Bell-verlamming beschrijven.

Perifere neuropathie

Dit is een groep ziekten van de perifere zenuwen die niets met een ontsteking te maken hebben. Ze worden ingedeeld als:

- polyneuropathie: er is een aantal zenuwen aangetast
- mononeuropathie: er is slechts één zenuw aangetast.

Polyneuropathie

Schade aan een aantal zenuwen en hun myelineschede treedt samen met andere aandoeningen op, zoals:

- voedingstekorten, bijv. aan vitamine B_1, B_6 en B_{12}
- stofwisselingsstoornissen, zoals diabetes mellitus, uremie (bij nierfalen) en leverinsufficiëntie en kwaadaardige tumoren
- vergiftiging, zoals met alcohol, lood, kwik, aniline en bepaalde medicijnen zoals fenytoïne en isoniazide.

Lange zenuwen worden meestal het eerst aangetast, zoals de zenuwen die de benen en voeten bezenuwen. Het verloop hangt af van de oorzaak en de omvang van de schade.

Mononeuropathie

Gewoonlijk is één zenuw aangetast; de meest voorkomende oorzaak is ischemie door beknelling. Het resulterende functieverlies hangt af van de plaats en omvang van het letsel. Voorbeelden zijn:

- druk op hersenzenuwen in schedelopeningen doordat de hersenen vervormen onder verhoogde intracraniële druk, bijv. de nervus facialis
- samendrukking van een zenuw, veroorzaakt door ontsteking en oedeem in een beperkte ruimte, bijv. de nervus medianus bij het carpaletunnelsyndroom (zie p. 475)
- uitwendige druk op een zenuw, bijv. de nervus ulnaris en nervus fibularis bij een bewusteloze wiens arm over de rand van bed of brancard hangt
- samendrukking van de nervus axillaris (circumflexus) door slecht passende krukken
- klem zitten van een zenuw tussen de gebroken uiteinden van een bot
- ischemie door trombose van de bloedvaten die een zenuw verzorgen.

Guillain-Barré-syndroom

Deze plotselinge, acute, voortschrijdende en bilateraal opstijgende verzwakking of verlamming van spieren wordt ook acute idiopathische polyneuroradiculopathie genoemd. Ze begint in de onderste ledematen en breidt zich uit naar de armen, romp en hersenzenuwen, meestal één tot drie weken na een infectie van de hogere luchtwegen. Een wijdverbreide ontsteking gaat gepaard met enige demyelinisering van ruggenmerg-, perifere en hersenzenuwen en van de spinale ganglia. Verlamming kan alle ledematen treffen en de ademhalingsspieren. Patiënten die de acute fase overleven, herstellen gewoonlijk na enkele weken of maanden volledig.

Bell-verlamming

Samendrukking van de nervus facialis die door het os temporale loopt, veroorzaakt verlamming van de mimische spieren met afhangende mondhoek en verlies van de gelaatsuitdrukking aan de aangedane kant. De directe oorzaak is ontsteking en oedeem van de zenuw.

De onderliggende oorzaak zou viraal kunnen zijn. De aandoening kan plotseling optreden of binnen verscheidene uren ontstaan. Verkrampte gelaatstrekken ontstaan door spierspanning in de niet-aangedane zijde; de andere zijde is uitdrukkingsloos. De zieke herstelt zich meestal binnen drie à acht weken volledig, maar soms is de aandoening blijvend.

> **● TOETS**
>
> 11. Beschrijf Bell-verlamming en de gebruikelijke gevolgen ervan.

Afwijkingen in de aanleg van het zenuwstelsel

> **Leerdoelen**
>
> Na lezing van deze paragraaf kan de lezer:
>
> - de ontwikkeling van afwijkingen van het zenuwstelsel beschrijven
> - de effecten daarvan aan afwijkend functioneren relateren.

Spina bifida

Dit is een aangeboren misvorming van de neurale buis en het ruggenmerg die begint in het embryo (Fig. 7.51). De neurale bogen zijn afwezig en de dura mater is afwijkend, meestal in het lumbosacrale gebied. De oorzaak is onbekend, hoewel er een relatie is met een tekort aan foliumzuur op het moment van bevruchting. Deze neurale buisdefecten kunnen erfelijk zijn of ontstaan door omgevingsfactoren, zoals straling, of door een infectie van de moeder (rubella) in een kritisch stadium van de ontwikkeling van de ruggengraat. De gevolgen hangen af van de omvang van de misvorming.

Spina bifida occulta

Bij deze 'verborgen' conditie is de huid boven de wervelkolom intact; overmatige haargroei op deze plaats kan het enige teken van een afwijking zijn. Soms zijn er geringe neurologische effecten, die meestal de blaas treffen.

Meningocoele

De huid boven het defect is zeer dun en kan na de geboorte scheuren. Er is een verwijding achter in de subarachnoïdale ruimte. Het ruggenmerg is correct gepositioneerd.

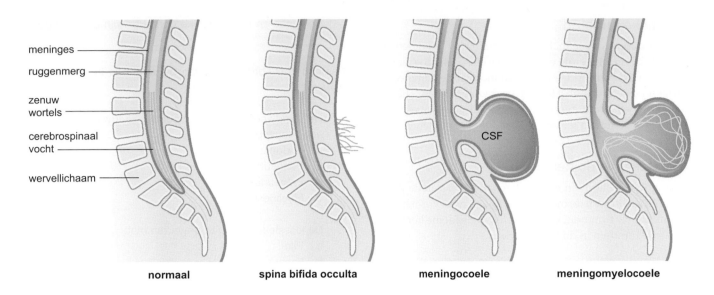

meninges

ruggenmerg

zenuw
wortels

cerebrospinaal
vocht

wervellichaam

CSF

| normaal | spina bifida occulta | meningocoele | meningomyelocoele |

Figuur 7.51 Spina bifida. Wervels gezien van opzij.

Meningomyelocoele

De ruggenmergvliezen en het ruggenmerg zijn zeer afwijkend. De huid kan afwezig zijn of scheuren. In beide gevallen is er lekkage van cerebrospinaal vocht en de ruggenmergvliezen kunnen geïnfecteerd raken. Ernstige zenuwdefecten leiden tot paraplegie en gebrekkige beheersing van de sluitspieren, waardoor urine- en feces-incontinentie optreden. Er kunnen ook geestelijke stoornissen zijn.

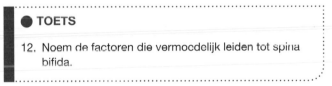

● **TOETS**

12. Noem de factoren die vermoedelijk leiden tot spina bifida.

Hydrocefalie

Zie p. 193.

Tumoren van het zenuwstelsel

Leerdoel

Na lezing van deze paragraaf kan de lezer:

■ de effecten van tumoren op het zenuwstelsel beschrijven.

Ongeveer 50% van de hersentumors zijn metastasen van andere primaire plaatsen, vaak de bronchie, de borst, maag of prostaat (zie verderop).

Primaire tumoren van het zenuwstelsel ontstaan gewoonlijk in de neuroglia, hersen- en ruggenmergvliezen of bloedvaten. Neuronen zijn er zelden bij betrokken, aangezien ze zich gewoonlijk niet vermenigvuldigen. Metastasen van tumoren van het zenuwweefsel zijn zeldzaam. Daardoor is de groeisnelheid van een intracraniële tumor belangrijker dan de kans op uitzaaiingen. In dit verband betekent 'goedaardig' langzaam groeiend en 'kwaadaardig' snel groeiend. Zo kan een kleine, goedaardige, ingekapselde tumor enorme en overmatige gevolgen hebben als deze de afvoer cerebrosinaal vocht blokkeert of de essentiële centra samendrukt.

Vroege tekenen bevatten hoofdpijn, overgeven, visuele stoornissen en papiloedeem (zwelling van de blinde vlek, wat met oftalmoscopie te zien is). Een verhoogde hersendruk treedt aan de dag wanneer hij niet meer kan worden gecompenseerd (zie p. 192).

Door de beperkte ruimte van de schedel verhoogt een bloeding in de tumor de hersendruk nog verder.

Langzaam groeiende tumoren

Deze laten tijd over voor het compenseren van de stijgende intracraniële hersendruk, zodat de tumor al vrij groot kan zijn voor de effecten duidelijk zijn. Dit omvat een vermindering van het volume van cerebrospinaal vocht en circulerend bloed.

Snel groeiende tumoren

Deze geven geen tijd voor het compenseren van de snel stijgende hersendruk, zodat de effecten snel duidelijk worden (zie Fig. 7.47C). Tot de complicaties behoren:

• neurologische stoornissen, afhankelijk van plaats en grootte van de tumor
• effecten van verhoogde hersendruk (p. 192)
• necrose van de tumor, wat bloeding en oedeem veroorzaakt.

Specifieke tumoren

Hersentumoren ontstaan bij volwassenen en kinderen gewoonlijk in verschillende cellen en variëren van goedaardig tot zeer kwaadaardig. De meest voorkomende tumoren bij volwassenen zijn gliobastomen en meningiomen, die gewoonlijk goedaardig zijn en ontstaan uit granulaties in de arachnoidea. Astrocytomen en medulloblastomen komen het vaakst bij kinderen voor.

Metastasen in de hersenen

De prognose is slecht en de effecten hangen af van de plaats en groeisnelheid van de metastasen. Er zijn twee vormen: discrete multipele tumoren, voornamelijk in de kleine hersenen, en diffuse tumoren in de arachnoidea.

● **TOETS**

13. Leg uit waarom primaire tumoren van het zenuwstelsel bijna altijd ontstaan in de neuroglia, de hersenvliezen of bloedvaten.

Zelftest

Vul elk van de volgende beweringen in:

1. Er zijn twee soorten zenuwweefsel. De cellen die prikkels opwekken en doorgeven staan bekend als _____ en ze worden ondersteund door bindweefselcellen die gezamenlijk _____ worden genoemd. Er zijn vier soorten van deze cellen, waarvan er twee _____ en _____ zijn.

2. Het gebied waar een actiepotentiaal van de ene zenuw naar de andere gaat is de _____ .
   Een chemische stof, de _____, komt vanuit _____ _____ vrij in de _____, de ruimte tussen de twee neuronen.

3. Een _____ is een onwillekeurige en onmiddellijke reactie op een zintuiglijke prikkel. Het sensorische neuron komt het ruggenmerg binnen via de _____ zenuwwortel en de prikkel in het motorische (effector) neuron verlaat het via de _____ zenuwwortel.

4. Het perifere zenuwstelsel bestaat uit _____ paar ruggenmergzenuwen en _____ paar hersenzenuwen.

5. De meest voorkomende vorm van dementie in ontwikkelde landen is _____ _____.
   De oorzaak van deze vorm is onbekend, maar dementie kan ook ondergeschikt zijn aan andere aandoeningen; cerebrovasculaire aandoeningen worden geassocieerd met _____

dementie en besmettelijke oorzaken zijn onder andere _____.

Kies één antwoord om elk van de volgende beweringen in te vullen:

6. Het bindweefsel dat elke bundel zenuwvezels binnen een zenuw bedekt is het: _____
   a. Endoneurium
   b. Perineurium
   c. Epineurium
   d. Myelineschede.

7. De klassieke zintuigen omvatten niet: _____
   a. Pijn
   b. Evenwichtsgevoel
   c. Gezichtsvermogen
   d. Smaak.

8. Het is waar dat: _____
   a. Het centrale zenuwstelsel uit de hersenen, het ruggenmerg en de onwillekeurige spieren bestaat.
   b. Afferente zenuwen dragen impulsen weg van het centrale zenuwstelsel.
   c. Het autonome zenuwstelsel controleert de activiteit van de willekeurige spieren.
   d. Baroreceptoren en chemoreceptoren sturen informatie over de interne omgeving van het centrale zenuwstelsel.

9. Een lumbaalpunctie wordt gebruikt om toegang te krijgen tot het hersenvocht, dat zich in de: _____ bevindt:
   a. Subdurale ruimte
   b. Subarachnoïdale ruimte
   c. Epidurale ruimte
   d. Centrale kanaal.

10. De oorzaak van poliomyelitis is: _____
    a. Bacteriëel
    b. Viraal
    c. Genetisch
    d. Idiopathisch.

Geef bij elk van de volgende beweringen aan of deze waar of niet waar is:

11. Afferente zenuwen dragen impulsen naar het centrale zenuwstelsel. _____

12. De skeletspieren zijn de enige effectororganen van het somatische (willekeurige) zenuwstelsel. _____

13. De dura mater is de fijne binnenste laag van de hersenvliezen die de hersenen volledig bedekt. _____

14. De nervi vestibulocochleari worden geassocieerd met het gehoor, de houding en het evenwicht. _____

15. Herpes simplex-virussen veroorzaken zowel waterpokken als, na een latente periode, gordelroos. _____

16. Koppel elke letter van lijst A aan het juiste nummer van lijst B:

Lijst A

____ a) Schwann-cellen
____ b) Verdere verspreiding
____ (c) Ependymcellen
____ (d) Witte stof
____ (e) Oligodendrocyten
____ (f) Grijze stof
____ (g) Microglia
____ (h) Astrocyten

Lijst B

1. Cellen waarvan de voetjes de bloed-hersen-barrière vormen
2. Cellen die bacteriën en beschadigd weefsel in het centrale zenuwstelsel verwijderen
3. Cellen die hersenvocht afscheiden
4. Gevormd door de lichamen van zenuwcellen
5. Zenuwgeleiding gebruikt door ongemyeliniseerde neuronen
6. Microglia die myeline afscheiden en onderhouden
7. Cellen die myeline afscheiden en onderhouden in het perifere zenuwstelsel
8. Gevormd door axonen van zenuwcellen

17. Koppel elke letter van lijst A aan het juiste nummer van lijst B:

Lijst A

____ a) Corpus callosum
____ b) Gyri
____ (c) Decussatio
____ d) Banen
____ (e) Hersenschors
____ (f) Diëncefalon
____ (g) Sulci
____ (h) Nuclei

Lijst B

1. Oppervlakkig deel van de hersenen
2. Massa van witte stof die de twee hersenhelften met elkaar verbindt.
3. Een deel van de hersenen omvat de thalamus en de hypothalamus.
4. Groepen cellichamen in het centrale zenuwstelsel
5. Kruising van zenuwvezels in het centrale zenuwstelsel

6. Bundels van zenuwvezels die de witte stof van de hersenen vormen
7. De vele windingen van het oppervlak van de hersenen
8. De vele groeven aan het oppervlak van de hersenen

18. Koppel elke letter van lijst A aan het juiste nummer van lijst B:

Lijst A

____ (a) Motorische zenuw
____ (b) Dermatoom
____ (c) Plexus
____ (d) Nervus phrenicus
____ (e) Nervus pudendus
____ (f) Sensorische zenuw
____ (g) Nervus ischiadicus
____ (h) Nervi intercostales

Lijst B

1. Verzorgt de dij-spieren
2. Draagt impulsen naar het centrale zenuwstelsel.
3. Gebied waar de zenuwen samenkomen en er een hergroepering van de vezels plaatsvindt
4. Verzorgt de externe anale sluitspier
5. Draagt impulsen weg van het centrale zenuwstelsel
6. Verzorgt de ademhalingsspieren die tussen de ribben liggen
7. Huidgebied waarvan de sensorische receptoren geassocieerd zijn met een specifieke zenuw
8. Prikkelt het diafragma

19. Koppel elke letter van lijst A aan het juiste nummer van lijst B:

Lijst A

____ (a) Papiloedeem
____ (b) Spina bifida
____ (c) Hydrocefalie
____ (d) Haemophilus influenzae
____ (e) Neurotrofe
____ (f) Herniatie
____ (g) Voorbijgaande ischemische aanval
____ (h) Hemiparese

Lijst B

1. Term die wordt gebruikt om microben die zich aangetrokken voelen tot zenuwweefsel te beschrijven
2. Verplaatsing van een deel van de hersenen uit de normale ruimte
3. Een periode van hersenbeschadiging die wordt hersteld, maar die kan voorafgaan aan een beroerte

4. Zwelling rond de blinde vlek, te zien met oftalmoscopie

5. Verlamming van een ledemaat of een zijde van het lichaam

6. Abnormaal hoog volume hersenvocht

7. Een bacterie die hersenvliesontsteking veroorzaakt bij jonge kinderen

8. Een aangeboren aandoening die het ruggenmerg aantast

Ga naar http://evolve.elsevier.com/Waugh/anatomie/ voor meer zelftests over de onderwerpen die in dit hoofdstuk aan de orde zijn gekomen.

De klassieke zintuigen

De klassieke zintuigen zijn: het gehoor, zicht, reuk, smaak en evenwicht; ze hebben hun eigen receptoren die informatie verzamelen en doorgeven naar specifieke delen van de hersenen. De prikkels in de oren, ogen, neus en mond worden in de hersenen geïntegreerd en gecoördineerd wat waarneming mogelijk maakt. Wel 80% van wat we waarnemen komt voort uit externe zintuiglijke prikkels. In de eerste delen van dit hoofdstuk worden de zintuigen besproken, terwijl in de latere delen de problemen aan de orde komen die zich voordoen bij aandoeningen van de structuren die betrokken zijn bij het horen en zien als gevolg van veroudering.

Oren en gehoor

Leerdoelen

Na lezing van deze paragraaf kan de lezer:

- de structuur beschrijven van de componenten van het buiten-, midden- en binnenoor
- de fysiologie van het gehoor beschrijven.

Het oor is het orgaan van het gehoor en is ook betrokken bij de balans. Het wordt gevoed door de cochleaire tak van de 8e hersenzenuw (nervus vestibulocochlearis), die gevoelig is voor vibraties door geluidsgolven en deze informatie doorgeeft aan de hersenen.

Met uitzondering van de auricula (oorschelp) liggen de structuren van het oor in het pars petrosa (rotsbeen) van het os temporale (slaapbeen).

Structuur

Het oor bestaat uit drie delen (Fig. 8.1): buitenoor, middenoor (cavum tympani of trommelholte) en binnenoor.

Het buitenoor verzamelt de geluidsgolven en geleidt ze naar het middenoor, dat deze golven naar het binnenoor leidt. Het binnenoor zet de geluidsgolven om in zenuwimpulsen, die worden doorgegeven aan de auditieve cortex (het gehoorgebied) van de hersenen.

Buitenoor

Het buitenoor bestaat uit de oorschelp (auricula) en de buitenste gehoorgang (meatus acusticus externus).

Oorschelp (auricula)

De oorschelp is het zichtbare deel dat aan de zijkant van het hoofd uitsteekt en bestaat uit elastisch kraakbeen en is bedekt met huid. Hij heeft diepe groeven en richels; de buitenrand is de helix.

De lobulus (oorlel) is het zachte, buigzame onderste uiteinde dat bestaat uit bloedrijk bind- en vetweefsel.

Buitenste gehoorgang (meatus acusticus externus)

Dit is een ongeveer 2,5 cm lange buis met een flauwe S-vorm, die loopt van de oorschelp naar het trommelvlies (membrana tympani). Het buitenste derde deel is ingesloten in kraakbeen en de rest ligt in het slaapbeen. Het is bekleed met huid die doorloopt vanuit de oorschelp. De huid van het buitenste derde deel bevat talrijke oorsmeerkliertjes en haarzakjes, met bijbehorende talgkliertjes. Oorsmeerkliertjes zijn aangepaste zweetklieren die cerumen (oorsmeer) afscheiden, een kleverig materiaal dat beschermende stoffen, waaronder bactericide lysozymen en immunoglobulinen bevat. Het oorsmeer, de haren en de krommingen in de gehoorgang zorgen ervoor dat lichaamsvreemde deeltjes, zoals

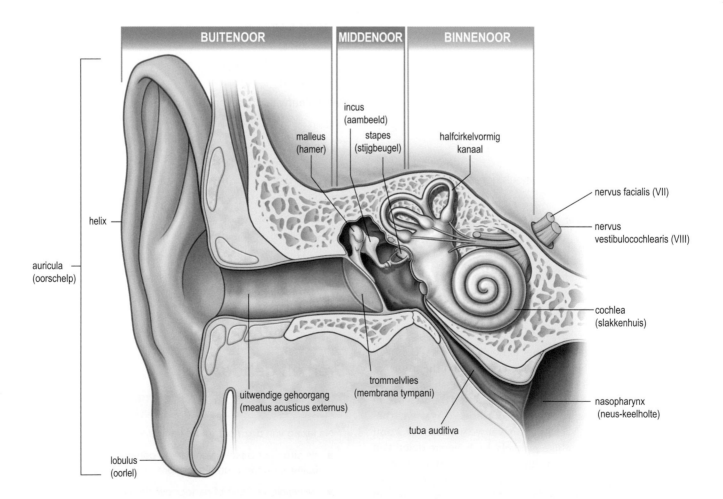

Figuur 8.1 De delen van het oor.

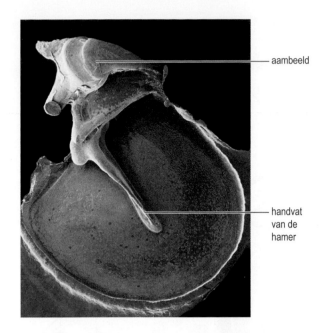

Figuur 8.2 Het trommelvlies, gezien door een otoscoop die de schaduwen toont van hamer en aambeeld. (Steve G Schmeissner/ Science Photo Library. Gereproduceerd met toestemming.)

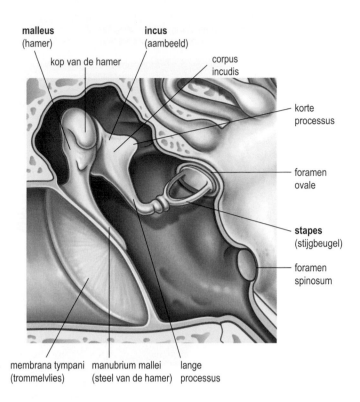

Figuur 8.3 De gehoorbeentjes.

stof, insecten en bacteriën, het trommelvlies niet bereiken. De kauw- en spreekbewegingen van het kaakgewricht (temporomandibulair gewricht) 'masseren' de kraakbeenachtige gehoorgang, waardoor het smeer naar buiten komt.

Het trommelvlies of membrana tympani (Fig. 8.2) sluit de uitwendige gehoorgang volledig af van het middenoor (cavum tympani). Het is ovaal, met een iets bredere rand bovenaan, en bestaat uit drie lagen weefsel: een buitenlaag van haarloze huid, een middenlaag van vezelrijk bindweefsel en een binnenlaag van slijmvlies dat doorloopt vanuit het middenoor.

Middenoor (cavum tympani)

Dit is een onregelmatige, met lucht gevulde holte in het pars petrosa (rotsbeen) van het os temporale (slaapbeen; Fig. 8.3; zie ook Fig. 8.1). De holte, de inhoud en de luchtzakken die erop uitkomen zijn bedekt met ofwel eenlagig plaveiselepitheel ofwel kubisch epitheel.

De zijwand van het middenoor wordt gevormd door het trommelvlies.

Dak en vloer worden gevormd door het slaapbeen.

De achterwand wordt gevormd door het slaapbeen met openingen naar het antrum mastoideum, waardoor lucht naar de luchthoudende cellen van de processus mastoideus stroomt.

De middenwand is een dunne laag van het slaapbeen met twee openingen:

- het foramen ovale (ovale venster)
- het foramen spinosum (ronde venster) (Fig. 8.6).

Het foramen ovale wordt bedekt door een deel van een beentje dat stapes (stijgbeugel) heet; het foramen spinosum door een dunne laag bindweefsel.

Lucht bereikt de holte via de tuba auditiva (oortrompet of buis van Eustachius) die de neus-keelholte met het middenoor verbindt. Deze buis is ongeveer 4 cm lang en bekleed met cilindrisch trilhaarepitheel, en zorgt ervoor dat zich aan beide zijden van het trommelvlies lucht bevindt onder atmosferische druk. Daardoor kan het trommelvlies trillen als het geraakt wordt door geluidsgolven. In normale toestand is de buis van Eustachius dicht, maar als de druk aan weerszijden van het trommelvlies ongelijk is, bijv. op grote hoogte, wordt zij geopend door te slikken of te gapen. Dan 'knappen' de oren en wordt de druk weer gelijk.

Gehoorbeentjes

In het middenoor lopen drie heel kleine botjes met een lengte van niet meer dan enkele millimeters van het trommelvlies naar het foramen ovale (Fig. 8.3; zie ook Fig. 8.1). Tussen de botten zitten synoviale gewrichten die de botten laten trillen in de met lucht gevulde timpaanholte De gehoorbeentjes worden in plaats gehouden door fijne ligamenten en zijn genoemd naar hun vorm.

Malleus (de hamer). Dit is het laterale, hamervormige beentje. De steel (manubrium mallei) staat in contact met het trommelvlies en de kop vormt een synoviaal gewricht met de incus.

Incus (het aambeeld). Dit is het middelste, aambeeldvormige beentje. Het lichaam (corpus incudis) ervan scharniert met de hamer, en het lange uitsteeksel (processus) met de stapes (stijgbeugel) en het korte uitsteeksel, dat met bindweefsel aan de achterwand van de middenoorholte vastzit, stabiliseert het geheel.

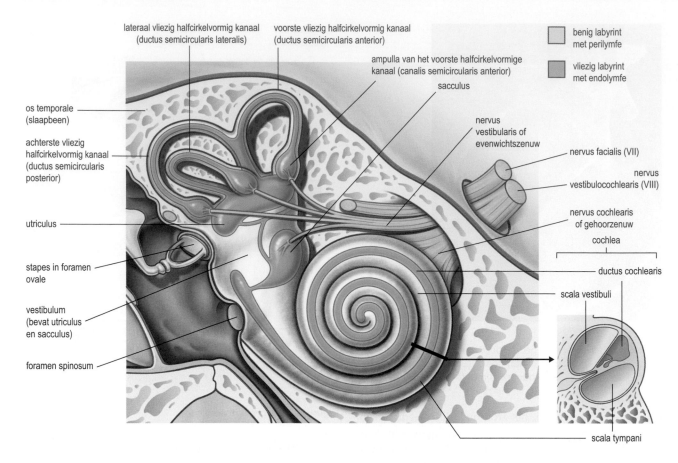

lateraal vliezig halfcirkelvormig kanaal
(ductus semicircularis lateralis)

voorste vliezig halfcirkelvormig kanaal
(ductus semicircularis anterior)

ampulla van het voorste halfcirkelvormige
kanaal (canalis semicircularis anterior)

sacculus

benig labyrint
met perilymfe

vliezig labyrint
met endolymfe

os temporale
(slaapbeen)

achterste vliezig
halfcirkelvormig kanaal
(ductus semicircularis
posterior)

utriculus

stapes in foramen
ovale

vestibulum
(bevat utriculus
en sacculus)

foramen spinosum

nervus
vestibularis of
evenwichtszenuw

nervus facialis (VII)

nervus
vestibulocochlearis (VIII)

nervus cochlearis
of gehoorzenuw

cochlea

ductus cochlearis

scala vestibuli

scala tympani

Figuur 8.4 Het binnenoor. Het vliezige labyrint ligt binnen het benige labyrint.

Stapes (stijgbeugel)

Dit is het mediale, stijgbeugelvormige beentje. De kop (caput stapedis) ervan scharniert met de incus en de voetplaat past in het foramen ovale.

Binnenoor

Het binnenoor (Fig. 8.4) of labyrint (doolhof) bevat de gehoor- en evenwichtsorganen. Het wordt in twee delen beschreven: het benige labyrint en het vliezige labyrint. Het richt zich op drie gebieden:

- de vestibule, met daarin het utriculus en het sacculus
- drie halfcirkelvormige kanalen (canales semicirculares)
- de cochlea.

Het binnenoor bestaat uit een netwerk van buizen en holtes in het slaapbeen (het benige labyrint). Het vliezige labyrint, een netwerk van met vloeistof gevulde membranen die het benig labyrint vullen, ligt in het benige labyrint (Fig. 8.4).

Benig labyrint

Dit is een holte in het os temporale, bekleed met periost (beenvlies). Het benige labyrint is gevuld met een waterige vloeistof, perilymfe genoemd.

Vliezig labyrint

Het vliezige labyrint is gevuld met endolymfe, een slijmachtige vloeistof.

Vestibulum

Dit is het verwijde deel dat het dichtst bij het middenoor ligt. In de zijwand liggen het foramen ovale en het foramen spinosum. Het bevat twee vliezige zakken, de utriculus en de sacculus, die een belangrijke rol spelen bij het evenwicht (p. 212).

Halfcirkelvormige kanalen (canales semicirculares)

Dit zijn drie buizen die zo zijn geplaatst, dat er in elk ruimtelijk vlak één ligt. Ook deze starten vanuit het vestibulum en spelen een belangrijke rol bij het evenwicht (p. 212).

Cochlea

Deze structuur lijkt op een slakkenhuis, met een brede basis die doorloopt vanuit het vestibulum en een nauwe top. Zij loopt als een spiraal rond een benige middenzuil. Een dwarsdoorsnede van de cochlea (Fig. 8.5) bevat drie compartimenten:

- de scala vestibuli
- de scala media of ductus cochlearis
- de scala tympani.

In dwarsdoorsnede heeft de benige cochlea twee compartimenten die perilymfe bevatten: de scala vestibuli, die begint bij het foramen ovale, en de scala tympani, die eindigt bij het foramen spinosum. De twee compartimenten lopen in

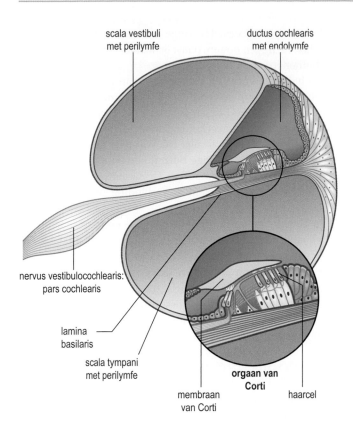

Figuur 8.5 Een dwarsdoorsnede van de cochlea met het orgaan van Corti.

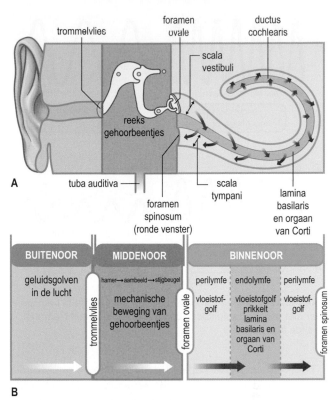

Figuur 8.6 Passage van geluidsgolven. (A) Het oor met de cochlea uitgerold (B). Schematische weergave van de overdracht.

elkaar over. Fig. 8.6 toont de relatie tussen deze structuren. De ductus cochlearis, dat een verlengstuk is van het vliezige labyrint, ligt tussen het scala vestibuli en het scala tympani, en is driehoekig in doorsnede en bevat de gehoororganen. Op de lamina basilaris, een bindweefselplaat tussen de ductus cochlearis en de scala tympani, liggen steuncellen en speciale cochleaire haarcellen met gehoorreceptoren. Deze cellen vormen het orgaan van Corti (organum spirale), het zintuigorgaan dat op trillingen reageert door zenuwprikkels af te geven naar de hersenen, zodat die de geluidsprikkel waarnemen ('horen'). De gehoorreceptoren zijn dendrieten van afferente (sensorische) zenuwen die gezamenlijk de nervus cochlearis vormen, de cochleaire (gehoor)tak van de nervus vestibulocochlearis (achtste hersenzenuw). Deze zenuw loopt door een opening in het os temporale naar de auditieve cortex in de lobus temporalis van de grote hersenen (zie Fig. 7.20).

Fysiologie van het gehoor ▶ 8.1

Geluid wordt gedragen als drukgolven (geluidsgolven) in de lucht, die zich met ongeveer 340 meter per seconde voortbewegen. Door zijn vorm verzamelt en concentreert de oorschelp geluidsgolven en richt ze langs de gehoorgang, waardoor het trommelvlies gaat trillen. Het middenoor brengt de trommelvliestrillingen over en versterkt ze met behulp van de gehoorbeentjes (Fig. 8.6). Aan het mediale uiteinde schommelt de voetplaat van de stijgbeugel heen en weer in het foramen ovale, en wekt drukgolven op in de perilymfe

van de scala vestibuli. Deels planten deze golven zich voort door de scala vestibuli en de scala tympani, maar de meeste druk komt terecht in de ductus cochlearis. Daar ontstaat een corresponderende golfbeweging in de endolymfe, die de lamina basilaris aan het trillen brengt en de gehoorreceptoren in de haarcellen van het orgaan van Corti prikkelt. De cochleaire tak van de nervus vestibulocochlearis geeft de gegenereerde zenuwimpulsen door aan de hersenen. De vloeistofgolf wordt uiteindelijk afgevoerd naar het middenoor door trilling van het membraan van het foramen spinosum. De nervus vestibulocochlearis brengt de impulsen over naar de gehoorkernen in de medulla oblongata (de nuclei cochleares), waar ze de synaps passeren en, via de colliculus inferior en de thalamus, worden overgebracht naar het gehoorgebied in de temporaalkwab van de grote hersenen (zie Fig. 7.20). Omdat een gedeelte van de vezels de middellijn kruist in de medulla en andere niet, ontvangen zowel de linker- als de rechterhersenhelft impulsen uit beide oren.

Geluidsgolven hebben toonhoogte (frequentie) en volume (Fig. 8.7). De toonhoogte wordt gemeten in hertz (Hz). Geluiden van verschillende frequenties prikkelen de lamina basilaris (zie Fig. 8.6A) op verschillende plaatsen, en dat maakt de waarneming van toonhoogten mogelijk. De lamina basilaris dicht bij het foramen ovale is gevoelig voor hoge tonen, terwijl het gebied in de richting van het uiteinde van het cochlea gevoelig is voor lage tonen. Dit is te vergelijken met een snaarinstrument: hoe korter de snaar, hoe hoger de toon.

211

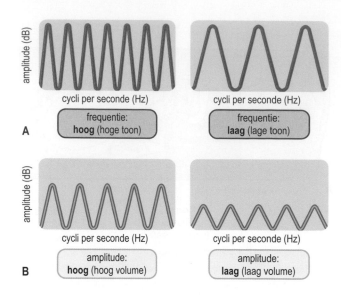

Figuur 8.7 Het gedrag van geluidsgolven. (A) Verschil in frequentie maar met dezelfde amplitude. (B) Verschil in amplitude maar met dezelfde frequentie.

Het volume wordt bepaald door de hoogte (amplitude) van de geluidsgolven en wordt gemeten in decibels (dB). Hoe groter de amplitude van de golf die in de endolymfe ontstaat, des te sterker worden de gehoorreceptoren in de haarcellen van het orgaan van Corti geprikkeld, waardoor waarneming van geluid met een verschillend volume mogelijk wordt. Blootstelling aan een overmatig geluid veroorzaakt gehoorbeschadiging, vooral als het langdurig is, omdat het de gevoelige haarcellen beschadigt.

● TOETS

1. Beschrijf de kenmerken en functies van de buitenste gehoorgang.

2. Beschrijf de rol van de gehoorbeentjes in het gehoor.

Oren en evenwicht

Leerdoel

Na lezing van deze paragraaf kan de lezer:

■ de fysiologie van het evenwicht beschrijven.

De halfcirkelvormige kanalen en het vestibulum

Het vestibulum en de halfcirkelvormige kanalen (zie Fig. 8.4) hebben geen gehoorfunctie, hoewel ze in nauw verband staan met de cochlea. Ze leveren echter informatie over de positie en rotatie van het hoofd in de ruimte, en dragen zo bij aan de handhaving van lichaamshouding en evenwicht.

Er zijn drie halfcirkelvormige kanalen, één in elk ruimtelijk vlak. Ze liggen boven, naast en achter het vestibulum van het binnenoor en komen erop uit.

De halfcirkelvormige kanalen bestaan net als de cochlea uit een benige buitenwand en vliezige buizen of ducti van binnen. De vliezige buizen bevatten endolymfe en worden van de benige wand gescheiden door perilymfe.

De utriculus is een vliezige zak wat deel uitmaakt van het vestibulum. De drie vliezige buizen komen erop uit met hun verwijde uiteinden, de ampullae. De sacculus is ook een deel van het vestibulum en staat in verbinding met utriculus en cochlea.

In de wanden van utriculus, sacculus en ampullae liggen fijne, aangepaste epitheelcellen met minuscule uitsteeksels, haarcellen genoemd. Op de haarcellen in de utriculus en de sacculus liggen minuscule kristalletjes, otolieten; in de ampullae ligt de cupula ampullaris, een gelatineus lichaam dat een soort klapdeur vormt. Tussen de haarcellen liggen receptoren op zintuigzenuweinden, die gezamenlijk de nervus vestibulocochlearis vormen.

Fysiologie van het evenwicht

De halfcirkelvormige kanalen en het vestibulum (utriculus en sacculus) zijn gericht op het evenwicht (of equilibrium). De plaatsing van de drie kanalen, één voor elke van de drie ruimtelijke dimensies, maakt het mogelijk niet alleen om de positie van het hoofd in de ruimte waar te nemen maar ook de richting en snelheid van elke beweging. Elke positieverandering van het hoofd veroorzaakt beweging in de endolymfe die de haarcellen baadt, waardoor ze vervormen en de zintuigreceptoren in de utriculus en sacculus en de ampullae prikkelen.

De evenwichtsprikkels worden overgebracht door de nervus vestibularis, die samen met de cochleaire zenuwtak de nervus vestibulocochlearis vormt. De vestibulaire tak gaat eerst naar de nucleus vestibularis, dan naar de kleine hersenen (of cerebellum).

Het cerebellum ontvangt ook prikkels vanuit de ogen en de proprioceptieve zenuwuiteinden in de skeletspieren en gewrichten en coördineert binnenkomende impulsen van de nucleus vestibularis, de ogen en de proprioceptoren. Vervolgens worden de impulsen aan de grote hersenen en de skeletspieren doorgegeven waardoor de lichaamspositie waargenomen kan worden en de mogelijke aanpassingen die nodig zijn om de houding en het evenwicht te handhaven. Impulsen uit deze drie bronnen worden samengevoegd en als efferente zenuwprikkels doorgegeven aan de grote hersenen. Dit zorgt ervoor dat de lichaamshouding recht blijft en de ogen op een bepaald punt kunnen fixeren, onafhankelijk van de hoofdbeweging.

● TOETS

3. Beschrijf de rol van de halfcirkelvormige kanalen en de vestibule bij het handhaven van het evenwicht.

Ogen en zicht

Het oog is het gezichtsorgaan en ligt in de orbita of oogkas, een benige holte ingebouwd in de botten van het gezicht. Het wordt geïnnerveerd door de nervus opticus (tweede hersenzenuw).

Het oog is bijna bolvormig en ongeveer 2,5 cm in doorsnede. De ruimte tussen oog en orbita wordt ingenomen door vetweefsel. De benige wanden van de holte en het vet erin beschermen het oog tegen letsel.

Structureel staan de ogen elk op zichzelf, maar anders dan bij de oren worden enkele van hun activiteiten gecoördineerd, zodat zij gewoonlijk als een paar functioneren. Het is mogelijk om met één oog te kijken (monoculaire visie), maar driedimensionaal zien is met één oog niet mogelijk. Vooral de beoordeling van snelheid en afstand lijdt daaronder.

Structuur

Aan de binnenzijde is het oog verdeeld in twee ruimtes, de voorste en de achterste, die worden gescheiden door de lens van het oog, het straallichaam en de banden (Fig. 8.8). De voorste ruimte is gevuld met een heldere, waterige vloeistof die kamervocht wordt genoemd, en de achterste ruimte is gevuld met een geleiachtige substantie die glasvocht wordt genoemd (het glaslichaam).

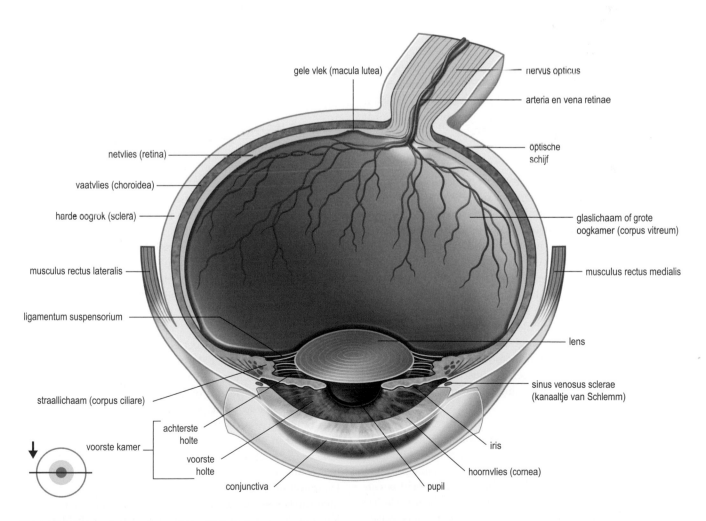

Figuur 8.8 Dwarsdoorsnede van het rechteroog.

Er zijn drie lagen weefsel in de wand van de oogbol (bulbus oculi).

- een buitenlaag van bindweefsel: harde oogrok (sclera) en hoornvlies (cornea)
- een vasculaire middenlaag of uvea, bestaande uit het vaatvlies (choroidea), straallichaam (corpus ciliare) en iris
- een binnenste zenuwweefsellaag: het netvlies (retina).

Harde oogrok en hoornvlies

De harde oogrok (sclera), of het oogwit, vormt de buitenste laag van de achterste en laterale zijden van de oogbol en loopt aan de voorkant door in het hoornvlies (cornea). Hij is een stevig bindweefselvlies dat de vorm van het oog in stand houdt en zorgt voor aanhechting aan de externe oogspieren (zie Tabel 8.1, p. 221).

Aan de voorkant loopt de sclera door als een heldere doorzichtige structuur, het hoornvlies (cornea). Deze bestaat uit drie weefsellagen. Lichtstralen vallen door het hoornvlies om het netvlies te bereiken. Het hoornvlies is bol van voren en helpt de lichtstralen zodanig te buigen dat hun brandpunt of focus op het netvlies valt.

Vaatvlies

Het vaatvlies (choroidea) (Fig. 8.9; zie ook Fig. 8.8) bekleedt het achterste vijfzesde deel van de binnenkant van de oogrok. Het is zeer rijk aan bloedvaten en donker chocoladebruin van kleur. Licht dat door de pupil in het oog valt, prikkelt de zintuigreceptoren in het netvlies (zie hieronder) en wordt vervolgens geabsorbeerd door het vaatvlies.

Straallichaam

Het straallichaam (corpus ciliare) is de voortzetting van het vaatvlies aan de voorkant van het oog. Het bestaat uit de musculus ciliaris (cirkelvormige gladde spiervezels) en epitheelcellen die vocht afscheiden. De lens zit met uitstralende banden aan het straallichaam vast, net als de spaken van een wiel (zie Fig. 8.10). Als de vezels van de musculus ciliaris, die aan deze banden vast zitten, samentrekken of zich ontspannen, wordt de grootte en dikte van de lens bepaald.

De epitheelcellen scheiden kamervocht (humor aquosus) af, die door de voorste kamer circuleert om de structuren te voeden.

Het straallichaam wordt aangestuurd door parasympatische vertakkingen van de nervus oculomotorius (de derde hersenzenuw). De prikkels daaruit doen de musculus ciliaris samentrekken en zorgen voor de accommodatie van het oog (p. 218).

Iris

De iris is de zichtbare gekleurde ring vooraan in het oog. Hij ligt aan de voorkant van het straallichaam, achter het hoornvlies en voor de lens. Hij verdeelt de voorste kamer van het oog in een voorste en achterste holte, die kamervocht bevatten dat wordt afgescheiden door het straallichaam. De iris bestaat uit pigmentcellen en twee lagen glad spierweefsel, één circulair en de andere radiaal (zie Fig. 8.9). In het midden is een opening, de pupil.

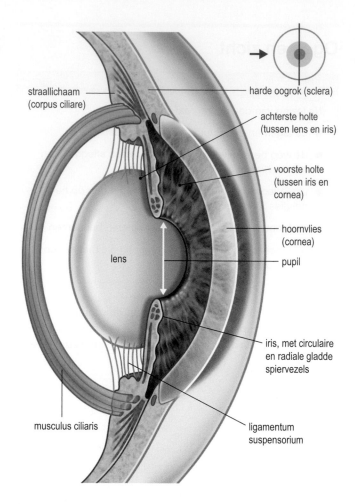

Figuur 8.9 Het vaatvlies, straallichaam en de iris. Vooraanzicht.

De iris wordt geïnnerveerd door parasympatische en sympatische zenuwen. Parasympatische prikkeling doet de pupil samentrekken (miosis) en sympatische prikkeling verwijdt hem (mydriasis) (zie Fig. 7.45 en Fig. 7.44 respectievelijk).

De kleur van de iris is genetisch bepaald en hangt af van het aantal aanwezige pigmentcellen. Albino's hebben geen pigmentcellen en mensen met blauwe ogen hebben er minder dan mensen met bruine ogen.

Lens

De lens (Fig. 8.10) is een zeer elastisch, rond en biconvex lichaam dat direct achter de pupil ligt. Hij bestaat uit langgerekte epitheelcellen, de lensvezels, die verankerd zijn in het lenskapsel. De lens is opgehangen aan het straallichaam door het ligamentum suspensorium (of de zonulavezels). De lens buigt (breekt) lichtstralen die door objecten in het gezichtsveld in het oog worden gereflecteerd. Het is de enige structuur in het oog die zijn dikte, en daardoor zijn refractiekracht kan variëren, om lichtstralen op de retina te richten. De musculus ciliaris regelt de dikte van de lens via het ligamentum suspensorium: als de spier samentrekt, spant het de lens minder aan, zodat deze dikker wordt. Hoe dichterbij het voorwerp is dat wordt bekeken, des te dikker wordt de lens om erop scherp te stellen (zie Fig. 8.18).

Netvlies (retina)

Het netvlies is de binnenste laag van de oogwand (zie Fig. 8.8). Het heeft een uiterst fijne structuur en bestaat uit diverse lagen zenuwcellichamen en hun axonen, die op een gepigmenteerde laag epitheelcellen liggen. De lichtgevoelige laag bestaat uit zintuigreceptorcellen: staafjes en kegeltjes, die fotogevoelige pigmenten bevatten, die lichtstralen in zenuwimpulsen omzetten.

Het netvlies bekleedt ongeveer driekwart van de oogbol en is achterin het dikst. Naar voren toe wordt het dunner en het eindigt vlak voor het straallichaam. Bijna middenin het achterste deel ligt de macula lutea, de gele vlek (Fig. 8.11A en 8.12). De gele vlek heeft in het midden een kleine holte, de fovea centralis, die uit alleen kegeltjes bestaat. Naar het voorste deel van het netvlies toe zijn er minder kegeltjes dan staafjes.

Op ongeveer 0,5 cm van de nasale zijde van de gele vlek komen alle netvlieszenuwvezels samen; zij vormen de nervus opticus. Het kleine gedeelte van het netvlies waar de nervus opticus het oog verlaat is de papilla nervi optici of blinde vlek. Deze plek heeft geen lichtgevoelige cellen.

Bloedvoorziening van het oog

Toevoer van slagaderlijk bloed komt van de arteriae ciliares en de arteria centralis retinae. Dit zijn vertakkingen van de arteria ophthalmica, een vertakking van de arteria carotis interna.

Veneuze afvoer vindt plaats door een aantal aderen, waaronder de vena centralis retinae, die uiteindelijk draineren in een diepe veneuze sinus.

De arteria en de vena centralis retinae liggen ingebed in de nervus opticus, die het oog bij de blinde vlek binnen komt (zie Fig. 8.8).

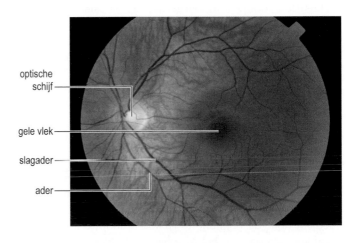

Figuur 8.12 Het netvlies. Gezien door de pupil met een oftalmoscoop. (Paul Barker/Science Photo Library. Gereproduceerd met toestemming.)

Figuur 8.10 Lens en ligamentum suspensorium van voren gezien. De iris is verwijderd.

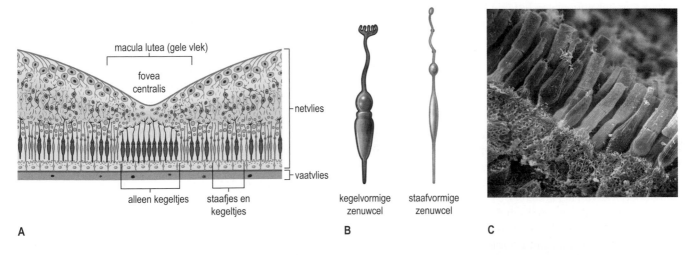

Figuur 8.11 Het netvlies. (A) Vergrote doorsnede. (B) Lichtgevoelige zenuwcellen: staafjes en kegeltjes. (C) Gekleurde scanelektronenmicrografie van staafjes (*groen*) en kegeltjes (*blauw*). (C, Omikron/Science Photo Library. Gereproduceerd met toestemming.)

Binnenkant van het oog

De voorste kamer van het oog, dus de ruimte tussen hoornvlies en lens, is door de iris niet geheel sluitend verdeeld in voorste en achterste holtes (zie Fig. 8.8). Beide holtes bevatten helder kamervocht dat door de ciliaire epitheelcellen wordt afgescheiden in de achterste holte. Het circuleert voorlangs de lens, door de pupil de voorste kamer in en wordt afgevoerd naar de veneuze circulatie door het kanaaltje van Schlemm (sinus venosus sclerae), in de hoek tussen iris en hoornvlies (zie Fig. 8.8). De oogdruk blijft tamelijk constant tussen 10 en 20 mmHg en ook de productie en afvoer van de waterige vloeistof blijft stabiel. Een toename van deze druk veroorzaakt glaucoom (p. 228). Het kamervocht levert voedingsstoffen en verwijdert afvalstoffen uit de transparante structuren voorin het oog die geen bloedvoorziening hebben: hoornvlies, lens en lenskapsel.

Achter de lens wordt de achterste holte van de oogbol gevuld door het glaslichaam (corpus vitreum). Dit is een zachte, kleurloze, doorzichtige en geleiachtige substantie die voor 99% bestaat uit water en verder uit mineraalzout en glycoproteïne. Het zorgt voor voldoende oogdruk om het netvlies tegen het vaatvlies op zijn plaats te houden en te voorkomen dat de oogbol in elkaar zakt.

Het oog behoudt zijn vorm door de oogdruk, uitgeoefend door het glaslichaam en het kamervocht.

De nervus opticus (tweede hersenzenuw)

De vezels van de nervus opticus (Fig. 8.13) hebben hun oorsprong in het netvlies en komen samen op ongeveer 0,5 cm nasaal van de gele vlek bij de blinde vlek. De zenuw gaat door de choroidea en de sclera alvorens naar achteren en mediaal door de oogholte te gaan. Hij loopt dan door het foramen opticum van het os sphenoidale (wiggebeen), naar achteren en mediaal om zich bij zijn tegenhanger uit het andere oog te voegen bij het chiasma opticum.

Chiasma opticum

Dit ligt direct voor en boven de hypofyse, welke in de sella turcica van het wiggebeen ligt (zie Fig. 9.2). In het chiasma opticum steken de zenuwvezels afkomstig van de nasale helft van elk netvlies over naar de andere lichaamshelft. De vezels van de temporale kant van het netvlies steken niet over, maar gaan naar achteren toe aan dezelfde kant. Zo krijgen beide hersenhelften zintuiglijke prikkels uit elk oog.

Tractus opticus

Dit is het verloop van de nervi optici, achter het chiasma opticum (zie Fig. 8.13). Er is een tractus opticus (gezichtsbaan) in beide hemisferen. Elke baan wordt gevormd door de nasale vezels uit het netvlies van het ene oog en de temporale vezels uit het netvlies van het andere. De tractus opticus loopt naar achteren en vormt een synaps met zenuwcellen van het corpus geniculatum laterale, een kerngebied van de thalamus. Van daaruit lopen de zenuwvezels achterwaarts en mediaal door als de radiatio optica om te eindigen in de visuele cortex in de occipitale kwabben van de grote hersenen (zie Fig. 7.20). Andere neuronen zenden visuele prikkels vanuit het

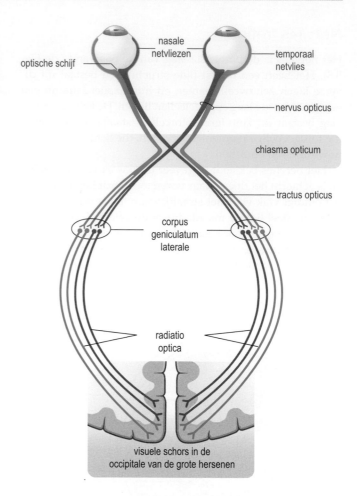

Figuur 8.13 De nervi optici en hun verloop.

corpus geniculatum laterale naar de kleine hersenen waar ze, samen met prikkels uit de halfcirkelvormige kanalen en uit de skeletspieren en gewrichten, bijdragen aan de handhaving van positie en evenwicht. Er gaan ook prikkels naar de oogbolspierzenuwen (volgen van een bewegend voorwerp). ▶ 8.2

Fysiologie van het zicht

Lichtgolven planten zich voort met 300.000 km/sec, oftewel 186.000 mijl/s. Dit is veel sneller dan de snelheid van het geluid in de lucht (ongeveer 340 m/s) en verklaart waarom we de bliksem zien voordat we donder horen.

Voorwerpen binnen het gezichtsveld reflecteren licht, dat in de ogen terechtkomt. Wit licht is een mengsel van alle kleuren uit het zichtbare spectrum (de regenboog): rood, oranje, geel, groen, blauw, indigo en violet. Dit wordt zichtbaar als men wit licht door een glazen prisma, die de stralen breekt (buigt), laat vallen. De verschillende kleuren worden dan meer of minder afgebogen, afhankelijk van hun golflengte (Fig. 8.14). Rood licht heeft de langste golflengte en violet de kortste.

Dit kleurengamma wordt het spectrum van zichtbaar licht genoemd. In een regenboog wordt het witte licht van de zon gebroken door regendruppels die fungeren als prisma's en reflectoren.

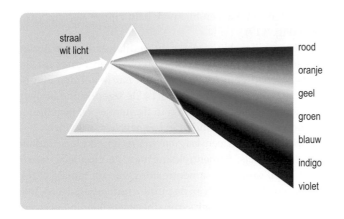

Figuur 8.14 Refractie. Wit licht wordt gesplitst in de kleuren van het zichtbare spectrum als het door een prisma loopt.

Het elektromagnetische spectrum

Het elektromagnetische spectrum is veel breder dan dat van zichtbaar licht; slechts een klein deel is zichtbaar voor het menselijk oog (Fig. 8.15). Voorbij het lange uiteinde zijn er infrarode golven (warmte), microgolven en radiogolven. Voorbij het korte uiteinde zijn er ultraviolette (UV) stralen, röntgen- en gammastralen. UV-licht is normaal niet zichtbaar omdat het wordt geabsorbeerd door een geel pigment in de lens. Na verwijdering van de lens (cataractextractie), wordt er gewoonlijk een kunstmatige geplaatst om langdurige schade van het netvlies door UV-lichtstraling te vermijden.

Een specifieke kleur wordt waargenomen als een bepaald voorwerp slechts één golflengte reflecteert en alle andere absorbeert. Een voorwerp lijkt rood als het alleen rood licht reflecteert. Een wit voorwerp lijkt wit als het alle golflengten van het licht in het oog reflecteert en zwart als het al het licht dat het opvangt absorbeert en dus niets reflecteert.

Om helder te kunnen zien, wordt het licht dat door voorwerpen binnen het gezichtsveld wordt gereflecteerd, op het netvlies van beide ogen gefocust. De processen die daarbij betrokken zijn, zijn:

- refractie (breking van de lichtstralen)
- het veranderen van de grootte van de pupillen
- accommodatie (aanpassing van de lens om van dichtbij te kunnen zien, zie hieronder).

Deze processen worden ieder afzonderlijk in de volgende paragrafen besproken, maar de effectiviteit van het gezichtsvermogen hangt af van hun al dan niet succesvolle coördinatie.

Refractie: breking van de lichtstralen

Als lichtstralen van een medium met een bepaalde dichtheid terechtkomen in een medium met een andere dichtheid, worden ze afgebogen. Fig. 8.14 laat zien hoe een glazen prisma een bundel wit licht scheidt in zijn afzonderlijke kleuren, door elke golflengte in een andere brekingsgraad te breken. In het oog gebeurt dat in de biconvexe (dubbelbolle) lens: die breekt en bundelt lichtstralen (Fig. 8.16). Dit principe zorgt ervoor dat het licht op het netvlies wordt gericht. Voor ze het netvlies bereiken, lopen de lichtstralen achtereenvolgens door de conjunctiva, het hoornvlies, kamervocht, lens en glaslichaam. Deze structuren zijn alle dichter dan lucht en hebben, met uitzondering van de lens, een constant brekingsvermogen, gelijk aan dat van water. Dit betekent dat, hoewel ze allemaal lichtstralen die het oog binnenkomen breken, hun vermogen om dit te doen onbeweeglijk is en dus niet kan worden aangepast om te helpen bij het scherpstellen.

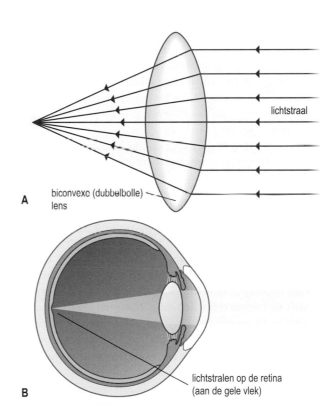

Figuur 8.16 Refractie van lichtstralen die door een biconvexe lens lopen. (A) Een glazen lens. (B) De lens in het oog.

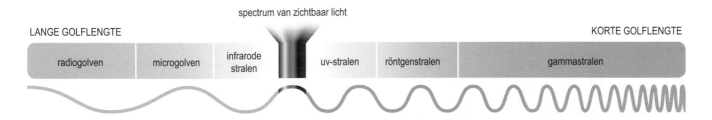

Figuur 8.15 Het elektromagnetische spectrum.

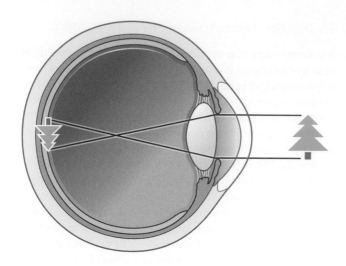

Figuur 8.17 Doorsnede van het oog, met het richten van licht-stralen op het netvlies. Dia grammatische weergave van lichtstralen die het netvlies bereiken met een omgekeerd beeld.

Focussen op een afbeelding op de retina

Lichtstralen die door een voorwerp worden weerkaatst, worden door de lens gebroken, wanneer ze het oog binnen-komen. Zie Fig. 8.16, ook al is de afbeelding op de retina in feite ondersteboven (Fig. 8.17). De hersenen passen zich hier heel snel aan, zodat de voorwerpen met de juiste kant naar boven worden gezien.

Abnormale refractie binnen het oog kan worden gecorri-geerd met behulp van biconvexe of biconcave lenzen (p. 230).

Lens

De lens is een biconvex, elastisch, doorzichtig lichaam achter de iris, dat met het ligamentum suspensorium is opgehangen aan het straallichaam (zie Fig. 8.10) en de enige structuur in het oog dat zijn brekingsvermogen kan veranderen. Lichtstralen die het oog binnenkomen moeten worden gebroken om ze op het netvlies te richten. Licht uit verafgelegen voorwerpen heeft de minste refractie nodig. Naarmate het voorwerp dichterbij komt, neemt de benodigde refractie toe. Om lichtstralen van een nabij object te focussen op het netvlies moet het refractievermogen van de lens aangepast en vergroot worden. Om het refractievermogen te vergroten trekt de musculus cili-aris samen. Dit beweegt het straallichaam naar binnen, richt-ing lens zodat de spanning op suspensiebanden er af wordt gehaald, de voorkant van de lens naar voren puilt, deze boller wordt en de refractie toeneemt, en zodat de lichtstralen van nabije voorwerpen op het netvlies gericht worden (Fig. 8.18B). Als de cirkelvormige musculus ciliaris zich ontspant, glijdt hij terug en trekt hij sterker aan het ligament, waardoor de lens oprekt en dunner wordt. Zo worden lichtstralen van verafgelegen voorwerpen op het netvlies gericht (Fig. 8.18A).

Grootte van de pupillen

De pupilgrootte beïnvloedt de accommodatie door te bepa-len hoeveel licht het oog binnenkomt. Bij helder licht zijn de pupillen klein (miosis) en bij zwak licht zijn ze verwijd (my-driasis) (Fig. 8.19).

Als de pupillen bij helder licht gedilateerd zouden zijn, zou er te veel licht de ogen binnenkomen en het gevoelige netvlies beschadigen. Als de pupillen nauw zouden zijn bij zwak licht, zou er niet genoeg licht de ogen binnenkomen om de lichtgevoelige pigmenten in de staafjes en kegeltjes te activeren die de zenuweinden in het netvlies prikkelen.

De iris bestaat uit een laag circulaire en een laag radiale gladde spiervezels. Samentrekking van de circulaire vezels trekt de pupil samen en samentrekking van de radiale vezels verwijdt hem. De grootte van de pupil wordt gereguleerd door het autonome zenuwstelsel; sympathische prikkeling verwijdt de pupillen en parasympatische prikkeling vernauwt ze.

Accommodatie

Dichtbij zien

Om scherp te stellen op nabije voorwerpen, binnen ongeveer zes meter, moet het oog accommoderen. Dat houdt de vol-gende aanpassingen in:

- samentrekking van de pupillen
- convergentie
- verandering in het brekingsvermogen van de lens.

Samentrekking van de pupillen

Dit helpt de accommodatie doordat de lichtstraal die het oog binnenkomt minder breed wordt, zodat de straal door het gebogen middendeel van de lens loopt (zie Fig. 8.17).

Convergentie (beweging van de oogbollen)

Lichtstralen van nabije voorwerpen komen beide ogen onder verschillende hoeken binnen en voor een helder zicht moe-ten ze corresponderende gebieden van de beide netvliezen prikkelen. De uitwendige spieren bewegen de ogen, en om een duidelijk beeld te krijgen roteren ze de ogen ook zodat deze zich samen op het onderwerp in beeld richten. Deze gecoördineerde spieractiviteit wordt autonoom gereguleerd. Bij een door de wil gestuurde oogbeweging bewegen beide ogen met handhaving van de convergentie. Hoe dichter een voorwerp bij de ogen is, des te sterker zullen de ogen moeten roteren om convergentie te bereiken; bijvoorbeeld, iemand die naar het puntje van zijn neus kijkt, moet scheel kijken. Als de convergentie niet volledig is, worden de ogen op verschil-lende voorwerpen gericht of op verschillende punten van het voorwerp en worden er twee beelden naar de hersenen gezonden. Dit kan tot dubbelzien, of diplopie, leiden. Als convergentie niet mogelijk is, zijn de hersenen geneigd de impulsen te negeren die uit het afwijkende oog komen (zie Scheelzien, p. 229).

Het brekingsvermogen van de lens veranderen

De lensdikte wordt veranderd om licht op het netvlies te richten. De mate van aanpassing hangt af van de afstand van het voorwerp tot de ogen: de lens is dikker voor nabije voor-werpen en op zijn dunst als de voorwerpen verder weg zijn

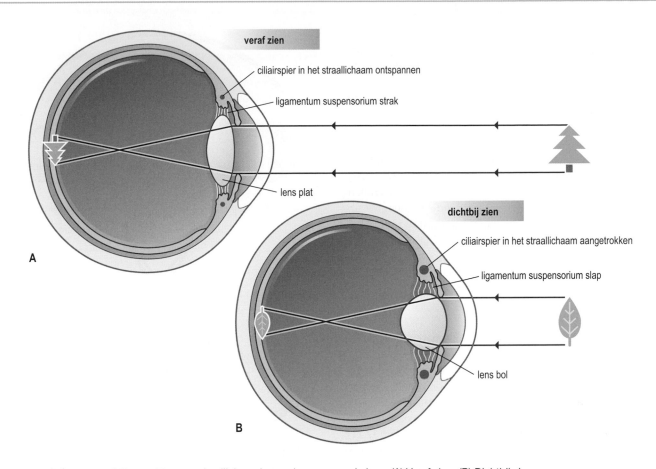

Figuur 8.18 Accommodatie: werking van de ciliaire spier op de vorm van de lens. (A) Veraf zien. (B) Dichtbij zien.

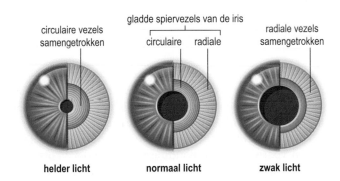

Figuur 8.19 Veranderingen in de pupilgrootte als gevolg van de intensiteit van het licht.

dan zes meter (zie Fig. 8.18). Kijken naar nabije voorwerpen 'vermoeit' de ogen sneller, omdat de musculus ciliaris dan doorlopend actief is. De lens verliest aan elasticiteit en wordt met de leeftijd stijver. Dit heet presbyopie (p. 225).

Veraf zien

Voorwerpen verder weg dan zes meter komen scherp op het netvlies zonder aanpassing van de lens of convergentie van de ogen.

Functies van het netvlies

Het netvlies is het lichtgevoelige deel van het oog. De lichtgevoelige zenuwcellen zijn de staafjes en kegeltjes, hun verspreiding in het netvlies wordt getoond in Fig. 8.11A. Lichtstralen veroorzaken chemische veranderingen in lichtgevoelige pigmenten in deze cellen. Zij genereren zenuwimpulsen die naar de achterhoofdskwabben van de grote hersenen worden geleid via de nervi optici (zie Fig. 8.13).

Kegeltjes

De kegeltjes zijn gevoelig voor licht en kleur; helder licht is nodig om ze te activeren en een scherpe, heldere kleurenwaarneming te geven. De kegeltjes zijn voornamelijk te vinden op de macula lutea, de plek op het netvlies waar de lichtstralen van een voorwerp in het directe gezichtsveld vallen. Dit betekent dat alles wat direct wordt waargenomen, in detail wordt gezien, felgekleurd en scherp. Aan de rand van de macula lutea is het aantal kegeltjes op het netvlies aanzienlijk minder en het aantal staafjes meer.

Staafjes

De staafjes zijn veel lichtgevoeliger dan de kegeltjes (zie Fig. 8.11), daardoor worden ze gebruikt bij zwak licht. Stimulatie van de staafjes zorgt voor monochromatische (zwart/wit) visie. Er zijn ongeveer een ratio van 16 maal meer staafjes dan kegeltjes en de staafjes Het aantal staafjes is ongeveer 16:1 maal het aantal kegeltjes in het netvlies en zijn talrijker naar de rand van het netvlies toe.

Rodopsine

Dit is een familie van lichtgevoelige pigmenten (gezichts-purper, staafjesrood), gevonden in zowel de staafjes als de kegeltjes, die worden afgebroken (gebleekt) wanneer ze licht absorberen dat de cel raakt. Afbraak van het rho-dopsinemolecuul genereert een actiepotentiaal. Na het ble-ken moet het rhodopsinemolecuul opnieuw opgebouwd worden voordat het weer functioneel is. Er is slechts één type rhodopsine in staafjes, die op één enkele golflengte ab-sorbeert, en daarom geven staafjes enkel monochromatisch zicht. Kegeltjes hebben echter één van de drie verschillen-de rhodopsines, die op drie verschillende golflengtes ab-sorberen en daardoor zorgen voor zogenaamde rode, blau-we en groene kegeltjes. De kleurwaarneming is afhankelijk van de combinatie van rode, blauwe en groene kegeltjes die worden gestimuleerd. Voor een adequate rhodopsinepro-ductie is een goede toevoer van vitamine A nodig.

Kleurenblindheid

Dit komt vaker bij mannen voor dan bij vrouwen. Ook al zien kleurenblinde mensen kleuren, toch kunnen ze niet altijd het verschil tussen de kleuren zien, omdat de lichtgevoelige pigmenten (voor rood, groen of blauw) in de kegeltjes abnor-maal zijn. Er bestaan verschillende soorten, maar het meeste komt rood-groene kleurenblindheid voor, die wordt doorge-geven door een geslachtsbepaald recessief gen (zie Fig. 17.11); groene, oranje, zacht rode en bruine kleuren lijken allemaal op elkaar en verschillen alleen qua intensiteit van elkaar.

Aanpassing aan het donker

Bij blootstelling aan helder licht wordt het rodopsine in de gevoelige staafjes volledig afgebroken. Dit heeft geen gevolgen als er voldoende licht is om de kegeltjes te activeren. Maar bij het betreden van een donkere ruimte, waar de lichtintensiteit on-voldoende is om de kegeltjes te stimuleren, veroorzaakt het een tijdelijke belemmering van het zicht totdat het rodopsine in de staafjes is geregenereerd ('donkeradaptatie'). Als het rodopsine weer is opgebouwd, keert het normale zicht terug. Plotselinge blootstelling aan fel licht, bijv. een cameraflits, veroorzaakt het direct bleken van rhodopsine in de staafjes en kegeltjes, en tij-delijke blindheid totdat de rhodopsine is hersteld.

Een zwakke ster aan de hemel is 's nachts beter te zien als men het hoofd iets wegdraait, omdat het zwakke licht dan op een gebied van het netvlies valt waar de concentra-tie van staafjes hoger is. Als je rechtstreeks naar een zwakke ster kijkt, is de lichtintensiteit niet voldoende om de minder gevoelige kegeltjes in het gebied van de gele vlek te prikke-len. Evenzo kunnen kleuren bij zwak avondlicht niet worden onderscheiden, omdat het licht te zwak is om de kleurgevoe-lige pigmenten in de kegeltjes te prikkelen.

Binoculair zien

Binoculair of stereoscopisch zien maakt driedimensionaal kijken mogelijk, omdat elk oog de situatie vanuit een iets andere hoek 'ziet' (Fig. 8.20). De gezichtsvelden overlappen

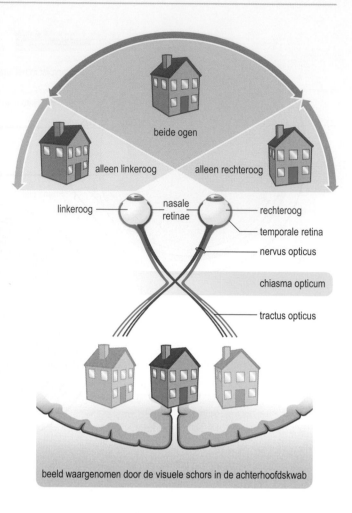

Figuur 8.20 Delen van het gezichtsveld. Monoculair en binoculair.

elkaar in het midden, maar het linkeroog ziet aan de linker-kant meer dan het rechteroog kan zien, en omgekeerd. De twee beelden worden geïntegreerd in de grote hersenen, zo-dat slechts één beeld wordt waargenomen.

Binoculair zicht geeft een veel nauwkeuriger beoordeling van een voorwerp in verhouding tot een ander voorwerp, bijvoorbeeld zijn afstand, diepte, hoogte en breedte. Mensen met monoculair zicht vinden het soms moeilijk om de snel-heid en afstand van een naderend voertuig te beoordelen.

Extraoculaire spieren van het oog

Deze omvatten de spieren van de oogleden en de spieren die de oogbol bewegen. De oogbol wordt bewogen door zes uit-wendige spieren, die aan één kant aan de oogbol vastzitten en aan de andere aan de wanden van de orbita. Er zijn vier rechte en twee schuine spieren (Fig. 8.21).

Het bewegen van de ogen om in een bepaalde richting te kijken, gebeurt onder willekeurige controle, maar de coördinatie van de bewegingen voor convergentie en accommodatie is autonoom (onwillekeurig).

De oogbewegingen die deze spieren teweegbrengen, zijn te zien in Tabel 8.1.

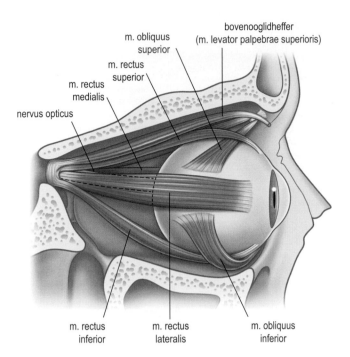

Figuur 8.21 De uitwendige spieren van het oog.

Tabel 8.1 Uitwendige spieren van het oog: hun acties en hersenzenuwvoorziening

Naam (musculus)	Actie	Hersenzenuw (nervus)
Rectus medialis	Roteert oogbol naar binnen	Oculomotorius (derde hersenzenuw)
Rectus lateralis	Roteert oogbol naar buiten	Abducens (zesde hersenzenuw)
Rectus superior	Roteert oogbol omhoog	Oculomotorius (derde hersenzenuw)
Rectus inferior	Roteert oogbol omlaag	Oculomotorius (derde hersenzenuw)
Obliquus superior	Roteert oogbol naar beneden en naar buiten	Trochlearis (vierde hersenzenuw)
Obliquus inferior	Roteert oogbol naar boven en naar buiten	Oculomotorius (derde hersenzenuw)

Innervatie van de oogspieren

Tabel 8.1 toont zenuwen die de uitwendige spieren innerveren. De nervi oculomotorii (n III) prikkelen de inwendige oogspieren van de iris en het straallichaam.

Hulporganen van het oog

Het oog is een kwetsbaar orgaan dat wordt beschermd door verschillende structuren (Fig. 8.22):

• wenkbrauwen
• oogleden (palpebrae) en wimpers
• traanapparaat.

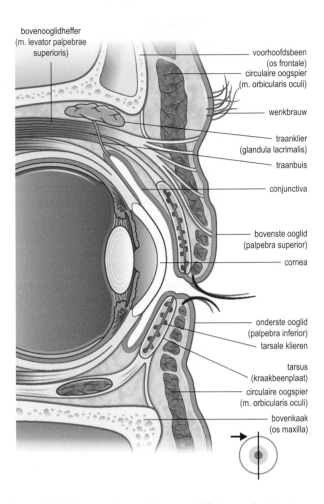

Figuur 8.22 Doorsnede van het oog en bijbehorende structuren.

Wenkbrauwen

Dit zijn twee boogvormige randen van het voorhoofdsbeen bovenaan de oogholte. Talloze haren (wenkbrauwen) groeien schuin vanuit het huidoppervlak. Ze beschermen de oogbol tegen zweet, stof en andere vreemde deeltjes.

Oogleden (palpebrae)

De oogleden zijn twee beweegbare weefselplooien die boven en onder de voorkant van elk oog liggen. Aan hun vrije randen hebben zij korte, gebogen haren, de wimpers. De weefsellagen die ze vormen, zijn:

• een dunne laag huid
• een dunne laag onderhuids (losmazig) bindweefsel
• twee spieren – de m. orbicularis oculi (circulaire oogspier) en de levator palpebrae (bovenooglidheffer)
• een dunne laag dicht bindweefsel, de tarsus, groter in het bovenste dan in het onderste ooglid, die de andere structuren ondersteunt
• een membraneuze bedekking van conjunctiva (bindvlies).

221

Conjunctivae (bindvliezen)

Dit zijn fijne doorzichtige vliezen die de oogleden en de voorkant van de oogbol bedekken (Fig. 8.22). Waar het vlies de oogleden (conjunctiva palpebralis) bedekt bestaat het uit rijk doorbloed cilinderepitheel. De conjunctiva van het hoornvlies bestaan uit avasculair plaveiselepitheel, dat wil zeggen epitheel zonder bloedvaten. Als de oogleden gesloten zijn, wordt het bindvlies een gesloten zak. Het beschermt het kwetsbare hoornvlies en de voorkant van het oog. Oogdruppels dient men toe in de onderste conjunctivale zak. De binnen- en buitenhoeken van het oog, waar boven- en onderlid samenkomen, worden respectievelijk de binnenste ooghoek (canthus internus) en de buitenste ooghoek (canthus externus) genoemd.

Ooglidranden

Langs de randen van de oogleden liggen veel talgklieren, sommige met buisjes die uitkomen op de wimperhaarzakjes en sommige op de ooglidranden tussen de haren. Tarsale klieren (glandulae tarsales) zijn aangepaste talgklieren die in de tarsus liggen, met buisjes die uitkomen op de binnenkant van de vrije ooglidranden. Ze scheiden een vettige stof af die door knipperen over de conjunctiva wordt verspreid. Dit vertraagt de verdamping van tranen.

Functies

De oogleden en wimpers beschermen het oog tegen letsel:

- Oogleden sluiten reflexmatig als de conjunctiva of de wimpers worden aangeraakt, als een voorwerp dicht bij het oog komt, als een helder licht in het oog wordt geschenen (zie Fig. 8.19), of als iets in direct contact komt met het hoornvlies zelf (de ooglidreflex).
- Knipperen om de drie – zeven seconden verspreidt traanvocht en vettige klierproducten over het hoornvlies, wat uitdroging voorkomt.

Als de musculus orbicularis oculi samentrekt, gaan de ogen dicht. Als de musculus levator palpebrae samentrekt, gaan de oogleden open (zie Fig. 16.60).

Traanapparaat

Het traanapparaat (Fig. 8.23) bestaat uit de structuur die tranen afscheidt en ze weer afvoert aan het voorste deel van de oogbal:

- één traanklier (glandula lacrimalis) en de afvoerbuisjes daarvan
- twee traankanaaltjes (canaliculi lacrimales)
- één traanzak (saccus lacrimalis)
- één traanbuis of neustraankanaal (ductus nasolacrimalis).

De traanklieren zijn exocriene klieren, gelegen in holtes in het os frontale aan de zijkant van elk oog, net achter de bovenrand van de orbita. Elke klier heeft ongeveer de grootte en de vorm van een amandel en bestaat uit secretoire epitheelcellen. De klieren scheiden tranen af die bestaan uit

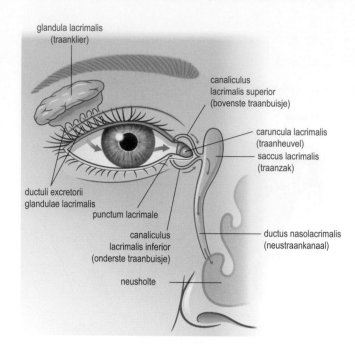

Figuur 8.23 Het traanapparaat. *Blauwe pijlen.* Richting van de tranenvloed.

water, mineraalzouten, antilichamen (immunoglobulinen, Hfdst. 15) en lysozym, een bacteriedodend enzym.

De tranen verlaten de traanklier door verscheidene buisjes en lopen over de voorkant van het oog onder de oogleden naar de binnenooghoek, waar ze worden afgevoerd door de twee traankanaaltjes (canaliculi lacrimales), waarvan de opening het punctum lacrimale wordt genoemd. De twee traankanaaltjes liggen boven elkaar, afgescheiden door een klein rood lichaam, de traanpunt (caruncula lacrimalis). Dan vloeien de tranen in de traanzak (saccus lacrimalis), het bovenste verwijde deel van de traanbuis of neustraankanaal (ductus nasolacrimalis). De traanbuis is een ongeveer 2 cm lang vliezig kanaal dat van het onderste deel van de traanzak naar de neusholte loopt en uitkomt onder de onderste neusschelp. Gewoonlijk houdt de traanafscheiding gelijke tred met de afvoer. Als een vreemd voorwerp of een andere bron van irritatie het oog raakt, neemt de tranenvloed sterk toe en verwijden de bloedvaten van de conjunctiva zich. De tranenvloed wordt ook groter bij emoties, zoals huilen of lachen.

Functies

De vloeistof in de conjunctivazak is een mengsel van tranen en de olieachtige afscheiding van de tarsale klieren, dat door knipperen over het hoornvlies wordt verspreid. De functies omvatten:

- toevoer van zuurstof en voedingstoffen aan de avasculaire conjunctiva van het hoornvlies en afvoer van afvalstoffen
- wegspoelen van irriterende stoffen zoals stof en korreltjes

- voorkomen van bacteriële infectie door het bacteriedodende lysozym
- vertraging van verdamping en voorkomen van wrijving of uitdroging van de conjunctiva door de vettigheid ervan.

> ● **TOETS**
>
> 4. Noem de aanpassingen die het oog moet doen om nabije voorwerpen te kunnen zien.
>
> 5. Beschrijf de functies van de oogleden en wimpers.

Reukzin

Leerdoel
Na lezing van deze paragraaf kan de lezer: ■ de fysiologie van de reuk beschrijven.

De reukzin, of olfactie, vindt zijn oorsprong in de neusholte. Het menselijke reukzintuig is minder scherp dan dat van dieren. Veel dieren scheiden geurstoffen af, feromonen, die een belangrijke rol spelen in bijvoorbeeld territoriumgedrag, de paring en de binding tussen moeders en hun kroost. De rol van feromonen bij mensen is onbekend.

Nervus olfactorius (eerste hersenzenuw)

De beide nervi olfactorii zijn de twee zintuigzenuwen van de reuk. Zij ontspringen als chemoreceptoren (gespecialiseerde olfactorische zenuwcinden) in het reukslijmvlies van het dak van de neusholte boven de bovenste neusschelpen (Fig. 8.24). Aan elke kant van het neustussenschot lopen zenuwvezels (fila olfactoria) door de lamina cribrosa van het os ethmoidale naar de bulbus olfactorius waar zij onderlinge verbindingen en synapsen hebben. Vanuit de bulbus olfactorius vormen bundels zenuwvezels de tractus olfactorius, die achterwaarts loopt naar het reukgebied in de temporaalkwab van de hersenschors in elke hersenhelft. Daar worden de prikkels vertaald en wordt de geur waargenomen.

Fysiologie van de reuk ▶ 8.3

Alle geurende stoffen geven vluchtige moleculen af die met de ingeademde lucht mee de neus inkomen. Zelfs in zeer lage concentraties prikkelen deze, opgelost in slijm, de olfactorische chemoreceptoren.

De lucht die de neus inkomt wordt verwarmd, en convectiestromen voeren de ingeademde lucht in wervelingen naar de bovenkant van de neusholte. 'Snuffelen' concentreert vluchtige moleculen bovenin de neus. Dit verhoogt het aantal

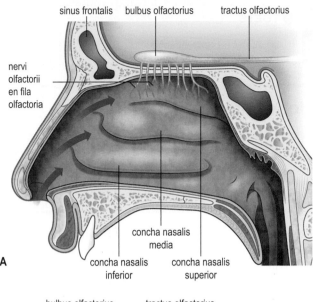

A

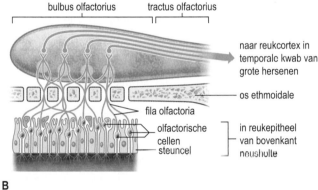

B

Figuur 8.24 De geurzin. (A) De structuren van het reukapparaat. (B) Een vergrote doorsnede van het reukapparaat in de neus en aan de onderkant van de grote hersenen.

geprikkelde olfactorische receptoren en dus de geurwaarneming. Geurzin en tastzin zijn nauw met elkaar verbonden; geurzin kan de eetlust prikkelen. Aangename geuren verbeteren de eetlust en omgekeerd. Het zien van voedsel in combinatie met een eetlustopwekkende geur stimuleert de speekselvorming en de spijsvertering (Hfdst. 12). Geuren kunnen langdurige en indringende herinneringen opwekken, vooral duidelijke geuren zoals ziekenhuisgeuren, lievelingseten of eten dat men niet lekker vindt.

Ontsteking van het neusslijmvlies verhindert dat geurige stoffen het reukgebied van de neus bereiken, waardoor de reuk verloren gaat (anosmie). De gebruikelijke oorzaak is een verkoudheid.

Aanpassing

Bij blijvende blootstelling aan een geur neemt de waarneming ervan af en stopt binnen een paar minuten. Dit verlies van waarneming geldt alleen voor die specifieke geur.

● TOETS

6. Omschrijf de term olfactie.

Het smaakzintuig

Leerdoel

Na lezing van deze paragraaf kan de lezer:

■ de fysiologie van de smaak beschrijven.

De smaakzin is nauw verbonden met de reukzin en heeft, net als de reuk, ook te maken met prikkeling van chemoreceptoren door opgeloste chemicaliën.

Smaakpapillen komen voor in de tongpunt. Ze bevatten chemoreceptoren (sensorische receptoren) en komen wijdverbreid voor in het epitheel van tong. Er zijn drie soorten papillae (Fig. 8.25A).

De papillae circumvallatae zijn de grootste, en zijn zichtbaar aan de basis van de tong, die in een omgekeerde V-vorm zijn ingedeeld. Er zijn er ongeveer 10 van.

De papillae fungiformes bevinden zich voornamelijk rond het puntje en de randen van de tong en zijn talrijker dan de papillae circumvallatae.

De papillae filiformes zijn de kleinste en meest talrijke papillen. Ze bevinden zich op het voorste tweederde deel van de tong. Deze papillen bevatten geen smaakpapillen, maar ze maken het oppervlak van de tong ruw en zorgen voor 'greep' als het voedsel in de mond wordt rondgeduwd.

Smaakpapillen bevatten kleine sensorische zenuwuiteinden van de nervi glossopharyngeus, facialis en vagus (de VIIde, IXde en Xde hersenzenuw). Enkele van deze cellen hebben haarachtige cilia op hun vrije kant, die uitsteken naar kleine openingen in het epitheel (Fig. 8.25C). De sensorische receptoren zijn hooggevoelig en worden al geprikkeld door kleine hoeveelheden chemicaliën die opgelost in speeksel de poriën binnendringen. De prikkels lopen langs de nervi glossopharyngeus, facialis en vagus naar synapsen in de medulla oblongata en de thalamus. Hun eindbestemming is het smaakgebied in de pariëtale kwab van de hersenschors, waar de smaak wordt waargenomen (zie Fig. 7.20).

Fysiologie van de smaak

Er zijn vier fundamentele sensaties van smaak te onderscheiden– zoet, zuur, bitter en zout. Er wordt echter ook op gewezen dat andere smaaksensaties kunnen bestaan, zoals metaalachtig en umami (een 'pittige' Japanse smaak). Nochtans varieert de waarneming zeer en veel 'smaken' kunnen niet gemakkelijk worden ingedeeld. Aangenomen wordt dat alle smaakpapillen door alle 'smaken' worden gestimuleerd. De smaakzin wordt belemmerd als de mond droog is, omdat stoffen alleen in oplossing 'geproefd' kunnen worden.

De smaakzin is nauw verbonden met de reukzin. Bij een verkoudheid bijvoorbeeld lijkt voedsel gewoonlijk weinig smaak te hebben. Bovendien zet smaak aan tot speekselvorming en tot afscheiding van maagsap (Hfdst. 12). De smaakzin heeft ook een beschermende functie: slecht smakend voedsel kan bijv. een reflex opwekken van kokhalzen of braken.

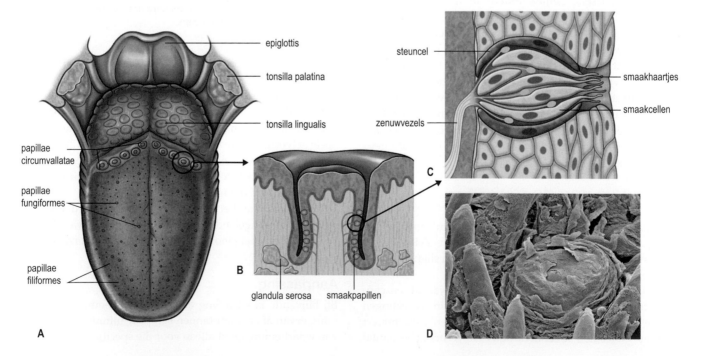

Figuur 8.25 Structuur van smaakpapillen. (A) Diagram met de papillen van de tong. (B) Een gedeelte van een papil. (C) Een smaakpapil, sterk vergroot. (D) Gekleurde scanelektronenmicrofoto van een smaakpapil (midden) op de tong. (D, Steve G Schmeissner/Science Photo Library. Gereproduceerd met toestemming.)

● **TOETS**

7. Noem de vier basissmaken.

Het verouderingsproces en het effect op de zintuigen

Leerdoelen

Na lezing van deze paragraaf kan de lezer:

■ de gevolgen van het verouderingsproces op de klassieke zintuigen beschrijven.

Veranderingen in gehoor en zicht maken deel uit van een normaal verouderingsproces en gaan vaak gepaard met een verminderde smaakzin. Oudere volwassenen klagen soms dat hun eten niet voldoende gekruid is, terwijl kinderen hetzelfde eten te sterk gekruid kunnen vinden. In gelijke mate kunnen oudere volwassenen geen lichte geurtjes ruiken (waarnemen). De gevolgen van leeftijdsgebonden veranderingen van gehoor en zicht worden hier beschreven.

Presbyacusis (ouderdomsslechthorendheid)

Deze vorm van slechthorendheid treedt op als gevolg van toenemende leeftijd en daarom een normaal verschijnsel bij oudere mensen. Degeneratieve veranderingen van de sensorische cellen in de basale windingen leiden tot een sensorineuraal gehoorverlies (p. 226). Geluidsperceptie in hoge frequenties verslechtert eerst en daarna worden de lage frequenties aangetast.

Het onderscheiden van geluiden wordt moeilijker, bijv. het volgen van gesprekken, vooral met achtergrondgeluiden.

Zicht

Presbyacusis en cataracten zijn normale verschijnselen van het verouderingsproces.

Presbyopie (ouderdomsverziendheid)

Aan leeftijd gebonden veranderingen in de lens leiden tot een afname van het vermogen tot accommodatie omdat de lens minder elastisch wordt en verhardt. Hierdoor komen minder gebundelde lichtstralen op het netvlies, wat een troebel gezichtsvermogen tot gevolg heeft. Dit kan gecorrigeerd worden door middel van een bril met convexe lenzen voor bijziendheid, bijv. lezen (zie Fig. 8.29).

Cataracten (staar)

Een cataract is een vertroebeling van de lens (Fig. 8.26). Zwakke lichtstralen kunnen maar slecht door een minder transparante of vertroebelde lens passeren. Dit is de reden waarom oudere volwassenen feller licht voor het lezen nodig hebben en ook moeilijkheden ondervinden in het donker te zien. Het komt vaker voor bij mensen op oudere leeftijd, als gevolg van blootstelling aan beïnvloedende factoren, zoals Uv-licht, röntgenstralen en sigarettenrook. Er zijn ook andere belangrijke factoren die cataracten kunnen veroorzaken (p. 229).

● **TOETS**

8. Welke leeftijd gerelateerde aandoening die de ogen aantast, leidt ertoe dat de meeste mensen boven de 40 jaar een bril nodig hebben om te kunnen lezen?

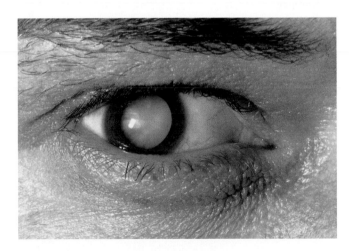

Figuur 8.26 Cataract. (Sue Ford/Science Photo Library. Gereproduceerd met toestemming.)

Afwijkingen van het oor

Leerdoelen

Na lezing van deze paragraaf kan de lezer:

■ de eigenschappen van conductieve en sensorineurale gehoorstoornissen vergelijken en tegenover elkaar stellen

■ de oorzaken en effecten van ziektes van het oor beschrijven.

Gehoorverlies

Gehoorbeschadiging kan worden verdeeld in twee hoofdcategorieën: conductief (prikkelgeleidingsverlies) en sensorineuraal (perceptieverlies). Gehoorbeschadiging kan ook gemengd zijn als er een combinatie is van conductief en sensorineuraal gehoorverlies in één oor.

Conductieve gehoorbeschadiging

Deze is te wijten aan verminderde overdracht van geluidsgolven wanneer een afwijking in het buiten- of middenoor de geleiding van geluidsgolven naar het foramen ovale belemmert; de meest voorkomende voorbeelden zijn opgesomd in Kader 8.1.

Otosclerose

Dit is een veelvoorkomende oorzaak van progressief conductief gehoorverlies bij jonge volwassenen, wat één oor kan aantasten, maar vaker tweezijdig voorkomt. Het is meestal erfelijk, en komt meer voor bij vrouwen dan bij mannen; het verslechtert

---

Kader 8.1 Veelvoorkomende oorzaken van gehoorverlies

Conductief
Otitis media acuta
Otitis media serosa
Otitis media chronica
Barotrauma
Otosclerose
Uitwendige oorontsteking
Letsel aan het trommelvlies

Sensorineuraal
Blokkering door oorsmeer of vreemd voorwerp
Ouderdomshardhorendheid
Langdurige blootstelling aan te veel lawaai
Aangeboren
Ziekte van Ménière
Ototoxische medicijnen, bijv. aminoglycosiden (antibiotica), diuretica, chemotherapie
Infecties, bijv. mazelen, herpes zoster, meningitis, syfilis

---

vaak tijdens de zwangerschap. Pathologisch bot ontwikkelt zich rond de voetplaat van de stijgbeugel en zet deze aan het ovale venster vast, waardoor het vermogen om geluidsgolven over te brengen door de oorholte wordt verminderd.

Sereuze middenoorontsteking

Dit is een overmaat aan vloeistof (effusie) in de middenoorholte, ook wel bekend als 'lijmoor' of secretoire middenoorontsteking. Oorzaken zijn onder andere:

- obstructie van de gehoorgang door bijvoorbeeld zwelling van de keel, vergrote amandelen of een tumor
- barotrauma (gewoonlijk veroorzaakt door daling in een vliegtuig als men verkouden is)
- onbehandelde acute middenoorontsteking.

Lucht die normaalgesproken in de middenoorholte aanwezig is wordt geabsorbeerd waarna negatieve druk ontwikkelt. Eerst wordt het trommelvlies naar binnen getrokken, daarna loopt vloeistof uit de omringende bloedvaten de holte in. Er treedt geleidend gehoorverlies op en er kan soms sprake zijn van een secundaire infectie.

Bij volwassenen leidt de ontsteking tot gehoorverlies en verstopping van het oor, wat meestal pijnloos is. Bij jonge kinderen kan de gehoorbeschadiging leiden tot een achterstand in de spraakontwikkeling en in afwijkend gedrag. Een secundaire infectie kan tot complicaties leiden bij zowel volwassenen als kinderen.

Sensorineurale gehoorbeschadiging

Deze vaak voorkomende vorm van gehoorbeschadiging is het gevolg van een afwijking van de zenuwen van het binnenoor of het centrale zenuwstelsel, bijv. de cochlea, de cochleaire tak van de n. vestibulocochlearis of de auditieve cortex van de grote hersenen.

Lawaai is een factor van sensorineurale gehoorbeschadiging, bijv.:

- werk, bijv. in de bouw-, industrie- of muzieksector
- sociale bezigheden, bijv. luisteren naar harde muziek op persoonlijke geluidsinstallatie of in nachtclubs.

Andere factoren zijn opgesomd in Kader 8.1.

Risicofactoren voor aangeboren sensorineurale gehoorbeschadiging zijn: familiegeschiedenis, blootstelling aan virussen tijdens de zwangerschap, bijv. rubellavirus, en acuut zuurstoftekort bij de geboorte.

Ziekte van Ménière

Bij deze aandoening hoopt zich endolymfe op, waardoor het vliezig labyrint oprekt. De toegenomen druk vernielt de zintuigcellen in ampulla en cochlea. De aandoening begint gewoonlijk eenzijdig, maar kan later beide oren aantasten. De oorzaak is niet bekend. De ziekte van Ménière gaat gepaard met terugkerende aanvallen van invaliderende duizeligheid (vertigo), misselijkheid en braken, die verscheidene uren kunnen duren. Perioden van vermindering van klachten kunnen variëren van dagen tot maanden. Tijdens en tussen de aanvallen kan er sprake zijn van doorlopend suizen of piepen in het aangetaste oor (tinnitus). De patiënt ervaart tijdens de aanvallen gehoorverlies, die geleidelijk binnen een paar jaar permanent kan worden als het orgaan van Corti wordt vernietigd.

Presbyacusis (ouderdomshardhorendheid)
Zie p. 225

Oorinfecties

Uitwendige oorontsteking

Infectie door Staphylococcus aureus is de gebruikelijke oorzaak van plaatselijke ontsteking (steenpuisten) in de gehoorgang. Een meer algemene ontsteking kan worden veroorzaakt door langdurige blootstelling aan bacteriën of schimmels of door een allergische reactie, bijvoorbeeld op zeep, hairspray of haarkleurmiddelen.

Acute middenoorontsteking (otitis media) ▶ 8.4
Dit is een ontsteking van de middenoorholte, meestal veroorzaakt door opwaartse verspreiding van bacteriën vanuit een bovenste luchtweginfectie via de buis van Eustachius. Dit komt vaak voor bij kinderen en gaat gepaard met ernstige oorpijn. Af en toe breidt een buitenoorontsteking zich naar het middenoor uit door een perforatie van het trommelvlies.

Bacteriële infectie leidt tot de ophoping van pus in het middenoor en het uitpuilen (bomberen) van het trommelvlies. Soms scheurt het trommelvlies en wordt etter uit het middenoor afgescheiden (otorroe, loopoor). De infectie kan zich verspreiden en mastoïditis en labyrinthitis (binnenoorontsteking) veroorzaken (zie verderop). Omdat het pars petrosa van het os temporale erg dun is, kan de infectie zich door het been verspreiden en meningitis (p. 197) en hersenabces veroorzaken.

Chronische middenoorontsteking

Hierbij is het trommelvlies permanent geperforeerd als gevolg van een acute middenoorontsteking (vooral als deze aanhoudt, zich herhaalt of niet wordt behandeld) of door een mechanische oorzaak of een plotselinge luchtdrukverhoging. Wanneer genezing intreedt groeit plaveiselepitheel uit het buitenoor soms het middenoor in en vormt een cholesteatoom. Dit is een ophoping van schilferige epitheelcellen en etterig materiaal. Als dit zich verder ontwikkelt, kan het leiden tot:

• vernieling van de gehoorbeentjes en conductief gehoorverlies
• erosie van het dak van het middenoor en meningitis
• verspreiding van de infectie naar het binnenoor, wat labyrinthitis kan veroorzaken.

Labyrinthitis (otitis interna)

Deze complicatie van middenoorontsteking kan worden veroorzaakt doordat een cholesteatoom zich tot een fistel ontwikkelt (zie vorige pararaaf). Hierbij treden duizeligheid, misselijkheid en braken, en nystagmus op. In sommige gevallen wordt het orgaan van Corti verwoest, wat plotseling ernstig sensorineuraal gehoorverlies in het aangetaste oor veroorzaakt.

Bewegingsziekte

Dit ontstaat wanneer de hersenen tegenstrijdige zintuiglijke informatie ontvangen; de visuele informatie van de ogen komt niet overeen met de informatie van de halfcirkelvormige kanalen van het binnenoor met betrekking tot de lichaamspositie ten aanzien van de omgeving. Dit resulteert bij sommige mensen in misselijkheid en braken en komt gewoonlijk voor tijdens reizen (bijv. met de auto, boot of vliegtuig).

> ● **TOETS**
>
> 9. Wat is een 'lijmoor'?
>
> 10. Beschrijf sensorineurale gehoorbeschadiging.

Afwijkingen van het oog

Leerdoelen
Na lezing van deze paragraaf kan de lezer:
■ de pathologische veranderingen en effecten van ziekten van het oog beschrijven.

Ontstekingen

Strontje

Dit wordt ook wel hordeolum genoemd en is een acute en pijnlijke bacteriële infectie van talg- of tarsale klieren van de ooglidrand. De meest voorkomende infectie is met Staphylococcus aureus. Een 'groep' strontjes kan optreden door plaatselijke verspreiding naar naastliggende klieren. Infectie van tarsale klieren kan de buisjes ervan verstoppen. Dit leidt tot vorming van een cyste (chalazion), waardoor het hoornvlies beschadigd kan raken.

Blefaritis

Dit is een chronische ontsteking van de ooglidranden, gewoonlijk veroorzaakt door een bacteriële infectie of allergie, bijv. stafylokokkeninfectie of seborroe (overmatige talgafscheiding). Als zich zweren voordoen, kan genezing door littekenvorming de ooglidranden vervormen. Dit verhindert volledige sluiting van het oog, wat kan leiden tot uitdroging van het oog, conjunctivitis en mogelijk ulceratie van het hoornvlies.

Conjunctivitis

Ontsteking van het oogbindvlies kan worden veroorzaakt door irritatie, door bijvoorbeeld rook, stof, wind, koude of droge lucht, bacteriën of antigenen en kan acuut of chronisch zijn (Fig. 8.27). Ulcus corneae (zie verderop) is een zeldzame complicatie.

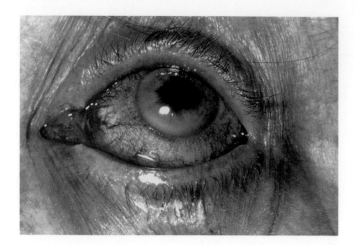

Figuur 8.27 Conjunctivitis. (Dr P Marazzi/Science Photo Library. Gereproduceerd met toestemming.)

Infectie

Deze is uiterst besmettelijk. Bij volwassenen wordt deze infectie meestal veroorzaakt door stammen stafylokokken, streptokokken of *Haemophilus*.

Conjunctivitis bij pasgeborenen

Seksueel overgedragen ziekten van de moeder, zoals gonorroea, chlamydia en herpes genitalis kunnen pasgeborenen infecteren wanneer ze door het geboortekanaal passeren.

Allergische conjunctivitis

Dit kan een complicatie zijn van hooikoorts, of worden veroorzaakt door een grote variëteit aan door de lucht verspreide antigenen, bijv. stof, pollen, schimmelsporen, dierlijke huidschilfers, cosmetica, hairsprays of zeep. De aandoening wordt soms chronisch.

Trachoom

Deze chronische ontsteking wordt veroorzaakt door Chlamydia trachomatis en is een vaak voorkomende oorzaak voor het verlies van gezichtsvermogen in ontwikkelingslanden. Fibreus bindweefsel vormt zich in de conjunctiva en het hoornvlies. Dit leidt tot vervorming en corneale littekenvorming omdat de wimpers tegen de oppervlak van het oog wrijven. De bacteriën worden verspreid door slechte hygiëne, bijv. gemeenschappelijk gebruik van besmet waswater, kruisinfectie tussen moeder en kind, of besmette handdoeken en kleding.

Ulcus corneae

Dit is lokale necrose van hoornvliesweefsel, gewoonlijk door hoornvliesontsteking (keratitis) na een trauma (bijv. schuren), of door een infectie verspreid vanuit conjunctiva of oogleden. Organismen die dit veroorzaken zijn stafylokokken, streptokokken of herpesvirussen. Acute pijn, pericorneale injectie (vaattekening van het hoornvlies), fotofobie en tranen verstoren het zicht in het acute stadium. In ernstige gevallen kunnen extensieve zweren of perforatie en littekenvorming na genezing het hoornvlies ondoorzichtig maken, waardoor een hoornvliestransplantatie nodig is.

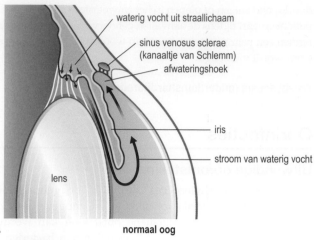

A **normaal oog**

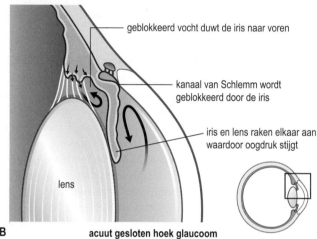

B **acuut gesloten hoek glaucoom**

Figuur 8.28 Glaucoom. (A) Normaal oog. (B) Acuut glaucoom.

Glaucoom

Dit is een groep aandoeningen waarbij de oogdruk verhoogd wordt door een belemmering in de afvoer van kamerwater door het kanaal van Schlemm in de voorste oogkamerhoek (Fig. 8.28). Aanhoudend verhoogde oogdruk kan de nervus opticus beschadigen door mechanische compressie van de zenuw of dichtdrukken van de bloedvaten, wat ischemie veroorzaakt ▶ 8.5.

De schade aan de nervus opticus belemmert het zicht. De ernst varieert van een kleine gezichtsvermindering tot volledig verlies van het gezichtsvermogen.

Naast de hier beschreven primaire glaucomen is de aandoening soms aangeboren of ontstaat als gevolg van andere oorzaken, bijv. een uveïtis anterior of een tumor.

Primair glaucoom

Primair openhoekglaucoom

Bij een primair openhoekglaucoom is een geleidelijke pijnloze stijging van de oogdruk met progressief zichtverlies. Het perifere zicht gaat het eerst verloren, maar dat wordt niet altijd opgemerkt totdat alleen het centrale zicht overblijft (tunnelzicht). Als de aandoening verergert, atrofieert de blinde vlek en dat leidt tot onherstelbaar zichtverlies. Het glaucoom is meestal tweezijdig en treedt meestal op bij mensen ouder dan 40 jaar. De oorzaak is niet bekend, maar er bestaat een familiaire tendens.

Acuut gesloten hoek glaucoom

Dit komt het meest voor bij mensen ouder dan 40 jaar en tast meestal één oog aan. Gedurende het leven wordt de lens geleidelijk groter, waardoor de iris naar voren wordt geduwd. Bij zwak licht, als de pupil zich verwijdt, buigt de slappe iris nog verder naar voren en kan dan in contact komen met het hoornvlies, waardoor het kanaal van Schlemm wordt geblokkeerd en de oogdruk plotseling stijgt. Een acute aanval gaat gepaard met plotselinge hevige pijn, fotofobie, hoofdpijn, misselijkheid en wazig zien. Het glaucoom kan spontaan verdwijnen als de iris reageert op helder licht, de pupil zich samentrekt en de druk op het kanaal van Schlemm wordt verlicht. Na herhaalde aanvallen is het spontane herstel soms niet meer volledig en zal het zicht progressief verslechteren.

Chronisch gesloten hoek glaucoom

De oogdruk stijgt geleidelijk zonder symptomen. Later verslechtert het perifere zicht, gevolgd door atrofie van de blinde vlek en zichtverlies.

Strabismus (scheelzien, loensen)

Bij normaal binoculair zicht zijn de ogen uitgelijnd, zodat beide ogen vergelijkbare beelden zien en deze naar de hersenen sturen. Bij strabismus wordt slechts één oog op het bekeken voorwerp gericht en het andere wijkt af (wordt op iets anders gericht). Het resultaat is dat er twee tamelijk verschillende beelden naar de hersenen worden gestuurd, één uit elk oog. Strabismus wordt veroorzaakt door zwakte van de uitwendige spieren aan één zijde of doordat de innervatie van de uitwendige spieren vanuit een hersenzenuw (III, IV of VI) belemmerd wordt. In de meeste gevallen wordt het beeld van het schele oog onderdrukt door de hersenen, anders is er sprake van dubbelzien (diplopie).

Presbyopie (ouderdomsverziendheid)

Zie p. 225

Cataract

Dit is ondoorzichtigheid (opaciteit) van de lens waardoor het gezichtsvermogen beperkt wordt bij zwak licht of wanneer het donker is omdat de zwakke lichtstralen niet meer door de vertroebelde lens naar het netvlies komen (zie Fig. 8.26). In de meeste gevallen is cataract leeftijdsgebonden (p. 225). Maar het kan ook aangeboren zijn of ontstaan als gevolg van, bijv. een oculair trauma, uveïtis of diabetes mellitus.

Cataracten zijn wereldwijd de meest voorkomende oorzaak voor visuele beperking; ze kunnen een oog of beide ogen aantasten. De mate van de visuele beperking hangt af van de plaats en de ernst van de opaciteit.

Aangeboren cataract kan idiopathisch zijn of te wijten zijn aan genetische afwijkingen, of aan infectie van de moeder vroeg in de zwangerschap met bijv. rubellavirus en cytomegalievirus. Vroegtijdige behandeling is vereist om permanent zichtverlies te voorkomen.

Retinopathieën

Vasculaire retinopathieën

Occlusie van de arteria of vena centralis retinae veroorzaakt een plotseling pijnloos eenzijdig zichtverlies, aangezien deze vaten de enige arteriële toevoer en veneuze afvoer regelen. Arteriële occlusie komt meestal door embolie van bijvoorbeeld atherosclerotische plaques of endocarditis. Veneuze occlusie wordt meestal in verband gebracht met verhoogde oogdruk, bijvoorbeeld glaucoom, diabetes mellitus, of hypertensie. De netvliesaders dilateren en er doen zich netvliesbloedingen voor.

Diabetische retinopathie

Deze treedt op bij diabetes mellitus van type 1 en type 2 (p. 255). Het is de meest voorkomende oorzaak van blindheid bij volwassenen in de leeftijdsgroep van 30 tot 65 jaar in ontwikkelde landen. Veranderingen in de netvliesvaten nemen toe met de ernst en de duur van hyperglycemie. Capillaire micro-aneurysma's ontwikkelen zich, later kan er proliferatie van bloedvaten optreden. Bloedingen, littekenvorming en secundair loslaten van het netvlies kunnen zich als gevolg voordoen en deze kunnen in de loop van de tijd leiden tot ernstige netvliesdegeneratie en zichtverlies.

Retrolentale fibroplasie (retinopathia praematurorum)

Retrolentale fibroplasie tast premature baby's aan. Risicofactoren omvatten: geboorte voor de 37e zwangerschapsweek, geboortegewicht van minder dan 1500 gram, zuurstoftherapie en ernstige ziekte. Er is een abnormale ontwikkeling van de netvliesbloedvaten en in het glaslichaam vormt zich bloedvatrijk weefsel. Hierdoor wordt in verschillende gradaties de overdracht van licht belemmerd. De prognose hangt af van de ernst en veel gevallen verhelpen zichzelf op spontane wijze. In ernstige gevallen treden ook bloedingen in het glaslichaam, loslating van het netvlies en zichtverlies op.

Loslating van het netvlies

Deze pijnloze aandoening treedt op als er een scheur of gat in het netvlies zit, zodat vloeistof zich kan ophopen tussen de lagen netvliescellen of tussen netvlies en vaatvlies. Meestal is ze eerst lokaal maar als de vloeistof zich ophoopt gaat het loslaten verder. Er zijn zichtverstoringen, vaak vlekken voor de ogen of lichtflitsen (fotopsie) door abnormale prikkeling van de sensorische zenuwen en er is progressief zichtverlies, soms beschreven als een 'schaduw' of 'gordijn'. In veel gevallen is de oorzaak onbekend, maar zij kan samengaan met trauma aan oog of hoofd, tumoren, bloeding, cataractoperatie waarbij de intra-oculaire druk wordt verminderd of diabetische retinopathie.

Retinitis pigmentosa

Dit is een groep erfelijke ziekten waarbij het netvlies degenereert wat vooral de staafjes aantast. Geleidelijke belemmering van het perifere gezichtsveld, vooral bij zwak licht, wordt meestal duidelijk in de vroege jeugd en leidt in de loop van de tijd tot tunnelzicht en uiteindelijk zichtverlies.

Tumoren

Kwaadaardig melanoom van de choroidea

Dit is de meest voorkomende kwaadaardige oogtumor bij volwassenen, optredend in de leeftijd tussen 40 en 70 jaar. Meestal wordt het zicht niet aangetast, tot de tumor loslating van het netvlies of secundair glaucoom veroorzaakt, wat gewoonlijk in een vergevorderd stadium gebeurt. De tumor verspreidt zich lokaal in het vaatvlies, metastasen verspreiden zich hematogeen en ontwikkelen zich gewoonlijk in de lever.

Retinoblastoom

Dit is de meest voorkomende kwaadaardige tumor bij kinderen. Een klein aantal gevallen is familiaal voorkomend. Het komt normaalgesproken aan het licht voor de leeftijd van 4 jaar en is gewoonlijk een aandoening van één oog. De aandoening presenteert zich met scheelzien en vergroting van het oog. Als de tumor groeit, verslechtert het zicht en de pupil lijkt bleek. Verspreiding is lokaal naar het glaslichaam. De tumor kan langs de nervus opticus groeien en de hersenen binnendringen.

> ● **TOETS**
>
> 11. Wat is een cataract?
>
> 12. Waarom veroorzaakt een embolie die de centrale netvliesader afsluit een plotseling en onherstelbaar verlies van het gezichtsvermogen?

Refractieafwijkingen van het oog

> **Leerdoel**
>
> Na lezing van deze paragraaf kan de lezer:
>
> ■ uitleggen hoe brillen en lenzen refractiefouten van het oog corrigeren.

In het emmetrope of normale oog wordt licht van nabije en verafgelegen voorwerpen op het netvlies geprojecteerd (Fig. 8.29A).

Myopie

Deze afwijking wordt ook wel bijziendheid of kortzichtigheid genoemd. Omdat de oogbol te lang is worden verafgelegen voorwerpen vóór het netvlies geprojecteerd in plaats van erop (Fig. 8.29B). Nabije voorwerpen worden wel scherp gezien, maar veraf is het zicht wazig. Dit kan gecorrigeerd worden met behulp van een biconcave lens (– lens) (Fig. 8.29D).

Hypermetropie

Deze afwijking wordt ook wel verziendheid of ooververziendheid genoemd. Het zorgt ervoor dat een nabijgelegen beeld achter het netvlies wordt geprojecteerd omdat de oogbol te kort is (Fig. 8.29C). Voorwerpen ver weg worden normaal gefocust, maar dichtbij is het zicht wazig. Een biconvexe lens (+ lens) corrigeert dit (Fig. 8.29E).

Astigmatisme

Dit is een abnormale kromming van een deel van het hoornvlies of de lens. Het verstoort het lichttraject door het oog en voorkomt dat het licht op de retina wordt gefocust, zodat het zicht wazig is. Correctie vereist cilindrische lenzen. Het komt veel voor en kan samengaan met andere refractieafwijkingen.

> ● **TOETS**
>
> 13. Bij welke refractieafwijking is de oogbol te lang?

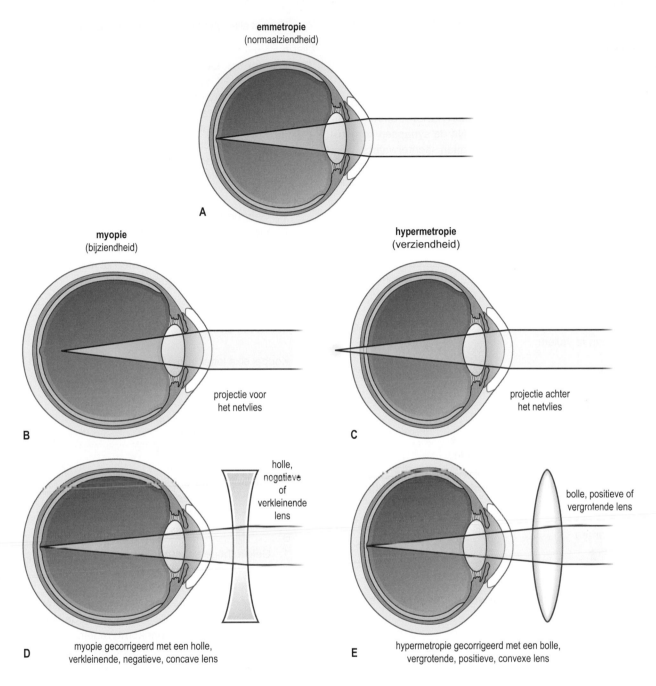

emmetropie
(normaalziendheid)

A

myopie
(bijziendheid)

projectie voor
het netvlies

B

hypermetropie
(verziendheid)

projectie achter
het netvlies

C

holle,
negatieve
of
verkleinende
lens

myopie gecorrigeerd met een holle,
verkleinende, negatieve, concave lens

D

bolle, positieve of
vergrotende lens

hypermetropie gecorrigeerd met een bolle,
vergrotende, positieve, convexe lens

E

Figuur 8.29 Gebruikelijke refractiefouten van het oog en corrigerende lenzen. (A) Normaal oog. (B) Bijziendheid. (C) Verziendheid. (D) Correctie op bijziendheid. (E) Correctie op verziendheid.

Zelftest

Vul elk van de volgende beweringen aan:

1. De nervi olfactorii ontstaan als kleine zenuwuiteinden in het _____ van de neusholte. Ze gaan via het os ethmoidale naar de _____. Na de synapsen komen de zenuwvezels samen en gaan achterwaarts als de _____ naar het reukgebied in de zogenaamde _____, waar de geur wordt waargenomen.

2. Een acute middenoorontsteking wordt ook wel acuut _____ genoemd. Meestal verspreiden zich daar microben via de _____ ___. De ophoping van _____ in het middenoor leidt tot uitpuilen van de _____.

   Kies één antwoord om de volgende beweringen aan te vullen:

3. De karakteristieke eigenschap van een geluidsgolf die als luid wordt waargenomen is: _____
   a. Hoge amplitude
   b. Lage amplitude
   c. Hoog aantal cycli per seconde
   d. Laag aantal cycli per seconde.

4. De structuur die de belangrijkste breking van lichtgolven veroorzaakt is de: _____
   a. Conjunctiva
   b. Cornea
   c. Lens
   d. Glaslichaam.

Geef bij elk van de volgende beweringen aan of deze waar of niet waar is:

5. Het vliezige labyrint omsluit het benige labyrint als een 'buis in een buis'. _____

6. De vestibulaire tak van de nervus vestibulocochlearis geeft impulsen door die het evenwicht bewaren. _____

7. Koppel elke letter in lijst A aan het juiste nummer in lijst B.

Lijst A

_____ (a) Cerumen
_____ (b) Lobulus
_____ (c) Tympani
_____ (d) Stapes
_____ (e) Malleus
_____ (f) Incus
_____ (g) Endolymfe
_____ (h) Perilymfe

Lijst B

1. Gehoorbeentje naast het ovale venster
2. Vloeistof in het benige labyrint
3. Oorsmeer
4. Gehoorbeentje in contact met het membrana tympani
5. Vloeistof in het vliezige labyrint
6. Oorlel
7. Aambeeldvormig gehoorbeentje
8. Trommelvlies

8. Koppel elke letter in lijst A aan het juiste nummer in lijst B:

Lijst A

_____ (a) Iris
_____ (b) Chiasma opticum
_____ (c) Cornea
_____ (d) Conjunctiva
_____ (e) Pupil
_____ (f) Glaslichaam
_____ (g) Staafjes
_____ (h) Kegeltjes

Lijst B

1. Geleiachtige substantie die de achterste holte vult
2. Kleurwaarneming mogelijk maken
3. Voorste deel van de sclera
4. Gebied van het netvlies waar de oogzenuw vertrekt
5. Het diafragma aan de voorzijde dat de hoeveelheid licht die het oog binnenkomt, regelt.
6. Het zichtbare gekleurde deel van het oog
7. Vliesachtige bekleding van de oogleden
8. Bevatten het lichtgevoelige pigment rhodopsine

Ga naar http://evolve.elsevier.com/Waugh/anatomie/ voor meer zelftests over de onderwerpen die in dit hoofdstuk aan de orde zijn gekomen.

Het endocriene stelsel

Het endocriene stelsel bestaat uit klieren die ver uiteen liggen zonder onderlinge fysieke verbindingen (Fig. 9.1). Endocriene klieren zijn groepen cellen die hormonen (chemische boodschapperstoffen) afscheiden en omgeven zijn door uitgebreide netwerken van capillairen waardoor de hormonen de bloedsomloop bereiken. De hormonen diffunderen rechtstreeks naar de bloedsomloop en worden naar doelweefsels en -organen vervoerd (die vaak ver uit elkaar liggen), waar ze de celgroei en de stofwisseling beïnvloeden ▶ 9.1.

De homeostase van het milieu intérieur wordt gedeeltelijk gehandhaafd door het autonome zenuwstelsel en gedeeltelijk door het endocriene stelsel. Het autonome zenuwstelsel is gericht op snelle veranderingen, terwijl de endocriene regeling over het algemeen betrokken is bij de langzamere en nauwkeurigere aanpassingen.

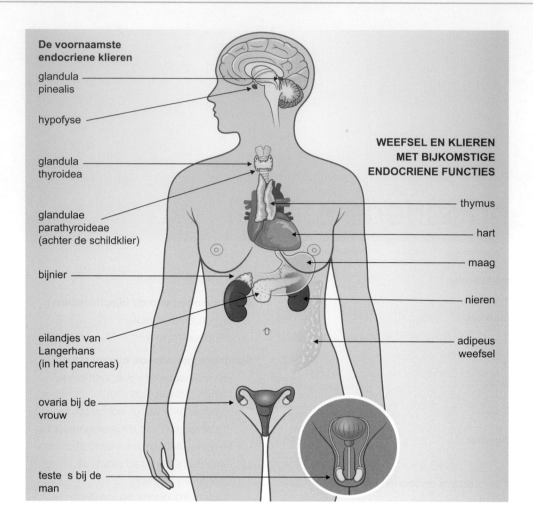

De voornaamste
endocriene klieren

glandula
pinealis

hypofyse

glandula
thyroidea

glandulae
parathyroideae
(achter de schildklier)

bijnier

eilandjes van
Langerhans
(in het pancreas)

ovaria bij de
vrouw

testes bij de
man

**WEEFSEL EN KLIEREN
MET BIJKOMSTIGE
ENDOCRIENE FUNCTIES**

thymus

hart

maag

nieren

adipeus
weefsel

Figuur 9.1 Locaties van de endocriene klieren.

De belangrijkste endocriene klieren zijn te zien in Fig. 9.1, hoewel veel andere organen en weefsels ook hormonen afscheiden als secundaire functie. Zo produceert het adipeus weefsel bijvoorbeeld leptine (Tabel 9.4, p. 247), wat te maken heeft met de regeling van het hongergevoel, en het hart scheidt arteriële natriuretische peptiden af (ANP, Tabel 9.4, p. 247), die invloed hebben op de nieren.

Hoewel de hypothalamus wordt beschouwd als een deel van de hersenen in plaats van een endocriene klier, reguleert hij de hypofyse en beïnvloedt hij rechtstreeks veel andere klieren.

De eierstokken en testes scheiden de geslachtshormonen af; hun functie wordt beschreven in Hfdst. 18. De placenta die ontwikkelt om de zich ontwikkelende foetus tijdens de zwangerschap van voedingsmiddelen te voorzien, heeft ook een endocriene functie, die in Hfdst. 5 wordt uitgelegd.

De belangrijkste endocriene klieren worden in de eerste delen van dit hoofdstuk behandeld. Sommige hormonen, bijv. prostaglandinen, komen niet bij afgelegen organen, maar werken in plaats daarvan plaatselijk en sommige daarvan komen kort op pagina 248 aan de orde. Veranderingen in endocriene functies die te maken hebben met het verouderingsproces worden behandeld. De problemen van een abnormale werking worden veroorzaakt door de overmatig of ontoereikende activiteit van endocriene klieren. Dit komt in de laatste delen van het hoofdstuk aan de orde.

Overzicht van hormonale activiteit

Wanneer een hormoon zijn doelcel bereikt, bindt het zich aan een specifieke receptor en werkt het als schakelaar op de chemische reacties in de cel. Receptoren voor peptidehormonen liggen op de celmembraan en die voor lipidehormonen bevinden zich in cellen. Voorbeelden van peptide- en lipidehormonen staan in Kader 9.1. ▶ 9.2

De hormoonspiegel in het bloed is variabel, maar een regulatiemechanisme houdt de spiegel binnen bepaalde grenzen. Een hormoon wordt afgescheiden als respons op een bepaalde prikkel en gewoonlijk remt of keert het hormoon zelf die prikkel door een mechanisme van negatieve feedback (p. 35). Deze regulatie gebeurt ofwel indirect, via hormonen die worden afgescheiden door de hypothalamus en het voorste deel van de hypofyse (bijv. bij steroïde- en schildklierhormonen), ofwel rechtstreeks, via de concentratie in het bloed van de stof die de prikkel oproept, bijv.

Kader 9.1 Voorbeelden van op lipiden of peptiden gebaseerde hormonen

Lipidehormonen
 Steroïden (bijv. glucocorticoïden, mineralocorticoïden)
 Schildklierhormonen

Peptidehormonen
 Adrenaline, noradrenaline
 Insuline
 Glucagon

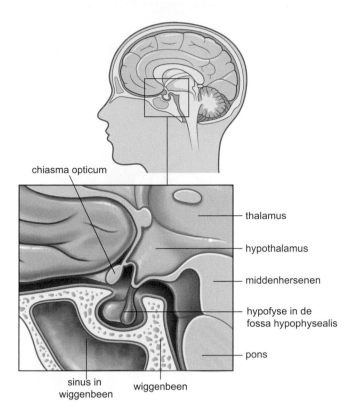

Figuur 9.2 De hypofyse. Doorsnede van de ligging en de omliggende structuren.

bij insuline en glucagon die bepaald worden door het glucosegehalte.

Het effect van een mechanisme van positieve feedback is versterking van de prikkel en sterkere secretie van het hormoon totdat een bepaald proces is beëindigd en de prikkel afneemt. Een voorbeeld is het vrijmaken van oxytocine bij de bevalling (p. 239).

Hypofyse en hypothalamus

Leerdoelen

Na lezing van deze paragraaf kan de lezer:

- de structuur van de hypothalamus en de hypofyse beschrijven

- de invloed van de hypothalamus op de hypofysekwabben uitleggen

- de werking omschrijven van de hormonen die worden afgescheiden door de voorste en de achterste hypofysekwab.

De hypofyse en de hypothalamus werken als een eenheid, ze reguleren de activiteit van de meeste endocriene klieren. De hypofyse ligt in de fossa hypophysealis van het wiggenbeen, onder de hypothalamus, waarmee hij door een steel is verbonden (Fig. 9.2). Hij is zo groot als een erwt, weegt ongeveer 500 mg en bestaat uit twee kwabben met verschillende celtypen. De voorkwab bestaat uit klierweefsel dat hormonen afscheidt omdat het een voortzetting van het klierweefsel van de keelholte is, en de achterkwab bestaat uit zenuwweefsel omdat het een teruggroei van zenuwweefsel van de hersenen is. Er is een netwerk van zenuwvezels tussen de hypothalamus en de achterkwab. (Fig. 9.3).

Bloedvoorziening

Arterieel bloed

Arteriële aanvoer door takken van de arteria carotis interna dextra en sinistra. De voorkwab wordt indirect van bloed voorzien via een bed van capillairen in de hypothalamus (zie verderop), en de achterkwab wordt rechtstreeks voorzien.

Veneuze afvoer

Veneus bloed, wat hormonen van beide kwabben bevat, verlaat de klier via korte aders die uitkomen in de veneuze sinussen tussen de lagen van de dura mater.

Invloed van de hypothalamus op de hypofyse

De hypothalamus controleert de secretie van hormonen van zowel de voor- alsook de achterkwab van de hypofyse, maar wel op verschillende manieren, die in de volgende delen worden behandeld.

Hypofysevoorkwab

De hypofysevoorkwab wordt voorzien van arterieel bloed dat al door een capillair bed in de hypothalamus is gegaan (Fig. 9.3A). De hypothalamus en de hypofysevoorkwab zijn met elkaar verbonden door een netwerk van capillairen, het zogenaamde poortaderstelsel van de hypofyse.

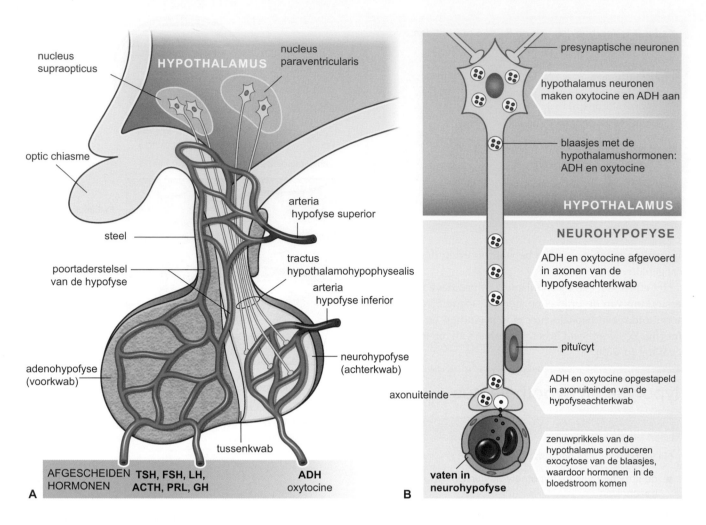

Figuur 9.3 De hypofyse. (A) De kwabben van de hypofyse en de relatie met de hypothalamus. (B) Vorming en opslag van ADH en oxyto-cine. ACTH, adrenocorticotroop hormoon; FSH, follikelstimulerend hormoon; GH, groeihormoon; LH, luteïniserend hormoon; PRL, prolac-tine (lactogeen hormoon); TSH, schildklierstimulerend hormoon.

Poortaderstelsel van de hypofyse

Dit netwerk van bloedvaten transporteert het bloed van de hypothalamus naar de hypofysevoorkwab, waar het dun-wandige vaatjes (sinusoïdes, p. 83) binnengaat die in nauw contact staan met de secreterende cellen, waardoor de hor-monen gemakkelijk in de bloedsomloop terechtkomen. Dit bloed transporteert zowel stimulerende (releasing) als rem-mende (inhibiting) hypothalamushormonen. Deze beïn-vloeden in het bijzonder de productie van andere hormonen in de adenohypofyse (Tabel 9.1).

Stimulatie en remming van de hypofysevoorkwab

Sommige van de hormonen die door de hypofysevoorkwab worden afgescheiden, stimuleren of remmen de secretie bij andere endocriene klieren (doelklieren), terwijl andere een rechtstreeks effect op de doelweefsels hebben. Tabel 9.1 ver-meldt de belangrijkste relaties tussen de hormonen van de hypothalamus en de hypofysevoorkwab en hun doelorganen.

Secretie van een hypofysevoorkwab is het gevolg van stimu-latie van de klieren door specifieke releasing hormones (RH) uit de hypothalamus, die naar de klier worden vervoerd door het poortaderstelsel van de hypofyse, zoals eerder beschreven. De hele procedure wordt geregeld door een mechanisme van nega-tieve feedback (Hfdst. 2), dat betekent: wanneer de concentratie van een bepaald hormoon in het bloed dat naar de hypothala-mus wordt gevoerd laag is, produceert deze het juiste RH, wat de hypofysevoorkwab aanzet tot het afscheiden van een-tropine of -troop (stimulerend hormoon). Deze op zijn beurt stimuleert het doelorgaan om de productie van diens hormoon te ver-groten. Daardoor stijgt de bloedspiegel van dat hormoon, en dat remt weer de secretie van de RH in de hypothalamus (Fig. 9.4).

Groeihormoon

Groeihormoon (GH) maakt de hypofysevoorkwab in de groot-ste hoeveelheden aan. Het stimuleert (via de somatomedinen, waarvan de aanmaak in de lever wordt gestimuleerd door GH) de groei en deling van de meeste lichaamscellen, ofwel het heeft

Tabel 9.1 Hormonen van de hypothalamus en de hypofysevoorkwab en hun doelweefsels

Hypothalamus	Hypofysevoorkwab	Doelklier of -weefsel
Groeihormoon-releasing hormoon (GHRH)	Groeihormoon (GH, somatotropine)	Meeste weefsels Veel organen
Groeihormoon-release-inhiberend hormoon (GHRIH, somato-statine)	GH-remming Thyreoïdstimulerend hormoon (schildklier-stimulerend hormoon) TSH-remming	Schildklier Eilandjes van Langerhans Meeste weefsels
Thyrotropine-releasing hormoon (TRH)	TSH	Schildklier
Corticotropine-releasing hormoon (CRH)	Adrenocorticotroop hormoon (corticotro-pine) (ACTH)	Bijnierschors
Prolactine-releasing hormoon (PRH)	Prolactine (melkpro-ductie stimulerend hormoon, PRL)	Borsten
Prolactine-inhiberend hormoon (dopamine, PIH)	PRL-remming	Borsten
Luteïniserend hormoon-releasing hormoon (LHRH)	Follikelstimulerend hormoon (FSH)	Eierstokken en testikels
Gonadotropine-releasing hormoon (GnRH)	Luteïniserend hor-moon (LH)	Eierstokken en testikels

een anabole werking, vooral in die van het bot en de skelet-spieren. De secretie is het hoogst in de kindertijd en de adoles-centie, waardoor de celdeling wordt versneld, de weefselmassa toeneemt en de snelle lichaamsgroei die gedurende die periode plaatsvindt, wordt gestimuleerd. Bij volwassenen controleert GH de groei en regeneratie van bijna alle lichaamsweefsels, vooral de skeletspieren en de botten. Het reguleert voor een deel ook de stofwisseling van veel organen, zoals de lever, de dar-men en de alvleesklier. Het stimuleert de eiwitsynthese, vooral voor weefselgroei en -herstel van het weefsel, de afbraak van vetten en verhoogt de bloedsuikerspiegel (Hfdst. 12).

De secretie van groeihormoon wordt gestimuleerd door het groeihormoon-releasing hormoon (GHRH) en on-derdrukt door het groeihormoon-release-inhiberend hor-moon (GHRIH of somatostatine), die beide door de hypo-thalamus worden afgescheiden.

De productie van groeihormoon wordt gecontroleerd door een mechanisme van negatieve feedback; het wordt geremd als de bloedspiegel van het hormoon stijgt, scheidt de hypothalamus somatostatine af. Somatostatine onderdrukt ook de vor-ming van het schildklier stimulerende hormoon en van spijs-verteringssecreties, zoals maagzuur, gastrine en cholecystoki-nine (Hfdst. 12). De secretie van GH is 's nachts tijdens de diepe slaap groter en wordt ook gestimuleerd door hypoglykemie (lage bloedsuikerspiegel), lichaamsbeweging en nervositeit. Aanhoudende slaapstoornissen bij kinderen, bijv. bij kinderastma, kan een normale groei belemmeren.

GH is een stresshormoon en komt als zodanig vrij ge-durende periodes van hongersnood en trauma.

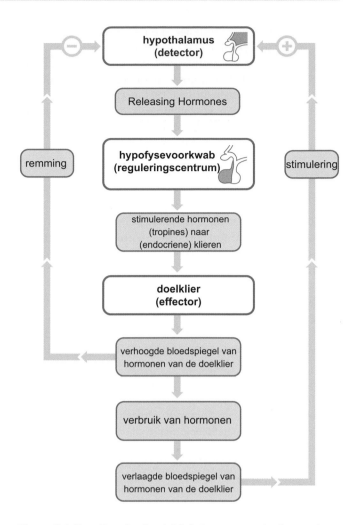

Figuur 9.4 Negatieve feedback bij de hormoonproductie van de hypofysevoorkwab.

Prolactine

Dit hormoon, ook wel bekend als lactogeen (melkvormend) hormoon wordt vrijgegeven tijdens de zwangerschap om de borsten voor te bereiden op de lactatie (melkproductie) na de bevalling. Prolactine wordt gestimuleerd door het prolactine-releasing hormoon (PRH) uit de hypothalamus en geremd door dopamine (PIH) en door stijging van de prol-actinespiegel. Onmiddellijk na de geboorte stimuleert borst-voeding de prolactinevorming en de lactatie. De resulte-rende hoge bloedspiegel draagt bij tot het verkleinen van de kans op bevruchting tijdens de lactatie.

Prolactine is samen met oestrogenen, corticosteroïden, in-suline en thyroxine betrokken bij het aanzetten en op gang houden van de lactatie. De prolactinesecretie stijgt tijdens de slaap, of het nu dag of nacht is.

Thyreoïdstimulerend hormoon

Afscheiding van het thyreoïdstimulerend hormoon (TSH) wordt gestimuleerd door het thyrotropine-releasing hor-moon (TRH) uit de hypothalamus. Het stimuleert de groei en de activiteit van de schildklier, die de hormonen thyroxine (T_4) en tri-jodothyronine (T_3) produceert. De secretie wordt gereguleerd door een mechanisme van negatieve feedback; d.w.z. wanneer de bloedspiegel van de schildklierhormonen hoog is, neemt de secretie van TSH af en omgekeerd (Fig. 9.4). Blootstelling aan kou stimuleert de afscheiding van TSH, wat leidt tot een verhoogde productie van het schildklierhormoon en een toename van de stofwisseling.

Adrenocorticotroop hormoon (corticotropine)

Corticotropine-releasing hormoon (CRH= ACTH-RH) uit de hypothalamus bevordert vorming en secretie van het adrenocorticotroop hormoon (ACTH) door de hypofysevoorkwab. Dit stimuleert de groei en de activiteit van de bijnierschors, waardoor de productie van adrenocorticale steroïde hormonen, vooral hydrocortison, toeneemt.

De ACTH-spiegel is het hoogst om acht uur 's ochtends en het laagst rond middernacht, al kan deze rond het middaguur en om zes uur 's avonds ook hoog zijn. Dit dag-nachtritme blijft het hele leven bestaan. Het staat in nauw verband met slaappatronen en het duurt dagen om het bij te stellen, bijv. bij ploegendienst, of jetlag.

Ook de ACTH-secretie wordt geregeld door een mechanisme van negatieve feedback; zij wordt onderdrukt wanneer de bloedspiegel van hydrocortison stijgt (Fig. 9.4). Tot de factoren die de productie stimuleren, behoren hypoglykemie, inspanning en andere stressoren, zoals emoties en koorts.

Gonadotropine

Vlak voor de puberteit scheidt de hypofysevoorkwab in respons op de hypothalamische afgifte van het luteïniserend-hormoon-releasing hormoon (LHRH, ook gonadotropine-releasing hormoon of GnRH genoemd), in steeds toenemende hoeveelheid twee geslachtshormonen af. De stijgende afscheiding van deze hormonen tijdens de puberteit bevordert de rijping van de geslachtsorganen. Zowel bij mannen als bij vrouwen zijn de verantwoordelijke hormonen:

- follikelstimulerend hormoon (FSH)
- luteïniserend hormoon (LH).

Bij mannen en vrouwen

FSH stimuleert de productie van de gameten (ova en spermatozoa) door de geslachtsklieren (de eierstok bij vrouwen en de testikel bij mannen).

Vrouwen

LH en FSH regelen de secretie van de hormonen oestrogeen en progesteron tijdens de menstruatiecyclus (zie Fig. 18.9 en Fig. 18.10). Naarmate de bloedspiegels van oestrogeen en progesteron stijgen, wordt de secretie van LH en FSH onderdrukt.

Tabel 9.2 Hormonen van de hypofysevoorkwab en hun functie

Hormoon	Functie
Groeihormoon (GH)	Reguleert de stofwisseling en bevordert weefselgroei, vooral van botten en spieren
Schildklierstimulerend hormoon (TSH)	Stimuleert groei en activiteit van de schildklier en de secretie van T_3 en T_4
Adrenocorticotroop hormoon (ACTH)	Stimuleert de bijnierschors tot het afscheiden van glucocorticoïden
Prolactine (PRL)	Stimuleert de melkproductie van de borsten
Follikelstimulerend hormoon (FSH)	Stimuleert de productie van spermatozoa in de testes, de secretie van oestrogeen door de ovaria, de rijping van de ovariële follikels en de ovulatie
Luteïniserend hormoon (LH)	Stimuleert de secretie van testosteron door de testes en de secretie van progesteron door het corpus luteum

Mannen

LH (ook wel ICSH genoemd, interstitiëlecellen-stimulerend hormoon) stimuleert de interstitiële cellen van de testikels tot het afscheiden van het hormoon testosteron (Hfdst. 18).

Tabel 9.2 toont de hormonale producten van de hypofysevoorkwab.

Hypofyseachterkwab

De hypofyseachterkwab wordt gevormd door zenuwweefsel en bestaat uit zenuwcellen die omgeven zijn door steuncellen die pituïcyten worden genoemd. De cellichamen van de neuronen bevinden zich in de nucleus supraopticus en de nucleus paraventricularis van de hypothalamus en hun axonen vormen een bundel, de tractus hypothalamohypophysealis (zie Fig. 9.3A). De hormonen van de hypofyseachterkwab worden in deze cellichamen gevormd, door de axonen getransporteerd en opgeslagen in blaasjes aan de uiteinden van de axonen in de achterkwab (zie Fig. 9.3B).

In tegenstelling tot de hypofysevoorkwab, waar de afscheiding wordt gestimuleerd door hormonen, produceren zenuwprikkels van de hypothalamus exocytose van de blaasjes, waardoor hypofyseachterkwab hormonen in de bloedstroom worden afgescheiden.

De structuur van de hypofyseachterkwab en zijn relatie tot de hypothalamus staan op p. 235. Oxytocine en vasopressine (antidiuretisch hormoon, ADH) zijn de hormonen die afgescheiden worden vanuit de axonuiteinden in de hypofyseachterkwab (zie Fig. 9.3B). Deze hormonen werken rechtstreeks op niet-endocrien weefsel.

Oxytocine

Oxytocine stimuleert twee doelweefsels tijdens en na de bevalling: het gladde spierweefsel van de baarmoeder en de spiercellen van de lacterende borsten.

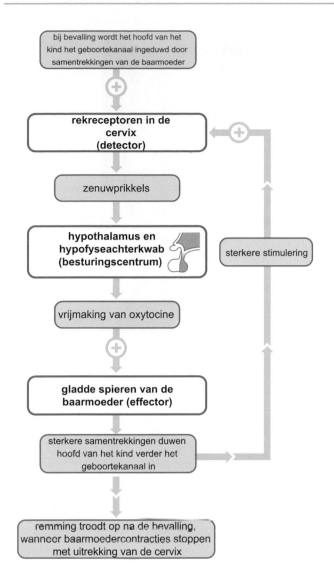

Figuur 9.5 Positieve feedback regulering van de secretie van oxytocine

Tijdens de bevalling scheidt de hypofyseachterkwab steeds grotere hoeveelheden af in de bloedsomloop, als respons op de prikkel van de sensorische rekreceptoren in de baarmoederhals wanneer het hoofd van het kind deze steeds meer uitrekt. De sensorische prikkels worden gegenereerd en doorgegeven aan de hypothalamus waardoor de hypofyseachterkwab wordt gestimuleerd om meer oxytocine vrij te maken. Dit stimuleert de baarmoeder om nog sterker samen te trekken en de baarmoederhals om nog verder uit te rekken naarmate het hoofdje verder komt. Dit is een voorbeeld van een mechanisme van positieve feedback, dat snel stopt na de bevalling wanneer de uitrekking van de baarmoeder sterk vermindert (Fig. 9.5).

Ook bij de lactatie is een mechanisme van positieve feedback actief. Het zuigen wekt sensorische prikkels op die naar de hypothalamus gaan waardoor de hypofyseachterkwab aangezet wordt tot de secretie van oxytocine. Bij borstvoeding stimuleert oxytocine de melkkanalen en myo-epitheliale cellen rond de kliercellen zodat melk wordt afgescheiden. Zuigen remt ook de vrijmaking van dopamine (prolactine-

inhiberend hormoon), zodat de prolactinesecretie en de lactatie langer doorgaan.

De concentratie van oxytocine verhoogt bij seksuele opwinding bij zowel mannen alsook vrouwen. Hierdoor stijgt de contractie van de gladde spieren die in verband staan met glandulaire secretie en ejaculatie bij mannen. Bij vrouwen ondersteunt de contractie van de gladde spieren in de vagina en uterus de beweging van het sperma naar de eileiders. Vermoedelijk is de geur van oxytocine van invloed op de sociale erkenning en het vormen van een band tussen moeder en pasgeboren baby.

Antidiuretisch hormoon (vasopressine)

Het belangrijkste effect van het antidiuretisch hormoon (ADH) is het verminderen van de urineproductie (diurese is de productie van grote hoeveelheden urine). ADH werkt in op de distale tubuli en verzamelbuizen van de nieren, waardoor de doordringbaarheid van het water wordt verhoogd (Hfdst. 13). Dit resulteert in een verhoogde reabsorptie van het water van het glomerulaire filtraat en een navenante vermindering van het geproduceerde urinevolume. De secretie van ADH wordt bepaald door de osmotische druk van het bloed dat langs de osmoreceptoren stroomt, die in de hypothalamus dicht bij de nucleus supraopticus liggen (zie Fig. 9.3A).

Als de osmotische druk stijgt, bijv. bij uitdroging, neemt de secretie van ADH toe. Daardoor reabsorberen de nieren meer water en scheiden ze minder urine uit. Het lichaam houdt meer water vast en dat gaat de stijging van de osmotische druk tegen. Andersom, wanneer de osmotische druk van het bloed laag is, bijv. na inname van veel vloeistof, wordt er minder water gereabsorbeerd en meer urine geproduceerd (Fig. 9.6).

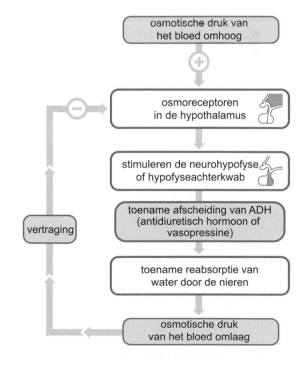

Figuur 9.6 Negatieve feedback bij de regulering van secretie van antidiuretisch hormoon (ADH).

239

In hoge concentraties, bijv. na ernstig bloedverlies, doet ADH de gladde spieren samentrekken van met name de kleine arteriën. Dit heeft een drukverhogend effect, waardoor de bloeddruk stijgt. Deze werking komt tot uitdrukking in de andere naam van dit hormoon: vasopressine.

> ● **TOETS**
>
> 1. Beschrijf het verband tussen de hypothalamus en de afscheiding van hormonen door de hypofysevoorkwab.

Schildklier

> **Leerdoelen**
>
> Na lezing van deze paragraaf kan de lezer:
>
> ■ de positie van de schildklier en de bijbehorende structuren aangeven
>
> ■ de microscopische structuur van de schildklier beschrijven
>
> ■ de werking van de schildklierhormonen omschrijven
>
> ■ uitleggen hoe de bloedspiegels van de schildklierhormonen T_3 en T_4 worden gereguleerd.

De schildklier (Fig. 9.7) ligt in de halsstreek voor de larynx en de trachea, ter hoogte van de vijfde, zesde en zevende halswervel en de eerste borstwervel. Er lopen veel bloedvaten doorheen; hij weegt ongeveer 25 g en wordt omgeven door een bindweefselkapsel. Hij heeft de vorm van een vlinder en bestaat uit twee kwabben, één aan elke zijde van het schildkraakbeen en de bovenste kraakbeenringen van de luchtpijp. De kwabben worden verbonden door een smal verbindingsstuk dat voor de luchtpijp ligt, de isthmus. De kwabben zijn ruwweg kegelvormig, ongeveer 5 cm lang en 3 cm breed.

De klier bestaat grotendeels uit ronde follikels van het kubisch epitheel (Fig. 9.8). Deze produceren colloïd, een dik en kleverig eiwit, en slaan dit op. Tussen de follikels bevinden zich, afzonderlijk of in kleine groepjes, cellen van een ander type: de parafolliculaire cellen of C-cellen, die het hormoon calcitonine afscheiden.

Bloed- en zenuwtoevoer. De bloedtoevoer verloopt via de arteriae thyroideae superiores en inferiores. De bovenste is een tak van de arteria carotis externa, de onderste een tak van de arteria subclavia. Het bloed wordt afgevoerd door de venae thyroideae, die uitmonden in de venae jugulares internae.

De nervus laryngeus recurrens gaat vlak bij de kwabben omhoog en ligt bij de arteria thyroidea inferior, vooral aan de rechterzijde (zie Fig. 9.7).

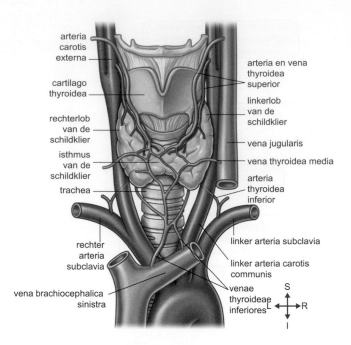

Figuur 9.7 De schildklier. Vooraanzicht met positie en bijbehorende structuren.

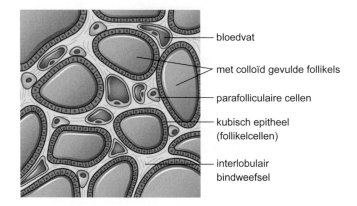

Figuur 9.8 De microscopische structuur van de schildklier.

Thyroxine en tri-jodothyronine

Jodium is essentieel voor de vorming van de schildklierhormonen, thyroxine (T_4) en tri-jodothyronine (T_3). Deze nummers betekenen dat deze moleculen respectievelijk vier en drie jodiumatomen bevatten. De belangrijkste voedingsbron van jodium is voedsel uit zee, groente van jodiumhoudende grond en gejodeerd tafelzout. De schildklier neemt jodium selectief uit het bloed op.

Schildklierhormonen worden gesynthetiseerd uit een groot voorlopermolecuul, thyroglobuline, het voornaamste bestanddeel van colloïd. De vrijmaking van T_3 en T_4 in het bloed wordt gestimuleerd door het schildklierstimulerend hormoon (thyroid-stimulating hormone, TSH) uit de hypofysevoorkwab.

De secretie van TSH wordt gestimuleerd door het thyrotropine-vrijmakend hormoon (TRH) uit de hypothalamus,

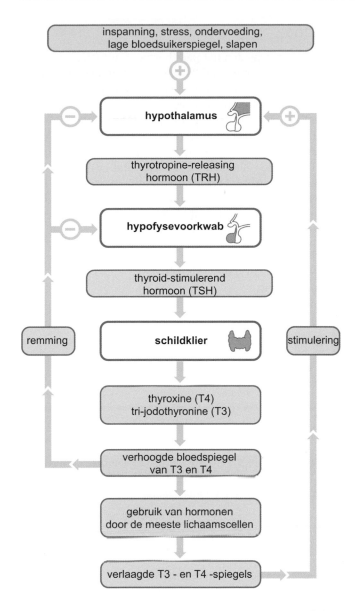

Figuur 9.9 Negatieve feedback bij de secretie van thyroxine (T_4) en tri-jodothyronine (T_3).

Tabel 9.3 Effecten van abnormale productie van schildklierhormonen

Hyperthyreoïdie: verhoogde T_3- en T_4-productie	Hypothyreoïdie: verlaagde T_3- en T_4-productie
Versnelde basale stofwisseling	Vertraagde basale stofwisseling
Gewichtsverlies, goede eetlust	Gewichtstoename, anorexie
Nervositeit, fysieke rusteloos-heid, opgewondenheid	Depressiviteit, psychose, geestelijke traagheid, sloomheid
Haaruitval	Droge huid, broos haar
Tachycardie, hartkloppingen, atriumfibrilleren	Bradycardie
Warme, zweterige huid, warmte-intolerantie	Droge, koele huid, gevoelig voor onderkoeling
Diarree	Obstipatie
Uitpuilende ogen bij ziekte van Graves (zie Fig. 9.18)	

langrijker is. Het meeste T_4 wordt omgezet in T_3 binnen de cellen waarvoor het bestemd is. ▶ 9.3

Schildklierhormonen dringen de celkern binnen en reguleren de genexpressie, wat wil zeggen dat ze de eiwitsynthese verhogen of verlagen (Hfdst. 17). Ze versterken het effect van andere hormonen, zoals adrenaline en noradrenaline. T_3 en T_4 zijn werkzaam in de meeste lichaamscellen:

- zij verhogen de snelheid van de stofwisseling en warmteproductie
- zij reguleren de stofwisseling van koolhydraten, eiwitten en vetten.

T_3 en T_4 zijn essentieel voor normale groei en ontwikkeling, vooral van het skelet en het zenuwstelsel. Zij beïnvloeden ook de meeste andere organen en systemen. De fysiologische effecten van T_3 en T_4 op het hart, de skeletspieren, de huid, en het spijsverterings- en voortplantingsstelsel zijn meer uitgesproken als de schildklier over- of onderactief is, vooral voor kinderen (Tabel 9.3).

Calcitonine

Dit hormoon wordt afgescheiden door de parafolliculaire of C-cellen van de schildklier (zie Fig. 9.8). Calcitonine verlaagt het gehalte aan calcium (Ca2+) in de bloedspiegel. Dit gebeurt door invloed uit te oefenen op:

- cellen van de botten die de opslag van calcium ondersteunen (Hfdst. 16)
- de niertubuli die de reabsorptie van calcium remmen.

Zijn werking is tegengesteld aan dat van het parathormoon (PTH), dat door de bijschildklieren wordt afgescheiden. De vrijmaking van calcitonine wordt gestimuleerd door een verhoging van de bloedcalciumspiegel.

Dit hormoon is belangrijk in de kindertijd, wanneer de zich ontwikkelende botten aanzienlijke veranderingen in vorm en grootte ondergaan.

en de secretie van TRH door blootstelling aan kou, lichamelijke inspanning, stress, ondervoeding, lage bloedsuikerspiegel en slapen. De TSH-productie hangt af van de bloedspiegels van T_3 en T_4, omdat deze hormonen de gevoeligheid van de hypofysevoorkwab voor TRH controleren. Dit negatieve-feedbackmechanisme zorgt ervoor dat de TSH-productie stijgt bij dalende T_3- en T_4-spiegels, en omgekeerd (Fig. 9.9). Een tekort aan jodium via voeding verhoogt aanzienlijk TSH-secretie, waardoor de schildkliercellen zich beginnen te vermeerderen en de klier groter wordt (struma, zie Fig. 9.17).

De secretie van T_3 en T_4 begint in ongeveer de derde foetale maand en neemt toe in de puberteit en bij vrouwen in de vruchtbare leeftijd, vooral tijdens zwangerschap. Verder blijft ze gedurende het leven vrij constant. Het schildklierhormoon T_4 is in een grote hoeveelheid aanwezig. Het heeft echter een snellere uitwerking dan T_3, wat fysiologisch be-

Bijschildklieren

Leerdoelen

Na lezing van deze paragraaf kan de lezer:

■ de positie en de globale structuur van de bijschildklieren beschrijven

■ de functies van de bijschildklieren en calcitonine beschrijven

■ uitleggen hoe de bloedspiegels van parathormoon en calcitonine worden gereguleerd.

Er zijn vier bijschildklieren, elk ervan weegt rond 50 g, twee zitten aan de achterkant van elke schildklierkwab (Fig. 9.10). Ze worden omgeven door een fijn bindweefselkapsel dat bolvormige cellen bevat die gerangschikt zijn in zuilen, waartussen haarvaatjes liggen.

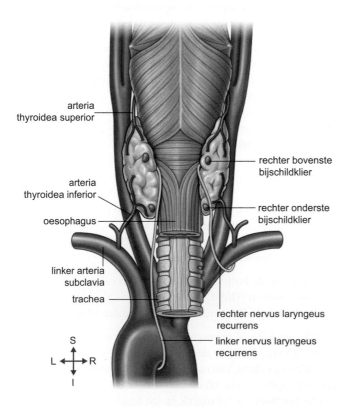

arteria thyroidea superior

arteria thyroidea inferior

oesophagus

linker arteria subclavia

trachea

rechter bovenste bijschildklier

rechter onderste bijschildklier

rechter nervus laryngeus recurrens

linker nervus laryngeus recurrens

S
L ←→ R
I

Figuur 9.10 De bijschildklieren. Achteraanzicht met positie en bijbehorende structuren.

Functie

Deze klieren scheiden het parathormoon uit (PTH, ook wel parathyreoïdaal of bijschildklierhormoon genoemd), wat de bloedcalciumspiegel reguleert. Als deze daalt, neemt de productie van PTH toe en omgekeerd.

De PTH-secretie verhoogt de hoeveelheid calcium in het bloed door het vrijgeven van in het bot opgeslagen calcium via een tweevoudige werking: het stimuleert de osteoclasten (botafbrekende cellen) en zorgt ervoor dat er meer calcium wordt gereabsorbeerd uit de niertubuli.

PTH en calcitonine uit de schildklier werken complementair aan elkaar bij het handhaven van de normale calciumspiegel. Calcium is nodig voor:

• spiercontracties
• overdracht van zenuwprikkels
• bloedstolling
• normale actie van veel enzymen.

Bijnieren

Leerdoelen

Na lezing van deze paragraaf kan de lezer:

■ de structuur van de bijnieren beschrijven

■ de werking van elk van de drie groepen bijnierschorshormonen beschrijven

■ uitleggen hoe de bloedspiegels van de glucocorticoïden worden gereguleerd

■ de werking van adrenaline en noradrenaline beschrijven

■ omschrijven hoe de bijnieren op stress reageren.

De twee bijnieren (suprarenale klieren) bevinden zich aan de bovenkant van elke nier, omsloten door het bindweefsel van de nier. Ze zijn ongeveer 4 cm lang en 3 cm dik.

Een bijnier bestaat uit twee delen (Fig. 9.11), met een verschillende structuur en functie. Het buitenste deel is de schors of cortex en het binnenste het merg of medulla. De bijnierschors is van levensbelang, het merg echter niet.

Bloedtoevoer

De bloedtoevoer verloopt via takken van de aorta abdominalis en de arteriae renales.

De bloedafvoer verloopt via de venae suprarenales. Het bloed uit de rechterklier komt terecht in de onderste vena cava, dat van de linker klier in de linker vena renalis.

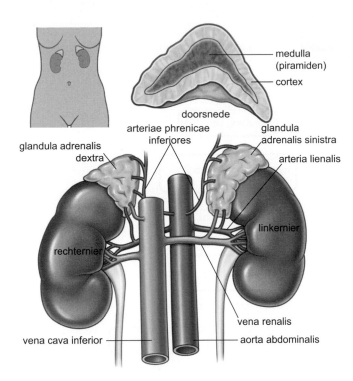

Figuur 9.11 De bijnieren.

De bijnieren en de stressrespons

Een stressfactor is elk effect op het lichaam, zowel intern als extern, dat de homeostase verstoort. De stressfactoren kunnen groot of klein zijn, en zowel lichamelijk als psychisch. Ze omvatten infecties, lichaamsbeweging, schrik, medische ingrepen, ziekten, emotionele situaties, vasten, extreme temperaturen en slaaptekort.

De onmiddellijke respons wordt wel omschreven als de 'vecht-of-vluchtreactie' (p. 189). Deze wordt bewerkstelligd door het sympatische zenuwstelsel; de belangrijkste effecten staan in Fig. 9.12.

Op de langere termijn stimuleert ACTH uit de hypofysevoorkwab de vrijmaking van gluco- en mineralocorticoïden uit de bijnierschors, waarna een langer durende respons op stress optreedt (Fig. 9.12).

Bijniermerg

Dit wordt volledig door de schors omgeven. Het ontwikkelt zich uit zenuwweefsel in het embryo en maakt deel uit van het sympatische zenuwstelsel (Hfdst. 7). Wanneer de extensieve sympathische zenuwtoevoer geprikkeld wordt, scheiden de klieren de hormonen adrenaline (epinefrine, 80%) en noradrenaline (norepinefrine, 20%) af.

Adrenaline (epinefrine) en noradrenaline (norepinefrine)

Noradrenaline is de postganglionaire neurotransmitter van het sympatische zenuwstelsel (zie Fig. 7.44). Adre-

naline en noradrenaline worden door het bijniermerg in het bloed afgescheiden wanneer dit gestimuleerd wordt door het sympatische zenuwstelsel. De actie van deze hormonen verlengt en versterkt de stimulering van het sympatische zenuwstelsel. Hun structuur komt sterk overeen, wat hun overeenkomstige effect verklaart. Samen versterken ze de vecht-of-vluchtreactie ('fight or flight'-reactie):

* ze versnellen de hartslag
* ze verhogen de bloeddruk
* ze leiden bloed naar de essentiële organen, zoals het hart, de hersenen en de skeletspieren, en verwijden de bloedvaten naar deze organen en vernauwen die naar minder essentiële organen, zoals de huid
* ze verlagen de stofwisselingssnelheid
* ze verwijden de pupillen (mydriase).

Adrenaline heeft een groter effect op het hart en de stofwisseling, terwijl noradrenaline sterk op de bloedvatendiameter inwerkt.

Bijnierschors

De bijnierschors produceert drie groepen steroïdhormonen uit cholesterol, de zogenaamde corticoïden (corticosteroïden, adrenocorticoïden). Deze groepen zijn:

* glucocorticoïden
* mineralocorticoïden
* geslachtshormonen (androgenen).

De hormonen van elke groep hebben een verschillende werking, maar zij zijn structureel overeenkomstig en daarom kunnen hun effecten elkaar overlappen.

Glucocorticoïden

Cortisol (hydrocortison) is de belangrijkste glucocorticoïde, maar er worden ook kleine hoeveelheden corticosteron en cortison geproduceerd. Glucocorticoïden reguleren de stofwisseling, de ontstekings- en immuunrespons, en de respons op stress (zie Fig. 9.12). De secretie wordt geregeld door een mechanisme van negatieve feedback waarbij de hypothalamus en de hypofysevoorkwab zijn betrokken. Ze wordt gestimuleerd door ACTH uit de hypofysevoorkwab en door stress (Fig. 9.13). De secretie van cortisol volgt een duidelijk dag-nachtritme waarbij de hoogste mate van hormoonsecretie optreedt tussen vier en acht uur 's ochtends en de laagste tussen middernacht en drie uur 's nachts. Wanneer het slaap-waakpatroon wordt veranderd, bijv. door nachtwerk, duurt het een aantal dagen voordat de secretie van ACTH en hydrocortison weer is aangepast (p. 238). Secretie van glucocorticoïde verhoogt als reactie op stress (Fig. 9.12 en Fig. 9.13), met inbegrip van infecties en medische ingrepen.

Glucocorticoïden hebben uitgebreide effecten op de stofwisseling, gewoonlijk op de afbraak van eiwitten en vetten waardoor

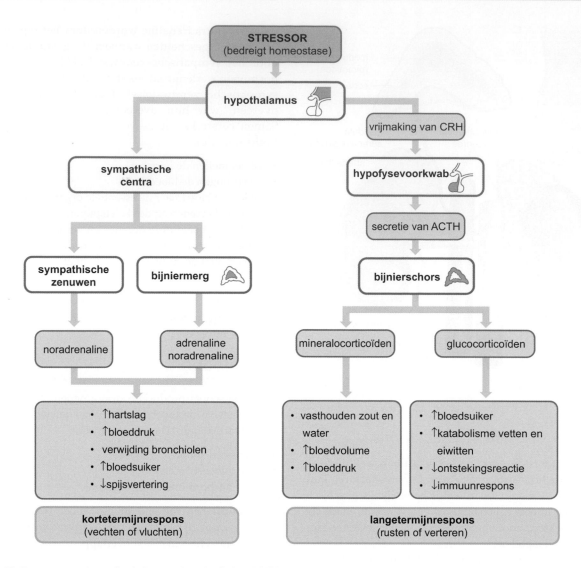

Figuur 9.12 Respons op stress die de homeostase bedreigt. ACTH, adrenocorticotroop hormoon; BP, bloeddruk; CRH, corticotrofine-afgevend hormoon.

glucose en andere stoffen gebruikt kunnen worden om het lichaam te helpen bij het tegengaan van stress. Hiertoe behoren:

- hyperglykemie (een verhoogde bloedglucosespiegel) en gluconeogenese (vorming van suikers uit bijvoorbeeld aminozuren)
- lipolyse (afbraak van triglyceriden tot vetzuren en glycerol voor de energieproductie) door verhoging van de concentratie van vrije vetzuren in de circulatie
- prikkeling van de eiwitafbraak, vrijmaken van aminozuren en verhoging van de bloedspiegels. De aminozuren worden dan gebruikt voor de synthese van andere eiwitten, bijv. enzymen en verhoging van, of voor energieproductie (Hfdst. 12)
- bevordering van de absorptie van natrium en water uit de niertubuli (dit is een zwak effect van mineralocorticoïden).

In pathologische en farmacologische hoeveelheden hebben ook andere effecten, zoals:

- remming van ontstekingen
- onderdrukking van de immuunrespons
- vertraagde wondgenezing.

Wanneer corticosteroïden worden toegediend voor de behandeling van veelvoorkomende aandoeningen, bijv. astma, zet de hoge concentratie in de circulatie een negatieve feedback in werking op de hypothalamus en de hypofyse wat de natuurlijke secretie van zowel CRH als ACTH volledig kan onderdrukken.

Mineralocorticoïden (aldosteron)

Aldosteron is de belangrijkste mineralocorticoïde. Het is betrokken bij de waterhuishouding en het elektrolytenevenwicht. Door een mechanisme van negatieve feedback stimuleert aldosteron de reabsorptie van natrium (Na^+) door de niertubuli en de uitscheiding van kalium (K^+) in de urine. Reabsorptie van natrium gaat gepaard met het vasthouden

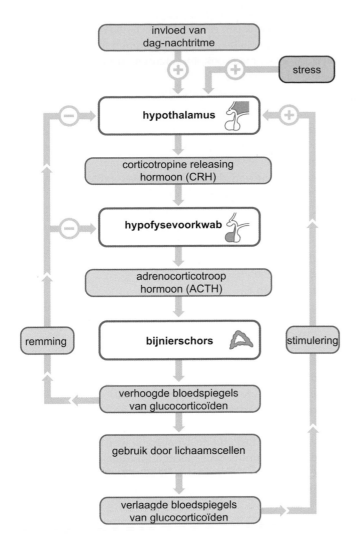

Figuur 9.13 Negatieve feedback bij de regulering van de secretie van glucocorticoïden.

van water en daardoor is aldosteron ook betrokken bij de regulering van het bloedvolume en de bloeddruk.

De kaliumconcentratie in het bloed reguleert de secretie van aldosteron die door de bijnierschors wordt geproduceerd. Als de concentratie van kalium stijgt, stijgt de secretie van aldosteron (Fig. 9.14). Een lage kaliumspiegel heeft het tegenovergestelde effect. Ook angiotensine (zie volgende deel) stimuleert de aldosteronsecretie.

Renine-angiotensine-aldosteronsysteem

Als de bloedstroom door de nieren of de concentratie natrium in het bloed daalt, produceren de nieren het hormoon renine. Renine zet het plasma-eiwit angiotensinogeen, dat door de lever wordt gemaakt, om in angiotensine 1.

Het angiotensine-converting enzym (ACE), dat in kleine hoeveelheden, voornamelijk in de longen, wordt gevormd, zet angiotensine 1 om in angiotensine 2, dat de secretie van aldosteron stimuleert. Angiotensine 2 vernauwt de vaten (vasoconstrictie) en verhoogt zo de bloeddruk en sluit de negatieve feedbackloop (Fig. 9.14).

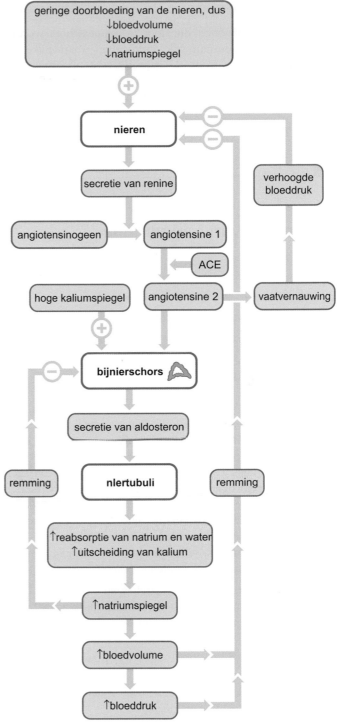

ACE = angiotensine-converting enzymen

Figuur 9.14 Negatieve feedback bij de regulering van de productie van aldosteron.

Geslachtshormonen (gonadocorticoïden)

De geslachtshormonen die door de bijnierschors worden gevormd, zijn voornamelijk androgenen (mannelijke geslachtshormonen), maar de geproduceerde hoeveelheden zijn gering vergeleken met die van de testes en ovaria in de late puberteit en volwassenheid (Hfdst. 18).

● **TOETS**

4. Geef de drie groepen corticoïde hormonen.

Eilandjes van Langerhans

Leerdoelen

Na lezing van deze paragraaf kan de lezer:

■ de hormonen van de endocriene alvleesklier noemen

■ de werking van insuline en glucagon beschrijven

■ uitleggen hoe de bloedsuikerspiegel wordt gereguleerd.

De structuur van de alvleesklier staat in grote lijnen in Hfdst. 12 beschreven. Slechts 2% van het alvleesklierweefsel heeft een endocriene functie en deze bestaat uit groepen van cellen, de eilandjes van Langerhans genoemd, die onregelmatig verspreid liggen door de klier. Alvleesklierhormonen worden rechtstreeks in de bloedsomloop afgescheiden en circuleren in het lichaam. Dit in tegenstelling tot de exocriene alvleesklier en zijn bijhorende kanalen (p. 336).

Er zijn 1-2 miljoen eilandjes van Langerhans, die drie hoofdtypen hormoon afscheidende cellen bevatten:

• α (alfa) cellen, die glucagon afscheiden
• β (bèta) cellen, het talrijkst, die insuline afscheiden
• δ (delta) cellen, die somatostatine afscheiden (GHRH p. 237).

De normale bloedsuikerspiegel ligt tussen de 3,5 en 8 mmol/L (63 – 144 mg/100 mL). De bloedsuikerspiegel wordt voornamelijk bestuurd door de aan elkaar tegengestelde werkingen van insuline en glucagon:

• Glucagon verhoogt de bloedsuikerspiegel
• Insuline verlaagt de bloedsuikerspiegel.

Insuline

Insuline is een polypeptide hormoon dat uit ongeveer 50 aminozuren bestaat. Lichaamscellen hebben glucose nodig voor de stofwisseling, maar glucose kan niet zomaar het celmembraan passeren. Alle lichaamscellen hebben insulinereceptoren op hun plasmamembranen en met behulp van insuline wordt de doorgankelijkheid voor glucose bevorderd.

Insuline heeft ook een essentiële functie bij het verlagen van een verhoogd gehalte aan voedingsstoffen in het bloed, niet alleen glucose, maar ook aminozuren en vetzuren. Dit zijn anabolische effecten, ofwel ze stimuleren de opslag van voedingsstoffen. Als hiervan, vooral van glucose, te veel is, bevordert insuline de opslag door:

• het activeren van glucosetransporteurs in celmembranen en de opname en het verbruik van glucose door spier- en bindweefsel te stimuleren
• de omzetting van glucose in glycogeen (glycogenese) te verhogen, vooral in de lever en de skeletspieren
• de opname van aminozuren door de cellen en de synthese van eiwitten te versnellen
• de synthese van vetzuren en de opslag van vet in vetweefsel te bevorderen (lipogenese)
• de glycogenolyse (afbraak van glycogeen in glucose) te verminderen
• de afbraak van eiwitten en vetten en gluconeogenese (vorming van nieuwe suikers uit bijv. aminozuren) te voorkomen.

De secretie van insuline wordt gestimuleerd door een verhoogde bloedsuikerspiegel, bijv. na het eten van een maaltijd, en in mindere mate door parasympatische stimulering, verhoogde concentraties aminozuren en vetzuren in het bloed en gastro-intestinale hormonen, zoals gastrine, secretine en cholecystokinine. De secretie wordt verlaagd door sympathische stimulering, glucagon, adrenaline, (epinefrine) hydrocortison en somatostatine (GHRIH), die worden afgegeven door de hypothalamus en de eilandjes van Langerhans.

Glucagon

Glucagon verhoogt de bloedsuikerspiegel door stimulering van:

• de omzetting van glycogeen in glucose in de lever en de skeletspieren (glycogenolyse)
• gluconeogenese.

De glucagonproductie wordt gestimuleerd door lage bloedsuikerspiegels en inspanning, en wordt geremd door somatostatine en insuline.

Somatostatine

Somatostatine (GHRIH), dat ook door de hypothalamus wordt gevormd, remt secretie van insuline en glucagon, naast het remmen van de secretie van groeihormoon door de hypofysevoorkwab (p. 237).

● **TOETS**

5. De secretie van welk hormoon wordt gestimuleerd door een lage bloedsuikerspiegel?

Pijnappelklier

Leerdoelen

Na lezing van deze paragraaf kan de lezer:

- de positie van de pijnappelklier aanwijzen
- de werking van melatonine omschrijven.

De pijnappelklier (glandula pinealis) is een kleine klier aan de bovenkant van de derde hersenventrikel, en zit daaraan vast met een korte steel die zenuwen bevat, waarvan er veel in de hypothalamus uitkomen. De pijnappelklier is ongeveer 10 mm lang, roodbruin van kleur en omgeven door een kapsel. De pijnappelklier verschrompelt vaak na de puberteit en kan later in het leven verkalkt raken.

Melatonine

Dit is het voornaamste hormoon dat door de pijnappelklier wordt geproduceerd. Het is qua structuur vergelijkbaar met serotonine (zie hieronder). Secretie wordt bij daglicht onderdrukt en in het donker verhoogd; het niveau fluctueert tijdens elke 24-uursritme; ze is 's nachts het hoogst en rond het middaguur het laagst. Ook het aantal uren daglicht speelt mee, bijv. kunnen er seizoengevoelige verschillen zijn. Hoewel zijn functie nog niet geheel is opgehelderd, speelt dit hormoon een rol bij:

- de coördinatie van het dag-nachtritme van veel weefsels, mogelijk door beïnvloeding van de hypothalamus

- de stemming, aangezien melatonine in verband wordt gebracht met een seizoensgebonden affectieve stoornis, ook wel bekend als 'winterdepressie', een aandoening die samenhangt met humeurigheid tijdens de winter wanneer er weinig daglicht is
- de remming van de groei en ontwikkeling van de geslachtsorganen voor de puberteit, mogelijk doordat het de synthese of secretie van gonadotropinen verhindert.

● TOETS

6. Op welk moment van de dag is het melatoninegehalte het hoogst?

Organen met een secundaire endocriene functie

Leerdoel

Na lezing van deze paragraaf kan de lezer:

- de functies van andere hormonen beschrijven die als secundaire functie van sommige klieren en weefsels worden afgescheiden.

Naast de klieren met een primaire endocriene functie, zoals eerder beschreven, zijn er ook andere organen en weefsels die hormonen als secundaire functie afscheiden (zie Fig. 9.1). Voorbeelden van dit soort organen en hormonen zijn aangetoond in Tabel 9.4.

Tabel 9.4 Organen met secundaire endocriene functies

Orgaan	Hormoon	Plaats	Functie
Nieren	Erythropoiëtine	Beenmerg	Stimuleert productie van rode bloedcellen
Gastro-intestinale tractus			
Maagslijmvlies	Gastrine	Gastrische klieren	Stimuleert secretie van maagsap (Hfdst. 12)
Darmslijmvlies	Secretine	Maag en alvleesklier	Stimuleert secretie van pancreassap, vertraagt maaglediging (Hfdst. 12)
	Cholecystokinine (CCK)	Galblaas en alvleesklier	Stimuleert afscheiding van gal en pancreassap (Hfdst. 12)
Adipeus weefsel	Leptine	Hypothalamus en andere weefsels	Geeft een verzadigingsgevoel na het eten (Hfdst. 11), nodig voor gonadotropine-releasing hormoon en gonadotrofine synthese (Hfdst. 18)
Eierstokken en testikels	Inhibine	Adenohypofyse	Remt secretie van follikelstimulerend hormoon
Hart (atria)	Atriaal natriuretische peptide (ANP)	Niertubuli	Vermindert reabsorptie van natrium en water in de niertubuli (Hfdst. 13)
Placenta	Humaan Choriogonadotrofine (hCG)	Eierstokken	Stimuleert secretie van oestrogeen en progesteron tijdens zwangerschap (Hfdst. 5)
Thymus	Thymosine	Witte bloedcellen (T-lymfocyten)	Groei van T-lymfocyten (Hfdst. 15)

Plaatselijk werkende hormonen

Leerdoel

Na lezing van deze paragraaf kan de lezer:

■ de effecten van lokale hormonen uitleggen.

Een aantal weefsels dat niet tot de endocriene klieren behoort, scheidt stoffen uit die inwerken op lokale weefsels. Enkele hiervan worden hier beschreven.

Histamine

Histamine wordt geproduceerd en opgeslagen door mestcellen in de weefsels en basofiele granulocyten in het bloed, als onderdeel van ontstekingsreacties, in het bijzonder wanneer deze veroorzaakt worden door een allergische reactie (p. 418). Histamine verhoogt de permeabiliteit van de capillairen en veroorzaakt vaatverwijding. De stof werkt als een neurotransmitter, doet de gladde spieren van de bronchiën en het spijsverteringskanaal samentrekken en bevordert de secretie van maagsap door stimulering van de H2-receptoren op de pariëtale cellen van de maagklieren.

Serotonine (5-hydroxytryptamine)

Serotonine (5-HT) bevindt zich in de bloedplaatjes, de hersenen en de darmwand. Het stimuleert de secretie van spijsverteringssappen en de samentrekking van gladde spieren. Zijn rol bij de bloedstolling wordt in Hfdst. 4 beschreven. Het is een neurotransmitter in het centrale zenuwstelsel en staat bekend voor het beïnvloeden van de gemoedstoestand.

Prostaglandinen

Prostaglandinen (PGs) zijn vetachtige stoffen die in de meeste weefsels voorkomen. Ze werken plaatselijk op aangrenzende cellen, maar hun werking is van korte duur omdat ze snel gemetaboliseerd worden en hun bloedspiegels zijn te verwaarlozen. Prostaglandinen hebben een krachtig en breed palet van effecten bij:

• ontstekingsreacties
• versterking van pijn
• stimulering van de maagslijmproductie
• koorts
• regulering van de bloeddruk
• bloedstolling
• samentrekkingen van de baarmoeder tijdens de bevalling.

Chemisch vergelijkbare stoffen zijn leukotriënen en tromboxanen, die betrokken zijn bij de ontstekings- en immuunreacties, en tromboxaan A_2, dat bloedplaatjes sterk doet aggregeren. Dit zijn allemaal actieve stoffen die slechts in kleine hoeveelheden voorkomen, doordat ze snel worden afgebroken.

Gevolgen van veroudering op het endocriene systeem

Leerdoelen

Na lezing van deze paragraaf kan de lezer:

■ de gevolgen van veroudering op het endocriene systeem beschrijven.

De endocriene functie neemt met het ouder worden vaak af, hoewel het niveau van sommige belangrijke hormonen tot op hoge leeftijd onveranderd kan blijven. Een afname van aldosteron en renine niveaus kunnen bijdragen aan leeftijdsgebonden orthostatische hypotensie en een verhoogd natrium- en waterverlies.

Bij de eilandjes van Langerhans neemt de functie van de bètacellen met het ouder worden af. Vooral als dit gepaard gaat met gewichtstoename op middelbare en oudere leeftijd maakt dit vatbaarder voor diabetes mellitus type 2 (p. 256).

De eierstokken scheiden minder vrouwelijke geslachtshormonen af na de menopauze (Hfdst. 18), hoewel de secretie van het mannelijke geslachtshormoon testosteron vaak tot op hoge leeftijd aanhoudt. Sommige hormonen kunnen zelfs toenemen met het ouder worden, waaronder PTH, wat kan bijdragen aan osteoporose.

Het risico op de meeste endocriene kankers neemt toe met het ouder worden.

Endocriene aandoeningen worden vaak veroorzaakt door tumoren of zijn auto-immuunziekten. De symptomen ontstaan vaak door:

• hypersecretie (over-productie) van hormonen
• hyposecretie (onder-productie) van hormonen.

De symptomen van veel van de in dit deel beschreven aandoeningen kunnen daardoor gemakkelijk in verband worden gebracht met de onderliggende stoornis.

Aandoeningen van de hypofyse

Leerdoelen

Na lezing van deze paragraaf kan de lezer:

■ de oorzaken van de ziekten in dit deel noemen

■ de kenmerken van aandoeningen van de hypofysevoorkwab in verband brengen met de functie van de betrokken hormonen

■ de kenmerken van diabetes insipidus in verband brengen met een abnormale secretie van antidiuretisch hormoon.

Hypersecretie van hormonen van de hypofysevoorkwab

Gigantisme en acromegalie

De meest voorkomende oorzaak is langdurige hypersecretie van groeihormoon (GH), gewoonlijk door een hormoonaf-scheidende hypofysetumor. Deze afwijkingen ontstaan slechts zelden door een teveel aan groeihormoon-releasing hormoon (GHRH) uit de hypothalamus. Als de tumor groeit, kan de druk op nabijgelegen structuren leiden tot hypersecretie van andere hypofysehormonen (van beide kwabben) en schade aan de nabijgelegen optische zenuwen (zie Fig. 9.2), wat visuele verstoring veroorzaakt. De gevolgen van een teveel aan groeihormonen zijn:

- overmatige botgroei
- vergroting van inwendige organen
- vorming van een overmaat aan bindweefsel
- vergroting van het hart en een hogere bloeddruk
- verminderde glucosetolerantie en vatbaarheid voor diabetes mellitus.

Gigantisme

Dit komt voor bij kinderen die te veel GH produceren in de periode dat het epifysaire kraakbeen van de pijpbeenderen nog groeit, dus voor de verbening van de botten is voltooid. De groei komt vooral in de ledematen tot uiting en de betreffende persoon kan een lengte van 2,10 tot 2,40 m bereiken, hoewel de lichaamsverhoudingen normaal blijven (Fig. 9.15)

Acromegalie

Dit betekent 'grote extremiteiten' en komt voor bij volwassenen die overmatige GH produceren nadat de lengtegroei is voltooid. De botten worden abnormaal dik en er is verdikking van de weke weefsels. De opvallendste kenmerken zijn grove gelaatstrekken (met name een grote onderkaak), een grote tong en extreem grote handen en voeten (Fig. 9.16).

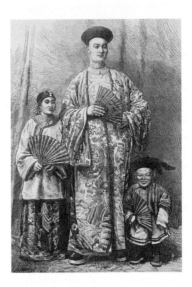

Figuur 9.15 Historische tekening die de effecten van normale en abnormale groeihormoonsecretie laat zien. Van links naar rechts: normaal postuur, gigantisme (2,3 m hoog) en beperkte groei (nanisme; 0,9 m hoog). (George Bernard/Science Photo Library. Gereproduceerd met toestemming.)

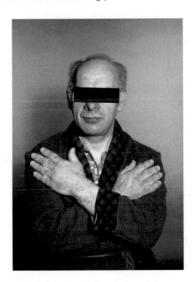

Figuur 9.16 Gelaatstrekken en grote handen bij acromegalie. (John Radcliffe Hospital/Science Photo Library. Gereproduceerd met toestemming.)

Hyperprolactinemie

Deze wordt veroorzaakt door een tumor die een grote hoeveelheid prolactine produceert. Het leidt tot galactorroe (te veel melksecretie), amenorroe (stoppen van de menstruatie), steriliteit bij vrouwen en impotentie bij mannen.

Hyposecretie van hormonen van de hypofysevoorkwab

De mate van hyposecretie en het aantal hormonen dat erbij betrokken is, varieert. Panhypopituïtarisme is het ontbreken van hypofysevoorkwabhormonen. Tot de oorzaken behoren:

- tumoren in de hypothalamus of hypofyse
- trauma, gewoonlijk veroorzaakt door een schedelbasisfractuur of een operatie
- druk veroorzaakt door een tumor naast de hypofyse, bijv. een glioom of een meningeoom
- infectie, bijv. meningitis, encefalitis of syfilis
- ischemische necrose
- ioniserende straling of cytotoxische medicijnen.

Hypofyse necrose

Ook wel bekend als postpartum necrose of Sheehan's syndroom. Dit treedt op na een hypovolemische shock die gepaard gaat met een ernstige bloeding tijdens of na de bevalling. De ligging van de bloedvaten maakt de hypofysevoorkwab uitzonderlijk kwetsbaar voor een daling van de systemische bloeddruk. Het uitblijven van lactatie gaat vooraf aan andere effecten, waaronder onvoldoende stimulering van de doelklieren en het daaruit voortvloeiende ondermaats functioneren van alle of een deel van de schildklier, bijnierschors en geslachtsklieren. De gevolgen hangen af van de ernst van de necrose en hormoondeficiëntie. In ernstige gevallen kan een tekort aan glucocorticoïden levensbedreigend of fataal zijn.

Syndroom van Lévi-Lorain

Hypofysaire dwerggroei wordt veroorzaakt door een ernstig tekort aan groeihormoon en mogelijk andere hormonen in de kindertijd. De betrokkene heeft een kleine gestalte maar is goed geproportioneerd en de mentale ontwikkeling is in orde. De puberteit is vertraagd en er kunnen aanvallen van hypoglykemie optreden. De aandoening kan worden veroorzaakt door een erfelijke afwijking of een tumor.

Syndroom van Fröhlich

Bij deze aandoening is er sprake van panhypopituarisme, maar de belangrijkste effecten ontstaan door tekort aan GH, FSH en LH. Bij kinderen zijn de symptomen achtergebleven groei, obesitas met vrouwelijke vetverdeling en leermoeilijkheden. Obesitas en steriliteit zijn de belangrijkste symptomen bij volwassenen met een vergelijkbare aandoening. Dit syndroom is het gevolg van een tumor in de hypofysevoorkwab of de hypothalamus of beide, maar meestal is de oorzaak onbekend.

Aandoeningen van de hypofyseachterkwab

Diabetes insipidus

In deze relatief zeldzame aandoening is er overmatige secretie van ADH vanuit de hypofyseachterkwab. Het is meestal ondergeschikt aan schade aan de hypothalamus door bijv. een trauma, tumor of encefalitis. Soms treedt ze op wanneer

de niertubuli niet op ADH reageren. De reabsorptie van water door de niertubuli is verstoord, wat tot het lozen van overmatige hoeveelheden verdunde urine leidt, vaak meer dan 10 l per dag, wat uitdroging en extreme dorst (polydipsie) veroorzaakt. De waterhuishouding raakt verstoord, tenzij er extra veel wordt gedronken om het vochtverlies te compenseren.

> ● TOETS
>
> 10. Met welke aandoening van de hypofyseachterkwab wordt overmatige urine-uitscheiding in verband gebracht?

Schildklieraandoeningen

> **Leerdoel**
>
> Na lezing van deze paragraaf kan de lezer:
>
> - de effecten van hyperthyreoïdie en hypothyreoïdie vergelijken en deze in verband brengen met de werking van T_3 en T_4.

Schildklieraandoeningen vormen drie hoofdcategorieën:

- abnormale secretie van de schildklierhormonen (T_3 en T_4), waardoor hyperthyreoïdie of hypothyreoïdie ontstaat
- struma – vergroting van de schildklier
- tumoren.

Een abnormale schildklierfunctie kan, behalve uit de schildklier zelf, ook ontstaan uit aandoeningen van de hypofyse of de hypothalamus. Bovendien kan een tekort aan jodium in de voeding tot een te lage synthese van schildklierhormonen leiden. De belangrijkste symptomen worden veroorzaakt door een abnormaal snelle of langzame basale stofwisseling.

Hyperthyreoïdie

Dit syndroom, ook bekend als thyreotoxicose, ontstaat als de weefsels blootstaan aan te hoge T_3- en T_4-spiegels. De belangrijkste symptomen ontstaan door een versnelde basale stofwisseling (zie Tabel 9.3).

Bij oudere volwassenen is hartinsufficiëntie een veelvoorkomend gevolg, doordat het ouder wordende hart harder moet werken om meer bloed en voedingsstoffen naar de hyperactieve cellen te brengen. De belangrijkste oorzaken van hyperthyreoïdie zijn:

- ziekte van Graves
- toxisch nodulair struma
- toxisch adenoom (een goedaardige tumor, p. 252).

Ziekte van Graves

Deze aandoening maakt 75% van de gevallen van hyperthyreoïdie uit. Er lijden meer vrouwen dan mannen aan en

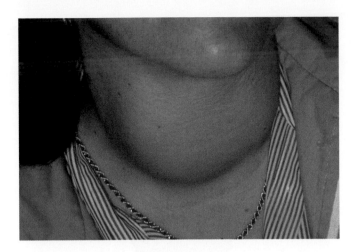

Figuur 9.17 Vergrote schildklier bij struma. (Science Photo Library. Gereproduceerd met toestemming.)

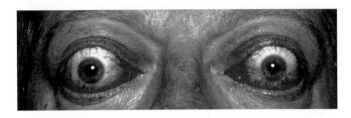

Figuur 9.18 Uitpuilende ogen bij exophthalmus. (Science Photo Library. Gereproduceerd met toestemming.)

ze kan op elke leeftijd optreden, maar vooral tussen de 30 en 50 jaar. De aandoening is een auto-immuunziekte waarbij een antilichaam wordt geproduceerd dat het effect van TSH nabootst. De gevolgen zijn:

- toegenomen productie van T_3 en T_4 en tekenen van hyperthyreoïdie (zie Tabel 9.3)
- struma (zichtbare vergroting van de klier, Fig. 9.17) doordat het antilichaam de schildkliergroei stimuleert
- in veel gevallen exophthalmus.

Exophthalmus

Dit is het uitpuilen van de oogbollen door het afzetten van vet en bindweefsel achter de ogen (Fig. 9.18), en komt veel voor bij de ziekte van Graves. Behandeling van hyperthyreoïdie doet exophthalmus niet geheel teniet, maar het verschijnsel kan na twee tot drie jaar minder worden. In ernstige gevallen kunnen de oogleden de ogen niet meer geheel bedekken, wat leidt tot het uitdrogen van het oogbindvlies en daardoor mogelijk ook tot infecties. Dit verschijnsel doet zich niet voor bij andere vormen van hyperthyreoïdie.

Toxisch nodulair struma

Bij deze aandoening zijn één of twee noduli van een klier die al door struma is aangedaan (zie Fig. 9.17) actief geworden en scheiden deze een overmaat aan T_3 en T_4 af (hyperthyreoïdie, zie Tabel 9.3). Dit komt meer voor bij vrouwen dan bij mannen

en vooral na de middelbare leeftijd. Doordat de getroffen leeftijdsgroep ouder is dan bij de ziekte van Graves, komen hartaritmie en -insufficiëntie meer voor. Exophthalmus treedt niet op.

Hypothyreoïdie

Bij oudere volwassenen komt deze aandoening vijf keer zo vaak voor bij vrouwen als bij mannen. T_3- en T_4-gebrek bij volwassenen resulteert in een abnormaal trage stofwisseling en andere symptomen, zoals te zien in Tabel 9.3. Mucopolysachariden kunnen zich ophopen in het onderhuidse weefsel, waardoor een zwelling kan ontstaan (non-pitting oedeem), met name van het gezicht, de voeten en oogleden (myxoedeem). De meest voorkomende oorzaken zijn auto-immuunthyreoïditis, ernstig jodiumgebrek (zie Struma) en gezondheidsinterventies, bijv. schildklierremmers, operatieve verwijdering van schildklierweefsel of ioniserende straling.

Auto-immuunthyreoïditis

De meest voorkomende oorzaak van verworven hypothyreoïdie is de ziekte van Hashimoto. Deze orgaanspecifieke auto-immuunziekte komt meer voor bij vrouwen dan bij mannen. Antilichamen die met thyroglobuline en schildkliercellen reageren, voorkomen de secretie van schildklierhormonen, wat hypothyreoïdie veroorzaakt. Soms is er sprake van struma.

Aangeboren hypothyreoïdie

Dit is een ernstig tekort aan of afwezigheid van schildklierhormonen, die enkele weken of maanden na de geboorte aan het licht treedt. Hypothyreoïdie komt veel voor in sommige delen van de wereld waar de voeding te weinig jodium bevat voor de vorming van T_3 en T_4. Afwezigheid van het schildklierhormoon leidt tot ernstige groeistoornissen en mentale retardatie. Tenzij de behandeling vroeg begint, zijn deze klachten blijvend. De patiënt heeft korte benen, een grote, uitpuilende tong, droge, ruwe huid, slechte buikspierspanning en vaak ook een navelbreuk.

Euthyreotische struma

Dit is vergroting van de schildklier zonder tekenen van hyperthyreoïdie. Zij wordt veroorzaakt door een lage T_3- en T_4-spiegel. Dit stimuleert de secretie van TSH, wat leidt tot hyperplasie van de schildklier (zie Fig. 9.17). Soms kan het extra schildklierweefsel de hormoonspiegels handhaven, maar anders ontwikkelt zich hypothyreoïdie. De oorzaken zijn:

- langdurig jodiumgebrek – in sommige delen van de wereld met een jodiumtekort is dit een algemene aandoening: endemische krop)
- erfelijke afwijkingen in de synthese van T_3 en T_4
- iatrogene factoren, bijv. schildklierremmende medicijnen en operatieve verwijdering van overtollig schildklierweefsel.

De vergrote klier kan door druk schade aan naastliggend weefsel veroorzaken, vooral als hij abnormaal laag ligt, achter het borstbeen. De structuren die het meest aangedaan worden, zijn de slokdarm, wat dysfagie veroorzaakt, de luchtpijp, wat dyspneu veroorzaakt, en de nervus laryngeus recurrens, wat tot heesheid leidt.

Schildkliertumoren

Kwaadaardige tumoren komen zelden voor.

Goedaardige tumoren

Enkelvoudige adenomen zijn vrij algemeen en kunnen een cyste worden. Soms scheidt het adenoom hormonen af en kan zich hyperthyreoïdie ontwikkelen. De tumoren kunnen kwaadaardig worden, vooral bij ouderen.

> ● **TOETS**
>
> 11. De symptomen van thyrotoxicose zijn te wijten aan te hoge bloedspiegels van T3 en T4. Noem er zes.

Aandoeningen van de bijschildklieren

> **Leerdoel**
>
> Na lezing van deze paragraaf kan de lezer:
>
> ■ de rol van abnormale secretie van PTH bij de hier besproken ziekten beschrijven.

Hyperparathyreoïdie

Deze aandoening is gekenmerkt door hoge concentraties aan calcium in het bloed (hypercalciëmie) en wordt gewoonlijk veroorzaakt door een goedaardige parathyreoïde tumor, die overmatig PTH afscheidt. Dit veroorzaakt vrijgave van calcium uit de botten, waardoor de bloedcalciumspiegel stijgt. Tot de effecten kunnen behoren:

- polyurie en polydipsie
- vorming van nierstenen
- anorexie en obstipatie
- spierslapte
- algehele vermoeidheid.

Hypoparathyreoïdie

Een PTH-tekort veroorzaakt hypocalciëmie (een abnormaal lage bloedcalciumspiegel), en komt minder vaak voor dan hyperparathyreoïdie. Er is minder reabsorptie van calcium uit het bot en het glomerulair filtraat. Een lage bloedcalcium-spiegel veroorzaakt:

- tetanie (Fig. 9.19)
- angststoornissen

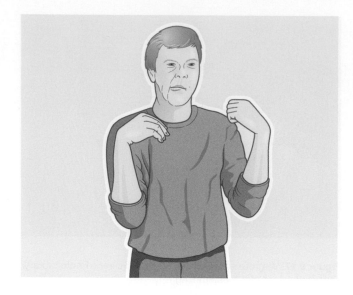

Figuur 9.19 Kenmerkende houdingen bij spierkrampen.

- paresthesie
- epileptische aanvallen
- in sommige gevallen cataract (lenstroebeling, zie Fig. 8.26) en broze nagels.

Tot de oorzaken van hypoparathyreoïdie behoren schade aan of verwijdering van de bijschildklieren, ioniserende straling, ontstaan van antilichamen tegen PTH en bijschild-kliercellen, en aangeboren afwijkingen.

Tetanie (spierkrampen)

Deze aandoening wordt veroorzaakt door hypocalciëmie, omdat een lage bloedcalciumspiegel de prikkelbaarheid van de perifere zenuwen verhoogt. Er treden zeer sterke, pijn-lijke samentrekkingen van de skeletspieren op, waardoor de handen, onderarmen en voeten op kenmerkende wijze binnen-waarts gebogen gaan staan (zie Fig. 9.19). Bij kinderen kunnen er spasmen van het strottenhoofd en convulsies optreden.

Hypocalciëmie

Naast hyperthyreoïdie kan dit veroorzaakt worden door:

- chronische nierinsufficiëntie, omdat de falende nieren geen calcium kunnen vasthouden en overmatige hoeveelheden uitscheiden in de urine; dit is de meest voorkomende oorzaak van hypocalciëmie
- een tekort aan vitamine D of een tekort aan calcium in de voeding
- alkalose door voortdurend overgeven, metabolisch of respiratoir
- acute pancreatitis.

> ● **TOETS**
>
> 12. Wat is de meest voorkomende oorzaak van hyperparathyreoïdie?

Aandoeningen van de bijnierschors

Hypersecretie van glucocorticoïden (syndroom van Cushing)

Cortisol is de belangrijkste glucocorticoïde van de bijnierschors. Tot de oorzaken van het syndroom behoren:

- in de meest voorkomende gevallen, hypersecretie van ACTH door de hypofysevoorkwab
- abnormale secretie van ACTH door een tumor buiten de hypofyse, bijv. een bronchiaal of alvleeskliergezwel
- langdurige systematische doses met ACTH of glucocorticoïden
- hormoonafscheidende tumoren.

Hypersecretie van hydrocortison, de belangrijkste glucocorticoïde van de bijnierschors, kan leiden tot (Fig. 9.20):

- vetophoping in het gezicht (vollemaansgezicht), op de hals en op de buik
- overmatige eiwitweefselafbraak, waardoor het onderhuidse bindweefsel dunner wordt en de spieren atrofiëren, vooral die van de ledematen
- verminderde eiwitsynthese
- onderdrukking van GH-secretie, wat bij kinderen een normale groei verhindert
- osteoporose (p. 471), en kyfose als de thoracale wervels erbij zijn betrokken
- pathologische breuken als oorzaak van calciumverlies uit de botten
- overmatige gluconeogenese met als gevolg hyperglykemie en glycosurie die tot diabetes mellitus (p. 255) kunnen leiden
- atrofie van lymfeweefsel en onderdrukking van de immuunresponsen
- vatbaarheid voor infecties door verminderde koortsrespons, onderdrukking van het immuun- en inflammatoire respons

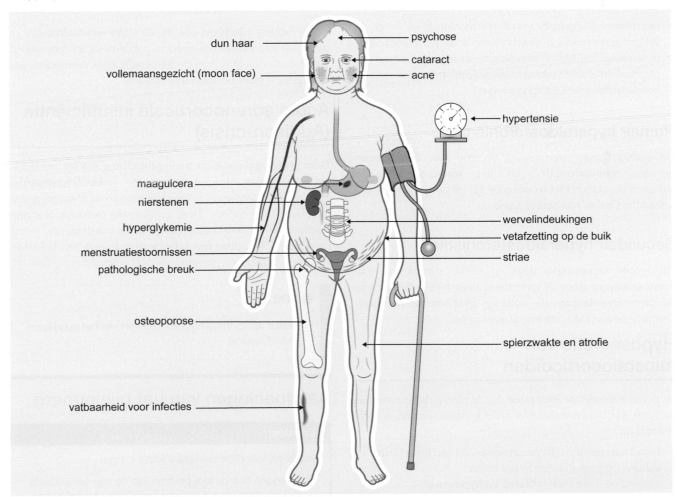

dun haar
psychose
cataract
vollemaansgezicht (moon face)
acne
hypertensie
maagulcera
nierstenen
hyperglykemie
wervelindeukingen
vetafzetting op de buik
menstruatiestoornissen
striae
pathologische breuk
osteoporose
spierzwakte en atrofie
vatbaarheid voor infecties

Figuur 9.20 Symptomen van gegeneraliseerd syndroom van Cushing.

- verstoorde collageenproductie, leidend tot capillaire broosheid, cataract en striae (zwangerschapsstriemen)
- slapeloosheid, prikkelbaarheid, euforie, depressiviteit of psychose
- hypertensie door water- en zoutretentie
- menstruatiestoornissen
- vorming van nierstenen
- maagzweren.

Hyposecretie van glucocorticoïden

Onvoldoende cortisolsecretie veroorzaakt verminderde gluconeogenese, een lage bloedsuikerspiegel, spierzwakte en bleekheid. De aandoening is primair als de oorzaak in de bijnierschors is gelegen en secundair als er sprake is van een tekort aan ACTH uit de hypofysevoorkwab. Bij een primair tekort vindt ook hyposecretie van aldosteron plaats (zie verderop), maar bij een secundair tekort is de aldosteronproductie meestal niet verstoord, aangezien deze wordt geregeld door het renine-angiotensine-aldosteronsysteem (p. 245).

Hypersecretie van mineralocorticoïden

Een teveel aan aldosteron veroorzaakt, met gevolgen elders:

- overmatige reabsorptie van natriumchloride en water, wat tot een verhoogd bloedvolume en hypertensie leidt
- overmatige kaliumuitscheiding de daardoor ontstane hypokaliëmie leidt tot hartritmestoornissen, alkalose, bewustzijnsverlies en spierzwakte.

Primair hyperaldosteronisme

Dit ontstaat door overmatige secretie van mineralocorticoïden, onafhankelijk van het renine-angiotensine-aldosteronsysteem. Het wordt meestal veroorzaakt door een tumor die slechts één bijnier aantast.

Secundair hyperaldosteronisme

Dit wordt veroorzaakt door te sterke stimulering van normale klieren door de overmatig hoge bloedspiegels van renine en angiotensine, die ontstaan door een lage nierdoorstroming of een lage natriumspiegel in het bloed.

Hyposecretie van mineralocorticoïden

Hypoaldosteronisme leidt ertoe dat de nieren de secretie van natrium, kalium en water niet meer kunnen regelen, wat resulteert in:

- tekort aan natrium (hyponatriëmie) en een teveel aan kalium (hyperkaliëmie) in het bloed
- uitdroging, laag bloedvolume en hypotensie.

Meestal schiet ook de secretie van andere bijnierschorshormonen tekort, zoals bij de ziekte van Addison.

Chronische bijnierschorsinsufficiëntie (ziekte van Addison)

Deze ontstaat door vernietiging van de bijnierschors wat resulteert in hypersecretie van glucocorticoïden en mineralocorticoïden. De meest voorkomende oorzaken zijn ontwikkeling van autoantilichamen tegen bijnierschorscellen, uitzaaiingen (secundaire tumoren) en infecties. De ziekte van Addison kan in verband gebracht worden met auto-immuunziekten van andere organen, bijv. diabetes mellitus, thyreotoxicose en hyperparathyreoïdie. De belangrijkste symptomen zijn:

- spierzwakte en atrofie
- maagdarmstoornissen, bijv. overgeven, diarree, anorexie
- toegenomen huidpigmentatie, vooral van blootgestelde gebieden
- lusteloosheid en vermoeidheid
- hypoglykemie
- verwardheid
- menstruatiestoornissen en uitval van lichaamshaar bij vrouwen
- verstoorde elektrolyten balans, zoals hyponatriëmie, hypochloremie en hyperkaliëmie
- chronische uitdroging, laag bloedvolume en hypotensie.

De bijnieren hebben een aanzienlijke weefselreserve en de ziekte van Addison is meestal niet ernstig ondermijnend, tenzij meer dan 90% van de bijnierschors is vernietigd, wat overigens zonder behandeling fataal is.

Acute adrenocorticale insufficiëntie (Addison-crisis)

Deze wordt gekenmerkt door plotselinge hevige misselijkheid, overgeven, diarree, hypotensie, elektrolytenstoornissen (hyponatriëmie en hyperkaliëmie) en in ernstige gevallen circulatoire collaps. Deze aandoening treedt op wanneer iemand met chronische adrenocorticale insufficiëntie wordt overbelast, bijv. door een infectie of wanneer een behandeling met corticoïden plotseling wordt gestaakt.

● **TOETS**

13. Geef de voornaamste kenmerken van het syndroom van Cushing.

Aandoeningen van het bijniermerg

Leerdoel

Na lezing van deze paragraaf kan de lezer:

- uitleggen hoe de symptomen van de hier behandelde ziekten gerelateerd zijn aan overmatige secretie van adrenaline en noradrenaline.

Tumoren

De meeste tumoren van het bijniermerg scheiden toegenomen hoeveelheden hormonen af waardoor de voornaamste symptomen de effecten van een teveel aan adrenaline (epinefrine) en noradrenaline (norepinefrine) zijn. Deze zijn:

- snel toenemende hypertensie
- gewichtsverlies
- nervositeit en angst
- hoofdpijn
- overmatig zweten en afwisselend blozen en bleek worden
- hyperglykemie en glycosuria
- constipatie.

Feochromocytoom

Dit is meestal een goedaardige tumor in één van beide klieren. Hormoonsecretie kan constant verhoogd zijn of kan voorkomen met opstoten, vaak als gevolg van verhoogde intra-abdominale druk door hoesten of defecatie.

Neuroblastoom

Dit is een zeldzame kwaadaardige tumor die voorkomt bij kinderen. Tumoren die zich vroeg ontwikkelen, zijn vaak zeer kwaadaardig, maar hier kan er spontane regressie optreden.

● **TOETS**

14. Leg uit waarom tumoren van het bijniermerg symptomen veroorzaken zoals hypertensie, gewichtsverlies, nervositeit, angst en overmatig zweten.

Aandoeningen van de eilandjes van Langerhans

Leerdoelen

Na lezing van deze paragraaf kan de lezer:

- het ontstaan en de symptomen van diabetes mellitus van type 1 en type 2 met elkaar vergelijken
- de relatie tussen diabetes mellitus en insuline uitleggen
- de oorzaken en symptomen van diabetische ketoacidose en hypoglycemisch coma verklaren
- de complicaties van diabetes mellitus op langere termijn beschrijven.

Diabetes mellitus

Diabetes mellitus (DM) is de meest voorkomende endocriene aandoening. Het voornaamste kenmerk is hyperglycemie die gepaard gaat met uiteenlopende verstoringen van de koolhydraat- en vetstofwisseling. DM wordt veroorzaakt door volledige afwezigheid, een relatief tekort, of weerstand tegen het hormoon insuline. Kader 9.2 geeft de classificaties van diabetes aan. Primaire DM wordt gecategoriseerd als type 1 of type 2. In het geval van secundaire DM is de ziekte het gevolg van andere aandoeningen, en zwangerschapsdiabetes ontwikkelt zich tijdens de zwangerschap. De wereldwijde toename van DM in de afgelopen decennia is erkend als een epidemie De mondiale prevalentie van het aantal volwassenen ouder dan 18 jaar is gestegen van 4,7% in 1980 tot 8,5% in 2014, wat neerkomt op een toename van het aantal gevallen van 108 miljoen tot 422 miljoen in dezelfde periode (WHO, 2016). Erfelijke aanleg en omgevingsfactoren, zoals virusinfecties, hebben er vermoedelijk ook mee te maken. In Tabel 9.5 zijn de kenmerken van type 1 en 2 DM te vinden.

Kader 9.2 Classificatie van diabetes mellitus

Primair
Diabetes mellitus type 1
Diabetes mellitus type 2

Secundair
Als gevolg van andere situaties, bijv.
- Acute of chronische pancreatitis (p. 361)
- Sommige vormen van behandelingen met medicatie, bijv. corticosteroïden
- Andere endocriene aandoeningen waarbij hormonen betrokken zijn die glucosegehalte in het plasma verhogen, bijv. groeihormonen, schildklierhormonen, cortisol (syndroom van Cushing, p. 253)

Zwangerschapsdiabetes
Treedt op tijdens de zwangerschap en kan weer na de bevalling verdwijnen, maar komt op latere leeftijd vaak terug. Gaat gepaard met de geboorte van zwaardere baby's dan normaal, doodgeboren baby of overlijden vlak na de geboorte.

Tabel 9.5 Kenmerken van diabetes mellitus (DM) type 1 en type 2

	DM type 1	DM type 2
Beginleeftijd	Doorgaans kinderjaren	Volwassenheid en latere leven
Lichaamsgewicht bij begin	Normaal tot laag	Zwaarlijvig
Optreden van symptomen	Weken	Maanden/jaren
Hoofdzakelijk oorzaken	Auto-immuun	Obesitas, gebrek aan lichaamsbeweging
Insulinebehoefte	In 100% van de gevallen	Tot 20% van de gevallen
Ketonurie	Ja	Neen
Complicaties bij diagnose	Neen	Tot 25%
Erfelijke factoren	Zelden	Veel voorkomend

Diabetes mellitus type 1

De vroegere naam was insuline-afhankelijke diabetes mellitus en deze vorm treedt voornamelijk op bij kinderen en jongvolwassenen; de aandoening ontstaat gewoonlijk acuut en kan levensbedreigend zijn. Er is een ernstig tekort aan insulinesecretie als gevolg van de vernietiging van de eilandjes van Langerhans van de alvleesklier door auto-antistoffen. De aandoening moet worden behandeld door insuline-injecties.

Diabetes mellitus type 2

De vroegere naam was niet-insulineafhankelijke diabetes mellitus en dit is de meest voorkomende vorm van diabetes -verantwoordelijk voor 90% van de gevallen. De oorzaken zijn multifactorieel. Tot de predisponerende factoren behoren:

- obesitas (interleukines afgescheiden door vetcellen zouden de bètacellen beschadigen)
- sedentaire levenswijze
- ouder worden: hoofdzakelijk op middelbare en hogere leeftijd
- erfelijke factoren.

Het begin is geleidelijk over een aantal jaren, en vaak wordt diabetes pas opgemerkt bij een routineonderzoek of wanneer er een complicatie optreedt. De insulineproductie kan te laag of te hoog zijn. In lichaamscellen ontstaat een glucosetekort ondanks hyperglykemie en een hoge insulinespiegel. Dit kan komen door insulineresistentie, een verandering in de celmembraan waardoor de cel niet langer glucose opneemt onder invloed van insuline. De behandeling van deze aandoening omvat een dieet en/of geneesmiddelen, ook al zijn soms insuline-injecties nodig.

Pathofysiologie van diabetes mellitus

Verhoogde bloedsuikerspiegel

Na een koolhydraatrijke maaltijd blijft de bloedsuikerspiegel hoog doordat:

- cellen geen glucose uit het bloed kunnen opnemen, ondanks een hoge plasma-glucosespiegel
- de omzetting van glucose in glycogeen in de lever en spieren is verminderd
- er gluconeogenese uit aminozuren optreedt in reactie op het gebrek aan intracellulaire glucose.

Een verhoogde bloedsuikerspiegel (hyperglycemie) veroorzaakt op lange termijn schade aan de bloedvaten en zenuwen (zie verderop).

Glycosurie en polyurie

De concentratie van glucose in het glomerulaire filtraat is gelijk aan die in het bloed en hoewel DM de glucosedrempel van de nieren verhoogt, wordt niet alles door de niertubuli gereabsorbeerd. De overblijvende glucose in het filtraat verhoogt de osmotische druk ervan, de waterreabsorptie is gereduceerd en het volume urine is verhoogd (polyurie). Dit veroorzaakt elektrolytenstoornissen en secretie van urine met een hoog soortelijk gewicht. Polyurie leidt tot uitdroging, extreme dorst (polydipsie) en verhoogde vochtinname.

Gewichtsverlies

De cellen zijn als het ware 'uitgehongerd' van glucose omdat, bij afwezigheid van insuline, zij niet in staat zijn om het uit het bloed te verwijderen. Dit leidt tot verstoring van de energiestofwisseling omdat de cellen alternatieve wegen moeten gebruiken om de energie die ze nodig hebben te produceren. Dit resulteert in gewichtsverlies, vooral in DM type 1, door:

- gluconeogenese uit aminozuren en lichaamseiwitten, hetgeen spieratrofie, afbraak van weefsel en verdere stijging van de bloedsuikerspiegel veroorzaakt
- katabolisme van lichaamsvet, waardoor een deel van de energie daarvan vrijkomt en een overmaat van ketonlichamen geproduceerd wordt.

Dit is niet ongewoon bij DM type 1 maar ongebruikelijk bij DM type 2.

Ketose en ketoacidose

Deze treft nagenoeg altijd mensen met DM type 1.

Bij afwezigheid van insuline zijn er andere energiebronnen nodig om het normale intracellulaire glucosemetabolisme op gang te houden en treedt verhoogde afbraak van vetten op (zie Fig. 12.43). Ketonen, waaronder aceton en butyraat, komen vrij als bijproduct. De lever heeft een beperkte verwerkingscapaciteit voor deze ketonen en normale buffersystemen handhaven de pH zolang er niet te veel ketonlichamen zijn, maar naarmate deze zich ophopen, ontwikkelt zich ketose (p. 346). Ketonen worden uitgescheiden via de urine (ketonurie) en/of de longen, waardoor de adem de kenmerkende geur van aceton of 'perendrups' krijgt.

Ketoacidose is een spoedeisende aandoening, wat op een ernstig gestoord celmetabolisme duidt als gevolg van een insulinetekort. Het kan het gevolg zijn van stressoren zoals zwangerschap, infectie, ziekte, of gemiste of ontoereikende doses insuline, vooral bij een verhoogde insulinebehoefte. Ernstige en gevaarlijke ketoacidose kan optreden zonder bewustzijnsverlies. Wanneer een ketose zo erg wordt dat het buffersysteem die niet meer kan compenseren, gaat het zuur-basen-evenwicht verloren; de pH van het bloed daalt en er treedt ketoacidose op. Als dit niet wordt behandeld, zijn de gevolgen:

- toenemende acidose (abnormaal lage pH van het bloed) door zich ophopende ketozuren
- toenemende hyperglykemie
- hyperventilatie doordat de longen de pH proberen te verlagen door meer CO_2 uit te ademen, in een poging om de acidose te corrigeren
- verzuring van de urine – het resultaat van nierbuffering
- polyurie omdat de renale drempelwaarde voor glucose is overschreden

- uitdroging en hypovolemie (gekenmerkt door hypotensie en versnelde hartslag (tachycardie)) – veroorzaakt door polyurie
- verstoring van het elektrolytenevenwicht, dat gepaard gaat met vochtverlies, hyponatriëmie en hypokaliëmie
- verwardheid en coma
- de dood.

Acute complicaties van diabetes mellitus

Diabetische ketoacidose

De gevolgen van diabetische ketoacidose zijn reeds beschreven in het voorgaande deel.

Hypoglykemisch coma

Dit treedt op wanneer meer insuline is toegediend dan nodig is om de voedselinname en het energieverbruik in evenwicht te houden. Hypoglykemie treedt plotseling op en kan het resultaat zijn van:

- een abusievelijke overdosis insuline
- te laat eten na insulinetoediening
- alcohol drinken met een lege maag
- intensieve lichaamsbeweging.

Het kan ook ontstaan door een insuline-producerende tumor, vooral als deze het hormoon in opstoten produceert. Doordat neuronen voor hun energiebehoefte meer dan andere cellen afhankelijk zijn van glucose, verstoort glucosegebrek de neurologische functies, wat tot coma leidt en als het lang duurt tot onomkeerbare schade.

Tot de algemene tekenen en symptomen van hypoglykemie behoren slaperigheid, verwardheid, spraakproblemen, zweten, beven, nervositeit en een snelle hartslag. Dit kan zonder behandeling snel in een coma overgaan, maar kan wel snel behandeld worden. De meeste mensen kunnen de symptomen van hypoglykemie op tijd herkennen en zijn in staat de nodige maatregelen te treffen.

Langetermijncomplicaties van diabetes mellitus

Deze nemen toe met de ernst en de duur van de hyperglykemie en vormen een belangrijke oorzaak van een slechte gezondheid en de dood bij mensen met diabetes, zowel bij diabetes type 1 als diabetes type 2.

Hart- en vaatziekten

DM is een belangrijke risicofactor voor hart- en vaatziekten. Afwijkingen van de bloedvaten (angiopathie) kunnen nog steeds optreden, ook al is de ziekte onder controle.

Diabetische macroangiopathie

De meest voorkomende laesies zijn atheroom en verkalking van de tunica media van de grote slagaders. Bij DM type 1

treden deze veranderingen op relatief jonge leeftijd op. De meest voorkomende letsels zijn ernstig en vaak fataal:

- ischemische hartaandoeningen, bijv. angina pectoris en myocardinfarct (zie p. 125)
- beroerte (p. 194)
- aandoeningen van de perifere vaten.

Diabetische microangiopathie

Deze tast de kleine bloedvaten aan. De epitheliale basale membraan van arteriolen, capillairen en soms kleine aders verdikt zich. Deze veranderingen kunnen leiden tot:

- perifere vaataandoeningen die kunnen verergeren tot gangreen en 'diabetische voet' (zie verderop)
- diabetische retinopathie en visuele beperkingen (p. 229)
- diabetische nefropathie en chronische nieraandoening (p. 384)
- perifere neuropathie (p. 201), wat zintuigelijke problemen en motorische zwakte veroorzaakt, vooral wanneer de myelineschede is aangetast.

Infectie

DM maakt vatbaar voor infecties, vooral door bacteriën en schimmels, mogelijk doordat de activiteit van fagocyten is onderdrukt door onvoldoende intracellulaire glucose. Infecties kunnen leiden tot:

- steenpuisten
- vaginale candidiasis (zweertjes, p. 510)
- pyelonefritis (zie p. 385)
- diabetische voet.

Nierinsufficiëntie

Chronische nieraandoening ontstaat door diabetische nefropathie (p. 386) en is een belangrijke doodsoorzaak.

Verlies van het gezichtsvermogen en blindheid

Diabetische retinopathie (p. 229) is in de ontwikkelde landen de meest voorkomende oorzaak van blindheid bij volwassenen tussen 30 en 65 jaar. DM vergroot ook de kans op het vroege ontstaan van cataract (lenstroebeling) (p. 299) en andere aandoeningen van het gezichtsvermogen.

Diabetische voet

Er zijn veel factoren bij DM die tot een ontwikkeling van deze ernstige situatie kunnen leiden. Afwijkingen van de kleine en grote bloedvaten belemmeren de bloedtoevoer naar en rond de ledematen. Als een perifere neuropathie aanwezig is, verlaagt de sensatie. Kleine letsels aan de voet kunnen onbemerkt blijven, in het bijzonder als het gezichtsvermogen beperkt is. Bij DM wordt genezing vertraagd en kunnen letsels nog gemakkelijker verslechteren, bijv. door het dragen van schoenen die wrijven; vaak treedt er dan een infectie van het letsel op. Dit kan leiden tot een ontwikkeling van een zweer (Fig. 9.21) en het genezingsproces is langdurig of vindt helemaal niet plaats. Bij ernstige gevallen verergert

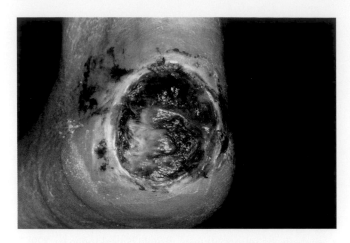

Figuur 9.21 Diabetische voet. (A) een grote zweer aan de hiel. (Dr P Marazzi/Science Photo Library. Gereproduceerd met toestemming.)

en vergroot de zweer en kan gangreneus worden soms zelfs in zo grote mate dat amputatie nodig is.

> ● **TOETS**
>
> 15. Leg uit waarom de tekenen van polyurie en polydipsie voorkomen bij diabetes.

Extra leesmateriaal

World Health Organization: Global report on diabetes, Geneva, 2016, WHO, Online beschikbaar op http://www.who.int/diabetes/global-report/en/.

Zelftest

Vul elk van de volgende beweringen in:

1. Endocriene klieren zijn groepen afscheidende cellen, omgeven door netwerken van _____ die de chemische boodschappers, bekend als _____, naar verre locaties brengen waar ze inwerken op hun_____.

2. Complicaties van diabetes die de bloedvatwanden beschadigen, worden _____ genoemd. Veranderingen in kleine bloedvaten in de ogen kunnen leiden tot _____ en veroorzaken _____ in de nieren.

Kies één antwoord om elk van de volgende beweringen aan te vullen:

3. Het meest voorkomende hormoon dat door de hypofysevoorkwab wordt afgescheiden is: _____
   a. Groeihormoon
   b. Schildklierstimulerend hormoon
   c. Adrenocorticotroop hormoon
   d. Prolactine

4. Prostaglandinen zijn: _____
   a. Cellen in de prostaatklier
   b. Betrokken bij de hartcyclus
   c. Betrokken bij de bloedstolling
   d. Stoffen met langdurige werking

Geef bij elk van de volgende beweringen aan of deze waar of niet waar is:

5. Oxytocine secretie uit de hypofyseachterkwab is een voorbeeld van een mechanisme van positieve feedback _____

6. De schildklier heeft vier kwabben _____

7. Koppel elke letter van lijst A aan het juiste nummer van lijst B:

Lijst A
   ____ (a)   Insuline
   ____ (b)   Leptine
   ____ (c)   Prolactine
   ____ (d)   Oxytocine
   ____ (e)   Cortisol
   ____ (f)   Calcitonine
   ____ (g)   Noradrenaline (norepinefrine)
   ____ (h)   Glucagon

Lijst B
   1. Hypofyseachterkwab
   2. α-cellen van de eilandjes van Langerhans
   3. β-cellen van de eilandjes van Langerhans
   4. Bijnierschors
   5. Bijniermerg
   6. Vetweefsel
   7. Schildklier
   8. Hypofysevoorkwab

8. Koppel elke letter van lijst A aan het juiste nummer van lijst B:

Lijst A
   ____ (a)   Acromegalie
   ____ (b)   Tetanie
   ____ (c)   Feochromocytoom
   ____ (d)   Ziekte van Graves
   ____ (e)   Diabetes insipidus
   ____ (f)   Zwangerschapsdiabetes

_____ (g)   Ziekte van Addison

_____ (h)   Syndroom van Cushing

Lijst B

1. Insuline
2. Glucocorticoïden
3. Adrenaline (epinefrine) en noradrenaline (norepinefrine)
4. Parathormoon
5. Antidiuretisch hormoon
6. Groeihormoon
7. T3 en T4
8. Glucocorticoïden en mineralocorticoïden

Ga naar http://evolve.elsevier.com/Waugh/anatomie/ voor meer zelftests over de onderwerpen die in dit hoofdstuk aan de orde zijn gekomen.

SECTIE 3

Het ademhalingsstelsel

In het eerste deel van dit hoofdstuk worden de structuur en de functies van het ademhalingssysteem uitgelegd. In latere delen wordt ingegaan op de effecten van het ouder worden op de ademhalingsfunctie en worden enkele belangrijke ademhalingsaandoeningen besproken.

De lichaamscellen hebben energie nodig voor al hun stofwisselingsactiviteiten. Het grootste deel van deze energie wordt geleverd door chemische reacties, die – op glycolyse na – alleen in de aanwezigheid van zuurstof (O_2) kunnen plaatsvinden. Het belangrijkste afvalproduct van deze chemische reacties is koolstofdioxide of koolzuurgas (CO_2). Het ademhalingsstelsel vormt de route waarlangs zuurstof uit de atmosfeer het lichaam binnengaat en koolstofdioxide uitgeademd wordt.

De staat waarin de lucht uit de atmosfeer het lichaam binnenkomt, varieert behoorlijk afhankelijk van de omgeving. De lucht kan bijv. droog, koud en stoffig zijn, of vochtig en warm en kan een verschillende mate van verontreiniging, stof of vuil bevatten. Terwijl de ingeademde lucht de luchtwegen passeert op weg naar de longen, wordt hij verwarmd of gekoeld tot lichaamstemperatuur, verzadigd met waterdamp en 'schoongemaakt' door het slijm dat de slijmvliezen bedekt en waaraan de stofdeeltjes zich hechten. Bloed transporteert O_2 en CO_2 van de longen naar de lichaamscellen en terug. De gasuitwisseling tussen het bloed en de longen wordt externe respiratie genoemd, de gasuitwisseling tussen het bloed en de cellen interne respiratie. Fig. 10.1 bevat een algemeen overzicht van de organen van het ademhalingsstelsel. ▶ 10.1, 10.2

Neus en neusholte

Leerdoelen

Na bestudering van deze paragraaf kan de lezer:

- de locatie van de neusholten beschrijven
- de structuur van de neusholten relateren aan hun ademhalingsfunctie
- de fysiologie van de reuk samenvatten.

Positie en structuur

De neusgaten (nares) zijn de openingen in de neus en vormen de belangrijkste route van de luchttoevoer naar de luchtwegen. Achter elk neusgat ligt een grote holte, waarvan de wanden worden gevormd door verschillende botten van het gezicht. De rechter- en linkerneusholte worden gescheiden

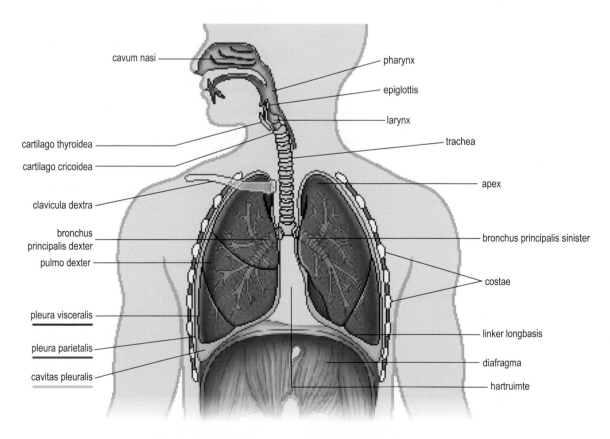

Figuur 10.1 De ademhalingsorganen.

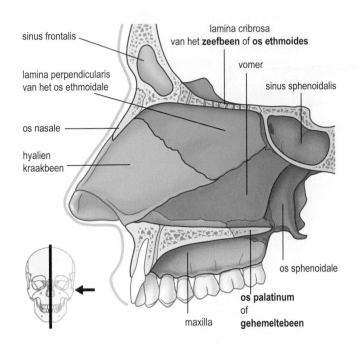

Figuur 10.2 Opbouw van het neusseptum.

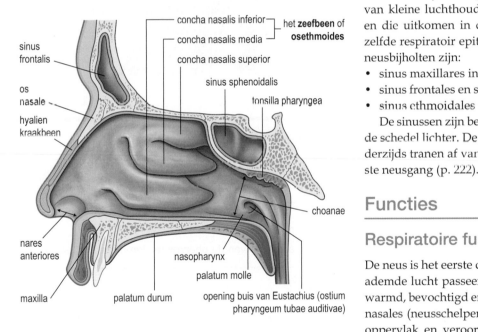

Figuur 10.3 Laterale wand van de rechter neusholte.

door het septum (neustussenschot) (Fig. 10.2), een perpendiculair blad van bot en kraakbeen, gevormd door het ploegschaarbeen (vomer) en het os ethmoidale (zeefbeen) en ook het kraakbeen dat het voorste deel van de neus vormt.

Botten die de neusholte vormen

De bovenzijde bestaat uit de ossa nasales, het os frontale, de lamina cribrosa van het os ethmoidale en het os sphenoidale.

De bodem bestaat uit de bovenzijde van de mondholte, die bestaat uit het harde verhemelte voorin en het zachte verhemelte achterin. Het harde verhemelte bestaat uit de maxilla en ossa palatina en het zachte verhemelte bestaat uit onwillekeurige spieren.

De tussenwand bestaat uit het septum.

De zijwanden bestaan uit de os maxilla, het os ethmoidale en de onderste conchae nasales (neusschelpen) (Fig. 10.3).

De achterwand is open naar de pharynx.

Bekleding van de neusholte ▶ 10.3

De neusholte is bekleed met zeer vaatrijk cilinderepitheel met trilharen (met trilhaar bedekt slijmvlies, zie Fig. 10.12), dat slijmafscheidende bekercellen bevat. Bij de voorste nares gaat dit over in de huid en aan de achterzijde in het nasale deel van de pharynx (de nasopharynx). Aan de voorzijde heeft het epitheel grove haren, bedekt met plakkerig slijm, die de lucht naar de achterkant van de neus filteren.

Openingen naar de neusholte

De nares anteriores (neusgaten) vormen de openingen van de buitenzijde naar de neusholte.

De choanae zijn de openingen van de neusholte naar de pharynx.

De neusbijholten (paranasale sinussen) zijn vier groepen van kleine luchthoudende holten in de aangezichtsschedel en die uitkomen in de neusholte. Ze zijn bedekt met hetzelfde respiratoir epitheel als de neusholte. De belangrijkste neusbijholten zijn:

- sinus maxillares in de zijwanden
- sinus frontales en sphenoidalis in de bovenzijde (Fig. 10.3)
- sinus ethmoidales in het bovenste deel van de zijwanden.

De sinussen zijn betrokken bij de spraak (p. 267) en maken de schedel lichter. De ductus lacrimalis (traanbuis) voert beiderzijds tranen af vanuit de saccus lacrimalis naar de onderste neusgang (p. 222).

Functies

Respiratoire functie van de neus

De neus is het eerste deel van de luchtwegen waardoor ingeademde lucht passeert. In de neusholte wordt de lucht verwarmd, bevochtigd en gefilterd. De drie uitstekende conchae nasales (neusschelpen) (Fig. 10.3 en Fig. 10.4) vergroten het oppervlak en veroorzaken turbulentie, waardoor de ingeademde lucht over het hele neusoppervlak wordt verspreid. De grote oppervlakte zorgt ten slotte voor maximale opwarming, bevochtiging en filtering.

Opwarming

De enorme doorbloeding van de slijmvliezen maakt een snelle opwarming van de luchtstroom mogelijk. Dit verklaart ook het grote bloedverlies bij epistaxis (neusbloeding).

Filtering en zuivering

De haren bij de voorste nares vangen de grotere deeltjes. Kleinere deeltjes zoals stof en bacteriën komen vast te zitten in het slijm. Slijm beschermt het onderliggende epitheel tegen irritatie

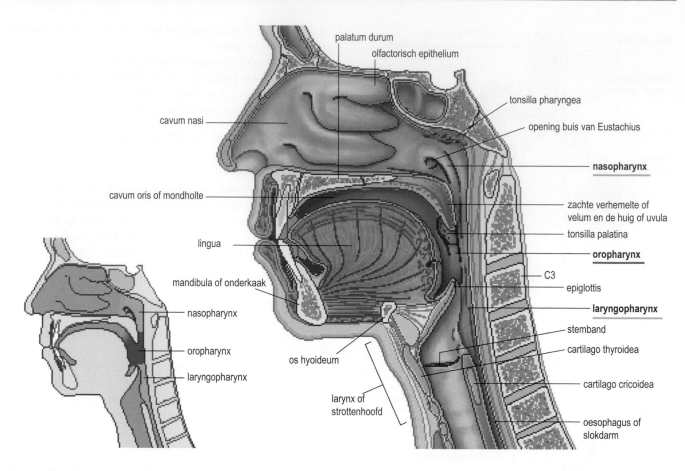

Figuur 10.4 De route van lucht van neus naar larynx.

en voorkomt uitdroging. Synchroon bewegende trilharen drijven het slijm naar de keel, waar het wordt doorgeslikt of opgehoest.

Bevochtiging

Terwijl de lucht zich over het vochtige slijmvlies verplaatst, raakt hij verzadigd met waterdamp. Irritatie van de neus-slijmvliezen veroorzaakt niezen, een reflexhandeling die de prikkelende stof met kracht uitdrijft.

Reukfunctie van de neus

De neus is het reukorgaan (olfactie). Gespecialiseerde recep-toren die geur opvangen, het olfactorisch epitheel, zitten in het dak van de neus in het gebied van de lamina cribrosa en de bovenste conchae (zie Fig. 10.4 en 8.24A). Deze receptoren worden gestimuleerd via door de lucht vervoerde geuren. De hieruit voortvloeiende zenuwsignalen worden door de twee nervi olfactorii (de eerste hersenzenuwen) naar de hersenen gestuurd. Zodra de zenuwimpulsen daar zijn aangekomen worden ze als geur ervaren (p. 223).

● **TOETS**

1. Noem de botten die de wanden van de neusholte vormen.

2. Waar zit het olfactorisch epitheel en wat is de functie ervan?

Pharynx

Leerdoelen

Na bestudering van deze paragraaf kan de lezer:

■ de locatie van de pharynx beschrijven

■ de structuur van de pharynx relateren aan zijn functie.

Positie

De pharynx (keel) is een gang van ongeveer 12 - 14 cm lengte. Hij loopt van de achterste nares achter de mond en de larynx naar het niveau van de zesde halswervel waar hij de slok-darm vormt.

Bijbehorende structuren van de pharynx

Bovenzijde – het onderste oppervlak van de schedelbasis

Onderzijde – verbinding met de oesophagus (slokdarm)

Voorzijde – de voorwand is onvolledig vanwege de openingen naar de neus, mond en larynx

Achterzijde – losmazig bindweefsel, onwillekeurige spieren en de eerste zes halswervellichamen.

Omwille van de beschrijving is de pharynx verdeeld in drie delen: nasopharynx, oropharynx en laryngopharynx.

Nasopharynx

Het nasale deel van de pharynx ligt achter de neusholte boven het niveau van het zachte verhemelte. Op elke zijwand bevindt zich de uitmonding van een buis van Eustachius (tuba auditiva) (zie Fig. 8.1) die loopt naar het middenoor. Op de achterwand bevinden zich de neusamandelen (adenoïden of tonsillae pharyngeae; zie Fig. 6.7). Ze zijn vooral zichtbaar bij kinderen tot ongeveer 7 jaar. Daarna atrofiëren ze geleidelijk.

Oropharynx

Dit deel ligt achter de mondholte en loopt van onder het niveau van het zachte verhemelte tot het niveau van het bovenste deel van het derde halswervellichaam. De zijwanden van de pharynx lopen over in het zachte verhemelte, waardoor aan elke zijde twee plooien ontstaan (arcus palatoglossus en arcus palatopharyngeus). Tussen elk paar plooien bevindt zich een hoeveelheid reticulair bindweefsel die men de keelamandel (tonsilla palatina) noemt (zie Fig. 6.7).

Tijdens het slikken worden het zachte verhemelte en de huig (uvula) naar boven gedrukt, de neusholte wordt afgesloten om te voorkomen dat voedsel en vocht binnenkomt.

Laryngopharynx

Het laryngeale deel van de pharynx strekt zich uit van de oropharynx bovenaan tot de oesophagus onderaan en de larynx vooraan.

Structuur

De wanden van de pharynx bevatten verschillende soorten weefsel.

Slijmvlies

De slijmvliezen verschillen iets per gebied. In de nasopharynx vormt het een geheel met het neusslijmvlies en bestaat het uit cilinderepitheel met trilharen; in de oro- en laryngopharynx bestaat het uit taaier meerlagig plaveiselepitheel en vormt het een geheel met het mond- en slokdarmslijmvlies. Deze bekleding beschermt het weefsel tegen het voedsel dat passeert. Dit is belangrijk vanwege de dubbele functie van de pharynx als doorgang in zowel de respiratoire- als de spijsverteringswegen.

Submucosa

De weefsellaag onder het epithelium (de submucosa) bevat veel aan mucosa geassocieerd lymfoïde weefsel (MALT, p. 147), dat dienst doet als bescherming tegen infectie. De amandelen zijn MALT-massa's die door het epithelium uitpuilen. Hier bevinden zich ook enkele klierweefsels.

Gladde spieren

De pharynxspieren helpen de pharynx permanent open te houden, zodat de ademhaling niet wordt belemmerd. Soms wordt tijdens de slaap, vooral als kalmerende medicijnen of al-cohol zijn ingenomen, de kracht van deze spieren verminderd zodat de opening van de pharynx gedeeltelijk of totaal geblokkeerd wordt. Dit is een van de oorzaken van snurken en periodiek wakker worden, waardoor de slaap wordt verstoord.

Constrictorspieren knijpen de pharynx samen tijdens het doorslikken, zodat voedingsmiddelen en vloeistoffen in de slokdarm worden geduwd.

Bloedvoorziening en innervatie

Bloed wordt aangevoerd door verschillende vertakkingen van de arteriae faciales. De afvoer gaat via de rechter en linker vena jugularis interna en externa.

De innervatie komt van de plexus pharyngeus, gevormd door zowel de parasympatische zenuwen, beiderzijds komend van de nervus vagus en nervus glossopharyngeus, als ook de sympathische zenuwen, uit het ganglion cervicale superius (zie Fig. 7.44).

Functies

Doorgang voor lucht en voedsel

De pharynx is zowel betrokken bij het ademhalingsstelsel als bij het spijsverteringsstelsel: lucht passeert door de naso- en oropharynx, voedsel door de oro- en laryngopharynx.

Opwarming en bevochtiging

De lucht wordt op zijn weg naar de longen verder verwarmd en bevochtigd, op dezelfde wijze als in de neus.

Gehoor

De tuba auditiva (buis van Eustachius), die van de nasopharynx naar het middenoor loopt, laat lucht in het middenoor toe. Hierdoor ontstaat lucht in het middenoor die dezelfde druk heeft als het buitenoor en het trommelvlies (zie Fig. 8.1) en die tegen veranderingen van de atmosferische druk beschermt.

Bescherming

De lymfecellen in het reticulaire bindweefsel van de neus- en keelamandelen produceert antilichamen in reactie op ingeslikte of ingeademde antigenen (Hfdst. 15). De amandelen zijn groter bij kinderen en atrofiëren vaak bij volwassenen.

Spraak

De pharynx speelt een rol bij spraak: als resonantiekamer voor het geluid van de larynx helpt hij, samen met de sinussen, de stem zijn individuele kenmerken te geven.

> ● **TOETS**
>
> 3. Geef de positie van de voornaamste amandelen aan.
>
> 4. Welke holtes zijn verbonden door de buis van Eustachius?

Larynx

Leerdoelen

Na bestudering van deze paragraaf kan de lezer:

■ de structuur en de functie van de larynx omschrijven

■ de fysiologie van spraak globaal beschrijven.

Positie

De larynx, of het strottenhoofd, verbindt de laryngopharynx en de trachea (zie Fig. 10.1 en Fig. 10.4). Hij ligt voor de laryngopharynx en de derde, vierde, vijfde en zesde halswervel. Tot de puberteit verschilt de larynx weinig in grootte tussen jongens en meisjes. Daarna wordt hij bij mannen groter, vandaar hun duidelijk zichtbare adamsappel en in het algemeen lagere stem.

Structuren rond de larynx

Bovenzijde – het tongbeen en de tongbasis

Onderzijde – loopt over in de trachea

Voorzijde   – de spieren die aan het tongbeen vastzitten, isthmus van de schildklier

Achterzijde – de overgang met de slokdarm en de derde tot zesde halswervel

Zijkant   – de kwabben van de schildklier.

Structuur

Kraakbeen

De larynx bestaat uit negen onregelmatig gevormde kraakbeenderen die door ligamenten en membranen met elkaar verbonden zijn. De belangrijkste kraakbeenderen zijn:
• hyaline kraakbeen: een thyroid, een cricoid en twee arytenoid kraakbeenderen
• elastisch fibrokraakbeen: epiglottis.

Er zijn verschillende ligamenten die de kraakbeenderen met elkaar en met het tongbeen verbinden (Fig. 10.5 en Fig. 10.6; zie ook Fig. 10.8).

Cartilago thyroidea

De cartilago thyroidea (Fig. 10.5 en 10.6) is het larynxkraakbeen dat het meest naar voren steekt. Het bestaat uit hyalien kraakbeen en ligt aan de voorkant van de nek. De voorwand puilt uit in de zachte weefsels aan de voorkant van de keel en vormt de prominentia laryngea (adamsappel), die bij volwassen mannen eenvoudig gevoeld kan worden en vaak zichtbaar is. De achterwand is gedeeltelijk verdeeld door de thyroïde inkeping. Het kraakbeen is aan de achterzijde niet gesloten en wordt met banden aan het tongbeen erboven en het ringkraakbeen eronder verbonden.

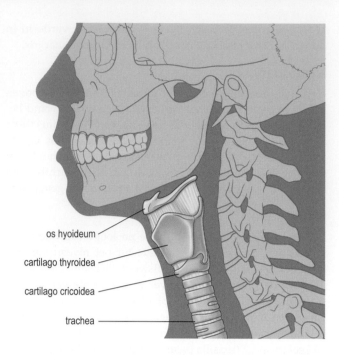

os hyoideum

cartilago thyroidea

cartilago cricoidea

trachea

Figuur 10.5 Larynx – Zijaanzicht.

Het bovenste deel van het schildkraakbeen is net als de larynx bedekt met meerlagig plaveiselepitheel, en het onderste deel net als de trachea met cilinderepitheel met trilharen. Er zijn veel spieren bevestigd aan de buitenzijde. De voorwand en de zijwanden van de larynx bestaan grotendeels uit het schildkraakbeen.

Cartilago cricoidea

De cartilago cricoidea (Fig. 10.7) ligt onder het schildkraakbeen en bestaat ook uit hyalien kraakbeen. Het is gevormd als een zegelring en omringt de larynx volledig, met het smalle deel aan de voorzijde en het brede deel aan de achterzijde. Het brede achterste deel is verbonden met de stelkraakbeenderen en met het schildkraakbeen. Het is bedekt met cilinderepitheel, met trilharen en er zijn spieren en ligamenten verbonden aan de buitenzijde (Fig. 10.7). De onderste grens van het ringkraakbeen vormt het einde van de bovenste luchtwegen.

Cartilagines arytenoideae

Dit zijn twee globaal piramidevormige hyaliene kraakbeenderen boven op het brede deel van het ringkraakbeen, die een deel van de achterwand van de larynx vormen (zie Fig. 10.6B). Ze vormen een aanhechtingspunt voor de stembanden en voor spieren en zijn bekleed met cilinderepitheel met trilharen.

Epiglottis

De epiglottis (Fig. 10.8; zie ook Fig. 10.4 en Fig. 10.6) is een bladvormig hyalien kraakbeenplaatje dat door een flexibele kraakbeensteel aan de binnenzijde van de voorwand van het schildkraakbeen is verbonden, direct onder de incisura thyroidea superior. Het komt schuin achter de tong en het tongbeen omhoog, en is bedekt met meerlagig plaveiselepitheel. Vergelijkt men de larynx met een doos, dan is de epiglottis het deksel: hij sluit de larynx af tijdens het slikken, waardoor

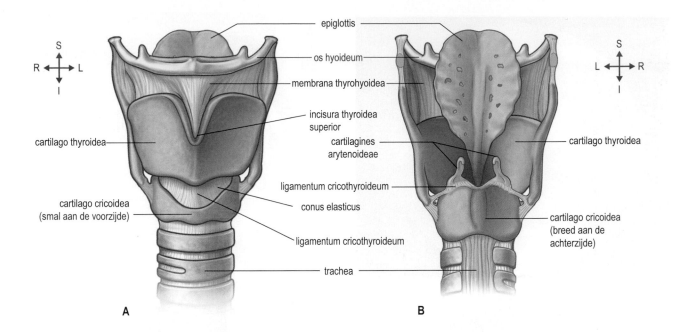

Figuur 10.6 Larynx – (A) Vooraanzicht. (B) Achteraanzicht

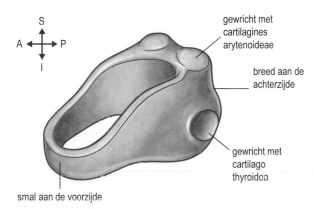

Figuur 10.7 Cartilago cricoidea

de trachea en bronchi beschermd zijn tegen ongewenste inhalatie van vreemde voorwerpen.

Bloedtoevoer en innervatie

Bloed wordt naar de larynx aangevoerd door de bovenste en onderste arteria laryngea d. en s., en afgevoerd door de venae thyroideae d. en s., die samenkomen met de vena jugularis interna d. en s.

De innervatie komt beiderzijds van de nervus laryngeus superior en de nervus laryngeus recurrens, aftakkingen van de nervus vagus. De sympatische zenuwen zijn van de ganglion cervicale superius, één aan elke kant. Zij voorzien de motorische zenuwtoevoer naar de spieren van de larynx en de sensorische weefsels naar het slijmvlies.

Binnenzijde van de larynx

De stembanden (Fig. 10.8) zijn twee bleke slijmvliesplooien met bandachtige vrije randen, die van het uitsteeksel van

het schildkraakbeen aan de voorzijde naar de stelkraakbeenderen aan de achterzijde lopen.

Als de spieren die de stembanden controleren ontspannen zijn, gaan de stembanden open en is de doorvoer voor lucht vanuit de larynx vrij; de stembanden zijn dan geabduceerd (open, Fig. 10.9A). Trilling van de stembanden in deze positie produceert een lage toon. Spant men de stembandspieren aan, dan worden de stembanden strak over de larynx gespannen (Fig. 10.9B), ze zijn dan geadduceerd (gesloten). Als de uitgerekte stembanden zo in trilling gebracht worden door passerende lucht vanuit de longen, produceren zij een hoge toon. De toonhoogte van de stem wordt dus bepaald door de spanning die bepaalde spierbundels uitoefenen. Wanneer zij niet gebruikt worden, zijn de stembanden geadduceerd maar niet volledig gesloten. De ruimte tussen de stembanden heet de stemspleet of glottis.

Functies

Geluid produceren

Geluid heeft de eigenschappen toonhoogte, luidheid en resonantie.

- De toonhoogte van de stem hangt af van de lengte en spanning van de stembanden. De spanning van de banden wordt gecontroleerd door de spieren waaraan ze vastzitten. Kortere banden produceren hogere tonen. In de puberteit worden de stembanden van mannen langer, daardoor is de volwassen mannenstem lager.
- De luidheid van de stem is afhankelijk van de kracht waarmee de stembanden trillen. Hoe groter de kracht van de uitgeademde lucht, hoe harder de stembanden trillen en hoe luider de stem wordt.
- De resonantie of klankkleur hangt af van de vorm van de mond, de positie van de tong en de lippen, de gezichtsspieren en de lucht in de paranasale sinussen.

267

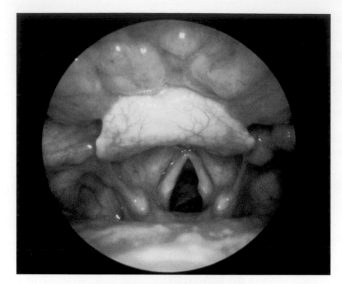

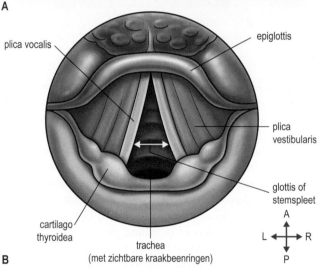

B

Figuur 10.8 Stembanden. (A) Bronchoscopische afbeelding van de open stembanden. (B) Afbeelding van de stembanden met de voornaamste structuren. (A, CNRI/Science Photo Library. Gereproduceerd met toestemming.)

Spraak

Spraak wordt geproduceerd wanneer de tong, wangen en lippen de geluiden versterken en manipuleren die door de stembanden geproduceerd worden.

Bescherming van de onderste luchtwegen

Tijdens het slikken (p. 323) beweegt de larynx omhoog, waardoor de opening van larynx naar pharynx wordt afgesloten. Ook dekt de epiglottis de larynx af. Dit zorgt ervoor dat het voedsel in de oesophagus terechtkomt en niet in de luchtpijp.

Doorgang voor lucht

De larynx verbindt de pharynx aan de bovenkant aan de luchtpijp eronder.

Bevochtigen, filteren en opwarmen

Deze processen gaan door terwijl ingeademde lucht de larynx passeert.

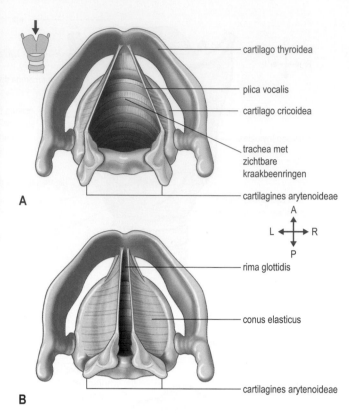

Figuur 10.9 De extreme posities van de stembanden. (A) Open. (B) Gesloten.

> ● **TOETS**
>
> 5. Geef de voornaamste kraakbeenderen van de larynx en geef aan welke met elkaar verbonden zijn.
>
> 6. Hoe worden de toonhoogte en het volume van de spraak geregeld?

Trachea

> **Leerdoelen**
>
> Na bestudering van deze paragraaf kan de lezer:
>
> ■ de locatie van de trachea beschrijven
>
> ■ de structuur van de trachea schetsen
>
> ■ de functies van de trachea tijdens ademhaling uitleggen.

Positie

De trachea of luchtpijp is een verlengstuk van de larynx en loopt verder naar beneden tot ongeveer de hoogte van de vijfde rugwervel, waar hij bij de carina wordt gesplitst in de rechter en linker primaire bronchus of stambronchus. De carina is rijk aan sensorische zenuwuiteinden, en ingeademde deeltjes,

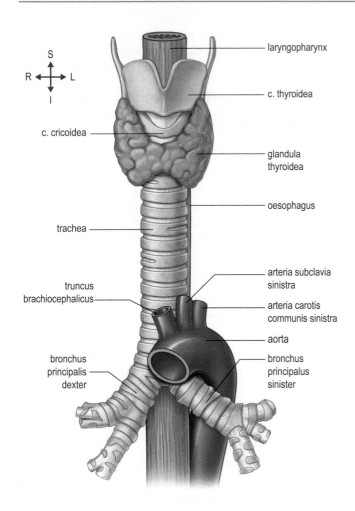

Figuur 10.10 De trachea en een aantal verwante structuren.

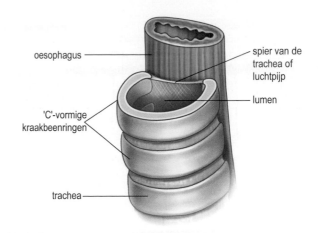

Figuur 10.11 De relatie van de trachea met de oesophagus.

(C-vormige), op elkaar liggende hyaliene kraakbeenringen. De ringen zijn open aan de achterzijde waar de trachea tegen de oesophagus ligt (Fig. 10.11). Het kraakbeen is omgeven door een mantel van gladde spieren en bindweefsel, die ook de achterwand vormen, waar de ringen onvolledig zijn.

De kraakbeenderen van de trachea worden 'bedekt' door drie weefsellagen.

* De buitenste laag bevat fibreus en elastisch weefsel en omhult de kraakbeenderen.
* De middelste laag bestaat uit kraakbeen en gladde spieren die in een spiraal om de trachea gewikkeld zijn. Er is wat losmazig bindweefsel dat bloed- en lymfevaten en autonome zenuwen bevat. De vrije uiteinden van het onvolledige kraakbeen zijn verbonden door de tracheale spier, waarmee de tracheale diameter beperkt kan worden afgesteld.
* De bekleding bestaat uit cilinderepitheel met trilharen, dat slijmafscheidende bekercellen bevat (Fig. 10.12A).

Bloedtoevoer en innervatie, lymfedrainage

Arteriële bloedtoevoer wordt hoofdzakelijk verzorgd door de arteria thyroidea inferior en de arteriae bronchiales, en de veneuze afvoer door de venae thyroideae inferiores en de venae brachiocephalicae.

Parasympatische innervatie komt beiderzijds van de nervus laryngea recurrens en andere takken van de nervus vagus. Sympatische innervatie komt van de sympatische ganglia. Parasympatische stimulatie vernauwt de trachea, sympatische stimulatie verwijdt haar.

Lymfe uit de luchtwegen wordt afgevoerd via lymfeklieren rond de trachea en in de carina tracheae, het gebied waar deze zich splitst in twee stambronchi.

Functies

Ondersteuning en doorgang

Tracheaal kraakbeen houdt de trachea permanent open, maar de zachte weefselbanden tussen het kraakbeen bieden flexibiliteit,

irriterende gassen of fysiek contact, bijv. met een endotracheale buis, veroorzaakt een krachtige hoestreflex ter bescherming. De trachea is ongeveer 10 - 11 centimeter lang en ligt grotendeels in het mediane vlak voor de oesophagus (Fig. 10.10).

Structuren rond de trachea

Deze staan in Fig. 10.10.

Bovenzijde	– de larynx.
Onderzijde	– de rechter en linker primaire stambronchus.
Voorzijde	– bovenste deel: de isthmus van de schildklier onderste deel: de aortaboog en het sternum.
Achterzijde	– de oesophagus die de trachea van de wervelkolom scheidt.
Zijkant	– de longen en de schildklierkwabben.

Structuur

De tracheale wand bestaat uit drie weefsellagen en wordt opengehouden door zestien tot twintig onvolledige

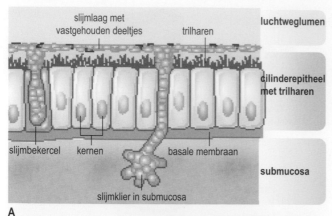

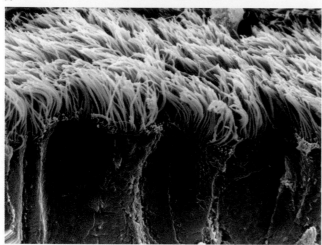

Figuur 10.12 Cellen die de luchtpijp bekleden. (A) Met trilhaar bedekt slijmvlies. (B) Gekleurde rasterelektromicrografie van bronchiale trilhaartjes. (B, Steve G Schmeissner/Science Photo Library. Gereproduceerd met toestemming.)

zodat het hoofd en de nek vrij kunnen bewegen zonder de luchtweg te knikken of te blokkeren. Doordat er aan de achterzijde geen kraakbeen zit, kan de oesophagus wijder worden tijdens het slikken. Contractie of ontspanning van de tracheale spier die de vrije uiteinden van het C-vormige kraakbeen aan elkaar verbindt, helpt bij de afstelling van de diameter van de trachea.

Mucociliair transport

Dit is het synchroon en regelmatig bewegen van de trilharen van het slijmvlies dat slijm met aanhangende deeltjes omhoog naar de larynx drijft, waar het wordt doorgeslikt of opgehoest (Fig. 10.12B).

Hoestreflex

Zenuwuiteinden in de larynx, trachea en stambronchi zijn gevoelig voor irritatie. De zenuwprikkels gaan via de nervus vagus d. en s. naar het ademhalingscentrum in de hersenstam (p. 171). De motorische reflex is diepe inademing, gevolgd door sluiting van de stembanden zodat de glottis is afgesloten. De buik- en de ademhalingsspieren spannen aan, waardoor

de druk in de longen ineens snel toeneemt. Dan opent de glottis zich, de lucht wordt door de mond weggedreven en neemt daarmee slijm en/of lichaamsvreemd materiaal mee.

Opwarming, bevochtiging en filtering

Het in de neus begonnen proces gaat door, ook al is de lucht gewoonlijk al verzadigd en inmiddels op lichaamstemperatuur als zij de trachea bereikt.

> ● **TOETS**
>
> 7. Hoe komt het dat de kraakbeenrijke wand van de trachea het doorslikken niet belemmert, gezien het feit dat de zachte oesophagus direct tegen de achterzijde van de trachea ligt?
>
> 8. Beschrijf de structuur van het tracheale epitheel.

Longen

> **Leerdoelen**
>
> Na bestudering van deze paragraaf kan de lezer:
>
> ■ de luchtweg in de bronchiale boom benoemen in volgorde van afnemende grootte
>
> ■ de structuur en veranderende functies van de diverse niveaus van de luchtweg beschrijven
>
> ■ de locatie en globale anatomie van de longen beschrijven
>
> ■ de functies van de pleura beschrijven
>
> ■ de pulmonale bloedtoevoer beschrijven.

Positie en grove structuur

Er zijn twee longen, één aan elke kant van de middellijn in de borstholte (Fig. 10.13 en 10.14). Ze zijn kegelvormig en hebben een apex, een basis, een costaal oppervlak en een mediaal oppervlak.

Apex (top)

Deze is rond en loopt omhoog tot de nekbasis, ongeveer 25 mm hoger dan het middelste derde deel van het sleutelbeen. Hij ligt dicht bij de eerste rib en bij de bloedvaten en zenuwen in de nekbasis (zie Fig. 10.13A).

Basis

Deze is hol en halvemaanvormig, en ligt op het thoracale oppervlak van het diafragma.

Costale oppervlak

Dit is een breed buitenoppervlak van de longen dat direct tegen de costale kraakbeenderen, de ribben en de tussenribspieren aanligt.

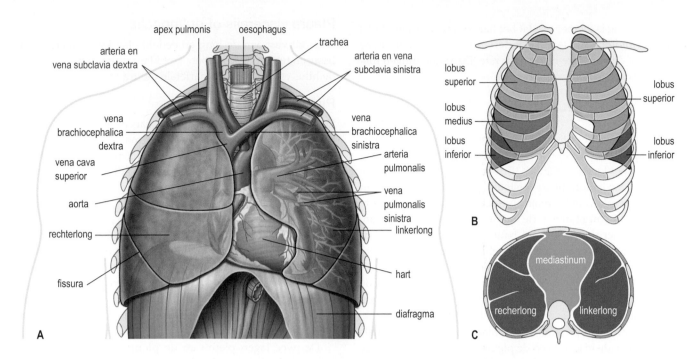

Figuur 10.13 Organen die in relatie staan tot de longen. (A) Vooraanzicht. (B) De verhouding van de longkwabben tot de ribbenkast. (C) Dwarsdoorsnede, met het mediastinum.

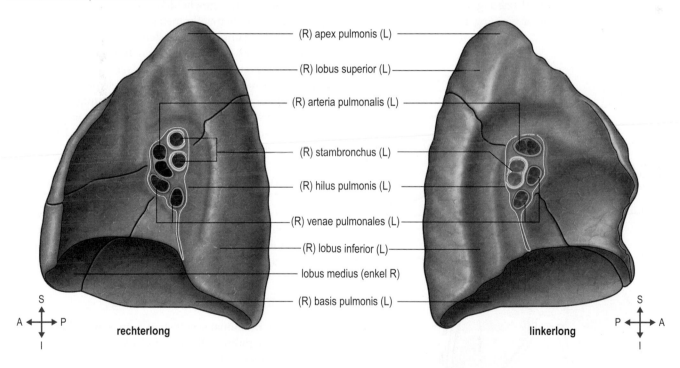

Figuur 10.14 De longkwabben en vaten/luchtwegen van elke longpoort – Mediale oppervlakken.

Mediale oppervlak

Het mediale oppervlak van elke long ligt direct tegenover de andere, aan de overkant van de ruimte tussen de longen, de mediastinum. Ze zijn allebei hol en nemen een ruwweg driehoekig gebied in dat de longpoort (hilus) heet, ter hoogte van de vijfde, zesde en zevende borstwervel. De primaire bronchus, de arteria pulmonalis die de long van bloed voorziet, de twee venae pulmonales die zorgen voor de afvoer, de arteriae en venae bronchiales, lymfevaten en zenuwen komen naar binnen en verlaten de long via de hilus (Fig. 10.14).

Het mediastinum bevat het hart, de grote bloedvaten, de trachea, de rechter en linker stambronchus, oesophagus, lymfeklieren, lymfevaten en zenuwen (zie Fig. 10.13C).

De rechterlong is onderverdeeld in drie afzonderlijke kwabben: bovenste, middelste en onderste (zie Fig. 10.13B).

De linkerlong is kleiner omdat het hart ruimte inneemt, links van de middellijn. Deze is onderverdeeld in slechts twee kwabben, de bovenste en de onderste. De afscheidingen tussen de kwabben heten fissuren.

Pleura en pleuraholte

De pleura is een gesloten zak van sereus membraan (één voor elke long) die een kleine hoeveelheid sereuze vloeistof bevat, de pleurale vloeistof. Fig. 10.15 toont de structuur, aan de hand van een ballon die gedeeltelijk gevuld is met water om de pleurale zak weer te geven en een vuist om de long weer te geven. Het membraan van de ballon is een enkel membraan, maar wanneer de vuist in de ballon wordt geduwd, wordt deze in feite in twee membranen gehuld, met water ertussen. De vuist kan binnen het zakje dat hij voor zichzelf heeft gevormd worden rondgeschoven, maar hij wordt niet nat en de zak blijft gesloten. Zo kan de long uitzetten en terugspringen binnen de pleurale zak, en blijft deze bedekt met het pleurale vocht. Hoewel het pleurale membraan wordt beschreven als twee bladen, de viscerale en de pleurale membranen, slaat de beschrijving op het feit of de laag de buitenste of de binnenste is: het is nog altijd allemaal één membraan. Een gelijkaardige plaatsing rond het hart (zie Fig. 5.10) zorgt ervoor dat het hart kan kloppen zonder wrijving in de borstkas.

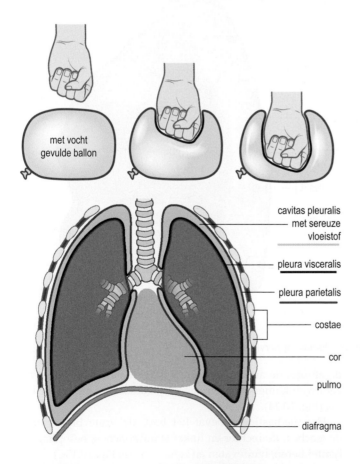

Figuur 10.15 De relatie van de pleura tot de longen.

met vocht gevulde ballon

cavitas pleuralis met sereuze vloeistof

pleura visceralis

pleura parietalis

costae

cor

pulmo

diafragma

Pleura visceralis of pulmonalis

Deze zit vast aan de long en bedekt elke kwab, inclusief de fissuren tussen de kwabben. Het klapt terug in de streek van de hilus en vormt zo de pariëtale pleura.

Pleura parietalis

Deze zit vast aan de binnenkant van de borstwand en het bovenste oppervlak van het diafragma. Zij blijft los van de aangrenzende structuren in het mediastinum en klapt eenvoudigweg terug in de streek van de hilus en vormt zo de viscerale pleura.

Pleuraholte

Dit is slechts een potentiële ruimte en bevat geen lucht, daarom is de druk erbinnen negatief in vergelijking met de atmosferische druk. Bij gezonde mensen bevat de ruimte tussen de pleurale lagen, de pleurale ruimte, gemiddeld tussen 7 en 10 ml. pleurale vloeistof, wat ervoor zorgt dat de beweging van de longen tijdens de ademhaling zonder wrijving verloopt.

De twee lagen pleura en de pleurale vloeistof ertussen werken net als twee glasplaatjes met een dun laagje water. Ze glijden makkelijk over elkaar heen maar kunnen moeilijk van elkaar worden gescheiden vanwege de oppervlaktespanning tussen de membranen en de vloeistof. Dit is essentieel om de long uitgezet te houden tegen de binnenkant van de borstkaswand. De luchtwegen en de alveoli van de longen worden omgeven door elastisch weefsel, dat voortdurend de longweefsels naar de hilus trekt. Omdat de pleurale vloeistof de twee pleura samenhoudt, blijft de long uitgezet. Als één van de pleurae wordt doorboord, wordt lucht in de pleurale ruimte aangezogen en een deel of de gehele onderliggende long klapt samen.

Binnenzijde van de longen

De longen bestaan uit de bronchiën en kleinere luchtwegen, alveoli, bindweefsel, bloedvaten, lymfevaten en zenuwen; deze zijn allemaal omsloten door een matrix van elastisch bindweefsel. Iedere kwab bestaat uit een groot aantal lobuli.

Pulmonale bloedvoorziening

De truncus pulmonalis splitst zich in een rechter en een linker arteria pulmonalis, die gedeoxygeneerd bloed naar elke long vervoert (Fig. 10.16). Eenmaal in de longen splitst iedere longslagader zich in vele takjes, die uiteindelijk eindigen in een dicht netwerk van capillairen rond de alveoli (zie Fig. 10.18A). Deze wanden en capillairen bestaan elk uit slechts één laag afgeplatte epitheelcellen op een dunne basale membraan. De uitwisseling van gassen tussen lucht in de alveoli en bloed in de capillairen vindt plaats via deze twee cellen, die allebei deze zeer dunne basale membraan hebben (samen de alveolaire capillaire membraan genoemd). De longcapillairen komen samen in een netwerk van pulmo-

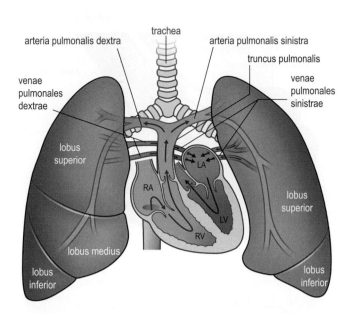

Figuur 10.16 De bloedstroom tussen hart en longen.

naire venulen, die op hun beurt twee longvenen vormen en geoxygeneerd bloed van iedere long naar de linkerboezem van het hart terugvoeren.

De bloedvoorziening van de luchtwegen, de lymfedrainage en de innervate worden later beschreven (p. 274).

Bronchiën en bronchiolen

De twee primaire bronchiën worden gevormd waar de trachea zich splitst, ongeveer ter hoogte van de vijfde borstwervel (Fig. 10.17).

Rechter stambronchus

Deze is breder, korter en meer verticaal dan de linker stambronchus en raakt daardoor sneller verstopt door een ingeademd lichaamsvreemd voorwerp. Hij is ongeveer 2,5 cm lang. Voorbij de hilus van de rechterlong splitst hij zich in drie takken, één naar elke kwab. Elke tak splitst zich vervolgens in steeds kleiner wordende takjes.

Linker stambronchus

Deze is ongeveer 5 cm lang en is smaller dan de rechter. Voorbij de hilus van de linkerlong splitst hij zich in twee takken, één naar elke kwab. Elke tak splitst zich vervolgens in steeds kleiner wordende luchtwegen binnen de longen.

Structuur ▶ 10.4

De wanden van de bronchiën bestaan uit dezelfde drie lagen weefsels als de trachea en zijn bedekt met cilindercellig trilhaarepitheel. De bronchiën splitsen zich steeds verder in bronchiolen (Fig. 10.17), eindbronchiolen, respiratoire bronchiolen, ductuli alveolares en uiteindelijk alveoli. De bredere passages heten geleidende luchtwegen omdat zij de lucht

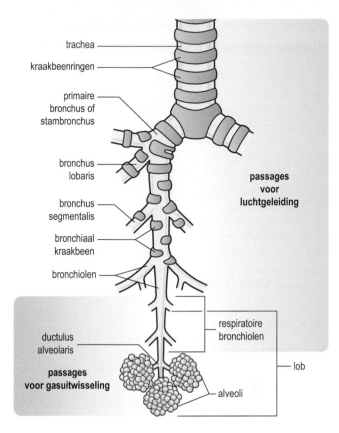

Figuur 10.17 De onderste luchtwegen.

slechts aanvoeren; hun wanden zijn te dik om gasuitwisseling toe te laten.

Structurele wijzigingen in de bronchiale doorgangen

Naarmate de bronchiën zich splitsen en steeds kleiner worden, past de structuur zich aan de functie aan.

Kraakbeen

Aangezien stijf kraakbeen de uitzetting van het longweefsel en de gasuitwisseling zou verstoren, is het alleen ter ondersteuning aanwezig in de grotere luchtwegen. De bronchiën bevatten ringen van kraakbeen, net zoals de trachea, maar naarmate de luchtwegen zich splitsen, worden deze ringen steeds kleinere plaatjes en op bronchiolair niveau is er helemaal geen kraakbeen in de wanden van de luchtwegen aanwezig.

Gladde spier

Het kraakbeen dat uit de wanden van de luchtwegen verdwijnt, wordt vervangen door glad spierweefsel. Hierdoor kan de diameter van de luchtwegen worden vergroot of verkleind door de invloed van het autonome zenuwstelsel, waarmee de luchtstroming in elke long wordt geregeld.

Epitheelbekleding

Het trilhaarepitheel wordt geleidelijk vervangen door niettrillend epitheel en de bekercellen verdwijnen.

Bloedtoevoer en innervatie, lymfeafvoer

De arteriële toevoer naar de bronchuswanden en kleinere luchtwegen geschiedt via takken van de arteriae bronchiales dextrae en sinistrae, en de veneuze terugvoer gaat hoofdzakelijk via de venae bronchiales. Aan de rechterzijde monden ze uit in de vena azygos en aan de linkerzijde in de vena intercostalis superior (zie Fig. 5.28).

De nervus vagus (parasympatisch) stimuleert samentrekking van gladde spieren in de bronchiale boom, met bronchoconstrictie als gevolg. Sympatische prikkeling leidt tot relaxatie van de gladde spieren en veroorzaakt bronchodilatatie (zie verderop).

Lymfe wordt onttrokken aan de wanden van de luchtwegen door een netwerk van lymfevaten, gaat via lymfeklieren rond de trachea en de bronchiale boom naar de ductus thoracicus aan de linkerzijde en naar de ductus lymphaticus dextra aan de rechterzijde.

Functies

Regulatie van luchttoevoer

Door het aan- of ontspannen van de gladde spieren in hun wanden verandert de doorsnede van de luchtwegen, en daarmee de hoeveelheid lucht die de longen ingaat en de snelheid daarvan. Dit proces wordt gereguleerd door het autonome zenuwstelsel: parasympatische stimulatie veroorzaakt samentrekking, sympatische stimulatie veroorzaakt verwijding (zie Fig. 7.44 en Fig. 7.45).

Respiratoire bronchiolen en alveoli ▶ 10.5

Structuur

De longkwabben worden door dunne lagen bindweefsel onderverdeeld in lobuli. Elke lobulus wordt van lucht voorzien door een eindbronchiole, die zich verder opsplitst in respiratoire bronchiolen, ductuli alveolares en grote aantallen alveoli (luchtzakjes). Een volwassen long bevat ongeveer honderdvijftig miljoen alveoli. Hier vindt de gasuitwisseling plaats. Naarmate de luchtwegen zich verder splitsen en kleiner worden, worden hun wanden dunner. Uiteindelijk verdwijnt het spier- en bindweefsel en in de ductuli alveolares en de alveoli blijft een enkelvoudige laag plaveiselepitheelcellen over. Deze distale luchtwegen worden ondersteund door een los netwerk van elastisch bindweefsel dat macrofagen, fibroblasten, zenuwen en bloed- en lymfevaten bevat. De alveoli worden omringd door een dicht netwerk van capillairen (Fig. 10.18). Uitwisseling van gassen in de longen (uitwendige ademhaling of alveolaire ventilatie) vindt plaats via een membraan, gevormd door de stevig versmolten alveolaire en capillaire wand. Deze wordt de alveolaire capillaire membraan genoemd.

Onder een microscoop zijn de uitgebreide luchtruimtes duidelijk zichtbaar. Een gezonde long ziet eruit als een honingraat (Fig. 10.19).

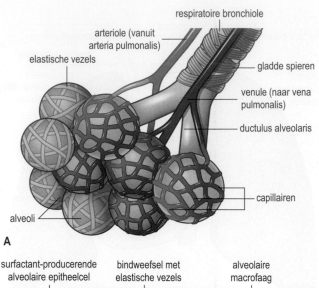

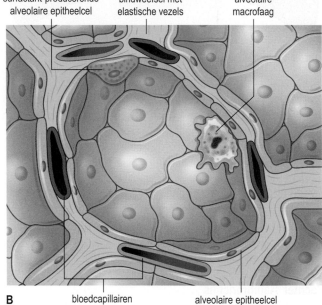

Figuur 10.18 De alveolus en zijn capillaire netwerk. (A) Een groep intacte alveoli. (B) Doorsnede van een alveolus.

In de alveolaire wand, tussen de plaveiselcellen, liggen de septale cellen die surfactant afscheiden, een fosfolipide vloeistof die de alveoli verhindert uit te drogen en bovendien de oppervlaktespanning vermindert, zodat de alveolaire wanden niet dichtklappen tijdens de uitademing. Ongeveer in de 35e week begint de foetus surfactant af te scheiden in zijn distale luchtwegen en alveoli. Surfactant maakt bij pasgeborenen het uitzetten van de longen en het begin van de ademhaling direct na de geboorte mogelijk. Soms is er in de longen van premature baby's onvoldoende van aanwezig; in dat geval kunnen er ernstige ademhalingsproblemen ontstaan.

De innervatie van bronchiolen

Parasympatische stimulatie van de nervus vagus veroorzaakt constrictie van de gladde spieren in de bronchiolen. Omdat de kleine luchtwegen geen ondersteunend kraakbeen

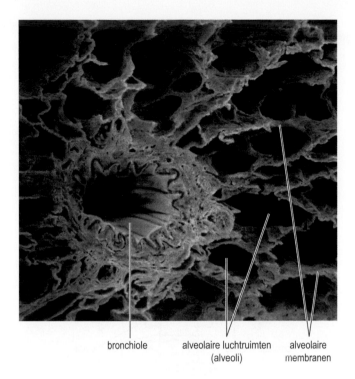

bronchiole   alveolaire luchtruimten   alveolaire
              (alveoli)   membranen

Figuur 10.19 Gekleurde rasterelektromicrografie van longalveoli en een bronchiole. (Hossler, Custom Medical Stock Photo/Science Photo Library. Gereproduceerd met toestemming.)

hebben, kunnen zij daardoor volledig afgesloten raken. Sympathische stimulatie ontspant de gladde spieren in de bronchiolen (bronchodilatie).

Functies

Externe respiratie

Zie pagina 280.

Verdediging tegen infectie

In de distale luchtwegen zijn trilhaarepitheel, bekercellen en mucus niet langer aanwezig, want dat zou de gasuitwisseling belemmeren en infecties bevorderen. Tegen de tijd dat de ingeademde lucht de alveoli bereikt, is hij gewoonlijk schoon. Hier berust de verdediging op beschermende cellen in het longweefsel, waaronder lymfocyten en plasmacellen die antilichamen en fagocyten produceren, zoals alveolaire macrofagen. Deze cellen zijn vooral actief in de distale luchtwegen waar trilhaarepitheel is vervangen door (afgevlakt) plaveiselepitheel.

> ● **TOETS**
>
> 9. Beschrijf de vier voornaamste oppervlakken van de longen.
>
> 10. Wat is de functie van het elastische weefsel van de longen?
>
> 11. Wat is de functie van gladde spieren in de bronchiën?
>
> 12. Beschrijf de structuur van de alveolaire wand.

Respiratie

> **Leerdoelen**
>
> Na bestudering van deze paragraaf kan de lezer:
>
> ■ de acties van de belangrijkste ademhalingsspieren beschrijven
>
> ■ de mechanische gebeurtenissen beschrijven en vergelijken die plaatsvinden tijdens inspiratie en expiratie
>
> ■ de termen 'compliantie', 'elasticiteit' en 'luchtwegweerstand' definiëren
>
> ■ de voornaamste longvolumes en -capaciteiten beschrijven
>
> ■ de processen van interne en externe ademhaling beschrijven, gebruikmakend van het concept van diffusie van gassen
>
> ■ het transport van zuurstof en koolstofdioxide in het bloed beschrijven
>
> ■ de belangrijkste regulatiemechanismen van de ademhaling beschrijven.

De term 'respiratie' staat voor de uitwisseling van gassen tussen lichaamscellen en de omgeving. Hierbij zijn twee hoofdprocessen betrokken:

Ademhaling (pulmonale ventilatie)

Dit is de beweging van lucht in en uit de longen.

Gasuitwisseling

Deze vindt plaats:

• in de longen: externe respiratie of alveolaire ventilatie
• in de weefsels: interne respiratie of weefselademhaling.
  Beide processen zullen in deze paragraaf worden besproken.

Ademhaling

Ademhalen voorziet de alveoli van zuurstof, en verwijdert koolstofdioxide.

Ademhalingsspieren

Het uitzetten van de borst tijdens inspiratie geschiedt ten gevolge van spieractiviteit, gedeeltelijk willekeurig en gedeeltelijk onwillekeurig. De belangrijkste spieren die voor rustige ademhaling worden gebruikt, zijn de externe tussenribspieren (musculi intercostales) en het diafragma.

Tussenribspieren

Er zijn elf paren tussenribspieren die de ruimtes tussen de twaalf paar ribben opvullen. Ze zijn gerangschikt in drie lagen: de musculi intercostales externi, intimi en interni (Fig. 10.20).

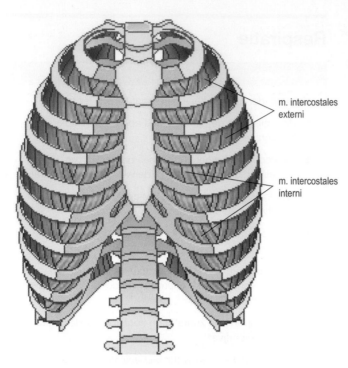

m. intercostales externi

m. intercostales interni

Figuur 10.20 De tussenribspieren en de beenderen van de borstkas.

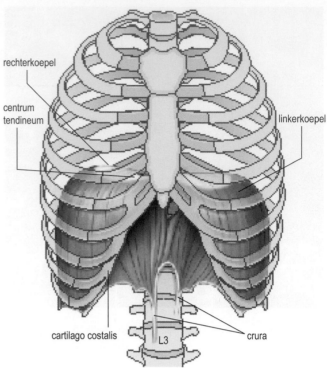

rechterkoepel

centrum tendineum

linkerkoepel

cartilago costalis

L3

crura

Figuur 10.21 Het diafragma

Musculi intercostales externi

Deze lopen naar onderen en naar voren van de onderkant van een rib naar de bovenkant van de eronder gelegen rib. Ze spelen een rol bij de inademing.

Musculi intercostales interni

Deze lopen naar onderen en naar achteren van de onderkant van een rib naar de bovenkant van de eronder gelegen rib. Daarbij kruisen ze de vezels van musculi intercostales externi loodrecht. De interne tussenribspieren worden gebruikt wanneer de uitademing actief wordt, zoals tijdens lichaamsoefeningen.

Omdat de eerste rib vastligt, trekken de externe tussenribspieren de andere ribben naar de eerste rib toe als ze zich aanspannen. De borstholte beweegt zich als geheel, naar boven en naar buiten, waardoor de borstholte zich uitbreidt. De tussenribspieren worden tot contractie gestimuleerd door de intercostale zenuwen (nervi intercostales).

Diafragma ▶ 10.6

Het diafragma is een koepelvormige spierstructuur die de borst- en buikholte van elkaar scheidt. Het vormt de onderkant van de borstholte en de bovenkant van de buikholte en bestaat uit een centraal peesblad (centrum tendineum) van waaruit spiervezels zich verspreiden om aan te hechten op de onderste ribben en het borstbeen en aan de wervelkolom door twee crura. Als het diafragma ontspannen is, ligt de centrale pees ter hoogte van de achtste borstwervel (Fig. 10.21). Als de spier wordt aangespannen, worden de spiervezels korter en wordt het centrum tendineum opgetrokken tot de hoogte van de negende borstwervel, waardoor de borstholte langer wordt.

Hierdoor wordt de druk in de borstholte lager en neemt de druk in de buikholte en bekkenholten toe. Het diafragma wordt geïnnerveerd door de nervus phrenicus dexter en sinister.

Rustige ademhaling wordt ook wel diafragmatische ademhaling genoemd, omdat 75% van het werk door het diafragma wordt gedaan.

Tijdens de inademing spannen zich de externe tussenribspieren en het diafragma tegelijkertijd aan, waardoor de borstholte in alle richtingen wordt vergroot, dat wil zeggen van voor naar achter, van zij naar zij en van boven naar beneden (Fig. 10.22).

Bijkomende ademhalingsspieren

Als extra inspanning moet worden geleverd bij de ademhaling, worden extra spieren gebruikt (Fig. 10 22A). Geforceerde inademing wordt geholpen door de sternocleidomastoïde spieren (zie Fig. 16.60) en de scalene spieren, die de halswervels aan de eerste twee ribben verbinden en de ribbenkast verder uitzetten. Geforceerde uitademing wordt geholpen door de interne tussenribspieren en soms de buikspieren, die de druk in de borstkast verhogen door de buikinhoud samen te knijpen.

De 'verende' ribbenkast

De ademhalingsspieren kunnen de ribbenkast uitzetten vanwege het aanwezige kraakbeen. Als de ribbenkast volledig van bot zou zijn gevormd, zonder costale kraakbeenderen, zou het veranderen van het longvolume volledig afhangen van het middenrif onder de borstkas die omhoog en omlaaggaat. Hierdoor zouden de longen alleen langer en korter worden. Aangezien het kraakbeen sterk en inelastisch is,

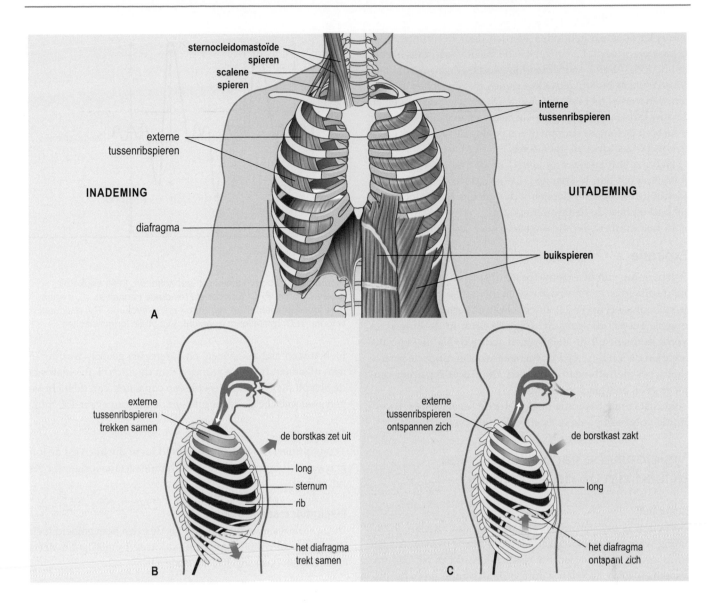

Figuur 10.22 De veranderingen in omvang van de borstholte en de longen tijdens de ademhaling. (A.) Spieren die deel uitmaken van de ademhaling (extra spieren zijn vetgedrukt). (B, en C.) Veranderingen in het volume van de borstkas.

maar nog steeds enigszins flexibel, laten de costale kraakbeenderen (zie Fig. 10.21) voldoende beweging toe tussen het borstbeen en de ribben om ook zij- en voorwaartse uitzetting mogelijk te maken door de werking van andere spieren, waaronder de intercostalen. Bovendien geeft deze plaatsing de ribbenkast een 'verende' structuur, waarbij de ribben onder zachte naar buiten gerichte spanning staan. Dit betekent dat de ribbenkast constant naar buiten wordt geduwd, zachtjes aan de longen trekt en helpt deze uitgezet te houden.

Ademhalingscyclus ▶ 10.7

De gemiddelde ademfrequentie is 12 - 15 ademhalingen per minuut. Elke ademhaling bestaat uit drie fasen: inspiratie, expiratie en pauze.

De pleura visceralis zit vast aan de longen en de pleura parietalis aan de binnenwand van de thorax en aan het

diafragma. Ertussen zit een dunne laag pleurale vloeistof (p. 272).

Ademhaling hangt af van wijzigingen in druk en volume in de borstkast. Dit volgt het onderliggende natuurkundige principe dat als het volume van een vat wordt vergroot, de druk erbinnen afneemt en als het volume van een vat wordt verkleind, de druk erbinnen toeneemt. Aangezien lucht stroomt van een gebied met hoge druk naar een gebied met lage druk, bepaalt een wijziging van de druk in de longen de richting van de luchtstroming.

Inspiratie

Door gelijktijdige aanspanning van de externe tussenribspieren en het diafragma wordt de borstkast vergroot. Aangezien de pariëtale pleura aan het diafragma en de binnenkant van de ribbenkast vastzit wordt hij dus ook naar buiten getrokken. Dit trekt ook de pleura visceralis naar buiten, aangezien de

277

twee pleura samengehouden worden door het dunne laagje pleurale vloeistof. Aangezien de pleura visceralis stevig aan de long vastzit, wordt het longweefsel daarom ook naar boven en naar buiten getrokken samen met de ribben en naar beneden samen met het diafragma. Dit verwijdt de longen en de druk binnenin de alveoli en de luchtwegen daalt, waardoor er lucht in de longen stroomt in een poging de luchtdruk en de alveolaire luchtdruk te stabiliseren.

Het inspiratieproces is actief, omdat er energie nodig is om spieren aan te spannen. De negatieve druk die in de borstholte ontstaat, ondersteunt de veneuze terugvloed naar het hart en heet de respiratoire pomp.

In rust duurt inspiratie ongeveer twee seconden.

Expiratie

Ontspanning van de externe tussenribspieren en het diafragma resulteert in een neerwaartse en inwaartse beweging van de ribbenkast (Fig. 10.22) en het elastisch terugveren van de longen. Terwijl dit gebeurt, stijgt de druk in de longen en wordt de lucht uit de luchtwegen geduwd. Na de expiratie bevatten de longen nog wat lucht en worden door de intacte pleura beschermd tegen inklappen. Dit proces is passief, omdat er geen energie voor nodig is.

In rust duurt expiratie ongeveer drie seconden, en na expiratie volgt een pauze voor de volgende cyclus begint.

Fysiologische variabelen die van invloed zijn op de ademhaling

Elasticiteit

Elasticiteit is het vermogen van de long om na elke ademhaling weer zijn oorspronkelijke vorm aan te nemen. Als het bindweefsel in de longen zijn elasticiteit verliest, bijv. bij emfyseem (p. 286), worden geforceerde expiratie en extra inspanning bij inspiratie noodzakelijk.

Compliantie

Dit is de uitzetbaarheid van de longen, dat wil zeggen de inspanning die nodig is om de alveoli op te blazen. De gezonde long is erg rekbaar (compliant) en zet makkelijk uit. Als de rekbaarheid (compliantie) gering is, is er meer inspanning nodig om de longen op te blazen, bijv. bij bepaalde ziekten waarbij de elasticiteit afneemt of als er onvoldoende surfactant aanwezig is. Rekbaarheid en stijfheid zijn tegengestelde krachten!

Luchtwegweerstand

Als deze toeneemt, bijv. tijdens bronchoconstrictie, is er meer ademinspanning nodig om de longen te vullen.

Longvolumes en -capaciteiten

Deze worden getoond in Fig. 10.23.

Bij normale, rustige ademhaling zijn er ongeveer vijftien volledige ademhalingscycli per minuut. De longen en de

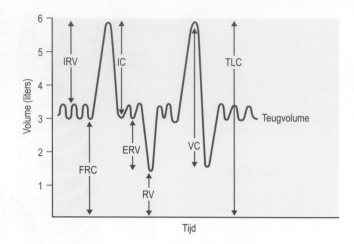

Figuur 10.23 Longvolumes en -capaciteiten. ERV: expiratoir reservevolume. FRC: functionele residuale capaciteit. IC: inspiratoire longcapaciteit. IRV: inspiratoir reservevolume. RV: residuaal volume. TLC: totale longcapaciteit. VC: vitale longcapaciteit.

luchtwegen zijn nooit leeg, en aangezien gasuitwisseling alleen plaatsvindt via de wanden van de ductuli alveolares en de alveoli, wordt de overgebleven capaciteit van de luchtwegen anatomische dode ruimte genoemd (ongeveer 150 ml.).

Teugvolume

Teugvolume (TV) is de hoeveelheid lucht die in en uit de longen stroomt tijdens iedere ademhalingscyclus (ongeveer 500 ml. in rust).

Inspiratoir reservevolume

Inspiratoir reservevolume (IRV) is de extra hoeveelheid lucht die tijdens maximale inspiratie door de longen geïnhaleerd kan worden bovenop het normale TV.

Inspiratoire longcapaciteit

Inspiratoire longcapaciteit (IC) is de hoeveelheid lucht die met maximale inspanning ingeademd kan worden. Het bestaat uit het TV (500 ml.) plus het inspiratoire reservevolume.

Functionele residuale capaciteit

Functionele residuale capaciteit (FRC) is de hoeveelheid lucht die aan het einde van rustige expiratie achterblijft in de luchtwegen en de alveoli. Pas ingeademde lucht vermengt zich met deze lucht, waardoor er relatief kleine veranderingen in de samenstelling van alveolaire lucht ontstaan. Aangezien er voortdurend bloed door de longcapillairen stroomt, voorkomt de FRC dat de gasuitwisseling tussen de ademhalingen door wordt onderbroken en dat er steeds korte fluctuaties optreden in de concentratie van bloedgassen. De FRC voorkomt ook dat de alveoli bij expiratie dichtklappen.

Expiratoir reservevolume

Expiratoir reservevolume (ERV) is de grootste hoeveelheid lucht wat uit de longen gedreven kan worden tijdens maximale expiratie.

Residuaal volume

Residuaal volume (RV) kan niet direct gemeten worden, maar is de hoeveelheid lucht die in de longen achterblijft na gedwongen expiratie.

Vitale longcapaciteit

Vitale longcapaciteit (VC) is de maximale hoeveelheid lucht wat in en uit de longen kan stromen:

$$VC = Ademvolume + IRV + ERV$$

Totale longcapaciteit

Totale longcapaciteit (TLC) is de maximale hoeveelheid lucht die de longen kunnen bevatten. Bij een volwassene van gemiddelde grootte is dit volume gewoonlijk ca. 6 liter. De totale longcapaciteit vertegenwoordigt het totaal van de VC en het RV. Deze capaciteit kan niet direct in klinische tests worden gemeten, omdat zelfs na geforceerde uitademing het RV nog steeds in de longen aanwezig is.

Alveolaire ventilatie

Dit is de hoeveelheid lucht die per minuut in en uit de alveoli stroomt. Het staat gelijk aan het teugvolume min de anatomische dode ruimte, vermenigvuldigd met de ademsnelheid:

$$Alveolaire\ ventilatie = TV - anatomische\ doderuimte$$
$$\times ademhalingssnelheid$$
$$= (500 - 150)\ ml \times 15\ per\ minuut$$
$$= 5.25\ liter\ per\ minuut$$

Longfunctietests om de respiratoire functie vast te stellen zijn gebaseerd op de hierboven beschreven parameters. De testuitslagen kunnen helpen bij de diagnose en het volgen van ademhalingsproblemen.

Gasuitwisseling

Hoewel ademhalen de afwisselende processen van ex- en inspiratie behelst, is gasuitwisseling bij de alveolaire membraan en in de weefsels een continu en aanhoudend proces. Diffusie van zuurstof en koolstofdioxide hangt af van drukverschillen, bijv. tussen atmosferische lucht en het bloed, of tussen bloed en de weefsels.

Samenstelling van de lucht

De luchtdruk op zeeniveau bedraagt 1 atmosfeer. Dat is 101,3 kPa oftewel 760 mmHg. Naarmate de hoogte toeneemt, daalt de luchtdruk geleidelijk. Op 5500 m bedraagt hij ongeveer de helft van die op zeeniveau. Onder water neemt de druk (nu dus waterdruk) sneller toe: ongeveer 1 atmosfeer per 10 m.

Lucht is een mengsel van gassen: stikstof, zuurstof, koolstofdioxide, waterdamp en kleine hoeveelheden edelgas. Het percentage van elk in ingeademde en uitgeademde lucht staat vermeld in Tabel 10.1. De partiële druk van elk gas – zijn aandeel in de totale druk – is even groot als zijn concentratie in het mengsel (Tabel 10.2). Dit wordt aangegeven als bijv. PO_2 of PCO_2.

Alveolaire lucht

De samenstelling van alveolaire lucht is redelijk constant, maar wijkt af van die van atmosferische lucht. Hij is verzadigd met waterdamp en bevat meer koolstofdioxide en minder zuurstof. De waterdamp zorgt voor een partiële druk van 6,3 kPa (47 mmHg) en verlaagt die van de andere aanwezige gassen. De gasuitwisseling tussen de alveoli en de bloedbaan (externe respiratie) is een continu proces omdat de alveoli nooit leeg zijn, en staat dus los van de ademhalingscyclus. Tijdens elke inspiratie wordt maar een deel van de alveolaire gassen uitgewisseld.

Diffusie van gassen

Een gas wordt uitgewisseld als gevolg van een partieel drukverschil over een semipermeabele membraan. Het gas diffundeert van de hogere naar de lagere concentratie tot een evenwicht is bereikt (p. 36). Aangezien het lichaam geen stikstof uit de atmosfeer gebruikt, blijft de partiële stikstofdruk steeds dezelfde in ingeademde, uitgeademde en alveolaire lucht en in bloed.

Deze principes regelen de diffusie van gassen in en uit de alveoli door de respiratoire membraan (externe respiratie) en door capillaire membranen in de weefsels (interne respiratie).

Tabel 10.1 Samenstelling ingeademde en uitgeademde lucht

	Ingeademde lucht %	Uitgeademde lucht %
Zuurstof	21	16
Koolstofdioxide	0,04	4
Stikstof en edelgassen	78	78
Waterdamp	Variabel	Verzadigd

Tabel 10.2 Partiële druk van gassen

Gas	Alveolaire lucht		Gedeoxygeneerd bloed		Geoxygeneerd bloed	
	kPa	mmHg	kPa	mmHg	kPa	mmHg
Zuurstof	13,3	100	5,3	40	13,3	100
Koolstofdioxide	5,3	40	5,8	44	5,3	40
Stikstof en andere edelgassen	76,4	573	76,4	573	76,4	573
Waterdamp	6,3	47				
Totaal	101,3	760				

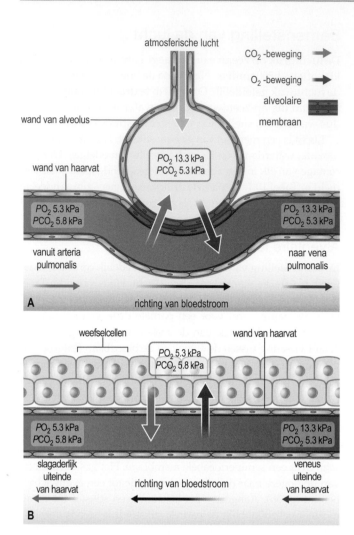

Figuur 10.24 Respiratie. (A) Externe respiratie. (B) Interne respiratie.

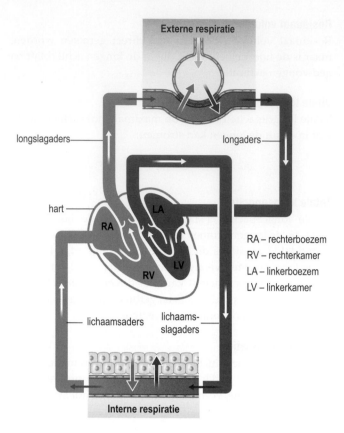

Figuur 10.25 Samenvatting van externe en interne respiratie.

Externe respiratie ▶ 10.8

Externe respiratie (Fig. 10.24A) is uitwisseling van gassen door diffusie over de alveolaire capillaire membraan, tussen de alveoli en het bloed in de longcapillairen. De wand van iedere alveolus is één cel dik en wordt omringd door een netwerk van kleine capillairen (waarvan de wanden ook maar één cel dik zijn). De totale oppervlakte aan alveolaire capillaire membraan die beschikbaar is voor gasuitwisseling is ongeveer gelijk aan de oppervlakte van een tennisbaan. Zuurstofarm bloed wordt in de longen aangevoerd door de pulmonaire arterie vanuit alle lichaamsweefsels en heeft een hoog CO_2- en een laag O_2-gehalte. Koolstofdioxide diffundeert langs zijn concentratiegradiënt vanuit zuurstofarm bloed naar de alveoli totdat evenwicht met de alveolaire lucht is bereikt. Via hetzelfde proces diffundeert zuurstof uit de alveoli naar het bloed. De trage bloedstroom in de capillairen geeft de gasuitwisseling alle tijd. Wanneer het bloed de alveolaire capillairen verlaat, zijn de concentraties CO_2 en O_2 in evenwicht met die in de alveolaire lucht (Fig. 10.24A)

Interne respiratie ▶ 10.9

Interne respiratie (Fig. 10.24B) is de gasuitwisseling door diffusie tussen bloed in de capillairen en de lichaamscellen. Er vindt geen gasuitwisseling plaats in slagaders die bloed vanuit het hart naar de weefsels voeren, omdat hun wanden te dik zijn. De PO_2 van bloed dat aankomt bij het capillaire bed is daarom dezelfde als van het bloed dat uit de longen stroomt. Bloed dat aankomt bij het weefsel is ontdaan van overmatige CO_2 en verzadigd met O_2 tijdens de passage door de longen, en heeft daarom een hogere PO_2 en een lagere PCO_2 dan de weefsels. Dit veroorzaakt concentratiegradiënten tussen capillair bloed en de weefsels, en aldus vindt gasuitwisseling plaats (Fig. 10.24B). O_2 diffundeert vanuit de bloedbaan via de capillaire wand naar de weefsels. CO_2 diffundeert vanuit de cellen naar de extracellulaire vloeistof, en vervolgens via de bloedbaan naar het veneuze uiteinde van het haarvat.

Fig. 10.25 vat het proces van interne en externe respiratie samen. ▶ 10.10

Gastransport in de bloedbaan

Zuurstof en koolstofdioxide worden op verschillende manieren door het bloed meegevoerd.

Zuurstof

Zuurstof wordt door het bloed meegevoerd:

- als oxyhemoglobine (98,5%), een zeer chemische verbinding met hemoglobine (zie Fig. 4.6)
- opgelost in het plasma (1,5%).

Oxyhemoglobine is instabiel en onder bepaalde omstandigheden ontbindt het snel, waardoor zuurstof vrijkomt. Factoren die de ontbinding versnellen zijn onder andere lage zuurstofconcentratie, lage pH en verhoogde temperatuur (Hfdst. 4). Actieve weefsels produceren extra koolstofdioxide en warmte, en dat leidt tot een verhoogde afgifte van zuurstof. Op deze manier komt zuurstof beschikbaar in de weefsels die dat het meest nodig hebben. Oxyhemoglobine is helderrood, terwijl gedeoxygeneerde hemoglobine blauwpaars is van kleur.

Koolstofdioxide

Koolstofdioxide is één van de afvalstoffen van de stofwisseling. Het wordt uitgescheiden door de longen en getransporteerd op drie manieren:

- als waterstofcarbonaationen (HCO_3^-) in plasma (70%)
- verbonden met hemoglobine in erytrocyten als carbaminohemoglobine (23%)
- opgelost in het plasma (7%).

De concentratie van kooldioxide moet nauwkeurig bestuurd worden omdat een teveel of een gebrek tot een aanzienlijke verstoring van het zuur-base-evenwicht kan leiden. Voldoende CO_2 is essentieel voor het bicarbonaat-buffersysteem dat tegen een pH-daling in het lichaam beschermt. Overmatig CO_2 leidt echter tot een vermindering van pH in het bloed omdat het in lichaamswater oplost en koolzuur vormt.

Regulatie van de lucht- en bloedstroming in de long

Tijdens rustige ademhaling wordt met elke ademhaling slechts een klein deel van de totale capaciteit van de long geventileerd. Dit betekent dat niet meer dan een fractie van het totaal aantal alveoli wordt geventileerd, gewoonlijk de bovenste kwabben, en dat veel van de resterende long tijdelijk ingeklapt is. De luchtwegen die de alveoli bedienen die niet worden gebruikt, zijn samengeknepen, zodat de lucht alleen de functionerende alveoli bereikt. Verder worden de longarteriolen verwijd die het bloed naar de geventileerde alveoli brengen om de gasuitwisseling te maximaliseren, en wordt de bloedstroming (perfusie) langs de niet-functionerende alveoli gereduceerd.

Als er een grotere vraag naar lucht ontstaat, bijv. tijdens lichamelijke inspanning, worden door het grotere ademvolume meer alveoli uitgezet en wordt de bloedstroming opnieuw gedistribueerd om ook deze alveolen van bloed te voorzien. Zodoende worden de luchtstroming (ventilatie) en de bloedstroming (perfusie) op elkaar afgestemd om de kans op gasuitwisseling te maximaliseren.

Regulatie van de ademhaling

De effectieve regulatie van de ademhaling stelt het lichaam in staat de bloedgasniveaus bij een groot aantal fysiologische, pathologische en omgevingscondities te reguleren en is normaal gesproken onwillekeurig. Tijdens bijv. spreken en

zingen is de regeling willekeurig, maar dit wordt buitenspel gezet als het CO_2-gehalte in het bloed stijgt (hypercapnie).

Het ademhalingscentrum

Groepen zenuwen in de medulla oblongata vormen het ademhalingscentrum, dat het ademhalingspatroon regelt (Fig. 10.26). Er zijn hier drie belangrijke groepen neuronen die de ademhaling regelen: een inspiratoire- en expiratoire groep en neuronen in het pneumotactische gebied. Het regelmatig automatisch afgeven van de inspiratoire neuronen bepaalt het basisritme van de ademhaling. Expiratoire neuronen regelen de uitademing en neuronen in het pneumotactische gebied helpen bij het reguleren van de snelheid en diepte van de ademhaling.

Motorische prikkels die het ademhalingscentrum verlaten, passeren de nervi phrenici en de nervi intercostales naar respectievelijk diafragma en tussenribspieren om ademhaling te stimuleren. Alhoewel het ademhalingscentrum het verloop en de snelheid van de ademhaling controleert, wordt het ook beïnvloed door informatie die uit de omliggende gebieden komt: vooral de inbreng van chemoreceptoren die inspelen op het CO_2-gehalte en de pH-waarde van de lichaamsvloeistoffen.

Chemoreceptoren

Dit zijn receptoren die reageren op veranderingen in de partiële druk van zuurstof en koolstofdioxide in het bloed en de cerebrospinale vloeistof. Er zijn centrale en perifere chemoreceptoren.

Centrale chemoreceptoren

Deze liggen op het oppervlak van de medulla oblongata, ondergedompeld in cerebrospinale vloeistof. Wanneer de arteriële PCO_2 ook maar enigszins stijgt (hypercapnic), verhoogt dit op zijn beurt de PCO_2 in de cerebrospinale vloeistof. De centrale chemoreceptoren reageren door het stimuleren van het ademhalingscentrum zodat de ventilatie van de longen toeneemt en de arteriële PCO_2 afneemt. De gevoeligheid van de centrale chemoreceptoren voor verhoogde arteriële PCO_2 is het belangrijkste regelmechanisme bij normale bloedgaswaarden. Een geringe verlaging van de PO_2 (hypoxemie) heeft hetzelfde effect, zij het minder uitgesproken; een substantiële verlaging daarentegen zorgt voor ademhalingsdepressie.

Perifere chemoreceptoren

Deze liggen in de aortaboog en in de carotislichaampjes (Fig. 10.26). Zij reageren op veranderingen van de CO_2- en O_2-concentratie van het bloed, maar zijn veel gevoeliger voor kooldioxide dan zuurstof. Zelfs een lichte stijging in de CO_2-concentraties activeert deze receptoren, waardoor zenuwprikkels naar het ademhalingscentrum gestuurd worden door de nervi glossopharyngei en de nervi vagi. Dit stimuleert een onmiddellijke toename in snelheid en diepte van de ademhaling. Een stijgende zuurgraad van het bloed (verlaagde pH of verhoogde [H+]) stimuleert de perifere chemoreceptoren, met als gevolg toegenomen ventilatie, verhoogde CO_2-uitscheiding en hogere pH van het bloed. Deze chemoreceptoren ondersteunen ook de regulatie van de bloeddruk (p. 275).

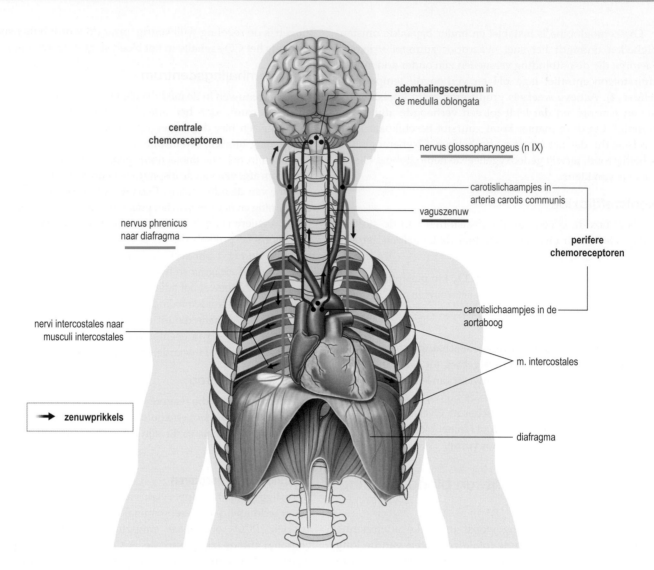

Figuur 10.26 Enkele structuren die betrokken zijn bij de regulatie van de ademhaling.

Lichaamsbeweging en ademhaling

Bij lichaamsbeweging wordt de ademhaling sneller en dieper om te voldoen aan de hogere zuurstofvereisten van de spieren die worden gebruikt. Actieve spieren produceren een grotere hoeveelheid CO_2, die de centrale en perifere chemoreceptoren stimuleert. De intensievere ademhaling gaat door, ook nadat de lichaamsoefeningen zijn gestopt, om voldoende zuurstof te leveren en het tekort aan te vullen. Dit is voornamelijk de zuurstof die nodig is om afvalstoffen, zoals melkzuur, te verwijderen.

Andere factoren die de ademhaling beïnvloeden

De hogere centra in de hersenen kunnen in de ademhaling ingrijpen door: spreken, zingen, emotionele uitingen, zoals huilen, lachen of angst, drugs, bijv. kalmerende middelen of alcohol en slaap.

Lichaamstemperatuur beïnvloedt de ademhaling. Bij koorts is de ademhaling sneller door een verhoogde stofwisseling, bij onderkoeling wordt de ademhaling en stofwisseling trager. De ademhaling wordt kortstondig geremd bij het slikken, om

inademing van voedsel of drank te voorkomen, en ook bij het niezen en hoesten, waarmee irriterende stoffen uit de luchtwegen worden verdreven. Soms wordt de ademhaling voor langere tijd onvrijwillig gestopt (apneu), bijvoorbeeld als het gezicht in water wordt ondergedompeld of als de lucht hoge concentraties stof, rook of andere schadelijke stoffen bevat; dit heeft een onmiskenbare beschermende functie.

De Hering-Breuer-reflex voorkomt overmatige uitzetting van de longen. Rekreceptoren in de long zijn door de vaguszenuw aan het ademhalingscentrum verbonden en blokkeren de ademhaling wanneer het maximale longvolume wordt genaderd.

● TOETS

13. Beschrijf de spierkracht die nodig is voor een rustige ademhaling.

14. Door het vitale teugvolume op te tellen bij twee andere longvolumes kan de vitale longcapaciteit worden berekend. Welke twee volumes zijn dat?

15. Hoe regelen chemoreceptoren in de bloedvaten en het centrale zenuwstelsel de ademhaling?

Het verouderingsproces en het respiratoire systeem

Het respiratoire vermogen neemt vanaf 25 jaar met leeftijd af. De algemene vermindering van elastisch weefsel in de longen verhoogt de kans dat kleine luchtwegen zullen inklappen tijdens expiratie en het functionele longvolume vermindert. Een uiteenlopende mate van emfyseem is normaal in oudere mensen, normaalgesproken zonder symptomen. Over het algemeen wordt kraakbeen minder flexibel met leeftijd en het risico op veranderingen aan het gewricht neemt toe. De ribbenkast wordt daardoor stijver, wat, samen met een leeftijdsgebonden afname van de spierfunctie, het ademminuutvolume doet verminderen.

Het risico op respiratoire infecties neemt toe door de leeftijdsgebonden achteruitgang van het immuunsysteem en een afname van de slijmproductie in de luchtwegen. De respiratoire chemoreceptor reflexen die de ademhalingsinspanningen verhoogt als reactie op toenemende concentratie CO_2/afnemende CO_2 in het bloed werkt minder efficiënt, waardoor oudere mensen minder goed kunnen reageren op ongunstige veranderingen in de bloedgassen.

Leeftijdsgebonden aandoeningen nemen aanzienlijk toe bij rokers.

● **TOETS**

16. Wat zijn de twee belangrijkste factoren die het ademminuutvolume op een gezonde oudere leeftijd doet verminderen?

Aandoeningen van de bovenste luchtwegen

> **Leerdoel**
>
> Na bestudering van deze paragraaf kan de lezer:
> - de veelvoorkomende ontstekingen en infecties van de bovenste luchtwegen beschrijven.

Infecties en ontstekingen

Ontstekingen van de bovenste luchtwegen kunnen ontstaan door irriterende stoffen, zoals sigarettenrook of luchtverontreiniging, maar ontstaan meestal door infectie. Deze infecties worden meestal veroorzaakt door virussen, die de weerstand van de luchtwegen verlagen zodat bacteriën het weefsel kunnen binnendringen. Ze zijn alleen dan levensbedreigend als ze zich uitbreiden naar de longen of andere organen, of wanneer zwelling of exsudaat de luchtweg blokkeert.

Infectieuze pathogenen worden meestal verspreid via druppeltjes (kleine druppels die zich in de lucht bevinden en infectieus materiaal bevatten), stof of verontreinigd instrumentarium of verbandmateriaal. Als een ontsteking niet volledig verdwijnt, kan hij chronisch worden.

Virale infecties veroorzaken een acute slijmvliesontsteking, die leidt tot weefselcongestie en overvloedige uitscheiding van waterig vocht. Dit kan bijdragen tot secundaire bacteriële infecties, met name bij kwetsbare groepen zoals kinderen en oudere volwassenen.

Verkoudheid en griep

Verkoudheid (coryza) wordt vaak veroorzaakt door rhinovirussen. Het is een zeer besmettelijke, gewoonlijk niet ernstige ziekte die gepaard gaat met een loopneus (rhinorroe), niezen, keelpijn en soms lichte koorts. Normaal gesproken duurt een verkoudheid een paar dagen. Griep wordt voornamelijk veroorzaakt door een griepvirus en heeft veel ernstigere symptomen, waaronder hoge koorts en spierpijn. Volledig herstel kan weken duren en secundaire bacteriële infecties komen vaker voor dan bij een gewone verkoudheid. Gezonde volwassenen worden door de meeste vormen van griep tijdelijk uitgeschakeld, maar de infectie verloopt zelden dodelijk, tenzij hij zich uitbreidt naar de longen. Het kan echter een dodelijke ziekte zijn bij ouderen of mensen met een verzwakt immuunsysteem, die getroffen kunnen worden door een secundaire bacteriële longontsteking.

Sinusitis (bijholteontsteking)

Dit wordt meestal veroorzaakt doordat microben zich vanuit de neus en de keelholte verspreiden naar het slijmvlies dat de sinussen bedekt. De primaire virale infectie wordt vaak gevolgd door een bacteriële infectie. De gezwollen slijm-

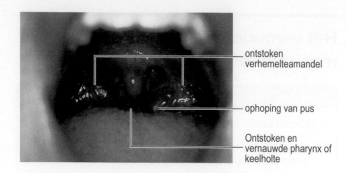

Figuur 10.27 Streptokokkentonsillitis. (Dr P Marazzi/Science Photo Library. Gereproduceerd met toestemming.)

vliezen kunnen de openingen tussen de neus en de bijholten blokkeren, zodat purulent slijm niet kan worden afgevoerd. Symptomen zijn onder andere aangezichtspijn en hoofdpijn. Als de aanvallen zich herhalen of als ze niet volledig herstellen, kan de infectie chronisch worden.

Tonsillitis

Virussen en Streptococcus pyogenes zijn gewoonlijk de veroorzakers van ontstoken keelamandelen, verhemeltebogen en pharynxwanden (Fig. 10.27). Een ernstige infectie kan purulent exsudaat en abcessen doen ontstaan (keelontsteking). Soms breidt de infectie zich uit naar de nek en ontstaat er cellulitis. Als de acute tonsillitis voorbij is, verdwijnt de zwelling en herkrijgt de amandel zijn normale vorm, maar herhaalde infectie kan leiden tot chronische ontsteking, fibrose en permanente vergroting. Endotoxinen van een tonsillitis die veroorzaakt is door Streptococcus pyogenes spelen mogelijk een rol bij acuut reuma (p. 133) en glomerulonefritis (p. 383). Herhaalde infectie van de neusamandelen (adenoïden, zie Fig. 10.3) kan ervoor zorgen dat ze permanent groter en fibreus worden en een obstakel vormen in de luchtweg, vooral bij kinderen.

Faryngitis, lanyngitis en tracheïtis

De pharynx, larynx en trachea kunnen een secundaire infectie oplopen als gevolg van andere infecties van de bovenste luchtwegen, zoals een verkoudheid.

Laryngotracheobronchitis (valse kroep bij kinderen) is een zeldzame maar ernstige complicatie van bovensteluchtweginfecties. De luchtweg wordt geblokkeerd door een aanzienlijke zwelling rond de larynx en de epiglottis, die gepaard gaat met piepen en kortademigheid (dyspneu).

Difterie (kroep)

Dit is een bacteriële infectie van de pharynx die zich kan uitbreiden naar nasopharynx en trachea, veroorzaakt door Corynebacterium diphtheriae. Over het gebied vormt zich een dik vezelig vlies dat de luchtwegen kan blokkeren. De pathogeen produceert krachtige exotoxinen die hart- en skeletspieren, lever, nieren en bijnieren ernstig kunnen beschadigen. Difterie is zeldzaam in landen waar is gevaccineerd.

Hooikoorts (allergische rhinitis)

Bij deze aandoening ontstaat atopische allergie (p. 418) voor lichaamsvreemde eiwitten (antigenen) in bijv. stuifmeel, huisstofmijten en huidschilfers van dieren. Neusslijmvliezen en bindvlies raken acuut ontstoken, wat gepaard gaat met rhinorroe (overvloedige waterige afscheiding uit de neus), rode ogen en excessieve traanproductie. Atopische overgevoeligheid zit vaak in de familie, maar nog geen afzonderlijke genetische factor is vastgesteld; mogelijk zijn meerdere genen betrokken. Andere vormen van atopische overgevoeligheid zijn astma ontstaan in de vroege kinderjaren (zie volgende paragraaf), eczeem bij zuigelingen en jonge kinderen (p. 403) en voedselallergieën.

● **TOETS**

17. Wat is het verschil tussen een verkoudheid en griep?

Obstructieve longziekten

Leerdoelen

Na bestudering van deze paragraaf kan de lezer:

■ de oorzaken en pathologie van chronische en acute bronchitis vergelijken

■ de pathologieën van de voornaamste vormen van emfyseem bespreken

■ de oorzaken en verstoorde fysiologie van astma bespreken

■ de voornaamste fysiologische abnormaliteit bij bronchiëctasie uitleggen

■ het effect van cystische fibrose op de longfunctie beschrijven.

Obstructieve longziekten worden gekenmerkt door een obstructie van de luchtstroming door de luchtwegen. De obstructies kunnen acuut of chronisch zijn.

Bronchitis

Acute bronchitis

Dit is meestal een secundaire bacteriële infectie van de bronchiën, voorafgegaan door een verkoudheid of griep, en kan ook een complicatie zijn bij mazelen en kinkhoest bij kinderen. De virusinfectie verzwakt de normale afweer, waardoor pathogene bacteriën die al in de luchtwegen aanwezig zijn zich kunnen vermenigvuldigen. Een afdalende infectie kan leiden tot bronchiolitis en/of bronchopneumonie, vooral bij kinderen en bij verzwakte of oudere volwassenen.

Chronische bronchitis

Deze veelvoorkomende aandoening wordt steeds slopender naarmate ze zich verder ontwikkelt. Chronische bronchitis wordt klinisch vastgesteld als een volwassene in twee opeenvolgende jaren gedurende drie maanden een slijmproducerende hoest heeft. Het is een progressieve ontsteking, ontstaan door langdurige irritatie van het bronchusepitheel, die vaak verergert in vochtige of koude omstandigheden. Het is vaak een gevolg van het roken van tabak, maar ook na eerdere episoden van acute bronchitis (vaak veroorzaakt door *Haemophilus influenzae* of *Streptococcus pneumoniae*) en aanhoudende blootstelling aan irriterende stoffen in de lucht zoals smog, uitlaatgassen of industriële verontreinigende stoffen.

Chronische bronchitis komt vooral voor bij zwaar rokende middelbare mannen met mogelijk een familiaire aanleg. Acute verslechtering komt veel voor en gaat vaak samen met infecties. De veranderingen die in de bronchiën optreden worden hier beschreven.

De slijmklieren groeien in omvang en aantal
De toegenomen hoeveelheid slijm kan kleine luchtwegen blokkeren en het reinigende trilhaarmechanisme overbelasten, wat leidt tot aanhoudende hoest en infectie.

Oedeem en andere ontstekingsprocessen
De zwelling van de luchtwegwand vernauwt de doorgang en blokkeert de luchtstroom.

Trilhaarcellen nemen af in aantal en activiteit
Gecilieerd epitheelweefsel wordt geleidelijk vernietigd en vervangen door verschillende types epitheelweefsel zonder trilharen. Dit kan aan een neoplastische (kwaadaardige) verandering voorafgaan. Door de efficiëntievermindering van de trilhaarcellen verergert het probleem van slijmophoping, waardoor het risico op infectie toeneemt.

Fibrose van de luchtwegen
De ontsteking leidt tot fibrose en verstijving van de luchtwegwanden, waardoor de luchtstroom nog verder afneemt.

Kortademigheid (dyspnoe)
Deze verergert bij inspanning en bemoeilijkt de ademhaling. De ventilatie van de longen schiet ernstig tekort en er ontstaat ademnood, met hypoxie, pulmonale hypertensie en rechtszijdige hartinsufficiëntie tot gevolg. Naarmate de ademnood verergert, daalt in het arteriële bloed de PO_2 (hypoxemie) en stijgt de PCO_2 (hypercapnie), en uiteindelijk reageert het ademhalingscentrum op de hypoxemie in plaats van op de hypercapnie. In latere stadia tasten de inflammatoire veranderingen de kleinste bronchiolen en de alveoli zelf aan en ontstaat er emfyseem (zie volgende paragraaf). Soms gebruikt men de term COPD (chronic obstructive pulmonary disease) om deze toestand te beschrijven.

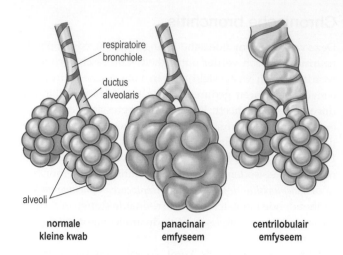

Figuur 10.28 Emfyseem.

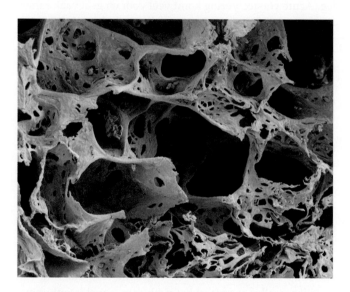

Figuur 10.29 Gekleurde rasterelektromicrografie van longweefsel met emfyseem. (Dr Tony Britain/Science Photo Library. Gereproduceerd met toestemming.)

Emfyseem

Zie Fig. 10.28 en Fig. 10.29.

Longemfyseem

Longemfyseem, over het algemeen emfyseem genoemd, ontwikkelt zich gewoonlijk als gevolg van chronische ontstekingen of irritatie van de luchtwegen, bijv. bij rokers of mijnwerkers. Soms is de oorzaak een aangeboren tekort aan het antiproteolytische enzym α_1-antitrypsine, wat leidt tot afbraak van elastisch steunweefsel in de longen. De longen zetten zich steeds verder uit (tonvormige borstkas) omdat zij niet meer kunnen terugspringen. Verder is er een onomkeerbare zwelling van de bronchiolen, de ductuli alveolares en alveoli, zodat er minder oppervlak beschikbaar is voor de gasuitwisseling.

Onder de microscoop is te zien dat het longweefsel vol grote en onregelmatige holtes zit, die zijn ontstaan door de vernietiging van de alveolaire wanden (Fig. 10.29, vergelijk met Fig. 10.19). Er zijn twee hoofdsoorten, die meestal beide aanwezig zijn.

Panacinair emfyseem

De wanden tussen aangrenzende alveoli breken af, de ductuli alveolares verwijden en het interstitiële elastische weefsel verdwijnt. De longen zetten uit en hun capaciteit neemt toe. Als de hoeveelheid ingeademde lucht gelijk blijft, maakt die een kleiner deel uit van de totale hoeveelheid lucht in de opgerekte alveoli en neemt de partiële zuurstofdruk af. Hierdoor wordt de concentratiegradiënt van O_2 over de alveolaire membraan vlakker en diffundeert er minder O_2 in het bloed. De samensmelting van alveoli verkleint het oppervlak dat beschikbaar is voor gasuitwisseling. In het beginstadium kan hyperventilatie de normale O_2- en CO_2-spanning in arterieel bloed nog wel in stand houden. Als de ziekte voortschrijdt, leidt het gecombineerde effect van deze veranderingen tot hypoxie, pulmonale hypertensie en uiteindelijk tot rechtszijdige hartinsufficiëntie.

Centrilobulair emfyseem

Hierbij treedt irreversibele verwijding op van de bronchiolen die de longlobuli verzorgen. Als ingeademde lucht het verwijde gebied bereikt, daalt de druk plotseling, waardoor ook de alveolaire luchtdruk daalt, de ventilatie minder effectief wordt en de partiële zuurstofdruk afneemt. Naarmate de ziekte voortschrijdt, leidt de resulterende hypoxie tot pulmonale hypertensie en rechtszijdige hartinsufficiëntie.

Interstitieel emfyseem

Interstitieel emfyseem betekent dat er lucht zit in het thoracale interstitiële weefsel. Dit kan op één van de volgende manieren gebeuren:

- van buitenaf door verwonding, bijv. een gebroken rib of een steekwond
- van binnenuit als een alveolus scheurt tot door de pleura, bijv. tijdens een astma-aanval, bij bronchiolitis of bij kinkhoest.

Interstitiële lucht stijgt vaak naar de zachte weefsels van de nek en wordt daar langzamerhand geresorbeerd, zodat er geen schade ontstaat. Een grote hoeveelheid lucht in het mediastinum kan echter de hartbeweging beperken.

Hierbij moet worden opgemerkt dat er een verschil is tussen interstitieel emfyseem en pneumothorax (p. 293), waar de lucht tussen de pleura vastzit.

Astma

Astma (Fig. 10.30) is een veelvoorkomende ontsteking van de luchtwegen met episoden waarin de gladde spieren van de luchtwegen hyperreactief zijn. Het slijmvlies en de spierlagen van de bronchiën en bronchiolen zijn verdikt en de slijmklieren

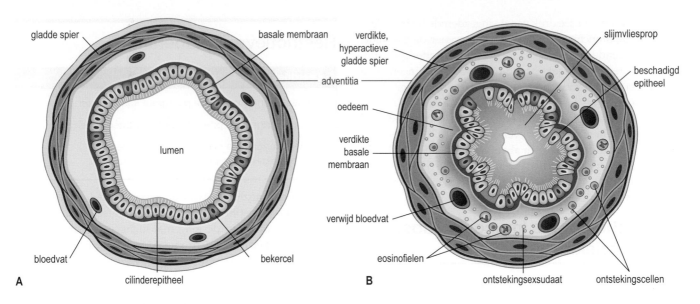

Figuur 10.30 Dwarsdoorsnede van de wand van de luchtwegen met astma. (A) Normale luchtweg. (B) Astmatische luchtweg.

vergroot, wat de luchtstroom in de lagere luchtwegen belemmert. De wanden worden dikker met ontstekingsexsudaat en een influx van ontstekingscellen, vooral eosinofielen. Tijdens een astma-aanval worden de luchtwegen vernauwd door een bronchospasme (een krampachtige samentrekking van bronchiaal spierweefsel) en een overvloed van dik, plakkerig slijm. De uitademing wordt slechts ten dele voltooid, zodat de longen te sterk uitzetten en er ernstige dyspneu ontstaat met wheezing (piepen). De lengte van een astma-aanval varieert van een paar minuten tot enige uren. Bij ernstige acute aanvallen kunnen slijmproppen de luchtstroom verstoppen, wat leidt tot acute ademhalingsproblemen, hypoxie en mogelijk de dood.

Niet-specifieke factoren die astma-aanvallen kunnen uitlokken, zijn onder andere: koude lucht, tabaksrook, luchtvervuiling, bovenste-luchtweginfectie, emotionele stress en lichamelijke inspanning.

Klinisch zijn er twee soorten astma. Deze hebben in het algemeen dezelfde symptomen en worden op dezelfde wijze behandeld, ze verschillen met name in de aanvangsleeftijd en de rol van allergieën. Astma, door welke oorzaak dan ook, kan meestal goed gereguleerd worden met ontstekingsremmende en bronchusverwijdende middelen, waardoor kinderen en volwassenen een normaal leven kunnen leiden.

Atopisch astma

Dit komt voor bij kinderen en jongvolwassenen die een atopische overgevoeligheid hebben (type I, p. 418) voor lichaamsvreemde eiwitten in bijv. stuifmeel, huisstofmijten (vloerbedekking, veren kussens) en huidschilfers van dieren of schimmels. Vaak heeft de patiënt eerder last gehad van constitutioneel eczeem of van voedselallergie en hebben ook nabije familieleden een voorgeschiedenis met allergieën.

Bij hooikoorts worden antigenen (allergenen) ingeademd en geabsorbeerd door het bronchiale slijm. Dit stimuleert de aanmaak van immunoglobuline E (IgE)-antistoffen, die zich hechten aan het oppervlak van mestcellen en basofielen rond de bronchiale bloedvaten. Als het allergeen opnieuw opduikt, zet het antilichaam deze cellen aan tot de productie van histamine en andere verwante stoffen die slijmafscheiding en spiercontractie stimuleren, waardoor de luchtwegen zich vernauwen. De aanvallen nemen met de leeftijd in de meeste gevallen af in frequentie en ernst.

Niet-atopisch astma

Dit type komt later in de volwassen leeftijd voor en heeft geen voorgeschiedenis van allergische reacties in de kindertijd. Het kan vaak samengaan met chronische bovenste-luchtwegontstekingen, zoals chronische bronchitis of neuspoliepen. Andere uitlokkende factoren zijn inspanning en beroepsmatige blootstelling aan bijv. verfdamp.

Ook acetylsalicylzuur kan een astmatische reactie uitlokken bij sommige mensen. De aanvallen worden vaak mettertijd ernstiger en kunnen de longen onomkeerbare schade toebrengen. Uiteindelijk leidt verminderde longventilatie tot hypoxie, pulmonale hypertensie en rechtszijdige hartinsufficiëntie.

Bronchiëctasie

Dit is een permanente abnormale verwijding van bronchiën en bronchiolen. Er is een verband met chronische bacteriële infectie, en soms is er een voorgeschiedenis van bronchiolitis en bronchopneumonie in de kindertijd, taaislijmziekte (cystische fibrose) of bronchustumoren. De bronchiën raken geblokkeerd door slijm, pus en exsudaat en de alveoli distaal van de blokkade zakken in omdat de opgesloten lucht wordt geresorbeerd. Interstitieel elastisch weefsel wordt afgebroken en vervangen door fibreuze vergroeiingen die de bronchiën met de pleura parietalis verbinden. De druk van de ingeademde lucht in deze beschadigde bronchiën leidt tot verwijding voor de blokkade. De aanhoudende ernstige hoest om overvloedig etterig sputum te verwijderen veroorzaakt periodieke drukverhogingen in de geblokkeerde bronchiën en leidt tot verdere verwijding.

Gewoonlijk is de onderste longkwab aangetast. Vaak ontstaat er pus. Als er een bloedvat beschadigd raakt, kan dit leiden tot hemoptoë (opgeven van bloed), maar ook tot pyemie (etter in het bloed) en abcesvorming elders in het lichaam, gewoonlijk in de hersenen. Progressieve fibrose van de long leidt tot hypoxie, pulmonale hypertensie en rechtszijdige hartinsufficiëntie.

Cystische fibrose (mucoviscidose, taaislijmziekte)

Dit is, met een incidentie van 1 op de 2500 pasgeborenen, één van de meest voorkomende overerfbare ziekten. Naar schatting is ongeveer 5% van de bevolking drager van het afwijkende, recessieve gen (dat bij beide ouders aanwezig moet zijn om de ziekte te veroorzaken).

Bij mucoviscidose geven alle exocriene klieren een abnormaal dik afscheidingsproduct af, door het chloridetransport over de secretoire epithelia. Het ernstigst aangetast zijn de klieren in de longen, de alvleesklier, de ingewanden, de galwegen en het mannelijke voortplantingssysteem. De zweetklieren scheiden abnormaal grote hoeveelheden zout af tijdens overmatig zweten. De wanden van de kanalen in de alvleesklier scheiden zeer kleverig slijm af, zodat er obstructies ontstaan en parenchymcellen beschadigd raken, waardoor zich cystes vormen en de enzymsecretie tekortschiet. Bij pasgeborenen kunnen de ingewanden beschadigd raken door een meconiumprop (foetale feces) en taai slijm, wat leidt tot perforatie van de wand van het maagdarmkanaal en meconiumperitonitis, die vaak dodelijk is. In minder acute gevallen kan er sprake zijn van afwijkende eiwit- en vetvertering die leiden tot malabsorptie, steatorroe en groeiproblemen bij kinderen. Veel voorkomende gevolgen in oudere kinderen zijn:

- verstoorde opname en vertering van voedingsstoffen
- mogelijke obstructie van de galwegen wat cirrose veroorzaakt
- bronchitis, bronchiëctasie en longontsteking.

De levensverwachting van mensen met cystische fibrose is ongeveer 50 jaar. De behandeling is vooral gericht op het handhaven van een effectieve ademhalingsfunctie en het voorkomen van longinfecties. Chronische long- en hartziekten zijn veelvoorkomende complicaties.

> ● TOETS
>
> 18. Waarom stijgt het kooldioxidegehalte in het bloed bij aandoeningen aan de luchtwegen waarbij blokkeringen optreden?
>
> 19. Wat betekent de term 'interstitieel emfyseem'?

Restrictieve aandoeningen

> **Leerdoelen**
>
> Na bestudering van deze paragraaf kan de lezer:
>
> - de belangrijkste pneumoconioses beschrijven
> - de belangrijkste oorzaken en gevolgen van longziekten door chemicaliën uiteenzetten.

Restrictieve longziekten worden gekenmerkt door een steeds erger wordende stijfheid van het longweefsel, waardoor het moeilijker wordt om de long met lucht te vullen en ademhalen moeilijker wordt. Chronische restrictieve ziekte wordt vaak in verband gebracht met progressieve fibrose, veroorzaakt door een herhaalde ontsteking van de longen.

Beroepsziekten van de longen

Deze groep longziekten wordt veroorzaakt door langdurige blootstelling aan organische stof, waardoor een algemene ontsteking en progressieve fibrose van de longweefsels op gang gebracht kan worden. Erkenning van de schadelijke effecten van de vervuilende stoffen heeft geleid tot wetgeving die de blootstelling van werknemers aan deze stoffen beperkt. Om ziekte te kunnen veroorzaken, moeten de stofdeeltjes zo klein zijn dat ze in de bronchiolen en alveoli terechtkomen, waaruit ze alleen verwijderd kunnen worden door fagocytose. Grotere deeltjes worden hogerop in de luchtwegen al gevangen in het slijm en uitgedreven door trilhaaractiviteit en hoesten. Het risico is groter naarmate de duur en de concentratie van de blootstelling langer is en bij rokers.

Stoflong (pneumoconiose)

De inademing van kolenstof gedurende een langere periode leidt tot een wisselende mate van ademhalingsproblemen; veel mijnwerkers ontwikkelen weinig of geen aandoeningen, andere echter lijden onder ernstige progressieve fibrose dat uiteindelijk de dood als gevolg heeft. De ingeademde stof verzamelt zich in de longen en wordt gefagocyteerd door macrofagen, die zich in de luchtwegen accumuleren en een wisselende mate van fibrose kunnen veroorzaken. Indien de fibrose beperkt blijft tot deze kleine hoeveelheid macrofagen en er zich geen beduidende afname van de longfunctie voordoet, spreekt men van ongecompliceerde mijnwerkersstoflong. Als blootstelling aan stof ophoudt, zal de aandoening zich niet verder ontwikkelen. Om onduidelijke redenen ontwikkelen de fibrotische veranderingen in de longen bij sommige mensen op een agressievere manier door de vorming van grote fijnmazige fibrotische knobbeltjes, de vernietiging en cavitatie van longweefsel en een mogelijk fatale respiratoire verslechtering.

Silicose

Dit kan veroorzaakt worden door langdurende blootstelling aan stof met siliciumverbindingen. Beroepsgroepen en bedrijfstakken met een verhoogd risico omvatten steenhouwerij, ontginning van mineralen, metselwerk, zandstralen, glas- en keramiekproductie.

Geïnhaleerde silicaatdeeltjes hopen zich op in de alveoli en worden opgenomen door de macrofagen; silica is giftig voor deze cellen. De ontstekingsreactie die wordt uitgelokt wanneer de macrofagen afsterven, veroorzaakt aanzienlijke fibrose.

Silicose schijnt predisponerend te werken voor de ontwikkeling van tuberculose, die zich snel ontwikkelt tot bronchopneumonie en mogelijk miliaire tuberculosis. Geleidelijke afbraak van longweefsel leidt tot progressieve afname van longfunctie, pulmonale hypertensie en rechtszijdige hartinsufficiëntie.

Asbestose

Asbestose, veroorzaakt door inademing van asbestvezels, ontwikkelt zich meestal tien tot twintig jaar na blootstelling, maar soms al na twee jaar. Mijnwerkers in asbestmijnen en werknemers die asbesthoudende producten maken of gebruiken lopen gevaar. Er zijn verschillende soorten asbest, maar blauwe asbest veroorzaakt de ernstigste ziekte.

Ondanks hun grote omvang penetreren asbestdeeltjes tot in de bronchiolen en alveoli. Macrofagen hopen zich op in de alveoli en nemen de kortere vezels op. De langere vormen asbestlichamen, bestaande uit vezels omringd door macrofagen, eiwitmateriaal en ijzerbezinksel. Hun aanwezigheid in speeksel duidt op blootstelling aan asbest, maar niet per se op asbestose. De macrofagen die vezels hebben opgenomen, verlaten de alveoli en hopen zich op rond de respiratoire bronchiolen en bloedvaten, waar ze de bindweefselvorming stimuleren. Steeds meer longweefsel wordt afgebroken en dat leidt tot dyspneu, chronische hypoxie, pulmonale hypertensie en rechtszijdige hartinsufficiëntie. Hoe het ingeademde asbest fibrose veroorzaakt, is niet duidelijk. Mogelijk stimuleert het de macrofagen om enzymen af te geven die fibrose bevorderen of stimuleert het een immuunrespons die de fibrose veroorzaakt. Asbest wordt in verband gebracht met het ontstaan van mesothelioom (p. 292).

Extrinsieke allergische alveolitis

Deze groep aandoeningen wordt veroorzaakt door inhalatie van organische stof, zoals beschreven in Tabel 10.3. De verontreinigende stoffen werken als antigenen die een type III hypersensitieve reactie (p. 418) oproepen in de wanden van de alveoli.

In het begin veroorzaakt de allergie bronchiolitis, dyspnoe, hoesten, ophoping van inflammatoire cellen en vorming van granulomen (verzameling van macrofagen). Indien de blootstelling kort is, kan de inflammatoire reactie hersteld worden, maar bij herhaaldelijke blootstelling ontwikkelt zich longfibrose.

Pulmonaire toxinen

Longaandoeningen kunnen veroorzaakt worden door verschillende toxinen en geneesmiddelen.

Paraquat

Deze onkruidverdelger veroorzaakt pulmonair oedeem, irreversibele pulmonaire fibrose en nierschade; inslikken kan dodelijk zijn.

Geneesmiddelen

Het mechanisme en de ernst van longschade door geneesmiddelen verschilt afhankelijk van de geneesmiddelen en de algemene toestand van de patiënt. Sommige geneesmiddelen ter bestrijding van kanker, waaronder bleomycine en methotrexaat, kunnen progressieve fibrotische veranderingen veroorzaken. Andere veelvoorkomende geneesmiddelen, waaronder angiotensine-converting enzymen (ACE)-remmer (voor de behandeling van hoge bloeddruk en andere hartaandoeningen), fenytoïne (een anti-epilepticum) en hydralazine (voor de behandeling van hoge bloeddruk) kunnen ook pulmonaire bijwerkingen hebben.

Hooggeconcentreerde zuurstoftherapie

Premature baby's kunnen zuurstoftherapie nodig hebben terwijl de longfunctie zich volledig ontwikkelt. Hoge concentraties kunnen een permanente fibrotische schade aan de longen en het oognetvlies (p. 215) veroorzaken. Mensen van elke leeftijd die hooggeconcentreerde zuurstoftherapie nodig hebben kunnen ook pulmonaire fibrose ontwikkelen.

● **TOETS**

20. Waarom veroorzaken asbestvezels permanente schade aan de longen?

Longinfecties

Leerdoel

Na bestudering van deze paragraaf kan de lezer:

■ de belangrijkste oorzaken en gevolgen van longinfectie beschrijven, zoals pneumonie, abces en tuberculose.

Pneumonie of longontsteking

Longontsteking (Fig. 10.31) betekent ontsteking van de alveoli. Dit ontstaat wanneer het pulmonaire afweermechanisme microben niet uit ingeademde lucht of uit het bloed weet te

Tabel 10.3 Ziekten veroorzaakt door geïnhaleerde stoffen

Ziekte	Stof
Boerenlong	Schimmelend hooi
Bagassose	Schimmelend Suikerrietafval
Duivenmelkerslong	Schimmels in vogelontlasting
'Malt worker's lung' (moutverwerkersalveolitis)	Schimmelende gerst
Byssinose	Katoenvezels

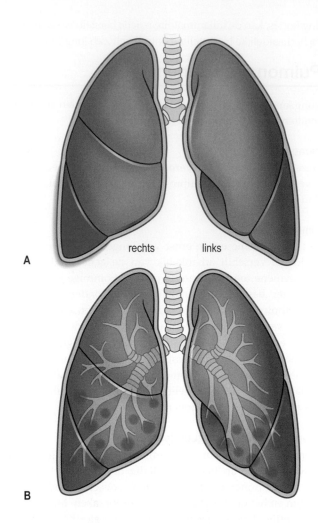

rechts   links

A

B

Figuur 10.31 Distributie van geïnfecteerd weefsel. (A) Lobaire pneumonie. (B) Bronchopneumonie.

doorbreken en deze zich in de longen vestigen. Enkele predisponerende factoren worden hier gegeven.

Zwak hoesten

Hoesten is een effectief schoonmaakmechanisme, maar als dit minder goed of helemaal niet werkt, bijv. bij beschadigingen van de ademhalingsspieren of de hun innerverende zenuwen, of omdat het pijn doet, kan exsudaat zich ophopen en een bron van infectie worden.

Schade aan het luchtwegepitheel

Het trilhaarmechanisme kan beschadigd zijn of het epitheel kan zijn vernietigd door bijv. roken, inhalatie van schadelijke gassen of infectie.

Verstoorde alveolaire fagocytose

De macrofaagactiviteit kan onderdrukt zijn door roken, alcohol of anoxie.

Hospitalisatie

Ziekenhuisopname kan een predisponerende factor zijn, vooral wanneer kunstmatige beademing nodig is, mede door de blootstelling aan een groot aantal pathogene organismen die mogelijk resistent tegen antibiotica kunnen zijn.

Andere factoren

De kans op pneumonie wordt verhoogd door zeer hoge of zeer jonge leeftijd, leukopenie, chronische ziekte, bijv. hartinsufficiëntie, kanker, chronische nierinsufficiëntie, alcoholisme, immuniteitssuppressie veroorzaakt door bijv. straling, corticosteroïden en onderkoeling.

Causatieve organismen

Er zijn allerlei verschillende organismen, zoals bacteriën, virussen, mycoplasma, protozoa en schimmels, die pneumonie kunnen veroorzaken als de omstandigheden daarvoor gunstig zijn. De meest voorkomende pathogeen, vooral bij lobaire pneumonie, is de bacterie Streptococcus pneumoniae. Andere zijn Staphylococcus aureus en Haemophilus influenzae. Legionella pneumophilia verspreidt zich door het watervoorzieningssysteem, zoals airconditioningssystemen, en wordt overgedragen door inademing. Klebsiella pneumoniae en Pseudomonas aeruginosa zijn veelvoorkomende oorzaken van longontstekingen in het ziekenhuis.

Lobaire pneumonie

Infectie van één of meer longkwabben (Fig. 10.31A), meestal door *Streptococcus pneumoniae*, leidt tot de productie van waterig exsudaat in de alveoli. Dit hoopt zich op, doet de lobuli overstromen en infecteert vervolgens de aangrenzende lobuli. De aandoening ontstaat plotseling en gaat gepaard met pijn van de longvliezen doordat het viscerale blad ontstoken raakt. Zonder behandeling met antibiotica verloopt de ziekte gedurende twee of drie weken, waarna genezing volgt. Deze vorm van longontsteking treft vooral gezonde jongvolwassenen.

Bronchopneumonie

Bij bronchopneumonie (Fig. 10.31B) is de spreiding van de infectie over de hele long onregelmatig. De infectie breidt zich uit van de bronchiën naar de eindbronchiolen en alveoli. Als deze ontstoken raken, hoopt zich een vezelig exsudaat op met een toevloed van leukocyten. Deze vormen haarden van consolidatie (met vocht gevulde alveoli). Vaak genezen die niet volledig en blijft er enige fibrose bestaan. Een veelvoorkomende complicatie is bronchiëctasie (chronische verwijding), die leidt tot hernieuwde acute aanvallen, longfibrose en progressieve destructie van longweefsel. Bronchopneumonie komt vooral voor bij jonge kinderen en ouderen, en leidt regelmatig tot de dood, vooral als de ziekte optreedt als complicatie bij een verzwakkende ziekte. Predisponerende factoren zijn onder andere:

- zwakte door bijv. kanker, uremie, hersenbloeding, congestieve hartinsufficiëntie, ondervoeding, onderkoeling
- longziekte, zoals bronchiëctasie, cystische fibrose of acute virale infectie
- volledige narcose, die de ademactiviteit en trilhaaractiviteit onderdrukt

- inhalatie van maaginhoud (aspiratiepneumonie), bijv. bij bewusteloosheid of heel diepe slaap of overmatige alcoholconsumptie of overdosis
- inhalatie van geïnfecteerd materiaal uit de sinussen of trachea.

Longabces

Dit is plaatselijke ettervorming en necrose van longweefsel. Het abces kan ontstaan vanwege een lokale infectie:
- als gevolg van niet goed behandelde longontsteking
- als gevolg van trauma, bijv. ribfractuur, steekwond of operatie
- als het naastgelegen structuren aantast, bijv. oesophagus, wervelkolom of pleuraholte of als er een subfrenisch abces is.

Soms ontwikkelt dit zich als ontstoken materiaal door de bloedstroom wordt meegenomen, bijv. een septische embolus, en in de long wordt afgezet. Dergelijk materiaal is meestal afkomstig van een tromboflebitis (p. 127) of een infectieuze endocarditis (p. 133).

Gevolgen

Een longabces kan resulteren in volledig herstel, maar ook in complicaties, zoals:
- chronische ettervorming
- septische emboli, die zich verspreiden naar andere lichaamsdelen, zoals de hersenen, en daar een hersenabces of meningitis veroorzaken
- subpleurale abcessen, die zich verspreiden en pusophoping in een bestaande holte en, in sommige gevallen, een bronchopleurale fistel veroorzaken
- schade aan een longbloedvat, met een bloeding als gevolg.

Tuberculose

Tuberculose (tbc) is wereldwijd een groot gezondheidsprobleem, vooral in landen met een laag inkomen die een effectieve preventie of behandeling niet kunnen betalen, en in landen waar HIV veelvoorkomend is. Het wordt veroorzaakt door twee op elkaar lijkende mycobacteriën. De belangrijkste is Mycobacterium tuberculosis. Deze heeft mensen als voornaamste gastheer en wordt overgebracht door inademing, ofwel door druppelinfectie door aërosolen van een persoon met actieve tuberculose, of door stof dat besmet is met geïnfecteerd speeksel.

TBC komt minder vaak voor in ontwikkelde landen vanwege de pasteurisatie van melk, maar kan worden veroorzaakt door Mycobacterium bovis, afkomstig van koeien.

Longtuberculose

Primaire tuberculose

De beginnende infectie treft gewoonlijk de longtop. Inflammatoire cellen, waaronder macrofagen en lymfocyten, worden voor afweer tewerkgesteld en schermen de besmette wonden in Ghon-foci af. De centra van de Ghon-foci zijn gevuld met een kaasachtig necrotisch materiaal dat een hoog aantal aan actieve bacteriën kan bevatten die in de macrofagen overleefd hebben. Indien de infectie zich verder naar de plaatselijke lymfklieren verspreidt, worden de Ghon-foci en de besmette klieren samen primair complex van Ghon genoemd. In dit stadium geeft de ziekte vermoedelijk weinig of geen klinische symptomen en ontwikkelt zich bij de meerderheid van mensen niet verder. Het verkalkte primaire complex is echter duidelijk herkenbaar op röntgenbeelden. Een blootstelling aan de bacterie veroorzaakt sensitisatie, wat leidt tot een sterke T-celgemedieerde immuunreactie (p. 412) als de infectie opnieuw wordt opgeleefd.

Secundaire tuberculose

Dit ontstaat door een opnieuw opleven van de ziekte door latente ('slapende') bacteriën die de primaire tbc hebben overleefd. De ziekte kan pas decennia na de initiële blootstelling optreden als gevolg van factoren zoals stress, hogere leeftijd, immuniteitsstoornissen of ondervoeding. De infectie heeft onder deze omstandigheden meer kans om zich te verspreiden dan tijdens de primaire fase met een aanzienlijke vernietiging en cavitatie van het longweefsel als gevolg. Symptomen zijn onder meer koorts, hoesten, benauwdheid, hemoptoë, gewichtsverlies en nachtelijk zweten. Bijna de helft van de patiënten met een secundaire tbc ontwikkelen ook niet aan de longen gerelateerde symptomen.

Extrapulmonale tuberculose

Primaire tbc treft zelden andere weefsels dan die van de longen, maar bij een secundaire tbc is een verspreiding van de infectie tot buiten de longen veelvoorkomend. Wijd verspreide tbc heeft bijna altijd een dodelijke afloop tenzij het doeltreffend behandeld wordt.

Miliaire tuberculose

Via bloed overdraagbare verspreiding vanuit de longen leidt tot een uitgebreide disseminatie van de bacillen door alle lichaamsweefsels en infectiehaarden kunnen in elk orgaan ontstaan zoals het beenmerg, de lever, de milt, de nieren en het centrale zenuwstelsel. Talrijke kleine knobbeltjes waardoor het op een röntgenfoto lijkt op uitgestrooide gierstzaden (miliaire = Lat. gierst). Een snelle behandeling is noodzakelijk om te vermijden dat de ziekte zich verder verspreidt.

Tuberculose van de lymfeklieren

Dit is de tweede meest voorkomende plaats van infectie buiten de longen. De lymfeklieren in het mediastinum, nek, oksel en liesstreek worden het meest getroffen. De infectie veroorzaakt een zwelling en centrale necrose van de klieren. Deze vorm van tbc is gewoonlijk pijnloos.

Tuberculose van botten en gewrichten

Deze vorm van tbc komt het meest voor in de wervelkolom, heupen en kniegewrichten, en bij kinderen is dit gewoonlijk het gevolg van primaire tbc. Ontsteking van de tussenwervelschijven of synoviale membraan of synoviale gewrichten leidt tot een extensieve vernietiging van het kraakbeen en het daaraan vastzittende bot, wat zich verder kan ontwikkelen tot tuberculeuze osteomyelitis.

Andere betrokken weefsels

Het pericardium, de huid en de gastro-intestinale tract kunnen alle getroffen worden. Eén op vijf mensen met een extrapulmonale aandoening ontwikkelen een infectie van het centrale zenuwstelsel; behandeling is urgent en, tenzij de infectie fataal afloopt, kan men blijvende neurologische beschadiging oplopen.

> ● **TOETS**
>
> 21. Wat is het verschil tussen lobaire pneumonie en bronchopneumonie?
>
> 22. Wat is secundaire tuberculose?

Longtumoren

> **Leerdoel**
>
> Na bestudering van deze paragraaf kan de lezer:
>
> ■ de pathologie van vaak voorkomende longtumoren beschrijven.

Goedaardige longtumoren komen zelden voor.

Bronchuscarcinoom

Primair bronchuscarcinoom is een veelvoorkomende maligniteit. In grote meerderheid (tot 90%) betreft het rokers of mensen die andermans rook inhaleren (passieve rokers). Andere risicofactoren zijn blootstelling aan stof in de lucht en de aanwezigheid van longfibrose. De primaire tumor is al in de long uitgezaaid op het moment van de diagnose en daarom is de prognose van dit soort kanker meestal erg slecht.

De tumor ontstaat meestal in een hoofdbronchus en vormt een grote brokkelige massa die uitsteekt in het lumen en daar soms een blokkade veroorzaakt. Slijm hoopt zich op en vormt een predisponerende factor voor infectie. Naarmate de tumor groeit, kan hij een bloedvat beschadigen, met hemoptoë als gevolg.

Uitzaaiing van bronchuscarcinomen

Uitzaaiing volgt geen specifiek patroon of specifieke volgorde. Uitzaaiing gebeurt door infiltratie van plaatselijk weefsel en het transport van tumordeeltjes in bloed en lymfe. Als bloed- of lymfevaten eroderen, kunnen deeltjes zich al verspreiden als de tumor nog klein is. Een metastase kan daarom al symptomen veroorzaken voordat de primaire tumor in de long is ontdekt.

Plaatselijke uitzaaiing

Dit kan binnen de long zijn of naar mediastinale structuren zoals bloedvaten, zenuwen of oesophagus.

Lymfatische uitzaaiing

Tumordeeltjes kunnen zich door de lymfevaten verspreiden naar verderop liggende lymfeklieren en daar metastasen veroorzaken. Dat kan via de lymfe die uit een tumor komt, of via een groter vat waarvan de wanden zijn geërodeerd door een groeiende tumor.

Uitzaaiing via bloed

Tumorcellen kunnen in het bloed komen als een bloedvat is geërodeerd door een groeiende tumor. De meest voorkomende organen waarheen metastasen via het bloed migreren, zijn lever, hersenen, bijnieren, beenderen en nieren. Havercel- of kleincellige tumoren metastaseren zeer snel.

Pleuraal mesothelioom

Dit kwaadaardige tumor van de pleura wordt meestal in verband gebracht met eerdere blootstelling aan asbeststof (asbestwerkers, mensen die nabij asbestmijnen en -fabrieken wonen). Roken verhoogt het risico op mesothelioom bij mensen die zijn blootgesteld aan asbest. De termijn waarop mesothelioom kan ontstaan varieert van drie maanden tot zestig jaar. Het gaat dan meestal om blootstelling aan crocidolietvezels (blauwe asbest). De tumor tast beide pleurabladen aan, vernietigt de pleuraholte en drukt zo de long samen. Uitzaaiingen via bloed en lymfe worden vaak gevonden in de hilaire en mediastinale lymfeklieren, de andere long, lever, schildklier en bijnieren, botten, skeletspieren en hersenen. De prognose is in het algemeen erg slecht.

> ● **TOETS**
>
> 23. Waar ontwikkelt zich meestal primair bronchuscarcinoom?

Longcollaps

> **Leerdoelen**
>
> Na bestudering van deze paragraaf kan de lezer:
>
> ■ de belangrijkste oorzaken van een longcollaps opnoemen
>
> ■ de gevolgen van longcollaps beschrijven.

Welke klinische gevolgen het inzakken (atelectase) van een (deel van de) long heeft (Fig. 10.32), hangt af van de grootte van het aangetaste deel. Een aanzienlijk deel van één long kan buiten werking zijn zonder dat zich duidelijke symptomen voordoen. Er zijn vier hoofdoorzaken:

- obstructie van een luchtweg (resorptiecollaps)
- verstoorde werking van surfactant
- compressiecollaps
- alveolaire hypoventilatie.

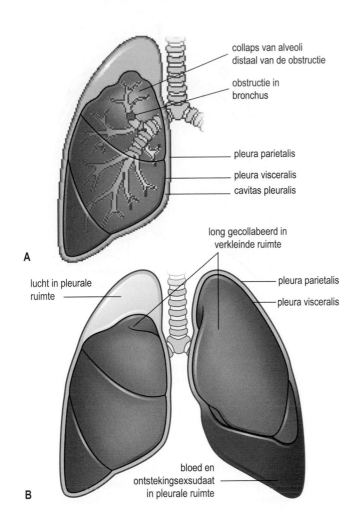

Figuur 10.32 Longcollaps. (A) Resorptiecollaps (B) Compressiecollaps.

Labels figuur A:
- collaps van alveoli distaal van de obstructie
- obstructie in bronchus
- pleura parietalis
- pleura visceralis
- cavitas pleuralis

Labels figuur B:
- long gecollabeerd in verkleinde ruimte
- lucht in pleurale ruimte
- pleura parietalis
- pleura visceralis
- bloed en ontstekingsexsudaat in pleurale ruimte

Obstructie van een luchtweg (resorptieatelectase)

Hoe groot het aangetaste deel van de longen is, hangt af van de grootte van de geblokkeerde luchtweg. Distaal van de obstructie zit lucht opgesloten. Deze wordt geresorbeerd, de long zakt in en exsudaat hoopt zich op (Fig. 10.32A). Dit kan ontstekingen veroorzaken en soms vormt zich een abces. Als de obstructie kort duurt, ontplooit de long zich vaak weer zonder blijvende nadelige gevolgen. Een langer durende obstructie leidt tot toenemende fibrose en permanente inzakking. Een plotselinge obstructie kan optreden door inhalatie van een lichaamsvreemd voorwerp (gewoonlijk in de (rechter) primaire bronchus, die breder en steiler is dan de linker) of door een slijmprop bij een astma-aanval of bij chronische bronchitis. Geleidelijke obstructie kan ontstaan door de aanwezigheid van een bronchustumor of doordat bijv. vergrote mediastinale lymfeklieren of een aneurysma aortae op een bronchus drukt.

Verstoorde werking van surfactant

Premature baby's die voor de 34e week geboren worden, lukt het vaak niet op eigen kracht de longen te ontvouwen, omdat deze nog onrijp zijn en geen surfactant produceren (p. 274). Deze baby's lijden aan het neonatal respiratory distress syndrome (NRDS) en moeten kunstmatig beademd worden tot hun longen surfactant gaan produceren.

Bij acute respiratory distress syndrome (ARDS) verliest surfactant haar werking doordat zij verontreinigd raakt met zich ophopende vloeistof in de alveoli (longoedeem). Het gevolg is atelectase. Het sterftecijfer (mortaliteit) is één op drie, mede doordat deze patiënten bijna altijd al ernstig ziek zijn en een aanzienlijk deel van de longen inzakt.

Compressiecollaps

Als er lucht of vocht in de pleuraholte komt, wordt de druk daarin positief in plaats van negatief en kunnen de longen niet uitzetten. Vocht zakt naar de longbasis, en meestal ziet men ophopingen van lucht bij de longtoppen (Fig. 10.32B). Vaak collabeert slechts één long, gedeeltelijk of volledig. Er is geen luchtwegobstructie.

Pneumothorax (klaplong)

Bij deze aandoening bevindt zich lucht in de pleuraholte. Dit kan spontaan gebeuren of het gevolg zijn van een trauma.

Spontane pneumothorax

Deze kan zowel primair als secundair zijn. Een primaire spontane pneumothorax heeft een onbekende oorzaak en komt voor, vaak herhaaldelijk, bij fitte en gezonde mensen, voornamelijk mannen tussen de 20 en 40 jaar. Een secundaire spontane pneumothorax ontstaat wanneer lucht in de pleuraholte komt nadat de pleura visceralis is gescheurd door een longziekte (emfyseem, astma, longtuberculose of bronchuskanker).

Traumatische pneumothorax

Is het gevolg van penetrerend letsel dat door het borstvlies dringt, bijv. een meervoudige ribfractuur, steek- of schotwond of medische ingreep.

Spanningspneumothorax

Spanningspneumothorax (Fig. 10.33) ontstaat als complicatie wanneer er tussen de longen en de pleuraholte een opening ontstaat die slechts in één richting begaanbaar is. De lucht die tijdens de inademing in de pleuraholte komt, kan er bij de uitademing niet uit en hoopt zich soms erg snel op. De uitzetting van de aangetaste long drukt het mediastinum naar de nog onaangetaste kant en drukt deze samen, samen met de onaangetaste long en de grote vaten. Zonder onmiddellijke ingreep leidt ernstige ademnood tot algehele achteruitgang van het hart.

Hemothorax

Dit is bloed in de pleuraholte en kan veroorzaakt worden door penetrerend borstletsel met schade aan bloedvaten, een

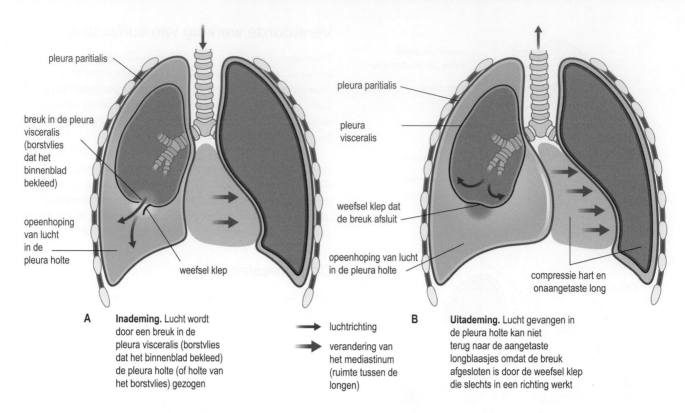

pleura paritialis

breuk in de pleura
visceralis
(borstvlies
dat het
binnenblad
bekleed)

opeenhoping
van lucht
in de
pleura holte

weefsel klep

A   **Inademing.** Lucht wordt
door een breuk in de
pleura visceralis (borstvlies
dat het binnenblad bekleed)
de pleura holte (of holte van
het borstvlies) gezogen

pleura paritialis

pleura
visceralis

weefsel klep dat
de breuk afsluit

opeenhoping van lucht
in de pleura holte

compressie hart en
onaangetaste long

→ luchtrichting

→ verandering van
het mediastinum
(ruimte tussen de
longen)

B   **Uitademing.** Lucht gevangen in
de pleura holte kan niet
terug naar de aangetaste
longblaasjes omdat de breuk
afgesloten is door de weefsel klep
die slechts in een richting werkt

Figuur 10.33 Spanningspneumothorax. (A) Inademing. (B) Uitademing.

gescheurd aneurysma aortae of erosie van een bloedvat door een kwaadaardige tumor.

Pleurale effusie

Dit is overmatige vloeistof in de pleuraholte en kan veroorzaakt worden door:

- verhoogde hydrostatische druk (hartinsufficiëntie (p. 131), vergroot bloedvolume)
- verhoogde capillaire permeabiliteit door plaatselijke ontsteking, bijv. lobaire pneumonie, long tbc, bronchuskanker, mesothelioom
- verlaagde osmotische druk van plasma, bijv. bij nefrotisch syndroom (p. 384) of levercirrose (p. 363)
- verstoorde lymfedrainage, bijv. bij een kwaadaardige tumor waarbij de pleurae betrokken zijn.

Na hemothorax en pleurale effusie kunnen er fibreuze vergroeiingen ontstaan tussen de pleurabladen, die het opnieuw uitzetten van de longen beperken.

Alveolaire hypoventilatie

Bij gezonde mensen die rustig ademhalen zijn er altijd wat ingezakte lobuli in de longen vanwege het lage teugvolume. Deze lobuli zetten zonder problemen opnieuw uit bij de volgende diepe inademing. Niet-fysiologische oorzaken van hypoventilatie achteruitgang bevatten postoperatieve achteruitgang, in het bijzonder na borst- en bovenbuikoperaties,

waarbij de thoraxuitzetting postoperatief wordt beperkt door pijn. Dit werkt predisponerend voor thoraxinfecties, omdat slijm zich ophoopt in de slecht geventileerde luchtwegen en niet wordt opgehoest.

> ● **TOETS**
>
> 24. Waarom verhoogt de vroeggeboorte het risico op ademhalingsmoeilijkheden bij de geboorte?
>
> 25. Wat is traumatische pneumothorax?

Zelftest

Vul elk van de volgende beweringen in:

1. Bij longontsteking zijn de _____ van de longen geïnfecteerd. Veel voorkomende organismen zijn onder andere _____ pneumoniae en Haemophilus _____. De meest voorkomende vorm bij jonge, overigens gezonde, volwassenen is _____pneumonie, terwijl _____ vaker voorkomt bij oudere of mensen met een zwak immuunsysteem.

2. Elke long heeft een breed ondervlak, de _____, en een puntige_____. Het onderste oppervlak rust op

het _____. Het gebied tussen de longen wordt de _____ genoemd en bevat belangrijke structuren zoals de _____, de _____ en de _____. De rechterlong bestaat uit drie _____ en is hoger in de borstkas dan de linker vanwege het _____ eronder.

Kies één antwoord om elk van de volgende beweringen aan te vullen:

3. De epiglottis is samengesteld uit: _____
   a. Spier
   b. Kraakbeen
   c. Bot
   d. Elastisch bindweefsel.

4. Mesothelioom wordt in verband gebracht met blootstelling aan: _____
   a. Asbest
   b. Sigarettenrook
   c. Industriële chemicaliën
   d. Silica.

5. Rhinorroe is: _____
   a. Niezen
   b. Ademloosheid
   c. Een loopneus
   d. Een droge hoest.

6. De luchtpijp is gevoerd met: _____
   a. Meerlagig plaveiselepitheel
   b. Overgangsepitheel
   c. Kubisch epitheel
   d. Cilindcrepitheel.

7. De structuur/stof die direct op het buitenste longoppervlak ligt: _____
   a. Pleura visceralis
   b. Ademhalingsmembraan
   c. Pleurale vloeistof
   d. Surfactant.

8. Tijdens een rustige ademhaling zijn de spieren die gelijktijdig met het middenrif samentrekken: _____
   a. Zowel de externe als de interne tussenribspieren
   b. Externe tussenribspieren
   c. Interne tussenribspieren
   d. Externe tussenribspieren en scalene spieren.

9. Het teugvolume in rust is meestal ongeveer: _____
   a. 1 liter
   b. 750 ml.
   c. 500 ml.
   d. 250 ml.

10. Koppel elke letter in lijst A aan het juiste getal in lijst B. Je mag elk getal meer dan eens gebruiken:

Lijst A
_____ (a) Percentage kooldioxide dat in oplossing in het plasma wordt getransporteerd
_____ (b) Percentage kooldioxide dat in het plasma gebonden is aan hemoglobine
_____ (c) Percentage aan hemoglobine gebonden zuurstof dat in het plasma wordt meegevoerd
_____ (d) Percentage zuurstof in de atmosfeer
_____ (e) Stikstofpercentage in de atmosfeer
_____ (f) Gemiddelde ademsnelheid in rusttoestand
_____ (g) Aantal paar ribben
_____ (h) Gemiddeld aantal kraakbeenringen in de luchtpijp
_____ (i) Aantal kraakbeenderen dat samen de larynx vormt

Lijst B
1. 7
2. 9
3. 12
4. 18
5. 21
6. 23
7. 78
8. 98.5

11. Koppel elke letter in lijst A aan het juiste nummer van lijst B:

Lijst A
_____ (a) Cilinderepitheel
_____ (b) Plaveiselepitheel
_____ (c) Septum cel
_____ (d) Alveolaire macrofagen
_____ (e) Gladde spieren
_____ (f) Skeletspier
_____ (g) Kraakbeen

Lijst B
1. Productie van surfactant
2. Samentrekking van het middenrif
3. Reiniging van de lucht in de bovenste luchtweg
4. Controle van de diameter van de luchtwegen
5. Tracheale ondersteuning
6. Uitwisseling van gassen in de alveolen
7. Verdediging in de alveoli

Ga naar http://evolve.elsevier.com/Waugh/anatomie/ voor meer zelftests over de onderwerpen die in dit hoofdstuk aan de orde zijn gekomen.

Voeding: een introductie

Alvorens het spijsverteringsstelsel en zijn functies in Hoofdstuk 12 te bespreken, is het van belang om de voedingsbehoeften van het lichaam te begrijpen. Het belang van een evenwichtige voeding voor een goede gezondheid wordt steeds meer erkend, aangezien dit de juiste hoeveelheden voedingsstoffen oplevert, de toenemende mate van obesitas tegengaat en het risico op andere ernstige aandoeningen, zoals hart- en vaatziekten en sommige vormen van kanker, vermindert, en ook veel gunstige gevolgen voor de gezondheid heeft. Voedsel levert voedingsstoffen; sommige worden voor de energietoevoer afgebroken, andere zijn nodig voor de groei, herstel en het cellulair metabolisme. De belangrijkste voedingsstofgroepen zijn:

- koolhydraten
- eiwitten
- vetten
- vitaminen
- mineraalzouten, spoorelementen en water.

Voedsel bevat normaalgesproken een combinatie van voedingsstoffen. Bij aardappelen en brood zijn dat bijv. vooral koolhydraten, maar ook eiwit en enkele vitaminen. Voedingsvezel, of beter gezegd niet-verteerbare polysacharide (NSP), bestaat uit onverteerbaar materiaal. Hoewel het geen voedingsstof is, omdat het geen enkele vorm van energie levert noch nodig is voor het cellulair metabolisme, is NSP een belangrijk bestanddeel van ons voedingspatroon door de vele gunstige effecten op het lichaam.

Een evenwichtig voedingspatroon is essentieel voor de gezondheid en levert alle voedingsstoffen in de juiste hoeveelheden en verhoudingen om aan de lichaamsbehoeften te voldoen. Een essentiële voedingsstof is een stof die niet door het lichaam kan worden aangemaakt en moet daarom voor het behoud van de gezondheid met het voedsel opgenomen worden.

In het eerste deel van dit hoofdstuk wordt evenwichtige voeding en de bouwstenen ervan beschreven. Daarna wordt de invloed van een gezonde voeding tijdens jonge- en middelbare leeftijd op de gezondheid bij oudere volwassenen behandeld, aangezien veel gezondheidsproblemen het gevolg van een slechte voeding zijn. In ontwikkelde landen komt zwaarlijvigheid steeds vaker voor, terwijl in andere landen veel mensen ondervoed zijn. In het laatste deel komen enkele gevolgen van een slecht voedingspatroon aan de orde.

Evenwichtige voeding

Leerdoelen

Na lezing van deze paragraaf kan de lezer:

- de voedingsgroepen opsommen die onderdeel uitmaken van een evenwichtig voedingspatroon
- de body mass index berekenen uit iemands lichaamsgewicht en lengte.

Kader 11.1 Body mass index (BMI) (WHO, 2017a)

Berekening van BMI

$$\text{Body mass index} = \text{BMI} = \frac{\text{Weight (kg)}}{\text{Height}^2\,(\text{m}^2)}$$

Internationale classificatie van BMI

BMI	Voedingsstatus
<18,45	Ondergewicht
18,5–24,9	Normaal gewicht
>25	Overgewicht
25.0–29,9	Pre-obesitas
>30	Obesitas
30.0-34.9	Obesitas klasse I
35.0-39.9	Obesitas klasse II
>40	Obesitas klasse III

Een evenwichtig voedingspatroon bevat in passende verhoudingen alle voedingsstoffen die nodig zijn voor de gezondheid. Dit wordt gewoonlijk bereikt door het eten van gevarieerd voedsel, want geen enkel voedingsmiddel, met uitzondering van moedermelk, bevat de juiste verhouding van alle essentiële voedingsstoffen. Als iemand buitensporig veel van een voedingsstof gebruikt, of juist te weinig, kan dat nadelige gevolgen voor de gezondheid hebben. Een energierijk voedingspatroon kan bijv. leiden tot zwaarlijvigheid, een ijzerarm voedingspatroon tot bloedarmoede.

Een evenwichtig voedingspatroon is zeer belangrijk voor de handhaving van een gezond lichaamsgewicht, dat kan worden beoordeeld door het berekenen van de body mass index (BMI; Kader 11.1).

Gezonde voeding, d.w.z. een evenwichtig voedingspatroon, vergt enige kennis en planning. Belangrijk is de dagelijkse energiebehoefte die individueel bepaald is en afhangt van een aantal factoren, waaronder de stofwisselingssnelheid (BMR, p. 342), leeftijd, geslacht en inspanningsniveau. Voor gezonde volwassenen is de aanbevolen gemiddelde dagelijkse voedsel-inname:

- vrouwen: 2000 kcal = 8400 kJ
- mannen: 2500 kcal = 10.500 kJ.

Koolhydraten, vetten en eiwitten uit de voeding zijn de belangrijkste energiebronnen en vet is de meest geconcentreerde vorm. De energie in voeding hoort officieel te worden weergegeven in joules (J) of kilojoules (kJ), maar ook de oudere termen calorie (cal) en kilocalorie (kcal) worden nog algemeen gebruikt.

Dit deel is gebaseerd op de aanbevelingen van de British Nutrition Foundation (2016a, 2016b, 2016c). De aanbevelingen voor de dagelijkse voedselinname brengen voedingsmiddelen van soortgelijke oorsprong en voedingswaarde onder in voedingsgroepen, en adviseren om vanaf de leeftijd van 2 jaar

dagelijks uit elke groep een bepaalde proportie moet worden gegeten (Fig. 11.1). Wie zo'n advies opvolgt, zal zeer waarschijnlijk een evenwichtig voedingspatroon hebben. De vijf hoofdvoedingsgroepen zijn:

- groente en fruit
- aardappelen, brood, rijst, pasta en andere zetmeelachtige koolhydraten
- zuivel en alternatieve zuivelproducten
- bonen, peulvruchten, vis, eieren, vlees en andere eiwitten
- oliën en smeersels.

Er is een zesde groep (linksonder in Fig. 11.1), maar deze voedingsmiddelen moeten minder vaak en slechts in kleine hoeveelheden worden gegeten omdat ze veel verzadigd vet, zout en suiker bevatten; ze zijn niet nodig als onderdeel van een gezond voedingspatroon.

De eerste twee groepen uit de lijst zouden het grootste deel van de voeding moeten uitmaken, de overige groepen maken de rest uit.

Groente en fruit

Aanbevolen wordt om hier minstens vijf porties per dag van te consumeren; groenten en fruit moeten ongeveer een derde van het dieet uitmaken. Deze groep omvat verse, diepgevroren en ingeblikte producten en voorziet in koolhydraten, vezels, vitamine A en C en foliumzuur. Ongezoet 100% vruchten- of groentesap en smoothies (150 ml) tellen slechts als één van de 'vijf per dag', ongeacht hoeveel er wordt ingenomen (Kader 11.2).

Aardappelen, brood, rijst, pasta en andere zetmeelachtige koolhydraten

De British Nutrition Foundation raadt aan dat deze groep ongeveer een derde van de voeding uitmaakt en dat elke maaltijd gebaseerd moet zijn op een voedingsmiddel uit deze groep. Aardappelen, yams en bakbananen zijn geclassificeerd als 'zetmeelhoudende koolhydraten', en vallen daarom in deze groep in plaats van in de groep 'groente en fruit'. Andere voedingsmiddelen uit deze groep zijn ontbijtgranen, rijst en noedels. Deze voedingsmiddelen zijn een bron van koolhydraten en vezel die voor een duurzame vrijgave van energie zorgen. Sommige bevatten ijzer en B-vitaminen, waaronder foliumzuur (p. 304).

Zuivel en alternatieve zuivelproducten

Voedingsmiddelen in deze groep leveren eiwitten en mineralen zoals calcium en zink: sommige zijn ook een bron van vitamine A, B_2 en B_{12}. Dit zijn melk, kaas, fromage frais en yoghurt, en vaak bevatten ze ook een grote hoeveelheid vet. Er mogen niet meer dan drie porties per dag worden geconsumeerd en producten met minder vet en suiker hebben de

---

Kader 11.2 'Schijf van Vijf': equivalenten van 80 g per portie

1 stuk fruit (middelgroot), bijv. appel, sinaasappel, banaan
3 eetlepels gekookte groenten
1 kom gemengde salade
150 ml vruchtensap of fruitsmoothie

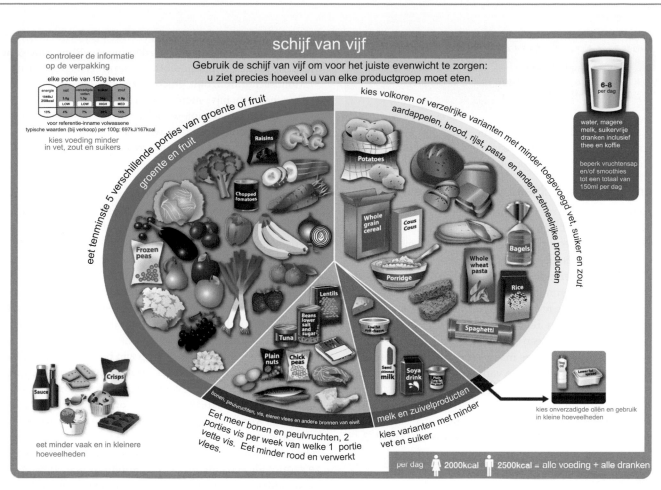

Figuur 11.1 The eatwell guide ('Schijf van Vijf') De hoofdvoedselgroepen en hun aanbevolen proporties in een evenwichtige voeding. (Public Health England in association with the Welsh Government, Food Standards Scotland and the Food Standards Agency in Northern Ireland. © Crown copyright 2016. Gereproduceerd met toestemming.)

voorkeur. Wanneer er alternatieve zuivelproducten worden geconsumeerd, bijv. in geval van koemelkallergie of lactose-intolerantie, worden ongezoete calcium verrijkte producten aanbevolen.

Bonen, peulvruchten, vis, eieren, vlees en andere eiwitten

Behalve de voedingsmiddelen uit Fig. 11.1, bevat deze groep vleesproducten zoals bacon, worstjes, hamburgers, salami en paté. De inname van rood- en verwerkt vlees mag niet meer dan 70 g per dag bedragen. Aanbevolen wordt hiervan met mate te eten, omdat ze vaak een hoog vetgehalte hebben. Het wordt aanbevolen om tweemaal per week vis, inclusief een portie vette vis, zoals zalm, makreel, forel, sardienen en verse tonijn, te consumeren. Deze groep van voedingsmiddelen levert eiwitten, ijzer, vitamine B en D en soms ook mineralen. Vegetarische alternatieven omvatten tofu, noten, bonen en peulvruchten, bijv. linzen. Bonen en peulvruchten zijn eveneens een goede bron van vezels, hoewel slechts één portie van 80 g telt als een van de 'vijf per dag'.

Oliën en smeersels

Vetten zijn een essentieel onderdeel van de voeding, omdat ze de essentiële vetzuren leveren en de opname van de vet-

oplosbare vitaminen mogelijk maken. Omdat vetten veel energie bevatten, zijn slechts kleine hoeveelheden nodig. Vetten worden geclassificeerd als verzadigd of onverzadigd en de verschillen worden uitgelegd op pagina 301; het wordt aanbevolen te kiezen voor onverzadigde producten, die over het algemeen afkomstig zijn van planten.

Voedingsmiddelen en dranken met een hoog vet-, zout- en suikergehalte

Voedingsmiddelen in deze groep moeten in kleine mate worden genuttigd, of achterwege gelaten worden. Ze zijn niet nodig in de voeding en kunnen nadelige gevolgen hebben voor de gezondheid, omdat ze veel energie bevatten en weinig andere voedingswaarde bezitten; zoutarme en vetarme/suiker-arme alternatieven worden aanbevolen. Voorbeelden hiervan zijn suiker en suikerhoudende frisdranken, siroop, chocolade en snoep, gebak, koekjes, ijs en hartige snacks, zoals chips. Gebakken voedsel, waaronder chips, en mayonaise, boter en ghee behoren ook tot deze groep.

Extra aanbevelingen

De British Nutrition Foundation doet verdere specifieke aanbevelingen over zout (p. 304) en vloeistofinname (1,5 tot 2 liter per dag). Dit omvat water, thee, koffie, aanlenglimonade en vruchtensap. Er mogen niet meer dan 3-4 eenheden alcohol per dag worden geconsumeerd door mannen en 2-3 eenheden per dag door vrouwen. (Kader 11.3).

Mensen met specifieke voedingsvereisten

Bepaalde groepen mensen hebben een voedingspatroon nodig dat verschilt van de hierboven geschetste principes. Zwangere en zogende vrouwen bijv. hebben meer energie nodig om de groeiende baby en de melkproductie te ondersteunen. Menstruerende vrouwen hebben meer ijzer nodig dan niet-menstruerende vrouwen om het bloedverlies tijdens de menstruatie te compenseren. Baby's en opgroeiende kinderen hebben een relatief hogere energiebehoefte dan volwassenen omdat ze een sterkere groei en snellere stofwisseling hebben. Bij sommige maag- en darmafwijkingen, bijv. coeliakie (p. 360), is er sprake van intolerantie voor bepaald voedsel, wat de voedselkeuze beperkt.

Vertering, opname en gebruik van voedingsstoffen worden uitgelegd in Hfdst. 12. De structuur van koolhydraten, eiwitten en vetten worden beschreven in Hfdst. 2.

● TOETS

1. Wat is de aanbevolen dagelijkse voedselinname voor gezonde volwassenen?

2. Geef de voedingsstofgroepen die in een evenwichtige voeding worden aanbevolen.

Voedingstoffen

Leerdoelen

Na lezing van deze paragraaf kan de lezer:

■ de functie van koolhydraten, eiwitten en vet in voedsel beschrijven

■ de bronnen en functies van in vet- en water oplosbare vitaminen schetsen

■ de bronnen en functies van mineralen, spoorelementen en water schetsen.

Koolhydraten

Koolhydraten zijn voornamelijk suikers en zetmelen, die in veel verschillende voedingsmiddelen zitten, bijv. suiker, jam, granen, brood, biscuits, pasta, fast food, fruit en groenten. Chemisch gezien bestaan zij uit koolstof, waterstof en zuurst-

of, met waterstof en zuurstof in dezelfde proporties als in water (Hfdst. 2). Koolhydraten worden ingedeeld naar de complexiteit van de chemische stoffen waaruit ze zijn gevormd:

• Monosachariden, bijv. glucose (zie Fig. 2.7)
• Disachariden, bijv. sucrose (zie Fig. 2.7)
• Polysachariden, complexe moleculen die bestaan uit grote aantallen monosachariden, waarvan sommige verteerbaar zijn, bijv. glycogeen, maar andere niet, bijv. NSP (p. 322).

Glycemische index

Het type koolhydraten dat wordt gegeten is belangrijk in een gezond dieet. De snelheid van de koolhydraatopname uit het spijsverteringskanaal is afhankelijk van de complexiteit van de koolhydraatstructuur. Monosachariden zoals glucose worden snel geabsorbeerd en zorgen ervoor dat de bloedglucosespiegels sterk stijgen. Voedingsmiddelen met een hoog glucosegehalte en andere monosachariden verhogen daarom snel de bloedglucosespiegel en hebben een hoge glycemische index (GI). Ze hebben de neiging om de honger niet lang te stillen omdat de snelle stijging van de bloedsuikerspiegel de insulinesecretie stimuleert, wat op zijn beurt de bloedsuikerspiegel doet dalen. Complexere koolhydraten, zoals zetmeel, moeten worden verteerd voordat ze worden geabsorbeerd, waardoor de bloedglucosespiegels langzamer en langduriger stijgen. Ze worden aangeduid als voedingsmiddelen met een lage GI-waarde en omvatten onbewerkte volkoren- en vezelrijke voedingsmiddelen. Ze stillen de honger langer omdat ze gedurende een langere periode koolhydraten afgeven. Levensmiddelen met een lage GI-waarde zijn belangrijk voor de gewichtscontrole en het onder controle houden van diabetes mellitus.

Functies van verteerbare koolhydraten

Dit zijn:

• Beschikbare energie en warmte geven: de afbraak van monosachariden, bij voorkeur samen met zuurstof, geeft warmte en energie vrij voor het metabolisme. Glucose is de belangrijkste brandstof voor de lichaamscellen.
• 'Eiwitbesparing': als er voldoende koolhydraten in de voeding zit, hoeft het lichaam geen eiwit te gebruiken om energie en warmte te leveren maar wordt het voor de belangrijkste functie gebruikt, nl. voor de opbouw van nieuwe en vervanging van lichaamseiwitten.
• Een energievoorraad: als er meer koolhydraten worden gegeten dan de lichaamsbehoefte worden ze omgezet in glycogeen, een korte termijn energievoorraad in de lever en de skeletspieren (p. 129), en vet, opgeslagen in de vetdepots, bijv. onder de huid.

Eiwitten

Eiwitten worden afgebroken in hun samenstellende aminozuren, en in die vorm opgenomen in de bloedstroom. Een voortdurende toevoer van aminozuren is nodig om nieuwe eiwitten te produceren, zoals structurele eiwitten, enzymen en sommige hormonen.

Aminozuren

Aminozuren (zie Fig. 2.8) zijn samengesteld uit koolstof, waterstof, zuurstof en stikstof. Enkele bevatten mineralen zoals ijzer, koper, zink, jodium, zwavel en fosfaat. Aminozuren worden ingedeeld in twee categorieën: essentiële en niet-essentiële.

Essentiële aminozuren kunnen niet in het lichaam worden aangemaakt, en daarom moeten ze in de voeding aanwezig zijn. Niet-essentiële aminozuren worden wél in het lichaam aangemaakt. De essentiële en niet-essentiële aminozuren worden getoond in Kader 11.4.

Stikstofbalans

Ongebruikt aminozuur wordt afgebroken. De aminogroep ($\sim$NH$_2$) wordt omgezet in het stikstofhoudende afvalproduct ureum en door de nieren verwijderd. De rest van de molecule wordt omgezet in ofwel glucose of een ketonlichaam (zie ketose, p. 129), afhankelijk van het aminozuur. Een negatieve stikstofbalans komt voor wanneer de toevoer van aminozuren niet aan de behoeften van het lichaam voldoet. Deze situatie kan zich voordoen wanneer de inname van eiwitten door voeding onvoldoende is, bijv. bij een tekort of afwezigheid van aminozuren of als het lichaam om meer eiwitten vraagt, bijv. tijdens groeispurten en na verwonding of operatie.

Biologische waarde van eiwitten

De voedingswaarde van een eiwit (zijn biologische waarde) wordt bepaald door hoe goed het in de voedingsbehoefte

---

Kader 11.4 Essentiële en niet-essentiële aminozuren

Essentiële aminozuren
Histidine
Isoleucine
Leucine
Lysine
Methionine
Fenylalanine
Threonine
Tryptofaan

Niet-essentiële aminozuren
Alanine
Arginine
Asparagine
Asparaginezuur
Cysteïne
Cystine
Glutaminezuur
Glutamine
Glycine
Hydroxyproline
Proline
Serine
Tyrosine

---

voorziet. Eiwit met een hoge biologische waarde is meestal van dierlijke afkomst; het wordt gemakkelijk verteerd en bevat alle essentiële aminozuren in de verhoudingen waarom het lichaam vraagt. Een evenwichtig voedingspatroon dat alle benodigde aminozuren bevat kan ook worden bereikt door het eten van verschillende voedingsmiddelen die eiwitten met een lagere biologische waarde bevatten, mits tekorten aan aminozuren daarin worden opgevangen door een andere voedingsstof. Een vegetarisch voedingspatroon bestaat uit eiwitten met een lagere biologische waarde, bijv. uit groenten, granen en peulvruchten. Wanneer verschillende plantaardige eiwitten samengevoegd worden, vullen ze elkaar aan en voegen een hogere biologische waarde toe dan een enkele plantaardige bron. Door deze aanvulling kan de biologische waarde van het vegetarisch voedselpatroon gelijk zijn aan dat van iemand die dierlijk eiwit consumeert.

Functies van eiwitten

Aminozuren worden gebruikt voor:

- groei en herstel van lichaamscellen en -weefsels
- de aanmaak van enzymen, plasmaproteïnen, antilichamen (immunoglobulinen) en sommige hormonen
- energielevering – normaalgesproken een secundaire functie, maar wordt belangrijk als het voedingspatroon niet voldoende koolhydraten bevat en de vetvoorraden uitgeput zijn.

Als er meer eiwitten worden geconsumeerd dan het lichaam nodig heeft, wordt de stikstofbevattende groep losgemaakt (gedeamineerd) en door de nieren uitgescheiden (p. 345). De rest wordt omgezet in vet en opgeslagen in het vetweefsel (p. 51).

Vetten

Vetten bestaan uit koolstof, waterstof en zuurstof, maar anders dan bij koolhydraten hebben waterstof en zuurstof niet dezelfde verhouding als in water. Er zijn verschillende groepen vetten en lipiden die belangrijk zijn voor de voeding.

Vetten (triglyceriden)

Triglyceriden worden gewoonlijk 'vetten' genoemd en bestaan uit drie vetzuren gebonden aan een glycerolmolecuul (zie Fig. 2.9). Afhankelijk van het soort en de relatieve hoeveelheid vetzuren die ze bevatten, worden vetten onderverdeeld in verzadigde en onverzadigde vetten. Over het algemeen hebben verzadigde vetten bij kamertemperatuur een vaste vorm en zijn van dierlijke bronnen afkomstig, terwijl onverzadigde vetten oliën zijn, meestal verkregen van groenten of planten. Een grote inname van verzadigde vetten kan hart- en vaatziekten veroorzaken (Hfdst. 5).

Linolzuur, linoleenzuur en arachidonzuur zijn essentiële vetzuren, die niet in grote hoeveelheden door het lichaam aangemaakt kunnen worden, maar ze zijn nodig voor de aanmaak van prostaglandinen, fosfolipiden en leukotriënen. Deze vetzuren zitten in vette vis.

Cholesterol

Anders dan andere lipiden waarvan de moleculen bestaan uit atoomketens, bevat deze molecule vier ringen, die er een kenmerkende steroïdestructuur aan geven. Cholesterol kan aangemaakt worden door het lichaam (rond 20%) met restanten van verzadigde vetten uit volvette zuivelproducten, vet vlees en eigeel. Cholesterol is nodig voor de aanmaak van steroïden, bijv. glucocorticoïden en mineralocorticoïden (Hfdst. 9) en is een belangrijk bestanddeel van de celmembraan.

Cholesterol wordt in het bloed getransporteerd, samen met eiwitten waarmee ze lipoproteïnen vormen. Twee voorbeelden hiervan zijn:

- Low-density-lipoproteïne (of LDL): dit zorgt voor het transport van cholesterol van de lever naar de lichaamscellen. Een te hoge LDL-gehalte is schadelijk voor de gezondheid omdat LDL zich in de bloedvatwanden opstapelt, wat tot artherosclerose kan leiden. LDL wordt ook wel "slecht cholesterol" genoemd.
- High-density-lipoproteïne (of HDL): dit zorgt voor het transport van cholesterol van de lichaamscellen terug naar de lever, waar het verder wordt afgebroken of uitgescheiden. HDL kan beschouwd worden als 'goede cholesterol' en een verhoogd HDL-gehalte heeft een hartbeschermende werking.

Een hoog cholesterolgehalte in bloed wordt in verband gebracht met een groter risico op atherosclerose (p. 125), hoge bloeddruk (p. 136) en diabetes mellitus (p. 255).

Functies van vetten

Dit zijn onder andere:

- een geconcentreerde bron van chemische energie en warmte
- steunweefsel van bepaalde lichaamsorganen, bijv. nieren, ogen
- absorptie, transport en opslag van de vetoplosbare vitaminen: A, D, E en K
- een bestanddeel van myelinescheden (p. 156) en van talg (p. 396)
- grondstof voor steroïden uit cholesterol
- een energieopslag in vetweefsel onder de huid en in het mesenterium
- isolatie – als onderhuidse laag reduceert het warmteverlies via de huid
- verzadiging: de ledigingstijd van de maag wordt verlengd als er voeding met een hoog vetgehalte wordt geconsumeerd, en het hongergevoel blijft langer weg.

Omdat het lichaam een overschot aan vet opslaat, is het belangrijk om op de hoeveelheid van de voedselinname te letten: de gewichtstoename als gevolg van teveel voedsel kan leiden tot zwaarlijvigheid of obesitas (p. 306).

Vitaminen

Vitaminen zijn chemicaliën die in zeer kleine hoeveelheden nodig zijn voor essentiële stofwisselingsprocessen. Omdat het lichaam vitaminen niet kan aanmaken, zijn ze een onmisbaar bestanddeel van het voedingspatroon en een tekort kan leiden tot gebrekszieken. Ze komen in veel voedingsstoffen voor en zijn ingedeeld in twee groepen:

- vetoplosbare vitaminen: A, D, E en K
- wateroplosbare vitaminen: B-complex en C.

Vetoplosbare vitaminen

Gal is nodig voor de absorptie van deze vitaminen uit de dunne darm. De aanwezigheid van minerale oliën in de darm en een malabsorptie kan hun absorptie verstoren.

Vitamine A (retinol)

Deze vitamine komt voor in voedingsmiddelen als room, eigeel, lever, visolie, melk, kaas en boter. Hij komt niet voor in plantaardige vetten en oliën maar wordt bij de bereiding toegevoegd aan margarine. Vitamine A kan bovendien in het lichaam worden gevormd uit caroteen, waarvan de voornaamste bronnen groene groenten, oranjegekleurd fruit (bijv. mango's, abrikozen) en wortelen zijn. De belangrijkste functies van vitamine A zijn:

- aanmaak van het lichtgevoelige pigment rodopsine in het netvlies van het oog (Hfdst. 8)
- celgroei en-differentiatie, vooral belangrijk bij snelgroeiende cellen zoals de bot- en epitheelcellen, die zowel inwendige als uitwendige lichaamsoppervlakken bedekken
- immuniteit en afweer tegen infecties

Het eerste stadium van vitamine A-gebrek is nachtblindheid door de vorming van een abnormaal netvliespigment. Andere gevolgen zijn xeroftalmie (uitdroging en verdikking, en uiteindelijk verzwering en verwoesting, van de conjunctiva). Dit is een veelvoorkomende oorzaak van blindheid in ontwikkelingslanden. Atrofie en verhoorning van epitheel op andere plaatsen leiden tot infecties aan oren, luchtwegen, het urogenitale en het spijsverteringskanaal. Het immuunsysteem wordt zwakker en de botontwikkeling kan abnormaal en vertraagd zijn.

Vitamine D

Vitamine D komt vooral voor in dierlijke vetten zoals eieren, boter, kaas en visleverolie (levertraan). Mensen kunnen deze vitamine aanmaken door ultraviolette straling van de zon te laten inwerken op een vorm van cholesterol (7-dehydrocholesterol) in de huid, hoewel dit alleen mogelijk is door blootstelling aan zonlicht. Het advies van Public Health England (2016) is dat alle inwoners van het Verenigd Koninkrijk moeten overwegen om in de herfst en winter, wanneer er weinig zonlicht is, vitamine D-supplementen in te nemen. Personen met een groter risico op een tekort – met name mensen met een Afrikaanse, Afrikaans-Caribische en Zuid-Aziatische achtergrond, en mensen die weinig worden blootgesteld aan zonlicht - moeten overwegen om dit het hele jaar door te doen.

Vitamine D reguleert de absorptie van calcium en fosfaat uit de darmen en stimuleert het behoud ervan door de nieren. Daardoor bevordert deze vitamine de calcificatie van botten en tanden.

Een tekort veroorzaakt bij kinderen rachitis en bij volwassenen osteomalacie (beenverweking) (p. 472) als gevolg van de verstoorde absorptie en het gebruik van calcium en fosfaat.

Vitamine E

Deze vitamine is ook gekend als tocoferol. Ze komen voor in noten, eigeel, tarwekiemen, volle granen, melk en boter.

Vitamine E is een antioxidant, wat betekent dat het bepaalde bestanddelen van het lichaam, zoals membraanlipiden, beschermt tegen oxidatie die veroorzaakt wordt door vrije radicalen. Het is aangetoond dat vitamine E bescherming biedt tegen coronaire aandoeningen.

Deze vitamine komt in veel voedingsmiddelen voor en gebrek eraan wordt alleen gezien bij baby's en bij aandoeningen waarbij de vetopname verstoord is, zoals cystische fibrose (mucoviscidose) (p. 288).

Vitamine K

De bronnen van vitamine K zijn lever, enkele plantaardige oliën en groene bladgroenten. In de dikke darm wordt vitamine K aangemaakt door bacteriën en worden aanzienlijke hoeveelheden opgenomen. Slechts een kleine hoeveelheid wordt opgeslagen in de lever.

Vitamine K is nodig voor de lever om protrombine aan te maken en de factoren VII, IX en X, die essentieel zijn voor de bloedstolling (p. 71). Daarom hindert een gebrek de normale bloedstolling en zorgt voor een langere duur van de bloeding. Dit kan optreden bij volwassenen als de galstroom wordt belemmerd, als er een ernstige leverbeschadiging is of bij aandoeningen die de opname hinderen, zoals coeliakie. Pasgeborenen krijgen vitamine K toegediend om een hemorragische ziekte te voorkomen. Dit is nodig omdat hun darmen steriel zijn en het enkele weken duurt voor deze worden gekoloniseerd met bacteriën die vitamine K produceren voor een normale bloedstolling.

Wateroplosbare vitaminen

Wateroplosbare vitaminen worden met urine uitgescheiden waardoor de voorraad in het lichaam beperkt is.

Vitamine B-complex

Deze groep wateroplosbare vitaminen bevordert de werking van enzymen die betrokken zijn bij de chemische afbraak (katabolisme) van voedingsstoffen om energie vrij te maken.

Vitamine B$_1$ (thiamine)

Deze vitamine is aanwezig in noten, gist, eigeel, lever, peulvruchten, vlees en de kiemen van granen, en wordt snel vernietigd door verhitting. Thiamine is essentieel voor het volledig aeroob vrijkomen van energie uit koolhydraten. Gebrek of tekort eraan leidt tot stapeling van melkzuur en pyrodruivenzuur, wat een ophoping van weefselvocht (oedeem) en hartfalen kan veroorzaken. Thiamine is ook belangrijk voor het functioneren van het zenuwstelsel, omdat dit voor de energievoorziening afhankelijk is van glucose.

Gebrek veroorzaakt beriberi, een aandoening die vooral voorkomt in landen waar witte rijst, dus rijst waarvan de buitenste schil en de kiem zijn verwijderd, het voornaamste voedsel is. Bij beriberi is er sprake van:

- ernstige spieratrofie
- groeiachterstand bij kinderen
- polyneuritis, en degeneratie van motorische, sensorische en enkele autonome zenuwen
- vatbaarheid voor infecties.

Indien onbehandeld, kan de dood in door hartfalen of ernstige bacteriële infectie optreden.

De hoofdoorzaak van thiaminegebrek in ontwikkelde landen is alcoholisme, dat meestal leidt tot een slechte voedingstoestand. Omdat het centrale zenuwstelsel wordt aangetast treden neurologische symptomen op, die meestal onomkeerbaar zijn. Deze omvatten geheugenverlies, ataxie en visusstoornissen, ook bekend als Wernicke-Korsakov syndroom.

Vitamine B$_2$ (riboflavine)

Riboflavine komt voor in gist, groene groenten, melk, lever, eieren, kaas en viskuit. Slechts kleine hoeveelheden worden in het lichaam opgeslagen en de vitamine wordt vernietigd door licht en basische stoffen. Riboflavine is betrokken bij het metabolisme van koolhydraten en eiwitten, vooral in ogen en huid. Gebrek leidt tot scheurtjes in de huid, meestal rond de mond (mondhoek-stomatitis), en ontsteking van de tong (glossitis).

Vitamine B$_3$ (niacine)

Niacine komt voor in lever, kaas, gist, volle granen, eieren en melkproducten. Daarnaast kan het lichaam niacine aanmaken uit het aminozuur tryptofaan. Niacine speelt een belangrijke rol bij de energievoorziening van cellen met koolhydraten. In het vetmetabolisme onderdrukt niacine de productie van cholesterol en helpt de stof bij de afbraak van vet. Gebrek komt nauwelijks voor en alleen in gebieden waar maïs het voornaamste voedsel is. Dit is omdat de niacine in maïs een onbruikbare vorm heeft. Pellagra ontwikkelt zich binnen 6 tot 8 weken bij een ernstig tekort. Kenmerken zijn:

- dermatitis – de huid lijkt rood zoals bij een zonnebrand aan lichaamsdelen die blootstaan aan zonlicht
- verwardheid en dementie.

Vitamine B$_6$ (pyridoxine)

Deze stabiele vitamine komt voor in eigeel, erwten, bonen, sojabonen, gist, gevogelte, witvis en pindanootjes. Een tekort in de voeding is uiterst zeldzaam. Vitamine B$_6$ speelt een rol bij het aminozuurmetabolisme, bijv. de aanmaak van niet-essentiële aminozuren en belangrijke moleculen zoals haem en nucleïnezuren (Hfdst. 2).

Vitamine B$_{12}$ (cobalamine)

Dit is een groep die bestaat uit een aantal kobalthoudende cobalamineverbindingen die in bijna alle voedingsmiddelen van dierlijke oorsprong voorkomen en worden vernietigd door verhitting.

303

Vitamine B_{12} is essentieel voor de aanmaak van DNA en een tekort leidt tot megaloblastaire anemie (p. 74), wat te corrigeren is met supplementen. Vitamine B_{12} is echter ook nodig voor de vorming en het onderhoud van de vettige myelineschede die bepaalde zenuwen omgeeft en beschermt. Een tekort kan dan ook onmkeerbare schade veroorzaken, zoals perifere neuropathie en/of subacute ruggenmergdegeneratie. De aanwezigheid van de intrinsieke factor uit de pariëtale cellen van de maag is essentieel voor de opname van Vitamine B_{12} ter hoogte van het ileum. Een tekort ontstaat meestal in samenhang met onvoldoende van dit glycoproteïne, wat vrij vaak voorkomt bij oudere volwassenen. Een tekort door voeding is ongewoon, maar het wordt soms in verband gebracht met een veganistisch dieet.

Foliumzuur

Dit komt voor in lever, groene bladgroenten, bruine rijst, bonen, noten en melk. Het wordt door bacteriën aangemaakt in de dikke darm en tamelijk veel wordt opgenomen. Het wordt vernietigd door verhitting en vocht. Omdat er slechts een kleine hoeveelheid in het lichaam wordt opgeslagen, treedt een gebrek al snel aan het licht. Eveneens als Vitamine B_{12} is foliumzuur essentieel voor de DNA-synthese; bij een tekort wordt de mitose (celdeling) belemmerd. Dit heeft vooral gevolgen voor snel delende cellen, zoals bloedcellen. Een foliumzuurtekort leidt dan ook tot een soort megaloblastaire anemie (p. 74), die te behandelen is met foliumzuursupplementen. Foliumzuur speelt ook een rol bij de ontwikkeling van de embryonale neurale buis, die later hersenen en ruggenmerg wordt. Foliumzuurtekort bij de conceptie en tijdens de vroege zwangerschap worden in verband gebracht met spina bifida (p. 202).

Pantotheenzuur

Dit komt voor in veel voedingsmiddelen en wordt in verband gebracht met een energie-opwekkende stofwisseling. Er zijn geen deficiëntieziekten geïdentificeerd. Het wordt vernietigd door buitensporige warmte en vorst.

Biotine

Dit komt in veel voedingsmiddelen voor, zoals in gist, eigeel, lever, nier en tomaten en wordt ook door bacteriën in de darmen aangemaakt. Het speelt een rol bij het metabolisme van koolhydraten, lipiden en sommige aminozuren. Gebrek is uiterst zeldzaam.

Vitamine C (ascorbinezuur)

Dit komt voor in vers fruit, vooral zwarte bessen, grapefruit en citrusvruchten alsook in rozenbottels en groene groenten. De vitamine lost makkelijk op in water en wordt gemakkelijk vernietigd door warmte, veroudering, snijden, zouten en drogen. Deze processen kunnen de ontwikkeling van scorbuut ('scheurbuik') door een vitaminetekort in de hand werken. Een tekort manifesteert zich binnen 4 à 6 maanden.

Vitamine C speelt een rol bij het eiwitmetabolisme, vooral de aanleg van collageenvezels in bindweefsel. Vitamine C is net als vitamine E een antioxidant en beschermt stoffen in het lichaam tegen schadelijke oxidatiereacties die door vrije radicalen worden veroorzaakt. Bij scheurbuik wordt de collageenproductie aangetast, wat leidt tot broze bloedvaten, vertraagde wondheling en slecht botherstel. Het tandvlees zwelt op en wordt sponzig, en de tanden raken los in de tandkassen. Systematische aandoeningen betreffen vermoeidheid, zwakte en pijnlijke gewrichten en spieren.

Mineralen, spoorelementen en water

Mineralen en spoorelementen

Mineralen zijn anorganische stoffen die voor alle lichaamsprocessen nodig zijn, meestal slechts in kleine hoeveelheden. Sommige mineralen, bijv. calcium, fosfaat, natrium en kalium, zijn in een grotere hoeveelheid nodig dan andere. Mineralen waar slechts een zeer kleine hoeveelheid van nodig is, heten spoorelementen of spoormineralen, zoals ijzer, jodium, zink, koper, kobalt, selenium en fluoride. De voornaamste mineralen en spoorelementen worden hier uitgelegd.

Calcium

Dit komt voor in melk, kaas, eieren, groene groenten en sommige vissoorten, bijv. sardienen. Een evenwichtig voedingspatroon moet voldoende aanvoer leveren, hoewel de behoefte groter is bij zwangere vrouwen en opgroeiende kinderen. Het is het belangrijkste mineraal en 99% ervan komt voor in de beenderen en tanden (rond 1 kg bij volwassenen), waarvan het een essentieel structureel bestanddeel is. Calcium is ook betrokken bij de bloedstolling, en de werking van zenuwen en spieren. Een tekort aan calcium veroorzaakt rachitis bij kinderen en osteomalacie bij volwassenen (p. 472).

Fosfaat

Bronnen ervan zijn melk en melkproducten, rood vlees, vis, gevogelte, brood en rijst. Als er voldoende calcium in de voeding zit, is het niet waarschijnlijk dat er een fosfaatgebrek ontstaat. Fosfaat speelt samen met calcium en vitamine D een rol bij het harder maken van botten en tanden; 85% van het lichaamsfosfaat komt op deze plekken voor. Fosfaten vormen een essentieel onderdeel van nucleïnezuren (DNA en RNA, Hfdst. 17), celmembranen en moleculen die energie opslaan, zoals adenosinetrifosfaat (ATP, zie Fig. 2.10).

Natrium

Natrium komt voor in de meeste voedingsmiddelen, vooral in bewerkte voedingsmiddelen en 'fastfood'. Het wordt bovendien vaak aan het eten toegevoegd tijdens het koken of als tafelzout. De inname van keukenzout overschrijdt meestal de aanbevolen 6 g. per dag en het teveel wordt gewoonlijk via de urine verwijderd. Een hoge consumptie van natrium wordt in verband gebracht met hoge bloeddruk (p. 136), wat wederom een risicofactor is voor ischemische hartaandoening (p. 132) en beroerte (p. 194). Voedingsmiddelen worden gewoonlijk gelabeld met de natriuminhoud en om deze hoeveelheid om te zetten in zout, moet de natriuminhoud met 2,5 worden vermenigvuldigd.

Natrium is het meest voorkomende extracellulaire kation en is essentieel voor spiercontractie en overdracht van zenuwprikkels.

Kalium

Deze stof komt veel voor in bijna alle voedingsmiddelen, in het bijzonder fruit en groenten, en de inname overschrijdt meestal de behoefte.

Het is het meest voorkomende intracellulaire kation en is, net als natrium, betrokken bij spiercontractie en overdracht van zenuwimpulsen.

Ijzer

IJzer komt als oplosbare verbinding voor in lever, rood vlees, peulvruchten, noten, eieren, gedroogd fruit, volkorenbrood en groene bladgroenten. Normale volwassenen verliezen elke dag ongeveer 1 mg ijzer uit het lichaam. Dat is minder dan de normale dagelijkse voeding bevat (9 – 15 mg), maar slechts 5 – 15% hiervan is in een vorm die kan worden opgenomen. IJzer is essentieel voor de vorming van hemoglobine in rode bloedlichaampjes. Het is ook nodig voor koolhydratenstofwisseling en voor de aanmaak van sommige hormonen en neurotransmitters.

Menstruerende en zwangere vrouwen hebben een verhoogde ijzerbehoefte, net als jonge mensen die groeispurten doormaken.

Ijzergebreksanemie (p. 73) is wereldwijd de meest voorkomende voedingsdeficiëntie en treedt op als de ijzervoorraad is uitgeput. Deze vorm van bloedarmoede kan ook voorkomen bij chronische bloedingen, bijv. bij een maagzweer.

Jodium

Jodium komt voor in zeevruchten en in groenten die op jodiumhoudende grond geteeld zijn. In delen van de wereld waar niet voldoende jodium in de grond zit, worden zeer kleine hoeveelheden toegevoegd aan tafelzout om struma (p. 251) te voorkomen.

Jodium is essentieel voor de vorming van thyroxine en tri-jodothyronine, twee schildklierhormonen, die de stofwisseling alsook de fysische en mentale ontwikkeling regelt.

Water

Water is het grootste bestanddeel van het menselijke lichaam met ongeveer 60% van het lichaamsgewicht van een volwassene (zie Fig. 2.17).

Veel water gaat elke dag verloren in urine, zweet en ontlasting. Dit wordt gewoonlijk gecompenseerd door de inname via voedsel en vocht om de dorst te lessen. De aanbevolen dagelijkse inname is ongeveer 1,5-2 liter (6-8 glazen) voor volwassenen. Er is een grotere behoefte aan water na lichaamsbeweging en als de omgevingstemperatuur hoog is. Uitdroging, als de inname het verlies niet compenseert, kan ernstige gevolgen hebben. Het waterevenwicht wordt nauwkeurig gereguleerd door de invloed van hormonen in de nierbuisjes (Hfdst. 13).

Functies van water

Deze functies zijn:

- het leveren van het oplosmiddel en het transportmedium voor de stofwisselingsprocessen van het lichaam
- het bevochtigen van voedsel zodat het doorgeslikt kan worden (zie speeksel, p. 321)
- het reguleren van de lichaamstemperatuur – als bestanddeel van zweet, dat wordt afgescheiden via de huid en daar verdampt, waardoor het lichaamsoppervlak afkoelt (Hfdst. 14)
- als het belangrijkste bestanddeel van bloed en weefselvocht, het transporteren van stoffen door het lichaam en zorgen voor de uitwisseling tussen bloed, weefselvocht en lichaamscellen
- verdunnen van afvalproducten en toxinen in het lichaam
- uitscheiden van afvalproducten – als bestanddeel van urine en ontlasting.

● **TOETS**

3. Wat betekent de term 'essentieel aminozuur'?

4. Noem de vetoplosbare vitaminen.

5. Wat is het meest voorkomende mineraal in het lichaam?

Niet-verteerbare polysacharide (NSP)

Leerdoel

Na lezing van deze paragraaf kan de lezer:

- de bronnen en functies van voedingsvezels beschrijven.

'Niet-verteerbare polysacharide' (NSP) is de juiste term voor voedingsvezel, al wordt de laatste term meer gebruikt. Het is het onverteerbare deel van de voeding en bestaat uit zemelen, cellulose en andere polysachariden. NSP komt veel voor in granen, groenten en fruit. Voedingsvezel wordt gedeeltelijk verteerd door bacteriën in de dikke darm en wordt in verband gebracht met gasvorming (flatus). De aanbevolen dagelijkse behoefte zit in vijf porties fruit of groenten ('schijf van vijf', Kader 11.2).

Functies van NSP (voedingsvezel)

Voedingsvezel:

- draagt bij aan toename van het volume van de voedselbrij en zorgt voor een verzadigd gevoel na het eten
- stimuleert de peristaltiek (p. 315)
- Trekt water aan, waardoor de ontlasting toeneemt } voorkomt constipatie
- beschermt tegen enkele spijsverteringsaandoeningen, bijv. kanker van dikke colon en rectum, en diverticulose (p. 357).

● **TOETS**

6. Geef de twee functies van voedingsvezels.

Voeding en het verouderingsproces

> **Leerdoel**
>
> Na lezing van deze paragraaf kan de lezer:
>
> ■ de voornaamste factoren beschrijven die een rol spelen in het voedingspatroon van oudere volwassenen.

Het belang van goede voeding voor de gezondheid en het welzijn in alle fasen van het leven is bekend. De verhouding tussen voeding, het voedselpatroon en het verouderingsproces is complex omdat veel aandoeningen door een slecht voedselpatroon ontstaan, bijv. atherosclerose wordt in verband gebracht met een dieet met een hoog gehalte aan verzadigd vet en deze aandoening verhoogt het risico op hart- en vaatziekten (p. 132). Een goede voeding op jonge en middelbare leeftijd kan in belangrijke mate het risico verminderen om in de latere fase van het leven problemen op te lopen; er zijn bijv. aanwijzingen dat jonge vrouwen die hun zuivelinname beperken wanneer ze proberen af te vallen, of veel koolzuurhoudende dranken drinken (die de calciumopname belemmeren), een verhoogd risico hebben op osteoporose (p. 471) op latere leeftijd.

De reuk- en smaakzintuigen verminderen met de leeftijd (Hfdst. 8), waardoor de eetlust kan verminderen.

De basale stofwisseling (BMR, p. 342) vermindert geleidelijk vanaf 40 of 50 jaar. Dit komt hoofdzakelijk door de afname van spiermassa en de parallelle toename van lichaamsvet. BMR is sneller bij personen met meer spiermassa omdat spieren metabolisch actiever zijn dan adipeus weefsel (vet). De fysieke activiteit vermindert met leeftijd, waardoor de BMR bij oudere volwassenen nog verder afneemt.

Voedingskundige aanbevelingen voor oudere volwassenen verschillen niet van die voor andere volwassenen, hoewel hun energiebehoeften geleidelijk verminderen door de afnemende basale stofwisseling, in het bijzonder wanneer hun fysieke activiteit beperkt is. Zoals voor andere leeftijdsgroepen geldt ook voor oudere volwassenen om voor een evenwichtig voedselpatroon met voldoende vezels en vitaminen te zorgen.

Voedingsstoornissen bij oudere volwassenen

Zowel ondervoeding als obesitas komen vaak voor bij oudere volwassenen; dat geldt ook voor aandoeningen die hier worden beschreven. Ondervoeding is couranter bij diegenen die in instellingen wonen, terwijl zwaarlijvigheid of obesitas meer voorkomen bij personen die thuis wonen.

Ondervoeding

Ondergewicht (BMI lager dan 18.5) maakt een individu vatbaar voor gezondheidsproblemen, bijv. ontwikkeling van decubitus (doorligwonden), wat bij oudere volwassenen langer duurt om te genezen. Bij hoogbejaarde volwassenen komen anorexia en gewichtsverlies steeds vaker voor en het aantal gevallen van eiwit/energieondervoeding (PEM, p. 307) stijgt. Ondervoeding in de gezondheidszorg wordt in de volgende paragraaf beschreven.

Obesitas

Meestal neemt het lichaamsgewicht tussen 40 en 65 jaar toe ('uitdijing van de middelbare leeftijd'). Dit wordt over het algemeen meer toegeschreven aan een vermindering van fysieke activiteit en BMR dan aan een toename van consumptie van energierijke voeding. Zwaarlijvigheid (overgewicht) wordt gedefinieerd bij een BMI boven 25 en obesitas bij een BMI boven 30 (zie Kader 11.1). Na 65 jaar neemt het gewicht gewoonlijk af, wat gepaard gaat met een verminderde voedselopname, een afname van de spiermassa en een verhoogd risico aan ondervoeding. Zwaarlijvigheid of obesitas is op elke leeftijd een gezondheidsrisico (zie Kader 11.5).

Vitaminetekort

Vitaminetekorten komen vaker voor bij oudere volwassenen. Vitamine D-tekort (p. 302) staat in nauwer verband met oudere volwassenen die in instellingen leven, of personen die aan huis gebonden zijn. Het wordt aanbevolen dat vitamine D-inname gehandhaafd wordt door consumptie van vette vis en verrijkte granen; personen boven de 65 jaar wordt aanbevolen supplementen te nemen (10 µg per dag). Vitamine B_{12}-tekort, mogelijk door een verminderde opname of intrinsieke factor, is ook vaak voorkomend bij oudere volwassenen en kan pernicieuze anemie (p. 74) tot gevolg hebben.

Constipatie

Constipatie doet zich vaker voor omdat de spierspanning en de peristaltische activiteit van de colon met leeftijd verminderen. Dit wordt versterkt door een verminderde opname van vocht en/of vezels, verminderde lichaamsbeweging en beperkte mobiliteit. Als activiteiten die in verband staan met voedsel moeilijk zijn, bijv. mobiliteitsproblemen waardoor niet zelf boodschappen gedaan kunnen worden, verstoorde cognitieve functie of verlies aan behendigheid zodat maaltijden en dranken niet kunnen worden bereid, verhoogt dit de kans op constipatie.

> ● **TOETS**
>
> 7. Welk vitaminesupplement wordt het hele jaar door aanbevolen in alle oudere volwassenen die in het Verenigd Koninkrijk wonen?

Voedingsstoornissen

Leerdoel

Na lezing van deze paragraaf kan de lezer:

■ de voornaamste gevolgen van ondervoeding en obesitas beschrijven.

Het belang van de voeding voor de gezondheid wordt steeds beter onderkend. Een ziekte verandert vaak de voedingsbehoeften.

Eiwit-energieondervoeding

Eiwit-energieondervoeding (PEM) is het gevolg van onvoldoende inname van eiwitten, koolhydraten en vetten. Dit treedt op tijdens periodes van onvoldoende voedselinname om in de toenemende behoefte tevoorzien, bijv. bij trauma, koorts en ziekte. Ondervoeding is relatief zeldzaam in ontwikkelde landen, behalve als er een onderliggende oorzaak is, bijv. sepsis, trauma, operatie of een langdurige ziekte. Slechte voeding komt vaak voor waar armoede heerst, en het is vaak het resultaat van een onevenwichtig voedselpatroon. In het Verenigd Koninkrijk hebben ouderen in zieken- en rusthuizen tekenen van ondervoeding, wat tijdens hun verblijf nog kan verslechten. Anorexia (gebrek aan eetlust), door welke oorzaak dan ook, kan tot ondervoeding leiden. Personen met gevorderde kanker of chronische ziekte kunnen ook een gebrek aan eetlust ervaren wat tot een ernstig gewichtsverlies en spieratrofie leidt, een symptoom van cachexie (p. 59).

Bij onvoldoende voedselinname komt het vaak voor dat zich ook een vitaminetekort ontwikkelt. Slechte voeding (ondervoeding) vermindert het vermogen om andere ziekten en infecties af te weren. De mate van ondervoeding kan beoordeeld worden door de body mass index (BMI, zie Kader 11.1).

Vooral baby's en jonge kinderen zijn vatbaar, omdat zij voldoende voedingsstoffen nodig hebben om te kunnen groeien en zich normaal te kunnen ontwikkelen. In ontwikkelingslanden, waar mensen langdurig hongerperioden doorstaan, kunnen de volgende twee hier beschreven aandoeningen bij kinderen onder 5 jaar worden aangetroffen.

Kwashiorkor

Dit is een vorm van ondervoeding met oedeem dat optreedt na de borstvoeding en vaak veroorzaakt wordt door infecties zoals mazelen of gastro-enteritis. Een ernstige schade aan de lever vermindert de productie van plasma-eiwitten, wat tot ascites en oedeem leidt in de onderste ledematen, die een sterke vermagering verhullen (Fig. 11.2A). De groei stopt en er is gewichtsverlies en verlies van pigmentatie van huid en haar, vergezeld met lusteloosheid, apathie en prikkelbaarheid. Deze aandoening gaat vaak gepaard met infecties en het herstel van verwondingen en ontstekingen duurt langer.

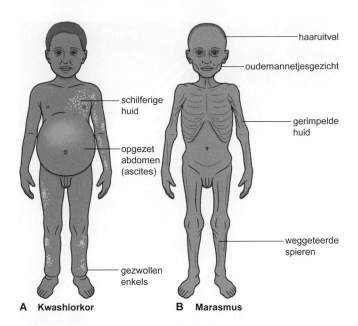

Figuur 11.2 Kenmerken van eiwit-energieondervoeding. (A) Kwashiorkor, (B) Marasmus.

Marasmus

Marasmus wordt gekenmerkt door ernstige vermagering vanwege de afbraak (katabolisme) van spieren en vet (Fig. 11.2B). Er zijn geen oedemen. Groeimijlpalen worden vertraagd, de huid wordt gerimpeld door het teloorgaan van onderhuids vet en er is haarverlies.

Malabsorptie

De oorzaken van malabsorptie lopen uiteen van kortetermijnproblemen zoals spijsverteringsinfecties (p. 354) tot chronische condities zoals mucoviscidose (p. 288). Malabsorptie kan specifiek zijn voor één voedingsstof, bijv. Vitamine B_{12} bij pernicieuze anemie (p. 74), of van toepassing zijn op een spectrum van voedingsstoffen, bijv. bij tropische spruw (p. 360).

Obesitas (zwaarlijvigheid)

In ontwikkelde landen is dit veel voorkomend, hoewel het ook steeds meer te vinden is in sommige ontwikkelingslanden. De WHO bepaalt dat obesitas betekent wanneer de body mass index (BMI) 30 is of meer (zie Kader 11.1). Dit verschijnsel treedt op als de energie-inname het verbruik overtreft, bijv. bij inactieve mensen die elke dag te veel energie binnenkrijgen.

Zwaarlijvigheid (Fig. 11.3) is wereldwijd een toenemend probleem voor de volksgezondheid. Het treft mensen van alle leeftijden en gaat gepaard met veel andere aandoeningen (Kader 11.5). Wereldwijd had 39% van de volwassenen van 18 jaar en ouder in 2014 overwicht en 13% was zwaarlijvig (WHO, 2016). Wereldwijd waren er meer dan 40 miljoen kinderen met overwicht of obesitas onder de 5 jaar, waarvan

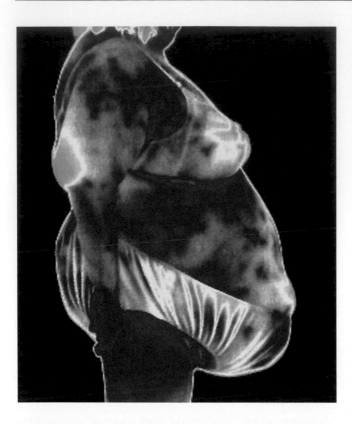

Figuur 11.3 Zwaarlijvige vrouw (thermogram). (Tony McConnell/ Science Photo Library. Gereproduceerd met toestemming.)

Kader 11.5 Aandoeningen waarvoor obesitas een beïnvloedende factor is

Hartvaataandoeningen, bijv. hoge bloeddruk (p. 136),
    ischemische hartziekten (p. 132)
Diabetes mellitus type 2 (p. 256)
Sommige vormen van kanker
Galstenen (p. 364)
Osteoartritis (p. 474)
Spataderen (p. 128)
Verhoogd risico op postoperatieve complicaties

75% in stedelijke gebieden van ontwikkelingslanden woont (WHO, 2016). Zwaarlijvigheid bij kinderen is een bijzonder groot probleem in ontwikkelingslanden (waar ook ondervoeding wijdverbreid is), omdat deze aandoening, die eigenlijk kan worden voorkomen, op latere leeftijd aanhoudt en gezondheidsrisico's met zich meedraagt, in het bijzonder diabetes en hartvaataandoeningen.

Het hormoon leptine wordt in verband gebracht met obesitas. Het heeft meerdere functies, waarvan een de regulering van eetlust is. Na het eten wordt leptine afgescheiden door het adipeus weefsel en beïnvloedt de hypothalamus zodanig dat er een gevoel van verzadiging ('gevuld') optreedt en de eetlust onderdrukt wordt. Bij obesitas is er een hoog niveau van leptine in het bloed en het negatieve feedbacksysteem, wat in de regel de eetlust zou moeten onderdrukken, functioneert niet meer op een normale manier.

Kader 11.6 Aandoeningen die een aanpassing van het voedselpatroon vereisen

Obesitas
Ondervoeding
Diabetes mellitus (p. 255)
Diverticulose (p. 357)
Coeliakie (p. 360)
Fenylketonurie (p. 488)
Acute nierinschade (p. 385)
Chronische nierziekte (p. 386)
Leverinsufficiëntie (p. 363)
Lactose-intolerantie

Leptine is ook betrokken bij de synthese van het gonadotropine releasing hormoon en gonadotrofine tijdens de puberteit (Hfdst. 18). Aangezien het afgescheiden wordt via het vetweefsel zijn bij slanke individuen de niveaus laag. Dat verklaart waarom:

• dunne meisjes met weinig lichaamsvet later de puberteit bereiken dan hun leeftijdsgenoten met een normaal gewicht
• heel dunne vrouwen meer problemen hebben om in verwachting te raken
• de menstruatie bij vrouwen met weinig lichaamsvet ophoudt.

● **TOETS**

8. Wat is het schaalbereik van de BMI voor een normaal lichaamsgewicht?

Aandoeningen met implicaties voor de voeding

Behalve voedingsstoornissen bestaan er veel aandoeningen waardoor de voeding moet worden aangepast. Sommige hiervan staan in Kader 11.6 weergegeven.

Extra leesmateriaal

British Nutrition Foundation, 2016a. Nutrit. Sci. Online beschikbaar op: https://www.nutrition.org.uk/.

British Nutrition Foundation, 2016b. The eatwell guide – A revised healthy eating model. Online beschikbaar op: https://w1ww.gov.uk/.

British Nutrition Foundation, 2016c. The eatwell guide – Helping you eat a healthy, balanced diet. Online beschikbaar op: https://www.nutrition.org.uk/.

Public Health England, Scientific Advisory Committee on Nutrition, 2016. Vitamin D and health. Online beschikbaar op: https://www.gov.uk.

World Health Organization, 2016. Factsheet: obesity and overweight. Online beschikbaar op: http://www.who.int/mediacentre/.

World Health Organization, 2017a. Global database on body mass index. Online beschikbaar op: http://apps.who.int /bmi/.

World Health Organization, 2017b. Global strategy on diet, physical activity and health: childhood overweight and obesity. Online beschikbaar op: http://www.who.int/die tphysicalactivity/childhood/en/.

Zelftest

Vul elk van de volgende beweringen in:

1. Vetten worden geclassificeerd als _____ of _____. In het algemeen zijn de eerste groep afkomstig van _____ bronnen en hebben een vaste vorm bij kamertemperatuur, terwijl de tweede groep afkomstig is van _____ en zijn vloeibaar bij kamertemperatuur.

2. Vitamine B_{12} is essentieel voor de synthese van _____ en een tekort leidt tot _____ anemie. Het wordt geabsorbeerd in de _____, bijgestaan door _____ wat wordt afgescheiden door de maag.

Geef bij elk van de volgende beweringen aan of deze waar of niet waar is:

3. High-density-lipoproteïnen kunnen zich ophopen in de slagaderwanden, wat leidt tot atherosclerose. _____

4. Een tekort aan calcium bij kinderen kan leiden tot rachitis. _____

5. Koppel elke letter van lijst A aan het juiste nummer van lijst B:

Lijst A
____ (a) Kwashiorkor
____ (b) Ascorbinezuur
____ (c) Struma
____ (d) Leptine
____ (e) Monosacharide
____ (f) Marasmus
____ (g) Aminozuur
____ (h) Foliumzuur

Lijst B
1. De eenvoudigste vorm van koolhydraten
2. Ondervoeding met oedeem, bijv. ascites
3. Vitamine C
4. Hormonen die betrokken zijn bij de controle van de eetlust
5. Vereist voor een normale ontwikkeling van de neurale buis in embryo's
6. Ondervoeding met extreme spierafbraak
7. Bouwsteen van eiwitten
8. Teken van jodiumtekort

Ga naar http://evolve.elsevier.com/Waugh/anatomie/ meer zelftests over de onderwerpen die in dit hoofdstuk aan de orde zijn gekomen.

Het spijsverteringsstelsel

Het spijsverteringsstelsel maakt het geheel uit van het spijsverteringskanaal, de bijbehorende organen en de reeks spijsverteringsprocessen, waarbij het voedsel wordt bewerkt voor opname. Het spijsverteringskanaal begint bij de mond, loopt door de borstholte, de buikholte en het bekken en eindigt bij de anus (Fig. 12.1). De basisstructuur ervan is op verschillende plaatsen aangepast aan de processen die op dat niveau plaatsvinden (Fig. 12.2). De spijsvertering breekt het gegeten voedsel af tot het geschikt is voor absorptie. Vlees bijvoorbeeld, ook gebraden, is chemisch te complex om te worden opgenomen. De vertering geeft de bestanddelen vrij: aminozuren, zouten, vetten en vitaminen. Verteringsenzymen (p. 34) die verantwoordelijk zijn voor deze veranderingen, worden door klieren in het spijsverteringskanaal uitgescheiden, waarvan sommige in de wand van het kanaal liggen en sommige buiten het kanaal, maar met buizen erbinnen worden geleid.

Na opname leveren de voedingsstoffen het ruwe materiaal voor het maken van nieuwe cellen, hormonen en enzymen. De chemische energie die nodig is voor deze en andere processen en voor het uitscheiden van afval worden door de verteringsproducten gegenereerd. De activiteiten van het spijsverteringsstelsel kunnen in vijf hoofdgroepen worden gerangschikt.

Opname
Door eten en drinken wordt het voedsel het spijsverteringskanaal binnengebracht.

Peristaltiek
Hiermee wordt de inhoud van het spijsverteringskanaal gemengd en voortbewogen.

Vertering
Deze bestaat uit:
- mechanische afbraak van het voedsel, bijvoorbeeld door kauwen (masticatie)
- chemische afbraak van voedsel tot kleine moleculen door de werking van enzymen die zich in de uitscheidingsproducten van klieren en hulporganen van het spijsverteringsstelsel bevinden.

Absorptie
Dit is het proces waarbij de afbraakproducten van de spijsvertering door de wand van het spijsverteringskanaal gaan en in de bloed- en lymfevaten komen, waarna ze door het lichaam worden vervoerd en door de cellen worden gebruikt.

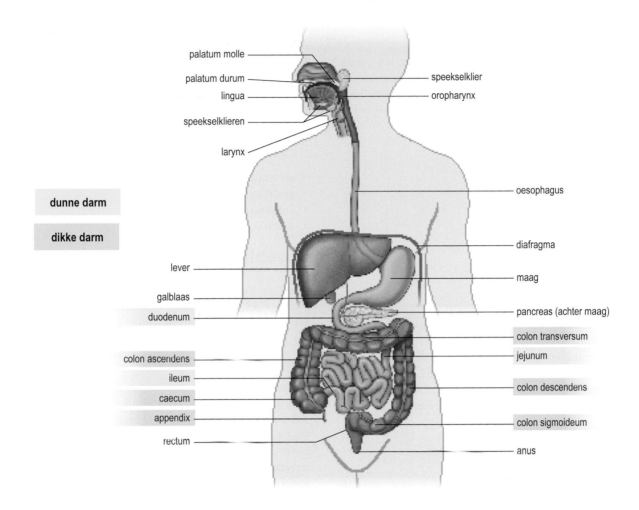

Figuur 12.1 Het spijsverteringsstelsel (Het gezicht is naar rechts gedraaid)

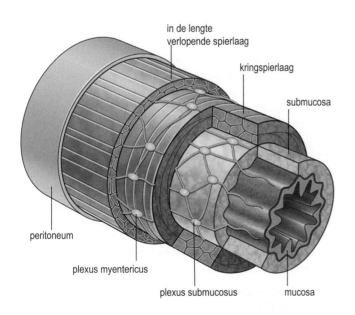

Figuur 12.2 Algemene structuur van het spijsverteringskanaal

Uitscheiding

Voedsel dat gegeten is maar niet kan worden verteerd en geabsorbeerd, wordt door het spijsverteringskanaal uitgescheiden als feces (defecatie).

Hierna wordt uitgelegd wat geabsorbeerde voedingsstoffen verder doen en hoe ze door het lichaam worden gebruikt en welke gevolgen het verouderingsproces op het verteringsstelsel heeft. In het laatste deel worden stoornissen van het spijsverteringsstelsel in beschouwing genomen.

Organen van het spijsverteringsstelsel

Deze worden getoond in (Fig. 12.1).

Leerdoelen

Na lezing van deze paragraaf kan de lezer:

■ de hoofdorganen van het spijsverteringskanaal benoemen

■ de hulporganen van de spijsvertering benoemen.

313

Spijsverteringskanaal

Dit is voornamelijk een lang kanaal waardoor het voedsel wordt voortbewogen. Het kanaal is bij volwassenen ongeveer vijf meter lang en begint bij de mond en eindigt bij de anus. De verscheidene organen langs het kanaal hebben verschillende functies, hoewel ze structureel sterk op elkaar lijken. Deze onderdelen zijn:

- mond
- pharynx (keelholte)
- oesophagus (slokdarm)
- maag
- dunne darm
- dikke darm
- rectum en anale kanaal.

Hulporganen

Er komen verschillende uitscheidingsproducten in het spijsverteringskanaal vrij, sommige door klieren in de bekleding van sommige organen, zoals maagsap, en sommige door klieren buiten het kanaal. De laatste zijn de hulporganen van de vertering; hun uitscheidingsproducten komen door een buis het spijsverteringskanaal binnen. Ze bestaan uit:

- drie paar speekselklieren
- het pancreas (alvleesklier)
- de lever en de galwegen.

De organen en klieren zijn zowel fysiologisch als anatomisch met elkaar verbonden, in die zin dat vertering en absorptie in fasen verlopen, die elk afhankelijk zijn van de fase(n) ervoor.

> **TOETS**
>
> 1. Noem de hulporganen van het spijsverteringskanaal.

Algemene structuur van het spijsverteringskanaal

Deze worden getoond in (Fig. 12.2)

Leerdoelen
Na lezing van deze paragraaf kan de lezer: ■ de ligging van het peritoneum beschrijven ■ de functie van de gladde spieren in de wand van het spijsverteringskanaal beschrijven ■ de structuren van de mucosa bespreken ■ de zenuwvoorziening van het spijsverteringskanaal schetsen.

De lagen van de wand van het spijsverteringskanaal volgen vanaf de oesophagus een consistent patroon. De basisstructuur is in de mond en keel niet zo duidelijk; deze wordt later besproken.

In de organen vanaf de oesophagus worden structurele aanpassingen gekoppeld aan specifieke functies. De basisstructuur wordt hier beschreven, de variaties worden in het betreffende deel behandeld.

De wand van het spijsverteringskanaal bestaat uit vier lagen:

- adventitia of serosa – de buitenlaag
- spierlaag
- submucosa
- mucosa – slijmvlies bekleding.

Adventitia of serosa

Dit is de buitenste laag. In de borstkas bestaat hij uit los bindweefsel en in de buik worden de organen bedekt door een sereus vlies, het peritoneum.

Peritoneum

Het peritoneum is het grootste sereuze vlies van het lichaam (Fig. 12.3A). Het is een enkelvoudig vlies, wat een gesloten zak met een kleine hoeveelheid sereus vocht in de buikholte vormt. Het wordt rijkelijk van bloed en lymfe voorzien en bevat veel lymfeklieren. Het biedt een fysische barrière tegen infecties en kan een infectiehaard isoleren, bijvoorbeeld bij appendicitis, zodat andere organen niet worden aangestoken. Het peritoneum bestaat uit twee delen:

- het pariëtale peritoneum, dat de buikwand bekleedt
- het viscerale peritoneum, dat de organen in de buik- en bekkenholte (viscera) bedekt.

Het pariëtale peritoneum bekleedt de wand van de buikholte.

De beide delen van het peritoneum maken nauw contact; wrijving tussen de twee wordt voorkomen door peritoneaal vocht, sereus vocht dat wordt afgescheiden door de peritoneale cellen; de peritoneumholte is alleen maar een virtuele holte. Een vergelijkbare situatie is te vinden bij de vliezen die de longen bedekken, de pleura (p. 272). De abdominale organen worden in verschillende mate bedekt door de lussen en plooien van het viscerale peritoneum, waardoor ze stevig aan de abdominale wand vastzitten. Als het orgaan bijna volledig bedekt is door het viscerale peritoneum, wordt het intraperitoneaal genoemd. Als het orgaan alleen aan de voorste zijde is bedekt, wordt het retroperitoneaal (d.w.z. achter het peritoneum) genoemd. Dit betekent dat:

- Alleen het bovenste oppervlak van de bekkenorganen wordt bedekt
- De maag en darmen bijna volledig door het peritoneum worden omringd en met een dubbele plooi (het mesenterium) aan de achterwand van de buik vastzitten.

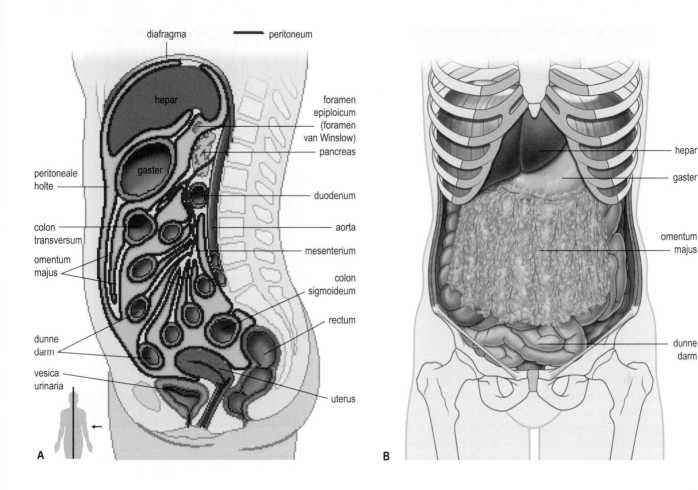

Figuur 12.3 (A) Het peritoneum en zijn structuren. (A) De buikholte (*blauw*), het spijsverteringsstelsel en de bekkenorganen. (B) Het omentum majus.

De plooi van het peritoneum dic de maag omhult, het omentum majus, loopt voorbij de grotere bocht van de maag en hangt als een schort voor de buikorganen (Fig. 12.3B). Het slaat vet op, dat zowel isolatie als energieopslag voor de langere termijn biedt.

• Het voorste oppervlak van het pancreas, de milt, de nieren en bijnieren is bedekt, dus deze organen zijn retroperitoneaal (liggen achter het peritoneum).

• De lever is vrijwel geheel door het peritoneum bedekt, waarmee hij aan het onderste oppervlak van het diafragma (middenrif) is gehecht.

• De belangrijkste bloedvaten en zenuwen vlak bij de achterwand van de buikholte lopen en deze door de peritoneumplooien takken naar de organen sturen.

Spierlaag

Op enkele uitzonderingen na bestaat deze uit twee lagen glad (onwillekeurig) spierweefsel. De spiervezels van de buitenlaag liggen in de lengte en die van de binnenlaag zijn cirkelvormig. Tussen de twee spierlagen liggen bloedvaten, lymfevaten en een netwerk (plexus) van sympathische en parasympatische zenuwen, de plexus myentericus (zie Fig. 12.2). Deze zenuwen bezenuwen de aangrenzende gladde spieren en bloedvaten.

Samentrekking en ontspanning van deze gladde spierlagen treedt op in ritmische golven, die de inhoud van het kanaal voortstuwen. Dit heet peristaltiek (Fig. 12.4) en wordt beïnvloed door sympathische en parasympatische zenuwen. De spiersamentrekkingen mengen tevens het voedsel met de verteringssappen. Verdere verplaatsing van de inhoud wordt op verschillende punten gereguleerd door kringspieren. Deze werken ook als klep en voorkomen daarmee het teruglopen van voedsel. Dankzij deze regulering is er tijd voor vertering en absorptie.

Submucosa

Deze laag bestaat uit los areolair bindweefsel met collageen en elastische vezels die de spierlaag aan de mucosa verbinden. In de laag liggen bloedvaten en zenuwen, lymfevaten en capillairen. De zenuwplexus is de plexus submucosus (zie Fig. 12.2), die sympathische en parasympatische zenuwen bevat voor de bekleding van de mucosa.

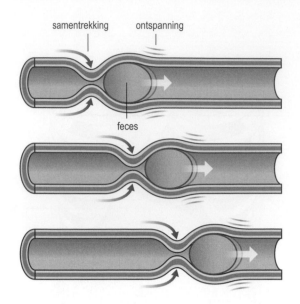

samentrekking   ontspanning

feces

Figuur 12.4 Beweging van de feces door peristaltiek

Mucosa

De mucosa is de voering van het darmkanaal. De meest op-pervlakkige laag is het slijmvlies, dat gevormd wordt door cilinderepitheel en drie hoofdfuncties heeft: bescherming, uitscheiding en absorptie. Daaronder ligt een dun laagje los bindweefsel dat de bloedvaten en het beschermende en lymfatische weefsel ondersteunt. De diepste laag is een dun laagje gladde spier die zorgt voor de eigenschappen van de darmwand, zoals maagklieren (p. 326) en darmvilli (p. 330).

Slijmvlies

In delen van het kanaal die aan sterke slijtage of mechani-sche beschadigingen zijn onderworpen, bestaat het binnenste slijmvlies uit meerlagig plaveiselepitheel met slijmuitschei-dende klieren vlak onder de oppervlakte. In gebieden waar het voedsel al zacht en vochtig is en waar de uitscheiding van verteringssappen en absorptie plaatsvindt, bestaat het uit cilinderepitheel met verspreid liggende slijmbekercellen (Fig. 12.5). Slijm smeert de wand van het kanaal en biedt een fysische barrière tegen het schadelijke effect van verterings-enzymen. Op verschillende plaatsen in het darmkanaal schei-den gespecialiseerde subepitheliale klieren afvalstoffen af in het lumen, onder andere:

- speeksel uit de speekselklieren
- maagsap uit de maagklieren
- darmsap
- pancreassap uit het pancreas
- gal uit de lever.

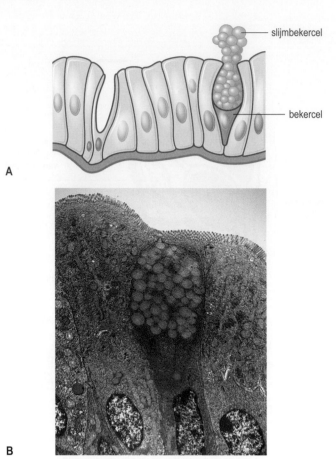

slijmbekercel

bekercel

A

B

Figuur 12.5 Cilinderepitheel met een slijmbekercel. (A) Diagram. (B) Gekleurde transmissie-elektromicrografie van een doorsnede van een bekercel (*roze* en *blauw*) van de dunne darm. (B, Steve G Schmeissner/Science Photo Library. Gereproduceerd met toestem-ming.)

Deze vormen de verteringssappen; de meeste bevatten enzymen die voedsel chemisch afbreken. Onder de epitheel-laag bevinden zich variabele hoeveelheden lymfatisch weef-sel die beschermen tegen ingeslikte microben.

Zenuwvoorziening

Het spijsverteringskanaal en zijn hulporganen worden voorzien door zenuwen van beide delen van het autonome zenuwstelsel, zowel het sympathische als het parasympa-tische (Fig. 12.6). Ze werken in het algemeen antagonis-tisch en op elk bepaald moment heeft het ene deel een gro-tere invloed dan het andere, afhankelijk van de behoeften van het lichaam. Verhoogde parasympatische werking op de spijsverteringsorganen bevordert de spijsverte-ringsprocessen, en verhoogde sympatische werking remt deze af.

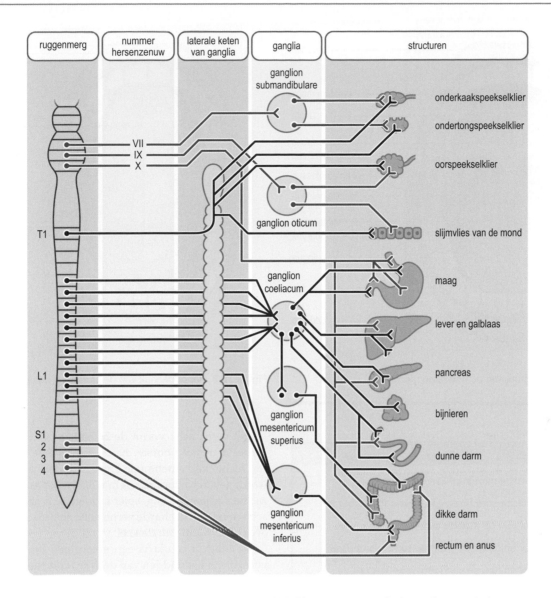

Figuur 12.6 Autonome zenuwvoorziening naar het spijsverteringsstelsel. *Blauw*, parasympatisch, *rood*, sympatisch.

Parasympatische voorziening

Deze komt voornamelijk voor rekening van de nervus vagus. Sacrale zenuwen voorzien de meest distale delen van het maagdarmkanaal. De effecten van parasympathische stimulering op het verteringssysteem zijn:
- verhoogde spieractiviteit, vooral peristaltiek, gestimuleerd door verhoogde activiteit van de plexus van Auerbach
- verhoogde kliersecretie door verhoogde activiteit van de plexus van Meissner (zie Fig. 12.2).

Sympathische voorziening

Deze bestaat uit talrijke zenuwen die in het thoracale en lumbale gebied uit het ruggenmerg ontspringen. Deze vormen plexussen (ganglia) in de borstkas, de buik en lumbaal, van waaruit zenuwen naar de organen van het spijsverterings-kanaal lopen. De effecten van sympatische stimulatie op het verteringssysteem zijn:
- verminderde spieractiviteit, vooral peristaltiek, doordat de plexussen van Auerbach minder worden gestimuleerd
- verminderde klieruitscheiding doordat de plexussen van Meissner minder gestimuleerd worden.

● TOETS

2. Noem de lagen binnen de wand van het spijsverteringskanaal.

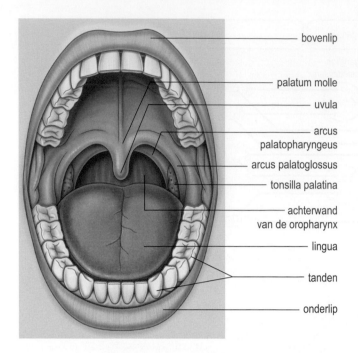

Figuur 12.7 Structuur van de wijd open mond.

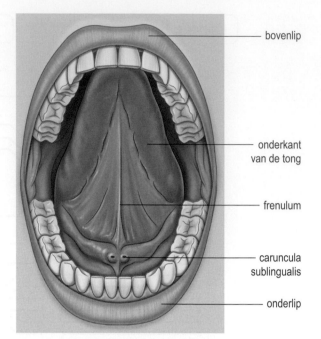

Figuur 12.8 Het oppervlak van de onderkant van de tong.

Mond

Leerdoelen

Na lezing van deze paragraaf kan de lezer:

■ de belangrijkste structuren van de mond benoemen

■ de structuur van de mond beschrijven

■ de structuur en de functie van de tong beschrijven

■ de structuur en functie van tanden en kiezen beschrijven

■ de bouw van het melkgebit en het blijvende gebit beschrijven.

De mond (Fig. 12.7) of mondholte wordt gevormd door spieren en botten:

Voor – door de lippen

Achter – overgaand in de keel

Opzij – door de spieren van de wangen

Boven – door het harde (bot) en zachte (spieren) verhemelte

Onder – door de gespierde tong en de zachte weefsels van de bodem van de mond.

De mondholte is geheel bekleed met slijmvlies, dat bestaat uit stevig, meerlagig plaveiselepitheel met slijmuitscheidende kliertjes.

Het deel van de mond tussen het tandvlees en de wangen is het vestibulum oris en de overige binnenkant is de mondholte of cavum oris. Het slijmvlies dat de wangen en lippen bekleedt, bedekt ook het tandvlees en de tandkassen en gaat over in de huid van het gezicht.

Het verhemelte vormt de bovenkant van de mond en is verdeeld in het voorste, harde verhemelte, en het achterste, zachte verhemelte (zie Fig. 12.1). Het harde verhemelte wordt gevormd door het os maxilla en het os palatinum. Het zachte verhemelte is gespierd, buigt zich omlaag vanaf het achtereind van het harde verhemelte en gaat aan de zijkanten over in de wand van de keel.

De huig of uvula is een spierplooi, bedekt met slijmvlies, die in het midden van de vrije rand van het zachte verhemelte omlaag hangt. Opzij ervan lopen aan beide zijden twee slijmvliesplooien, de verhemeltebogen. De achterste aan elke zijde is de arcus palatopharyngeus en de voorste de arcus palatoglossus. Tussen de bogen bevinden zich de tonsillae palatinae (keelamandelen).

Tong

De tong bestaat uit een willekeurige spier. Hij zit aan de basis vast aan het os hyoideum (zie Fig. 10.4) en met een plooi van zijn slijmvliesbekleding, het frenulum (tongriem), aan de bodem van de mond (Fig. 12.8). Het bovenoppervlak bestaat uit meerlagig plaveiselepitheel, met talrijke papillen erop. Veel hiervan bevatten zintuigreceptoren voor de smaakzin (zie Fig. 8.25).

Bloedtoevoer

De belangrijkste arteriën naar de tong zijn de arteriae linguales, takken van de arteriae carotides internae. De veneuze afvoer vindt plaats door de venae linguales, die zich bij de venae jugulares internae voegen.

Zenuwvoorziening

De betrokken zenuwen zijn de volgende craniale zenuwparen:

- de nervus hypoglossus (12de hersenzenuw), die de spier zelf voorziet
- de nervus lingualis, een tak van de nervus mandibularis, afkomstig van de 5e hersenzenuw, is de zenuw van de somatische gewaarwordingen, zoals pijn, temperatuur en aanraking
- de nervus facialis en de nervus glossopharyngeus (7de en 9de hersenzenuw), de smaakzenuwen.

Functies

De tong speelt een belangrijke rol bij:

- kauwen (masticatie)
- slikken (deglutitie)
- spreken (p. 267)
- smaak (p. 224).

Zenuwuiteinden voor de smaakzin zitten in de papillen, en deze liggen verspreid over het epitheel van de tong.

Tanden en kiezen

De tanden en kiezen zijn ingebed in de alveoli of tandkassen in de processus alveolaris van de boven- en onderkaak (Fig. 12.9). Kinderen worden geboren met twee reeksen tanden en kiezen, het melkgebit en het blijvende gebit (Fig. 12.10). Beide stellen in onder- en bovenkaak, zijn in onvolgroeide vorm aanwezig bij de geboorte.

Het melkgebit bevat twintig tanden en kiezen, tien in elke kaak. Ze beginnen door te komen na ongeveer zes maanden. Het melkgebit hoort bij 24 maanden volledig te zijn (Tabel 12.1).

Het blijvende gebit begint de melktanden te vervangen tussen de leeftijd van 6 en 13 jaar. Dit gebit, dat uit 32 tanden en kiezen bestaat, is meestal rond de leeftijd van 20 jaar volledig. De derde kiezen (verstandskiezen) zijn de laatste die doorbreken.

Structuur

Hoewel de vorm van tanden en kiezen verschilt, is hun structuur (Fig. 12.11) gelijk. Deze bestaat uit:

kroon (corona) – het deel dat boven het tandvlees uitsteekt
wortel (radix) – het deel dat in het bot ligt ingebed
hals (collum) – het iets versmalde gebied waar de kroon in de wortel overgaat.

In het midden van de tand of kies bevindt zich de pulpaholte, die bloedvaten, lymfevaten en zenuwen bevat. Deze wordt omhuld door een harde, ivoorachtige stof, het tandbeen of dentinum. Het dentinum is bekleed met een dunne laag van zeer hard materiaal, het glazuur of enamelum. De wortel van de tand of kies is daarentegen omgeven door een stof die op bot lijkt, het cement, dat de tand of kies in zijn kas verankert. Bloedvaten en zenuwen lopen door de tand of kies heen door een kleine opening aan de punt van de wortel.

Bloedtoevoer

Het grootste deel van de arteriële bloedtoevoer vindt plaatst door de arteriae maxillares. Voor de afvoer zorgt een aantal venen dat in de venae jugulares internae uitkomt.

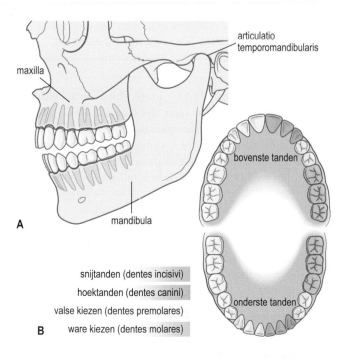

Figuur 12.9 Het blijvende gebit en de kaken. (A) Zijaanzicht. (B) Positie in de boven- en onderkaak.

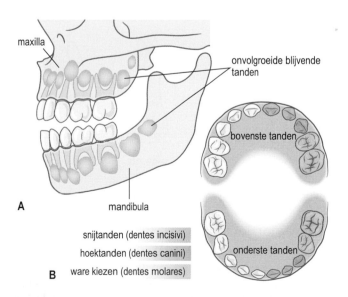

Figuur 12.10 De melktanden. (A) Zijaanzicht. (B) Positie in de boven- en onderkaak.

Tabel 12. 1 Melkgebit en blijvend gebit

Kaak	Molaren	Premolaren	Hoektanden	Snijtanden	Snijtanden	Hoektanden	Premolaren	Molaren
Melkgebit								
Boven	2	–	1	2	2	1	–	2
Onder	2	–	1	2	2	1	–	2
Blijvend gebit								
Boven	3	2	1	2	2	1	2	3
Onder	3	2	1	2	2	1	2	3

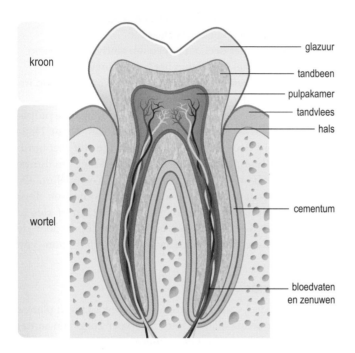

kroon

wortel

glazuur
tandbeen
pulpakamer
tandvlees
hals

cementum

bloedvaten en zenuwen

Figuur 12.11 Doorsnede van een kies

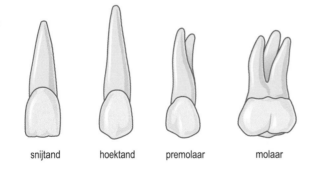

snijtand   hoektand   premolaar   molaar

Figuur 12.12 De vorm van het blijvende gebit

Zenuwvoorziening

De zenuwvoorziening van de tanden en kiezen van de bovenkaak loopt door takken van de nervus maxillaris dextra en sinistra en naar die van de onderkaak door takken van de nervus mandibularis dextra en sinistra. Beide zijn takken van de nervus trigeminus (5de hersenzenuw-paar) (zie Fig. 7.42).

Functies

Tanden hebben verschillende vormen, al naar gelang hun functie. De snij- en hoektanden worden gebruikt voor het afbijten van stukken voedsel, terwijl met de premolaren en molaren, die een breed, plat oppervlak hebben, het voedsel wordt vermalen (Fig. 12.12).

● **TOETS**

3. Beschrijf de functies van de tong.

Speekselklieren

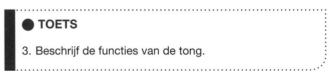

Leerdoel

Na lezing van deze paragraaf, kan de lezer:

■ de structuur en de functie van de belangrijkste speekselklieren beschrijven

■ de rol van speeksel bij de spijsvertering uitleggen.

Speekselklieren (Fig. 12.13) lozen hun uitscheidings-producten in buizen die naar de mond leiden: de oor-speekselklieren (glandulae parotideae), de onderkaak-speekselklieren (glandulae submandibulares) en de ondertongspeekselklieren (glandulae sublinguales). In de mond verspreid bevinden zich nog talloze kleinere speek-selkliertjes.

Oorspeekselklieren

Deze liggen aan beide zijden van het gezicht, vlak onder de oorlel (zie Fig. 8.1). Ze hebben een buis, de ductus paroti-deus, die in de mond uitkomt op het niveau van de tweede bovenmolaar.

Onderkaaksspeekselklieren

Deze liggen aan beide zijden van het gezicht onder de hoek van de mandibula. De twee buizen komen uit in de bodem van de mond, één aan elke zijde van het frenulum (Fig. 12.13).

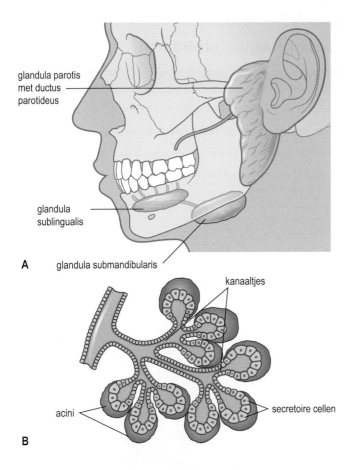

A glandula parotis met ductus parotideus

glandula sublingualis

glandula submandibularis

kanaaltjes

acini

secretoire cellen

B

Figuur 12.13 De speekselklieren. (A) De plaats van de speekselklieren. (B) Vergroting van een deel van een klier.

Ondertongspeekselklieren

Deze klieren liggen onder het slijmvlies van de bodem van de mond, vóór de onderkaakspeekselklieren. Ze hebben talloze kleine buisjes die in de bodem van de mond uitkomen. Vanuit de voorste kwab vertrekt beiderzijds de ductus sublingualis major, die samen met de ductus submandibularis uitmondt ter hoogte van de caruncula sublingualis.

Structuur

De klieren worden omgeven door een bindweefselkapsel. Ze bestaan uit een aantal lobjes die zijn opgebouwd uit kleine acini die zijn bekleed met secretoire cellen (Fig. 12.13B). Het speeksel wordt geloosd in buizen die zich verenigen en zo grotere buizen vormen die vervolgens naar de mond leiden.

Bloedtoevoer

De arteriële toevoer verloopt beiderzijds door verschillende takken van de arteria carotis externa, en het veneuze bloed wordt beiderzijds afgevoerd in de vena jugularis externa.

Samenstelling van speeksel

Speeksel is het gecombineerde uitscheidingsproduct van de speekselklieren en de kleine slijmproducerende klieren van het slijmvlies van de mond. Er wordt dagelijks ongeveer 1,5 liter speeksel gevormd, dat bestaat uit:

- water
- zouten
- het verteringsenzym amylase
- slijm
- antimicrobiële stoffen immunoglobulinen (antilichamen) en het enzym lysozym.

Uitscheiding van speeksel

De uitscheiding van speeksel wordt bestuurd door het autonome zenuwstelsel. Parasympatische stimulering veroorzaakt overvloedige uitscheiding van waterig speeksel met een relatief laag gehalte aan enzymen en andere organische stoffen. Sympatische stimulering veroorzaakt uitscheiding van kleine hoeveelheden speeksel dat rijk aan organisch materiaal is, vooral door de onderkaakspeekselklieren. Reflexmatige uitscheiding treedt op wanneer zich voedsel in de mond bevindt. Deze reflex raakt geconditioneerd, zodat ook enkel het zien of ruiken van voedsel – of zelfs de gedachte eraan – de speekselstroom stimuleert.

Functies van speeksel

Chemische vertering van polysachariden

Speeksel bevat het enzym amylase, dat begint met de afbraak van samengestelde suikers, waaronder zetmeel, tot de disacharide maltose. De optimale pH voor amylase is 6,8 (enigszins zuur). De pH van het speeksel varieert van 5,8 tot 7,4, afhankelijk van de stroomsnelheid; hoe sneller het speeksel vloeit, hoe hoger de pH. De enzymwerking gaat door tijdens het slikken en wordt stopgezet door de sterke zure maagsappen, die de amylase afbreken.

Smering van voedsel

Dankzij het hoge watergehalte, wordt droog voedsel dat de mond binnenkomt, vochtig gemaakt en gesmeerd door speeksel voordat het tot een spijsbrok wordt gevormd die kan worden ingeslikt.

Schoonmaken en smeren van de mond

Een goede speekselstroom is nodig om de mond schoon, zacht, vochtig en plooibaar te houden. Hierdoor wordt ook beschadiging van het slijmvlies door ruwe of schurende voedingsstoffen voorkomen.

Niet-specifieke verdediging

Lysozymen en immunoglobulinen (antilichamen) bestrijden binnendringende micro-organismen.

Smaak

De smaakpapillen worden alleen gestimuleerd door stoffen die zijn opgelost; daardoor stimuleert droog voedsel de smaakzin pas wanneer het grondig met speeksel vermengd is. De smaak- en reukzin zijn nauw met elkaar verbonden en spelen een rol bij het genieten (of het tegenovergestelde) van voedsel (zie Fig. 1.5 en Fig. 8.25).

Pharynx (keelholte)

Leerdoel

Na lezing van deze paragraaf kan de lezer:

■ de structuur van de pharynx beschrijven.

De pharynx (keelholte) is voor beschrijvende doeleinden in drieën verdeeld: de nasopharynx (neus-keelholte), oropharynx (mond-keelholte) en laryngopharynx (strottenhoofd-keelholte) (p. 264). De nasopharynx is belangrijk voor de ademhaling. De oropharynx en de laryngopharynx zijn doorgangen die zowel deel zijn van de luchtwegen als van het spijsverteringsstelsel. De mondholte staat via de pharynx in verbinding met de oesophagus eronder. De wand van de pharynx bestaat uit drie weefsellagen.

De binnenste laag (mucosa) bestaat uit meerlagig plaveisel-epitheel, dat aan de ene kant overgaat in de bekleding van de mond en aan de andere kant in die van de oesophagus. Dit zorgt voor een dikke en stevige bekleding die zeer geschikt is voor de slijtende werking van het slikken van opgenomen voedsel.

De middelste laag bestaat uit bindweefsel dat naar onder toe dunner wordt en dat bloed- en lymfevaten en zenuwen bevat.

De buitenste laag bestaat uit onwillekeurige spieren die bij het slikken betrokken zijn. Wanneer voedsel de pharynx heeft bereikt, wordt slikken een reflex, oftewel staat niet langer onder willekeurige besturing.

Bloedtoevoer

De bloedtoevoer naar de pharynx verloopt beiderzijds door verschillende takken van de arteria facialis en arteria pharyngea ascendens. De veneuze afvoer gaat beiderzijds door de vena facialis en de vena jugularis interna.

Zenuwvoorziening

Deze wordt verzorgd door de plexus pharyngealis en bestaat uit parasympatische en sympatische zenuwen. De parasympatische voorziening verloopt voornamelijk door de nervus glossopharyngeus en de nervus vagus; de sympatische voorziening verloopt door de paravertebrale ganglia.

Oesophagus (slokdarm)

Leerdoelen

Na lezing van deze paragraaf kan de lezer:

■ de ligging van de oesophagus aanwijzen

■ de structuur van de oesophagus beschrijven

■ het slikmechanisme en de route van de spijsbrok beschrijven.

De oesophagus (Fig. 12.14) is ongeveer 25 cm lang met een doorsnede van 2 cm; hij ligt in het mediane vlak in de borstkas, voor de wervelkolom en achter de luchtpijp en het hart. Hij is een voortzetting van de pharynx en vlak onder het

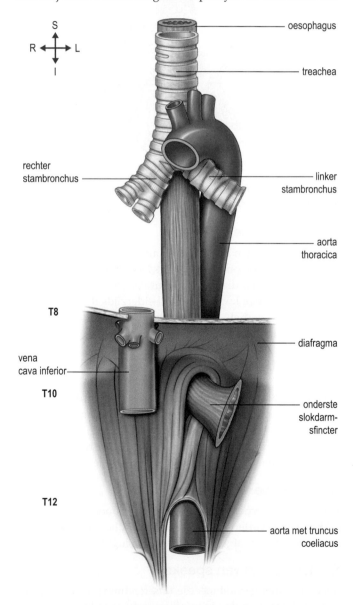

Figuur 12.14 De oesophagus en enkele gerelateerde structuren.

diafragma komt hij in de maag uit. Hij loopt tussen spiervezels van het diafragma achter het centrum tendineum op het niveau van de tiende thoracale wervel.

Meteen achter het diafragma buigt de oesophagus omhoog voor hij in de maag uitkomt. Deze scherpe hoek zou helpen voorkomen dat de maaginhoud de oesophagus in loopt. Het boveneinde en het ondereinde van de oesophagus zijn afgesloten door een kringspier. De bovenste oesophageale sfincter voorkomt de doorgang van lucht in de oesophagus tijdens het ademhalen, en het inademen van de inhoud van de oesophagus. De onderste oesophageale (hart)sfincter (zie Fig. 12.14 en Fig. 12.18) voorkomt het binnenkomen van maagzuur in de oesophagus. De kringspier heeft geen verdikking in dit gebied en deze sfincter is daardoor 'fysiologisch', dat wil zeggen dat dit gebied als sfincter kan dienen zonder dat er bijzondere anatomische kenmerken aanwezig zijn. Als de druk in de buik is verhoogd, zoals bij ademhalen en het zich ontlasten, neemt de spanning van de onderste oesophageale sfincter af. Er is ook een knijpeffect van de zich samentrekkende spieren van het diafragma. ▶ 12.1

Structuur

Zoals in Fig. 12.2 is te zien, zijn er vier weefsellagen. Daar de oesophagus vrijwel geheel in de borstkas ligt, bestaat de buitenbekleding, de adventitia, uit elastisch bindweefsel dat de oesophagus aan de omringende structuren hecht. De oesophagus is aan de binnenzijde bekleed met plaveiselcelepitheel, ter bescherming tijdens het slikken. De spieren zijn proximaal dwarsgestreept (desondanks niet onder controle van de wil), distaal glad en in het middendeel gemengd.

Bloedtoevoer

Arteriële toevoer

Het borstgebied wordt voornamelijk voorzien door zeer kleine zijtakjes uit de aorta. Het buikgebied wordt voorzien door takken van de arteriae phrenicae inferiores en de arteria gastrica sinistra, een tak van de truncus coeliacus.

Veneuze afvoer

Vanuit het borstgebied wordt veneus bloed afgevoerd naar de vena azygos en de vena hemiazygos. Het abdominale deel mondt uit in de vena gastrica sinistra. Er bevindt zich een veneuze plexus aan het distale eind die de opwaartse en neerwaartse veneuze afvoer verbindt: de algemene en de portale circulatie.

Functies van de mond, pharynx en oesophagus

Vorming van de spijsbrok

Wanneer voedsel in de mond wordt genomen, wordt het gekauwd met de tanden en kiezen, en door de tong en wangspieren door de mond bewogen (Fig. 12.15). Het wordt met speeksel tot een zachte massa of spijsbrok gemengd die

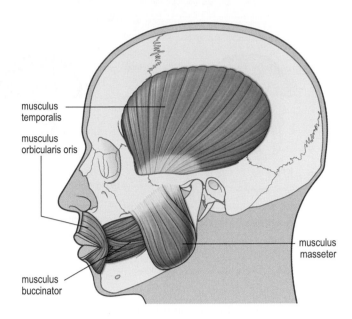

Figuur 12.15 De kauwspieren.

kan worden ingeslikt. De duur van het verblijf van het voedsel in de mond hangt voornamelijk af van de stevigheid van het voedsel. Het ene moet langer worden gekauwd dan het andere voordat de eter het gevoel heeft dat de spijsbrok klaar is om te worden doorgeslikt. ▶ 12.2

Slikken (deglutitie) ▶ 12.3

Slikken (Fig. 12.16) gebeurt in drie fasen, nadat is gekauwd en de spijsbrok is gevormd. Slikken wordt willekeurig in gang gezet, maar wordt voltooid door een reflex (onwillekeurig).

1. De orale fase

Als de mond gesloten is, duwen de willekeurige tong- en wangspieren de spijsbrok de pharynx in.

2. De faryngale fase

De spieren van de pharynx worden gestimuleerd door een reflex die wordt opgewekt in de wand van de oropharynx en wordt gecoördineerd door het slikcentrum in het merg. Onwillekeurige samentrekkingen van deze spieren duwen de spijsbrok de oesophagus in. Alle andere routes die de spijsbrok zou kunnen nemen, zijn gesloten. Het zachte verhemelte gaat omhoog en sluit de nasopharynx af, de tong en de verhemeltebogen blokkeren de weg terug naar de mond en de larynx wordt omhoog en naar voren getild zodat de opening wordt afgesloten door het overhangende strotklepje en er niets de luchtpijp in kan komen.

3. De oesofagiale fase

De aanwezigheid van de spijsbrok in de pharynx stimuleert een golf van peristaltiek, die de spijsbrok door de oesophagus naar de maag duwt.

Peristaltische golven lopen pas door de oesophagus wanneer het slikken begint (Fig. 12.4). Verder is de wand ontspan-

323

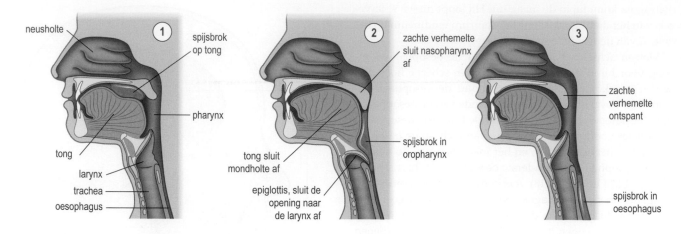

neusholte
spijsbrok op tong
pharynx
tong
larynx
trachea
oesophagus

zachte verhemelte sluit nasopharynx af
spijsbrok in oropharynx
tong sluit mondholte af
epiglottis, sluit de opening naar de larynx af

zachte verhemelte ontspant
spijsbrok in oesophagus

Figuur 12.16 De drie stadia van het slikken.

nen. Voor de peristaltische golf uit ontspant zich de onderste oesophageale sfincter, die de toegang tot de maag bewaakt, zodat de afdalende spijsbrok de maag in kan. Samentrekking van de onderste oesophageale sfincter voorkomt reflux van maagzuur naar de oesophagus. Andere factoren die dit voorkomen, zijn:

- de aanhechting van de maag aan het diafragma door het peritoneum
- de scherpe hoek die gevormd wordt door de positie van de oesophagus bij begin van de maagfundus, hoek van His (zie Fig. 12.8)
- toegenomen spanning van de onderste oesophageale sfincter wanneer de druk op de maag toeneemt en door het knijpende effect van de spieren van het diafragma.

De wand van de oesophagus wordt gesmeerd door slijm, dat helpt bij het transport van de spijsbrok door de peristaltische bewegingen van de spierwand.

● TOETS

6. Noem de stadia van het slikken en geef bij elke aan of deze vrijwillig of onvrijwillig is.

Maag

Leerdoelen

Na lezing van deze paragraaf kan de lezer:

- de plaats van de maag aanwijzen met betrekking tot de omringende structuren
- het fysiologische belang van de lagen van de maagwand uitleggen
- de verteringsfuncties van de maag bespreken.

De maag (Fig. 12.17) is een J-vormig verwijd deel van het spijsverteringskanaal, gelegen in het epigastrische, umbilicale en linker hypochondriale gebied van de buikholte.

Organen die aan de maag gerelateerd zijn

Voor – linkerleverkwab en voorkant buikwand
Achter – aorta abdominalis, pancreas, milt, linkernier en bijnier
Boven – diafragma, oesophagus en linkerleverkwab
Onder – colon transversum en dunne darm
Links – diafragma en milt
Rechts – lever en duodenum.

Structuur

De maag staat in verbinding met de oesophagus via de onderste oesophageale sfincter en met het duodenum via de pylorus (Fig. 12.18). De maag heeft twee bochten. De binnenbocht of curvatura ventriculi minor wordt gevormd door de rechterzijde van de maag en ligt in het verlengde van de oesophagus. Vlak voor de pylorus gaat hij omhoog, zodat er een J wordt gevormd. Waar de oesophagus de maag binnenkomt, buigt de linkerzijde scherp omhoog en daarna omlaag, zodat hij de buitenbocht of curvatura ventriculi major vormt; vervolgens loopt hij iets omhoog naar de pylorus.

De maag bestaat uit drie gebieden:

- de maagfundus
- het corpus
- de pylorus.

Aan het distale eind van de pylorus bevindt zich de sfincter, die de opening tussen de maag en het duodenum bewaakt. Als de maag inactief is, is de pylorus ontspannen en open, en als de maag voedsel bevat, is hij gesloten. De pylorus werkt als een zeef en laat bij een aankomende antrale peristaltische golf alleen partikels door kleiner dan 1 mm.

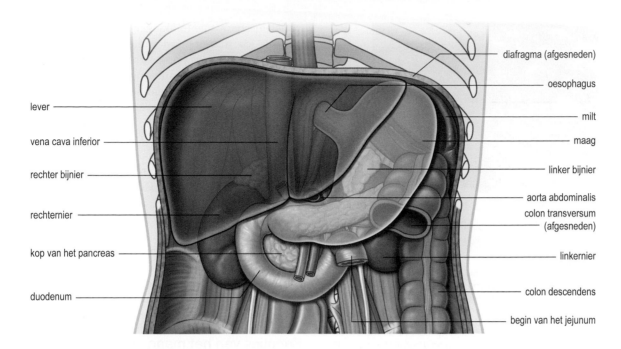

Figuur 12.17 De maag en de bijbehorende structuren

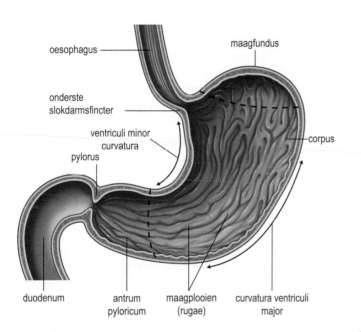

Figuur 12.18 Dwarsdoorsnede van de maag

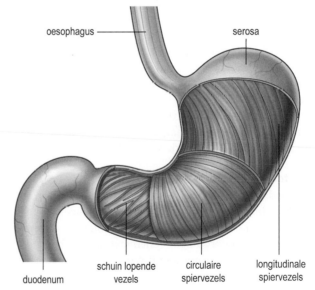

Figuur 12.19 Spierlagen van de maagwand.

De maagwand

In de maag worden de vier weefsellagen gevonden die de basisstructuur van het spijsverteringskanaal vormen (zie Fig. 12.2), met enige wijzigingen.

Spierlaag

Deze bestaat uit drie lagen gladde spiervezels (Fig. 12.19):
- buitenste laag met longitudinale spiervezels
- middelste laag met circulaire spiervezels
- binnenste laag schuin lopende vezels.

Wat dit betreft verschilt de maag van andere delen van het spijsverteringskanaal, doordat hij drie spierlagen in plaats van twee heeft. Door deze spierstructuur ontstaat de knedende werking die kenmerkend is voor de maagwerking, evenals de peristaltische bewegingen. De circulaire spieren zijn het sterkst tussen de pylorus en de sfincter.

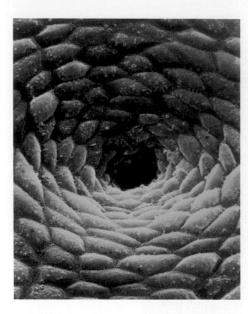

Figuur 12.20 De ingang naar een maagklier. Gekleurde rasterelektromicrografie van het slijmvlies van de maag (Prof. PM Motta, KR Porter en PM Andrews/Science Photo Library. Gereproduceerd met toestemming).

Mucosa

Wanneer de maag leeg is, is het slijmvlies in de lengte geplooid (rugae) en als hij vol is, wordt hij weer gladgetrokken, waardoor het oppervlak een glad, fluwelig uiterlijk krijgt. Onder de oppervlakte van het slijmvlies bevinden zich talrijke maagklieren, die zich kunnen openen (Fig. 12.20). Ze bevatten gespecialiseerde cellen, waaronder hoofdcellen en pariëtale cellen die maagsap uitscheiden in de maag en enteroendocriene cellen (zie volgende paragraaf).

Bloedtoevoer

De bloedtoevoer naar de maag vindt plaats door de arteria gastrica sinistra, een tak van truncus coeliacus, de arteria gastrica dextra en de arteriae gastro-epiploicae. De veneuze afvoer wordt verzorgd door venen met overeenkomstige namen, die in de vena portae uitmonden. Deze vaten zijn te zien in Fig. 5.36 en Fig. 5.38.

Maagsap en de functies van de maag

De grootte van de maag varieert met het volume van het voedsel erin, wat bij een volwassene 1,5 liter of meer kan zijn. Na het eten hoopt voedsel zich in de maag in lagen op, terwijl het laatste deel van de maaltijd enige tijd in de fundus blijft. Het mengen met het maagsap gebeurt geleidelijk en het kan enige tijd duren eer het voedsel voldoende zuur is gemaakt om de werking van de amylase uit het speeksel te stoppen.

De maagspier genereert karnende beweging, die de spijsbrok afbreekt en hem met maagsap vermengt. Peristaltische golven in de maagwand stuwen de inhoud naar de pylorus. Zolang de maag actief is, blijft de pylorus gesloten. Sterke peristaltische samentrekkingen van de pylorus duwen de chymus (de maaginhoud nadat deze voldoende vloeibaar is gemaakt) in kleine porties door de sfincter het duodenum in. Parasympatische stimulering verhoogt de beweeglijkheid van de maag en de afscheiding van maagsap; sympatische stimulering heeft het tegenovergestelde effect. ▶ **12.4**

Maagsap

Dagelijks wordt door secretoire cellen in de mucosa ongeveer twee liter maagsap uitgescheiden (Fig. 12.21). Dit bestaat uit:
- water
- mineraalzouten
- slijm uitgescheiden door de zogenaamde nekcellen en de oppervlakkige slijmcellen op het maagoppervlak
- zoutzuur   } uitgescheiden door pariëtale
- intrinsieke factor } cellen in de maagklieren
- inactieve voorlopers van enzymen - pepsinogenen afgescheiden door de voornaamste cellen in de klieren.

Functies van het maagsap

- Water maakt het voedsel vloeibaarder.
- Zoutzuur:
  - maakt het voedsel zuur en stopt de werking van de amylase
  - vernietigt ingeslikte micro-organismen
  - biedt de zure omgeving die nodig is voor de werking van de pepsinen.
- Pepsinogenen worden geactiveerd door zoutzuur en door pepsinen die al in de maag aanwezig zijn. Deze enzymen zetten de vertering van eiwitten in gang en breken ze af tot kleinere moleculen. Pepsinen hebben zich zo ontwikkeld om optimaal te werken bij een zeer lage pH, tussen 1,5 en 3,5.
- Intrinsieke factor (een eiwit) is nodig voor het absorberen van vitamine B12 uit het ileum (een tekort leidt tot pernicieuze anemie, p. 74).
- Slijm voorkomt mechanische beschadiging van de maagwand door de inhoud te smeren. Tevens voorkomt het chemische beschadiging, doordat het als een barrière tussen de maagwand en het zeer bijtende maagsap in zit. De concentratie van zoutzuur is zo hoog, dat het zonder de slijmbarrière schadelijk zou zijn; bovendien zouden pepsinen maagweefsels afbreken.

Uitscheiding van maagsap

Er is altijd een klein beetje maagsap in de maag, ook als er geen voedsel in zit. De uitscheiding bereikt ongeveer één uur na een maaltijd haar maximum en neemt dan af tot het vastenniveau na ongeveer vier uur.

Er zijn drie fasen te onderscheiden bij de uitscheiding van maagsap (Fig. 12.22).

1. Cefalische fase

Deze sapstroom vindt plaats voordat het voedsel de maag bereikt en ontstaat door de opwekking van een reflex door de nervus vagus (parasympatisch), op zijn beurt in gang gezet

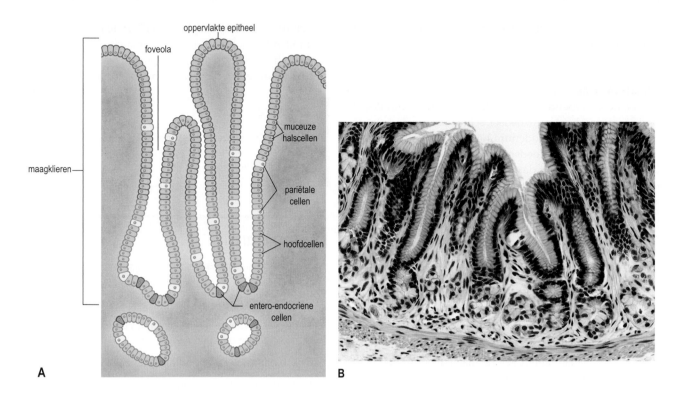

Figuur 12.21 Structuur van het maagslijmvlies en maagklieren. (A) Diagram. (B) Gekleurde doorsnede van het pylorische deel van de maag (150 x vergroot). (B, Telser AG, Young JK, Baldwin KM 2007 Elsevier's integrated histology. Edinburgh: Mosby. Gereproduceerd met toestemming).

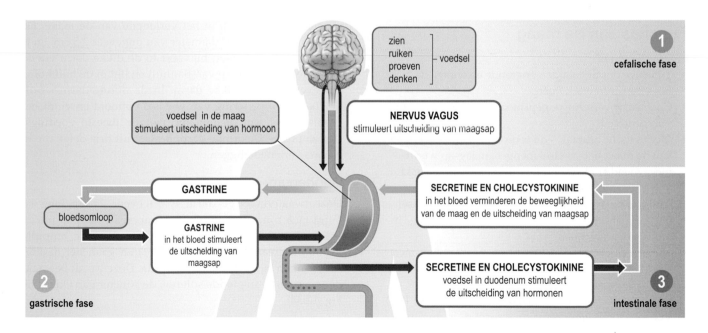

Figuur 12.22 De drie fasen van de uitscheiding van maagsap

door het gezichts- en reukvermogen, door de smaak van- of de gedachte aan voedsel. Sympathische stimulatie, bijv. tijdens emotionele situaties, remt de maagactiviteit.

2. Gastrische fase

Wanneer de enteroendocriene cellen worden gestimuleerd door de aanwezigheid van voedsel, scheiden ze in de pylorus (zie Fig. 12.21) en het duodenum het hormoon gastrine uit, dat rechtstreeks in de bloedsomloop terechtkomt. Gastrine in het circulerende bloed dat de maag bereikt, stimuleert de maagklieren tot het produceren van nog meer maagsap. Op deze manier gaat de uitscheiding van verteringssappen door nadat de maaltijd en daarmee de cefalische fase is beëindigd. De gastrine-uitscheiding wordt geremd wanneer de pH in de pylorus tot ongeveer 1,5 daalt.

3. Intestinale fase

Als de gedeeltelijk verteerde inhoud van de maag de dunne darm bereikt, worden door endocriene cellen in de mucosa van de darm secretine en cholecystokinine (CCK) geproduceerd. Deze vertragen de uitscheiding van maagsap en verminderen de beweeglijkheid van de maag. Door de snelheid waarmee de maag zich ledigt te verlagen, wordt de chymus in het duodenum grondiger gemengd met gal en pancreassap. Deze fase is het duidelijkst na een maaltijd met veel vet.

De snelheid waarmee de maag zich ledigt, hangt sterk af van het type voedsel. Een koolhydraatrijke maaltijd verlaat de maag na twee tot drie uur, een eiwitrijke blijft langer in de maag en een vetrijke maaltijd het langst.

Functies van de maag

Hiertoe behoren:
- Tijdelijke opslag laat de verterende enzymen, de pepsinen, hun werk doen.
- Chemische vertering – pepsinen breken eiwitten af in polypeptiden.
- Mechanische afbraak – door de drie gladde-spierlagen kan de maag het voedsel mengen, maagsap wordt toegevoegd en de inhoud wordt vloeibaar gemaakt (chymus). Motiliteit en sapsecretie nemen toe door stimulering door het parasympathische zenuwstelsel.
- Beperkte absorptie van water, alcohol en sommige in vet oplosbare medicijnen.
- Niet-specifieke verdediging tegen micro-organismen door het zoutzuur in het maagsap. Door het inslikken van irriterende zaken, zoals micro-organismen of bepaalde stoffen, kan braken optreden (zie Tabel 12.4).
- Voorbereiding van ijzer voor absorptie– in de zure omgeving van de maag worden ijzerzouten opgelost, wat nodig is voor ijzeropname in de dunne darm.
- Productie en uitscheiding van intrinsieke factor, die nodig is voor de absorptie van vitamine B12 aan het eind van het ileum.
- Regulering van het doorlaten van de maaginhoud – als de chymus voldoende zuur en vloeibaar is, duwt de

pylorus straaltjes maaginhoud door de pylorus het duodenum in. De pylorus is normaal gesloten, zodat er geen chymus in de maag terugloopt.
- Uitscheiding van het hormoon gastrine (zie eerder).

● TOETS

7. Beschrijf de functies van het slijm dat wordt afgescheiden door de zogenaamde nekcellen in de maagklieren.

Dunne darm

Leerdoelen

Na lezing van deze paragraaf kan de lezer:

■ de plaats van de dunne darm ten opzichte van de omringende organen aangeven

■ een darmvlok en zijn onderdelen beschrijven

■ de verteringsfunctie van de dunne darm en zijn uitscheidingsproducten beschrijven

■ uitleggen hoe voedingsstoffen door de dunne darm worden opgenomen.

De dunne darm (Fig. 12.23 en Fig. 12.24) ligt aan de pylorus sfincter (maagportier), in het verlengde van de maag. De dunne darm heeft een diameter van ongeveer 2,5 cm, en is iets langer dan 5 meter; hij voert in de dikke darm via de valva ileocaecalis (klep van Bauhin) en ligt in de buikholte, omgeven door de dikke darm. In de dunne darm wordt de chemische vertering van voedsel voltooid en vindt het grootste deel van de opname van de meeste voedingsstoffen plaats. De dunne darm bestaat uit drie delen die in elkaars verlengde liggen.

Duodenum

Deze twaalfvingerige darm is ongeveer 25 cm lang en buigt zich rond de kop van het pancreas. Sappen uit de galblaas en het pancreas komen samen in de ampulla hepatopancreatica (papil van Vater) en gaan het duodenum binnen bij de duodenale papilla. Deze wordt bewaakt door een ring van gladde spieren, de sfincter van Oddi (zie Fig. 12.38).

Jejunum

Dit is het middendeel van de dunne darm en is ongeveer 2 meter lang.

Ileum

Dit laatste deel is ongeveer 3 meter lang en eindigt bij de ile-ocaecale klep (zie Fig. 12.30), die de doorstroming van het ileum

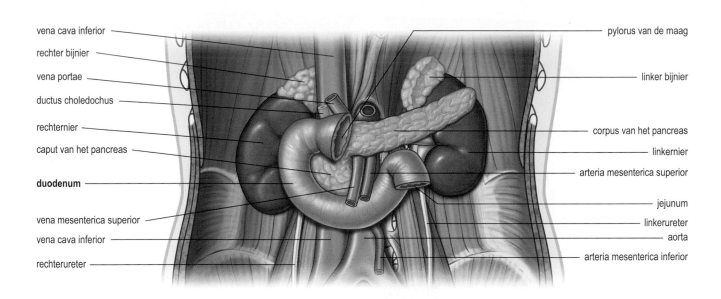

Figuur 12.23 Het duodenum en bijbehorende structuren

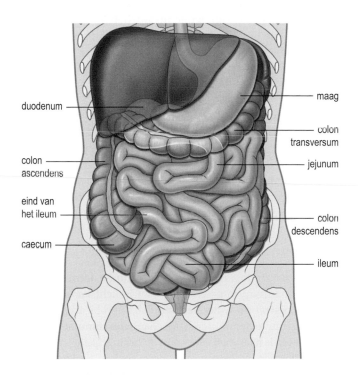

Figuur 12.24 Het jejunum en ileum en de omringende structuren

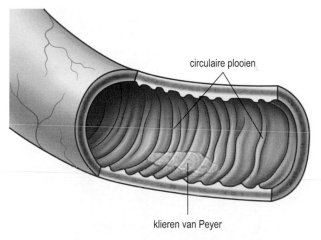

Figuur 12.25 Doorsnede van een klein deel van de (geopende) dunne darm, waarin de circulaire plooien te zien zijn

Peritoneum

Het mesenterium, een dubbele laag buikvlies, verbindt het jejunum en het ileum met de achterste buikwand (zie Fig. 12.3A). De aanhechting is vrij kort vergeleken met de lengte van de dunne darm; het is daardoor waaiervormig (het duodenum ligt retroperitoneaal). De grote bloedvaten en zenuwen liggen retroperitoneaal, tegen de achterste buikwand, en de takken naar de dunne darm lopen tussen de twee lagen van het mesenterium.

Mucosa

De oppervlakte van de dunne darm is sterk vergroot door circulaire plooien, villi en microvilli.

De circulaire plooien worden, anders dan de rugae van de maag, niet gladgetrokken als de dunne darm wordt uitgerekt (Fig. 12.25). Ze bevorderen de menging van de chymus wanneer deze passeert.

naar het caecum – het eerste deel van de dikke darm – regelt en die terugstromen voorkomt.

Structuur

De wand van de dunne darm bestaat uit de vier weefsellagen van Fig. 12.2. Enkele verschillen in het peritoneum en de mucosa worden hierna beschreven.

329

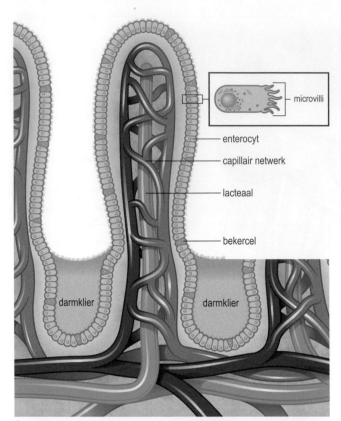

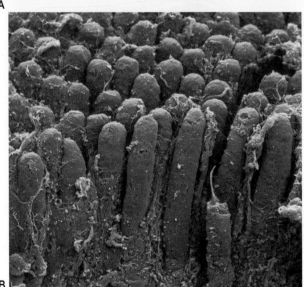

Figuur 12.26 Villi (A) Een sterk uitvergroot diagram van een volledige villus in de dunne darm. (B) Gekleurde rasterelektromicrografie van veel villi. (B, Eye of Science/Science Photo Library. Gereproduceerd met toestemming).

De villii zijn dunne, vingerachtige uitsteeksels van de mucosa in het darmlumen, ongeveer 0,5 - 1 mm lang (Fig. 12.26). Hun bekleding bestaat uit cilindrische epitheelcellen of enterocyten, die microscopisch kleine microvilli (1 μm lang) op de met het lumen in contact staande celmembraan bezitten. Verspreid tussen de enterocyten liggen slijmproducerende

bekercellen (zie Fig. 12.5). De villi bevatten een netwerk van capillairen en een centrale lymfvaat. De lymfe in de lymfecapillairen heeft een melkachtig uiterlijk door het geabsorbeerde vet. Absorptie en enkele van de laatste processen van de vertering vinden plaats in de enterocyten, waarna de voedingsstoffen de capillairen en lymfecapillairen binnengaan. ▶ 12.5

De crypten van Lieberkühn zijn eenvoudige buisvormige holten, die onder de oppervlakte tussen de darmvlokken liggen. De epitheliale cellen van deze klieren migreren omhoog en vormen de wand van de darmvlokken. Ze vervangen de cellen aan de top, die door de darminhoud weggeschuurd worden. In drie – vijf dagen wordt het hele epitheel vervangen. Tijdens hun verplaatsing produceren de epitheliale cellen spijsverteringsenzymen die naar de microvilli worden getransporteerd en samen met het darmsap de chemische vertering van koolhydraten, eiwitten en vetten voltooien.

In de mucosa van de hele dunne darm liggen op onregelmatige afstanden talloze lymfeklieren. De kleinere bestaan uit losse lymfefollikels en de ongeveer 20 – 30 grotere klieren aan het distale eind van het ileum worden klieren of platen van Peyer (zie Fig. 12.25) genoemd. Dit lymfatische weefsel, vol verdedigingscellen, is strategisch gelegen ten behoeve van het neutraliseren van ingeslikte antigenen (Hfdst. 15).

Bloedtoevoer

De arteria mesenterica superior voorziet de gehele dunne darm. De veneuze afvoer verloopt door de vena mesenterica superior, die samen met andere venen de vena portae vormt (zie Fig. 5.38 en Fig. 5.39). De vena portae bevat een hoge concentratie opgenomen voedingsstoffen en dit bloed gaat door de lever voordat het in de venae hepaticae en uiteindelijk in de vena cava inferior terechtkomt (Fig. 12.36).

Darmsap

Dagelijks wordt door de klieren van de dunne darm ongeveer 1500 mL darmsap uitgescheiden. Het is licht basisch (alkalisch) en bestaat uit water, smerend slijm en bicarbonaat om het maagzuur te neutraliseren. Mechanische stimulatie van de darmklieren is naar men aanneemt de belangrijkste stimulans, hoewel hormonen ook een rol kunnen spelen. Anders dan bij andere delen van het spijsverteringskanaal worden de enzymen niet afgescheiden in het darmvocht, maar worden ze aangetroffen- en werken ze binnenin de enterocyten.

Functies

Deze zijn:
- voortbeweging van de inhoud door peristaltiek, die wordt versterkt door parasympatische stimulering
- uitscheiding van darmsap, eveneens versterkt door parasympatische stimulering
- voltooiing van de chemische vertering van koolhydraten, eiwitten en vetten in de enterocyten van de darmvlokken

- bescherming door zowel de losse lymfefollikels alsook geaggregeerde lymfefollikels tegen infectie met micro-organismen die het maagzuur hebben overleefd
- uitscheiding van de hormonen CCK en secretine
- absorptie van voedingsstoffen.

Chemische vertering in de dunne darm

Wanneer de zure chymus in de dunne darm komt, wordt hij gemengd met pancreassap, gal en darmsap en komt hij in contact met de absorberende enterocyten van de darmvlokken. De spijsvertering van alle voedingstoffen is voltooid wanneer:
- Koolhydraten worden afgebroken tot monosachariden
- Eiwitten worden afgebroken tot aminozuren
- Vetten worden afgebroken tot vetzuren en glycerol.

Pancreassap

Pancreassap wordt uitgescheiden door het exocriene pancreas (p. 336), komt het duodenum binnen bij de duodenale papilla en bestaat uit:
- water
- zouten
- enzymen:
  - amylase
  - lipase
  - nucleases die de nucleïnezuren, DNA en RNA verteren
- inactieve voorlopers van enzymen, zoals
  - trypsinogeen
  - chymotrypsinogeen.

Pancreassap is basisch (alkalisch, pH 8), doordat het een flinke hoeveelheid waterstofcarbonaationen bevat. Wanneer de zure maaginhoud in het duodenum komt, wordt hij gemengd met pancreassap en gal en krijgt de pH een waarde tussen 6 en 8. Bij deze pH werken de pancreasenzymen, amylase en lipase, optimaal.

Functies

Vertering van eiwitten

Trypsinogeen en chymotrypsinogeen zijn inactieve enzymvoorlopers en worden geactiveerd door enterokinase, een enzym in de microvilli, dat ze omzet in de actieve proteolytische enzymen trypsine en chymotrypsine. Deze enzymen breken polypeptiden af in tripeptiden, dipeptiden en aminozuren. Het is belangrijk dat ze worden geproduceerd in inactieve vorm en pas in het duodenum worden geactiveerd, want anders zouden ze het pancreas verteren.

Vertering van koolhydraten

Amylase uit het pancreas zet alle verteerbare polysachariden (zetmeel) die niet door de amylase in het speeksel zijn afgebroken, om in disachariden.

Vertering van vetten

Lipase zet vetten om in vetzuren en glycerol. Om de werking van het lipase te vergemakkelijken, worden de vetten door galzouten geëmulgeerd, dat wil zeggen dat de grootte van de vetbolletjes wordt verkleind, waarmee hun totale oppervlakte wordt vergroot.

Regulering van de uitscheiding

De uitscheiding van pancreassap wordt gestimuleerd door secretine en cholecystokinine, die worden geproduceerd in de wand van het duodenum. De aanwezigheid in het duodenum van de zure chymus uit de maag stimuleert de productie van deze hormonen (zie Fig. 12.22).

Gal

Gal, uitgescheiden door de lever, kan niet het duodenum in als de sphincter hepatopancreaticus gesloten is. Hij gaat daarom door de ductus hepaticus en de ductus cysticus naar de galblaas, waar hij wordt opgeslagen en geconcentreerd (zie Fig. 12.38). Gal heeft een pH van ongeveer 8 en dagelijks wordt er ongeveer 500 tot 1000 mL uitgescheiden. Gal bestaat uit:
- water
- zouten
- slijm
- galzouten
- galpigmenten, voornamelijk bilirubine
- cholesterol.

Functies

De functies van gal worden verder uitgelegd op p. 339. Samenvattend zijn het.
- emulgering van vetten in de dunne darm – galzouten
- cholesterol en vetzuren oplosbaar maken om hun opname samen met in vet oplosbare vitaminen mogelijk te maken – galzouten
- afscheiding van bilirubine (een product van de afbraak van hemoglobine uit de rode bloedlichaampjes), waarvan het meest in de vorm van stercobiline.

Uitscheiding door de galblaas

Na een maaltijd, in de intestinale fase, scheidt het duodenum de hormonen secretine en cholecystokinine uit (p. 328). Deze stimuleren de samentrekking van de galblaas en ontspanning van de sphincter hepatopancreaticus, waardoor gal en pancreassap tegelijk door de duodenale papilla in het duodenum worden uitgescheiden. De uitscheiding wordt aanzienlijk versneld als de chymus die de darm binnenkomt veel vet bevat.

Chemische vertering in de enterocyten

De meeste spijsverteringsenzymen in de dunne darm bevinden zich in de enterocyten van het epithelium dat de darmvlokken bekleedt. Vertering van koolhydraten, eiwitten en vetten wordt voltooid in de enterocyten door rechtstreeks contact tussen deze voedingsstoffen en de microvilli.

Basisch darmsap (pH 7,8 tot 8,0) verhoogt de pH van de darminhoud van 6,5 tot 7,5. De enzymen die de vertering van voedingsmiddelen aan de oppervlakte van de enterocyten voltooien, zijn:

- peptidasen
- lipase
- sacharase, maltase en lactase.

Peptidase, zoals trypsine, zetten polypeptiden in kleinere peptiden en aminozuren om. Peptidase wordt in een inactieve vorm van het pancreas uitgescheiden (om vertering te voorkomen) en moeten geactiveerd worden door enterokinase in het duodenium.

De laatste fase van de afbraak van de peptiden, tot aminozuren, vindt aan de oppervlakte van de enterocyten plaats.

Lipase voltooit de vertering van geëmulgeerde vetten tot vetzuren en glycerol in de darm.

Sacharase, maltase en lactase voltooien de vertering van koolhydraten, door disachariden zoals sucrose, maltose en lactose aan de oppervlakte van de enterocyten te splitsen in monosachariden.

Regulering van de uitscheiding

Over dit proces bestaat nog veel onduidelijkheid. Mechanische stimulering van de darmklieren door de chymus is naar men aanneemt de belangrijkste stimulans tot de uitscheiding van darmsap, hoewel ook hormonen een rol kunnen spelen.

Absorptie van voedingsstoffen

Absorptie van voedingsstoffen uit de dunne darm door de enterocyten vindt plaats door verschillende processen (Fig. 12.27), zoals diffusie, osmose, gefaciliteerde diffusie en actief transport. Water verplaatst zich door osmose; kleine in vet oplosbare stoffen, zoals vetzuren en glycerol, diffunderen door de celmembranen; en andere worden gewoonlijk in de darmvlokken door andere mechanismen vervoerd.

Monosachariden en aminozuren worden samen met natriumionen actief getransporteerd naar de capillairen ter hoogte van de darmvlokken. Vetzuren en glycerol diffunderen door de lactealen en worden vervoerd langs lymfevaten naar de borstbuis waar ze de bloedsomloop binnen gaan (Hfdst. 6).

Een klein aantal eiwitten en andere grote substanties worden onveranderd geabsorbeerd, bijv. antilichamen die aanwezig zijn in moedermelk en orale vaccins, zoals het poliomyelitisvaccin.

Andere voedingsstoffen, zoals vitaminen, zouten en water, worden geabsorbeerd en naar de capillairen gebracht. In vet oplosbare vitaminen worden samen met vetzuren en glycerol in de lymfevaten opgenomen. Vitamine B12 bindt zich aan intrinsieke factor in de maag en wordt actief geabsorbeerd ter hoogte van het terminale ileum.

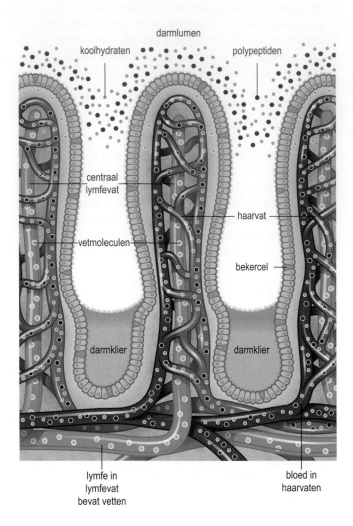

Figuur 12.27 De absorptie van voedingsstoffen door de darmvlokken.

Het absorptieoppervlak van de dunne darm is sterk vergroot door de circulaire plooien van het slijmvlies en door het grote aantal villi en microvilli (zie Fig. 12.26). Er is berekend dat het totale oppervlak van de dunne darm vijfmaal zo groot is als dat van het hele lichaamoppervlakte.

Dagelijks komen grote hoeveelheden vocht het spijsverteringskanaal binnen (Fig. 12.28). Hiervan wordt slechts 1500 mL niet door de dunne darm opgenomen; dat gaat naar de dikke darm.

● TOETS

8. Noem de kleppen die aan elk uiteinde van de dunne darm zitten.

9. Breng de structuur van de villus in verband met zijn functies.

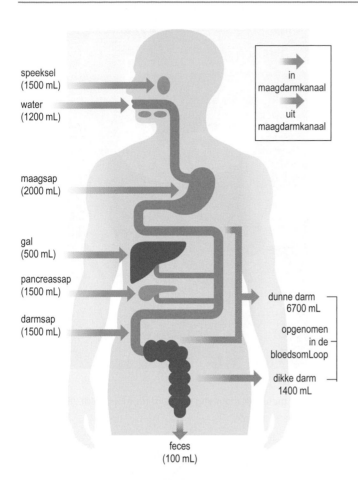

speeksel
(1500 mL)

water
(1200 mL)

in
maagdarmkanaal

uit
maagdarmkanaal

maagsap
(2000 mL)

gal
(500 mL)

pancreassap
(1500 mL)

darmsap
(1500 mL)

dunne darm
6700 mL

opgenomen
in de
bloedsomLoop

dikke darm
1400 mL

feces
(100 mL)

Figuur 12.28 Gemiddelde hoeveelheden vocht die dagelijks worden ingenomen, uitgescheiden en geabsorbeerd door en verwijderd uit het maagdarmkanaal.

Dikke darm, rectum en het anale kanaal

Leerdoelen

Na lezing van deze paragraaf kan de lezer:

■ de verschillende delen van de dikke darm beschrijven

■ de structuur en functie van de dikke darm, het rectum en het anale kanaal beschrijven.

De dikke darm is ongeveer 1,5 meter lang, begint bij het caecum in de rechter fossa iliaca en eindigt bij het rectum en het anale kanaal. Het lumen van de dikke darm heeft een gemiddelde doorsnede van 6,5 cm, dat is meer dan die van de dunne darm. Hij vormt een kader rond de kronkelende dunne darm (Fig. 12.29).

Voor beschrijvende doeleinden is de dikke darm verdeeld in het caecum, het colon, het rectum en het anale kanaal.

Caecum

Dit is het eerste deel van de dikke darm (Fig. 12.30). Het is een verwijd deel dat blind eindigt en overgaat in het colon ascendens. Vlak onder deze overgang bevindt zich de valva ileocaecalis. De appendix vermiformis (wat 'wormachtige' betekent, en vaak gewoon bekend als 'de blindedarm) is een klein aanhangsel van het caecum. Hij is 8 – 9 cm lang en heeft dezelfde structuur als de wand van de dikke darm, maar bevat meer lymfatisch weefsel. De appendix heeft geen verteringsfunctie, maar kan voor grote problemen zorgen wanneer hij ontstoken is (appendicitis, p. 354).

Colon

Het colon heeft vier onderdelen, die dezelfde structuur en functies hebben:

- De colon ascendens loopt omhoog van het caecum tot het niveau van de lever, waar het met de flexura coli dextra of de flexura hepatica scherp naar links buigt en overgaat in het colon transversum.
- De colon transversum loopt voor het duodenum en de maag naar de milt. Daar vormt hij de flexura coli sinistra of flexura lienalis. Vervolgens buigt hij scherp omlaag en gaat over in het colon descendens.
- De colon descendens loopt omlaag langs de linkerkant van de buikholte en buigt vervolgens naar het midden. Op de hoogte van de bekkenkam gaat hij over in het colon sigmoïdeum.
- De colon sigmoïdeum of sigmoïd beschrijft een S-vormige bocht in de bekkenholte die omlaag loopt naar het anale kanaal en het rectum.

Rectum (endeldarm)

Dit is een enigszins verwijd deel van de dikke darm en is ongeveer 13 cm lang. Het leidt van het colon sigmoideum naar het anale kanaal.

Anaal kanaal

Dit is bij volwassenen een korte doorgang van ongeveer 3,8 cm lang die van het rectum naar buiten loopt. De anus heeft twee kringspieren, de m. sphincter ani internus, die uit gladde spieren bestaat en wordt bestuurd door het autonome zenuwstelsel, en de m. sphincter ani externus, gevormd door dwarsgestreepte spieren, die onder willekeurige besturing staat (Fig. 12.31). ▶ **12.6**

Structuur

Het caecum, het colon, het rectum en anale kanaal bestaan uit de vier weefsellagen die in de basisstructuur van het maagdarmkanaal zijn te onderscheiden (zie Fig. 12.2). De rangschikking van de lengtespieren in het caecum en het colon wijkt af. Ze vormen geen doorlopende laag, maar zijn gegroepeerd in drie stroken, de taeniae coli, die langs het

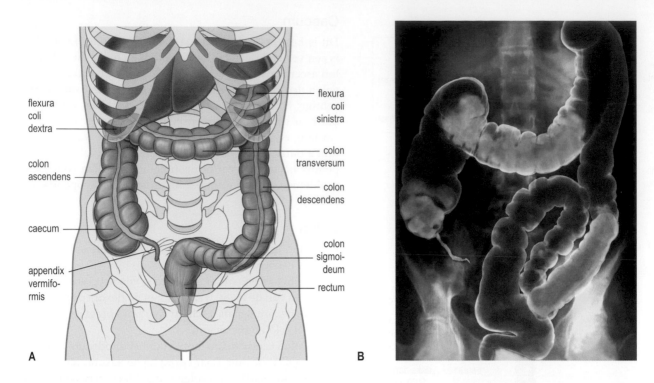

Figuur 12.29 De dikke darm. (A) Zijn positie in de buikholte. (B) Gevisualiseerd met barium (kunstmatig gekleurd röntgenbeeld). (B, Alain Pol, ISM/ Science Photo Library. Gereproduceerd met toestemming).

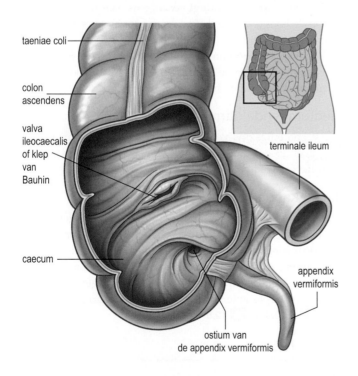

Figuur 12.30 Binnenzijde van het caecum

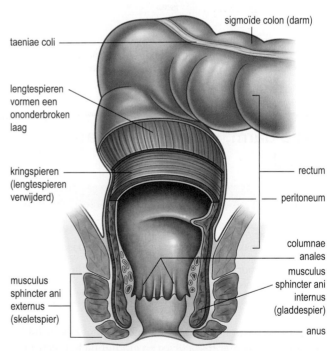

Figuur 12.31 Rangschikking van spieren in dikke darm, rectum en anus. Delen zijn verwijderd om de lagen zichtbaar te maken.

caecum en het colon liggen. Ze eindigen waar het colon sigmoideum in het rectum overgaat. Doordat deze taeniae iets korter zijn dan de hele lengte van het caecum en het colon, worden er uitpuilingen gevormd, de haustra en plicae semilunares (zie Fig. 12.31).

In het rectum lopen de lengtespieren zoals beschreven voor de basisstructuur, en deze laag omgeeft het rectum en het anale kanaal volledig. De interne anale sfincter wordt gevormd door een verdikking van de circulaire spierlaag.

In de submucosa bevindt zich meer lymfatisch weefsel dan in de andere delen van het spijsverteringskanaal, dat beschermt tegen infectie door in de darm zelf aanwezige of binnendringende bacteriën.

In de mucosa van het colon en het bovenste rectum liggen grote aantallen slijmafscheidende bekercellen (zie Fig. 12.5B) in eenvoudige buisvormige klieren. Deze zitten niet in de overgang tussen het rectum en het anale kanaal. Het slijm dat hier wordt aangemaakt smeert de doorgang van de vaste feces door de rest van het kanaal.

De bekleding van het anale kanaal bestaat uit meerlagig plaveiselepitheel dat aansluit op het slijmvlies van het rectum erboven en overgaat in de huid achter de anale kringspier. In het bovenste deel van het anale kanaal vormt het slijmvlies zes tot tien lengteplooien, de columnae anales. Elke plooi bevat een eindtak van de arteria en vena rectalis superior.

Bloedtoevoer

De arteriële toevoer

Deze wordt voornamelijk verzorgd door de arteria mesenterica superior en inferior (zie Fig. 5.37). De arteria mesenterica superior voorziet het caecum, het colon ascendens en het grootste deel van het colon transversum. De arteria mesenterica inferior voorziet het overige van de dikke darm en het proximale deel van het rectum. De arteria rectalis inferior en media, takken van de arteria iliaca interna, voorzien het distale deel van het rectum en de anus.

Veneuze afvoer

Deze vindt plaats door de vena mesenterica superior en inferior, die bloed afvoeren van de delen die worden voorzien door de arteriën met dezelfde naam. Deze venen vormen samen met de vena lienalis en de vena gastrica de vena portae (zie Fig. 5.39). Venen uit het distale deel van het rectum en de anus sluiten zich aan bij de venae iliacae internae, wat betekent dat bloed uit dit gebied rechtstreeks in de vena cava inferior komt en dat het de lever en de portale circulatie omzeilt.

Functies

Absorptie

De inhoud van het ileum, wat door de valva ileocaecalis het caecum in komt, is nog steeds vloeibaar, ook al is er een grote hoeveelheid water in de dunne darm geabsorbeerd. In de dikke darm gaat de absorptie van water, door osmose, verder tot de bekende halfvaste consistentie van feces is bereikt. Zouten, vitaminen en sommige medicijnen worden eveneens in het colon in bloedvaten opgenomen.

Activiteit van micro-organismen

Het colon wordt intensief gekoloniseerd door bepaalde bacteriesoorten die vitamine K en foliumzuur produceren. Hiertoe behoren Escherichia coli, Enterobacter aerogenes, Streptococcus faecalis en Clostridium perfringens. Deze bac-

teriën zijn commensalen, en zijn dus ongevaarlijk. Ze kunnen echter pathogeen worden als ze in een ander deel van het lichaam komen, bijv. E. coli kan cystitis (p. 389) veroorzaken als hij de urineblaas binnendringt.

Darmgassen bestaan deels uit luchtbestanddelen, vooral stikstof, die zijn ingeslikt met voedsel en dranken. Waterstof, koolstofdioxide en methaan worden geproduceerd door bacteriële fermentatie van niet-geabsorbeerde voedingsstoffen, vooral koolhydraten. Gassen verlaten de darmen in de vorm van flatus (wind).

Massatransport

De dikke darm heeft geen peristaltiek zoals andere delen van het spijsverteringskanaal. Slechts met vrij lange tussenpozen (4 – 6 keer per dag in volwassenen) gaat er een sterke peristaltische golf door het colon transversum, waardoor de inhoud ervan in het colon descendens en het colon sigmoideum wordt gestuwd. Dit heet massatransport en wordt vaak in gang gezet door het binnenkomen van voedsel in de maag. Deze combinatie van stimulus en respons heet de gastrocolische reflex.

Defecatie

Het rectum is gewoonlijk leeg, maar wanneer een massatransport de inhoud van het colon sigmoideum het rectum in duwt, worden door uitrekking de zenuwuiteinden in de wand gestimuleerd. Bij zuigelingen treedt defecatie op als reflex (onwillekeurig). In het tweede of derde jaar wordt echter het vermogen aangeleerd om de reflex te onderdrukken. Deze verworven willekeurige regulering betekent dat de hersenen de reflex kunnen remmen tot een moment dat het de persoon uitkomt zich te ontlasten. De musculus sphincter ani externus staat door middel van de nervus pudendus onder bewuste regulering. Defecatie bestaat dus uit willekeurige samentrekking van de spier van het rectum en ontspanning van de musculus sphincter ani internus. Samentrekking van de buikspieren en het laten zakken van het diafragma tijdens een gedwongen uitademing (Valsalva's manœuvre) verhoogt de druk in de buik en helpt zo bij het defeceren. Wanneer de behoefte te defeceren uitgesteld wordt, verdwijnt de drang tot ontlasting tot het volgende massatransport optreedt, en de reflex opnieuw in gang wordt gezet. Herhaalde onderdrukking van de reflex tot ontlasten kan tot obstipatie constipatie (harde feces) leiden, omdat er meer water wordt geabsorbeerd.

Samenstelling van feces

Feces vormen een halfvaste bruine massa. De bruine kleur ontstaat door stercobiline (p. 339 en zie Fig. 12.37).

Hoewel in de dunne en dikke darm water wordt geabsorbeerd, maakt water nog 60 - 70 % van het gewicht van de feces uit. Het overige bestaat uit:

- vezels (onverteerbaar plantaardig en dierlijk materiaal)
- levende en dode micro-organismen
- epitheelcellen die door de wand van het kanaal zijn afgestoten
- vetzuren
- slijm, uitgescheiden door het epitheel van de dikke darm.

Slijm helpt de feces te smeren en een voldoende hoeveelheid voedingsvezels, voornamelijk niet-zetmeelhoudende polysacchariden (NSP's), algemeen bekend als 'ruwvoer', zorgt ervoor dat de inhoud van de dikke darm voldoende volumineus is om defecatie te stimuleren.

> **● TOETS**
>
> 10. Noem de delen van de dikke darm.

Pancreas

> **Leerdoel**
>
> Na lezing van deze paragraaf kan de lezer:
>
> ■ het verschil aangeven tussen de structuur en functie van het exocriene en het endocriene pancreas.

Het pancreas (de alvleesklier) (Fig. 12.32) is een crèmekleurig roze klier die ongeveer 60 g. weegt. Hij is ongeveer 12 – 15 cm lang en ligt in het epigastrische en linker hypochondriale gebied (zie Fig. 1.25 en Fig. 1.26). Het orgaan bestaat uit een brede kop, een lichaam en een smalle staart. De kop ligt in de bocht van het duodenum, het lichaam achter de maag en de staart voor de linkernier; deze raakt net de milt. Achter de klier liggen de aorta abdominalis en de vena cava inferior.

Het pancreas is zowel een exocriene als een endocriene klier.

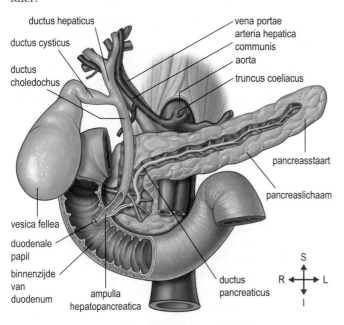

ductus hepaticus
ductus cysticus
ductus choledochus
vesica fellea
duodenale papil
binnenzijde van duodenum
ampulla hepatopancreatica
vena portae
arteria hepatica communis
aorta
truncus coeliacus
pancreasstaart
pancreaslichaam
ductus pancreaticus

S
R ← → L
I

Figuur 12.32 Het pancreas in relatie tot het duodenum en de galwegen. Een deel van de voorwand van het duodenum is verwijderd.

Exocriene pancreas

Deze bestaat uit een groot aantal kwabjes die uit kleine acini zijn opgebouwd en waarvan de wanden uit secretoire cellen bestaan. Elk kwabje heeft een afvoerkanaaltje en deze komen uiteindelijk samen in de ductus pancreaticus (ductus van Wirsung), die over de hele lengte door de klier loopt en uitmondt in het duodenum. Vlak hiervoor komt de ductus choledochus erbij; samen vormen ze de ampulla hepatopancreatica (papil van Vater). De opening naar het duodenum wordt gecontroleerd door de sfincter van Oddi bij de duodenale papil.

De functie van het exocriene pancreas is het produceren van pancreassap, dat enzymen bevat, waarvan sommige in de vorm van inactieve precursoren, die koolhydraten, eiwitten en vetten verteren. Net als in het spijsverteringskanaal verhoogt parasympatische stimulering de uitscheiding van pancreassap en wordt de uitscheiding door sympatische stimulering onderdrukt.

Endocriene pancreas

Verdeeld door de hele klier, in de nabijheid van de capillairen, liggen groepjes gespecialiseerde cellen, die de eilandjes van Langerhans heten. Deze hebben geen afvoerkanalen en de hormonen diffunderen rechtstreeks in het bloed. Het endocriene pancreas scheidt de hormonen insuline en glucagon uit, die voornamelijk betrokken zijn bij de regulering van glycemie (Hfdst. 9).

Bloedtoevoer

De arteria lienalis en arteria mesenterica superior voorzien het pancreas. De drainerende venen hebben dezelfde namen en verenigen zich met andere venen tot de vena portae.

> **● TOETS**
>
> 11. Beschrijf hoe de uitscheiding van pancreassap wordt gecontroleerd.

Lever

> **Leerdoelen**
>
> Na lezing van deze paragraaf kan de lezer:
>
> ■ de plaats van de lever in de buikholte aangeven
>
> ■ de structuur van een leverlobje beschrijven
>
> ■ de functies van de lever benoemen.

De lever is de grootste klier van het lichaam; hij is rood-bruin van kleur en weegt tussen de 1 en 2,3 kg. Hij ligt in het bovenste deel van de buikholte en bezet het grootste deel van het rechter hypochondriale gebied en een deel van

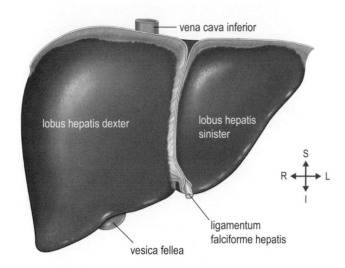

Figuur 12.33 De lever. Vooraanzicht

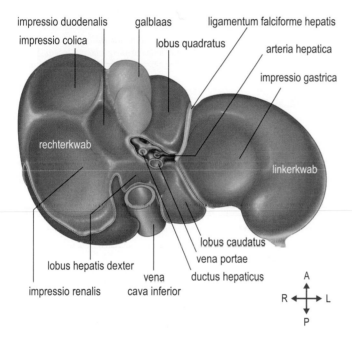

Figuur 12.34 De lever. Achteraanzicht (naar voren gekanteld).

het epigastrische gebied en loopt door tot in het linker hypochondriale gebied. De boven- en voorkant zijn glad en gebogen en passen onder het diafragma (Fig. 12.33); de achterkant is onregelmatig van oppervlak (Fig. 12.34).

Aan de lever gerelateerde organen

Boven en voor – diafragma en voorste buikwand
Onder   – maag, galgangen, duodenum, flexura coli dextra, rechternier en bijnier
Achter   – oesophagus vena cava inferior, aorta, galblaas, wervelkolom en diafragma
Zij   – onderste ribben en diafragma.

De lever wordt omsloten door een dun, elastisch kapsel en gedeeltelijk omsloten door peritoneum. Peritoneumplooien vormen ondersteunende bindweefselbanden die aan de lever vastzitten aan de binnenzijde van het diafragma. Hij wordt gedeeltelijk door deze banden en gedeeltelijk door de druk van de organen in de buikholte op zijn plaats gehouden.

De lever heeft vier kwabben. De twee opvallendste zijn de grote rechterkwab (lobus dexter) en de kleinere, wigvormige linkerkwab (lobus sinister). De andere twee, de lobus caudatus en lobus quadratus, liggen aan de achterzijde respectievelijk de voorzijde (Fig. 12.34).

Leverhilus

Dit is het gebied aan de achterkant van de lever waar verschillende structuren in en uit de lever gaan:

- De vena portae voert bloed uit maag, milt, pancreas en dikke en dunne darm aan. Dit bloed is zuurstofarm, maar rijk aan voedingsstoffen. ▶ 12.7
- De arteria hepatica communis voert arterieel bloed aan. Deze is een tak van de truncus coeliacus, die zelf aftakt van de aorta abdominalis.
- Sympatische en parasympatische zenuwvezels gaan naar binnen.
- De ductus hepaticus dexter en sinister komen naar buiten en transporteren gal van de lever naar de galblaas.
- Lymfevaten verlaten de lever; de lymfe wordt naar lymfeklieren in het abdomen en naar lymfeklieren in de thorax vervoerd.

Bloedtoevoer

(Zie Fig. 5.36 en Fig.5.38) De arteria hepatica communis en de vena portae vervoeren bloed naar de lever (Fig. 12.36). De veneuze afvoer vindt plaats door een variabel aantal levervenen. Deze venen monden rechtstreeks uit in de vena cava inferior, net onder het diafragma.

Structuur

De leverkwabben bestaan uit kleine functionele eenheden, de lobjes of lobuli, die met het blote oog net zichtbaar zijn (Fig. 12.35A). Leverlobjes bestaan uit kubische cellen, de hepatocyten. Ze komen voor in platen die één of twee cellagen dik zijn en radiair geschikt zijn. Ze zijn gericht naar de vena centralis. Op elke hoek van een lobje zijn takjes van de vena portae, de arteria hepatica en een galgangetje aanwezig in een portaveldje. Tussen twee paar platen bevinden zich sinusoïden (bloedvaten met onvolledige wanden, Hfdst. 5) die een mengsel van bloed uit de takjes van de vena portae en de arteria hepatica bevatten (Fig. 12.35B). Dit bloed bevat een hoge concentratie voedingsstoffen en wordt in nauw contact met de levercellen gebracht. Onder de bekledende cellen van de sinusoïden bevinden zich Kupffer-cellen, die de taak hebben om versleten bloedlichaampjes en lichaamsvreemde deeltjes uit het bloed op te nemen en te vernietigen.

Bloed wordt uit de sinusoïden afgevoerd naar centrale venen. Deze verenigen zich met venen uit andere lobjes

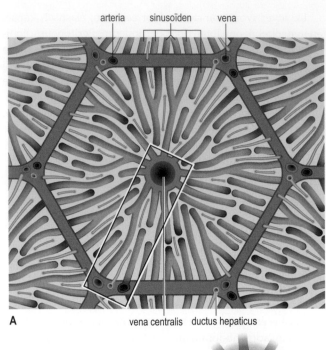

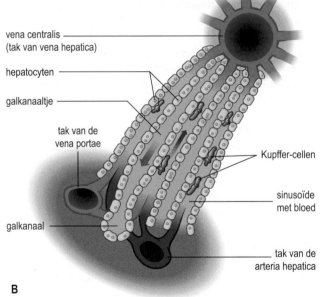

Figuur 12.35 Het leverlobje. (A) Dwarsdoorsnede van een leverlobje. (B) Richting van de bloedstroom en galstroom in een leverlobje.

tot grotere venen en vormen zo geleidelijk aan de venae hepaticae, die de lever verlaten en in de vena cava inferior uitkomen. In Fig. 12.36 is de bloedstroom door de lever te zien.

Eén van de functies van de lever is de uitscheiding van gal. In Fig. 12.35B zijn galkanaaltjes te zien die tussen de zuilen van de levercellen lopen. Dat betekent dat langs elke hepatocytenplaat aan de ene kant een sinusoïde en aan de andere kant een galkanaaltje loopt. De kanaaltjes verenigen

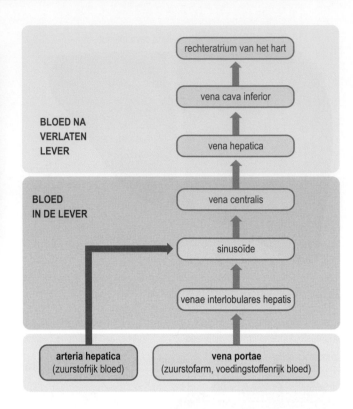

Figuur 12.36 Schema van de bloedsomloop door de lever

zich tot grotere galkanalen en vormen uiteindelijk de ductus hepaticus sinister en dexter, die de gal afvoeren. De gal en het bloed worden niet met elkaar vermengd, en ze worden apart van de leverkwabben afgevoerd.

Ook is in elk lobje lymfatisch weefsel, een netwerk van lymfevaten, aanwezig.

Functies

De lever is metabolisch zeer actief, met meerdere onderling samenhangende functies, waaronder de stofwisseling van belangrijke voedingsstoffen, de synthese van vele vitale eiwitten, de ontgifting van ongewenste chemische stoffen en de productie van gal.

Koolhydraatmetabolisme

De lever speelt een belangrijke rol in het handhaven van de glycemie. Wanneer de glycemie na een maaltijd stijgt, wordt de glucose onder invloed van het hormoon insuline omgezet in glycogeen voor opslag. Later, wanneer het glucosegehalte daalt, stimuleert het hormoon glucagon de omzetting van glycogeen in glucose, zodat de glycemiewaarden binnen het normale bereik blijven (zie Fig. 12.39).

Vetmetabolisme

Opgeslagen vetten kunnen worden omgezet in een bruikbare energievorm voor de weefsels (zie Fig. 12.44).

Eitwitmetabolisme

Deaminering van aminozuren

Bij dit proces:

- verwijdert het stikstofhoudende gedeelte uit het teveel aan aminozuren; uit dit stikstofhoudende gedeelte wordt ureum gevormd dat met de urine wordt uitgescheiden
- worden de purines uit de nucleïnezuren (erfelijk materiaal, bijv. DNA, zie p. 481) afgebroken tot urinezuur, dat met de urine wordt uitgescheiden.

Transaminering

Bij dit proces wordt het stikstofhoudende deel van de aminozuren verwijderd en aan andere koolhydraatmoleculen gehecht, waardoor nieuwe niet-essentiële aminozuren worden gevormd (zie Fig. 12.42).

Synthese van plasma-eiwitten

De lever produceert 90% van de plasma-eiwitten in de bloedbaan, waaronder albumine, globine en bloedstollingsfactoren (Kader 4.1).

Afbraak van rode bloedlichaampjes en verdediging tegen micro-organismen

Deze processen worden uitgevoerd door Kupffer-cellen in de sinusoïden (hoewel afbraak van rode bloedcellen ook plaats vindt in de milt).

Ontgifting van medicijnen en toxische stoffen

Hiertoe behoren ethanol (alcohol), afvalstoffen en microbiële gifstoffen. Sommige geneesmiddelen worden in grote mate door de lever afgeremd en zijn daarom niet erg effectief indien ingenomen via de mond (oraal), bijv. glyceryltrinitraat. Dit komt omdat ze na de absorptie door het spijsverteringskanaal in het bloed naar de lever worden vervoerd, waar ze in grote mate worden gemetaboliseerd. Dit heeft tot gevolg dat de niveaus in het bloed dat de lever verlaat, onvoldoende zijn voor enige therapeutische werking. Dit heet ook wel het 'first-pass-effect'.

Inactivering van hormonen

Hiertoe behoren insuline, glucagon, hydrocortison, aldosteron, schildklierhormoon en geslachtshormonen.

Productie van warmte

De lever gebruikt een grote hoeveelheid energie, heeft een hoge stofwisselingssnelheid en produceert aldus veel warmte. De lever is de belangrijkste warmteleverancier van het lichaam.

Uitscheiding van gal

De hepatocyten synthetiseren de galbestanddelen uit het gemengde arteriële en veneuze bloed uit de sinusoïden. Hiertoe behoren galzouten, galpigmenten en cholesterol (zie verderop).

Opslag

Tot de opgeslagen stoffen behoren:
- glycogeen (Fig. 12.39)

- in vet oplosbare vitaminen: A, D, E, K
- ijzer, koper
- sommige in water oplosbare vitaminen, zoals vitamine B12.

Samenstelling van gal

Dagelijks scheidt de lever ongeveer 500 tot 1000 mL gal uit. Gal bestaat uit:
- water
- zouten
- slijm
- galpigmenten, voornamelijk bilirubine
- galzouten
- cholesterol.

Functies van de gal

Vetvertering

De galzuren, cholzuur en chenodeoxycholzuur, worden door de hepatocyten gesynthetiseerd uit cholesterol en vervolgens als kalium- en natriumzouten in de gal uitgescheiden. In de dunne darm emulgeren ze vetten, door ze in kleine druppeltjes te verspreiden, wat aldus de vertering ervan bevordert d.m.v. lipasen. Vetzuren zijn wateronoplosbaar, waardoor ze moeilijk door de darmwanden geabsorbeerd worden. Galzouten zorgen ervoor dat cholesterol en vetzuren wateroplosbaarder worden, waardoor deze en in vet oplosbare vitaminen (vitaminen A, D, E en K) beter geabsorbeerd kunnen worden.

In het terminale ileum worden de meeste galzouten gereabsorbeerd en door de vena portae aan de lever teruggegeven. Deze enterohepatische circulatie recycleert galzouten en zorgt ervoor dat uit een relatief klein reservoir galzuren dagelijks grote hoeveelheden galzouten in de dunne darm terechtkomen (Fig. 12.37).

Excretie van bilirubine

Bilirubine is één van de producten uit de afbraak van hemoglobine uit de erytrocyten door macrofagen (zie eerder). Bilirubine is wateronoplosbaar en wordt aan het plasmaeiwit albumine gebonden en met het bloed vervoerd. Het wordt door hepatocyten in de lever geconjugeerd (gecombineerd) met glucuronzuur en wordt zo voldoende wateroplosbaar om met de gal te kunnen worden uitgescheiden. Microben in de dikke darm zetten bilirubine om in stercobiline, dat met de feces wordt uitgescheiden. Stercobiline kleurt feces en geeft hem de geur. Een kleine hoeveelheid wordt gereabsorbeerd en met de urine uitgescheiden als urobilinogeen (Fig. 12.37). Icterus (geelzucht) ontstaat door een te hoge bilirubinespiegel in het bloed. Dit kenmerkt zich door geelverkleuring van huid en conjunctivae (p. 365).

> **● TOETS**
>
> 12. Welke vaten gaan de lever in en uit bij de leverhilus en wat vervoeren ze?

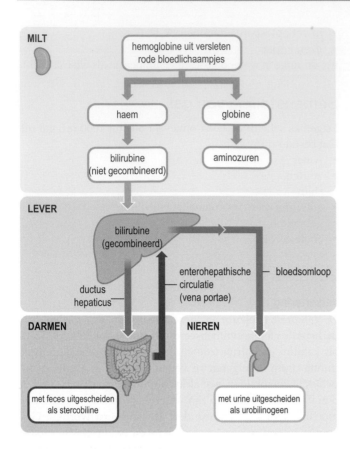

Figuur 12.37 Metabolisme van bilirubine en de afbraak van rode bloedlichaampjes

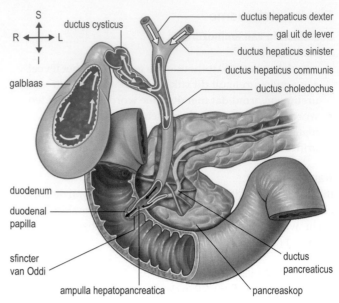

Figuur 12.38 Richting van de galstroom van de lever naar het duodenum

Galwegen

Leerdoelen

Na lezing van deze paragraaf kan de lezer:

- de route van de gal vanuit de lever naar de galblaas en vervolgens naar het duodenum beschrijven
- de structuur en functie van de galblaas beschrijven.

Galbuizen

De ductus hepaticus dexter en sinister komen meteen buiten de leverhilus samen in de ductus hepaticus communis (Fig. 12.38). Hierin mondt dan na ongeveer 3 cm de ductus cysticus uit, die van de galblaas komt. Hierna heet hij ductus choledochus (galbuis) en loopt hij achter de kop van de pancreas verder omlaag. De ductus choledochus wordt verbonden door de ductus pancreaticus bij de ampulla hepatopancreatica (papil van Vater). De opening naar het duodenum, bij de duodenale papil, wordt geregeld door de sfincter van Oddi. De ductus choledochus is ongeveer 7,5 cm lang en heeft een doorsnede van ongeveer 6 mm.

Structuur

De wand van de galwegen bezit dezelfde weefsellagen als die van het spijsverteringskanaal (zie Fig. 12.2). In de ductus cysticus is het slijmvlies gerangschikt in onregelmatige ringvormige plooien. De gal loopt twee keer door de ductus cysticus, de eerste keer op weg naar de galblaas en de tweede keer wanneer hij van de galblaas naar de ductus choledochus en vervolgens naar het duodenum loopt.

Galblaas

De galblaas (vesica fellea of biliaris) is een peervormige zak die met bindweefsel aan de achter- en onderkant van de lever is bevestigd. Hij heeft een fundus of verwijd einde, een corpus en een collum, die uitkomt in de ductus cysticus.

Structuur

De wand van de galblaas bevat dezelfde weefsellagen als die van het spijsverteringskanaal, met enkele variaties.

Peritoneum

Dit bedekt alleen het onderste oppervlak, omdat het bovenste oppervlak van de galblaas direct contact heeft met de lever en op zijn plaats gehouden wordt door het viscerale peritoneum dat de lever bedekt.

Spierlaag

Er is een extra laag schuine spiervezels.

Slijmvlies

Dit vertoont kleine plooien wanneer de galblaas leeg is; deze verdwijnen dan als het met gal gevuld raakt.

Bloedtoevoer

De arteria cystica, een tak van de arteria hepatica dextra, voorziet de galblaas. Het bloed wordt afgevoerd door de vena cystica, die uitmondt in de vena portae.

Functies

Hiertoe behoren:

- opslag van gal
- concentratie van de gal door onttrekken van water naar de vena cystica
- uitscheiden van opgeslagen gal.

Als de spierlaag van de galblaas zich samentrekt, wordt gal in de galwegen uitgedreven naar het duodenum. Deze contractie wordt gestimuleerd door het hormoon CCK, uitgescheiden door het duodenum, en door de aanwezigheid van vetten en zure chymus in het duodenum.

Ontspanning van de sfincter van Oddi wordt gestimuleerd door CCK als reflex op de samentrekking van de galblaas.

> ● **TOETS**
>
> 13. Beschrijf de route die door de gal wordt afgelegd, vanaf het verlaten van de lever tot aan het binnendringen van de dunne darm.

Samenvatting van de vertering en absorptie van voedingsstoffen

> **Leerdoelen**
>
> Na lezing van deze paragraaf kan de lezer:
>
> - de belangrijkste verteringsenzymen, hun substraten en hun producten benoemen.
> - de plaatsen noemen waar de belangrijkste groepen voedingsstoffen worden opgenomen.

Tabel 12.2 geeft een samenvatting van de belangrijkste spijsverteringsprocessen van de voornaamste voedingsgroepen, van de plaatsen van vertering en van de enzymen die erbij zijn betrokken.

> ● **TOETS**
>
> 14. Beschrijf de functies van zoutzuur in de maag.

Stofwisseling (metabolisme)

> **Leerdoelen**
>
> Na lezing van deze paragraaf kan de lezer:
>
> - de algemene principes van de stofwisseling bespreken, waaronder energie-eenheden, stofwisselingssnelheid, katabolisme en anabolisme.
> - de omzettingssnelheid van de belangrijkste energiebronnen van het lichaam (koolhydraten, eiwitten en vetten) met elkaar vergelijken.
> - in eenvoudige bewoordingen de centrale stofwisselingspaden beschrijven: glycolyse, citroenzuurcyclus en oxidatieve fosforylering.

De stofwisseling (metabolisme) omvat alle chemische reacties die zich in het lichaam voordoen om de chemische energie te leveren die essentieel is voor alle cellulaire activiteiten. De energie-eenheden, de energiebalans en de stofwisselingssnelheid worden hieronder kort beschreven alvorens de stofwisselingspaden te bespreken die worden gebruikt om energie te leveren uit geabsorbeerde voedingsstoffen. De stofwisseling omvat twee soorten processen:

$$\text{grote molecule} \underset{\text{anabolisme}}{\overset{\text{katabolisme}}{\rightleftarrows}} \text{kleine molecule}$$

Katabolisme

Katabolische processen breken grote moleculen af tot kleinere, waarbij chemische energie vrijkomt, die wordt opgeslagen als adenosine trifosfaat (ATP) en warmte. Door deze warmte wordt de lichaamstemperatuur optimaal gehandhaafd ($36,8°C$) voor chemische reacties. Een teveel aan warmte gaat verloren, met name door de huid (Hfdst. 14).

Anabolisme

Dit is het opbouwen of synthetiseren van grote moleculen uit kleinere, waarvoor een energiebron nodig is, meestal ATP.

Energie

Alle cellen hebben energie nodig voor hun stofwisseling, waaronder celvermenigvuldiging ter vervanging van versleten cellen, spiersamentrekking en synthese van klieruitscheidingen.

De in het lichaam geproduceerde energie kan worden uitgedrukt in eenheden van arbeid (joules) of warmte (kilocalorieën).

Een kilocalorie (kcal) is de hoeveelheid warmte die nodig is om de temperatuur van 1 liter water 1 °C te laten stijgen. Dagelijks genereren alle stofwisselingsprocessen van het lichaam bij elkaar opgeteld ongeveer 3 miljoen kilocalorieën.

1 kcal = 4184 joule (J) = 4,184 kilojoule (kJ)

Tabel 12. 2 Overzicht van de spijsverteringsprocessen en hun locatie

	Mond	Maag	Dunne darm		Dikke darm
			Vertering	*Absorptie*	
Koolhydraat	*Amylase uit speeksel:* afbreekbaar zetmeel tot disachariden	*Zuur:* denatureert amylase en stopt zijn werking	*Amylase uit pancreas:* zetmeel verteren tot disachariden sucrase, maltase, lactase (in enterocyten): disachariden tot monosachariden (vooral glucose)	Naar capillairen van villi	–
Eiwitten	–	*Zuur:* pepsinogeen tot pepsine *Pepsine:* eiwit tot polypeptiden	*Enterokinase* (in enterocyten): chymotrypsinogeen en trypsinogeen (uit pancreas) tot chymotrypsine en trypsine *Chymotrypsine en trypsine:* polypeptiden tot di- en tripeptiden *Peptidasen* (in enterocyten): di- en tripeptiden tot aminozuren	Naar capillairen van villi	–
Vetten	–	–	Gal (uit lever): galzouten emulgeren vetten lipase uit pancreas: vetten tot vetzuren en glycerol lipasen (in enterocyten): vetten tot vetzuren en glycerol	Naar de lymfevaten van de villi	–
Water	–	Hier wordt een kleine hoeveelheid geabsorbeerd	–	Het meeste wordt hier geabsorbeerd	Restant hier geabsorbeerd
Vitaminen	–	Intrinsieke factor uitgescheiden voor absorptie van vitamine B_{12}	–	Wateroplosbare vitaminen Naar capillairen, vetoplosbare vitaminen naar lymfevaten	Bacteriën maken vitamine K deze vitamine wordt hier geabsorbeerd

De voedingswaarde van koolhydraten, eiwitten en vetten kan worden uitgedrukt in ofwel kJ per gram ofwel kcal per gram:

- 1 g koolhydraten levert 17 kJ (4 kcal)
- 1 g eiwitten levert 17 kJ (4 kcal)
- 1 g vetten levert 38 kJ (9 kcal).

Energiebalans is noodzakelijk omdat het de verandering in het lichaamsgewicht bepaalt. Het lichaamsgewicht blijft constant als de energie-inname gelijk is aan het energieverbruik. Als de inname groter is dan het verbruik, neemt het lichaamsgewicht toe, wat, als het zich voortzet, tot zwaarlijvigheid kan leiden (Hfdst. 11). Het lichaamsgewicht neemt af als de inname kleiner is dan het verbruik.

Stofwisselingssnelheid ▶ 12.8

De metabole snelheid is de snelheid waarmee energie wordt vrijgemaakt uit de brandstofmoleculen in de cellen. Aangezien de meeste betrokken processen zuurstof nodig hebben en er koolstofdioxide bij vrijkomt, kan de metabole snelheid worden geschat door de zuurstofopname of de koolstofdioxide-uitscheiding te meten.

Het basale metabolisme is de stofwisseling wanneer de persoon in rust in een warme omgeving is en zich in de postabsorptieve staat bevindt, dus ten minste twaalf uur niet gegeten heeft. In deze staat is de opwekking van energie voldoende om aan de essentiële (basale) behoeften van vitale organen zoals het hart, de longen, het zenuwstelsel en de

nieren te voldoen. Enkele factoren die de metabole snelheid beïnvloeden, staan vermeld in Tabel 12.3.

Stofwisselingspaden

Bij anabolisme en katabolisme (zie eerder) is gewoonlijk een reeks chemische reacties betrokken, de stofwisselingspaden. Deze bestaan uit 'kleine stappen', waardoor een goed geregelde, efficiënte en geleidelijke overdracht van energie uit ATP plaatsvindt, in plaats van grote intracellulaire 'explosies'. Indien nodig worden de stofwisselingspaden (zie verderop) door hormonen geactiveerd of onderdrukt.

Zowel katabolische alsook anabolische processen spelen zich af in alle cellen. Zeer actieve weefsels, zoals hersenen, spieren en lever, hebben veel energie nodig.

Essentiële stofwisselingspaden

Een groot deel van de stofwisseling draait om energieproductie. Hierin staan bepaalde gemeenschappelijke paden centraal. Brandstofmoleculen worden stapsgewijs afgebroken, waarbij een reeks tussenproducten wordt gevormd en energie vrijkomt. Het resultaat van deze processen is energieproductie, koolstofdioxide en water (metabolisch water). Een groot deel van de energie wordt als ATP opgeslagen, hoewel een deel als warmte verloren gaat. Het koolstofdioxide wordt uitgescheiden door de longen en het teveel aan water wordt in urine uitgescheiden.

Tabel 12. 3 Factoren die de metabole snelheid beïnvloeden

Factor	Effect op de metabole snelheid
Leeftijd	Vermindert geleidelijk met leeftijd
Geslacht	Bij mannen groter dan bij vrouwen
Lengte, gewicht	Relatief groter bij kleine mensen
Zwangerschap, menstruatie, lactatie	Toename
Voedselinname	Toename
Spieractiviteit, lichaamsbeweging	Toename
Verhoogde lichaamstemperatuur	Toename
Een teveel aan schildklierhormoon	Toename
Honger lijden	Afname
Emotionele toestand	Toename

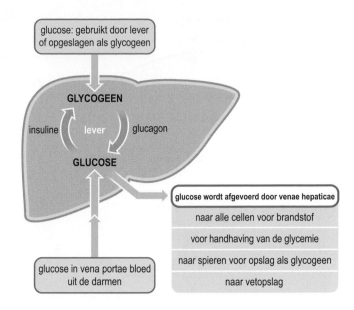

Figuur 12.39 Overzicht van het glucosemetabolisme

Het brandstofmolecuul dat de voorkeur heeft is glucose, maar tot de alternatieven (wanneer er geen glucose beschikbaar is) behoren aminozuren, glycerol en soms kernzuren. Deze kunnen stuk voor stuk de energieproducerende stofwisselingspaden betreden en kunnen worden omgezet in energie, koolstofdioxide en water. Er zijn drie centrale stofwisselingspaden (zie Fig. 12.44):

- glycolyse
- citroenzuurcyclus (Krebs-cyclus)
- oxidatieve fosforylering.

Producten van de glycolyse worden gebruikt voor de citroenzuurcyclus, en die van de citroenzuurcyclus voor oxidatieve fosforylering. Wat er gebeurt met de verschillende brandstofmoleculen die de centrale stofwisselingspaden betreden, wordt in de volgende delen besproken.

Koolhydraatmetabolisme

Rode bloedlichaampjes en neuronen kunnen alleen glucose als brandstof gebruiken en daarom is een adequaat glucosegehalte van het bloed nodig om voor een constante energietoevoer te zorgen. De meeste andere cellen kunnen ook andere bronnen gebruiken.

Verteerde koolhydraten, vooral in de vorm van glucose, worden in de capillairen van de darmvilli opgenomen. Ze worden getransporteerd door de portale circulatie naar de lever, waar er verschillende dingen mee gebeuren (Fig. 12.39):

- Glucose kan worden geoxideerd om chemische energie in de vorm van ATP te leveren; dit is nodig voor de grote stofwisselingsactiviteit in de lever zelf.
- Een deel van de glucose kan in het circulerende bloed blijven om normale glycemiegehaltes tussen 3,5 en 8 millimol per liter (mmol/L) (of 63 – 144 mg/100 mL) te handhaven.
- Nadat aan de hiervoor genoemde behoeften is voldaan, kan een deel van de glucose door het hormoon insuline in de lever en de skeletspieren worden omgezet in het

onoplosbare polysacharide glycogeen. De vorming van glycogeen in cellen is een manier om koolhydraten op te slaan zonder het osmotische evenwicht te verstoren. Voordat het kan worden gebruikt om het bloedgehalte op peil te houden of ATP te leveren, moet het weer worden afgebroken tot glucose. Leverglycogeen is een opslagvorm voor glucose die de lever kan gebruiken en die nodig is voor het handhaven van het glucosegehalte van het bloed. In de spieren opgeslagen glycogeen wordt gebruikt voor spieractiviteit. Glucagon, adrenaline en thyroxine zijn de belangrijkste hormonen die betrokken zijn bij de afbraak van glycogeen tot glucose. Schematisch komt dit neer op:

$$glucose \underset{glucagon}{\overset{insuline}{\rightleftharpoons}} glycogen$$

- Koolhydraten die niet nodig zijn voor het handhaven van het glucosegehalte in het bloed, worden omgezet in vetten en als zodanig opgeslagen.

De oxidatie van koolhydraten en vetten levert het grootste deel van de benodigde energie. Als er weinig glycogeen is opgeslagen en er meer glucose nodig is, kan het lichaam glucose uit andere bronnen dan koolhydraten aanmaken, zoals aminozuren en glycerol. Dit heet gluconeogenese (vorming van nieuwe glucose).

Koolhydraten en energievrijmaking

Dit wordt getoond in Fig. 12.40. De afbraak van glucose levert energie, koolstofdioxide en metabolisch water op. Katabolisme van glucose vindt plaats in een reeks stappen, waarin bij elke stap wat energie vrijkomt. Het totale aantal ATP-moleculen dat uit de volledige afbraak van 1 molecuul glucose vrijkomt, is 38, maar hiervoor moet het proces zich in aanwezigheid van zuurstof afspelen (aeroob). Bij afwezig-

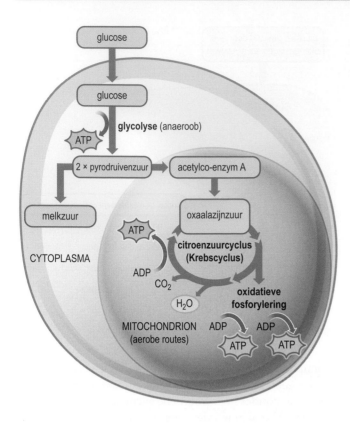

Figuur 12.40 Oxidatie van glucose. *ADP*, adenosinedifosfaat; *ATP*, adenosinetrifosfaat.

heid van zuurstof (anaeroob) is dit aantal aanzienlijk lager het proces is dan dus minder efficiënt.

Aerobe ademhaling (catabolisme)

Aerobe omzetting van glucose kan alleen plaatsvinden wanneer er voldoende zuurstof is. Dit is het proces dat energie produceert tijdens lichaamsbeweging. Als het inspanningsniveau zeer hoog wordt, wordt de energiebehoefte van de spieren te groot voor de zuurstoftoevoer en vindt anaerobe afbraak plaats. Zo'n hoog inspanningsniveau kan slechts korte tijd worden volgehouden, doordat er ophoping van afvalstoffen (vooral melkzuur) plaatsvindt en de energieproductie minder efficiënt verloopt.

De eerste fase van het glucosemetabolisme is glycolyse (Fig. 12.40). Dit is een anaeroob proces dat plaatsvindt in het cytoplasma van de cel. Via een aantal tussenstappen wordt 1 glucosemolecuul omgezet in 2 moleculen pyrodruivenzuur, met de nettoproductie van 2 moleculen ATP.

Het overige van de aanzienlijke energievoorraden die binnenin de originele glucosemoleculen zitten, wordt alleen vrijgemaakt als er voldoende zuurstof is om de pyrodruivenzuurmoleculen aan de citroenzuurcyclus mee te laten doen (Fig. 12.40). Deze cyclus vindt plaats in de mitochondriën van de cel en is zuurstofafhankelijk. Voor elke 2 moleculen pyrodruivenzuur die de citroenzuurcyclus binnentreden, worden twee ATP-moleculen gevormd, maar dit is nog veel minder dan de maximaal mogelijke 38 ATP-moleculen. ▶ 12.9

De overige 34 ATP-moleculen komen van het derde energieopwekkende proces, oxidatieve fosforylering (Fig. 12.40),

wat afhankelijk is van waterstofatomen die tijdens eerdere fasen van de glucoseafbraak zijn vrijgekomen. Oxidatieve fosforylering kan, evenals de citroenzuurcyclus, alleen verlopen in aanwezigheid van zuurstof en vindt plaats in de mitochondriën.

Anaerobe catabolisme

Als het zuurstofniveau in de cel laag is, ondergaan de glucosemoleculen nog steeds glycolyse en worden ze gesplitst in 2 moleculen pyrodruivenzuur, aangezien de glycolyse een anaeroob proces is. Het pyrodruivenzuur gaat echter niet de citroenzuurcyclus in en ondergaat geen oxidatieve fosforylering. In plaats daarvan wordt het anaeroob omgezet in melkzuur. De ophoping van melkzuur veroorzaakt pijn en kramp, wat kenmerkend is voor uitgeputte spieren. Wanneer het zuurstofgehalte is hersteld, wordt melkzuur weer omgezet in pyrodruivenzuur, dat dan de citroenzuurcyclus in gaat.

Bestemming van de eindproducten van het koolhydraatmetabolisme

Melkzuur

Een deel van het melkzuur dat bij de anaerobe stofwisseling wordt geproduceerd, kan in de cel worden geoxideerd tot koolstofdioxide en water, maar het moet eerst weer in pyrodruivenzuur worden omgezet. Als er geen volledige oxidatie plaatsvindt, wordt het melkzuur door het bloed naar de lever vervoerd, waar het wordt omgezet in glucose en het vervolgens weer aan elk gewenst stofwisselingsproces kan gaan meedoen (zie Fig. 12.39).

Koolstofdioxide

Dit wordt door de longen uitgescheiden.

Metabolisch water

Dit wordt toegevoegd aan de grote hoeveelheid water die er al is in het lichaam. Het teveel wordt door de nieren uitgescheiden in de urine.

Eiwitmetabolisme

Voedingseiwitten bestaan uit een aantal aminozuren. Er zijn ongeveer 20 aminozuren benoemd en 9 daarvan heten essentieel, omdat ze niet door het lichaam kunnen worden gemaakt. De andere zijn niet-essentieel, omdat ze wel kunnen worden aangemaakt. De bij dit proces betrokken enzymen heten transaminasen. Tijdens de spijsvertering worden voedingseiwitten afgebroken tot aminozuren, die in de capillairen van de darmvilli worden opgenomen. Aminozuren worden door de portale circulatie naar de lever vervoerd en komen daarna in de algemene circulatie, zodat ze voor alle lichaamscellen en weefsels beschikbaar zijn.

Uit de beschikbare aminozuren kiezen verschillende cellen die specifieke exemplaren die nodig om hun specifieke type weefsel op te bouwen of te repareren, en voor het synthetiseren van hun uitscheidingsproducten, zoals antilichamen, enzymen of hormonen.

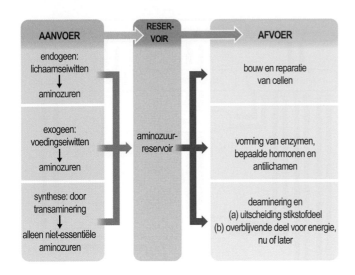

Figuur 12.41 Bronnen en gebruik van aminozuren in het lichaam.

Aminozuurreservoir

Het lichaam kan maar in beperkte mate aminozuren opslaan. De overtollige aminozuren die niet nodig worden in de lever gedeamineerd. In het lichaam wordt een klein reservoir aminozuren (Fig. 12.41) in stand gehouden. Dit is de bron van waaruit de lichaamscellen de aminozuren halen die ze nodig hebben om hun materiaal aan te maken, zoals nieuwe cellen of celbestanddelen, uitscheidingen van enzymen, hormonen en plasmaeiwitten.

Bronnen van aminozuren

Exogeen

Deze komen uit eiwitten in het voedsel.

Endogeen

Deze worden verkregen uit de afbraak van bestaande lichaamseiwitten. Bij volwassenen wordt dagelijks ongeveer 80 – 100 g eiwitten afgebroken en vervangen. Al het slijmvlies van de ingewanden wordt ongeveer om de 5 dagen vervangen.

Verlies van aminozuren

Deaminering

Aminozuren die het lichaam niet nodig heeft, worden afgebroken of gedeamineerd, voornamelijk in de lever. Het stikstofdeel, de aminogroep (NH_2), wordt omgezet in ammonia (NH_3), dat zich met koolstofdioxide bindt tot ureum, dat met de urine wordt uitgescheiden. Het overblijvende deel wordt voor energie gebruikt, zoals glucose bij de gluconeogenese, of wordt als vet opgeslagen als het niet direct nodig is voor energie.

Uitscheiding

De feces bevatten een grote hoeveelheid eiwitten in de cellen die door de bekleding van het spijsverteringskanaal zijn afgestoten.

Endogene en exogene aminozuren worden in het reservoir gemengd en de stikstofbalans van het lichaam heet in

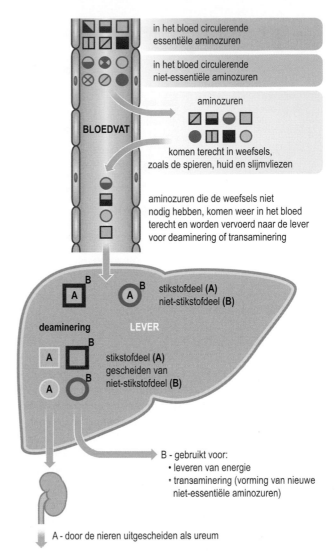

Figuur 12.42 Het aminozuurmetabolisme in het lichaam.

evenwicht te zijn als er net zo veel uit gaat als dat erin komt. Anders dan bij koolhydraten kan het lichaam een teveel aan aminozuren niet opslaan, behalve in dit relatief kleine reservoir. Fig. 12.42 laat zien wat er met aminozuren in het lichaam gebeurt.

Aminozuren en energievrijmaking

Aminozuren, zijn potentiële brandstofmoleculen die alleen door het lichaam worden gebruikt als er weinig andere energiebronnen zijn, zoals bij ondervoeding. Om in extreme omstandigheden aminozuren als brandstof te leveren, breekt het lichaam spieren af, zijn belangrijkste grote eiwitbron. Sommige aminozuren kunnen rechtstreeks in glucose worden omgezet, dat de glycolyse binnengaat. Andere aminozuren worden gemetaboliseerd in tussenproducten van de centrale stofwisselingspaden, bijv. acetylco-enzym A of oxaalazijnzuur, en komen daardoor later in het systeem terecht (zie Fig. 12.44).

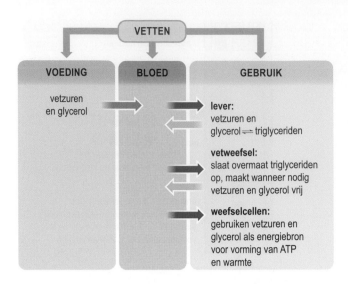

Figuur 12.43 Bronnen, verdeling en gebruik van vetten in het lichaam. *ATP*, adenosinetrifosfaat.

Vetmetabolisme

Dit wordt getoond in Fig. 12.43. Vetten worden gesynthetiseerd uit het teveel aan koolhydraten en eiwitten en worden opgeslagen onder de huid, in het omentum en rond de nieren.

Vetten die zijn verteerd en als vetzuren en glycerol in de lymfecapillairen zijn opgenomen, worden door de cisterna chyli en de ductus thoracicus naar de bloedsomloop vervoerd en daarmee naar de lever. Vetzuren en glycerol in het bloed worden gebruikt door cellen en klieren om energie te leveren en voor de synthese van bepaalde uitscheidingsproducten. In de lever wordt een deel van de vetzuren en glycerol gebruikt voor energie en het opwekken van warmte en van een deel worden triglyceriden gemaakt, de vorm waarin vetten worden opgeslagen. Een triglyceridemolecuul bestaat uit drie vetzuurmoleculen en een glycerolmolecuul (zie Fig. 2.9). Als het nodig is, worden triglyceriden weer omgezet in vetzuren en glycerol, en worden ze weer gebruikt voor energie. De eindproducten van het vetmetabolisme zijn energie, warmte, koolstofdioxide en metabolisch water.

Vetzuren en energievrijmaking

Wanneer weefsels glucose ontberen, zoals bij langdurig vasten, ondervoeding, energiebeperkende diëten of zware lichaamsbeweging, gebruikt het lichaam alternatieve energiebronnen, voornamelijk opgeslagen vetten. Vetzuren kunnen worden omgezet in acetylco-enzym A, dat het energieproducerende stofwisselingspad betreedt. Een gevolg hiervan is de ophoping van ketonlichamen, die in de lever worden geproduceerd uit acetylco-enzym A als het gehalte te hoog is voor verwerking door de citroenzuurcyclus (Fig. 12.44). Er komen dan ketonlichaampjes in het bloed, die door andere weefsels, zoals de hersenen (die meestal glucoseafhankelijk zijn), als brandstof kunnen worden gebruikt. In hoge concentratie kunnen ketonlichaampjes echter toxisch zijn,

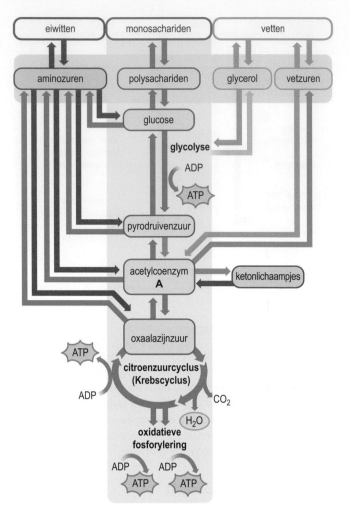

Figuur 12.44 Samenvatting van het gebruik van de drie belangrijkste energiebronnen bij de centrale stofwisselingspaden. *ADP*, adenosinedifosfaat; *ATP*, adenosinetrifosfaat.

vooral voor de hersenen. Ketonlichaampjes omvatten aceton en enkele zwakke organische zuren. Het normale gehalte is laag, want ze worden dan gebruikt zodra ze worden geproduceerd. Als de productie het gebruik overstijgt, zoals eerder beschreven, stijgt het gehalte en ontstaat ketose. Ketose staat in verband met acidose, wat kan zorgen voor een coma, of, in ernstige gevallen, de dood. De uitscheiding van overmatige ketonlichaampjes verloopt door:

- de nieren (ketonurie)
- de longen, wat de adem de kenmerkende geur van aceton of 'perendrups' geeft.

Bij ketose is compensatie nodig om het zuurbasenevenwicht te bewaren. Dit gebeurt door buffersystemen die het teveel aan zuur (waterstofionen) in de vorm van koolstofdioxide via de longen door hyperventilatie, of via de nieren afvoeren. Bij een gezonde persoon beperkt de ketose zichzelf en stopt de vorming van ketonlichaampjes zodra met hongeren of inspanning wordt gestopt. Ketoacidose staat in verband met ongecontroleerde diabetes mellitus type 1 (zie p. 255).

Glycerol en energievrijmaking

Door vetafbraak zet het lichaam glycerol om in een van de tussenproducten van de glycolyse, om dan in deze vorm de centrale stofwisselingspaden te betreden (Fig. 12.44).

● **TOETS**

15. Geef een definitie van de termen 'anabolisme' en 'katabolisme'.

16. Noem de drie centrale stofwisselingspaden.

De gevolgen van het verouderingsproces op het verteringssysteem

Leerdoel

Na lezing van deze paragraaf kan de lezer:

■ de gevolgen van veroudering op het verteringssysteem beschrijven.

Tandverlies veroorzaakt door tandvleesaandoeningen kan kauwen bemoeilijken wat op zijn beurt de voedselkeuze kan beperken. De spiermassa van de tong neemt af en verminderde speekselvorming kan dit verergeren.

De smaakpapillen worden minder talrijk en gevoelig met leeftijd.

Peristaltiek binnen het spijsverteringskanaal vermindert, waardoor er een grotere kans op constipatie is (Hfdst. 11). Andere leeftijdsgebonden kenmerken zoals verminderde mobiliteit of slechte cognitieve functie kan ook constipatie tot gevolg hebben tenzij meer voedingsvezels en toereikend vocht worden geconsumeerd.

De levermassa vermindert met leeftijd en dit gaat gepaard met een wisselende afname van de reservecapaciteit; dit kan de stofwisseling verstoren, zoals de afbraak van geneesmiddelen wat op zijn beurt tot vergiftiging kan leiden.

In oudere volwassenen is een afname van de skeletspiermassa en van het reactievermogen op hormonen, zoals adrenaline (epinefrine), noradrenaline (norepinefrine) en schildklierhormonen. Samen draagt dit bij tot een lagere stofwisseling. Beperkte fysieke activiteit of inactiviteit kan ook de stofwisseling verminderen. Indien bij een verminderde stofwisseling de voedselinname niet wordt aangepast, kan dit leiden tot zwaarlijvigheid met de daarmee gepaard gaande gevolgen (Hfdst. 11).

● **TOETS**

17. Beschrijf in het kort waarom oudere volwassenen een toenemend risico lopen op vergiftiging door geneesmiddelen.

Deze paragraaf bespreekt de aandoeningen van het verteringssysteem. In Tabel 12.4 en Fig. 12.45 zijn belangrijke symptomen en kenmerken van gastro-intestinale aandoeningen opgesomd.

Ziekten van de mond

Leerdoelen

Na lezing van deze paragraaf kan de lezer:

- de belangrijkste ontstekingen en infecties van de mond bespreken
- de plaatsen en de effecten van oraal plaveiselcelcarcinoom beschrijven
- onderscheid maken tussen een gespleten lip en een gespleten verhemelte en deze afwijkingen beschrijven.

Ontstekingen en infecties

Verwonding van weefsel in en rond de mond kan worden veroorzaakt door voedsel en andere ingeslikte stoffen als deze bijtend, schurend of buitensporig heet of koud zijn. De mond bevat een groot aantal verschillende, doorgaans onschadelijke commensale micro-organismen. De antibacteriële werking van het speeksel helpt de groei te beperken, maar de aanwezigheid van tandplak en restjes voedingsmiddelen, vooral suikers kan in de mond ontstekingen stimuleren. Een ontsteking van de mond heet stomatitis, en een ontsteking van het tandvlees heet gingivitis.

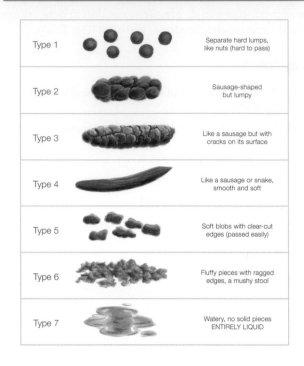

The Bristol Stool Form Scale

Type 1	Separate hard lumps, like nuts (hard to pass)
Type 2	Sausage-shaped but lumpy
Type 3	Like a sausage but with cracks on its surface
Type 4	Like a sausage or snake, smooth and soft
Type 5	Soft blobs with clear-cut edges (passed easily)
Type 6	Fluffy pieces with ragged edges, a mushy stool
Type 7	Watery, no solid pieces ENTIRELY LIQUID

Figuur 12.45 Bristol Stool Form Scale. (Met toestemming van Dr. K. W. Heaton; voorheen onderzoeker in de geneeskunde aan de universiteit van Bristol. Gereproduceerd als een dienst aan het medisch beroep door Norgine Ltd. ©2017 Norgine Groep).

Tabel 12.4 Kenmerken en symptomen van gastro-intestinale aandoeningen

Kenmerk/symptoom	Definitie en beschrijving
Abdominale pijn	Veroorzaakt door uitrekking van de gladde spier of de vliezen. De locatie wordt beschreven met betrekking tot de regio's van het abdomen (zie Fig. 1.26).
Anorexia	Verminderde eetlust wat de voedingsinname sterk vermindert. Ernstige en voortdurende gevallen gaan gepaard met gewichtsverlies.
Constipatie	Vertraagde of moeizame (harde) defecatie (Fig. 12.45). Normale frequentie varieert van 3 keer per dag tot 3 keer per week.
Diarree	Ongewone frequentie van dunne of waterige ontlasting. Normaalgesproken wordt het meeste vocht in het maagdarmstelsel gereabsorbeerd (zie Fig. 12.28). Diarree (Fig. 12.45) ontstaat wanneer de waterreabsorptie in de darmen verminderd en/of de mobiliteit verhoogd is.
Dysfagie	Slikstoornis
Hematemesis	Bloedbraken, vers (rood of purperachtig) of zwart bij deels verteerd bloed (beschreven als 'koffiedik')
Melena	Bloed in de ontlasting, dat zwart en teerachtig is. Kleine hoeveelheden worden alleen door screeningtests op occult bloed in ontlasting gevonden (FOB).
Nausea	Misselijkheid, vaak met braken als gevolg. Het kan gepaard gaan met overvloedige speekselafscheiding en tachycardie.
Braken	Een (onvrijwillig) reflex waarbij voedsel en/of andere stoffen uit de maag krachtig naar buiten worden geperst. Braken kan veroorzaakt worden door stimulatie van, bijv. de pharynx, oesophagus, maag of het braakcentrum in de hersenstam, bijv. door geneesmiddelen. Gestuurd door de hersenstam; het strotklepje sluit zich, het middenrif trekt samen, de kringspier ontspant; omgekeerde en zeer krachtige peristaltische bewegingen persen de maaginhoud naar boven. Bij zware gevallen worden de vocht-, elektrolyten- en zuur-base-evenwicht verstoord (metabolische alkalose, door verlies van overmatig H^+).

Orale candidiase (spruw)

Deze acute schimmelinfectie wordt veroorzaakt door de gist Candida albicans, die als witte plekjes op de tong en het slijmvlies van de mond groeit. Bij volwassenen veroorzaakt hij opportunistische infecties, vooral als iemand verzwakt is of als het immuunsysteem is verzwakt door steroïden, antibiotica of cytotoxische medicijnen. Bij kinderen treedt de aandoening het meest op bij zuigelingen die de fles krijgen. Er kan zich chronische spruw ontwikkelen, die bij mensen met een kunstgebit het verhemelte kan beschadigen. De schimmel overleeft in fijne groeven op het oppervlak van het gebit en infecteert het slijmvlies van de mond herhaaldelijk. Dezelfde schimmel veroorzaakt ook seksueel overdraagbare aandoeningen (Hfdst. 18).

Gingivitis

Dit is de ontsteking van het tandvlees en deze aandoening kan acuut of - vaker nog - chronisch zijn.

Chronische gingivitis

Dit is een veelvoorkomende ontsteking die voorkomt als reactie op de opeenhoping van bacteriële plak rond de tanden. Ze veroorzaakt bloedend tandvlees en vernietigt langzaam de weefsels die de tanden ondersteunen, zodat de tanden uiteindelijk los gaan zitten en uitvallen.

Recurrente stomatitis aphthosa (aften)

Deze veel voorkomende aandoening treft tot 25% van de bevolking. Het bestaat uit zeer pijnlijke ulcera, die afzonderlijk of in groepjes in elk deel van de mond voorkomen. De oorzaak is onbekend.

Virusinfecties

Deze worden vaak veroorzaakt door een herpes simplex virus type HSV-1.

Acute gingivostomatitis herpetica

Ontsteking van de mond en het tandvlees, veroorzaakt door HSV-1 en is de meest voorkomende virale infectie van de mond. Ze wordt gekenmerkt door uitgebreide en pijnlijke zweren.

Herpes labialis (koortsuitslag)

Hierbij ontstaan laesies, veroorzaakt door HSV-1, rond de neus en op de lippen. Na een opflakkering blijven de virussen sluimeren in lokale zenuwen. Latere opstoten, meestal op dezelfde plek, worden bevorderd door een scala aan stimuli, zoals ultraviolette straling (fel zonlicht) en een verzwakt immuunsysteem.

Tumoren van de mond

Plaveiselcelcarcinoom

Dit is het meest voorkomende type kwaadaardige tumor van de mond. Het komt vooral bij oudere volwassenen voor. Het komt meestal voor op de mondbodem en de rand van de tong. Ulceratie treedt vaak op en er vindt vroege metastasering naar omringend weefsel en lymfeklieren in de hals plaats, en in dat geval is de prognose slecht.

Erfelijke ziekten

Gespleten verhemelte en gespleten lip (hazenlip)

Tijdens de embryonale ontwikkeling van het harde verhemelte ontstaan twee helften, die van achter de lippen tot aan de huig gescheiden zijn. Vóór de geboorte komen deze twee helften samen (Fig. 12.46A). Als dit onvolledig gebeurt, blijft er een spleet bestaan, die onbeduidend tot aanzienlijk kan zijn. Een gespleten lip hoeft niet meer te zijn dan een klein keepje in de bovenlip (Fig. 12.46B), maar er kan ook een spleet op een of twee plaatsen aanwezig zijn, die kan doorlopen tot in de neus. Bij een gespleten verhemelte is er een spleet tussen de twee helften van het verhemelte, waardoor er een opening tussen mond en neusholte ontstaat (Fig. 12.46C). Bijdragende factoren zijn erfelijke afwijkingen en blootstelling van de foetus (tussen week 7 en 12 van de zwangerschap) aan omstandigheden als hypoxie en slechte voeding of aan bepaalde medicijnen.

Drinken, eten en het ontwikkelen van spraak verlopen niet normaal tot het defect operatief (vaak in meerdere keren) is hersteld.

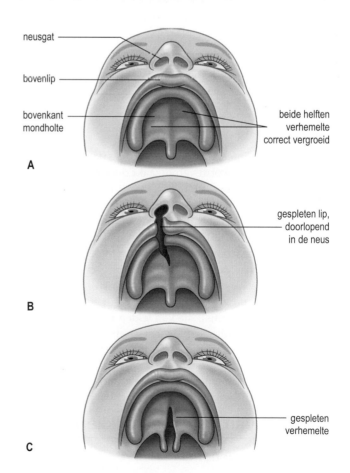

Figuur 12.46 Gespleten lip en gespleten verhemelte: (A) Normaal verhemelte. (B) Gespleten lip. (C) Gespleten verhemelte.

Dentale cariës

Tandbederf begint met verkleuring, waarna gaatjes (cariës) ontstaan. Dit gebeurt wanneer de bacteriën die in plak op de tanden aanwezig zijn, reageren op suikers en een zuur vormen dat uiteindelijk de harde delen van de tanden kan vernietigen. Cariës kan worden voorkomen door een goede mondhygiëne. Zonder behandeling kunnen infecties, ontstekingen van de zachte weefsels van de mond en tandverlies optreden.

TOETS

18. Welk organisme veroorzaakt spruw?

Ziekten van de pharynx

Zie tonsillitis en difterie (p. 284).

Ziekten van de speekselklieren

Leerdoelen

Na lezing van deze paragraaf kan de lezer:

- de pathofysiologie van de bof beschrijven
- de meest voorkomende tumoren van de speekselklieren beschrijven.

Parotitis of bof

Dit is een acute infectie van de glandulae parotides of oorspeekselklieren. Ze wordt veroorzaakt door het bofvirus, uit de para-influenzagroep. Het virus wordt verspreid door het inademen van besmette druppeltjes. De virussen vermenigvuldigen zich in het lichaam voordat ze zich naar de speekselklieren verspreiden. Het virus is het meest besmettelijk 1 à 2 dagen voor en 5 dagen nadat de symptomen verschijnen. Hoewel de bof het meest voorkomt tussen 5 en 15 jaar, treft deze ook volwassenen en is vaak een ernstiger infectie; ongeveer 25% van de volwassen mannen lijdt aan een testiculaire ontsteking (orchitis), die kan leiden tot atrofie en soms steriliteit. Complicaties die de hersenen aantasten, waaronder meningitis en meningo-encefalitis (Hfdst. 7), kunnen zich op elke leeftijd voordoen.

In de ontwikkelde landen worden kinderen meestal tegen bof gevaccineerd voor ze naar de basisschool gaan.

Tumoren van de speekselklieren

Speekselklieradenomen

Deze goedaardige tumoren ontstaan voornamelijk in de oorspeekselklieren en zijn de meest voorkomende tumoren van de speekselklieren. In dezelfde klier kan jaren nadat de tumor is verwijderd een tweede tumor ontstaan en soms wordt deze kwaadaardig.

Carcinoom

Kwaadaardige tumoren treden meestal in de oorspeekselklieren op. Sommige vormen kunnen de zenuwen van het omringende weefsel infiltreren, wat ernstige pijn veroorzaakt. Er kan uitzaaiing naar de lymfeklieren in de hals plaatsvinden.

TOETS

19. Tegen welke infectie van de speekselklieren worden kinderen in veel landen gevaccineerd?

Aandoeningen van de oesophagus

Leerdoelen

Na lezing van deze paragraaf kan de lezer:

- uitleggen hoe oesophagusvarices zich ontwikkelen
- de mogelijke ontstekingen van de oesophagus bespreken
- de belangrijkste vormen van slokdarmkanker beschrijven
- een omschrijving geven van slokdarmatresie en fistula oesophagotrachealis.

Oesophagusvarices ▶ 12.10

Bij aandoeningen als cirrose (p. 363) en veneuze trombose is de bloedstroom naar de lever door de vena portae gestremd en stijgt de bloeddruk in het poortaderstelsel (portale hypertensie). Dit stuwt bloed uit de vena portae anastomoserende venen in, die bloed door de systemische veneuze circulatie leiden, met voorbijgaan van de lever (Fig. 12.47). 50% procent of meer van het portale bloed kan naar anastomotische venen worden geleid, wat tevens in drukverhoging in deze venen resulteert. Eén van de routes die het omgeleide bloed neemt, loopt naar lagere slokdarmvenen, die vervolgens uitgerekt en verslapt raken door het abnormaal grote volume bloed. Oesophagusvarices (plaatselijk verwijde aderen) ontwikkelen zich wanneer het zwakste deel van de vaatwand in het lumen van de oesophagus drukt. Met hun dunne, kwetsbare wand kunnen ze gemakkelijk worden beschadigd door ingeslikt voedsel. De bloeding kan klein, maar chronisch zijn, wat tot anemie (p. 74) leidt. Een plotselinge scheuring kan echter een levensbedreigende bloeding veroorzaken.

Ontstekingen en infecties

Acute oesophagitis

Deze ontstaat als bijtend materiaal wordt ingeslikt, en ook als mensen met een verzwakt immuunsysteem ernstige schimmelinfecties krijgen, meestal candidiase (p. 319), of virale

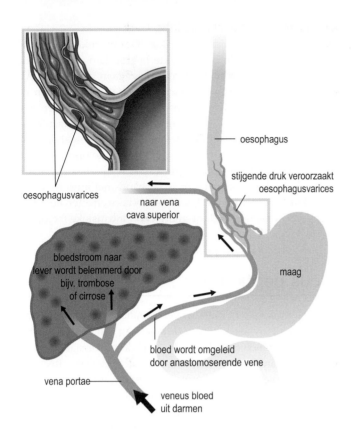

oesophagusvarices

naar vena
cava superior

bloedstroom naar
lever wordt belemmerd door
bijv. trombose
of cirrose

vena portae

veneus bloed
uit darmen

oesophagus

stijgende druk veroorzaakt
oesophagusvarices

maag

bloed wordt omgeleid
door anastomoserende vene

Figuur 12.47 Oesophagusvarices

infecties zoals herpes simplex. Gewoonlijk gaat dit gepaard met dysfagie (moeite met slikken). Na een ernstige verwonding ontstaat na genezing vaak fibrose en bestaat er kans op een latere slokdarmvernauwing doordat het littekenweefsel krimpt.

Gastro-oesofageale refluxziekte

Gastro-oesofageale refluxziekte, ook wel 'maagzuurbranden' genoemd, wordt veroorzaakt door hardnekkig omhoogkomen van maagsap in de oesophagus wat irritatie, ontsteking en pijnlijke zweren veroorzaakt. Bloeding treedt op wanneer bloedvaten aangetast zijn. Hardnekkige reflux leidt tot chronische ontsteking en als de schade uitgebreid is, treedt secundaire genezing met fibrose op. Retractie van littekenweefsel kan slokdarmvernauwing veroorzaken. Als het chronisch is, kan deze aandoening soms leiden tot Barrett-oesophagus (zie volgende paragraaf). Reflux van de maaginhoud is gerelateerd aan:
- een toename van de druk in de buikholte, bijv. zwangerschap, obstipatie en obesitas
- lage gehaltes van het hormoon gastrine, die de activiteit van de onderste oesphageale sluitspier: vermindert
- de aanwezigheid van hiatushernia (Fig. 12.52C).

Barrett-oesophagus

Dit is een premaligne aandoening die meestal in verband wordt gebracht met een reeds lang bestaande gastro-oesophageale refluxziekte; het gaat soms gepaard met een hernia (Fig. 12.52C).

Cilindrische cellen die lijken op die in de maag nemen de plaats in van het plaveiselepitheel van de distale oesophagus.

Achalasie

Bij deze aandoening werkt de peristaltiek van de lagere oesophagus niet goed en de onderste oesophageale sfincter ontspant zich tijdens het slikken niet, waardoor ophoping van voedsel en drank in de slokdarm, dysfagie, het omhoogkomen van de maaginhoud en aspiratiepneumonie ontstaan. De oesophagus raakt gedilateerd en de spierlaag hypertrofieert. De autonome zenuwvoorziening is abnormaal, maar de oorzaak is niet bekend. Achalasie kan op elke leeftijd optreden, maar komt het meest voor bij middelbare leeftijd.

Slokdarmtumoren

Goedaardige tumoren treden zelden op; slechts 5% van de slokdarmtumoren is goedaardig.

Kwaadaardige tumoren

Deze komen vaker bij mannen voor dan bij vrouwen. Ze bevinden zich het meest in de distale oesophagus, vaak in verband gebracht met Barrett-oesophagus, maar kunnen op elk niveau voorkomen. Beide soorten tumoren die hier staan beschreven, beginnen meestal als een maagzweer die zich rond de omtrek verspreidt, wat een versperring veroorzaakt die dysfagie veroorzaakt. Tegen de tijd dat de aandoening wordt vastgesteld, heeft de tumor zich gewoonlijk al lokaal verspreid en is de prognose daardoor erg slecht.

De wereldwijde verspreiding van plaveiselcelcarcinoom wisselt enorm. Het heeft te maken met langdurig alcoholmisbruik en roken. Andere risicofactoren kunnen zwaarlijvigheid, lage consumptie van groenten en fruit en het kauwen van arecanoten (betelnoten) en pruimtabak zijn.

Adenocarcinoom ontwikkelt zich gewoonlijk uit Barrett-oesophagus (zie eerder).

Aangeboren afwijkingen

De meest voorkomende aangeboren afwijkingen van de oesophagus zijn:
- slokdarmatresie, waarbij een deel van de oesophagus ontbreekt
- fistula oesophagotrachealis, waarbij zich een opening (fistula) tussen de oesophagus en de luchtpijp bevindt, waardoor melk of omhoog gekomen maaginhoud wordt ingeademd.

Een of beide afwijkingen kunnen aanwezig zijn. De oorzaken zijn onbekend.

● **TOETS**

20. Geef twee aangeboren afwijkingen van de oesophagus.

Aandoeningen van de maag

Leerdoelen

Na lezing van deze paragraaf kan de lezer:

■ de belangrijkste kenmerken van chronische en acute gastritis met elkaar vergelijken

■ de pathofysiologie van maagzweren bespreken

■ de belangrijkste tumoren van de maag en hun effecten beschrijven

■ de term aangeboren pylorusstenose verklaren.

Gastritis

Ontsteking van de maag kan acuut of chronisch zijn.

Acute gastritis

Dit is gewoonlijk een reactie op irriterende geneesmiddelen of alcohol. De geneesmiddelen die gewoonlijk een rol spelen zijn niet-steroïdale anti-inflammatoire geneesmiddelen (NSAIDs), waaronder aspirine, zelfs bij een lage dosis, en vele andere. Andere oorzaken zijn o.a. de initiële respons op een Helicobacter pylori-infectie (zie verderop) en ernstige fysiologische stress, zoals ernstige brandwonden en het falen van meerdere organen tegelijkertijd.

Er zijn verschillende gradaties. Milde gevallen kunnen asymptomatisch zijn of zich presenteren met misselijkheid en overgeven, als gevolg van de inflammatoire wijzigingen van het slijmvlies van de maag. Erosies, die worden gekenmerkt door weefselverlies dat van invloed is op de oppervlaktelagen van het slijmvlies van de maag, kunnen ook voorkomen. Bij ernstige vormen kan de erosie gevolgd worden door bloeding, wat hematemese (zie Tabel 12.4) en melaena (zie Tabel 12.4), veroorzaakt, vooral bij oudere volwassenen.

Het verloop hangt af van de mate van de schade. In veel gevallen is er spoedig en probleemloos herstel als de oorzaak is verwijderd. Bij uitgebreide weefselschade gaat herstel gepaard met littekenvorming, wat verminderde elasticiteit en peristaltiek veroorzaakt.

Chronische gastritis

Chronische gastritis is een mildere, maar langer durende ziekte. Deze wordt meestal veroorzaakt door *H. pylori*, maar soms door een auto-immuunziekte of chemische verbranding. De aandoening komt vaker voor in het latere leven.

Helicobacter-gastritis

H. pylori is een bacterie die het maagslijmvlies bezaait en maagklachten veroorzaakt, vooral chronische gastritis en maagulcera.

Auto-immune chronische gastritis

Dit is een voortschrijdende ziekte. De ontsteking van het slijmvlies, die aan de oppervlakte begint, kan zich over de volle dikte en ook over de maagklieren gaan uitbreiden. Als deze fase is bereikt, is de uitscheiding van zoutzuur en de intrinsieke factor aanzienlijk afgenomen. De antigenen zijn de pariëtale cellen van de maag en de intrinsieke factor die ze uitscheiden. Wanneer de pariëtale cellen eenmaal door de auto-immuunreactie vernietigd zijn, neemt de ontsteking af. De oorzaak tot de auto-immuunreactie is niet bekend, maar er is een erfelijke factor en er is verband met auto-immuun schildklieraandoeningen. Tot de secundaire effecten behoren:

• pernicieuze anemie door gebrek aan intrinsieke factor (p. 74)

• verhoogde kans op maagkanker.

Ulcus pepticum

Ulcus pepticum strekt zich uit over de volle dikte van het gastro-intestinale slijmvlies en dringt de spierlaag van de maag of het duodenum binnen (Fig. 12.48). Het wordt veroorzaakt door de verstoring van het evenwicht tussen het corrosieve effect van het maagsap en het beschermende effect van het slijm op de mucosa van de maag. Dit kan worden gezien als voortzetting van de maagerosie bij acute gastritis. De zweren worden het meest aangetroffen in de maag en de bulbus van het duodenum. Minder vaak zitten ze in de oesophagus en de overgang tussen de maag en de dunne darm na gastrectomie.

H. pylori-infectie komt zeer vaak voor, en treft 50-60% van de volwassenen wereldwijd. De meeste mensen blijven gezond en zonder ziekteverschijnselen en slechts een minderheid ontwikkelt symptomen; vermoedelijk wordt de infectie opgelopen in de kindertijd. Als mogelijke oorzaak wordt *H. pylori*-infectie in verband gebracht met ulcus pepticum; bij 90% procent van de mensen met zweren in het duodenum en bij 70% procent van de mensen met zweren in de maag. De overige maagzweren zijn vrijwel altijd een gevolg van NSAID's. Roken verhoogt de kans op een maagzweer en

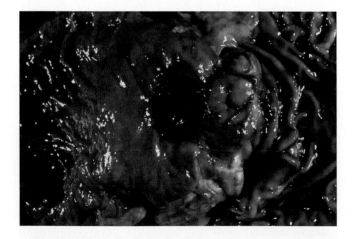

Figuur 12.48 Ulcus pepticum. (A) Grote zweer van het duodenum. (CNRI/Science Photo Library. Gereproduceerd met toestemming).

vertraagt het herstel. Peptische zweren komen vaker voor bij mannen dan bij vrouwen en nemen met leeftijd toe.

Indien er niet aan de voorwaarden van een gezonde mucosa wordt voldaan, kan het epitheel worden blootgesteld aan het zure maagsap, wat de eerste celschade oplevert, die tot ulcusvorming leidt. De belangrijkste beschermingsfactoren zijn: een goede bloedtoevoer, voldoende slijmuitscheiding en een efficiënte vervanging van epitheelcellen.

Bloedtoevoer. Verminderde bloedtoevoer en ischemie kunnen worden veroorzaakt door roken en ernstige stress, zowel lichamelijke als geestelijke. In stressrijke situaties kan de bijbehorende sympathische activiteit vernauwing van de bloedvaten naar het spijsverteringskanaal veroorzaken.

Slijmuitscheiding. De hoeveelheid slijm en de samenstelling van het slijm kan veranderd zijn, bijv.:

- door langdurig en geregeld gebruik van aspirine en andere ontstekingsremmende medicijnen
- door reflux van galzuren en -zouten
- bij chronische gastritis.

Vervanging van epitheelcellen. In een normale situatie worden de epitheelcellen van maag en darmen snel vervangen. Dit kan vertraagd worden:

- door een verhoogd gehalte aan steroïdhormonen, bijv. als reactie op stress of wanneer ze als medicijnen zijn gebruikt
- bij chronische gastritis
- door straling en cytotoxische medicijnen.

Acute ulcus pepticum

Deze laesies kunnen één zweer zijn, maar ook meerdere. Ze kunnen op vele plaatsen in de maag en de bulbus van het duodenum worden gevonden. De ontwikkeling wordt vaak in verband gebracht met acute gastritis, ernstige stress, zoals ernstige ziekte, shock, brandwonden, ernstige psychische klachten of een ondergane zware operatie. Genezing zonder de vorming van littekenweefsel vindt meestal plaats als de stressfactor is verwijderd, ook al blijven bloedingen, die levensbedreigend kunnen zijn, een complicatie.

Chronische ulcus pepticum

Deze zweren komen 2 à 3 keer vaker voor in het duodenum dan in de maag. Ze treden op in de pylorus van de maag of het duodenum. Genezing gaat gepaard met de vorming van littekenweefsel. De daardoor optredende krimping kan de oorzaak zijn van:

- vernauwing van het lumen van de maag
- pylorusstenose
- verkleving met naastliggende organen, zoals met het pancreas, lever en dikke darm.

Complicaties van ulcus pepticum

Perforatie. Als een zweer door de hele wand van de maag of twaalfvingerige darm loopt, kan de inhoud van deze structuren in de buikholte komen, wat acute peritonitis (p. 354) veroorzaakt.

Geïnfecteerd ontstekingsopwekkend materiaal kan zich onder het diafragma verzamelen, waardoor een subfrenisch abces (Fig. 12.49) kan worden gevormd en de infectie zich door het diafragma naar de pleuraholte kan verspreiden.

Bloeding. Als een grote arterie is geërodeerd, kan er een ernstige en mogelijk levensgevaarlijke bloeding optreden, die shock (p. 122), hematemese en/of melena kan veroorzaken.

Anemie. Chronische en hardnekkige zwakke bloeding van een maagzweer kan ijzergebreksanemie veroorzaken (p. 73).

Pylorusstenose. Littekenweefsel dat is ontstaan bij de genezing van een zweer in het pylorusgebied, veroorzaakt vernauwing van de pylorus, die de lediging van de maag belemmert en tot hardnekkig overgeven leidt.

Kwaadaardige tumor. Zie volgende paragraaf.

Maagtumoren

Goedaardige maagtumoren zijn zeldzaam.

Kwaadaardige tumoren

Maagkanker is een vrij vaak voorkomende vorm van kanker, meer bij mannen dan bij vrouwen; er is een hoge toename vanaf 50 jaar. De oorzaken staan nog niet vast, maar er lijkt een verband te bestaan met een *H. pylori*-infectie in 60 – 70% van de gevallen. Roken, alcohol en voedsel met een hoog zoutgehalte, gerookte of gepekelde voeding kunnen er ook mee te maken hebben. De plaatselijke groei van de tumor verwoest geleidelijk het normale weefsel, zodat achloorhydrie (verminderde zoutzuurproductie) en pernicieuze anemie veelvoorkomende secundaire symptomen zijn. Naarmate de tumor groeit, kan het oppervlak verzweren en geïnfecteerd raken, vooral wanneer achloorhydrie zich ontwikkelt.

Deze aandoening heeft een slechte prognose, omdat de verspreiding meestal al heeft plaatsgevonden voorafgaand aan de diagnose. Lokale verspreiding gebeurt naar de naastgelegen organen, zoals de oesophagus, het duodenum en het pancreas en ook naar de cavitas peritonealis wanneer de buitenste laag, de serosa, zijn aangetast. Tumordeeltjes worden in het bloed verspreid door de vena portae hepatis naar de lever, waar de tumor zich nestelt en uitzaaiingen veroorzaakt. Lymfatische verspreiding komt ook vaak voor, aanvankelijk naar nabijgelegen knopen en later naar verder afgelegen knopen.

Aangeboren pylorusstenose

Bij deze aandoening vindt spastische vernauwing van de kringspier van de pylorus plaats. Er is sprake van kenmerkend projectielbraken en ondergewicht. Door de pogingen de krampen tegen te gaan, treedt hypertrofie van de spieren van de pylorus op, wat 2 - 3 weken na de geboorte in blokkering van de pylorus resulteert. De oorzaak is niet bekend, maar er is een erfelijke tendens en de aandoening komt meer voor bij jongens. De behandeling bestaat uit chirurgische klieving van de overontwikkelde spierlagen.

Darmaandoeningen

Leerdoelen

Na lezing van deze paragraaf kan de lezer:

■ appendicitis en de gevolgen ervan beschrijven

■ de voornaamste infectieziekten van de darmen bespreken

■ de ziekte van Crohn en colitis ulcerosa met elkaar vergelijken

■ het verschil tussen diverticulitis en diverticulose aangeven

■ de belangrijkste soorten darmkanker beschrijven

■ beschrijven wat er aan de hand is bij hernia, volvulus en intussusceptie

■ de hoofdoorzaken van darmobstructie benoemen

■ de oorzaken en gevolgen van primaire en secundaire malabsorptie benoemen.

Ziekten van de dikke en dunne darm worden samen besproken, omdat ze bepaalde kenmerken gemeenschappelijk hebben en omdat sommige aandoeningen beide delen van het darmstelsel kunnen treffen.

Appendicitis

Het lumen van de appendix is zeer nauw en er is snel obstructie wanneer het ontstoken raakt. De oorzaak is niet altijd duidelijk. Infectie met micro-organismen komt veel voor, als gevolg van obstructie met bijvoorbeeld harde ontlasting (fecalomen), een slag in de darm of een vreemd voorwerp. Ontstekingsvocht met fibrine en fagocyten veroorzaakt zwelling en verzwering van het slijmvlies. In het eerste stadium situeert de pijn zich gewoonlijk in het midden van de buik. Na een paar uur verschuift de pijn naar het gebied in de appendix boven de rechter fossa iliaca. In lichte gevallen neemt de ontsteking af en vindt genezing plaats. Bij ernstige vormen schrijdt de bacteriegroei voort, wat tot ettervorming, ulceratie en verdere obstructie leidt. De stijgende druk in de appendix sluit eerst de lokale venen af en vervolgens de arteriën, waardoor ischemie wordt veroorzaakt, wat soms gevolgd wordt door gangreen en perforatie.

Complicaties van appendicitis

Peritonitis

Het peritoneum raakt acuut ontstoken, de bloedvaten verwijden zich en het teveel aan sereus vocht wordt uitgescheiden. Peritonitis treedt op als complicatie van appendicitis wanneer:

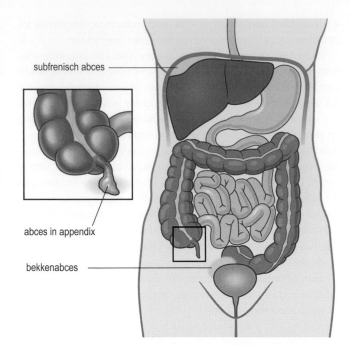

subfrenisch abces

abces in appendix

bekkenabces

Figuur 12.49 Abcesvorming. Dit is een complicatie van appendicitis.

• micro-organismen door de wand van de appendix dringen en het peritoneum infecteren
• een abces in de appendix (Fig. 12.49) perforeert en er etter in de buikholte komt
• er gangreen in de appendix ontstaat en de appendix perforeert, waardoor de inhoud in de buikholte komt.

Abcesvorming

De meest voorkomende soorten zijn:

• subfrenische abcessen, tussen de lever en het diafragma, van waaruit infectie zich naar de pleura, het pericardium en de mediastinale organen kan verspreiden
• bekkenabcessen, van waaruit de infectie zich naar naastgelegen organen kan verspreiden (Fig. 12.49).

Verkleving

Tijdens het herstel kan zich fibreus littekenweefsel (adhesie) vormen en de latere krimping kan de oorzaak zijn van:

• stenose of obstructie van de darmen
• beperking van de beweeglijkheid van een darmlus, die zich rond de verkleving kan winden en die een volvulus (torsie van de darmen waardoor acute afsluiting van de bloedtoevoer optreedt) kan veroorzaken (p. 359).

Gastro-intestinale infecties

Deze ziekten variëren aanzienlijk, maar het zijn belangrijke ziekte- en doodsoorzaken overal ter wereld. Maatregelen voor de publieke gezondheid omvatten schoon, veilig drinkwater en een effectief rioleringssysteem, en veilige procedures gericht op hygiëne bij de bereiding van voedingsmiddelen. Hierdoor wordt de verspreiding, waarvan er vele zeer besmettelijk zijn, gereduceerd. Omdat de meeste besmetting langs fecaal-orale weg plaats vindt is het van essentieel belang om zorgvuldig handen te wassen na de stoelgang en na hanteren van mogelijk besmet materiaal, vooral in gezondheidsinstellingen. Besmetting van drinkwater leidt tot ziekten die gepaard gaan met diarree en vormt een belangrijke doodsoorzaak in alle leeftijden en pasgeboren babies in ontwikkelingslanden.

Tyfus en paratyfuskoorts

Tyfus en paratyfuskoorts worden veroorzaakt door respectievelijk *Salmonella typhi* en *S. paratyphi* A of B. Beide zijn veelvoorkomend in tropische landen en ze worden langs de fecaal-orale weg verspreid door voedsel, water of voorwerpen die zijn besmet door een persoon die de ziekte heeft of die drager is (zie verderop).

De incubatietijd duurt rond 10 à 14 dagen waarin bacteriën het lymfestelsel van de darmen binnendringen, vooral de platen van Peyer. Hierna verspreiden de microben zich via het bloed naar de lever, milt en galblaas. Een bacteriëmische periode (febriele ziekte) volgt, gepaard gaande met algehele zwakte, hoofdpijn, slaperigheid en pijnlijke ledematen. Het intestinale lymfoïde weefsel raakt acuut ontstoken en ulceratie ontwikkelt zich, hoewel het normaalgesproken weer geneest. De milt wordt vergroot (splenomegalie) en gewoonlijk verschijnen rode stippen op de huid, vooral op de borst en de rug.

Tyfuskoorts is ernstig en vaak fataal als het niet behandeld wordt. Complicaties als gevolg van de verspreiding van microben tijdens de bacteriëmische fase zijn longontsteking, hersenvliesontsteking en cholecystitis, waarbij bacteriën zich in de galblaas vermenigvuldigen, in de gal worden uitgescheiden en de darmen terug infecteren (Fig. 12.50). Bacteriële toxines kunnen ziekten veroorzaken van het hart (myocarditis, Hfdst. 5) en de nieren (nefritis, Hfdst. 13). In de darmen

kunnen maagzweren de wand van een bloedvat perforeren, met als gevolg een bloeding, of de darmwand eroderen, met als gevolg acute peritonitis.

Sommige personen (tot 5%) zullen drager worden als er een asymptomatische, maar chronische infectie is van de galblaas. Voortgaande productie van microben in de gal voor maanden of jaren na genezing zorgt voor een ongedefinieerde infectie van de uitwerpselen veel minder vaak is het urinesysteem ook betrokken en worden microben in de urine vrijgegeven. Dragers kunnen de infectie op anderen overdragen door contact met hun feces of urine.

Paratyfus vertoont een vergelijkbaar patroon, maar is doorgaans minder ernstig en duurt minder lang, hoewel het plotseling kan uitbreken. Complicaties zijn minder frequent. Sommige personen kunnen drager zijn, maar dit is minder dan bij tyfeuze koorts.

Andere *Salmonella*-infecties

Salmonella typhimurium en *S. enteritidis* zijn de meest voorkomende bacteriën van deze groep. In het algemeen blijft de aanwezigheid van de bacteriën beperkt tot het maagdarmkanaal, in tegenstelling tot de eerder genoemde *Salmonella*-infecties. Naast de mens fungeren huisdieren als gastheer. De bacteriën kunnen in vlees, gevogelte, eieren en melk zitten en veroorzaken infectie als het voedsel niet voldoende is gesteriliseerd door verhitting. Muizen en ratten dragen het organisme eveneens met zich mee en kunnen voedsel voor of na de bereiding besmetten.

De incubatieperiode verloopt tussen 12 à 72 uren; enteritis is gewoonlijk van korte duur en gaat vergezeld van acute buikpijn en diarree en soms met overgeven, wat uitdroging en elektrolytenstoornissen kan veroorzaken. Bij kinderen en verzwakte oudere mensen kan de infectie ernstig verlopen en zelfs fataal zijn.

Voedselvergiftiging met *Escherichia coli*

Veelvoorkomende bronnen van deze bacteriën zijn onvoldoende verhit vlees en ongepasteuriseerde melk; door verhitting en pasteurisatie wordt *E. coli* gedood. De ernst van de ziekte hangt af van het type *E. coli*; sommige zijn virulenter dan andere. Bij uitbraken van voedselvergiftiging door *E. coli* kunnen doden vallen, vooral onder kinderen en oudere mensen.

Voedselvergiftiging door stafylokokken

Nadat verontreinigd voedsel is gegeten, produceert *Staphylococcus* aureus exotoxines die acute gastro-enteritis veroorzaken (het zijn dus niet de bacteriën zelf die de aandoening veroorzaken). Hoewel de bacteriën worden gedood door verhitting, zijn de toxinen hittebestendig.

Er vindt meestal een kortdurende acute ontsteking plaats met hevig overgeven, gewoonlijk 2 – 4 uur na inname, wat uitdroging en elektrolytenstoornissen kan veroorzaken. Diarree hoeft niet significant te zijn. In de meeste gevallen treedt binnen 24 uur volledig herstel op.

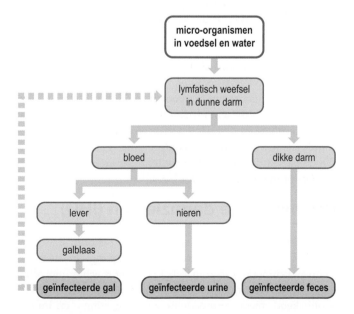

Figuur 12.50 De routes waarlangs micro-organismen worden uitgescheiden bij tyfus

Voedselvergiftiging door *Clostridium perfringens*

Deze commensale anaerobe, sporenvormende bacteriën zijn normaal aanwezig in de darmen van mensen en dieren, maar kunnen voedselvergiftiging veroorzaken wanneer men ze in grote hoeveelheid inneemt. Bacteriële sporen kunnen voedselvergiftiging veroorzaken; grote besmettingshaarden worden over het algemeen in verband gebracht met industriële catering, bijv. in scholen en ziekenhuizen. Wanneer vlees of gevogelte langzaam wordt gekoeld en/of ongekoeld wordt bewaard en/of van tevoren wordt klaargemaakt en voor het serveren enkele uren warm wordt gehouden, ontkiemen inactieve microbiële sporen tot levensvatbare bacteriën, die zich vervolgens zeer snel vermenigvuldigen. Wanneer de ingeslikte bacteriën de darmen bereiken, geven ze sterke toxines af die waterige diarree en ernstige buikpijn veroorzaken. De ziekte geneest meestal spontaan.

Aan antibiotica gerelateerde diarree

De bacterie *Clostridium difficile* is al in de dikke darm aanwezig, maar na een behandeling met antibiotica kunnen veel andere commensale darmbacteriën sterven. Zodoende kan *C. difficile* zich vermenigvuldigen, waarbij toxines vrijkomen die het slijmvlies van de dikke darm beschadigen en ernstige diarree veroorzaken. In het ziekenhuis opgenomen oudere volwassenen worden het meest getroffen en zijn zeer gevoelig voor een ernstige ontsteking van de dikke darm (colitis), die meestal fataal is.

Voedselvergiftiging met *Campylobacter*

Deze gramnegatieve bacteriën zijn een veelvoorkomende oorzaak van gastro-enteritis, die meestal jongvolwassenen en kinderen onder de vijf jaar treft. De bacteriën zitten in de darmen van dieren en worden verspreid met onvoldoende verhit vlees en gevogelte. Ze kunnen zich ook in besmet water en melk verspreiden. Deze aandoening wordt ook in verband gebracht met het Guillain-Barré-syndroom (Hfdst. 7).

Cholera

Cholera wordt veroorzaakt door *Vibrio cholerae* die verspreid wordt via besmet water, braaksel en voedsel, en door besmette feces, handen en voorwerpen. De enig bekende gastheer is de mens. Bij sommige geïnfecteerde mensen, die subklinische gevallen heten, komen geen symptomen voor, ook al kunnen deze mensen anderen infecteren zolang ze geïnfecteerd blijven. Er wordt een zeer sterk toxine geproduceerd door de bacteriën, dat de darmklieren stimuleert tot het uitscheiden van water, waterstofcarbonaat en chloride. Dit leidt tot hardnekkige, waterige diarree, ernstige uitdroging en elektrolytenstoornissen en kan tot de dood door hypovolemische shock leiden.

Dysenterie

Bacillaire dysenterie

Deze dikke-darminfectie wordt veroorzaakt door een bacterie van de *Shigella*-groep, die nauw verwant zijn aan *E. coli*. De ernst van de aandoening hangt af van de bacteriesoort.

In West-Europa gaat het meestal om een lichte aandoening, veroorzaakt door *Shigella sonnei*. *Dysenteriae* veroorzaakt de ernstigste infectie; deze treedt vooral op in tropische landen. Vooral kinderen en oudere verzwakte volwassenen zijn vatbaar. De enige gastheer is de mens, en de bacteriën worden verspreid door fecale contaminatie van voedsel, dranken, handen en voorwerpen die zijn besmet door een persoon die de ziekte heeft of die drager is (fomieten).

De mucosa van de darmen raakt ontstoken, er ontstaan zweren en oedeem met veel slijmuitscheiding. Bij ernstige infecties veroorzaakt dit diarree, die bloed en excessief slijm bevat, uitdroging, elektrolytenstoornissen en anemie. Bij genezing herstelt het slijmvlies zich volledig.

Amoebiasis (Amoebendysenterie)

Deze ziekte wordt veroorzaakt door het protozoön Entamoeba histolytica. De enige bekende gastheer is de mens en de infectie wordt verspreid door fecale contaminatie van voedsel, water, handen en voorwerpen. Ook al ontwikkelen veel geïnfecteerde mensen geen symptomen, ze kunnen asymptomatische dragers worden. De amoeben vermenigvuldigen zich in de dikke darm en dringen de mucosa binnen, waar ze ontsteking en zweren veroorzaken. Zonder behandeling wordt de aandoening vaak chronisch, met milde, intermitterende diarree en buikpijn. Dit kan zich ontwikkelen tot ulceratie van de dikke darm, gecombineerd met hardnekkige en ondermijnende diarree die slijm en bloed bevat. Complicaties zijn ongebruikelijk, maar omvatten ernstige bloedingen van maagzweren en leverabcessen.

Virale gastro-enteritis

Verschillende virussen, zoals het rotavirus en norovirus, veroorzaken braken en/of diarree.

Rotavirus

Dit is wereldwijd een belangrijke oorzaak van diarree bij jonge kinderen. Het verspreidt zich snel in kinderopvanginstellingen.

Norovirus

Norovirus, ook bekend als het 'winterbraakvirus', is verantwoordelijk voor een korte en zelflimiterende darmontsteking, waarbij overgeven het voornaamste symptoom is. Het komt meestal in de wintermaanden voor en verspreidt zich snel in families en in gesloten groepen, zoals kinder- en gezondheidsinstellingen. De verspreiding gebeurt over het algemeen via de fecaal-orale route, maar overdracht via de lucht door inademing is ook mogelijk.

Inflammatoire darmziekten (IBD)

Tot de inflammatoire darmziekten (IBD) behoren de ziekte van Crohn en colitis ulcerosa. Een vergelijking van de voornaamste kenmerken staat in Tabel 12.5; het is echter niet altijd mogelijk ze in de praktijk te onderscheiden. De ontstaanswijze is onbekend, maar vermoedelijk zijn omgevings- en immuniteitsfactoren bij erfelijk vatbare mensen er verantwoordelijk voor. Beide aandoeningen keren gewoonlijk frequent terug.

Tabel 12. 5 Vergelijking van de belangrijkste kenmerken van de ziekte van Crohn en colitis ulcerosa

	Ziekte van Crohn	Colitis ulcerosa
Vóórkomen	Meestal tussen de 20 en 40 jaar; beide geslachten worden gelijke-lijk getroffen; rokers hebben een verhoogd risico	Meestal tussen de 20 en 40 jaar; treft meer vrouwen dan mannen roken is geen risicofactor
Plaats van de laesies	Willekeurig in het spijsverteringskanaal van mond tot anus, vooral aan het eind van het ileum	Altijd in het rectum, met verspreiding naar andere delen van de dikke darm
Betrokken weefsel	Wand is over de volle dikte ontstoken; weefsel is verdikt; zweren en fistels komen veel voor	Alleen de mucosa wordt aangedaan
Aard van de laesies	Aangetaste en normale gebieden wisselen elkaar af; zweren en fistels komen veel voor	Ononderbroken laesie dat zich dicht bij het rectum ver-spreidt; mucosa is rood en ontstoken
Prognose	In ernstige gevallen kan operatie de toestand verbeteren, maar terugval komt veel voor	Operatieve verwijdering van de gehele dikke darm ge-neest aandoening; aanzienlijk verhoogd risico op kanker

Ziekte van Crohn

Deze chronische ontsteking van het spijsverteringskanaal, treedt gewoonlijk op bij jongvolwassenen. Het meest worden het terminale ileum en het rectum aangetast, maar de ziekte kan ook andere delen van het kanaal aandoen. Er is sprake van pleksgewijze ontsteking (skip lesions) met oedeem over de volle dikte van de darmwand, wat gedeeltelijke obstructie van het lumen veroorzaakt. De ziekte kan soms langere tijd weg blijven. De voornaamste symptomen zijn diarree, buik-pijn en gewichtsverlies. Tot de complicaties behoren:

• secundaire infecties, die optreden wanneer ontstoken gebieden ulcereren
• bindweefselverklcving, als gevolg van het genezingsproces en de daarop volgende obstructie
• fistels tussen darmlaesies en naastliggende structuren, bijv. een lus van de darmen of de huid (p. 401)
• anusfistels, aarskloofjes en wild vlees
• kanker van de dikke of dunne darm.

Colitis ulcerosa

Deze aandoening is een chronische ontstekingsziekte van de mucosa van het colon en het rectum die kunnen ulcereren en er kunnen infecties optreden. De ziekte komt vooral bij jongvolwas-senen voor en begint in het rectum. Van daaruit kan ze zich proxi-maal verspreiden naar een deel van de dikke darm en soms door de hele darm. Het voornaamste symptoom is bloederige diarree. Er zijn perioden van remissie die weken, maanden of jaren kun-nen duren. De patiënt kan andere systemische klachten krijgen, bijvoorbeeld van de gewrichten (spondylitis ankylopoetica, p. 474), huid en lever. Bij langdurige gevallen kan kanker ontstaan.

Een acute complicatie is toxisch megacolon, waarbij de dikke darm zijn spierspanning verliest en verwijd raakt. Er ontstaat grote kans op elektrolytenstoornissen, perforatie en hypovo-lemische shock, die indien niet behandeld fataal kan blijken.

Diverticulose ▶ 12.11

Divertikels zijn zakvormige uitstulpingen van de mucosa van de dikke darm. Ze steken door de spiervezels van de dikke darm heen in de peritoneumholte tussen de taeniae coli (Fig. 12.51). De wand bestaat uit slijmvlies met een laag

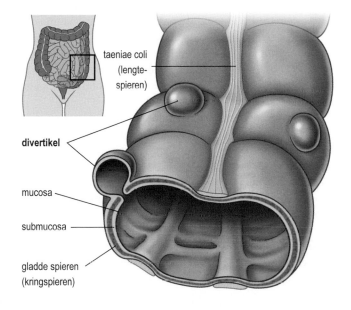

taeniae coli
(lengte-
spieren)

divertikel

mucosa

submucosa

gladde spieren
(kringspieren)

Figuur 12.51 Darm met een divertikel. Dwarsdoorsnede van de darm met diverticuli.

viscereaal peritoneum. Ze ontstaan op de zwakste punten van de darmwand, namelijk waar de bloedvaten binnenkomen, en vooral in het colon sigmoideum.

De oorzaak van diverticulose (de aanwezigheid van diverti-cula) is onbekend, maar er is een verband met gebrek aan voe-dingsvezels. In westerse landen komt diverticulose op middelbare leeftijd vrij veel voor, maar het is gewoonlijk asymptomatisch.

Diverticulitis ontstaat als gevolg van diverticulose wanneer feces verstrikt raken in de divertikels. Er ontstaan ontstekingen en oedeem in de wanden wanneer secundaire infectie optreedt. Dit vermindert de bloedtoevoer, zodat ischemische abdomi-nale pijn optreedt. Soms leidt perforatie tot peritonitis (p. 354).

Tumoren van dikke en dunne darm

Goedaardige en kwaadaardige tumoren van de dunne darm zijn zeldzaam, vooral in vergelijking met tumoren van de maag, de dikke darm en het rectum.

Goedaardige tumoren

Goedaardige nieuwvormingen kunnen een brede basis of de vorm van een poliep hebben. Soms raken poliepen getordeerd, wat ischemie, necrose en soms ook gangreen veroorzaakt. In adenomen in de dikke darm, die in de westerse landen zeer algemeen zijn, kunnen kwaadaardige veranderingen optreden.

Colorectale kanker

Colorectale tumoren zijn in de ontwikkelde landen de meest voorkomende kwaadaardige tumoren van het spijsverteringskanaal en in het Verenigd Koninkrijk komt het op de tweede plaats na longkanker als de meest kankergerelateerde doodsoorzaak.

Er wordt wel aangenomen dat de belangrijkste factor voor colon- en rectumkanker de voeding is. In culturen waar men vezelrijk en vetarm eet is de ziekte vrijwel onbekend, terwijl in landen waar grote hoeveelheden vlees en verzadigde dierlijke vetten en onvoldoende vezels worden geconsumeerd, de ziekte veel algemener is. Door langzame verplaatsing van de darminhoud kunnen carcinogene stoffen worden gevormd. Ook spelen genetische factoren een rol. Colitis ulcerosa en sommige goedaardige tumoren (meestal adenomen) vergroten de kans op darmkanker.

De tumoren zijn adenocarcinomen waarvan ongeveer de helft in het rectum ontstaan, een derde in het colon sigmoideum en de rest elders in het colon. Er zijn twee soorten tumoren:

- een zachte poliepachtige massa die in het lumen van de dikke darm of rectum uitsteekt en vaak aanleiding geeft tot zweren, infecties en bloedingen
- een harde, vezelachtige massa die de darm omringt, met versmalling en uiteindelijk verstopping van het lumen als gevolg heeft.

Plaatselijke verspreiding treedt vroeg op, maar kan onopgemerkt blijven tot ernstige zweervorming, bloeding of darmverstopping optreedt. De tumor kan zich door de wand naar de peritoneale holte en naastliggende structuren uitbreiden.

Lymfogeen verspreide uitzaaiingen worden gevonden in mesenteriële klieren. Druk door vergrote lymfeklieren kan obstructie of schade aan andere structuren veroorzaken.

Hematogeen verspreide uitzaaiingen worden het meest in de lever, hersenen en botten gevonden.

Hernias

Een hernia is het uitpuilen van een orgaan door een zwak punt of opening in de omringende structuur. Bij hernias die het spijsverteringsstelsel aantasten, kan een stuk darm zich door een zwak punt van de spieren van de voorste buikwand of door een reeds aanwezige opening stulpen (Fig. 12.52A). Dit treedt op wanneer de druk in de buik met tussenpozen wordt verhoogd, vooral bij mannen die beroepshalve zware lasten tillen. De gevolgen zijn:

- Spontane reductie: wanneer het darmgedeelte terugglijdt op zijn plaats zodra de druk weer normaal wordt.
- Manuele reductie, wanneer lichte druk op de zwelling wordt uitgeoefend.
- Strangulatie (Fig. 12.52B): wanneer reductie niet mogelijk is en de veneuze afvoer van het uitpuilende deel beperkt is, ontstaan ischemie en gangreen. Bovendien zijn de darmen geblokkeerd (p. 359).

Plaatsen waar hernia's optreden

Deze worden getoond in (Fig. 12.52A)

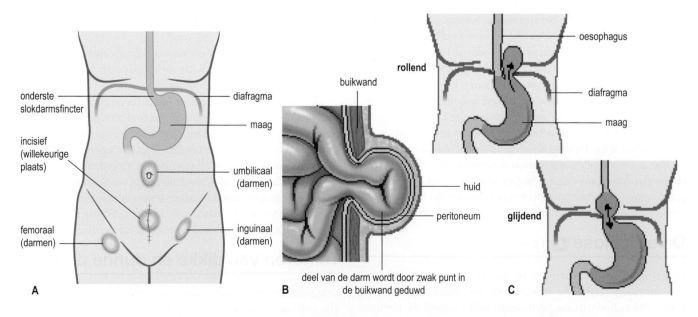

Figuur 12.52 Hernia's. (A) Veelvoorkomende plaatsen van hernia's. (B) Blokkade door strangulatie. (C) Hiatushernia.

Hernia inguinalis (liesbreuk)

Het zwakke punt is het lieskanaal, waarin bij de man het vas deferens ligt en bij de vrouw het ligamentum teres uteri. Deze hernia komt bij mannen vaker voor dan bij vrouwen.

Hernia femoralis

Het zwakke punt is het femorale kanaal waardoor de arteria femoralis, de vena femoralis en lymfevaten van het bekken naar de dij lopen.

Hernia umbilicalis (navelbreuk)

Het zwakke punt is de navel, waar de bloedvaten uit de placenta de foetus binnenkomen, voorafgaand aan de geboorte.

Incisiehernia

Deze vorm wordt veroorzaakt door herhaald rekken van bindweefsel (litteken) dat na een buikoperatie is ontstaan.

Hiatushernia

Deze vorm bestaat uit het uitpuilen van een deel van de maagfundus door de slokdarmopening in het diafragma (Fig. 12.52C). Hoewel deze aandoening vaak asymptomatisch is, is het symptoom irritatie van de oesophagus, maar alleen als het veroorzaakt wordt door het omhoogkomen van maagsap, vooral als de patiënt ligt of zich vooroverbuigt. Tot de langetermijneffecten behoren oesophagitis en fibrose en vernauwing van de oesophagus, wat dysfagie veroorzaakt. Inklemming komt niet voor.

Rollende hiatushernia. Door een abnormaal grote opening in het diafragma kan een deel van de maag zich omhoog 'rollen', de borstkas in, naast de oesophagus (para-oesophageale hernia). Dit is gerelateerd aan zwaarlijvigheid en verhoogde druk in de maag.

Glijdende hiatushernia. Een deel van de maag wordt omhoog de borstkas in getrokken (glijdende hernia). De afwijking kan worden veroorzaakt door het slinken van het bindweefsel dat is gevormd tijdens genezing van een beschadiging van de oesophagus. De glijdende beweging van de maag in de slokdarmopening komt door de verkorting van de oesophagus door spiersamentrekking tijdens het slikken.

Hernia foramen epiploicum

Een stuk van de darm kan door het foramen epiploicum (foramen van Winslow) puilen (zie Fig. 12.3A), de opening in het omentum minus dat de grote en kleine peritoneumholte scheidt.

Aangeboren diafragmatische hernia

Een onvolledige vorming van het diafragma, gewoonlijk aan de linkerzijde, waardoor organen zoals de maag en stukken darm in de borstkas kunnen puilen, zodat de longen van de foetus zich niet normaal kunnen ontwikkelen.

Volvulus

Deze aandoening treedt op bij een occlusie van het lumen van een deel van de darm, waardoor het geblokkeerd raakt. Dit gaat gewoonlijk vergezeld van verstrengeling, waardoor de bloedtoevoer wordt afgesneden, wat gangreen veroorzaakt (Fig. 12.52B). Volvulus komt voor in delen van de darmen die met een lange, dunne plooi van het viscerale peritoneum, het mesenterium, aan de achterste buikwand zijn bevestigd. Bij volwassenen komt de aandoening het meest voor in het colon sigmoideum, en bij kinderen in de dunne darm, meestal bij een aangeboren liggingsafwijking.

Intussusceptie

Bij deze aandoening is een deel van de darmen naar binnen gestulpt, waardoor de darm wordt geblokkeerd (Fig. 12.53). Ze treedt het meest op bij kinderen wanneer een deel van het terminale ileum door de valva ileocaecalis is geduwd. De bovenliggende mucosa stulpt het lumen in en vormt een gedeeltelijke obstructie; de druk in de darmen bij de zwelling neemt toe. Sterke peristaltische golven ontstaan in een poging de obstructie te overwinnen. Deze duwen het opgezette deel van de darm het lumen in het direct distaal gelegen gedeelte, wat intussusceptie wordt genoemd. De druk op de venen van het ingestulpte deel neemt toe, wat verstopping, verdere zwelling, ischemie en, in ernstige gevallen, gangreen veroorzaakt. Ook kan volledige obstructie optreden. Bij volwassenen kunnen tumoren die het lumen in puilen, bijv. poliepen, samen met de sterke peristaltieke golven, de oorzaak zijn.

Darmobstructie

Dit probleem is geen ziekte op zich, maar doet zich voor als gevolg van andere aandoeningen. Een samenvatting van de gevolgen en hoofdoorzaken van obstructie met enkele voorbeelden worden hier beschreven.

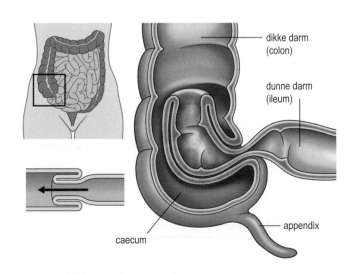

dikke darm
(colon)

dunne darm
(ileum)

appendix

caecum

Figuur 12.53 Intussusceptie

Mechanische oorzaken

Hiertoe behoren:

- Vernauwing of blokkering van de darmen door bijv. een ingeklemde breuk, intussusceptie, volvulus of verkleving (littekenstrengen of briden) van het peritoneum; er is een gedeeltelijke obstructie (vernauwing van het lumen) die plotseling volledig wordt.
- Stenose en verdikking van de darmwand, bijv. diverticulose, ziekte van Crohn en kwaadaardige tumoren; gedeeltelijke obstructie gaat meestal in volledige obstructie over.
- Fysieke obstructie door bijv. een grote galsteen of een tumor die het lumen in groeit.
- Druk van buiten op de darmen, bijv. door een grote tumor in buik of bekken, zoals een uterusfibroom; dit treedt het meest op binnen de beperkte ruimte van de bekkenholte.

Neurologische oorzaken

Geheel of gedeeltelijk verlies van peristaltiek heeft dezelfde effecten als obstructie. Paralytische ileus is de meest algemene vorm. Het mechanisme is onbekend, maar er zijn duidelijk bevorderende omstandigheden, zoals een ingrijpende operatie waarbij er veel met de darmen is gemanipuleerd en peritonitis.

Uitscheiding van water en elektrolyten gaat door, terwijl de motiliteit van de darmen is gestopt en de absorptie is verminderd. Dit veroorzaakt verwijding, zwelling en elektrolytenstoornissen, wat tot hypovolemische shock leidt.

Vasculaire oorzaken

Als de bloedtoevoer van een darmsegment is afgesneden, volgt ischemie en daarna infarct en gangreen. De beschadigde darm kan niet langer functioneren. De oorzaken van een verminderde darm-bloedtoevoer zijn onder andere:

- atheroom in de wand van de bloedvaten en trombose (p. 124)
- embolie (p. 124)
- secondaire mechanische obstructie van de darmen, zoals een ingeklemde breuk (Fig. 12.52B).

Gevolgen

De symptomen zijn buikpijn, overgeven en constipatie. Als het bovenste darmkanaal is aangedaan, kan het braken veelvuldig voorkomen, ook al is het mogelijk dat bij een obstructie van de onderste darm geen braakneigingen voorkomen. Er zijn geen darmgeluiden en er worden geen winden gelaten, omdat de peristaltiek stopt. Zonder behandeling is deze aandoening fataal, ongeacht de oorzaak ervan.

Malabsorptie

Verstoorde absorptie van voedingsstoffen en water uit de darmen is geen ziekte op zich, maar is het gevolg van abnormale veranderingen van één of meer van de volgende organen of functies:

- villi van de dunne darm, bijv. bij coeliakie, tropische spruw (zie verderop)
- vertering van voedsel
- absorptie of transport van geabsorbeerde voedingsstoffen uit de dunne darm.

Darmaandoeningen die de normale vertering en/of absorptie en transport van voedingsstoffen storen, zijn o.a.:

- ernstige resectie van de dunne darm
- 'blinde-lussyndroom', waarbij zich in een blind uiteinde van de darm na een operatie veel microben ontwikkelen
- lymfatische blokkering door zieke of afwezige (operatief verwijderde) lymfeknopen.

Coeliakie

Deze aandoening is de voornaamste oorzaak van malabsorptie in ontwikkelde landen. Ze ontstaat door een afwijkende genetisch bepaalde auto-immuunreactie op gluten, eiwitbestanddelen uit tarwe, gerst en rogge. Bij gebruik van glutenvrije voeding is het herstel volledig. Er treedt aanzienlijke atrofie van de darmvlokken op, vooral in het jejunum, evenals malabsorptie, gekenmerkt door slappe, lichtgekleurde vetachtige feces (steatorroe).

T-celfunctie kan gestoord zijn wat ook een afwijkende immuunreactie op andere antigenen kan veroorzaken. Atrofie van de milt treedt vaak op en er kan zich kwaadaardigheid van de dunne darm ontwikkelen. Soms zijn er ook andere auto-immune aandoeningen aanwezig. De aandoening treedt vaak op bij kinderen na het spenen, of bij volwassenen in de derde of vierde levensfase, meestens bij vrouwen.

Tropische spruw

Deze ziekte komt voor in tropische en subtropische landen, behalve de landen in Afrika. De ziekte kan chronisch en progressief worden bij inheemse bevolkingsgroepen. De meeste reizigers beginnen hieraan te lijden nadat ze uit een verspreidingsgebied terugkomen, maar andere kunnen pas maanden of jaren later klachten krijgen.

Er treedt gedeeltelijke atrofie van de darmvlokken op met malabsorptie, chronische diarree, gewichtsverlies in verschillende mate en pernicieuze anemie door slechte absorptie van vitamine B_{12} en foliumzuur. De oorzaak is onbekend, maar een microbiële infectie in de dunne darm kan een rol spelen, aangezien er soms een epidemie uitbreekt.

● **TOETS**

22. Maagdarminfecties zijn vaak zeer besmettelijk. Beschrijf hoe de verspreiding ervan tot een minimum kan worden beperkt.

23. Wat is een hernia?

Aandoeningen van het pancreas

Leerdoelen

Na lezing van deze paragraaf kan de lezer:

- de oorzaken en gevolgen van chronische pancreatitis vergelijken met die van acute pancreatitis
- de belangrijkste pancreastumoren en hun effecten beschrijven.

Pancreatitis

Proteolytische enzymen die door het pancreas worden geproduceerd, worden gesecreteerd in een inactieve vorm, die pas wordt geactiveerd wanneer hij de darmen bereikt; dit beschermt het pancreas tegen vertering door zijn eigen enzymen. Als deze voorloper enzymen worden geactiveerd wanneer ze nog in het pancreas zijn, ontstaat pancreatitis.

Acute pancreatitis

De ernst van de ziekte is af te meten aan de hoeveelheid vernietigd pancreasweefsel. Milde vormen komen meer voor en beschadigen alleen de cellen bij de afvoerkanalen; herstel is gewoonlijk volledig.

Ernstige vormen veroorzaken uitgebreide schade met necrose en bloeding. Tot de veelvoorkomende complicaties behoren infectie, ettervorming en lokale veneuze trombose. Pancreasenzymen, vooral amylase, komen in de bloedsomloop, waardoor ook andere organen op soortgelijke wijze worden aangetast. Bij ernstige gevallen is de overlijdenskans groot.

De oorzaak van acute pancreatitis is niet duidelijk, maar voorbeschikkende factoren zijn galstenen en overmatig alcoholgebruik. Minder bekende oorzaken zijn:

- alvleesklierkanker (zie verderop)
- virusinfecties, met name de bof
- nier- of levertransplantatie
- hypercalcemie
- ernstige hypothermie
- medicijnen, zoals corticosteroïden en sommige cytotoxische stoffen.

Chronische pancreatitis

Deze ontstaat ofwel door herhaalde aanvallen van acute pancreatitis of kan geleidelijk ontstaan zonder enige aanwijzing voor een pancreasaandoening. Chronische pancreatitis gaat gepaard met irreversibele structurele veranderingen. Ze doet zich vaker voor bij mannen en is vaak gerelateerd aan fibrose en vervorming van de ductus pancreaticus. Er treedt malabsorptie ter hoogte van de darmen op wanneer de uitscheiding door het pancreas is verminderd en er treedt diabetes mellitus (p. 255) op als gevolg van schade aan de bèta-cellen van de eilandjes van Langerhans.

Eiwitten uitgescheiden door de acineuze cellen blokkeren de kleinste acineuze kanaaltjes. Dit leidt uiteindelijk tot de vorming van ingekapselde cysten, die wijzen op acute en chronische pancreatitis.

De meest voorkomende oorzaak in ontwikkelde landen is overmatige alcoholconsumptie. In ontwikkelingslanden kunnen de voeding en ondervoeding een rol spelen. Chronische pancreatitis wordt ook in verband gebracht met cystische fibrose.

Cystische fibrose (mucoviscidose, taaislijmziekte)

(Zie p. 288.)

Tumoren van het pancreas

Goedaardige tumoren zijn zeer zeldzaam.

Kwaadaardige tumoren

Deze komen betrekkelijk vaak voor en eerder bij mannen dan bij vrouwen. Er bestaat een verband met roken, overmatige alcoholconsumptie, het gebruik van aspirine en bij bestaande aandoeningen, bijv. diabetes mellitus en chronische pancreatitis.

Tumoren tasten het meest het endocriene weefsel in de kop van het pancreas aan, waar ze de stroom van de gal en het pancreassap naar het duodenum blokkeren. Er ontstaat icterus, die soms gepaard gaat met jeuk. Gewichtsverlies is het gevolg van de verstoorde vertering en opname van vetten, hoewel anorexie en effecten van de tumor op de stofwisseling eveneens een rol kunnen spelen. Tumoren in het lichaam en de staart van de klier veroorzaken laattijdige symptomen.

Ongeacht de locatie, worden uitzaaiingen vaak eerder gevonden dan de primaire tumor en de prognose is meestal erg slecht.

● **TOETS**

24. Waar komen de meeste pancreastumoren vandaan en wat zijn de gebruikelijke lokale gevolgen?

Leveraandoeningen

Leerdoelen

Na lezing van deze paragraaf kan de lezer:

- de oorzaken, vormen en effecten van chronische hepatitis vergelijken met die van acute hepatitis
- de belangrijkste niet-virale leverontstekingen beschrijven
- de oorzaken en gevolgen van leverinsufficiëntie beschrijven
- de belangrijkste levertumoren beschrijven.

Leverweefsel heeft de bijzondere vaardigheid zich te herstellen en daarom moet de schade meestal omvangrijk zijn voor hij aan het licht komt. De gevolgen van ziekte of gifstoffen worden duidelijk wanneer:

- regeneratie van hepatocyten geen gelijke tred houdt met de schade, wat leidt tot hepatocellulaire insufficiëntie
- de beschadigde cellen geleidelijk worden vervangen door littekenweefsel, wat tot portale hypertensie leidt.
Bij de meeste leveraandoeningen doen zich beide situaties voor.

Acute hepatitis

Doordat groepen hepatocyten sterven, ontstaan necrotische gebieden en de uiteindelijke gevolgen daarvan hangen af van omvang en aantal van deze gebieden. Oorzaken van de schade zijn divers, bijv.
- virusinfecties
- toxische stoffen
- stoornissen van de bloedsomloop.

Virale hepatitis

Virale infecties zijn de meest voorkomende oorzaak van acute leverdisfuncties en er bestaan verschillende vormen. Ze worden onderscheiden aan de hand van de antilichamen die ze opwekken. De ernst van de aandoening verschilt bij deze types, maar het effect op de lever is vergelijkbaar. De virussen gaan de levercellen binnen en veroorzaken degeneratieve processen. Er treedt een ontstekingsreactie op, gepaard met de vorming van een exsudaat dat lymfocyten, plasmacellen en granulocyten bevat. Er vindt reactieve hyperplasie plaats van de Kupffer-cellen in de wand van de sinusoïden.

Naarmate groepen cellen afsterven, ontwikkelen zich necrotische gebieden van wisselende omvang; fagocyten ruimen het necrotische materiaal op en de lobjes begeven het. Het netwerk van lobjes (zie Fig. 12.35) raakt vervormd en er komen knikken in bloedvaten. Deze veranderingen verstoren de bloedsomloop naar de overgebleven hepatocyten en de resulterende hypoxie veroorzaakt lokaal verdere schade. Er ontwikkelt zich littekenweefsel en naastliggende hepatocyten nemen in aantal toe. Het effect hiervan op het functioneren van de lever hangt af van de grootte van de necrotische gebieden, de hoeveelheid littekenweefsel en de mate van vervorming van de bloedvaten en galkanalen.

Hepatitis A (hepatitis infectiosa)

Vroeger heette deze ziekte infectieuze hepatitis. De ziekte treedt vaak epidemisch op in alle delen van de wereld. Het treft vooral kinderen en jonge volwassenen, maar het is vaak asymptomatisch (subklinische ziekte). In beide gevallen ontwikkelen zich antilichamen, die levenslange immuniteit verschaffen; 30% van volwassenen hebben antilichamen tegen dit virus zonder deze zelf gehad te hebben. Er zijn geen dragers. De infectie wordt fecaal-oraal verspreid, door gecontamineerde handen, voedsel, water of ander geïnfecteerd materiaal.

Het virus wordt ongeveer 2 weken voordat de symptomen verschijnen met de feces uitgescheiden en nog 7 dagen daarna. Dit is meestal een milde ziekte die spontaan weer geneest. De symptomen zijn o.m. algemene malaise, gevolgd door een periode van geelzucht (p. 365) die vergezeld gaat met donkere urine en bleke feces. Er zijn zelden complicaties.

Hepatitis B

Vroeger heette deze ziekte serumhepatitis. De infectie kan op elke leeftijd optreden, maar treft vooral volwassenen. De incubatieperiode is tussen 50 en 180 dagen. Het virus komt het bloed binnen en wordt overgedragen via besmet bloed en bloedproducten. Mensen die hier in hun werk mee in contact komen, dus vooral gezondheidswerkers, lopen het grootste risico. Het virus wordt ook verspreid door lichaamsvocht, bijv. speeksel, sperma, en vaginale afscheidingen, en door overdracht van moeder op foetus (verticale transmissie). Andere risicogroepen zijn diegenen die in contact komen met mogelijk besmette naalden, bijv. intraveneuze-druggebruikers, tatoeëerders en acupuncturisten en mannen die seks hebben met mannen. Er worden antilichamen gevormd en na herstel ontstaat immuniteit. De ziekte is gewoonlijk ernstig en duurt twee tot zes weken, vaak gevolgd door een langdurige herstelperiode. Dragers kunnen al dan niet klinisch ziek zijn geweest. Het Hepatitis B-virus veroorzaakt soms grootschalige levernecrose en de dood. In minder ernstige gevallen kan het herstel volledig zijn. Bij anderen kan zich chronische hepatitis ontwikkelen waarbij virussen in het bloed en ander lichaamsvocht aanwezig blijven. De aandoening verhoogt het risico op levercirrose (zie verderop) en leverkanker.

Hepatitis D. Het virus bevat geen RNA en kan zich alleen reproduceren als de hepatitis B-virus ook aanwezig is. In de meeste gevallen worden intraveneuze drugsgebruikers geïnfecteerd die al een hepatitis B-infectie hebben, maar andere personen met een hepatitis B-infectie kunnen ook besmet worden.

Hepatitis C

Dit virus wordt door bloed en bloedproducten verspreid, wat verklaart waarom veel mensen die aan hemofilie lijden, deze ziekte krijgen. In landen waar bloedproducten routinematig op het virus worden gescreend, waaronder het Verenigd Koninkrijk, is deze transmissieroute nu zeldzaam geworden, hoewel hepatitis C nog steeds voorkomt bij intraveneuze drugsgebruikers (50-60%). De infectie is heel vaak asymptomatisch hoewel veel patiënten alleen drager zijn. De ziekte wordt dan pas later in het leven vastgesteld als cirrose optreedt of bij chronische leverinsufficiëntie.

Hepatitis E

Dit virus is klinisch vergelijkbaar met hepatitis A en wordt verspreid via de fecaal-orale route, meestens door besmet water. In tegenstelling tot hepatitis A, als het tijdens de zwangerschap wordt opgelopen, ontstaat in 20% van de gevallen een acuut leverfalen, dat vaak fataal is.

Toxische stoffen

Veel medicijnen ondergaan chemische veranderingen in de lever voor ze in de gal of in andere organen terechtkomen. Zowel het oorspronkelijke geneesmiddel als de metabolieten van het geneesmiddel zijn in staat de levercellente beschadigen. Sommige stoffen veroorzaken altijd leverschade op een dosisafhankelijke manier (voorspelbare toxiciteit), bijv. paracetamol, terwijl andere dat alleen doen bij bepaalde personen en zelfs bij kleine doses (onvoorspelbare toxiciteit), bijv. indometacine.

Stoornissen van de bloedsomloop

De zeer actieve hepatocyten zijn vooral vatbaar voor schade door hypoxie, die meestal optreedt door verstoorde bloedtoevoer als gevolg van:
- fibrose in de lever na ontsteking
- samendrukking van de vena portae of een arteria of vena hepatica door een tumor
- acuut falen van de bloedsomloop en shock
- veneuze congestie door acute of chronische rechtszijdige hartinsufficiëntie (Hfdst. 5).

Chronische hepatitis

Elke vorm van hepatitis die langer duurt dan zes maanden wordt chronisch genoemd. Hij kan worden veroorzaakt door virussen, alcohol en medicijnen, maar soms is de oorzaak onbekend.

Er kan een lichte, langdurige ontsteking op acute virale hepatitis volgen. Meestal treedt er geen of weinig fibrose op.

Ook mogelijk is een chronische, voortschrijdende ontsteking waarbij celnecrose en fibrose optreedt, wat tot cirrose kan leiden. Vervorming van de bloedvaten van de lever leidt tot locale hypoxie, waardoor verdere schade aan de hepatocyten ontstaat. Dit gebeurt het meest bij virale hepatitis B en C, maar ook bij sommige auto-immuunaandoeningen en onvoorspelbare (idiosyncratische) reacties op medicijnen.

Levercirrose

Dit is het gevolg van langdurige verwonding, die op diverse manieren kan ontstaan. De meest voorkomende oorzaken zijn:
- hepatitis B en C
- overmatige alcoholconsumptie
- herhaalde obstructies van de galwegen.

Chronische leverschade leidt tot ontsteking en necrose; op den duur wordt het aangetaste weefsel vervangen door fibreus weefsel. Hyperplasie van hepatocyten treden op in gebieden naast het beschadigde weefsel, in een poging de vernietigde cellen te compenseren, wat vervolgens leidt tot vorming van noduli. De abnormale structuur van de leverlobben neemt in de loop van enkele jaren toe, wat de bloeddoorstroming belemmert en tot ontwikkeling van portale hypertensie leidt met daarmee gepaard gaande gevolgen (p. 350) en belemmering van de levercelfunctie.

Leverinsufficiëntie kan optreden als celregeneratie niet kan worden bijgehouden, en de kans op leverkanker kan toenemen.

Leverinsufficiëntie

Dit treedt op wanneer de leverfunctie aanzienlijk is verminderd. De aandoening kan acuut of chronisch zijn en kan het gevolg zijn van een scala aan aandoeningen, zoals:
- acute virale hepatitis
- uitgebreide necrose door vergiftiging, bijv. door een overdosis medicijnen, hepatotoxische stoffen en nevenwerkingen van medicijnen
- levercirrose.

Leverinsufficiëntie heeft ernstige effecten op andere delen van het lichaam.

Hepatische encefalopathie

Deze aandoening wordt gekenmerkt door apathie, desoriëntatie, spierstijfheid en verwardheid, en kan eindigen in een coma. Hierbij worden de astrocyten in de hersenen getroffen en er kunnen verschillende factoren bij dit proces betrokken zijn, zoals:
- stikstofhoudende bacteriële metabolieten die uit de dikke darm worden opgenomen en die normaal gesproken in de lever worden afgebroken en via bloedstroom de hersenen bereiken.
- andere stofwisselingsproducten, normaal alleen aanwezig in sporenhoeveelheden, bijv. ammonia, die giftige concentraties bereiken en de permeabiliteit van de bloedvaten van de hersenen veranderen en daarmee de werking van de bloedhersenbarrière
- hypoxie en elektrolytenstoornissen.

Stoornissen in de bloedstolling

Hierbij kan de lever de stoffen die de bloedstolling maken niet toeleveren dit zijn protrombine, fibrinogeen en factor V, VII, IX en X. Purpura, kneuzingen en bloeding kunnen optreden.

Oligurie en nierinsufficiëntie

Portale hypertensie kan oesophagusvarices veroorzaken (p. 350). Als deze barsten, kan de hevige bloeding tot een daling van de bloeddruk leiden waardoor de perfusie van de nieren vermindert, wat voortschrijdende oligurie en nierinsufficiëntie veroorzaakt (Hfdst. 13).

Oedeem en ascites

Deze kunnen worden veroorzaakt door twee factoren:
- Portale hypertensie verhoogt de hydrostatische druk in de capillairen van de organen die bloed afvoeren naar de zijtakken van de vena portae (zie Fig. 5.38)
- Verminderde productie van serumalbumine en stollingsfactoren verlaagt de osmotische druk van het plasma.

Samen veroorzaken deze veranderingen de verplaatsing van het teveel aan vocht naar de interstitiële ruimten, wat tot oedeem leidt (p. 129) omdat het vocht niet uit het weefsel kan worden afgevoerd. Uiteindelijk hoopt vrij vocht zich op in de peritoneumholte en kan de resulterende ascites ernstig zijn.

Geelzucht

De volgende factoren kunnen tijdens ontwikkeling van leverinsufficiëntie icterus (geelzucht) veroorzaken:
* onvermogen van de hepatocyten om bilirubine te conjugeren en uit te scheiden
* obstructie van de galstroom door de galkanaaltjes, door littekenweefsel dat de structuur van de leverlobjes heeft vervormd.

Levertumoren

Goedaardige tumoren zijn zeldzaam.

Kwaadaardige tumoren

Leverkanker is vaak gerelateerd aan cirrose, maar het verband is niet duidelijk. Mogelijk hebben kanker en cirrose dezelfde oorzaak of bevordert de cirrose de carcinogene effecten van andere factoren. Kanker ontstaat soms na hepatitis B en C. De meest voorkomende plaatsen van uitzaaiingen zijn de lymfeklieren, het peritoneum en de longen. Metastatische tumoren (uitzaaiingen) in de lever komen vaker voor dan primaire levertumoren. Meestal worden ze daar uitgezaaid door primaire tumoren in het maagdarmkanaal (via de zijtakken van de poortader), de longen en de borst. Deze tumoren groeien snel en veroorzaken vaak de dood.

> ● **TOETS**
>
> 25. Beschrijf de overeenkomsten en verschillen van hepatitis A en B.

Aandoeningen van de galblaas en galwegen

Leerdoelen

Na lezing van deze paragraaf kan de lezer:

■ de oorzaken en gevolgen van galstenen beschrijven

■ cholecystitis en cholangitis met elkaar vergelijken

■ de plaatsen waar tumoren van de galwegen voorkomen en de effecten van deze tumoren benoemen

■ de belangrijkste oorzaken en effecten van geelzucht bespreken.

Galstenen (cholelithiase)

Galstenen bestaan uit een neerslag van galbestanddelen, meestal cholesterol. Er kunnen zich verschillende kleine stenen of één of meer grote vormen, maar in veel gevallen veroorzaken ze geen symptomen. Tot de voorbeschikkende factoren behoren:
* veranderingen in de samenstelling van gal die de oplosbaarheid van de bestanddelen verandert
* hoog cholesterolgehalte in het bloed
* vrouw zijn
* obesitas
* meerdere zwangerschappen bij jonge vrouwen, vooral als er sprake is van obesitas
* diabetes mellitus.

Cholecystitis

Ontsteking van de galblaas wordt meestal in verband gebracht met galstenen.

Acute cholecystitis

Acute ontsteking doet zich voor bij een obstructie van de ductus cysticus (Fig. 12.54), vaak na een vetrijke maaltijd. De sterke peristaltische samentrekkingen van de gladde spier in de wand van de ductus cysticus waarmee het lichaam probeert de steen voort te bewegen, resulteren in galkolieken en ernstige acute pijn in het epigastrium of het rechter hypochondrium. Dit veroorzaakt geen geelzucht,

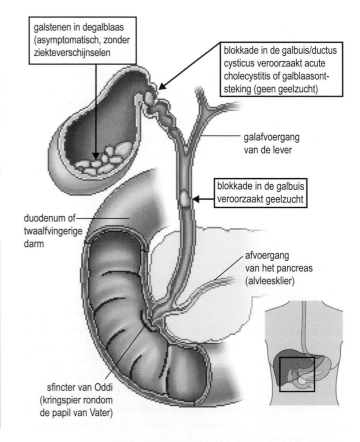

galstenen in degalblaas (asymptomatisch, zonder ziekteverschijnselen)

blokkade in de galbuis/ductus cysticus veroorzaakt acute cholecystitis of galblaasontsteking (geen geelzucht)

galafvoergang van de lever

blokkade in de galbuis veroorzaakt geelzucht

duodenum of twaalfvingerige darm

afvoergang van het pancreas (alvleesklier)

sfincter van Oddi (kringspier rondom de papil van Vater)

Figuur 12.54 Gevolgen van galstenen op verscheidene plaatsen

omdat de gal van de lever nog steeds direct in het duodenum kan stromen. De gal kan echter de galblaas niet verlaten, met als gevolg een ontstekingsreactie. Ernstige aanvallen kunnen gepaard gaan met misselijkheid en braken.

Dit wordt soms gecompliceerd door een bacteriële infectie en verwijding van de galblaas, met het risico van perforatie en peritonitis.

Cholangitis

Dit is een ontsteking van de galwegen, veroorzaakt door een bacteriële infectie, en gaat gewoonlijk gepaard met abdominale pijn, koorts en geelzucht (omdat de gal niet naar het duodenum kan stromen). Het gaat samen met bestaande galblaasaandoeningen, bijv. stenen in de galbuis, biliaire vernauwing of tumor. Een ontsteking verspreidt zich via de galboom naar de lever (stijgende cholangitis), wat leverabcessen veroorzaakt.

Tumoren van de galwegen

Goedaardige tumoren zijn zeldzaam.

Kwaadaardige tumoren

Deze zijn relatief zeldzaam en galstenen zijn nagenoeg altijd aanwezig. Lokale uitzaaiingen naar de lever, het pancreas en andere naastliggende organen komen veel voor. Verspreiding met lymfe en bloed leidt tot verdere uitzaaiingen. De tumor heeft zich gewoonlijk al verspreid wanneer de diagnose wordt vastgesteld, zodat de prognose slecht is.

Geelzucht

Dit probleem is geen ziekte op zich, maar een vergeling van de huid en het slijmvlies is een teken van een abnormale bilirubinestofwisseling en -uitscheiding. Bilirubine, die ontstaat bij de afbraak van hemoglobine, wordt gewoonlijk geconjugeerd in de lever en uitgescheiden met de gal (Fig. 12.37). Conjugatie maakt de bilirubine wateroplosbaar, waardoor deze beter kan worden verwijderd uit het bloed, wat een essentiële stap is bij de uitscheiding.

Ongeconjugeerde bilirubine, die vetoplosbaar is, heeft een toxisch effect op hersencellen. Deze bilirubine kan echter de bloed-hersenbarrière niet passeren voordat de concentratie in het plasma tot boven de 340 µmol/L stijgt. Wanneer dat gebeurt, kan er neurologische en psychische schade ontstaan en kunnen er epileptische insulten optreden. Het gehalte aan bilirubine in het serum kan stijgen tot 40-50 µmol/L voor geelzucht in de huid en het oogbindvlies zichtbaar wordt (normaal is 3-13 µmol/L). Geelzucht gaat vaak gepaard met pruritus (jeuk), veroorzaakt door de irriterende effecten van galzouten op de huid.

Geelzucht ontwikkelt zich wanneer er een afwijking is van de bilirubineverwerking. De verschillende soorten komen hieronder aan de orde.

Soorten geelzucht (icterus)

Welke fase van de bilirubinebewerking ook wordt aangedaan, het resultaat is altijd een gestegen gehalte aan bilirubine.

Prehepatische icterus

Deze ontstaat door verhoogde hemolyse van rode bloedlichaampjes (Fig. 12.37) die resulteert in de overmatige productie van bilirubine. Aangezien het teveel aan bilirubine niet geconjugeerd is, kan het niet in de urine worden afgestoten, waardoor de urine een normale kleur behoudt.

Icterus neonatum

Dit komt bij veel zuigelingen voor, vooral bij te vroeg geborenen, wanneer de normale sterke hemolyse gepaard gaat met een tekort aan conjugerende enzymen in de hepatocyten van de nog onvolgroeide lever.

Intrahepatische icterus

Deze is het gevolg van schade aan de lever zelf, door bijv.
- virale hepatitis (p. 362)
- toxische stoffen zoals medicijnen
- amoebendysenterie (p. 356)
- cirrose (p. 363).

Het teveel aan bilirubine hoopt zich in de lever op. Aangezien dit teveel voornamelijk geconjugeerde bilirubine betreft, is het in water oplosbaar en wordt het via de urine uitgescheiden, waardoor de urine donker van kleur is.

Posthepatische icterus

Afsluiting van de galstroom in de galwegen wordt veroorzaakt door bijv.
- galstenen in de ductus choledochus (Fig. 12.53)
- een tumor in de kop van het pancreas
- fibrose van de galwegen, na ontsteking of beschadiging door cholangitis of het passeren van galstenen.

In deze situatie wordt het teveel aan bilirubine ook geconjugeerd en dus met de urine uitgescheiden. De gevolgen van de verhoogde serumbilirubine concentratie zijn:
- pruritus (jeuk)
- lichtgekleurde feces door de afwezigheid van stercobiline
- donkere urine door de aanwezigheid van verhoogde hoeveelheden bilirubine.

● **TOETS**

26. In welke doorgang kunnen galstenen geelzucht veroorzaken?

Zelftest

Vul elk van de volgende beweringen in:

1. De uitscheidingen die vrijkomen in het maag-darmkanaal omvatten _____ van de oorspeekselklieren, _____ van de voornaamste cellen in de maagklieren en _____ van de lever.

2. De vorm en positie van de tanden is afhankelijk van hun functie. De snijtanden die gebruikt worden om te bijten zijn de _____ en _____, en de kiezen die betrokken zijn bij het kauwen zijn de _____ en _____.

3. De kleine functionele eenheden van de lever staan bekend als _____. Ze worden gevormd uit kubusvormige cellen die _____ worden genoemd. Deze bevinden zich naast _____; bloedvaten met onvolledige wanden die een mengsel van bloed bevatten, sommige van takken van de _____ en sommige van de _____.

4. De drie centrale stofwisselingspaden die het grootste deel van de energie van het lichaam genereren zijn _____, de _____ en _____.

5. Een maagzweer wordt in verband gebracht met de bacterie _____, die meestal het _____ geslacht treft; zweren tasten meestal de _____ en het _____aan.

Kies één antwoord om elk van de volgende beweringen aan te vullen:

6. In delen van het spijsverteringskanaal die aan sterke slijtage zijn onderworpen, bestaat het slijmvlies uit: _____
   a. Meerlagig plaveiselepitheel
   b. Eenlagig plaveiselepitheel
   c. Cilinderepitheel
   d. Gladde spier.

7. In gebieden van het spijsverteringskanaal waar de uitscheiding en de absorptie plaatsvindt, wordt het slijmvlies gevormd uit: _____
   a. Meerlagig plaveiselepitheel
   b. Eenlagig plaveiselepitheel
   c. Kubisch epitheel
   d. Cilinderepitheel.

8. De functie van de maag wordt het nauwkeurigst beschreven als: ____
   a. Twee lagen gladde spieren die het mogelijk maken om de maag als een karnton te laten werken die het voedsel afbreekt.
   b. Peristaltische golven die de inhoud van de maag naar de pylorus toe stuwen.
   c. De speekselamylase die stopgezet wordt door de chymus in de maag.
   d. Sympathische stimulering die de peristaltiek en de uitscheiding van het maagsap verhoogt.

9. Nadat de gal uit de lever is vrijgekomen, is de route naar de twaalfvingerige darm: ____
   a. Ductus hepaticus, ductus hepaticus communis, duodenum
   b. Ductus hepaticus, ductus cysticus, galblaas, ductus hepaticus communis, duodenum.
   c. Ductus hepaticus, ductus cysticus, galblaas, ductus cysticus, ductus hepaticus communis, duodenum
   d. Ductus hepaticus, ductus hepaticus communis, galblaas, ductus hepaticus communis, ductus cysticus, duodenum.

10. Gastro-oesofageale refluxziekte is het best te omschrijven als: _____
    a. Een gemeenschappelijke tumor van het maag-darmkanaal
    b. Een aangeboren afwijking van het maag-darmkanaal
    c. Een gastro-intestinale infectie
    d. De meest voorkomende oorzaak van indigestie of 'maagzuur'.

Geef bij elk van de volgende beweringen aan of deze waar of niet waar is:

11. De hulporganen van de spijsvertering zijn drie paar speekselklieren, het pancreas, de lever en de galwegen. _____

12. Het buikvlies is bevestigd aan de buikwand. _____

13. De submucosa van het spijsverteringskanaal stuwt de inhoud ervan voort door middel van peristaltiek. _____

14. Speeksel bevat antimicrobiële stoffen. _____

15. Intrinsieke factor is essentieel voor de absorptie van vitamine B_{12} in het terminale ileum. _____

16. Koppel elke letter van lijst A aan het juiste nummer van lijst B:

Lijst A
____ (a) Bilirubine
____ (b) Glycogeen
____ (c) Urinezuur
____ (d) Triglyceride
____ (e) Aminozuren
____ (f) Glucagon
____ (g) Melkzuur
____ (h) Adenosine trifosfaat

Lijst B
1. De bouwstenen van de eiwitten
2. Een opslagvorm voor vetten
3. Een opslagvorm van glucose
4. Een afbraakproduct van hemoglobine uit erytrocyten
5. Een afbraakproduct van glucose in anaerobe aandoeningen
6. Een molecuul dat chemische energie opslaat
7. Een afbraakproduct van nucleïnezuren
8. Een hormoon dat glycogeen afbreekt

17. Koppel elke letter van lijst A aan het juiste nummer van lijst B:

Lijst A
____ (a) Peristaltiek
____ (b) Inslikken
____ (c) Anabolisme
____ (d) Gluconeogenese
____ (e) Beheersing
____ (f) Metabolisme
____ (g) Deglutitie
____ (h) First-pass-effect

Lijst B
1. Doorslikken van
2. Eten en drinken
3. Kauwen
4. Chemische reacties die grotere stoffen opbouwen uit kleinere
5. Alle chemische reacties die zich in het lichaam voordoen
6. De uitgebreide afbraak van sommige geneesmiddelen door de lever onmiddellijk na hun opname uit het maagdarmkanaal
7. Vervaardiging van nieuwe glucose uit andere bronnen
8. Samentrekkingen van gladde spieren die de inhoud langs het maag-darmkanaal voortstuwen.

18. Koppel elke letter van lijst A aan het juiste nummer van lijst B:

Lijst A
____ (a) Canaliculi
____ (b) Taeniae coli
____ (c) Jejunum
____ (d) Papillae
____ (e) Peritoneum
____ (f) Villi
____ (g) Caecum
____ (h) Sphincter

Lijst B
1. Het eerste deel van de dikke darm
2. Dunne vingerachtige uitsteeksels van de slijmvlieslaag van de dunne darm
3. Een ring van cirkelvormige spieren die als een klep kan fungeren om de doorgang van de darminhoud te regelen
4. Kleine galkanaaltjes in leverkwabben
5. Kleine uitsteeksels op de tong die de smaakpapillen bevatten
6. Het grootste sereuze vlies
7. Stroken gladde spieren in de dikke darm die het zijn onregelmatige uiterlijk geven
8. Het middendeel van de dunne darm

Ga naar http://evolve.elsevier.com/Waugh/anatomie/ voor meer zelftests over de onderwerpen die in dit hoofdstuk aan de orde zijn gekomen.

Het urinewegstelsel

Het urinewegstelsel, het belangrijkste uitscheidingssysteem, bestaat uit de volgende structuren:

- twee nieren (renes), die urine afscheiden
- twee urineleiders (ureters), die de urine uit de nieren naar de urineblaas brengen
- de urineblaas (vesica urinaria), waarin de urine wordt verzameld en wordt opgeslagen
- de urinebuis (urethra), waardoor de urine het lichaam verlaat. ▶ **13.1**

Fig. 13.1 toont een overzicht van het urinewegstelsel.

Het urinewegstelsel speelt een vitale rol bij de handhaving van de homeostase van water en elektrolyten in het lichaam. De nieren produceren urine, die metabole afvalproducten bevat, waaronder de stikstofbevattende verbindingen ureum en urinezuur, overtollige ionen en soms, afgevoerde medicijnen. De hoofdfuncties van de nieren zijn:

- vorming van urine, het reguleren van het lichaamswater, evenals de elektrolyten- en zuur-basebalans
- uitscheiding van afvalproducten
- productie en afscheiding van erytropoëtine, het hormoon dat de vorming van rode bloedcellen stimuleert (erytropoëse, p. 124)
- productie en afscheiding van renine, een belangrijk hormoon voor de langdurige regeling van bloeddruk (zie verderop).

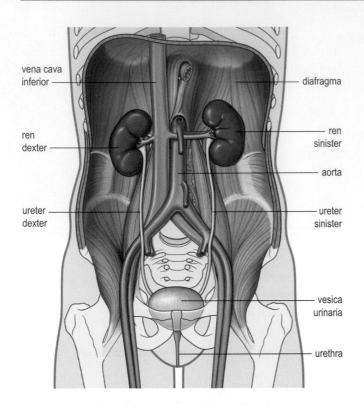

Figuur 13.1 Het urinewegstelsel en enkele nabij liggende structuren.

Urine wordt opgeslagen in de blaas en uitgescheiden via het proces van mictie.

De eerste delen van dit hoofdstuk behandelen de structuren en functies van de organen van het urinewegstelsel en de invloed van het verouderingsproces op de nierfunctie. In het laatste deel worden de gevolgen van de abnormale functie van de verschillende onderdelen van het urinewegstelsel besproken.

Nieren

Leerdoelen

Na lezing van deze paragraaf kan de lezer:

■ de organen rond de nieren identificeren

■ de ruwe structuur van de nieren beschrijven

■ de structuur van een nefron beschrijven

■ de processen uitleggen die betrokken zijn bij de vorming van urine

■ uitleggen hoe de balans van lichaamswater en elektrolyten wordt gehandhaafd.

De nieren (Fig. 13.2) liggen tegen de achterwand van de buikholte, één aan elke kant van de wervelkolom, achter het buikvlies en onder het diafragma. Ze lopen vanaf het niveau van de twaalfde borstwervel naar de derde lendenwervel en

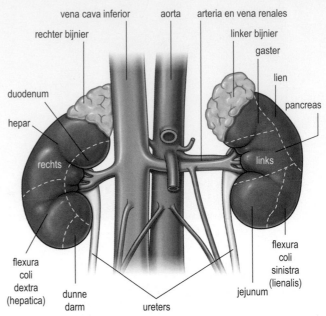

Figuur 13.2 Vooraanzicht van de nieren, waarbij de contactgebieden met andere structuren worden getoond.

worden enigszins beschermd door de onderste ribben. De rechternier ligt meestal iets lager dan de linkernier, waarschijnlijk door de grote ruimte die de lever inneemt.

Nieren zijn boonvormige organen, ongeveer 11 cm lang, 6 cm breed, en 3 cm dik; ze wegen ongeveer 150 g. Ze liggen ingebed in en worden op hun plaats gehouden door vetmassa. Bindweefsel, de renale fascia, omsluit de nier en het niervet.

Organen rond de nieren

De nieren liggen aan weerskanten van de wervelkolom, en hebben zodoende elk contact met andere structuren (Fig. 13.1 en Fig. 13.2).

Rechternier

Boven – de rechterbijnier

Voor – de rechterkwab van de lever, het duodenum en de flexura hepatica van de dikke darm

Achter – het diafragma en spieren van de achterwand van de buikholte.

Linkernier

Boven – de linkerbijnier

Voor – de milt, maag, alvleesklier, jejunum en de flexura lienalis van de dikke darm

Achter – het diafragma en spieren van de achterwand van de buikholte.

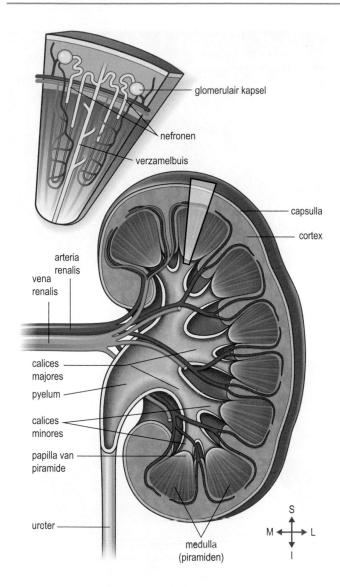

Figuur 13.3 Een lengtedoorsnede van de nier.

Globale structuur

Bij het bekijken van een lengtedoorsnede van de nier zijn met het blote oog duidelijk drie verschillende weefselgebieden te onderscheiden (Fig. 13.3):

- een extern vezelig kapsel dat de nier omgeeft
- de cortex (schors), een roodbruine weefsellaag net onder het kapsel en rondom de nierpiramiden
- de medulla (merg), de binnenste laag, bestaande uit bleke, kegelvormige, gestreepte structuren, de nierpiramides. Elke piramide heeft een spits uiteinde dat de papilla wordt genoemd.

Het hilum is de concave mediale rand van de nier waar de bloed- en lymfevaten van de nieren, de ureter en de zenuwen binnenkomen/vertrekken.

De in de nier gevormde urine loopt door een nierpapilla in het afvoersysteem dat begint bij een een kleine nierkelk (calyx minor) (Fig. 13.3). Een aantal van de kleine nierkelken

gaan over in een grote nierkelk (calyx major) en vervolgens vormen twee of drie grote nierkelken samen het nierbekken, een holle trechtervormige structuur die naar de ureter toe vernauwd. De wanden van de kelken en het bekken zijn bedekt met overgangsepitheel en glad spierweefsel. Peristaltiek, intrinsieke contractie van gladde spieren, drijft de urine door de kelken, het nierbekken en ureters naar de blaas.

Microscopische bouw

De nier bevat 1 – 2 miljoen functionele eenheden, de nefronen, en een veel kleiner aantal ductuli colligentes (verzamelbuizen). De verzamelbuizen vervoeren urine door de piramiden naar de nierkelken. De piramiden hebben hun gestreepte uiterlijk hieraan te danken (Fig. 13.3). De verzamelbuizen worden ondersteund door bindweefsel, dat bloedvaten, zenuwen en lymfevaten bevat.

Het nefron ▶ 13.2

Het nefron (Fig. 13.4) is hoofdzakelijk een tubulus (kanaaltje) die aan het ene uiteinde blind eindigt en aan het andere uiteinde uitkomt op een verzamelbuis. Het blinde uiteinde vormt het komvormige kapsel (kapsel van Bowman), dat bijna volledig een spiraalvormige toef van haarvaten omsluit, de glomerulus (Fig. 13.5).

De rest van het nefron, dat doorloopt vanuit het kapsel, is ongeveer 3 cm lang en wordt in drie delen beschreven:

- de proximale tubulus (tubulus contortus primus)
- de medullaire lus (lus van Henle)
- de distale tubulus (tubulus contortus secundus), die naar een verzamelbuis leidt.

De verzamelbuizen komen samen en vormen grotere buizen die zich ledigen in de kleine nierkelken.

De nieren ontvangen ca. 20% van het hartminuutvolume. Nadat de arteria renalis bij de hilus de nier is binnengekomen, vertakt hij in kleinere slagaders en arteriolen. In de nierschors komt een arteriole, de afferente arteriole (vas afferens), elk kapsel binnen en vormt dan een arterieel capillair netwerk, de glomerulus. Tussen deze capillaire lussen liggen fagocytaire bindweefselcellen, mesangiale cellen, die deel uitmaken van het mononucleaire fagocyte verdedigingssysteem (Fig. 4.13). Het bloedvat dat uit de glomerulus vertrekt is de efferente arteriole (vas efferens). De afferente arteriole heeft een grotere diameter dan de efferente arteriole, wat de druk in de glomerulus verhoogt en voor de filtratie door de glomerulaire capillaire wanden zorgt (Fig. 13.6).

De efferente arteriole vertakt zich in een tweede peritubulair capillair netwerk. Dit is een klassiek capillair netwerk dat zich rond de tubuli windt, wat de uitwisseling tussen de vloeistof in de buis en de bloedstroom mogelijk maakt (Fig. 13.7; zie ook Fig. 13.4). Dit levert buisvormige weefsels met zuurstof en voedingsstoffen, en verwijdert de afvalproducten. Veneus bloed uit dit capillair bed verlaat uiteindelijk de nier in de vena renalis, die uitkomt op de vena cava inferior.

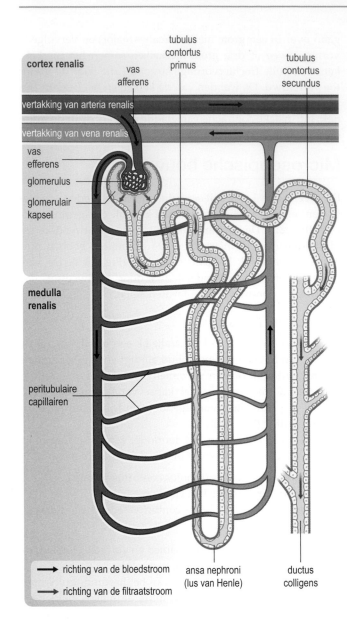

Figuur 13.4 Een nefron en gerelateerde bloedvaten.

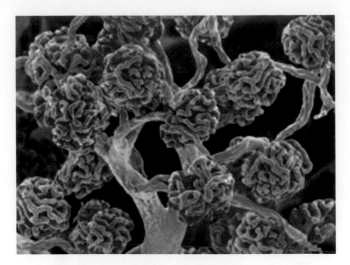

Figuur 13.5 Gekleurde rasterelektromicrografie van glomerulaire capillaire toefen. (Susumi Nishinaga/Science Photo Library. Gereproduceerd met toestemming.)

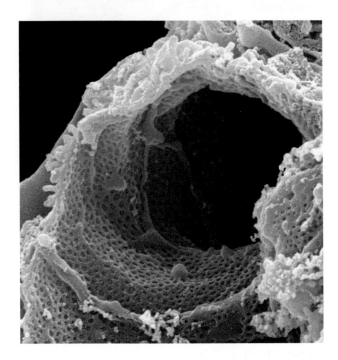

Figuur 13.6 Gekleurde rasterelektromicrografie van een glomerulaire capillaire. (Steve G Schmeissner/Science Photo Library. Gereproduceerd met toestemming.)

De glomeruluswanden en het kapsel bestaan uit een enkele laag plaveisel epitheelcellen. De wanden van de glomerulus zijn zeer permeabel om de filtratie te bevorderen. De wanden van de rest van het nefron en de verzamelbuis worden gevormd door een enkele laag plaveiselepitheel (Fig. 13.8).

Bloedvaten van de nier worden voorzien door zowel sympathische als parasympathische zenuwen. Door de aanwezigheid van beide onderdelen van het autonome zenuwstelsel zijn de doorsnede van de bloedvaten in de nieren en de bloedstroom onafhankelijk van autoregulatie (p. 513).

Functies

Vorming van urine

De nieren vormen urine, die in de blaas wordt opgeslagen alvorens zij wordt uitgescheiden. De samenstelling van urine weerspiegelt de uitwisseling van stoffen tussen het nefron

en het bloed in de haarvaten van de nier. Afvalproducten van het eiwitmetabolisme worden uitgescheiden, water en elektrolytniveaus worden gereguleerd en de normale pH-waarde (zuur-basenevenwicht) wordt gehandhaafd door uitscheiding van waterstofionen. Er zijn drie processen betrokken bij de vorming van urine:

- glomerulaire filtratie
- selectieve tubulaire reabsorptie
- tubulaire secretie.

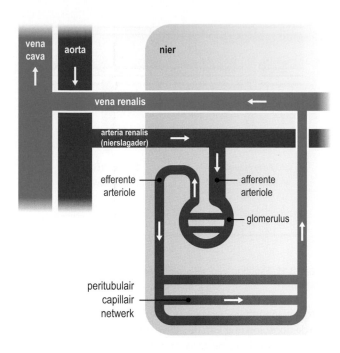

Figuur 13.7 De opeenvolging van bloedvaten in de nier.

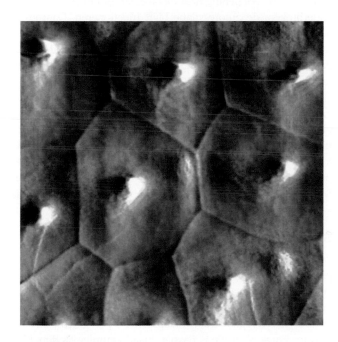

Figuur 13.8 Eénlagig plaveiselepitheel van de verzamelbuizen. Gekleurde atomische krachtmicrografie. (Christopher Riethmuller, Prof. Dr H Oberleithner, University Hospital of Münster/Science Photo Library. Gereproduceerd met toestemming.)

Filtratie ▶ 13.3

Filtratie vindt plaats door de semipermeabele wanden van de glomerulus en het glomerulair kapsel (Fig. 13.9 en Fig. 13.10). Water en andere kleine moleculen passeren gemakkelijk, hoewel sommige later worden gereabsorbeerd. De vloeistof die uit de bloedbaan wordt gefilterd in het glomerulaire kapsel wordt nu filtraat genoemd, en de samenstelling ervan

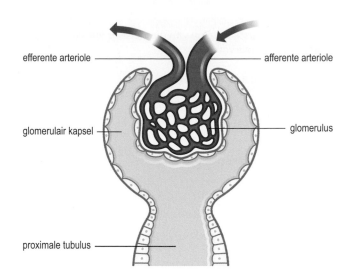

Figuur 13.9 De glomerulus en het glomerulair kapsel.

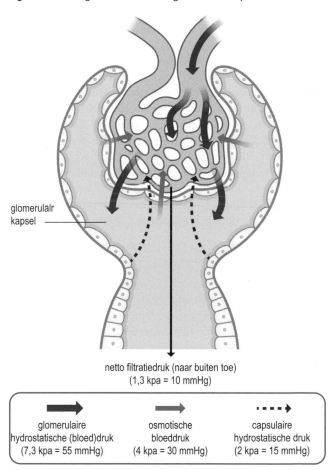

Figuur 13.10 Filtratie in het glomerulus.

zal worden aangepast als het door de andere delen van de renale tubuli gaat. Bloedcellen, plasma-eiwitten en andere grote moleculen zijn te groot om te filteren en blijven daarom achter in de haarvaten (Kader 13.1). Het filtraat lijkt wat samenstelling betreft sterk op plasma, met de belangrijke uitzonderingen van plasma-eiwitten en bloedcellen.

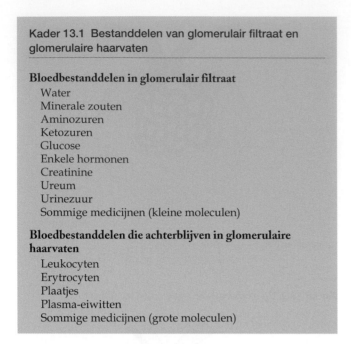

Kader 13.1 Bestanddelen van glomerulair filtraat en glomerulaire haarvaten

Bloedbestanddelen in glomerulair filtraat
Water
Minerale zouten
Aminozuren
Ketozuren
Glucose
Enkele hormonen
Creatinine
Ureum
Urinezuur
Sommige medicijnen (kleine moleculen)

Bloedbestanddelen die achterblijven in glomerulaire haarvaten
Leukocyten
Erytrocyten
Plaatjes
Plasma-eiwitten
Sommige medicijnen (grote moleculen)

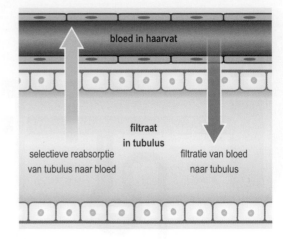

Figuur 13.11 Richting van selectieve reabsorptie en uitscheiding in het nefron.

Het filtratieproces vindt plaats vanwege het verschil tussen de bloeddruk in de glomerulus en de druk van het filtraat in het glomerulaire kapsel. De efferente arteriole is nauwer dan de afferente, en dus wordt er een capillaire hydrostatische druk van ongeveer 7,3 kPa (55 mmHg) in de glomerulus opgebouwd. Deze druk wordt tegengegaan door de colloïdosmotische druk van het bloed, die vooral wordt geleverd door plasma-eiwitten en ongeveer 4 kPa (30 mmHg) bedraagt, en door de filtraat-hydrostatische (of capsulaire) druk van ongeveer 2 kPa (15 mmHg) in het glomerulaire kapsel.

Daarom is de netto filtratiedruk:

$$7,3 - (4 + 2) = 1,3 \text{ KPa, of}$$
$$55 - (30 + 15) = 10 \text{ mmHg}$$

Het volume van het filtraat dat elke minuut door beide nieren wordt gevormd heet glomerulaire filtratiesnelheid (GFR). Bij een gezonde volwassene is de GFR ongeveer 125 mL/min. Dit betekent dat per 24 uur 180 liter filtraat door de twee nieren wordt gevormd. Bijna al het filtraat wordt later gereabsorbeerd uit de nierbuizen totdat minder dan 1%, in dit geval 1 - 1,5 liter, wordt uitgescheiden als urine. De verschillen in volume en concentratie komen door selectieve reabsorptie van sommige filtraatbestanddelen en tubulaire secretie van andere (zie verderop).

Autoregulatie

De bloedstroom in de nier en aldus de glomerulaire filtratie wordt beschermd door een mechanisme dat autoregulatie wordt genoemd, waarbij de bloedstroom in de nier op een constante druk wordt gehouden bij een brede variatie van systolische bloeddruk (vanaf ca. 80 - 200 mmHg). Omdat glomerulaire filtratie volledig afhankelijk is van de bloeddruk, die aan schommelingen onderhevig is afhankelijk van de activiteit, de emotionele toestand, etc. moet het bloed dat door de nieren stroomt plaatselijk worden gecontroleerd. Op deze manier kan de nier, bijv.

bij grote inspanning wanneer de bloeddruk stijgt, op autonome wijze de doorbloeding van de glomeruli verminderen om zo het waterverlies in de urine te verminderen. Autoregulatie werkt onafhankelijk van de regulatie door het zenuwstelsel, d.w.z. dat als de zenuwvoorziening naar de bloedstroom in de nier wordt onderbroken, de autoregulatie blijft functioneren. Daarom is het een eigenschap die inherent is aan de renale bloedvaten die kan worden gestimuleerd door veranderingen in bloeddruk in de arteria renalis of door schommelende niveaus van bepaalde metabolieten, zoals prostaglandinen.

Bij ernstige shock, als de systolische bloeddruk tot ver onder 80 mmHg daalt, faalt de autoregulatie en nemen de bloedstroom in de nier en de hydrostatische druk af, wat de filtratie binnen de glomeruli belemmert. Hierdoor daalt de urineproductie; bij kritisch zieke patiënten vormt de urineproductie in mL/uur dan ook een belangrijke parameter. Schade aan de nieren als gevolg van een dergelijke stoornis kan al dan niet hersteld worden.

Selectieve reabsorptie

De meeste reabsorptie uit het filtraat terug in het bloed vindt plaats in de proximale tubuli, (Fig. 13.11), waarvan de epitheellaag microvilli bevat om het oppervlak voor absorptie te vergroten. Tal van stoffen worden hier geresorbeerd, zoals water, elektrolyten en organische voedingsstoffen, bijv. glucose en aminozuur. Enige resorptie is passief, maar sommige stoffen, bijv. glucose, worden actief getransporteerd. Slechts 60-70% van het filtraat bereikt de medullaire lus. Veel van dit materiaal, vooral water, natrium en chloride, wordt in de lus gereabsorbeerd, zodat slechts 15-20% van het originele filtraat de distale tubuli bereikt. De samenstelling van het filtraat is nu heel anders. Hier worden nog meer elektrolyten geresorbeerd, vooral natrium, zodat het filtraat dat de verzamelbuizen binnen gaat sterk verdund is. De hoofdfunctie van de verzamelbuizen is om zoveel mogelijk water te resorberen dat het lichaam nodig heeft.

Door carrier-eiwitten in het epitheelmembraan vindt actief transport plaats, waarbij gebruik wordt gemaakt van ATP om stoffen te vervoeren tegen hun concentratie-gradiënt in (p. 44).

Bepaalde ionen, zoals natrium en chloor, kunnen worden geabsorbeerd door zowel actieve als passieve mechanismen, afhankelijk van de plaats in het nefron.

Enkele bestanddelen van glomerulair filtraat (bijv. glucose, aminozuren) komen gewoonlijk niet in urine voor, omdat ze volledig worden gereabsorbeerd, tenzij de bloedspiegels uitzonderlijk hoog zijn (zoals bij diabetes).

Reabsorptie van stikstofhoudende afvalproducten, zoals ureum, urinezuur en creatinine is zeer beperkt.

De maximale capaciteit van de nieren om een stof te reabsorberen is het transportmaximum, of de renale drempel. Het normale niveau van glucose in het bloed bijv., is 3,5 tot 8 mmol/L (63 – 144 mg/100 mL); als dit boven het transportmaximum van ongeveer 9 mmol/L (160 mg/100 mL) uitkomt, verschijnt er glucose in de urine. Dit doet zich voor omdat alle bindingssites van de carriers bezet zijn en het mechanisme voor actief transport, de tubuli uit, overladen is. Andere stoffen die door actief transport worden geresorbeerd zijn natrium, calcium, kalium, fosfaat en chloor.

Het transportmaximum, of de renale drempel, van sommige stoffen varieert naargelang de lichaamsbehoefte op een bepaald moment, en in bepaalde gevallen wordt resorptie gereguleerd door hormonen.

Hormonen die selectieve resorptie beïnvloeden

Verscheidene hormonen spelen zo'n rol, die elk door een systeem van negatieve feedback worden gereguleerd.

PTH (parathormoon). Dit wordt afgescheiden door de bijschildklieren, en samen met calcitonine uit de schildklier reguleert het de reabsorptie van calcium en fosfaat uit de distale verzamelbuizen zodat een normaal bloedgehalte in stand gehouden wordt (Hfdst. 9). Parathormonen verhogen het gehalte van calcium in het bloed en calcitonine verlaagt het.

Antidiuretisch hormoon. Antidiuretisch hormoon (ADH) wordt uitgescheiden uit de hypofyseachterkwab en verhoogt de permeabiliteit van de distale convoluten en verzamelbuizen en verhoogt de reabsorptie van water. Osmoreceptoren in de hypothalamus controleren het watergehalte van het bloed en de afscheiding van ADH wordt hierop aangepast (zie Fig. 9.6).

Aldosteron. Dit hormoon wordt afgescheiden door de bijnierschors en verhoogt de reabsorptie van natrium en water en de excretie van kalium (zie verderop).

Atriaal natriuretisch peptide. Atriaal natriuretisch peptide (ANP) is een hormoon dat wordt afgescheiden door de atria van het hart als reactie op het strekken van de atriumwand wanneer het bloedvolume verhoogd is. Het verlaagt de reabsorptie van natrium en water uit de proximale tubuli en verzamelbuizen.

Tubulaire secretie ▶ 13.4

Het bloed wordt gefiltreerd terwijl het door de glomerulus stroomt. Stoffen die niet nodig zijn en vreemde stoffen, bijv. medicijnen zoals penicilline en aspirine, kunnen niet volledig gefilterd worden omdat ze te kort in de glomerulus vertoeven, of omdat de moleculen te groot zijn om door de

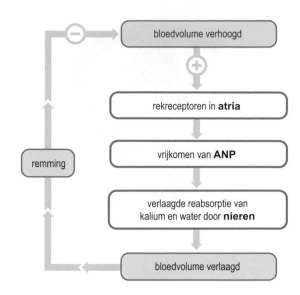

Figuur 13.12 Systeem van negatieve feedback van de afscheiding van atriaal natriuretisch peptide (ANP).

filtratieporiën te gaan. Zulke stoffen worden door de peritubulaire capillairen in het filtraat binnen de tubuli afgescheiden. De tubulaire secretie (Fig. 13.11) van waterstofionen (H^+) is belangrijk voor het handhaven van de normale pH van het bloed.

Overzicht van urinevorming

De drie betrokken processen – ultrafiltratie, selectieve reabsorptie en tubulaire secretie – zijn hierboven beschreven en samengevat in Fig. 13.15.

Samenstelling van urine

Urine is helder en geel van kleur door de aanwezigheid van het pigment urobiline. Dit ontstaat na hemolyse wanneer een deel van het in de nieren geproduceerde urobilinogeen wordt omgezet in urobiline, gereabsorbeerd wordt (zie Fig. 12.37). Het soortelijk gewicht ligt tussen 1020 en 1030 en de pH-waarde ligt rond 6 (normale waarden 4,5 - 8). Een gezonde volwassene scheidt 1000 tot 1500 mL per dag uit. De hoeveelheid geproduceerde urine en het soortelijk gewicht variëren afhankelijk van de vochtinname en de hoeveelheid opgeloste stoffen. De bestanddelen van urine zijn:

- Water 96%
- Ureum 2%
- Urinezuur
- Creatinine
- Ammoniak
- Natrium
- Kalium — 2%
- Chlorides
- Fosfaten
- Sulfaten
- Oxalaten

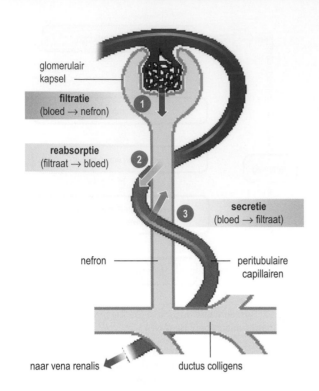

Figuur 13.13 Overzicht van de drie processen die urine vormen.

Waterhuishouding en urineproductie

De bron van het meeste lichaamswater wordt ingenomen met eten en drinken; een kleine hoeveelheid ('metabool water' genaamd) wordt echter gevormd door cellulair metabolisme. Water wordt niet alleen uitgescheiden als het hoofdbestanddeel van urine, maar ook via uitgeademde lucht, en via ontlasting en door de huid als zweet. De hoeveelheid die verloren gaat in uitgeademde lucht en ontlasting is tamelijk constant, de hoeveelheid geproduceerd zweet wordt aangepast aan de omgevings- en lichaamstemperatuur (Hfdst. 14).

De balans tussen inname en afvoer van vocht wordt geregeld door de nieren. De minimale urineafvoer, dit is het kleinste volume dat nodig is om de afvalproducten van het lichaam uit te scheiden, is ongeveer 500 mL per dag. Met welk urinevolume deze hoeveelheid wordt overschreden wordt voornamelijk geregeld door antidiuretisch hormoon (ADH) dat in het bloed vrijkomt door de hypofyseachterkwab.

Sensorische zenuwcellen in de hypothalamus (osmoreceptoren) reageren op veranderingen in de osmotische druk van het bloed. Zenuwimpulsen vanuit de osmoreceptoren prikkelen de hypofyseachterkwab om ADH af te geven. Als de osmotische druk stijgt, ofwel het bloed meer geconcentreerd wordt, neemt de ADH-productie toe. Dientengevolge wordt de reabsorptie van water door de distale tubuli en verzamelbuizen verhoogd. Dit vermindert de osmotische bloeddruk en de productie van ADH. Dit systeem van negatieve feedback handhaaft de osmotische bloeddruk (en daardoor de concentraties van natrium en water) binnen normale grenzen (zie Fig. 9.6).

Dit systeem van negatieve feedback kan teniet worden gedaan als er te veel van een opgeloste stof in het bloed aan-

wezig is. Bij diabetes mellitus bijv., als het bloedglucosegehalte het transportmaximum (capaciteit) van de nierbuisjes overstijgt, blijft de overtollige glucose in het filtraat achter en trekt er water mee aan. Grote hoeveelheden water worden uitgescheiden (polyurie), wat kan leiden tot uitdroging ondanks een verhoogde ADH afscheiding. Verhoogde inname van vloeistof compenseert ten dele voor polyurie.

Als het bloedvolume toeneemt, worden rekreceptoren in de atria van het hart gestimuleerd en geven atriaal natriuretische peptide (ANP) af. Dit hormoon verplaatst zich in de bloedbaan naar de nieren, waar het de resorptie van natrium en water remt door de proximale tubuli en verzamelbuizen, met als gevolg dat er meer natrium en water wordt uitgescheiden. Hierdoor wordt het bloedvolume verlaagd en worden de atria minder opgerekt. Via het systeem van negatieve feedback wordt de afscheiding van ANP stopgezet (zie Fig. 13.12). Een verhoogd ANP-gehalte verhindert ook de afscheiding van ADH en aldosteron, wat het verlies van natrium en water verder bevordert.

Elektrolytenhuishouding

Veranderingen in de concentratie van elektrolyten in het lichaamsvocht kunnen te wijten zijn aan veranderingen in:

- het gehalte aan lichaamswater, of
- elektrolytspiegels.

Verscheidene mechanismen reguleren de balans tussen water en de elektrolytenconcentratie.

Natrium- en kaliumhuishouding

Natrium is het meest voorkomende kation (positief geladen ion) in extracellulair vocht, en kalium het meest voorkomende kation in intracellulair vocht.

Natrium is een bestanddeel van bijna alle voedingsmiddelen en wordt middels keukenzout vaak aan voedsel toegevoegd bij de bereiding. Dit betekent dat de inname gewoonlijk de lichaamsbehoefte overschrijdt. Natrium wordt vooral in urine en zweet uitgescheiden.

De hoeveelheid uitgescheiden natrium in zweet is normaal gesproken niet van heel grote betekenis, behalve bij overmatig zweten. Dit kan zich voordoen bij koorts, een hoge omgevingstemperatuur of bij langdurige lichaamsbeweging. Gewoonlijk houdt het renine-angiotensine-aldosteronsysteem (zie volgende paragraaf) de concentratie van natrium en kalium binnen fysiologische grenzen. Bij aanhoudend excessief zweten, bijv. bij bezoek aan een heet klimaat of het werken in een hete omgeving, treedt na ongeveer 7 – 10 dagen acclimatisering op en vermindert de elektrolytenafscheiding in zweet.

Natrium en kalium komen in hoge concentraties voor in spijsverteringssappen: natrium in maagsap en kalium in alvleesklier- en darmsap. Gewoonlijk worden deze ionen door de dikke darm gereabsorbeerd, maar na acute en langdurige diarree kunnen ze in grote hoeveelheden worden uitgescheiden, waardoor de elektrolytenhuishouding wordt verstoord.

Renine-angiotensine-aldosteronsysteem (RAAS) ▶ 13.5

Natrium (Fig. 13.14) is een normaal bestanddeel van urine en de uitscheiding wordt gereguleerd door het hormoon aldosteron, dat wordt afgescheiden door de bijnierschors. Cellen in de afferente arteriole van het nefron produceren het enzym renine als reactie op sympatische prikkeling, laag bloedvo-

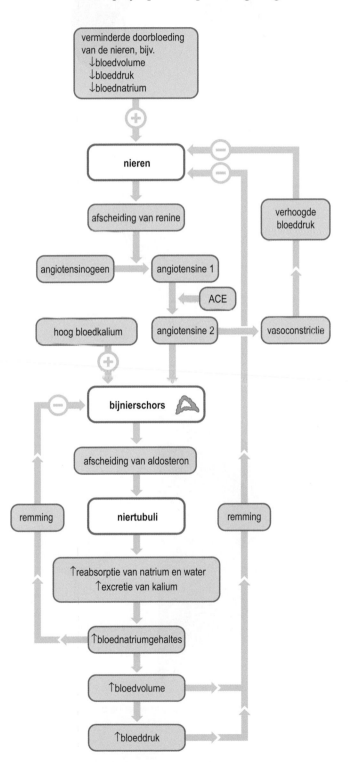

Figuur 13.14 Systeem van negatieve feedback van aldosteronsecretie. ACE, angiotensineconverterend enzym. Systeem van negatieve feedback van afscheiding van atriaal natriuretisch peptide (ANP).

lume of door lage arteriële bloeddruk. Renine converteert het plasma-eiwit angiotensinogeen, geproduceerd door de lever, naar angiotensine 1. Angiotensineconverterend enzym (ACE), in kleine hoeveelheden gevormd in de longen, de proximale tubuli en andere weefsels, converteert angiotensine 1 naar angiotensine 2, dat een zeer krachtige vaatvernauwer is en de bloeddruk verhoogt. Renine en een verhoogd kalium in het bloed prikkelen ook de bijnier om aldosteron af te scheiden. Water wordt geresorbeerd met natrium en samen verhogen zij het bloedvolume. Door het systeem van negatieve feedback leidt dit tot een verminderde afscheiding van renine. Als de reabsorptie van natrium wordt verhoogd, wordt de excretie van kalium verhoogd, wat indirect leidt tot de vermindering van intracellulair kalium. Intense diurese kan leiden tot hypokaliëmie (lage concentratie kalium in het bloed).

ANP

Dit hormoon is betrokken bij de regulering van de natriumgehaltes (p. 376 en Fig. 13.12).

Calciumbalans

Regulering van de calciumgehaltes wordt bereikt door de afscheiding van PTH (parathormoon) en calcitonine (Hfdst. 9).

Zuur-basenevenwicht

Om een normale pH-waarde (zuur-basenevenwicht) van het bloed te handhaven, scheiden de cellen van de proximale tubulus waterstofionen af in het filtraat, waar deze combineren met de volgende buffers (p. 52):

- bicarbonaat, waarmee ze koolzuur vormen

$$(H^+ + HCO_3^- \rightarrow H_2CO_3)$$

- ammoniak, waarmee ze ammoniumionen vormen

$$(H^+ + NH_3 \rightarrow NH_4^+)$$

- waterstoffosfaat, waarmee ze diwaterstoffosfaat vormen.

$$(H^+ + HPO_4^{2-} \rightarrow H_2PO_4^-)$$

Koolzuur (H_2CO_3) wordt omgezet in koolstofdioxide (CO_2) en water (H_2O). Het CO_2 wordt gereabsorbeerd, waardoor de buffercapaciteit van het bloed gehandhaafd blijft. Waterstofionen worden in de urine uitgescheiden als ammoniumzouten en waterstoffosfaat. De normale pH-waarde van urine varieert van 4,5 tot 8, afhankelijk van dieet, moment op de dag en andere factoren. Personen van wie het dieet een grote hoeveelheid dierlijke eiwitten bevat, hebben de neiging een zuurdere urine (lagere pH-waarde) te produceren dan vegetariërs.

● **TOETS**

1. Noem de drie processen die bij de vorming van de urine een rol spelen.

2. Glomerulaire filtratie wordt in stand gehouden door middel van autoregulatie. Beschrijf kort het mechanisme van autoregulatie.

Ureters

De ureters vervoeren urine van de nieren naar de urineblaas (Fig. 13.15). Dit zijn holle gespierde buizen van ongeveer 25 – 30 cm lang met een diameter van bijna 3 mm.

De ureter is een voortzetting van het trechtervormige nierbekken. Hij voert naar beneden door de buikholte, achter het peritoneum voor de psoasspier de bekkenholte in en loopt schuin door de achterwand van de blaas (Fig. 13.16). Dit betekent dat als er zich urine ophoopt en de druk in de blaas stijgt, de ureters samengedrukt worden en de openingen naar de blaas toe afgesloten worden. Dit voorkomt dat de urine terugvloeit (reflux) in de ureters (naar de nieren) als de blaas zich vult en ook bij mictie, als de druk stijgt wanneer de spierwand van de blaas zich samentrekt.

Structuur ▶ 13.6

De wanden van de ureters bestaan uit drie lagen weefsel, waarvan een dwarsdoorsnede in Fig. 13.17 is weergegeven:

* een buitenste bekleding van fibreus bindweefsel, een voortzetting van het fibreuze kapsel van de nier
* in het midden een spierlaag van dooreengevlochten gladde spieren die een functionele eenheid vormen en waarvan het onderste derde deel omgeven wordt door een in de lengterichting verlopende spierlaag
* de binnenste laag is mucosa bestaand uit overgangsepitheel (zie Fig. 3.16).

Functie

Peristaltiek is een intrinsieke activiteit van de gladde spierlaag waardoor urine langs de ureter wordt gepompt. Peristaltische golven treden eenmaal per minuut op, nemen toe naarmate de urineproductie stijgt en pompen kleine scheutjes urine langs de ureter naar de blaas.

● TOETS

3. Beschrijf de anatomische structuur van de splitsing van de ureters en de blaas dat het terugstromen van urine naar de urineleiders verhindert.

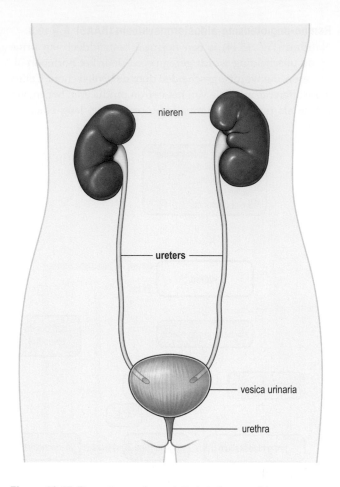

Figuur 13.15 De ureters en hun relatie tot nieren en blaas.

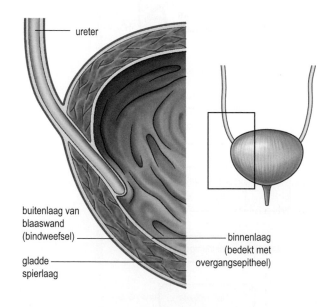

Figuur 13.16 De positie van de ureter waar hij door de blaaswand gaat.

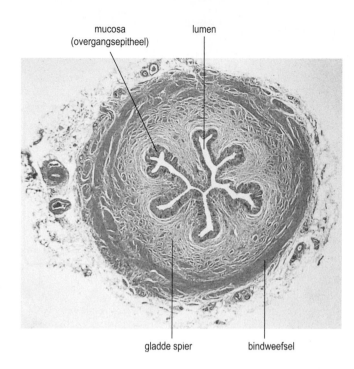

mucosa
(overgangsepitheel) lumen

gladde spier bindweefsel

Figuur 13.17 Dwarsdoorsnede van de ureter. (Young B, Lowe JS, Stevens A et al. 2006 Wheater's functional histology: a text and colour atlas. Edinburgh: Churchill Livingstone. Gereproduceerd met toestemming.)

Urineblaas

Leerdoel
Na lezing van deze paragraaf kan de lezer: ■ de structuur van de blaas beschrijven.

De urineblaas (vesica urinaria) is een reservoir voor urine. Ze ligt in het kleine bekken en haar afmeting en ligging variëren, afhankelijk van het volume aan urine dat ze bevat. In uitgezette toestand komt ze omhoog de buikholte in.

Organen die verband houden met de blaas

Deze worden in Fig. 13.18 getoond.

Structuur ▶ 13.7

De blaas (Fig. 13.19) is ruwweg peervormig, maar wordt meer ballonvormig als ze met urine wordt gevuld. Het achteroppervlak is de basis. De blaas komt op haar laagste punt (de blaashals) uit in de urethra.

Het peritoneum bedekt slechts het bovenoppervlak voordat het omhoog draait als pariëtaal peritoneum, dat de anterieure buikwand bekleedt. Aan de achterkant omgeeft het de uterus bij de vrouw en het rectum bij de man. De blaaswand bestaat uit drie lagen:

- De buitenlaag van los bindweefsel, die bloed- en lymfevaten en zenuwen bevat, aan de bovenkant bedekt door het peritoneum
- De middenlaag, bestaande uit vervlochten gladde spiervezels en elastisch weefsel, losjes in drie lagen gelegen. Dit wordt de musculus detrusor genoemd. Als deze zich samentrekt wordt de blaas geledigd
- Het binnenslijmvlies, bestaande uit overgangsepitheel (zie Fig. 3.16) dat de blaas eenvoudig laat uitzetten naarmate hij zich wordt gevuld.

Als de blaas leeg is, ligt de binnenbekleding in vouwen, of rugae, die geleidelijk verdwijnen als de blaas zich vult. De blaas kan opzetten, maar als hij 300 tot 400 mL urine bevat, wordt door de persoon de aandrang om te plassen gevoeld. De totale capaciteit is zelden meer dan 600 mL.

De drie openingen in de blaaswand vormen een driehoek of trigonum (Fig. 13.19). De bovenste twee openingen in de achterwand zijn de openingen van de ureters de onderste opening is de opening naar de urethra. De interne urethrasfincter, een verdikking van de urethrale gladde spierlaag in het bovendeel van de urethra, reguleert de uitstroom van urine uit de blaas. Deze sfincter staat niet onder vrijwillige controle.

● TOETS
4. Beschrijf de structuur en functie van de musculus detrusor.

Urethra

Leerdoel
Na lezing van deze paragraaf kan de lezer: ■ de structuur en functie van de urethra bij mannen en vrouwen beschrijven.

De urethra is een kanaal dat van de blaashals naar buiten loopt, bij de uitwendige urethrale opening. Hij is bij de man langer dan bij de vrouw.

De mannelijke urethra houdt verband met zowel de urineweg- alsook de voortplantingssystemen en wordt beschreven in Hoofdstuk 18. ▶ 13.8

De vrouwelijke urethra is ongeveer 4 cm lang en 6 mm in diameter. Zij loopt naar beneden en naar voren, achter de symphysis pubica, en komt uit op de uitwendige urethrale opening, net voor de vagina. Deze opening wordt gereguleerd door de externe urethrasfincter, die onder vrijwillige controle staat.

De wand van de vrouwelijke urethra bestaat uit twee hoofdlagen: een buitenste spierlaag en een binnenste bekleding van slijmvlies dat overgaat in het slijmvlies van de blaas. De spierlaag heeft twee delen: een binnenste laag van gladde spieren (o.i.v. het autonome zenuwstelsel) en een

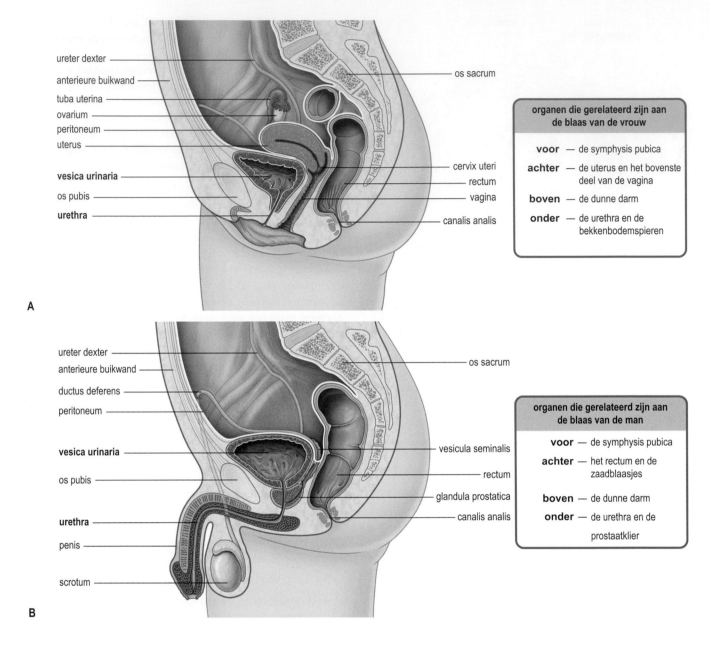

ureter dexter
anterieure buikwand
tuba uterina
ovarium
peritoneum
uterus
vesica urinaria
os pubis
urethra

os sacrum

cervix uteri
rectum
vagina
canalis analis

organen die gerelateerd zijn aan de blaas van de vrouw	
voor — de symphysis pubica	
achter — de uterus en het bovenste deel van de vagina	
boven — de dunne darm	
onder — de urethra en de bekkenbodemspieren	

A

ureter dexter
anterieure buikwand
ductus deferens
peritoneum
vesica urinaria
os pubis
urethra
penis
scrotum

os sacrum

vesicula seminalis
rectum
glandula prostatica
canalis analis

organen die gerelateerd zijn aan de blaas van de man	
voor — de symphysis pubica	
achter — het rectum en de zaadblaasjes	
boven — de dunne darm	
onder — de urethra en de prostaatklier	

B

Figuur 13.18 De bekkenorganen rond de blaas en de urethra (A) De vrouw. (B) De man.

buitenste laag van dwarsgestreepte (willekeurige) spieren daaromheen. De dwarsgestreepte spier vormt de externe urethrasfincter en staat onder vrijwillige controle. Het slijmvlies wordt ondersteund door los vezelelastisch bindweefsel dat bloedvaten en zenuwen bevat. Proximaal bestaat dit uit overgangsepitheel, terwijl het distaal bestaat uit plaveiselepitheel.

● TOETS

5. Welke structuur controleert de uitwendige urethrale opening bij volwassenen, waardoor continentie mogelijk is?

Mictie

Leerdoel

Na lezing van deze paragraaf kan de lezer:

■ het proces van mictie bij kinderen en volwassenen met elkaar vergelijken.

Wanneer zich bij kinderen urine in de blaas verzamelt, worden rekreceptoren geactiveerd. Sensorische (afferente) prikkels worden gegenereerd die naar de ruggengraat worden gestuurd waar de spinale reflex (p. 175) in gang

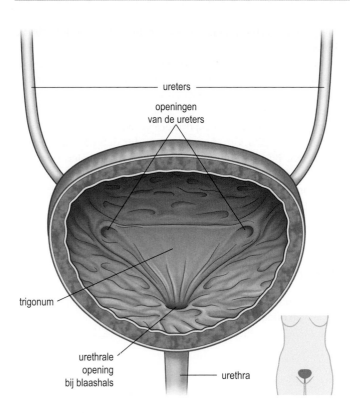

Figuur 13.19 Doorsnede van de blaas waarop de trigonum is te zien.

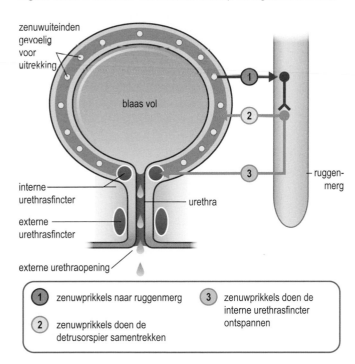

Figuur 13.20 Reflexcontrole van mictie als de reflexactie niet door bewuste inspanning valt te stoppen.

wordt gezet. Dit stimuleert de onwillekeurige contractie van de musculus detrusor en de ontspanning van de interne urethrasfincter (Fig. 13.20), urine wordt uit de blaas geleid: dit staat bekend als mictie, urineren of urinelozing.

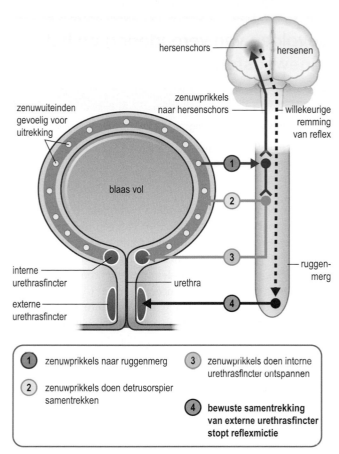

Figuur 13.21 Regulatie van de mictie nadat controle over de blaas is verkregen.

Ook wanneer de blaas onder controle is wordt de mictiereflex nog altijd geprikkeld, maar gaan er eveneens sensorische impulsen naar de hersenen en wordt de persoon zich bewust van de aandrang om te urineren terwijl de blaas zich vult (rond 300 – 400 mL bij volwassenen). Door aangeleerde en bewuste inspanning verhinderen samentrekking van de externe urethrasfincter en bekkenbodemspieren mictie, totdat het schikt om urine uit te scheiden (Fig. 13.21).

Urinelozing kan worden ondersteund door verhoging van de druk in de bekkenholte, wat wordt bereikt door het omlaag brengen van het diafragma en samentrekking van de buikspieren. Overmatige uitzetting van de blaas is uiterst pijnlijk en als dit wordt bereikt, bestaat de neiging tot onvrijwillige ontspanning van de externe sfincter, zodat een kleine hoeveelheid urine kan ontsnappen, mits er geen mechanische belemmering is. Incontinentie is het onwillekeurige urineverlies omdat de beheersing van de blaas verloren is gegaan.

● **TOETS**

6. Beschrijf kort de veranderingen die tijdens de kindertijd nodig zijn om de blaascontrole en de continentie van de urinebuis aan te leren.

Gevolgen van veroudering op het urinewegstelsel

Na lezing van deze paragraaf kan de lezer:

■ de gevolgen van de veroudering op het urinewegstelsel beschrijven.

De nieren hebben een aanzienlijke functionele reserve zodat, bij een gezonde persoon, het verlies van één nier geen problemen veroorzaakt. Met de leeftijd neemt het aantal nefronen af, de glomerulaire filtratiesnelheid daalt en de functie van de renale tubuli wordt minder efficiënt zodat de nieren minder goed urine kunnen concentreren.

Door deze veranderingen worden oudere volwassenen gevoeliger voor veranderingen in de vochtbalans. Problemen die in verband staan met overtollig vocht of dehydratie komen steeds vaker voor.

Het vermogen vermindert om contractie van de musculus detrusor te voorkomen en kan leiden tot dringende behoefte en toename van frequentie om te urineren. Nycturie neemt toe bij oudere volwassenen. Incontinentie (p. 389) komt steeds vaker voor bij oudere volwassenen, 15% van de vrouwen en 10% van de mannen ouder dan 65 jaar worden getroffen. Bij een leeftijd van 85 jaar verdubbelen deze cijfers. Bij oudere mannen is vergroting van de prostaatklier veelvoorkomend, wat retentie van urine en mictieproblemen (Hfdst. 18) kan veroorzaken.

● TOETS

7. Identificeer een veel voorkomende oorzaak van retentie van urine bij oudere mannen.

Ziekten van de nieren

Leerdoelen

Na lezing van deze paragraaf kan de lezer:

- de voornaamste effecten van glomerulonefritis en nefrotisch syndroom beschrijven

- de effecten beschrijven van diabetes mellitus en hoge bloeddruk op de nierfunctie

- de bronnen en gevolgen van nierinfecties bespreken

- de oorzaken en implicaties uitleggen van acute nierschade en chronische nierziekte

- de pathogenese van nierstenen beschrijven

- veelvoorkomende aangeboren afwijkingen van de nieren opnoemen

- de ontwikkeling en verspreiding van veelvoorkomende niertumoren beschrijven.

Omdat de nieren een aanzienlijke functionele reserve hebben, wordt een storing van de nierfunctie pas duidelijk als het equivalent van meer dan één nier verloren is gegaan. Dit is waarom een persoon met gezonde nieren een nier voor transplantatie kan doneren. In Tabel 13.1 staan de veelvoorkomende kenmerken en symptomen van nierziekten.

Glomerulonefritis

Deze term suggereert een ontsteking van de glomerulus. Er bestaan diverse soorten glomerulonefritis (GN) en er zijn niet altijd ontstekingsverschijnselen aanwezig. In veel gevallen heeft GN een auto-immuun bestanddeel wat leidt tot de productie van immuuncomplexen die zich in de glomerulaire capillairen nestelen, waardoor ontsteking en belemmering van de glomerulaire filtratie optreedt. Andere immuunmechanismen kunnen ook betrokken zijn bij GN.

Indeling van GN is gebaseerd op een aantal kenmerken: de oorzaak, immunologische kenmerken en microscopische bevindingen. Microscopisch onderscheid is gebaseerd op:

- ernst van de schade:
  - diffuus: tast alle glomeruli aan
  - focaal: tast sommige glomeruli aan
- uiterlijk:
  - proliferatief: verhoogd aantal cellen in de glomeruli
  - membraneus: verdikking van het glomerulaire basaalmembraan.

Voorbeelden van verschillende typen GN, hun oorzaken, kenmerken en prognoses worden getoond in Tabel 13.2.

Effecten van glomerulonefritis

Deze hangen af van het type.

Tabel 13.1 Veelvoorkomende kenmerken en symptomen van ziekten van de urinewegen

Kenmerk/ symptoom	Definitie en beschrijving
Oligurie	Urinelozing van minder dan 400 ml per dag.
Hematurie	Aanwezigheid van bloed in de urine. Lekkende glomeruli laten rode bloedcellen ontsnappen uit de glomerulaire haarvaten, die niet opnieuw uit het filtraat kunnen worden geresorbeerd omdat ze te groot zijn. Een bloeding in de urinewegen veroorzaakt ook hematurie.
Proteïnurie	Aanwezigheid van eiwitten in de urine. Dit is abnormaal en gebeurt wanneer lekkende glomeruli plasma-eiwitten in het filtraat laten ontsnappen, maar zij zijn ook te groot voor reabsorptie.
Anurie	Afwezigheid van urine.
Dysurie	Pijn bij het lozen van urine, vaak beschreven als een branderig gevoel.
Glucosurie	Aanwezigheid van suiker in de urine. Dit is abnormaal en doet zich voor bij diabetes mellitus (p. 255).
Ketonurie	Aanwezigheid van ketonen in de urine. Dit is abnormaal en doet zich bijv. voor bij uithongering, diabetes mellitus.
Nocturie	Het lozen van urine gedurende de nacht.
Polyurie	Het lozen van een ongewoon hoge hoeveelheid urine.
Frequentie van mictie	Vaak willen lozen van urine, veelal in kleine hoeveelheden.
Incontinentie	Onvrijwillig verlies van urine (p. 389).

Hematurie

Deze aandoening is gewoonlijk pijnloos en gaat niet gepaard met andere symptomen. Microscopische hematurie kan vastgesteld worden bij een routinematig urineonderzoek. Rode bloedcellen zijn via de beschadigde glomerulus in het filtraat terechtgekomen. Bij macroscopische hematurie gaat het over een aanzienlijke hoeveelheid erytrocyten.

Duidelijke hematurie treedt op als er een aanzienlijk verlies is van rode bloedcellen in de nierbuizen, terwijl kleinere hoeveelheden de urine troebel maken.

Asymptomatische proteïnurie

Beschadigde glomeruli kunnen plasma-eiwitten in het filtraat laten vrijkomen, wat asymptomatisch kan zijn en alleen tijdens routine urineonderzoek vastgesteld kan worden. Er zijn ook andere oorzaken van asymptomatische proteïnurie, zoals infectie van de urinewegen. Beduidende proteïnurie wordt in verband gebracht met nefrotisch syndroom (zie volgende paragraaf).

Acute nefritis

Dit wordt gekenmerkt door de aanwezigheid van:

- oligurie (minder dan 400 mL urine per dag bij volwassenen)
- hypertensie
- hematurie
- uremie (p. 386).

Lendenpijn, hoofdpijn en malaise zijn aandoeningen die hierbij veelvuldig voorkomen.

Tabel 13.2 Glomerulonefritis: kenmerken en prognose van verschillende types

Type	Oorzaak	Aanwezige kenmerken	Prognose
Diffuse proliferatieve GN	Gewoonlijk als gevolg van een tijdelijke infectie, in het bijzondere β-haemolytic Streptococcus, maar ook door andere microben	Acute nefritis Hematurie Proteïnurie	Goed bij kinderen minder goed bij volwassenen, tot 40% ontwikkelt hypertensie of chronische nierziekte
Focale proliferatieve	Gepaard met andere systemische aandoeningen, bijv. systemische lupus erythematosus (p. 475), infectieuze endocarditis (p. 133)	Acute nefritis Hematurie Proteïnurie	Variabel
Membraneuze	Heeft soms een identificeerbare oorzaak, bijv. syfilis, malaria, hepatitis B; enkele medicijnen, bijv. penicillamine, goud, diamorfine tumoren	Nefrotisch syndroom Hematurie Proteïnurie	Variabel, maar de meeste gevallen ontwikkelen zich tot chronische nierziekte als de sclerose van de glomeruli voortgaat
'Minimal Change'	Onbekend	Nefrotisch Syndroom Hematurie Proteïnurie	Goed bij kinderen, maar herhaling komt veel voor bij volwassenen

Nefrotisch syndroom

Zie volgende paragraaf.

Chronische nierziekte

Chronische nierziekte treedt op wanneer nefronen progressief en onomkeerbaar beschadigd raken nadat de functionele nierreserve verloren is gegaan.

Nefrotisch syndroom

Dit is op zich geen ziekte maar een belangrijk kenmerk van verscheidene nierziekten. De hoofdkenmerken zijn:

- duidelijke proteïnurie
- hypoalbuminemie
- gegeneraliseerd oedeem
- hyperlipidemie.

Als glomeruli worden beschadigd, neemt de permeabiliteit van het basale membraan van het glomerulair epitheel toe en komen er plasma-eiwitten in het filtraat. Albumine is het belangrijkste eiwit dat verloren gaat, omdat dit het meest voorkomt en het kleinste plasma-eiwit is. Als het dagelijkse verlies de productie ervan door de lever overschrijdt, daalt het totale plasma-eiwitniveau aanzienlijk. De daaruit voortvloeiende lage osmotische plasmadruk leidt tot verbreid oedeem en verlaagd plasmavolume (zie Fig. 5.55). Dit vermindert de bloedstroom in de nier en stimuleert het renine-angiotensine-aldosteronsysteem (zie Fig. 13.14). Hierdoor ontstaat een verhoogde reabsorptie van water en natrium uit de nierbuisjes. Het gereabsorbeerde water verlaagt de osmotische druk nog verder en vergroot het oedeem. De sleutelfactor is het verlies aan albumine door het glomerulair membraan zolang dit doorgaat, wordt de vicieuze cirkel voortgezet (Fig. 13.22). De gehaltes aan stikstofbevattende afvalproducten, zoals urinezuur, ureum en creatinine, blijven gewoonlijk normaal. Hyperlipidemie, vooral hypercholesterolemie, treedt ook op, maar de oorzaak is onbekend.

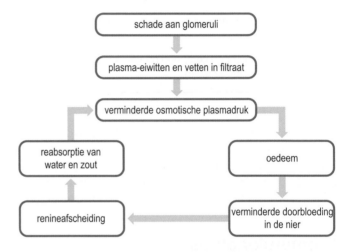

Figuur 13.22 Ontwikkelingsstadia van nefrotisch syndroom.

Nefrotisch syndroom treedt op bij een aantal ziekten. Bij kinderen is de meest voorkomende oorzaak 'minimal change' glomerulonefritis. Bij volwassenen is het een complicatie van:

- de meeste vormen van glomerulonefritis
- diabetische nefropathie (zie volgende paragraaf)
- systemische lupus erythematodes (p. 475)
- infecties, zoals malaria, syfilis, hepatitis B
- behandeling met medicijnen, zoals penicillamine, goud, captopril, fenytoïne.

Diabetische nefropathie

Nierinsufficiëntie is de meest voorkomende doodsoorzaak bij jonge mensen met diabetes mellitus (p. 255), vooral als er sprake is van hypertensie en ernstige, langdurige hyperglykemie. Diabetes beschadigt overal in het lichaam grote en kleine bloedvaten, hoewel de gevolgen aanzienlijk variëren per persoon. Bij een nier wordt dit omschreven als diabetische nefropathie of diabetische nier en dit houdt in:

- progressieve schade aan de glomeruli, proteïnurie en nefrotisch syndroom
- opstijgende infectie die leidt tot acute pyelonefritis (zie verderop)
- arteriosclerose (zie Hfdst. 5) van de arteriae renales en hun vertakkingen, wat leidt tot nierischemie en hypertensie
- chronische nierziekte (p. 386).

Hypertensie en de nieren

Hypertensie kan de oorzaak of het gevolg zijn van een nierziekte. Hypertensie van welke etiologie dan ook (p. 136) verstoort de nierfunctie wanneer schade aan de nierbloedvaten ischemie veroorzaakt. De verminderde bloedstroom prikkelt het renine-angiotensine-aldosteronsysteem (zie Fig. 13.13), waardoor de bloeddruk verder stijgt.

Een hoge bloeddruk is veelvoorkomend bij oudere volwassenen en kan geleidelijke en progressieve schade van de glomeruli veroorzaken, wat kan leiden tot chronische nierziekte nadat de nierreserve verloren is gegaan, of kwaadaardige (of 'maligne') hypertensie.

Kwaadaardige hypertensie

Schade aan arteriolen verspreidt zich naar de glomeruli, wat gepaard gaat met verwoesting van nefronen. Dit leidt tot een verdere stijging van de bloeddruk en een verschillende mate van nierstoornis. Soms zijn de effecten ernstiger verhoogde permeabiliteit van de glomeruli waarbij plasmaeiwitten en rode bloedcellen het filtraat binnenkomen, met proteïnurie en hematurie als gevolg, wat kan leiden tot nierinsufficiëntie.

Acute pyelonefritis

Dit is een acute bacteriële infectie van het nierbekken en de nierkelken, die zich uitbreidt naar de nier zelf. Dit leidt tot vorming van kleine abcessen. Bacteriën bereiken gewoonlijk de nieren door via de urinewegen te passeren vanuit het perineum, maar ze kunnen ook via het bloed worden overgedragen. Deze aandoening gaat met koorts, malaise en lendenpijn.

Opstijgende infectie

Verspreiding naar boven toe van bacteriën uit de blaas (zie cystitis, p. 389) is de meest voorkomende oorzaak van deze aandoening. Reflux van geïnfecteerde urine in de ureters, als de blaas zich samentrekt bij mictie, predisponeert tot opstijgende verspreiding van infectie naar de nierbekkens en de nieren zelf. Gewoonlijk voorkomen de relatieve posities van de ureters en de blaas (zie Fig. 13.15) reflux die toelaat dat bacteriën toegang naar boven krijgen tot de nieren.

Door het bloed verspreide infectie

De nieren zijn vatbaar voor door bloed overgedragen infecties vanwege hun grote bloedtoevoer (20% van het hartminuutvolume). Bacteriën kunnen de nieren direct bereiken door sepsis of septikemie of komen daar door aandoeningen elders in het lichaam, bijv. luchtweginfecties, geïnfecteerde wonden of een abces.

Pathofysiologie

Bacteriële infectie van het nierweefsel veroorzaakt verettering en verwoesting van nefronen. De prognose is afhankelijk van de hoeveelheid gezond nierweefsel dat overblijft als de infectie over is. Necrotisch weefsel wordt uiteindelijk vervangen door littekenweefsel maar er kan enige hypertrofie van gezonde nefronen optreden. De resultaten zijn genezing, danwel opnieuw optreden, vooral als er een structurele afwijking is van de urinewegen, of refluxnefropathie.

Refluxnefropathie

Deze aandoening stond vroeger bekend als chronische pyelonefritis en houdt bijna altijd verband met reflux van urine uit de blaas naar de ureter, waardoor een infectie zich omhoog richting nieren kan verspreiden. Een aangeboren afwijking van de insertiehoek van de ureter in de blaas predisponeert dit, maar soms is de oorzaak een later in het leven ontwikkelde obstructie. Progressieve schade aan de nierpapillen en verzamelbuizen kan leiden tot chronische nierziekte, en een tegelijk optredende hypertensie komt veel voor.

Acute nierschade

Dit treedt op als complicatie van aandoeningen die niet noodzakelijkerwijs verband houden met de nieren. De oorzaken van acute nierschade, vroeger bekend als acute nierinsufficiëntie, worden geclassificeerd als:

- prerenaal: het gevolg van verminderde bloedstroom in de nier, zoals ernstige en langdurige shock
- renaal: als gevolg van schade aan de nier zelf, door bijv. acute tubulaire necrose, glomerulonefritis
- postrenaal: als gevolg van een obstructie van de uitstroom van urine, bijv. ziekte van de prostaatklier, tumor van de blaas, baarmoeder of cervix, of grote nierstenen in het nierbekken.

Er is een plotselinge en ernstige vermindering in de glomerulaire filtratiesnelheid en de nierfunctie die vaak binnen enkele dagen of weken te herstellen is, op voorwaarde dat het behandeld wordt. Er treedt oligurie of anurie op, samen met metabolische acidose als gevolg van H+-retentie verstoorde elektrolythuishouding accumulatie van andere voornamelijk stikstofhoudende afvalproducten.

Kader 13.2 Enkele oorzaken van acute tubulaire necrose

Ischemie – ernstige shock, uitdroging, hemorragie, trauma extensieve brandwonden myocardinfarct langdurige en complexe operatie, vooral bij ouderen

Medicijnen – bijv. aminoglycosiden (een groep antibiotica), NSAID's, angiotensineconverterend enzym (ACE) remmers, lithiumverbindingen, overdosis paracetamol

Hemoglobinemie – ophoping van hemoglobine, die vrijkomt door hemolyse van rode bloedcellen, bijv. incompatibele bloedtransfusie, malaria

Myoglobinemie – myoglobine dat vrijkomt uit beschadigde spieren die de bloedspiegels verhoogt, bijv. na verbrijzelingsletsel.

Acute tubulaire necrose

Acute tubulaire necrose (ATN) is de meest voorkomende oorzaak van acute nierinsufficiëntie. Er is ernstige schade aan de tubulaire epitheelcellen, veroorzaakt door ischemie of, minder vaak, door nefrotoxische stoffen (Kader 13.2).

Oligurie, ernstige oligurie (minder dan 100 mL urine bij volwassenen) of anurie (zie Tabel 13.1) kan enkele weken bestaan voordat er ernstige diurese volgt. Er is een vermindering van de glomerulaire filtratie, selectieve reabsorptie en uitscheiding door de tubuli. Dit leidt tot:

- hartfalen als gevolg van een teveel aan vloeistof
- gegeneraliseerd oedeem en longoedeem
- ophoping van ureum, creatinine en andere metabole afvalproducten
- verstoring van de elektrolytenhuishouding die kan worden verergerd door de retentie van kalium (hyperkaliëmie) dat vrijkomt uit beschadigde lichaamscellen
- acidose door retentie van waterstofionen.

Hevige diurese (de diuretische fase) treedt op tijdens het genezingsproces als de epitheelcellen van de tubuli geregenereerd zijn, maar nog niet in staat zijn tot selectieve reabsorptie en uitscheiding. Diurese kan leiden tot acute uitdroging en kan een extra complicatie vormen bij het reeds bestaande verhoogde plasma-ureum, de acidose en de verstoorde elektrolytenbalans. Als de patiënt de acute beginfase overleeft, is de nierfunctie na verscheidene weken meestal in voldoende mate hersteld (de herstelfase).

Chronische nierziekte

Vroeger bekend als chronische nierinsufficiëntie, chronische nieraandoening is aanwezig wanneer de glomerulaire filtratiesnelheid (GFR) rond 20% van zijn normale snelheid is verminderd. Ze begint meestal langzaam en asymptomatisch en vordert onomkeerbaar gedurende verscheidene jaren. De hoofdoorzaken zijn diabetes mellitus, glomerulonefritis en hypertensie.

De effecten op de GFR, selectieve reabsorptie en tubulaire uitscheiding zijn aanzienlijk. GFR en filtratievolumes worden in belangrijke mate gereduceerd en de reabsorptie van water wordt

Tabel 13.3 Polyurie bij chronische nierziekte

	Normale nier	Nierziekte in eindstadium
Glomerulaire filtratiesnelheid	125 mL/min of 180 L/dag	10 mL/min of 14 L/dag
Reabsorptie van water	Meer dan 99%	Ongeveer 30%
Uitscheiding van urine	Minder dan 1 mL/min of 1,5 L/dag	Ongeveer 7 mL/min of 10 L/dag

ernstig belemmerd. Dit heeft een urineproductie van wel tien liter per dag tot gevolg (Tabel 13.3). Verminderde glomerulaire filtratie leidt tot ophoping van afvalstoffen in het bloed, vooral ureum en creatinine. Als nierinsufficiëntie duidelijk wordt, gaat het ureumniveau in het bloed omhoog, wat uremie wordt genoemd. Enkele tekenen en symptomen die met deze ziekte gepaard gaan zijn misselijkheid, braken, maagdarmbloeding, anemie en pruritus (jeuk). Andere symptomen worden hier uitgelegd.

Polyurie

Grote hoeveelheden verdunde urine (met een laag soortelijk gewicht) worden afgevoerd, omdat de reabsorptie van water wordt belemmerd. Het meest voorkomende symptoom is nycturie.

Acidose

Omdat het nierbuffersysteem dat normaalgesproken de pH-waarden van lichaamsvocht reguleert faalt, hopen waterstofionen zich op. Ook de bicarbonaatreabsorptie vermindert.

Verstoorde elektrolytenhuishouding

Dit is eveneens het gevolg van belemmerde tubulaire reabsorptie en belemmerde uitscheiding.

Anemie

Gebrek aan erytropoëtine (p. 66) treedt op na enkele maanden en veroorzaakt anemie die wordt verergerd door hemodialyse die de rode bloedcellen beschadigt. Indien onbehandeld, resulteert anemie in vermoeidheid en kan het leiden tot dyspnoe en hartfalen (p. 131). Vermoeidheid en kortademigheid zijn soms de beginsymptomen van chronische nierziekte.

Hypertensie

Dit is vaak een gevolg, zo niet een oorzaak, van chronische nierziekte.

Nierziekte in het eindstadium

Indien geen overleving mogelijk is zonder nierfunctie vervangende therapie, zoals hemodialyse, peritoneale dialyse of een niertransplantatie, wordt deze aandoening nierziekte in het eindstadium of terminaal nierfalen genoemd. De uitscheidingsfunctie van de nieren is verloren gegaan, de zuurte-basebalans wordt niet gehandhaafd en de endocriene functies van de nieren raken verstoord.

Aan het einde van het leven treden misselijkheid en zeer diepe (Kussmaul-) ademhaling op als de uremie zich verder ontwikkelt. In de eindfases kunnen hik, jeuk, braken, spier-krampen, toevallen, slaperigheid en coma optreden.

Nierstenen

Calculi (stenen) vormen zich in nieren en blaas als de urinebestanddelen, die normaal zijn opgelost, neerslaan. Die neerslaande bestanddelen zijn meestal oxalaten en fos-faten. Ze keren vaak terug en komen vaker voor bij mannen en boven de leeftijd van 30 jaar. De meeste ontstaan in de verzamelbuizen of nierpapillen. Dan komen ze in het nier-bekken waar ze groter kunnen worden. Sommige worden te groot om door de ureter te gaan en kunnen de uitstroom van urine blokkeren en zo nierschade veroorzaken. Andere gaan naar de blaas en worden óf uitgescheiden óf ze nemen toe in omvang en blokkeren de urethra (Fig. 13.23). Bij mensen in ontwikkelingslanden en vaak bij kinderen ontstaan stenen in de blaas. Er zijn predisponerende factoren:

- Uitdroging: dit leidt tot een verhoogde reabsorptie van water uit de buisjes, maar verandert de reabsorptie van opgeloste bestanddelen niet. Dit resulteert in een lager volume aan hoog geconcentreerd filtraat in de verzamelbuizen
- Verhoogde pH van urine: wanneer het normaalgesproken zure filtraat alkalisch of basisch wordt, kunnen bepaalde stoffen neerslaan, zoals fosfaten. Dit doet zich voor als het nierbuffersysteem wordt belemmerd en bij bepaalde infecties
- Infectie: necrotisch materiaal en pus leveren haarden waarop opgeloste stoffen uit het filtraat kunnen neerslaan. De producten van infectie kunnen de pH-waarde van de urine veranderen. Infectie leidt soms tot basische urine (zie vorige punt)
- Metabole aandoeningen: deze omvatten hyperparathyreoïdie (p. 252) en jicht (p. 474).

Kleine stenen

Deze kunnen passeren, maar kunnen ook klem komen te zitten in een ureter en dan het epitheel beschadigen, wat leidt tot hematurie en, na genezing, tot verlittekening en strictuur. Bij obstructie van de ureter, meestal eenzijdig, treedt er spasmodische samentrekking van de ureter op. Dit veroorzaakt een acute, met tussenpozen optredende, is-chemische pijn (nierkoliek) als de gladde spier van de ure-ter zich over de steen samentrekt in een poging de steen te verwijderen. Stenen die de blaas bereiken, kunnen met de urine worden uitgescheiden, maar kunnen ook groeien en uiteindelijk de urethra blokkeren. De gevolgen hiervan omvatten retentie van urine en tweezijdige hydronefrose (p. 388), infectie vlak bij de obstructie, pyelonefritis en ern-stige nierschade.

Grote stenen (koraalsteen)

Er kan zich één grote steen vormen, meestal over vele jaren, en deze kan het nierbekken en de nierkelken vullen (Fig. 13.23). Hij veroorzaakt stagnatie van urine, een predispositie tot infectie, hydronefrose (p. 388) en af en toe niertumoren. Chronische nierziekte kan het gevolg zijn.

Aangeboren afwijkingen van de nieren

Ectopische nier

Eén of beide nieren kunnen zich in abnormaal lage posities ontwikkelen. Verkeerd gepositioneerde nieren functioneren normaal als de bloedvaten lang genoeg zijn om in een ade-quate bloedtoevoer te voorzien, maar een nier in de bekken-holte kan problemen veroorzaken tijdens de zwangerschap omdat de groeiende uterus de venae renales of de ureters samendrukt. Als de ureters geknikt raken is er een verhoogd risico op infectie omdat er een neiging tot reflux en terug-vloeien naar de nier bestaat. Ook de bevalling kan proble-men geven.

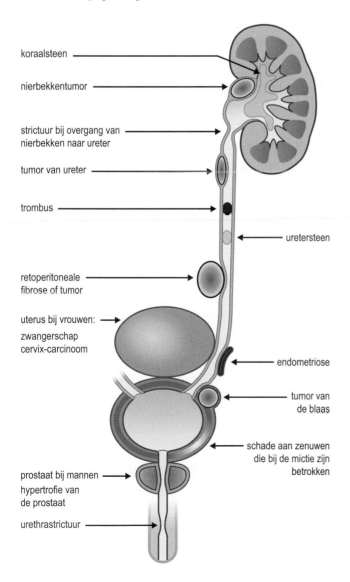

koraalsteen

nierbekkentumor

strictuur bij overgang van nierbekken naar ureter

tumor van ureter

trombus

uretersteen

retoperitoneale fibrose of tumor

uterus bij vrouwen: zwangerschap cervix-carcinoom

endometriose

tumor van de blaas

schade aan zenuwen die bij de mictie zijn betrokken

prostaat bij mannen hypertrofie van de prostaat

urethrastrictuur

Figuur 13.23 Overzicht van de mogelijke obstructies van het urinewegstelsel.

Polycysteuze nierziekte

Autosomaal recessieve polycysteuze nierziekte (ARPKD)

Ook wel bekend als 'infantiele polycystische nierziekte', dit is een zeldzame erfelijke kinderziekte waarbij er sprake is van een afwijkende ontwikkeling van de nieren en de lever, die vatbaar zijn voor falen.

Autosomaal dominante polycysteuze nierziekte (ADPKD)

Deze ziekte wordt overgeërfd als autosomaal dominante aandoening (Hfdst. 17) die zich op elk moment tussen de kindertijd en het latere volwassen leven kan voordoen. Beide nieren zijn aangetast. Dilataties (cysten) vormen zich bij de overgang van distale tubulus naar verzamelbuizen. De cystes worden langzaam groter. Door de druk ontstaan ischemie en verwoesting van nefronen. De ziekte is progressief, en secundaire hypertensie komt veel voor; chronische nierziekte komt bij ongeveer 50% van de patiënten voor. Overlijden kan veoorzaakt worden door chronische nierziekte, hartstilstand of subarachnoïdale bloeding door een verhoogde incidentie van berry-aneurysma's van de circulus arteriosus. Ook kunnen zich cysten ontwikkelen in de lever, de milt en het pancreas, maar ze tasten de functie van deze organen niet aan.

Tumoren van de nier

Goedaardige tumoren komen relatief weinig voor.

Kwaadaardige tumoren

Deze komen het vaakst in de blaas of de nier voor.

Nieradenocarcinoom

Deze tumor die uitgaat van tubulair epitheel werd vroeger hypernefroom of Grawitz-tumor genoemd. Hij komt vaker voor boven de 50 jaar, vooral bij mannen. Klinische kenmerken zijn hematurie, pijn in de rug of de lendenen, anemie, gewichtsverlies en koorts. Lokale verspreiding verloopt via de vena renalis en leidt tot vroege hematogene uitzaaiing van tumorfragmenten, vooral naar longen en botten. De oorzaken zijn onbekend, hoewel er een verhoogde incidentie is bij rokers.

Nefroblastoom (Wilms-tumor)

Dit is één van de meest voorkomende kwaadaardige tumoren bij kinderen jonger dan 10, en treedt meestal op in de eerste 4 jaar. Klinische kenmerken zijn mematurie, hypertensie, buikpijn en soms een darmverstopping. Hij is meestal eenzijdig, wordt snel zeer groot en dringt de nierbloedvaten binnen, waardoor verspreiding door het bloed naar de longen wordt veroorzaakt.

> ● TOETS
>
> 8. Omschrijf de termen "oligurie", "anurie" en "dysurie".

Ziekten van het nierbekken, de ureters, blaas en urethra

> **Leerdoelen**
>
> Na lezing van deze paragraaf kan de lezer:
>
> ■ de oorzaken en implicaties van obstructie van de urinewegen beschrijven
>
> ■ de pathologische eigenschappen van urineweginfecties uitleggen
>
> ■ de kenmerken van de voornaamste blaastumoren beschrijven
>
> ■ de voornaamste oorzaken van urine-incontinentie bespreken.

Deze structuren worden gezamenlijk beschouwd, omdat hun gecombineerde functies bestaan uit het verzamelen en opslaan van urine voorafgaand aan uitscheiding. Obstructie en infectie zijn de voornaamste problemen (Fig. 13.23).

Obstructie van de uitstroom van urine

Hydronefrose

Dit is verwijding van het nierbekken en de nierkelken, veroorzaakt door ophoping van urine boven een obstructie in de urinewegen (Fig. 13.23). Het leidt tot verwoesting van de nefronen en fibrose en atrofie van de nier. Afhankelijk van de oorzaak en de plek kunnen één of beide nieren aangetast zijn. Als er een afwijking van de blaas of urethra is, zijn beide nieren aangetast, terwijl een obstructie boven de blaas vaker voorkomt en slechts één nier aantast. De effecten hangen af van de plaats en de mate van obstructie. Stase van urine binnen de urinewegen predisponeert tot infectie.

Volledige langdurige obstructie

Bij deze aandoening ontwikkelt hydronefrose zich snel: de druk in de nefronen stijgt en de urineproductie stopt. De meest voorkomende oorzaak is een grote niersteen of een tumor. Het uiteindelijke effect hangt af van het feit of één of beide nieren erbij zijn betrokken (adequate nierfunctie kan worden gehandhaafd door één nier).

Gedeeltelijke of met tussenpozen optredende obstructie

Deze kan jarenlang ongemerkt voortschrijden. Ze leidt tot progressieve hydronefrose en wordt veroorzaakt door, bijv.:

- een opeenvolging van nierstenen in een ureter, uiteindelijk door de peristaltiek verder bewogen
- constrictie van een ureter of de urethra door littekenweefsel, volgend op epitheelontsteking veroorzaakt door de passage van een steen of door infectie

- een tumor in de urinewegen of in de buik- of bekkenholte
- een vergrote prostaat bij de man.

Ruggenmergletsel

Als de zenuwvoorziening naar de blaas is onderbroken, bijv. bij dwarslaesies van het ruggenmerg, treedt er geen mictie op. Als de blaas zich vult, veroorzaakt de drukstijging overflow-incontinentie (p. 390), opstijgende druk in de ureters en hydronefrose. Na enige tijd komt gewoonlijk de reflexmictie weer terug, maar het verlies van vrijwillige controle kan onomkeerbaar zijn. Druk op het ruggenmerg en andere afwijkingen, bijv. spina bifida, kunnen eveneens de mictie verslechteren.

Infecties van de urinewegen

Infectie van elk deel van de urinewegen kan zich opwaarts verspreiden en kan pyelonefritis (p. 385) en nierschade veroorzaken.

Ureteritis

Ontsteking van een ureter komt gewoonlijk door de opstijgende verspreiding van infectie bij cystitis.

Cystitis

Dit is ontsteking van de blaas en kan veroorzaakt worden door:

- opstijgende verspreiding van bacteriën die commensale bacteriën zijn van de darm (Escherichia coli en Streptococcus faecalis) vanuit het perineum via de urethra, vooral bij vrouwen
- trauma, met of zonder infectie, volgend op medische ingrepen, zoals radiotherapie, inbrengen van een urinekatheter of instrument in de blaas.

De gevolgen van de ontsteking omvatten oedeem en kleine bloedingen van het slijmvlies, die gepaard kunnen gaan met hematurie. De sensorische zenuwuiteinden in de blaaswand worden overgevoelig en worden geprikkeld zelfs wanneer de blaas zich vult met kleine hoeveelheden urine. Dit leidt tot frequente mictie en dysurie. De urine kan er troebel uitzien en onaangenaam ruiken. Cystitis gaat vaak gepaard met pijn in de onderbuik. Bij niet behandelen kan opstijgende verspreiding acute pyelonefritis (p. 385) of sepsis (septikemie) veroorzaken.

Cystitis is ongecompliceerd als ze optreedt bij verder gezonde personen met normale urinewegen. Als ze optreedt bij personen met structurele of functionele afwijkingen van de urinewegen of personen met reeds bestaande aandoeningen, bijv. diabetes mellitus of obstructie van de urine-uitstroom, wordt ze beschreven als gecompliceerd. Gecompliceerde UWI's veroorzaken soms blijvende nierschade, terwijl dit zelden voorkomt bij ongecompliceerde infecties. Recidief komt tamelijk vaak voor, vooral bij vrouwen, ofwel als de oorspronkelijke infectie niet is uitgeroeid, of bij een heroptreden van infectie.

Predisponerende factoren

Deze factoren zijn stase van urine in de blaas en/of de kortere urethra van vrouwen, die zich dicht bij de anus bevindt (zie Fig. 13.18A); de vochtige omstandigheden die zeer geschikt zijn voor commensale microben. Geslachtsgemeenschap kan trauma aan de urethra veroorzaken en overdracht van bacteriën uit het perineum, vooral bij de vrouw. Hormonen die verband houden met zwangerschap ontspannen de bekkenbodemspieren en veroorzaken ontspanning en knikken van de ureters. Tegen het einde van de zwangerschap kan druk die de foetus veroorzaakt de uitstroom van urine blokkeren. Bij de man kan een prostatitis een plaatselijke infectiehaard zijn. Ook kan een vergrote prostaat progressieve urethrale obstructie veroorzaken.

Urethritis

Dit is ontsteking van de urethra, zoals beschreven in Hoofdstuk 18.

Tumoren van de blaas

Het is niet altijd duidelijk of blaastumoren goed- of kwaadaardig zijn. De tumoren zijn vaak multipel, en recidief komt vaak voor. Predisponerende factoren omvatten sigaretten roken, langdurig gebruik van bepaalde pijnstillers en beroepsmatige blootstelling aan bepaalde chemicaliën, zoals anilinekleurstoffen die in de textiel- en drukwerkindustrie worden gebruikt.

Overgangsepitheelcelcarcinomen

Deze tumoren heten papillomen, ontstaan uit overgangs-epitheel en zijn vaak goedaardig. Ze bestaan uit een steel met fijnvertakkende varenachtige bladeren die de neiging hebben af te breken, wat pijnloze bloedingen en hematurie veroorzaakt. Papillomen komen meestal terug, zelfs als ze goedaardig zijn.

Soms zijn de tumorcellen goed gedifferentieerd en niet-invasief, maar in andere gevallen gedragen ze zich als carcinomen en dringen ze omringende bloed- en lymfevaten binnen.

Massieve tumoren

Deze zijn alle tot op zekere hoogte kwaadaardig. In een vroeg stadium dringen de meer kwaadaardige en massieve tumoren snel de blaaswand binnen en verspreiden zich in lymfe en bloed naar andere lichaamsdelen. Als het oppervlak gaat zweren kunnen bloeding en necrose optreden.

Incontinentie voor urine

Bij deze aandoening, is de mictie verstoord en is er sprake van onvrijwillig verlies van urine. Er worden verschillende vormen onderscheiden die hier worden beschreven. Naast de beschreven vormen kunnen de neurologische abnormaliteiten ook de willekeurige mictiecontrole belemmeren, bijv. letsels van de ruggengraat, multiple sclerosis (p. 199).

Stress-incontinentie

Dit is lekken van urine als de intra-abdominale druk stijgt, bijv. bij hoesten, lachen, niezen, persen of tillen. Het komt meestal voor bij vrouwen als er sprake is van zwakte van de bekkenbodemspieren of bekkenligamenten, bijv. na een bevalling of als onderdeel van het verouderingsproces. Het komt fysiologisch bij jonge kinderen voor, voordat de controle over de blaas zich heeft ontwikkeld.

Urge-incontinentie

Lekken van urine volgt op een plotselinge en intense drang tot lozing, die gepaard gaat met een onvermogen om de lozing te vertragen. Dit kan te wijten zijn aan een urineweginfectie, niersteen, tumor of aan hyperactiviteit van de detrusorspier.

Overflow-incontinentie

Dit treedt op als de blaas chronisch overvuld wordt en kan veroorzaakt worden door: het binnenhouden van urine door onvolledige urinelozing wanneer er een obstructie is van uitstroom van urine, bijv. bij vergrote prostaat of strictuur van de urethra belemmering van de contractie van de musculus detrusor tijdens mictie. Het kan ook optreden als complicatie door een zenuwbeschadiging van het bekken, veroorzaakt door, bijv. een chirurgische ingreep of trauma of wanneer de cauda equina wordt gecomprimeerd door een tumor of door een verzakte tussenwervelschijf.

De blaas zet uit en als de druk binnenin de weerstand van de uitwendige urethrasfincter overwint, druppelt er urine uit de urethra. Het kan soms moeilijk zijn de mictie in gang te zetten of te reguleren. Grotere hoeveelheden van resterende urine in de blaas (meer dan 50-100 mL) leiden tot infectie.

● TOETS

9. Noem drie factoren die bijdragen tot nierstenen.

Zelftest

Vul elk van de volgende beweringen in:

1. Verschillende hormonen beïnvloeden de selectieve reabsorptie in de nieren door de permeabiliteit van delen van de nefronen voor water te verhogen. Dit zijn _____, afgescheiden door de hypofyseachterkwab; _____, afgescheiden door de bijnierschors; en _____, afgescheiden door de atria van het hart.

2. Er zijn verschillende soorten incontinentie voor urine: _____ incontinentie treedt op wanneer de intra-abdominale druk wordt verhoogd, bijv. tijdens het hoesten. _____ incontinentie volgt op een plotselinge en intense drang tot lozing. _____ incontinentie wordt in verband gebracht met overvulling van de blaas.

Kies één antwoord om elk van de volgende beweringen aan te vullen:

3. De proportie van het glomerulaire filtraat dat normaal gesproken opnieuw geabsorbeerd wordt, ligt rond: _____.
   a. 1%
   b. 10%
   c. 50%
   d. 99%.

4. De urineleiders zijn bedekt met: _____.
   a. Overgangsepitheel
   b. Plaveiselepitheel
   c. Vetweefsel
   d. Bindweefsel.

Geef bij elk van de volgende beweringen aan of deze waar of niet waar is:

5. De urethra voert de urine van de nieren naar de blaas. _____

6. Proteïnurie kan normaal zijn. _____

7. Koppel elke letter van lijst A aan het juiste nummer van lijst B:

Lijst A

_____ (a) Erytropoëtine
_____ (b) Parathormoon
_____ (c) Renine
_____ (d) Ureum
_____ (e) Angiotensinogeen
_____ (f) Bicarbonaat
_____ (g) Urobiline

Lijst B

1. Galpigment dat urine zijn normale gele kleur geeft
2. Hormoon dat door de nieren wordt afgescheiden en dat de vorming van rode bloedcellen stimuleert
3. Substraat voor renine
4. Combineert met H+ om koolzuur te vormen
5. Hormoon dat wordt afgescheiden door de bijschildklieren en dat de reabsorptie van calcium in de nieren beïnvloedt
6. Een door de nieren afgescheiden enzym dat betrokken is bij de controle van de bloeddruk.
7. Belangrijkste stikstofhoudende afvalstof die in urine wordt aangetroffen

8. Koppel elke letter van lijst A met het juiste nummer van lijst B:

Ga naar http://evolve.elsevier.com/Waugh/anatomie/ voor meer zelftests over de onderwerpen die in dit hoofdstuk aan de orde zijn gekomen.

Lijst A

____ (a)   Pyelonefritis
____ (b)   Calculi
____ (c)   Ectopische nier
____ (d)   Nefroblastoom
____ (e)   Nefrotisch syndroom
____ (f)   Nieradenocarcinoom
____ (g)   Acute tubulaire necrose
____ (h)   Cystitis

Lijst B

1. Kwaadaardige niertumor die vaker voorkomt na middelbare leeftijd
2. Aanwezigheid van gegeneraliseerd oedeem, ernstige proteïnurie, hyperlipidemie en hypoalbuminemie
3. Infectie van de nier
4. Ontsteking of infectie van de blaas
5. Nierstenen
6. Meest voorkomende oorzaak van acuut nierschade
7. Kwaadaardige tumor bij kinderen dat de nier aantast
8. Ontwikkeling van een nier in een abnormaal lage positie

SECTIE 4

De huid

Structuur en functies van de huid

De eerste delen van dit hoofdstuk gaan in op de structuur en de functies van de huid, het integumentum, en beschrijven het proces van wondgenezing. De gevolgen van veroudering van de huid wordt in het daaropvolgende deel behandeld. Het hoofdstuk sluit af met een overzicht van veelvoorkomende aandoeningen van de huid.

De huid bedekt het gehele lichaam en loopt door in de slijmvliezen die de lichaamsopeningen bedekken. De huid:

• beschermt de onderliggende structuren tegen letsel en tegen binnendringen van bacteriën
• bevat sensorische zenuweinden die betrokken zijn om pijn, temperatuur en aanraking te kunnen waarnemen
• is betrokken bij de regulering van de lichaamstemperatuur.

Structuur

De huid is het grootste orgaan van het lichaam en heeft bij volwassenen een oppervlakte van ongeveer 1,5 – 2 vierkante meter. Op bepaalde plaatsen van het lichaam bevat de huid bijkomende structuren: klieren, haar en nagels. Er zijn twee hoofdlagen te onderscheiden: de buitenste laag is de epidermis (opperhuid) en de laag eronder is de dermis (lederhuid). De epidermis varieert in dikte. Hij is het dikst op de handpalmen en voetzolen. Tussen de dermis en de onderliggende structuren ligt een onderhuidse laag, die bestaat uit areolair weefsel en adipeus (vet)weefsel.

Epidermis

Dit bestaat uit meerlagig verhoornd plaveiselepitheel (zie Fig. 3.14). Er zijn geen bloedvaten of zenuweinden in de epidermis, maar de diepere lagen ervan liggen in interstitieel vocht van de dermis, dat zuurstof en voedingsstoffen levert en wordt afgevoerd als lymfe.

De epidermis heeft diverse lagen cellen (strata). De diepst liggende is het basale epitheel, de buitenste is het stratum corneum, een dikke hoornachtige laag (Fig. 14.1). De cellen van de epidermis ontstaan in de basale laag, die bestaat uit kubusvormige, gekernde, zeer actieve epitheelcellen die zich

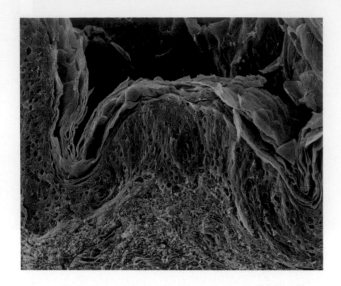

Figuur 14.1 De huid. Gekleurde rasterelektromicrografie met het stratum corneum (*lichtbruin*) boven de onderste lagen van de epidermis (*roze*) en de dermis (*grijsbruin*). (Steve G Schmeissner/ Science Photo Library. Gereproduceerd met toestemming.)

voortdurend delen. Wanneer er nieuwe cellen worden gevormd, worden ze naar boven geduwd, weg van de basale laag en verwijderd van hun bloed- en voedingsstoffenvoorraad. Tijdens hun ontwikkeling naar het oppervlak veranderen geleidelijk hun vorm en structuur. Tegen de tijd dat ze het huidoppervlak bereiken, zijn het platte, dunne, kernloze, dode cellen, of schilfers, waarin het cytoplasma is vervangen door het vezelachtige eiwit keratine. De oppervlaktecellen schilferen doorlopend af en worden vervangen door cellen daaronder. Volledige vervanging van de epidermis duurt ongeveer een maand.

Haren, afscheiding uit talgklieren en buisjes van zweetklieren passeren de epidermis op weg naar het huidoppervlak.

De uitstekende cellen in de dermis, de papillaire laag (Fig. 14.2), vormen een hechte verbinding tussen de dermis en de epidermis en zorgen voor de doorgang en uitwisseling van voeding- en afvalstoffen naar het lagere gedeelte van de epidermis. Deze structuur zorgt ervoor dat beide lagen stevig verbonden zijn, waardoor beschadiging door trekken en schaven wordt voorkomen. Blaren ontwikkelen zich wanneer

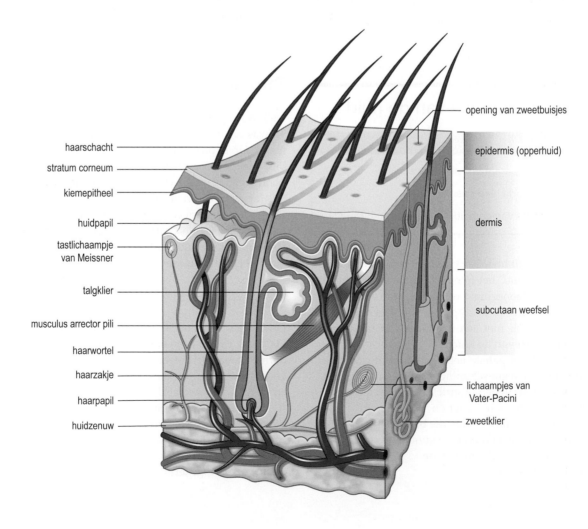

Figuur 14.2 De huid met de voornaamste lagen.

een verwonding de dermis van de epidermis scheidt, en er sereus vocht tussen de beide lagen ophoopt.

Waar de huid is blootgesteld aan slijtage, bijv. de handpalmen en de vingers alsook de voetzolen, is de epidermis dikker en is er geen haar aanwezig. Op deze plaatsen is de papillaire laag voorzien van parallelle lijnen waardoor de huidoppervlakte een geribbelde oppervlakte krijgt. Het patroon van de ribbels aan de vingertoppen is uniek voor elk persoon en de afdruk ervan noemen we de 'vingerafdruk'.

De huidskleur wordt beïnvloed door diverse factoren.

- Melanine, een donker pigment afgeleid van het aminozuur tyrosine en afgescheiden door melanocyten in de diepe kiemlaag, wordt opgenomen door omliggende epitheelcellen. De hoeveelheid is genetisch bepaald en varieert in de verschillende lichaamsdelen, tussen mensen van dezelfde etnische afkomst en tussen etnieën. Het aantal melanocyten is tamelijk constant, dus de verschillen in kleur hangen af van de hoeveelheid afgescheiden melanine. Deze stof beschermt de huid tegen de schadelijke effecten van de ultraviolette straling in het zonlicht. Blootstelling aan zonlicht bevordert de aanmaak van melanine.
- De zuurstofsaturatie en de hoeveelheid circulerend bloed in de dermis geven de witte huid zijn roze kleur. Wanneer de zuurstofverzadiging erg laag is, kan de huid in witte mensen blauwachtig (cyanose) lijken.
- Overmatige hoeveelheden galpigmenten in bloed en caroteen in onderhuids vet geven de huid een gelige kleur.

Dermis

De dermis (Fig. 14.2) is taai en elastisch en wordt gevormd uit bindweefsel met een matrix van collageenvezels (zie Fig. 3.17) die doorvlochten is met elastische vezels. De elastische vezels scheuren als de huid te veel wordt opgerekt, wat meestal gebeurt bij zwangerschap en zwaarlijvigheid, en daardoor ontstaan permanente striae of striemen. Collageenvezels kunnen water vasthouden en dat geeft de huid zijn spankracht, maar dit vermogen neemt af naarmate men ouder wordt, en dan ontwikkelen zich rimpels. Fibroblasten (Fig. 3.5), macrofagen en mestcellen (zie Fig. 3.18) zijn de cellen die het meest in de dermis worden aangetroffen. De subcutane laag (de hypodermis of subcutis) bevat losmazig bindweefsel en wisselende hoeveelheden vetweefsel en ligt onder de dermis. De structuren in de dermis zijn:

- kleine bloed- en lymfevaten
- sensorische zenuweinden
- zweetklieren en hun afvoerbuisjes
- haren, haarspiertjes en talgklieren.

Kleine bloed- en lymfevaten

Arteriolen vormen een fijn netwerk met capillaire vertakkingen die de toevoer naar zweetklieren, talgklieren, haarzakjes en de dermis verzorgen. Lymfevaten vormen tevens een netwerk door de hele dermis.

Tabel 14.1 Sensorische receptoren in de huid

Sensorische receptor	Prikkel
Tastlichaampje van Meissner	Lichte druk
Lichaampje van Vater-Pacini	Zware druk
Vrij zenuweinde	Pijn

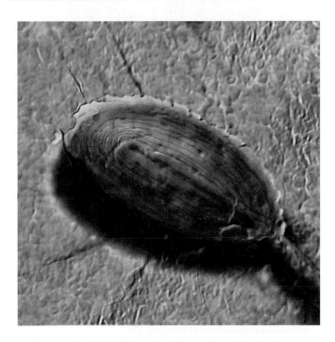

Figuur 14.3 Pacinian corpuscle. (Anatomical Travelogue/Science Photo Library. Gereproduceerd met toestemming.)

Sensorische zenuweinden

De huid is een belangrijk sensorisch orgaan dat mensen informatie verstrekt over hun omgeving. Sensorische receptoren (gespecialiseerde zenuweinden), gevoelig voor aanraking, temperatuur, druk en pijn liggen overal in de dermis. Binnenkomende prikkels activeren verschillende soorten sensorische receptoren (Fig. 14.2, en Tabel 14.1). Zo is bijvoorbeeld de Pacinian corpuscle gevoelig voor diepe druk (Fig. 14.3). Zenuwprikkels, gegenereerd in de sensorische receptoren in de dermis, worden verstuurd naar het ruggenmerg door sensorische zenuwen (Fig. 14.4). Van hieruit worden impulsen geleid naar de sensorische cortex van de grote hersenen waar de sensaties worden waargenomen (zie Fig. 7.22B).

Zweetklieren

Deze zijn wijdverbreid door de hele huid en het meest talrijk in de handpalmen, voetzolen, oksels en liezen. Ze ontstaan uit epitheelcellen. De klierlichamen liggen opgerold in het onderhuids weefsel. Er zijn twee soorten zweetklieren. Eccriene zweetklieren zijn de meest voorkomende soort en eindigen ter hoogte van het huidoppervlak in poriën. Het zweet dat hier wordt geproduceerd is een doorzichtige, waterige vloeistof die belangrijk is voor de regulering van de lichaamstemperatuur. Apocriene zweetklieren monden uit in de haarfollikels

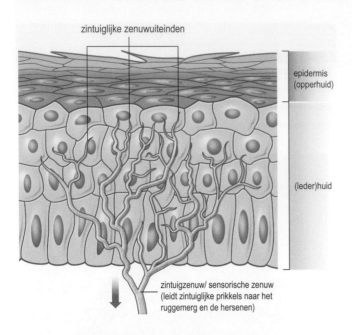

Figuur 14.4 zintuiglijke zenuwuiteinden

epidermis (opperhuid)

(leder)huid

zintuigzenuw/ sensorische zenuw (leidt zintuiglijke prikkels naar het ruggemerg en de hersenen)

Figuur 14.4 Gevoelszenuwen in de dermis

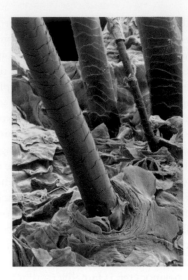

Figuur 14.5 Gekleurde rasterelektromicrografie van de haarschachten die door de huid groeien. (Steve G Schmeissner/Science Photo Library. Gereproduceerd met toestemming.)

en worden actief tijdens de puberteit. Ze kunnen een rol spelen in de seksuele opwinding. Deze klieren bevinden zich in de axilla en het genitale gebied. De afbraak van dit zweet door bacteriën veroorzaakt een onprettige geur. Een speciaal voorbeeld van dit soort klier is de ceruminose van het buitenoor, die oorsmeer produceert (Hfdst. 8).

De belangrijkste functie van zweet is de regulering van de lichaamstemperatuur (p. 398). Overmatig zweten kan leiden tot uitdroging en een ernstig tekort aan natriumchloride, tenzij men meer water en zout inneemt. Als men 7 – 10 dagen is blootgesteld aan hoge omgevingstemperaturen, daalt het zoutverlies aanzienlijk door adaptatie, hoewel het waterverlies hoog blijft.

Haren

Deze groeien uit haarfollikels naar buiten toe en worden gevormd door epidermiscellen die in de dermis of het onderhuids weefsel groeien. Onderaan het haarzakje is een klompje cellen dat de haarpipilla of haarbulbus wordt genoemd. Een haar wordt gevormd door vermenigvuldiging van cellen van de haarpapil en als de haren omhoog worden geduwd, weg van hun voedingsbron, sterven de cellen af en verhoornen. Het deel van het haar boven de huid is de schacht en de rest is de haarwortel (zie Fig. 14.2). Fig. 14.5 toont de haargroei door de huid en desquamatie, of afschilfering, die het huidoppervlak ruwer maakt; de ruwe huid kan microbiële groei bevatten hoewel veel microben verwijderd worden door het voortdurende afwrijven van de bovenste lagen.

Haarkleur is genetisch bepaald en hangt af van de aanwezige hoeveelheid en type melanine. Het haar wordt wit als de haarfollikel stopt met het produceren van melanine.

Arrector pilorum

Arrector pilorum (Fig. 14.2) zijn kleine bundels gladde spiervezels die aan de haarzakjes vastzitten. Samentrekking van de spierve-

zels doet de haren rechtop staan en de huid eromheen omhoogkomen: 'kippenvel'. Deze worden geprikkeld door sympathische zenuwvezels als reactie op angst en kou. Rechtopstaande haren houden lucht vast, die als isolatielaag dient, wat een efficiënt opwarmingsmechanisme geeft, vooral als het gepaard gaat met rillen, zoals onwillekeurige samentrekkingen van skeletspieren.

Talgklieren

Talgklieren (Fig. 14.2) bestaan uit secretoire epitheelcellen, afkomstig uit hetzelfde weefsel als de haarzakjes. Ze zitten in de huid van alle lichaamsdelen, behalve de handpalmen en de voetzolen, en scheiden een vettige antimicrobiële stof af in de haarzakjes, sebum (talg). Ze zijn het talrijkst in de hoofdhuid, het gezicht, oksels en liezen. Daar waar de ene soort oppervlakte-epitheel overgaat in een andere, zoals bij lippen, oogleden, tepels, kleine schaamlippen en de eikel van de penis, liggen talgklieren die hun talg niet in haarzakjes maar direct op het oppervlak afscheiden.

Talg houdt het haar zacht en soepel en geeft het een glanzend uiterlijk. Het maakt de huid waterbestendig en fungeert als bacteriedodend en schimmeldodend middel, waardoor infectie wordt voorkomen. Het voorkomt ook dat de huid uitdroogt en scheurt, vooral bij blootstelling aan warmte en zonlicht. De werking van talgklieren neemt toe in de puberteit en vermindert bij ouder worden, zodat de huid van baby's en oudere volwassenen meer last hebben van verweking bij grote vochtigheid (maceratie).

Nagels

Menselijke nagels (Fig. 14.6) zijn het equivalent van klauwen, horens en hoeven bij dieren. Ze zijn afkomstig van dezelfde cellen als epidermis en haren en bestaan uit harde, hoornige keratineplaten die de toppen van vingers en tenen beschermen.

De wortel van de nagel ligt ingebed in de huid en wordt bedekt door de nagelriem, en is het halfronde, bleke gebied dat de lunula wordt genoemd.

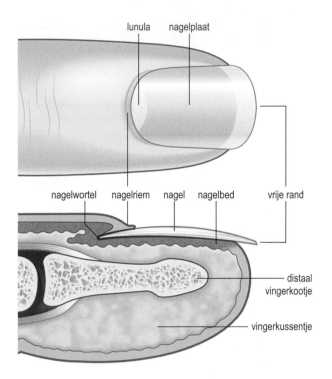

lunula   nagelplaat

nagelwortel   nagelriem   nagel   nagelbed   vrije rand

distaal
vingerkootje

vingerkussentje

Figuur 14.6 De nagel en bijbehorende structuren.

De nagelplaat is het blootliggende deel dat groeit uit het nagelbed, de basale laag van de epidermis.

Vingernagels groeien sneller dan teennagels en de groei gaat sneller bij een hoge omgevingstemperatuur.

Functies

Bescherming

De huid is relatief waterbestendig, met name door het verhoornde epitheel, en beschermt de diepere, kwetsbaardere structuren. Als belangrijk niet-specifiek afweermechanisme fungeert de huid als barrière tegen:
- binnendringende micro-organismen·
- chemicaliën
- fysieke invloeden, bijv. klein letsel of ultraviolet licht
- uitdroging.

De epidermis bevat speciale immuuncellen, dendritische cellen (Langerhanscellen), die een soort vast macrofaag zijn (zie Fig. 4.13). Ze fagocyteren binnendringende antigenen en presenteren het antigeen aan T-lymfocyten en wekken zo een immuunrespons (Hfdst. 15).

Een groot aantal sensorische zenuweinden in de dermis zorgen voor de perceptie, herkenning en locatie van interne en externe prikkels. Daardoor is een reactie op omgevingsveranderingen mogelijk, bijv. een reflex (terugtrekking) op onaangename of pijnlijke prikkels, waardoor tegen verder letsel beschermd wordt.

Het pigment melanine beschermt tegen schadelijke ultraviolette stralen in het zonlicht.

Regulering van de lichaamstemperatuur

De lichaamstemperatuur blijft tamelijk constant op ongeveer 36,8 °C bij een breed spectrum van omgevingstemperaturen, waardoor het optimale bereik voor de enzymactiviteit wordt gewaarborgd, dat nodig is voor handhaving van het metabolisme. In gezonde toestand worden de afwijkingen meestal beperkt tot tussen 0,5 en 0,75 °C, al kan de temperatuur 's avonds, bij lichaamsbeweging en bij vrouwen net na de ovulatie iets stijgen. Om deze constante temperatuur te handhaven, moet de warmte die het lichaam produceert in evenwicht zijn met de warmte die het aan de omgeving verliest. Dit gebeurt via een systeem van negatieve feedback.

Warmteproductie

Als de stofwisselingssnelheid toeneemt, gaat ook de lichaamstemperatuur omhoog en als de stofwisselingssnelheid afneemt, daalt ook de lichaamstemperatuur. Bij metabole activiteit in de cellen komt een gedeelte van de energie vrij in de vorm van warmte. De meest actieve organen produceren dan ook de meeste warmte. De voornaamste organen staan hieronder genoemd.
- Skeletspiersamentrekking die veel warmte produceert; hoe meer de spier zich inspant, hoe meer warmte er wordt geproduceerd. Rillen, een snelle herhaalde cyclus van samentrekken en ontspannen van de skeletspieren, verhoogt de warmteproductie als de lichaamstemperatuur onder de normale waarde dreigt te zakken.
- De lever is zeer actief in de stofwisseling en produceert zodoende een aanzienlijke hoeveelheid warmte als bijproduct. De snelheid van het metabolisme en de warmteproductie stijgen na het innemen van voedsel.
- De spijsverteringsorganen produceren warmte door de peristaltiek en de chemische reacties waarmee de spijsvertering gepaard gaat.

Warmteverlies

Het lichaam verliest de meeste warmte via de huid. Kleinere hoeveelheden gaan verloren in uitgeademde lucht, urine en ontlasting. Alleen het warmteverlies via de huid kan worden gereguleerd, het lichaam heeft geen controle over de andere routes.

Het warmteverlies via de huid is afhankelijk van het verschil tussen de lichaams- en de omgevingstemperatuur, de hoeveelheid lichaamsoppervlak die is blootgesteld en de soort kleding. Lucht isoleert tegen warmteverlies als er lucht wordt vastgehouden tussen verschillende kledinglagen en tussen de huid en de kleding. Daarom isoleren verscheidene lagen lichtgewicht kleding beter tegen een lage omgevingstemperatuur dan één zwaar kledingstuk.

Mechanismen van warmteverlies

Er zijn vier mechanismen van warmteverlies (Fig. 14.7):
- Straling, het voornaamste mechanisme, wanneer warmte wordt uitgestraald door blootgestelde lichaamsdelen.
- Verdamping, wanneer het lichaam afkoelt omdat lichaamswarmte het zweet in waterdamp omzet.

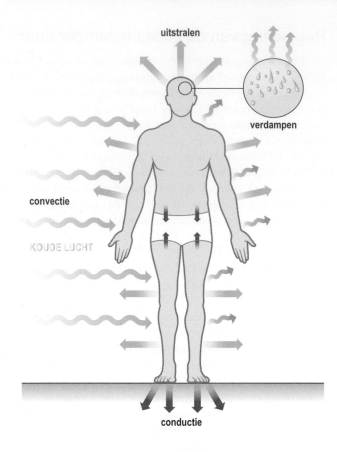

uitstralen

verdampen

convectie

KOUDE LUCHT

conductie

Figuur 14.7 Mechanismen van warmteverlies.

- Conductie, wanneer kledingstukken en andere voorwerpen in direct contact met de huid, warmte overnemen van de huid.
- Convectie, wanneer blootgestelde lichaamsdelen de erlangs stromende lucht verwarmen en wordt vervangen door koele lucht. Convectie neemt ook warmte af van het lichaam als er kleding wordt gedragen, behalve bij windbestendige kleding.

Regulatie van de lichaamstemperatuur

Het thermoregulatiecentrum in de hypothalamus is gevoelig voor de temperatuur van de bloedstroom. Dit centrum reageert op een dalende temperatuur door zenuwimpulsen te sturen naar:
- de arteriolen in de dermis, die de bloedstroming naar de huid beperken
- skeletspieren die gaan huiveren.

Als warmte wordt bewaard, gaat de lichaamstemperatuur omhoog en als de temperatuur weer normaal wordt, wordt het negatieve feedbackmechanisme uitgeschakeld (zie Fig. 2.13).

En als de lichaamstemperatuur stijgt, wordt het warmteverlies verhoogd door verwijding van de arteriolen in de dermis, waardoor de bloedstroom naar de huid wordt verhoogd, en de zweetklieren worden gestimuleerd, die voor zweet zorgen; dit gaat zo door totdat de temperatuur weer in het normale bereik valt en het negatieve feedbackmechanisme wordt uitgeschakeld.

Activiteit van de zweetklieren

Als de lichaamstemperatuur stijgt met 0,25 – 0,5 °C, geven de zweetklieren zweet af op de oppervlakte van de huid. Verdamping van het zweet koelt het lichaam af, maar dit gebeurt langzamer in een vochtige omgeving.

Zelfs bij een lage omgevingstemperatuur verliest het lichaam warmte via verdamping door de huid en via de uitgeademde lucht. Dit 'ongemerkt waterverlies' (zo'n 500 mL per dag) gaat gepaard met ongemerkt warmteverlies.

Regulering van de bloedstroom door de huid

De hoeveelheid warmte die door de huid verloren gaat, hangt grotendeels samen met de bloedstroom door de dermale capillairen. Naarmate de lichaamstemperatuur stijgt, verwijden de arteriolen zich en dringt meer bloed het netwerk van capillairen in de huid binnen. De huid is warm en roze van kleur. De hoeveelheid geproduceerd zweet stijgt, maar ook de huidtemperatuur stijgt en daarmee het warmteverlies door straling, conductie en convectie.

Als de omgevingstemperatuur laag is of als de warmteproductie afneemt, worden de arteriolen in de dermis vernauwd. De bloedstroom aan het huidoppervlak neemt af en er wordt meer warmte vastgehouden. De huid ziet er bleker uit en voelt koel aan.

Koorts

Dit is vaak het gevolg van infectie en wordt veroorzaakt door het vrijkomen van bepaalde stoffen (bekend als pyrogenen) uit ontstoken cellen en bacteriën. Pyrogenen, bijv. interleukine 1 (p. 411) werken in op de hypothalamus: deze geeft prostaglandinen af die de hypothalamusthermostaat hoger zetten. Het lichaam reageert door opwarmingsmechanismen in werking te stellen, bijv. rillen en vasoconstrictie, tot de nieuwe hogere temperatuur is bereikt. Als de thermostaat weer op de gewone stand staat, wordt de warmteafvoer aangezet: de patiënt gaat veel zweten en vasodilatatie zorgt voor een warme, roze (blozende) huid tot de lichaamstemperatuur weer een normaal niveau heeft bereikt. Dit bibberen (ook wel 'rillen' genoemd), gevolgd door overvloedig zweten, staat bekend als rigor.

Onderkoeling

Dit wordt omschreven als de kerntemperatuur, bijv. de rectale temperatuur, daalt onder 35 °C. Bij een kerntemperatuur onder 32 °C houden de compenserende mechanismen die normaalgesproken de lichaamstemperatuur moeten herstellen er mee op; bijv. het rillen gaat over in spierstijfheid en krampen, de vaatvernauwing stopt, en de bloeddruk, polssnelheid en ademhalingssnelheid dalen. Er is verwarring en desoriëntatie. De dood treedt gewoonlijk in bij een kerntemperatuur onder 25 °C.

Pasgeborenen en oudere volwassenen zijn gevoelig voor onderkoeling, omdat bij jonge en oudere mensen de temperatuurregeling minder effectief is.

Vorming van vitamine D

Een lipideachtige stof in de huid, 7-dehydrocholesterol, wordt door zonlicht omgezet in vitamine D. Deze vitamine speelt samen met calcium en fosfaat een rol bij de aanmaak en het onderhoud van bot.

Gevoel in de huid

Sensorische receptoren in de dermis kunnen gevoelig zijn voor aanraking, druk, temperatuur of pijn (zie Tabel 14.1). Prikkeling wekt impulsen op in sensorische zenuwen die worden overgebracht naar de sensorische cortex (zie Fig. 7.22). Sommige gebieden hebben meer sensorische receptoren dan andere en zijn daardoor extra gevoelig, bijv. de lippen en de vingertoppen.

Absorptie

De huid heeft een beperkt vermogen om stoffen te absorberen. Dat omvat onder andere de absorptie van:

- sommige medicijnen, bijv. bij gebruik van hormoonpleisters tijdens de menopauze, of nicotinepleisters om te stoppen met roken
- bepaalde giftige stoffen, zoals kwik.

Uitscheiding

De huid is een secundair uitscheidingsorgaan voor bepaalde stoffen, waaronder:

- natriumchloride in zweet: overmatig zweten kan leiden tot lage natriumspiegels in het bloed (hyponatriëmie)
- ureum, vooral als de nierfunctie verstoord is
- aromatische stoffen, bijv. knoflook, bepaalde kruiden en specerijen.

> ● **TOETS**
> 1. Omschrijf vier manieren waarop de huid de onderliggende structuren beschermt.
> 2. Geef een omschrijving van onderkoeling.

Wondgenezing

> **Leerdoel**
>
> Na lezing van deze paragraaf kan de lezer:
> - de processen van primaire en secundaire wondgenezing met elkaar vergelijken.

Voorwaarden voor een goede wondgenezing

Systemische factoren

Een goede voedingstoestand en algemene gezondheid bevorderen de wondgenezing. Infectie, verminderde weerstand, slechte bloedvoorziening en systeemziekten zoals diabetes mellitus en kanker vertragen allen de wondheling.

Plaatselijke factoren

Plaatselijke factoren die de wondgenezing bespoedigen zijn een goede bloedvoorziening om zuurstof en voedingsstoffen aan en afvalproducten af te voeren, en afwezigheid van vervuiling door, bijv. bacteriën, vreemde voorwerpen of giftige chemicaliën.

Primaire wondheling

Deze vorm van heling volgt op kleine weefselbeschadigingen, als de beschadigde randen van een wond dicht bij elkaar liggen, bijv. een chirurgische incisie (Fig. 14.8). Het herstelproces kent verschillende overlappende fasen.

Ontsteking

In de eerste paar uren raken de snijvlakken ontstoken, bloedstolsel (hoofdzakelijk fibrine, zie Fig. 4.15) en celresten vullen de kloof. Fagocyten, waaronder macrofagen, en fibroblasten dringen het bloedstolsel binnen:

- Fagocyten beginnen het stolsel en celresten te verwijderen en stimuleren zo de werking van fibroblasten
- Fibroblasten scheiden collageenvezels af, die de beschadigde randen bijeen beginnen te trekken.

Proliferatie (vermenigvuldiging)

Epitheelcellen verspreiden zich snel over de wond, door het stolsel heen. De epidermisranden groeien naar elkaar toe en dan naar boven tot de volle dikte is hersteld. Het stolsel boven het nieuwe weefsel wordt de korst die na 3 - 10 dagen loskomt. Granulatieweefsel, bestaande uit nieuwe haarvaten, fagocyten en fibroblasten, ontwikkelt zich, dringt het stolsel binnen en herstelt de bloedtoevoer naar de wond. Fibroblasten blijven collageenvezels afscheiden terwijl het stolsel en eventuele bacteriën worden verwijderd door fagocyten.

Maturatie

Het granulatieweefsel wordt geleidelijk vervangen door fibreus littekenweefsel. De collageenvezels worden opnieuw gerangschikt en het wondgebied wordt steviger. Na enige tijd wordt het litteken minder gevasculariseerd en na een paar maanden ziet het eruit als een dunne lijn.

De doorgangen die achterblijven na het verwijderen van hechtingen genezen op dezelfde manier.

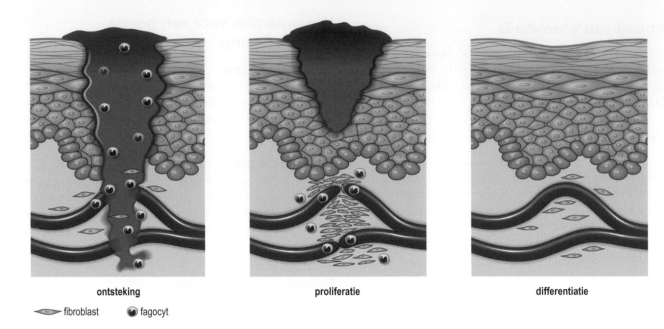

ontsteking   proliferatie   differentiatie

fibroblast   fagocyt

Figuur 14.8 Fasen van primaire wondgenezing.

Secundaire wondheling

Deze vorm van heling ontstaat als er een grote hoeveelheid weefsel vernietigd is, of als de randen van een wond niet bijeengebracht kunnen worden, bijv. bij een open been en bij een decubituswond. De fasen van secundaire wondgenezing (Fig. 14.9) zijn hetzelfde als die bij primaire wondgenezing (zojuist beschreven). De genezingstijd die nodig is hangt af van effectieve verwijdering van de oorzaak en de grootte van de wond.

Ontsteking

Deze ontwikkelt zich aan de oppervlakte van het gezonde weefsel en er ontstaat afscheiding van necrotisch weefsel (korst), vooral door de werking van fagocyten in het ontstekingsvocht. Het ontstekingsproces wordt beschreven op p. 409.

Proliferatie

Aan de basis van de holte begint zich granulatieweefsel te vormen, dat bestaat uit uitgroeiingen van haarvaten, fagocyten en fibroblasten. Granulatieweefsel groeit naar de oppervlakte, waarschijnlijk gestimuleerd door macrofagen en een reeks van vrijgekomen chemicaliën. Fagocyten in de overvloedige bloedtoevoer verminderen of voorkomen dat de wond door bacteriën geïnfecteerd wordt nadat de korst is afgestoten. Sommige fibroblasten in de wond, myofibroblasten genoemd, ontwikkelen een beperkt vermogen om samen te trekken, zodat de wond kleiner wordt en de wondgenezingstijd wordt bekort. Als het granulatieweefsel het niveau van de dermis heeft bereikt, verspreiden epitheelcellen aan de randen zich in hoog tempo en groeien ze naar het midden.

Maturatie of differentiatie

Deze treedt op door fibrose (zie volgende paragraaf). Littekenweefsel vervangt gewoonlijk na enkele maanden het granulatieweefsel, tot de volle dikte van de huid is hersteld. Het littekenweefsel is glanzend en bevat geen zweetklieren, haarzakjes of talgklieren.

Fibrose (littekenvorming)

Littekenweefsel ontstaat als er weefselverlies is, of als de kapotte cellen niet regenereren, bijv. na chronische ontstekingen, bij persisterende verminderde bloedtoevoer, bij pusvorming of bij grote wonden. Het proces begint met vorming van granulatieweefsel. Na een tijdje wordt het infectieuze materiaal verwijderd, zodat alleen de collagene vezels die zijn afgezet door de fibroblasten, overblijven. Littekenweefsel kan langdurige schadelijke gevolgen hebben.

Verklevingen

Dit zijn bindweefselformaties die bewegingsbeperking kunnen veroorzaken, bijv. tussen de pleurabladen, zodat de longen niet kunnen uitzetten, of tussen darmlussen, zodat de peristaltiek gehinderd wordt.

Fibrose van infarcten

Blokkade van een bloedvat door een trombus of een embolus veroorzaakt een infarct (p. 124). Na een groot infarct of meerdere kleine infarcten kan fibrose optreden, waardoor organen zoals hart, hersenen, nieren of lever minder goed functioneren.

Verschrompeling

Dit treedt op als littekenweefsel gaat verouderen. De gevolgen hangen af van de plaats en de uitgebreidheid van de fibrose, bijv.

- Kleine buisachtige structuren, zoals bloedvaten, luchtwegen, ureters, urethra en afvoerbuisjes van klieren kunnen vernauwd of afgesloten raken en hun elasticiteit verliezen

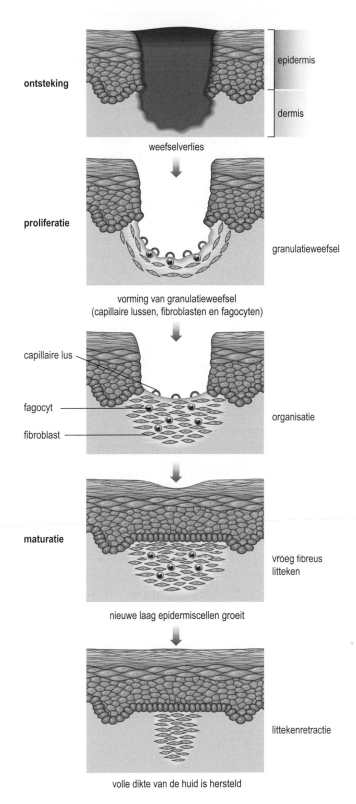

ontsteking

epidermis

dermis

weefselverlies

proliferatie

granulatieweefsel

vorming van granulatieweefsel
(capillaire lussen, fibroblasten en fagocyten)

capillaire lus

fagocyt

fibroblast

organisatie

maturatie

vroeg fibreus
litteken

nieuwe laag epidermiscellen groeit

littekenretractie

volle dikte van de huid is hersteld

Figuur 14.9 Fasen van secundaire wondgenezing.

- Contracturen (banden van verschrompeld littekenweefsel) kunnen ontstaan bij gewrichten, bijv. in ledematen of vingers, en beperken de beweging.

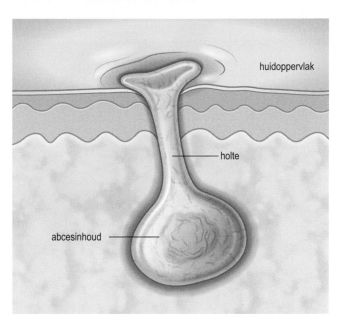

huidoppervlak

holte

abcesinhoud

Figuur 14.10 Sinus tussen een abces en het lichaamsoppervlak.

Complicaties bij het helen van wonden

Naast de gevolgen van verklevingen, fibrose van infarcten en verschrompeling zoals zojuist beschreven, worden hier andere complicaties uitgelegd.

Infectie

Dit is het gevolg van microbiële ontsteking, gewoonlijk door bacteriën, en resulteert in de vorming van pus (ettering).

Pus bestaat uit dode fagocyten, andere dode cellen, afvalstoffen van cellen, fibrine, inflammatoir exsudaat en levende en dode microben. De meest voorkomende pyogene (pusvormende) pathogenen zijn Staphylococcus aureus en Streptococcus pyogenes. Kleine hoeveelheden pus vormen zweren en grotere verzamelingen abcessen. S. aureus produceert het enzym coagulase, dat de fibrinogenen omzet in fibrine, waardoor het pus wordt gelokaliseerd. S. pyogenes produceert toxines die het weefsel afbreken, waardoor infectie wordt verspreid. Genezing na pusvorming is secundair (zie eerder).

Oppervlakkige abcessen breken meestal door en geven het pus af door de huid. De genezing is meestal volledig, tenzij dit gepaard gaat met uitgebreide weefselschade.

Diepe abcessen hebben verschillende gevolgen, waaronder:
- vroege doorbraak en volledige afscheiding van het pus aan de oppervlakte, gevolgd door genezing
- doorbraak en beperkte afscheiding van het pus aan de oppervlakte, gevolgd door de ontwikkeling van een chronisch abces met een geïnfecteerd open kanaal of sinus (Fig. 14.10)
- doorbraak en afscheiding van het pus aan een aangrenzend orgaan of nabijgelegen holte, waardoor een ontstoken kanaal wordt gevormd dat aan beide uiteinden open is, een fistel (Fig. 14.11)

401

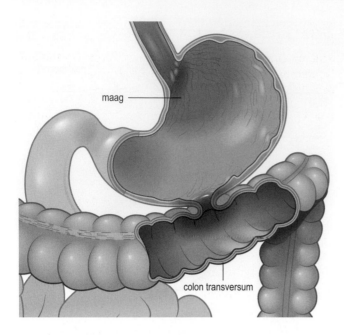

maag

colon transversum

Figuur 14.11 Fistel tussen de maag en het colon.

- uiteindelijke verwijdering van het pus door fagocyten, gevolgd door genezing
- inkapseling van het pus door bindweefsel dat verkalkt kan raken, met daarin levende organismen die een bron van toekomstige infecties kan worden, bijv. tuberculose
- vorming van verklevingen (zie eerder) tussen aangrenzende membranen, bijv. pleura, peritoneum
- inkrimping van bindweefsel dat ouder wordt, waardoor het lumen wordt verkleind of een buis wordt verstopt, bijv. de oesophagus, darm, bloedvaten.

● TOETS

3. Noem de fasen van wondgenezing.

Vanaf het dertigste levensjaar veranderen geleidelijk de structuur en functie van de huid, wat op oudere leeftijd duidelijker zichtbaar wordt. Wanneer de basale laag minder actief wordt, wordt de epidermis dunner. Ook de dermis wordt dunner en er worden minder elastische en collageen-vezels aangemaakt, waardoor de huid rimpelt en verzakt. Deze veranderingen kunnen door langdurige en/of herhaalde blootstelling aan zonlicht versneld worden, wat ook in verband wordt gebracht met de ontwikkeling van kwaadaardige veranderingen.

De zweetklieren worden minder actief en de regeling van de lichaamstemperatuur wordt minder efficiënt, zodat oudere volwassenen vatbaarder worden voor hitteberoerte of onderkoeling bij extreme temperaturen. Er wordt minder talg afgescheiden waardoor de huid droog en gevoeliger wordt voor langdurige blootstelling aan vocht (maceratie).

De productie van vitamine D vermindert, waardoor oudere volwassenen gemakkelijker een tekort kunnen oplopen en hun botsterkte afneemt, vooral als de blootstelling aan zonlicht beperkt is.

Door de afnemende activiteit van melanocyten reageren oudere volwassenen gevoeliger op zonlicht en neigen sneller tot zonnebrand. Het pigment melanine in het haar wordt vervangen door luchtblaasjes, zodat de haarkleur grijs wordt. Het aantal actieve haarfollikels neemt af en het haar dunt uit, ofschoon op sommige plaatsen juist meer haar groeit; met name bij de wenkbrauwen, neus en oren bij mannen, en het gezicht en de bovenlip bij vrouwen.

● TOETS

4. Waarom zijn oudere volwassenen gevoelig voor een verweekte huid?

Gevolgen van veroudering van de huid

Leerdoel

Na lezing van deze paragraaf kan de lezer:

■ de gevolgen van de veroudering van de structuur en functie van de huid beschrijven.

Huidaandoeningen

Leerdoelen

Na lezing van deze paragraaf kan de lezer:

- de oorzaken van ziekten benoemen die hier worden beschreven.
- de pathologische kenmerken en effecten van veelvoorkomende huidaandoeningen uitleggen.

Infecties

Virusinfecties
Humaan papillomavirus

Humaan papillomavirus (HPV) veroorzaakt wratten (verrucae) en verspreidt zich via direct contact, bijv. vanuit een andere wrat of met een andere geïnfecteerde persoon. Er is proliferatie in de epidermis en ontwikkeling van een kleine stevige uitwas, die vrijwel altijd goedaardig is. Veelvoorkomende plaatsen zijn de handen, het gezicht en de voetzolen.

Herpesvirussen

Huiduitslag zoals bij waterpokken en gordelroos (p. 198) worden veroorzaakt door het herpes-zoster-virus. Andere herpesvirussen veroorzaken koortslip of herpes labialis (herpes simplex virus 1, p. 349) en genitale herpes (herpes simplex virus 2, p. 510).

Bacteriële infecties
Impetigo

Deze zeer besmettelijke aandoening wordt meestal veroorzaakt door Staphylococcus aureus. Oppervlakkige puistjes ontwikkelen zich, meestal rond neus en mond. De verwekker wordt verspreid door direct contact, en tast vooral kinderen en mensen met een verminderde immuniteit aan. Bij impetigo die veroorzaakt wordt door Streptococcus pyogenes (een groep-A-bètahemolytische streptokok) kan als complicatie een immuunreactie optreden die na een paar weken glomerulonefritis veroorzaakt (p. 383).

Cellulitis

Dit is een zich uitbreidende infectie, veroorzaakt door bepaalde anaerobe bacteriën waaronder Streptococcus pyogenes of Clostridium perfringens die de huid binnendringen. De uitbreiding wordt mogelijk gemaakt doordat enzymen het bindweefsel afbreken dat gewoonlijk het ontstekingsgebied isoleert. Indien de infectie niet behandeld wordt kunnen de bacteriën het bloed binnendringen en septikemie (sepsis) veroorzaken. In ernstige gevallen kan necrotiserende fasciitis optreden: oedeem en necrose van onderhuids weefsel dat vaak ook het peesvlies in het aangedane deel treft. Het risico op meervoudig orgaanfalen en mortaliteit is hoog.

Schimmelinfecties (mycose)

Schimmelinfecties komen vaker voor in warme, vochtige gebieden van de huid, zoals huidplooien en tussen de tenen, en ook bij personen met een verminderde weerstand.

Ringworm en tinea pedis (zwemmerseczeem)

Dit zijn oppervlakkige huidinfecties. Ringworm is een zich ringvormig uitbreidende ontsteking, met een heldere plek van normaal ogende huid in het midden. Het tast meestal de schedel, voeten en liezen aan. De infectie verspreidt snel op anderen. Tinea pedis (zwemmerseczeem) tast de huid aan tussen de tenen. Beide infecties worden verspreid door direct contact.

Niet-besmettelijke ontstekingen

Dermatitis (eczeem)

Dermatitis is een veelvoorkomende ontsteking van de huid die acuut of chronisch kan zijn. Bij acute dermatitis is de huid rood en gezwollen en scheidt deze een sereus vocht af, en ook is er meestal sprake van pruritus (jeuk). Dit wordt vaak gevolgd door korstvorming en schilfering. Als de aandoening chronisch wordt, wordt de huid dikker en leerachtig door het voortdurend krabben, wat infectie kan veroorzaken.

Constitutioneel eczeem (atopische dermatitis)

Dit wordt in verband gebracht met allergie en tast meestal atopische personen aan, dat wil zeggen personen die vatbaar zijn voor overgevoeligheidsaandoeningen (p. 405). Vaak zijn het kinderen die ook lijden aan hooikoorts of astma (pp. 285-286).

Contacteczeem

Dit kan worden veroorzaakt door direct contact met irriterende stoffen, bijv. cosmetica, zeep, wasmiddel, sterke zuren of basen, industriële chemicaliën of een overgevoeligheidsreactie (zie Fig. 15.9) op latex, nikkel, verfstoffen of andere chemicaliën.

Psoriasis

Genetische en omgevingsfactoren zijn van invloed bij de ontwikkeling van deze veel voorkomende aandoening, die wordt gekenmerkt door uitbarstingen en periodes van remissie van wisselende duur. Factoren die de aandoening kunnen verergeren zijn onder andere trauma's, infecties, zonnebrand en sommige medicijnen. Mogelijk kunnen angst en psychische stress ook bij sommige personen bijdragen. Psoriasis wordt soms in verband gebracht met reumatische artritis (p. 473). De celdeling in de basale laag van de epidermis neemt toe, zodat nieuwe cellen sneller naar de oppervlaktelagen worden geduwd. De overgang (van de basale naar de oppervlakkige laag) is soms slechts 5 dagen (in plaats van de normale 28 dagen), zodat de cellen die aan de oppervlakte komen niet de tijd hebben gehad om te rijpen tot keratineuze schilfers.

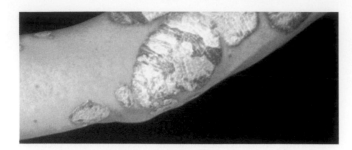

Figuur 14.12 Psoriasis. (Biophoto Associates/Science Photo Library. Gereproduceerd met toestemming.)

Kenmerken van psoriasis zijn een rode, schilferende huid met een zilveren oppervlakte (Fig. 14.12). Bloedingen kunnen optreden als men aan de schilfers krabt of ze afwrijft. De ellebogen, knieën en schedel zijn veelvoorkomende gebieden maar ook andere delen kunnen worden aangetast.

Acne vulgaris

Dit komt het meeste voor bij adolescente jongens. Men denkt dat verhoogde concentraties testosteron na de puberteit de oorzaak zijn. Talgklieren in haarzakjes raken verstopt en geïnfecteerd, wat leidt tot ontsteking en puistjes. In ernstige gevallen treedt blijvende huidbeschadiging op. De meest aangedane gebieden zijn het gezicht, de borst en bovenrug.

Decubitus

Decubituswonden, ook bekend als doorligwonden of doorligplekken, treden op boven 'drukpunten', gebieden waar de huid lange tijd samengedrukt kan worden tussen een benig uitsteeksel en een oppervlak, bijv. een bed of stoel. Als dit zich voordoet, wordt de bloeddoorvoer naar het aangedane deel belemmerd en ontwikkelt zich ischemie. Aanvankelijk wordt de huid rood. Later, als er ischemie en necrose optreden, necrotiseert zij en vormt zich een zweer die dan kan uitgroeien tot een holte. Als die geïnfecteerd wordt, kan dit sepsis tot gevolg hebben. De genezing is secundair (p. 399).

Predisponerende factoren kunnen zijn:
- extrinsiek, bijv. druk, schuifkrachten, trauma, immobiliteit, vocht, infectie
- intrinsiek, bijv. slechte voedingstoestand, uithongering, incontinentie, infectie, tegelijkertijd optredende ziekte, sensorische stoornis, slechte bloedsomloop.

Brandwonden

Brandwonden kunnen worden veroorzaakt door vele soorten trauma: hitte, kou, elektriciteit, ioniserende straling en bijtende stoffen, zoals sterke zuren of basen. Plaatselijk treedt schade op, waarbij de structuur en functies van de huid worden verstoord.

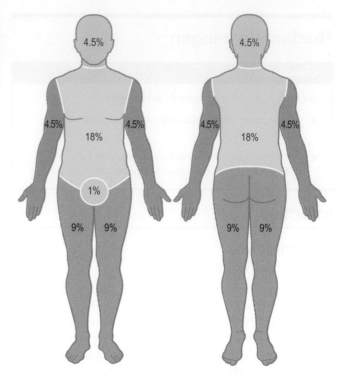

Figuur 14.13 De 'regel van negen' om de mate van verbranding bij volwassenen te berekenen.

Brandwonden worden ingedeeld naar hun diepte:
- Eerstegraads of oppervlakkig (epidermisch), als alleen de epidermis is aangetast, het oppervlak vochtig is en er tekenen zijn van infectie, zoals roodheid, zwelling en pijn. Er zijn geen blaren en de weefselbeschadiging is minimaal.
- Tweedegraads of gedeeltelijke dikte, als de epidermis en de dermis zijn aangetast. Behalve de zojuist genoemde kenmerken en symptomen, zijn er blaren.
- Derdegraads of volle dikte, als de epidermis en de dermis zijn verwoest. Deze brandwonden zijn meestal relatief pijnloos omdat de sensorische zenuweinden in de dermis vernietigd zijn. Na een paar dagen coaguleert het verwoeste weefsel en vormt zich een eschare (brandkorst), die na 2 – 3 weken loslaat.

Bij circumferentiële brandwonden (brandwonden die bijv. een arm omgeven) kunnen complicaties optreden doordat de wond door de korst wordt samengetrokken. Zo kan de ademhaling belemmerd worden door een brandwond rondom de borstkas, of wordt de bloedtoevoer naar het distale deel van een aangedane arm of been ernstig bekneld. Bij derdegraads brandwonden is huidtransplantatie vereist, behalve als ze klein zijn. Bij transplantatie is de genezing langdurig en gaat deze gepaard met littekenvorming (p. 399), zonder dat zweetklieren, haarzakjes of talgklieren regenereren. Het litteken beperkt vaak de beweging van aangetaste gewrichten. ▶ 14.1

De mate van verbranding bij volwassenen wordt grofweg geschat aan de hand van de 'regel van negen' (Fig. 14.13). Bij volwassenen treedt hypovolemische shock meestal op als 15% van het oppervlak aangetast is. Een fataliteit is zeer waarschijnlijk bij volwassenen met derdegraads of volle dikte verbranding als het aangetaste oppervlak wordt toegevoegd aan de leeftijd van de patiënt en het totaal groter is dan 80.

Complicaties van brandwonden

Hoewel brandwonden de huid aantasten, kunnen ze ook systemische gevolgen hebben die levensbedreigend of fataal zijn, als ze groot zijn.

Uitdroging en hypovolemie

Deze kunnen optreden bij grote brandwonden als er overmatig lekken van vocht en plasma-eiwitten uit de beschadigde huidoppervlak optreedt.

Shock

Kan ontstaan bij ernstige hypovolemie.

Onderkoeling

Ontwikkelt zich bij overmatig warmteverlies.

Infectie

Wanneer onderhuids weefsel wordt blootgesteld aan de omgeving, kunnen bacteriën de wond gemakkelijk infecteren, wat sepsis tot gevolg kan hebben.

Nierfalen

Acute tubulaire necrose (p. 386) treedt op bij ernstige brandwonden wanneer de nierbuisjes worden beschadigd door de hoeveelheden afval uit gehemolyseerde erytrocyten, en bij ontstoken en degenererende brandwonden.

Contracturen

Kunnen zich later ontwikkelen als fibreus littekenweefsel de ledematen, zoals de handen, vervormt door samentrekking en daarmee de functie(s) belemmert.

Kwaadaardige tumoren

Basaalcelcarcinoom

Dit is de minst kwaadaardige en meest voorkomende soort huidkanker. Het komt vaker voor na langdurige zonblootstelling en dus het meest op lichaamsdelen bij oudere volwassenen die aan de zon blootstaan, meestal hoofd of nek. Het lijkt op een glanzend (parelachtig) knopje. Later gaat dit kapot en wordt het een zweertje met onregelmatige randen, meestal een ulcus rodens genoemd. Hoewel dit zweertje plaatselijk invasief is metastaseert het zelden.

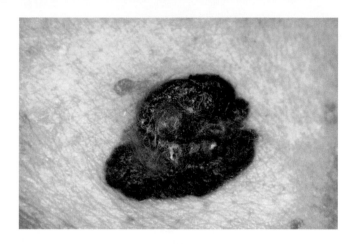

Figuur 14.14 Maligne melanomen. (James Stevenson/Science Photo Library. Gereproduceerd met toestemming.)

Maligne melanoom

Dit is een kwaadaardige verspreiding van melanocyten, die meestal voortkomen uit een naevus die groter wordt en soms onregelmatig van vorm is (Fig. 14.14). Het kan gaan zweren en bloeden. Het melanoom komt het meest voor bij volwassenen. Predisponerende factoren zijn een lichte huid en herhaalde intensieve blootstelling aan zonlicht, met name regelmatige perioden van zonnebrand vooral in de jeugd. De voorkeursplaats van de tumor is per geslacht verschillend: het onderbeen is het vaakst aangedaan bij vrouwen en de bovenrug bij mannen. Uitzaaiingen ontwikkelen zich gewoonlijk vroeg en worden in verband gebracht met een slechte prognose. In de beginfase verspreiden metastasen zich naar nabij gelegen lymfeknopen, gevolgd door hematogeen verspreide uitzaaiingen in de lever, hersenen, longen, buikholte en het beenmerg.

Kaposi-sarcoom

Deze kwaadaardige tumor ontstaat uit de wanden van de bloed- en lymfevaten. Het wordt in verband gebracht met een menselijk herpesvirus en is meestal met aids gerelateerd. Een kleine roodblauwe plek of knobbel ontwikkelt zich, meestal op de benen; maar de mond, slokdarm, maag en darmen kunnen ook aangetast worden. Zonder behandeling worden huidlaesies groter en talrijker.

● **TOETS**

5. Welke vorm van huidkanker begint meestal als een donkere, zich uitbreidende moedervlek met een onregelmatige rand?

Zelftest

Vul elk van de volgende beweringen in:

1. Wanneer het lichaam moet afkoelen, verwijden de bloedvaten, ofwel de_____, zich om meer bloed naar de huid te leiden. Het gebruik van een ventilator produceert stromende lucht en door _____ neemt de warmte af. Dit helpt ook bij het omzetten van zweet in waterdamp, een proces dat bekend staat als _____.

2. Een verbranding waarbij alleen de epidermis betrokken is, wordt gedefinieerd als _____. Als het ook de dermis betreft en er sprake is van blaarvorming van de huid, wordt het omschreven als _____. Diepe brandwonden worden _____ brandwonden genoemd.

Kies één antwoord om elk van de volgende beweringen aan te vullen:

3. De gezonde epidermis wordt gevormd uit: _____
   a. Een laag cilindrisch epitheel
   b. Verschillende lagen bindweefsel
   c. Epitheelcellen die zich delen in de basale laag en die naar boven worden geduwd
   d. Bloedvaten, zenuwuiteinden, talgklieren en zweetklieren.

4. De huidaandoening die wordt gekenmerkt door een rode, schilferige huid die vaak de ellebogen, knieën en hoofdhuid aantast, wordt _____ genoemd:
   a. Atopische dermatitis
   b. Contact eczeem
   c. Impetigo
   d. Psoriasis.

5. Koppel elke letter van lijst A met het juiste nummer van lijst B:

Lijst A

____ (a)   Melanine
____ (b)   Fistel
____ (c)   Fibroblast
____ (d)   Sebum
____ (e)   Arrector pilorum
____ (f)   Macrofaag
____ (g)   Interleukine 1
____ (h)   Keratine

Lijst B

1. Afscheiding van talgklieren
2. Een pyrogeen
3. Vezelachtig eiwit van haar, nagels en buitenste epidermis
4. Een ongewoon kanaal tussen twee lichaamsstructuren
5. Collageen-afscheidende cel
6. Fagocyt
7. Bundels gladde spiervezels die aan de haarfollikels vastzitten
8. Pigment dat beschermt tegen zonlicht

Ga naar http://evolve.elsevier.com/Waugh/anatomie/ voor meer zelftests over de onderwerpen die in dit hoofdstuk aan de orde zijn gekomen.

Weerstand en immuniteit

Vanaf de baarmoeder tot het eind van het leven, staat ieder individu voortdurend bloot aan een enorme reeks van potentieel schadelijke indringers. Daaronder vallen bacteriën, virussen, kankercellen, parasieten en lichaamsvreemde cellen uit bijv. een weefseltransplantaat. Het lichaam heeft daarvoor uiteenlopende beschermingsmechanismen ontwikkeld, die in twee categorieën zijn onder te brengen:

Niet-specifieke (natuurlijke) afweermechanismen

Deze beschermen tegen allerlei verschillende gevaren en zijn vanaf de geboorte aanwezig: vandaar de term 'natuurlijk'.

Specifieke (adaptieve) afweermechanismen

Deze worden samengevat onder de noemer 'immuniteit'. De afweer is gericht tegen één speciale indringer. Dit type immuniteit wordt ook wel 'adaptieve' immuniteit genoemd omdat het zich aanpast, verfijnt en de respons versterkt bij meerdere blootstellingen aan hetzelfde antigeen. Dit vermogen om te 'leren' is verantwoordelijk voor de ontwikkeling van het immunologisch geheugen waardoor langdurige im-

muniteit tegen bepaalde infecties ontstaat. Een antigeen is iets wat een immunologische respons oproept.

Verderop in dit hoofdstuk worden de gevolgen van de veroudering op het immuunsysteem en enkele immuun functiestoornissen beschreven.

Niet-specifieke afweermechanismen

Leerdoelen

Na lezing van deze paragraaf kan de lezer:

■ de niet-specifieke afweercellen van het lichaam noemen

■ de functies en kenmerken van de ontstekingsreactie beschrijven

■ het proces van fagocytose uitleggen

■ de belangrijkste antimicrobiële substanties in het lichaam opnoemen.

Deze vormen de eerste verdedigingslinie van het afweersysteem. Zij verhinderen dat microben en ander vreemd materiaal het lichaam binnendringen en zich verder verspreiden. Ze bieden een snel responssysteem, dat permanent wordt geactiveerd en een constante bescherming biedt.

De vijf belangrijkste niet-specifieke afweermechanismen zijn:
- epitheel barrières
- fagocytose
- natuurlijke antimicrobiële stoffen
- ontstekingsreactie
- immunologische bewaking.

Epitheel barrières

Gezonde, ongeschonden huid en slijmvliesmembranen vormen een uitstekende barrière tegen het binnendringen van micro-organismen, zodat de blootliggende oppervlakken van het lichaam worden beschermd. De huid draagt een grote populatie bacteriën met zich mee, de zogenaamde commensalen, die normaal gesproken geen infecties veroorzaken. Slechts enkele soorten pathogenen zijn in staat de gezonde huid aan te tasten. Talg en transpiratievocht bevatten bacterie- en schimmelwerende stoffen.

Epitheelmembranen die de lichaamsholtes bekleden en de verbindingen naar het externe milieu vormen (bijv. het ademhalings-, genito-urinaire en spijsverteringsstelsel) zijn fijner, maar zijn ook goed beschermd. Epithelia produceren antibacteriële afscheidingen, vaak zuurhoudend, die antilichamen en enzymen bevatten alsmede kleverig slijm om microben op te vangen.

De haartjes in de neus werken als een filter; de trilhaarcellen in de luchtwegen (zie Fig. 10.12) zorgen ervoor dat slijm en ingeademd vreemd materiaal in de richting van de keel worden weggewerkt. Vervolgens wordt het opgehoest of doorgeslikt.

De uitstroom van urine vanuit de blaas reduceert de kans op ontsteking door micro-organismen die via de urethra opstijgen naar de blaas. Bij de vrouw verhindert de zuurgraad van de vaginale afscheiding microbiële groei.

Fagocytose ▶ 15.1

Het proces van fagocytose (letterlijk: 'opeten van cellen') wordt weergegeven in Fig. 4.11. Fagocyten, zoals neutrofielen en macrofagen, zijn de eerste cellulaire verdedigingslinie van het lichaam. Fagocyten verplaatsen zich actief via chemotaxis (p. 410, scheikundige aantrekking) naar geïnfecteerde en ontstoken plaatsen, omdat de neutrofielen en de micro-organismen zelf stoffen afscheiden die ze aantrekken. Fagocyten verzwelgen hun doelwit (Fig. 15.1). Zij vangen en vernietigen willekeurig alle vreemde cellen, antigeen materiaal, beschadigde lichaamscellen en resten. Zij kunnen ook toxische chemicaliën in het interstitiële vloeistof afscheiden als afweer tegen binnendringende microben. Sommige van deze chemicaliën activeren de adaptieve immuunrespons wanneer er een dreiging is. Neutrofielen zijn zeer vluchtig als ze eenmaal geactiveerd zijn en vernietigen zichzelf en hun doelwitten met

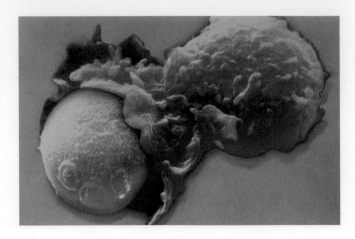

Figuur 15.1 Fagocytose. Een witte bloedcel (*blauw*) bezig met fagocytose van een gistcel (*geel*).

hun eigen giftige stoffen. Macrofagen zijn veel langer levende fagocyten, en spelen ook een belangrijke rol als schakel tussen de specifieke en de niet-specifieke afweermechanismen. Na ingestie en digestie van een antigeen werken ze als antigeen presenterende cellen: het antigeen wordt aan het oppervlak van de macrofaag gehecht om zo de T-lymfocyten te stimuleren en de adaptieve immuunrespons in werking te zetten (p. 411).

De populatie van vaste en zich verplaatsende macrofagen in het lichaam (het mononucleaire fagocytensysteem) wordt ook beschreven in Hoofdstuk 4. Andere belangrijke populaties fagocyten zijn gliacellen in het zenuwstelsel (p. 160) en osteoclasten in het botweefsel (p. 425).

Natuurlijke antimicrobiële stoffen

Zoutzuur
Maagsap bevat zoutzuur (HCl) in hoge concentraties: daarmee worden de meeste micro-organismen die tot hier zijn doorgedrongen, vernietigd.

Lysozym
Dit antibacteriële enzym is aanwezig in granulocyten, traanvocht en ander lichaamsvocht, behalve in transpiratievocht, urine en cerebrospinale vloeistof. Het vernietigt bacteriële celwanden, maar kan virussen en andere pathogenen niet beschadigen.

Antilichamen
Deze beschermende proteïnen zijn in staat bacteriën te inactiveren en zijn aanwezig in membranen, die zijn blootgesteld aan het externe milieu, zoals die van de urogenitale, respiratoire en maagdarmkanalen, en in lichaamsvloeistoffen (p. 414).

Speeksel
Het speeksel in de mondholte spoelt voedselresten weg, zodat de kans op bacteriegroei wordt verkleind. Het bevat antilichamen, lysozymen en buffers om de bacteriële zuurafscheidingen te neutraliseren die tandbederf bevorderen.

Interferonen

Deze chemische stoffen worden geproduceerd door T-lymfocyten, macrofagen en door lichaamscellen waarin virussen zijn binnengedrongen. Ze activeren immuuncellen, waaronder killer T-cellen, voorkomen dat virussen zich in de geïnfecteerde cel vermeerderen en verminderen de verspreiding van virussen naar gezonde cellen.

Complement ▶ 15.2

Het complementsysteem omvat ongeveer twintig eiwitten in bloed en weefsels. Het systeem wordt geactiveerd door immuuncomplexen (combinatie van antigeen en antistof) en door vreemde suikers die voorkomen op celwanden van bacteriën. Complement:

- hecht zich vast aan en beschadigt de celwand van bacteriën en vernietigt deze
- hecht zich vast aan celwanden van bacteriën en bevordert zo de fagocytose door neutrofielen en macrofagen
- stimuleert de chemotaxis: trekt vanuit een ontstoken gebied fagocyten aan.

Ontstekingsreactie

Het fysiologische antwoord op een weefselbeschadiging is een ontstekingsreactie die een aantal lokale veranderingen teweegbrengt (Fig. 15.2). De ontstekingsreactie is een beschermende reactie: doel is de aanvaller en het beschadigde weefsel te isoleren, te inactiveren en te verwijderen, waarna het achterblijvende weefsel kan genezen. De belangrijkste kenmerken van ontsteking zijn:

- roodheid
- warmte
- zwelling
- pijn.

Ontstekingen worden aangeduid door achter het beschadigde orgaan of weefsel de Latijnse uitgang '-itis' te plaatsen: appendicitis is een ontsteking van de appendix, laryngitis een ontsteking van de larynx.

Oorzaken van ontstekingen

Elke vorm van weefselbeschadiging stimuleert een ontstekingsreactie, ook als er geen infectie aanwezig is. De reeks activerende prikkels zijn o.a. extreme temperaturen, de aanwezigheid van vreemde organismen, trauma, bijtende stoffen, waaronder sterke zuren en basen, schaafwonden, immuunresponsen, waaronder auto-immuniteit, en infecties.

Acute ontsteking

Een acute ontsteking duurt meestal niet lang, bijv. een paar dagen tot enkele weken, en kan licht tot zeer ernstig verlopen, afhankelijk van de mate van de weefselbeschadiging.

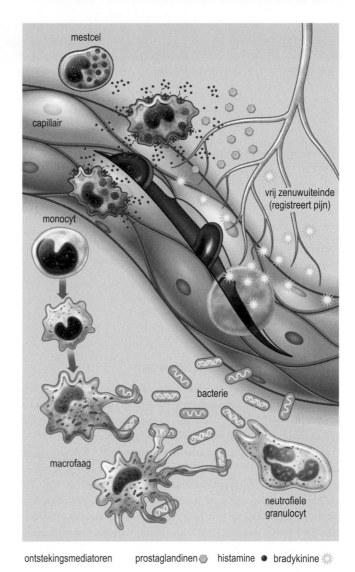

ontstekingsmediatoren   prostaglandinen ⬤   histamine ● bradykinine ☀

Figuur 15.2 De ontstekingsreactie.

Een ontstekingsreactie is voornamelijk gunstig: het lichaam wil hiermee het schadelijke agens verwijderen en het genezingsproces bevorderen.

De acute ontstekingsreactie is hier beschreven als een verzameling van afzonderlijke gebeurtenissen: een toename van de bloedtoevoer, ophoping van weefselvloeistof, migratie van leukocyten, stijging van de lichaamstemperatuur, pijn en vorming van pus. In werkelijkheid overlappen deze gebeurtenissen in belangrijke mate en ontwikkelen zich tegelijkertijd. Zelfs wanneer de ontsteking plaatselijk is, leidt het vrijkomen van ontstekingsmediatoren in het bloed tot systemische effecten. Dit wordt de acute faserespons genoemd; systemische veranderingen zoals koorts en een verhoogd aantal witte bloedcellen duiden erop dat er ergens in het lichaam een ontsteking is, met of zonder infectie.

De voornaamste substanties bij een ontsteking zijn weergegeven in Tabel 15.1.

Tabel 15.1 Overzicht van de belangrijkste substanties bij ontsteking

Substantie	Geproduceerd door	Veroorzaker van afscheiding	Belangrijkste voorbereidende gebeurtenissen bij een ontsteking
Histamine	Mestcellen (in de meeste weefsels), basofielen (bloed) opgeslagen in korreltjes in het cytoplasma	Binding van antilichaam aan mestcellen en basofielen	Jeuk, vasodilatatie, verhoogde permeabiliteit van de vaatwand, degranulatie, samentrekken van glad spierweefsel (bijv. van de bronchi)
Serotonine (5- hydroxy-tryptamine, 5-HT)	Bloedplaatjes, mestcellen en basofielen (opgeslagen in korrels) ook in centrale zenuwstelsel (werkt als neurotransmitter)	Activeren van bloedplaatjes en degranuleren van mestcellen of basofielen	Vasoconstrictie, verhoogde permeabiliteit van de vaatwand
Prostaglandinen	Bijna alle cellen niet in voorraad maar naar behoefte geproduceerd door celwanden	Veel verschillende stimuli, zoals geneesmiddelen, toxinen, andere ontstekingsmediatoren, hormonen, trauma	Divers, soms zelfs tegenstrijdig, bijv. koorts, pijn, vasodilatatie of -constrictie, verhoogde permeabiliteit van de vaatwand werkt als een balans
Heparine	Lever, mestcellen, basofielen (opgeslagen in de korrels van het cytoplasma)	Degranuleren van cellen	Anticoagulans (voorkomt bloedstolling) waardoor de bloedtoevoer naar het beschadigd weefsel wordt veilig gesteld (voor zuurstof en voedingsstoffen) en afvalproducten, micro-organismen, verwijderd kunnen worden
Bradykinine	Weefsels en bloed	Bloedstolling, bij trauma en ontsteking	Pijn, vasodilatatie

Toename van de bloedtoevoer

Na het oplopen van een letsel verwijden de arteriolen bij het beschadigde gebied zich en zetten de capillairen op die plaats uit, zodat de bloedtoevoer naar de verwonding toeneemt. De verwijding komt tot stand doordat de beschadigde cellen chemische mediatoren afscheiden, waaronder histamine en serotonine.

De activiteit van de beschadigde cellen neemt toe. De verhoogde behoefte aan zuurstof en voedingsstoffen die hierdoor ontstaat, wordt opgevangen door de toegenomen bloedtoevoer. Deze laatste veroorzaakt de temperatuurstijging en de roodheid ter plekke, en draagt ook bij aan de zwelling (oedeemvorming).

Toename van de productie van weefselvocht

Oedeem is een van de belangrijkste kenmerken van ontsteking. Het ontstoken weefsel zwelt op door vocht dat uit de lokale bloedvaatjes naar de interstitiële ruimten sijpelt (oedeem).

De permeabiliteit van de wanden van de bloedvaatjes neemt toe door mediatoren van de ontsteking, zoals histamine, serotonine en prostaglandinen. Het uittreden van vocht wordt verder bevorderd door de verhoogde bloedtoevoer, die de druk in de vaatjes doet toenemen. Het teveel aan vocht wordt voornamelijk afgevoerd via lymfevaten, en daarbij worden tevens beschadigd weefsel, dode en bijna dode cellen en toxinen verwijderd.

Plasma-eiwitten die normaalgesproken niet buiten de bloedvaten komen, lekken eveneens weg door de wanden van de capillairen naar het ontstoken gebied. Hierdoor stijgt de osmotische druk van het weefselvocht en wordt nog meer vocht uit de bloedstroom aangezogen. De plasma- eiwitten bestaan uit antilichamen die de infectie bestrijden en fibrinogeen, een bloedstollingsfactor. In de weefsels wordt fibrino-

geen omgezet in fibrine met behulp van tromboplastine, en zo vormt zich in het interstitium een onoplosbaar netwerk dat het ontstoken gebied afgrendelt en ertoe bijdraagt dat infecties zich niet verder kunnen verspreiden. Sommige ziekteverwekkers, bijv. Streptococcus pyogenes (veroorzaakt infecties van keel en huid) produceren toxinen die in staat zijn het fibrinenetwerk af te breken, zodat de infectie de kans krijgt zich uit te breiden naar nabijgelegen gezond weefsel.

Soms kan oedemateus weefsel schadelijk zijn: zwelling rond ademhalingswegen kan de ademhaling belemmeren. Een ernstige zwelling kan ook zeer pijnlijk zijn. Daar staat tegenover dat oedeem rond een pijnlijk, ontstoken gewricht ervoor zorgt dat het niet te veel kan bewegen en dus sneller geneest.

Migratie van leukocyten

Door verlies van vocht wordt het bloed ingedikt en wordt de bloedstroom trager. De leukocyten krijgen nu de kans zich vast te hechten aan de wanden van de vaten. In de acute fasen zijn de neutrofielen de belangrijkste leukocyten: ze kleven vast aan de binnenbekleding van de bloedvaatjes en wringen zich tussen de cellen van het endotheel door naar het weefsel (diapedese, zie Fig. 4.10). Daar is hun belangrijkste functie fagocytose van antigenen.

Fagocyten worden actiever door de temperatuurstijging, zowel plaatselijk als systemisch (koorts), waarmee een ontsteking gepaard gaat.

Na ongeveer 24 uur zijn niet meer de neutrofielen, maar macrofagen de belangrijkste cellen ter plekke. Deze blijven daar als de situatie niet verbetert wat tot chronische ontsteking leidt. Ze fagocyteren dood of bijna dood weefsel, microorganismen en ander antigeen materiaal, en afgestorven of bijna afgestorven neutrofielen. Ze kunnen sommige microorganismen, zoals Mycobacterium tuberculosis (p. 291), echter niet 'verteren' en vormen dan een mogelijke bron van latere infecties.

Chemotaxis

Hieronder wordt verstaan de chemische aantrekkingskracht van een ontstoken gebied op leukocyten, met inbegrip van neutrofielen en macrofagen.

Waarschijnlijk is het eerder zo dat chemotactische stoffen de leukocyten, die het ontstoken gebied passeren, vasthouden dan dat ze deze actief aantrekken uit verder weg gelegen gebieden. Bacteriële toxinen, scheikundige verbindingen die vrijkomen uit leukocyten, prostaglandinen die vrijkomen uit beschadigde cellen, en complementeiwitten zijn bekende chemotactische stoffen.

Verhoogde temperatuur

De temperatuurstijging heeft een gunstig effect op ontstoken weefsels: zij remt de groei en deling van microben en stimuleert de activiteit van fagocyten.

De ontstekingsreactie kan, zeker als de infectie bacterieel is, gepaard gaan met verhoging van de lichaamstemperatuur: (koorts of pyrexie). De lichaamstemperatuur stijgt onder invloed van een endogeen pyrogeen (interleukine-1), dat wordt afgescheiden door macrofagen en granulocyten als reactie op toxinen van microben of immuuncomplexen. Interleukine-1 is een cytokine dat de thermostaat in de hypothalamus hoger afstelt, met als gevolg temperatuurverhoging en andere ontstekingssymptomen, zoals vermoeidheid en verlies van eetlust. De koorts verhoogt de stofwisseling van de cellen in het getroffen gebied, zodat de behoefte aan zuurstof en voedingsstoffen van die cellen toeneemt.

Pijn

Pijn ontstaat wanneer een plaatselijke zwelling sensorische zenuwuiteinden prikkelt en neemt in hevigheid toe door chemische ontstekingsmediatoren zoals bradykinine en prostaglandinen, die de zenuwuiteinden gevoeliger maken. Pijn is weliswaar onaangenaam, maar bevordert indirect de genezing, omdat ze ertoe aanzet het getroffen gebied goed te beschermen.

Suppuratie (pusvorming)

Pus (etter) bestaat uit dode fagocyten, dode cellen, fibrine, exsudaat en levende en dode microben. Een gelokaliseerde ophoping van pus in de weefsels is een abces (Fig. 14.10). Veelvoorkomende pusvormende (pyogene) bacteriën zijn Staphylococcus aureus en Streptococcus pyogenes.

Afloop van acute ontstekingen
Volledige resolutie
Deze vindt plaats als de oorzaak succesvol is bestreden. Beschadigde cellen en resten van fibrine zijn verwijderd; er is gezond nieuw weefsel gevormd, met of zonder littekenvorming.

Ontwikkeling van een chronische ontsteking
Een acute ontsteking kan chronisch worden als de ontsteking niet volledig verdwijnt, omdat het geïnfecteerde gebied niet gemakkelijk toegankelijk is voor de afweer van het lichaam, zoals bij sommige diepliggende abcessen, wondinfecties en botinfecties.

Bovendien zijn sommige organismen beter bestand tegen de afweer van het lichaam dan andere en kunnen zodoende overleven in de weefsels. De Mycobacteriën leven bijv. in de gastheercellen in plaats van in de extracellulaire vloeistoffen, en zijn dus beschermd tegen de afweer van de gastheer (zie volgende paragraaf).

Chronische ontsteking

De ontstekingsprocessen zijn vergelijkbaar met die van een acute ontsteking, maar omdat alles langer duurt, wordt er meer weefsel vernietigd. In plaats van neutrofielen zien we nu meer lymfocyten. Fibroblasten worden geactiveerd waardoor collageen wordt afgezet, en wat tot fibrose leidt. Als de afweer er niet in slaagt de infectie op te ruimen, zal het lichaam proberen het aangedane gebied te isoleren: er vormen zich granulomen, die groepjes afweercellen bevatten. Een voorbeeld van een chronisch verlopende infectieziekte die vaak tot granuloomvorming leidt, is tuberculose. De veroorzaker, Mycobacterium tuberculosis, is resistent tegen de afweer van het lichaam, en in de longen worden haarden van organismen in granulomen opgesloten (Ghon foci, p. 291).

Een chronische ontsteking kan een complicatie zijn van een acute ontsteking (zie eerder) maar kan ook ontstaan ten gevolge van chronische irritatie. Het komt ook voor bij overgevoeligheidsstoornissen (p. 418), waar een verkeerde immuunreactie leidt tot langdurige en ernstige periodes van ontsteking (bijv. astma, p. 286). Fibrose (littekenvorming) wordt in Hoofdstuk 14 behandeld.

Immunologische bewaking

Een speciaal soort lymfocyten, natural-killercellen (NK-cellen), patrouilleert voortdurend in het lichaam op zoek naar afwijkende gastheercellen. Cellen die geïnfecteerd zijn met een virus of gemuteerde cellen die kwaadaardig kunnen worden, hebben vaak ongewone markers op hun celwanden. NK-cellen herkennen deze markers en als ze een dergelijke cel tegenkomen, doden ze die onmiddellijk. Ze zijn om die reden bijzonder effectief in het opruimen van pre-kankercellen en bij bepaalde virale infecties, zoals bijv. het herpesvirus. De NK-cellen zijn weliswaar lymfocyten, maar ze zijn minder kieskeurig dan de twee andere typen cellen die in dit hoofdstuk worden besproken (de T- en B-cellen).

> ● **TOETS**
>
> 1. Leg het verband uit tussen chemotaxis en fagocytose.
> 2. Om welke redenen komt een verhoogde temperatuur een ontstekingsreactie ten goede?

Immuniteit

Leerdoelen

Na bestuderen van dit hoofdstuk kan de lezer:

- de taken van de verschillende typen T-lymfocyten bij de celgemedieerde immuniteit bespreken

- het proces bespreken van de antigeen-antilichaamimmuniteit (humorale immuniteit)

- de verschillen aangeven tussen verworven en natuurlijke immuniteit, met voorbeelden

- onderscheid maken tussen actieve en passieve immuniteit en daarvan voorbeelden geven.

De eerste verdedigingslijn van het lichaam omvat een verzameling van niet-specifieke, natuurlijke verdedigingen, waaronder fagocyten, zoals macrofagen. Als deze worden overdonderd, volgt activering van het krachtige immuunsysteem. Immuniteit heeft drie belangrijke eigenschappen die de niet-specifieke verdediging niet bezit: gerichtheid, geheugen en tolerantie.

Gerichtheid

Anders dan mechanismen zoals de ontstekingsrespons en de fagocytotische actie van macrofagen, die worden geactiveerd door een groot aantal verschillende bedreigingen, is een immuniteitsreactie gericht tegen één antigeen en geen ander.

Geheugen

Ook weer anders dan het algemene verdedigingsmechanisme, zal een immuunreactie tegen een bepaald antigeen gewoonlijk een immunologisch geheugen van dat antigeen creëren. Dit betekent dat de volgende immuunreactie op hetzelfde antigeen gewoonlijk sneller en krachtiger is.

Tolerantie

De cellen van het immuunsysteem zijn agressief en mogelijk uiterst destructief. Het is bijzonder belangrijk om hun activiteit onder controle te houden om het gezonde lichaamsweefsel te beschermen. Terwijl immuuncellen door het lichaam bewegen controleren zij de eiwitmarkers die cellen op hun membranen vertonen. Gezonde lichaamscellen vertonen de verwachte 'lichaamseigen' markers en worden door de inspecterende immuuncellen genegeerd. Lichaamsvreemde cellen, zoals kankercellen, vreemde (getransplanteerde) cellen of pathogenen, bezitten echter een andere markerstructuur, die onmiddellijk de immuuncellen activeren wat normaalgesproken de vernietiging van de lichaamsvreemde cel tot gevolg heeft. Als de immuuncellen er niet in slagen om de lichaamseigen eiwitten te herkennen, kan dit leiden tot een verkeerde immuunrespons tegen de gastheercellen. Dit wordt auto-immuniteit (p. 418) genoemd en kan na verloop van tijd leiden tot een aanzienlijke weefselvernietiging.

Lymfocyten

Lymfocyten vormen rond 20-30% van de circulerende witte bloedcellen, maar tegelijkertijd zijn de meeste ervan veeleer in het lymfatische systeem en andere weefsels te vinden dan in het bloed. Het zijn onder meer natuurlijke killercellen (p. 411) die deel uitmaken van de immunologische bewaking, T-cellen (de meerderheid) en B-cellen. T- en B-cellen zijn verantwoordelijk voor de immuniteit (specifieke afweer) en worden aangemaakt in het beenmerg en in sommige lymfatische weefsels, hoewel T-cellen voor hun rijping nog door de thymusklier migreren.

T- en B-cellen bevatten ieder afzonderlijk moleculen die antigenen herkennen, waarmee ze op slechts één specifiek antigeen reageren. De omvang van deze antigeenherkenningsmoleculen is genetisch bepaald, met andere woorden, geërfd van de ouders. Een gezond immuunsysteem kan miljoenen verschillende antigenen herkennen en erop reageren; d.w.z. het kan miljoenen verschillende populaties T- en B-cellen produceren.

T-cellen

Het hormoon thymosine, geproduceerd door de thymusklier, zorgt ervoor dat lymfocyten uit het beenmerg uitrijpen tot hooggespecialiseerde (gedifferentieerde) T-lymfocyten. Een rijpe T-cel is zodanig geprogrammeerd dat hij maar op één enkel type antigeen reageert. Op zijn verplaatsingen door het lichaam zal hij op geen enkel ander antigeen reageren, hoe gevaarlijk ook. Een T-cel die werd geprogrammeerd voor het pokkenvirus zal niet reageren op een mazelenvirus, een kankercel of een tuberkelbacil.

T-cellen zorgen voor celgemedieerde immuniteit, die verderop wordt besproken.

B-cellen

B-cellen worden geproduceerd en rijpen in het beenmerg. Ze produceren antilichamen (immunoglobulinen), eiwitten die worden gevormd om antigenen te binden en te vernietigen. Net als T-cellen richt elke B-cel zich slechts op één specifiek antigeen: het antilichaam dat ze afscheiden reageert met slechts één type antigeen en met geen ander. B-cellen zorgen voor de antigeen-antilichaamimmuniteit of humorale immuniteit, waarover verderop meer.

Celgemedieerde immuniteit ▶ 15.3

De T-cellen die in de thymusklier zijn gerijpt, komen in het bloed terecht. Als ze voor het eerst hun antigeen tegenkomen, worden ze daarvoor gesensibiliseerd. T-cellen kunnen geen vrij antigeen in lichaamsvloeistoffen herkennen. Om het antigeen te herkennen en te activeren moet de T-cel worden 'gepresenteerd' op het membraan van een andere cel. Deze cellen worden antigeen-presenterende cellen (APC's) genoemd. Veel verschillende celtypes presenteren antigeen aan T-cellen, en zijn dus belangrijk bij het activeren van het adaptieve immuunsysteem als er antigeen aanwezig is. Bijvoorbeeld, dendritische cellen in de huid verdedigen het lichaamsoppervlak; ze fagocyteren binnendringende organismen en presenteren hun antigenen aan T-cellen. Macrofagen zijn zeer belangrijke APC's. Ze behoren tot de niet-specifieke afweer, zij verorberen en verwerken namelijk allerlei soorten antigenen, maar ze zijn bovendien een belangrijke 'verbindingscel' tussen de initiële niet-specifieke natuurlijke verdediging en het adaptieve immuunsysteem, doordat ze het meest antigene deel van hun prooi uitstallen op hun celmembraan (Fig. 15.3). Ze tonen (presenteren) dit antigeen aan de T-cel die dat specifieke antigeen herkent, wat resulteert in de activering van de T-cel. Bovendien tonen abnormale lichaamscellen, die bijv. geïnfecteerd zijn met een virus of een mutatie in hun DNA hebben, abnormale eiwitten, wat te zien is op hun celmembraan. Op deze manier dient een abnormale cel ook als een APC en onderscheidt hij zichzelf voor vernietiging.

De activering van de T-cel zorgt ervoor dat de cel zich deelt en zich vermenigvuldigt (klonale expansie) (Fig. 15.3). Daaruit komen vier hoofdtypen van verder gespecialiseerde T-cellen voort, alle vier gericht tegen hetzelfde antigeen, maar het op vier verschillende manieren gaan aanvallen.

Cytotoxische T-cellen

Deze cellen doden onmiddellijk elke cel die een antigeen draagt. Ze hechten zich vast aan de dragercel en scheiden vervolgens krachtige toxinen af die door de nabijheid zeer werkzaam zijn. De belangrijkste taak van de cytotoxische T-cellen is het vernietigen van abnormale lichaamscellen. Geïnfecteerde cellen en kankercellen zijn daar voorbeelden van.

Helper-T-cellen

Deze cellen zijn essentieel voor zowel de celgemedieerde als de humorale immuniteit. Wanneer ze worden vernietigd, zoals gebeurt bij infectie met het humaan immunodeficiëntievirus (HIV), is dat desastreus. Als het aantal helper-T-cellen sterk daalt, is het hele afweersysteem in gevaar. Helper-T-cellen zijn de meest voorkomende T-cellen en hun belangrijkste taken zijn:

- Productie van chemische stoffen: de cytokinen, waaronder interleukinen en interferonen, die de cytotoxische T-cellen en macrofagen ondersteunen en stimuleren
- Samenwerking met B-cellen bij de productie van antilichamen; B-cellen zijn weliswaar verantwoordelijk voor de fabricage van antilichamen, maar ze moeten eerst worden gestimuleerd door helper-T-cellen.

Regulatoire T-cellen

Deze cellen fungeren als 'rem': ze schakelen geactiveerde T- en B-cellen uit en verhinderen op die manier dat het afweersysteem al te actief wordt en schadelijke nevenwerkingen gaat vertonen. Regulatoire -T-cellen houden zich bezig met de immunologische tolerantie; ze helpen de ontwikkeling van auto-immuniteit (p. 418) tegen te gaan en om de foetus tijdens de zwangerschap te beschermen.

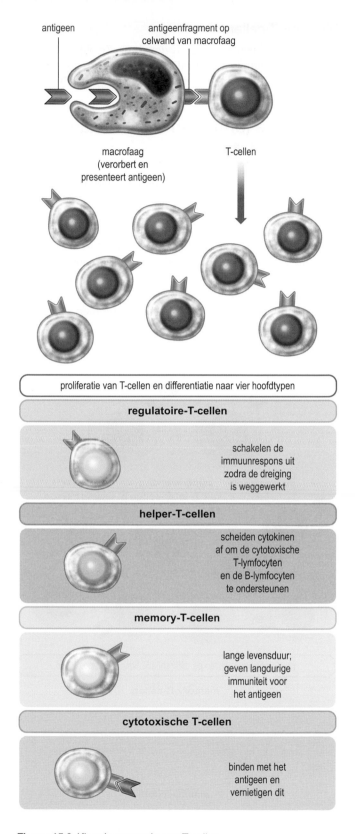

Figuur 15.3 Klonale expansie van T-cellen.

Memory-T-cellen

Deze cellen hebben een lange levensduur. Ze blijven bestaan nadat de dreiging is geneutraliseerd. Ze zorgen voor de cel-gemedieerde immuniteit door snel te reageren als hetzelfde antigeen opnieuw binnendringt.

Humorale (antigeen-antilichaam-) immuniteit ▶ 15.4

B-cellen zijn veel minder mobiel dan T-cellen en circuleren meestal vrij in het lichaam in lymfatisch weefsel zoals de milt en de lymfeklieren. In tegenstelling tot T-cellen, herkennen en binden B-cellen antigeenpartikels onmiddellijk zonder dat die door een antigeenpresenterende cel aan hen bekend moeten worden gemaakt. B-cellen maken antilichamen. Sommige van deze antilichamen komen in de bloedbaan om zich in het lichaam te verspreiden, maar elke B-cel toont ook het antilichaam dat hij op zijn celmembraan aanmaakt.

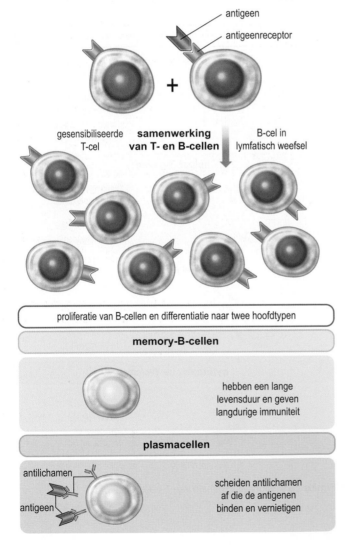

Figuur 15.4 Klonale expansie van B-cellen.

Deze gebonden antilichamen dienen als antigeenreceptoren. Als het antigeen is opgespoord en gebonden, met hulp van een geactiveerde helper-T-cel, dijt de B-cel uit en gaat deze zich delen (klonale expansie, Fig. 15.4). Hij produceert dan twee functioneel verschillende typen cellen: plasmacellen en memory-B-cellen.

Plasmacellen

Plasmacellen scheiden enorme hoeveelheden antilichamen (immunoglobulinen) af naar het bloed. De antilichamen ver-delen zich verder over de weefsels en in de lichaamsvloe-istoffen. Ze bestaan voor ongeveer 20% uit plasma-eiwitten. Plasmacellen leven slechts één dag; ze produceren miljoenen moleculen van slechts één type antilichaam, dat specifiek gericht is tegen het antigeen dat oorspronkelijk de B-cel ac-tiveerde.

Antilichamen

Antilichamen:
- hechten zich aan antigenen en etiketteren deze zodoende als doelen voor andere afweercellen, zoals cytotoxische T-cellen en macrofagen
- binden zich aan bacteriële toxinen en neutraliseren deze
- activeren het complement (p. 409). ▶ 15.5
  Er zijn vijf hoofdtypen antilichamen, samengevat in Tabel 15.2. ▶ 15.6

Memory-B-cellen

Net zoals memory-T-cellen blijven deze cellen in het lichaam lang nadat de primaire infectie is afgehandeld, en reageren ze snel op een volgende ontmoeting met hetzelfde antigeen door de productie te stimuleren van antilichaam afschei-dende plasmacellen.

Tabel 15.2 De vijf typen antilichaam	
Type antilichaam	**Functie**
Immunoglobuline A (IgA)	Komt voor in afscheiding zoals borstvoe-ding en speeksel, en bedekt het epitheel en voorkomt dat antilichamen het passeren en diepere weefsels binnendringen
IgD	Gemaakt door B-cellen en gepresenteerd op hun oppervlak, antigenen binden zich hier en activeren de B-cel
IgE	Komt voor op de celmembraan van bijv. basofielen en mestcellen; activeert de ontstekingsreactie zodra het zijn antigeen bindt. Het wordt vaak in grote hoeveelheden aangetroffen bij allergie
IgG	Het grootste, langst levende en meest voorkomende type antilichaam; valt veel verschillende pathogenen aan en passeert de placenta om de foetus te beschermen
IgM	In grote hoeveelheden geproduceerd bij de primaire afweerrespons krachtige activator van complement

De onderlinge afhankelijkheid van de beide delen van het immuunsysteem is samengevat in Fig. 15.5.

Verworven immuniteit

De immuunreactie op een antigeen bij de eerste confrontatie (primaire immunisatie) heet de primaire reactie. Een tweede en daaropvolgende confrontaties leveren een secundaire reactie op (Fig. 15.6).

De primaire reactie

De eerste blootstelling van het immuunsysteem aan een antigeen zorgt voor een langzame en vertraagde toename van het aantal antilichamen, met een piek na 1 – 2 weken. Het geproduceerde antilichaam is voornamelijk IgM (immunoglobuline M of macroglobuline). Deze vertraagde reactie is een reflectie van de tijd die nodig is om het T-celsysteem te activeren, dat vervolgens de B-celdeling stimuleert. Het aantal antilichamen begint te dalen zodra de ontsteking is verdwenen, maar als het immuunsysteem goed heeft gereageerd, is er een populatie van memory-B-cellen gecreëerd die lang meegaan, waardoor de persoon immuun is voor toekomstige infectie.

De secundaire respons

Bij verdere confrontaties met hetzelfde antigeen reageert het immuunsysteem veel sneller en 10 à 15 keer krachtiger, omdat de na de eerste infectie gecreëerde memory-B-cellen zich snel delen, zodat de productie van antilichamen nagenoeg onmiddellijk begint. Het geproduceerde antilichaam is voornamelijk IgG (Immunoglobuline G of gammaglobuline), dat effectiever is dan IgM, en dat een secundaire immuunrespons aanduidt in plaats van een primaire.

Immuniteit kan worden verworven op natuurlijke of kunstmatige wijze, en beide vormen kunnen actief of passief zijn (Fig. 15.7). Actieve immuniteit betekent dat iemand heeft gereageerd op een antigeen en zijn eigen antilichamen heeft geproduceerd; lymfocyten worden geactiveerd en de gevormde memorycellen leveren langdurige weerstand. Bij passieve immuniteit krijgt iemand antilichamen die door een ander zijn geproduceerd. De antilichamen worden op den duur afgebroken, en daarom is passieve immuniteit relatief kortdurend.

Actieve natuurlijk verworven immuniteit

Het lichaam kan worden gestimuleerd om zijn eigen antilichamen te produceren door ofwel de ziekte door te maken ofwel een subklinische infectie door te maken.

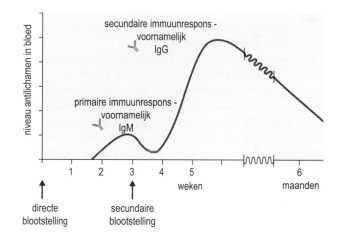

Figuur 15.6 De primaire en secundaire immuunreacties. *Ig*, immunoglobuline

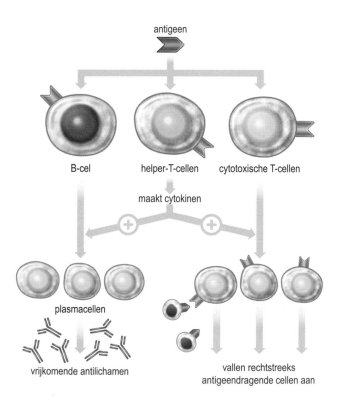

Figuur 15.5 Onderlinge afhankelijkheid van de T- en B-celsystemen in de immuunreactie

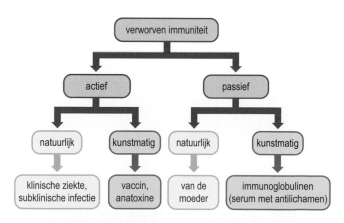

Figuur 15.7 Overzicht van de typen verworven immuniteit.

415

De ziekte doormaken

In het verloop van de ziekte ontwikkelen B-cellen zich tot plasmacellen die antilichamen produceren in voldoende hoeveelheden om de infectie te overwinnen. Na herstel zorgen de memory-B-cellen voor immuniteit tegen toekomstige infectie door hetzelfde antigeen

Een subklinische infectie doormaken

Soms is de bacteriële infectie niet ernstig genoeg om klinische ziekte te veroorzaken maar stimuleert deze wel voldoende memory-B-cellen om immuniteit te creëren, bijv. hepatitis A, (p. 362). In andere gevallen kan de subklinische infectie te licht zijn om een adequate reactie te stimuleren die immuniteit ontwikkelt.

Actieve kunstmatig verworven immuniteit

Dit type immuniteit ontwikkelt zich als respons op de toediening van dode of levende kunstmatig verzwakte pathogenen (vaccins) of gedeactiveerde toxinen (anatoxinen). De vaccins en anatoxinen behouden de antigene eigenschappen die de ontwikkeling stimuleren van immuniteit, maar ze kunnen de ziekte niet veroorzaken. Veel infectieziekten kunnen worden voorkomen door kunstmatige immunisatie. Voorbeelden staan in Kader 15.1.

Actieve immunisatie geeft levenslange immuniteit tegen sommige infectieziekten, bijv. difterie, kinkhoest of mazelen. Bij andere infecties duurt de immuniteit korter en is na een aantal jaren of slechts enkele weken revaccinatie nodig. Kennelijk verlies van immuniteit kan te wijten zijn aan infectie door een andere stam van hetzelfde pathogeen, die andere antigene eigenschappen heeft maar dezelfde klinische ziekte veroorzaakt, bijv. virussen die verkoudheid en influenza veroorzaken. Bij oudere of ondervoede personen is de productie van lymfocyten verminderd, vooral die van B-cellen en de primaire en secundaire reactie kan onvoldoende zijn.

Passieve natuurlijk verworven immuniteit

Dit type immuniteit wordt voor de geboorte verworven doordat antilichamen van de moeder via de placenta naar de foetus gaan, en daarna worden de antilichamen via borstvoeding aan de baby doorgegeven. Het aanbod van de geleverde antilichamen hangt af van de actieve immuniteit van de moeder; d.w.z. de moeder produceert antilichamen tegen infecties waaraan zij is blootgesteld, die op hun beurt ook haar baby beschermen. De lymfocyten van de baby worden niet gestimuleerd en deze vorm van immuniteit is kortdurend.

Passieve kunstmatig verworven immuniteit

Bij dit type immuniteit worden kant-en-klare antilichamen, in menselijk of dierlijk serum, bij de ontvanger ingespoten. De antilichamen kunnen afkomstig zijn van iemand die is hersteld van de infectie, of van een dier – meestal een paard – dat kunstmatig actief geïmmuniseerd is. Een specifiek immunoglobuline (antiserum) kan profylactisch worden toegediend om de ontwikkeling van de ziekte te voorkomen bij mensen die zijn blootgesteld aan de infectie, bijv. rabiës, of therapeutisch, nadat de ziekte zich heeft ontwikkeld.

Overzicht van de immuunreactie op bacteriële infecties

Fig. 15.8 laat de voornaamste gebeurtenissen zien van de geïntegreerde reactie van het lichaam op infecties. In het begin accumuleren niet-specifieke afweercellen (neutrofilen, natuurlijke killercellen en macrofagen) op de plaats van de infectie en proberen de bacteriële verspreiding te beperken. Als de dreiging sterk genoeg is en er veel macrofagen in betrokken zijn, worden T-cellen geactiveerd, die verzamelingen van cytotoxische en helper-T-cellen produceren, die op hun beurt B-cellen activeren. Terwijl B-cellen snel toenemen en veranderen in plasmacellen, gaat het antilichaamgehalte geleidelijk stijgen.

Kader 15.1 Ziekten die te voorkomen zijn door vaccinatie

- antrax
- cholera
- difterie
- hepatitis B
- morbilli
- bof (parotitis)
- poliomyelitis
- rodehond (rubella)
- waterpokken (varicellae)
- tetanus
- tuberculose
- tyfus
- kinkhoest (pertussis)

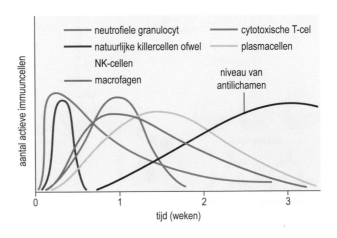

Figuur 15.8 Overzicht van de immuunreactie op bacteriële infecties.

● **TOETS**

3. Wat wordt bedoeld met de term 'immunologische gerichtheid'?

4. Beschrijf de rol van regulatoire en cytotoxische T-cellen in immuniteit.

Veroudering en immuniteit

Leerresultaat

Na lezing van deze paragraaf kan de lezer:

- de gevolgen van veroudering op het immuunsysteem beschrijven.

Met de leeftijd vermindert de immuniteit zodat het risico op infecties bij oudere volwassenen hoger wordt en de genezingstijd langer duurt. De thymusklier krimpt geleidelijk van zijn grootste omvang tijdens de puberteit naar nog maar een kwart op de leeftijd van 50 jaar. Dit wordt in verband gebracht met een verminderde T-celreactie, en omdat de B-celreactie afhankelijk is van de T-celfunctie, gaan de hoeveelheid antilichamen ook met de leeftijd achteruit. De hoeveelheid aan autoantilichamen en de mate van auto-immuniteit verhoogt op latere leeftijd; de verminderde functie van natuurlijke killercellen wordt in verband gebracht met een verhoogde mate van de meeste vormen van kanker.

Abnormale immuunfunctie

Leerresultaten

Na lezing van deze paragraaf kan de lezer:

■ de vier typen allergische reactie beschrijven, met voorbeelden

■ de basis van auto-immuunziekte beschrijven

■ de specifieke voorbeelden van auto-immuunziekte bespreken

■ de oorzaak en effecten noemen van het acquired immune deficiency syndrome (aids).

Overgevoeligheid (allergie) ▶ 15.7

Allergie is een verkeerde, krachtige immuunreactie op een antigeen (allergeen) dat zelf meestal onschuldig is (voorbeelden zijn huisstof, dierlijke huidschilfers, graspollen). Daarom is het meestal de immuunreactie die schade veroorzaakt aan het lichaam, niet het allergeen zelf. Na een eerste blootstelling aan het allergeen wordt iemand er overgevoelig voor, en na tweede en daaropvolgende blootstelling reageert het immuunsysteem buiten elke proportie op de waargenomen bedreiging. Belangrijk hierbij is op te merken dat deze reacties overdreven versies zijn van de normale immuunfunctie (secundaire reactie, zie Fig. 15.6). Soms zijn de symptomen licht, hoewel vervelend, bijv. een loopneus en tranende ogen bij hooikoorts. Af en toe kan de reactie extreem zijn en de lichaamssystemen overweldigen. Dit kan de dood tot gevolg hebben, bijv. bij anafylactische shock, zie verderop.

Men onderscheidt vier soorten overgevoeligheid, aan de hand van het deel van het immuunsysteem dat erbij betrokken is. Ze zijn samengevat in Fig. 15.9.

Type I-reactie of anafylactische reactie

Type I-reactie wordt meestal allergie genoemd, en treedt zeer snel op wanneer iemand die overgevoelig is wordt blootgesteld aan een allergeen, zoals huisstof, dierenharen, stuifmeel, bijensteken, enz. Er is een sterke erfelijke factor in allergie (atopie), en een neiging om hogere niveaus van IgE (immunoglobuline E) te hebben dan normaal. Het allergeen bindt zich aan mestcellen en basofielen, die degranuleren en grote hoeveelheden histamine vrijgeven. Histamine trekt sommige gladde spieren samen, bijv. gladde spieren van de luchtwegen, leidt tot vasodilatatie en maakt dat de vaatwanden doorlaatbaarder worden (wat leidt tot het stromen van vloeistof en eiwitten in de weefsels vanuit de bloedsomloop). Een voorbeeld van een type I-reactie is anafylaxie, waarbij de bronchi ernstig worden vernauwd en de veralgemeende vasodilatatie een shock veroorzaakt (p. 122). De toestand kan tot de dood leiden.

Type II-reactie of antilichaam-gemedieerde reactie

Wanneer een antilichaam reageert met een antigeen op het oppervlak van een cel, wordt die cel afgebroken door afweercellen van het lichaam. Dit is de normale gang van zaken bij de eliminatie van bijv. bacteriën, maar als de antilichamen gericht zijn tegen lichaamseigen cellen en weefsels, breekt het lichaam de eigen weefsels af (auto-immuunziekte). Type II-mechanismen veroorzaken andere aandoeningen, bijv. hemolytische anemie van pasgeborenen (p. 75) en transfusiereacties (p. 76).

Type III-reactie of immuuncomplexreactie

Antilichaam-antigeencomplexen (immuuncomplexen) in het bloed worden gewoonlijk efficiënt opgeruimd door fagocytose. Als dat niet gebeurt, bijv. als er een gebrek is aan fagocyten of een overmatige productie van immuuncomplexen (bijv. bij chronische infecties), kunnen ze neerslaan in weefsels zoals de nieren, de huid, de gewrichten en ogen, waar ze een ontstekingsreactie veroorzaken. De nier is een gebruikelijke opslagplaats omdat deze het bloed filtert en daarom een groot deel van het hartminuutvolume ontvangt. De immuuncomplexen nestelen zich in de glomerulaire capillairen en blokkeren die, waardoor de nierfunctie wordt belemmerd (glomerulonefritis). Penicilline-allergie is ook een type III-reactie: de antilichamen binden zich aan penicilline (het antigeen) en de opgeslagen immuuncomplexen zorgen voor symptomen als uitslag, gewrichtspijn en soms hematurie.

Type IV-reactie of celgemedieerde reactie

In tegenstelling tot de typen I, II en III zijn bij type IV-overgevoeligheid geen antilichamen betrokken, maar reageren de T-cellen te sterk op een antigeen. Als memory-T-cellen een antigeen hebben opgespoord, begint de lokale expansie van de betreffende T-cellen (zie Fig. 15.3). Grote aantallen cytotoxische T-cellen komen vrij om het antigeen uit de weg te ruimen. Meestal gebeurt dat gecontroleerd en is de reactie van de T-cellen gepast. Loopt de respons echter uit de hand, dan veroorzaken de actief agressieve cytotoxische T-cellen een chronische en langdurige ontsteking, wat normaal weefsel beschadigt.

Een voorbeeld hiervan is contacteczeem (p. 403). Afstoting van transplantaten wordt ook veroorzaakt door T-cellen; een niet-compatibel huidtransplantaat wordt necrotisch en wordt na enkele dagen afgestoten.

Auto-immuunziekte

Normaalgesproken vindt er alleen immuunreactie plaats tegen vreemde (niet-lichaamseigen) antigenen, maar af en toe herkent het lichaam het eigen weefsel niet, en valt het zichzelf aan. Auto-immuunziekten hebben een sterke genetische oorzaak en zijn meestal chronisch en progressief. Het kan gaan om op zichzelf gerichte antilichamen (type II) of misleide T-cellen (type IV), en sommige aandoeningen, zoals diabetes

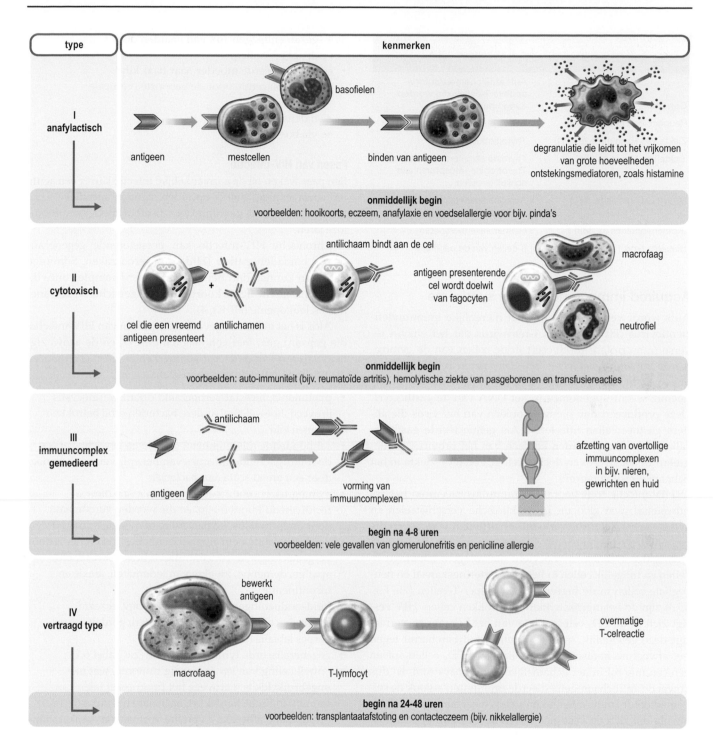

type	kenmerken
I anafylactisch	antigeen → mestcellen → basofielen → binden van antigeen → degranulatie die leidt tot het vrijkomen van grote hoeveelheden ontstekingsmediatoren, zoals histamine **onmiddellijk begin** voorbeelden: hooikoorts, eczeem, anafylaxie en voedselallergie voor bijv. pinda's
II cytotoxisch	cel die een vreemd antigeen presenteert + antilichamen → antilichaam bindt aan de cel → antigeen presenterende cel wordt doelwit van fagocyten (macrofaag, neutrofiel) **onmiddellijk begin** voorbeelden: auto-immuniteit (bijv. reumatoïde artritis), hemolytische ziekte van pasgeborenen en transfusiereacties
III immuuncomplex gemedieerd	antilichaam, antigeen → vorming van immuuncomplexen → afzetting van overtollige immuuncomplexen in bijv. nieren, gewrichten en huid **begin na 4-8 uren** voorbeelden: vele gevallen van glomerulonefritis en peniciline allergie
IV vertraagd type	macrofaag, bewerkt antigeen → T-lymfocyt → overmatige T-celreactie **begin na 24-48 uren** voorbeelden: transplantaatafstoting en contacteczeem (bijv. nikkelallergie)

Figuur 15.9 De vier typen allergische reacties.

mellitus (p. 255), kunnen beide componenten hebben. De daaruit voortvloeiende auto-immuunziekten, vormen een aantal relatief veelvoorkomende aandoeningen (Tabel 15.3).

Immuundeficiëntie

Bij een verzwakt immuunsysteem kunnen recidiverende infecties optreden, vaak door bacteriën die normaalgespro-

ken niet pathogeen zijn bij mensen (opportunistische infecties). Immuundeficiëntie is primair (treedt gewoonlijk op in de vroege jeugd en wordt genetisch bepaald) of secundair, dat wil zeggen later verworven als gevolg van een andere ziekte, bijv. kanker en kankerbehandelingen, eiwitgebrek, acute infectie, chronisch nierfalen, beenmergziekten en het acquired immune deficiency syndrome (aids), of volgend op splenectomie.

Tabel 15.3 Belangrijke auto-immune aandoeningen	
Conditie	**Autoantilichamen/autore-actieve T-cellen die worden aangemaakt:**
Reumatoïde artritis (p. 474)	Gewrichtsmembraan
Ziekte van Hashimoto (p. 251)	Thyroglobuline
Ziekte van Grave (p. 250)	Thyroïde stimulerend hormoon/ Thyrotropine -receptoren van schildkliercellen
Myasthenia gravis (p. 475)	Acetylcholinereceptoren van de skeletspieren
Glomerulonefritis (p. 383)	Glomerulaire membraan
Diabetes type 1 (p. 256)	β-cellen van de pancreas

Acquired immune deficiency syndrome

Aids wordt veroorzaakt door het menselijke immuundeficiëntievirus (HIV), een RNA-retrovirus dat het enzym reverse transcriptase produceert in de cellen van de geïnfecteerde persoon (gastheercellen). Dit enzym zet viraal RNA om in DNA, en dit nieuwe DNA, dat provirus wordt genoemd, wordt opgenomen in het DNA van de gastheercel. Deze produceert dan nieuwe kopieën van het virus die andere gastheercellen infecteren. Als geïnfecteerde gastheercellen zich delen, worden kopieën van het provirus geïntegreerd in het DNA van dochtercellen, zodat de ziekte in het lichaam wordt verspreid.

HIV-infectie treft vooral het immuunsysteem en het zenuwstelsel, wat zich uit in de klinische verschijnselen en symptomen. Het virus vertoont een affiniteit voor cellen die een eiwitreceptor genaamd CD_4 in hun membraan hebben, waaronder T-cellen, monocyten, macrofagen, sommige B-cellen en mogelijk cellen in het spijsverteringskanaal en neurogliale cellen in de hersenen. CD_4 helper-T-cellen (zie Fig. 15.3) zijn de belangrijkste hierbij betrokken cellen. HIV vestigt zich in de CD_4 celpopulatie van het lichaam en vernietigt deze geleidelijk, maar is tegelijkertijd beschermt tegen het afweermechanisme van het lichaam. CD_4 cellen spelen een centrale rol in het lichamelijke immuunsysteem, en dus zowel de antilichaamgemedieerde immuniteit als ook de celgemedieerde immuniteit raken steeds meer aangetast met als gevolg dat zich op veel plaatsen in het lichaam opportunistische infecties ontwikkelen, vaak door bacteriën van relatief lage pathogeniteit en kankers.

HIV is aangetoond in zaad, afscheiding uit de baarmoederhals, lymfocyten, plasma, cerebrospinale vloeistof, tranen, speeksel, urine en moedermelk. De afscheidingen waarvan vooral bekend is dat ze infectieus zijn, zijn zaad, afscheiding uit de baarmoederhals, bloed en bloedproducten.

Infectie wordt verspreid door:

- geslachtsgemeenschap, vaginaal en anaal
- gebruik van besmette naalden bij:
  - behandeling van patiënten
- gezamenlijk gebruik van naalden door drugsgebruikers
- een geïnfecteerde moeder naar haar kind:
  - via de placenta, voor de geboorte (verticale transmissie)
  - tijdens de bevalling
  - via borstvoeding.

Fasen van HIV-infectie

Een paar weken na de aanvankelijke infectie kan er een acute influenza-achtige ziekte optreden zonder specifieke kenmerken, die wordt gevolgd door twee of meer symptoomloze jaren.

Chronische HIV-infectie kan persisterende gegeneraliseerde lymfadenopathie (Hfdst. 6) veroorzaken. Sommige patiënten kunnen dan het aidsgerelateerd complex ontwikkelen: chronische lichte koorts, diarree, gewichtsverlies, anemie en leukopenie (Hfdst. 4).

Aids is het meest vergevorderd stadium van HIV-infectie, die gepaard gaat met een laag aantal CD_4 en de aanwezigheid van een van de meest kenmerkende infecties, tumoren of andere opvallende verschijnselen:

- pneumonie, meestal veroorzaakt door Pneumocystis jirovecii, hoewel veel andere bacteriën erbij betrokken kunnen zijn
- aanhoudende misselijkheid, diarree en gewichtsverlies door terugkerende infecties van het spijsverteringskanaal door een breed scala aan bacteriën
- meningitis, encefalitis en hersenabcessen die recidiverend kunnen zijn, en die worden veroorzaakt door opportunistische bacteriën, of mogelijk door HIV
- verslechterende neurologische functies, gekenmerkt door vergeetachtigheid, concentratieverlies, verwardheid, apathie, dementie, zwakte van ledematen, ataxie en incontinentie
- huidaandoeningen, vaak extensief, bijv. eczeem, psoriasis, cellulitis, impetigo, wratten, gordelroos en herpes labialis (Hfdst. 14)
- gegeneraliseerde lymfadenopathie (zie Tabel 6.1)
- ontwikkeling van kwaadaardig tumoren, wat niet ongebruikelijk is, vanwege het progressief falen van immunologische bewaking naarmate het virus de T-celpopulatie afbreekt. Typische vormen van kanker zijn:
  - lymfomen (p. 150)
  - Kaposi-sarcoom, dat zich manifesteert in tumoren onder de huid en in inwendige organen (p. 405).

● **TOETS**

5. Wat zijn de belangrijkste verschillen tussen Type I en Type IV van allergische reacties?

6. Waarom zijn mensen met HIV vatbaar voor opportunistische infecties?

Zelftest

Vul de volgende bewering in:

1. Complement is een verzameling van ongeveer _____ eiwitten die zich in lichaamsweefsels en -vloeistoffen bevinden. Het wordt geactiveerd in aanwezigheid van _____ of _____. Het heeft drie belangrijke verdedigingsacties: het _____ _____, _____ en _____.

Kies één antwoord om elk van de volgende beweringen aan te vullen:

2. Niet-specifieke verdedigingsmechanismen worden ook wel _____ verdedigingsmechanismen genoemd:
    a. Natuurlijke
    b. Verworven
    c. Adaptieve
    d. Secundaire.

3. Phagocyten behoren tot dit soort verdedigings-mechanisme: _____
    a. Natuurlijk
    b. Verworven
    c. Adaptief
    d. Secundair.

4. Passieve immuniteit wordt gekenmerkt door: _____
    a. Bescherming op lange termijn
    b. Productie van antilichamen
    c. Afwezigheid van geheugencellen
    d. Grote aantallen regulatoire T-cellen.

5. Koppel de inflammatoire mediatoren uit lijst A aan de relevante kenmerken in lijst B. Je mag de items in lijst B meer dan eens gebruiken:

Lijst A
_____ (a) Histamine
_____ (b) Bradykinine
_____ (c) Prostaglandinen

Lijst B
1. Gevormd voor zover nodig
2. Opgeslagen in mestcellen
3. Verhoging(en) van de vasculaire permeabiliteit
4. Oorzaak van jeuk
5. Oorzaak van pijn
6. Vrijgegeven door basofielen
7. Oorzaak van vasodilatatie

Ga naar http://evolve.elsevier.com/Waugh/anatomie/ voor meer zelftests over de onderwerpen die in dit hoofdstuk aan de orde zijn gekomen.

Het bewegingsapparaat

Het bewegingsapparaat bestaat uit de botten van het skelet, de gewrichten en de skeletspieren (willekeurige spieren) die het lichaam doen bewegen. De kenmerken en eigenschappen van gewrichten en bot- en spierweefsel worden in dit hoofdstuk besproken.

De gevolgen van de veroudering voor het bewegingsapparaat komen aan de orde alsmede de beschrijving van enkele aandoeningen van botten, spieren en gewrichten in het laatste deel van dit hoofdstuk.

Bot

Hoewel vaak gedacht wordt dat botten statisch of onveranderlijk zijn, zijn het goed doorbloede, levende structuren die voortdurend worden aangepast (botremodellering).

Functies van botten

De functies van botten zijn:

• ondersteuning van de weke delen
• aanhechting voor spieren en pezen
• vormt een systeem van hefbomen, dat krachten van spieren overbrengt en omzet in bewegingen
• begrenzing vormen van de schedel, de borst en het bekken, en bescherming bieden aan de daarin gelegen organen
• productie van bloedcellen in rood beenmerg (zie Fig. 4.3)
• opslag van mineralen, vooral calciumfosfaat – de voorraad mineralen in botten is essentieel voor handhaving van de calciumspiegel in bloed, die strak geregeld moet worden.

Soorten bot

Botten worden ingedeeld in pijp-, korte, onregelmatige en platte beenderen en sesambeentjes (Fig. 16.1).

Pijpbeenderen

Deze bestaan uit een schacht (diafyse) en twee uiteinden (epifysen). Deze botten zijn langer dan ze dik zijn. De meeste pijpbeenderen kunnen in de ledematen worden gevonden voorbeelden zijn het femur (os femoris), de tibia (os tibia) en de fibula (os fibula).

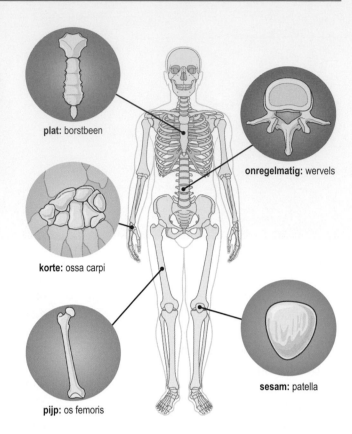

plat: borstbeen

onregelmatig: wervels

korte: ossa carpi

sesam: patella

pijp: os femoris

Figuur 16.1 Soorten bot.

Korte, onregelmatige en platte beenderen en sesambeentjes

Deze hebben geen schacht of uiteinden en zijn divers in vorm en grootte. Voorbeelden zijn:

• korte beenderen – ossa carpi (handwortelbeentjes), metacarpalen (middenhandsbeentjes)
• onregelmatige beenderen – wervels en sommige schedelbeenderen
• platte beenderen – borstbeen, ribben en de meeste schedelbeenderen
• sesambeentjes (vorm als een sesamzaadje) – patella (knieschijf).

Botstructuur

Pijpbeenderen

Een pijpbeen heeft een schacht (diafyse) en twee uiteinden (epifysen) (Fig. 16.2). De schacht bestaat hoofdzakelijk uit compact bot met een centrale mergholte, die het vettige gele beenmerg bevat. De uiteinden bestaan uit een buitenste laag van compact bot met spongieus, poreus bot daarbinnen. De schacht en de uiteinden worden gescheiden door een groeischijf (epifyse), die verbeent als de groei afgerond is.

Pijpbeenderen zijn vrijwel geheel omgeven door periost (beenvlies), dat bestaat uit twee lagen. De buitenste laag is

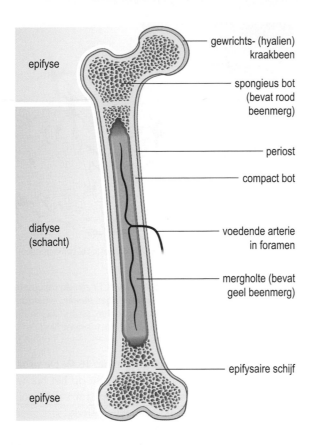

Figuur 16.2 Een volwassen pijpbeen, gedeeltelijk in doorsnede.

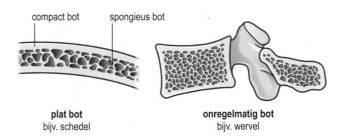

Figuur 16.3 Doorsnede van platte en onregelmatige botten.

Microscopische botstructuur

Bot is een sterk en hard bindweefsel. Een mengsel van calcium-zouten (voornamelijk calciumfosfaat) vormt het belangrijkste bestanddeel (65%). Deze minerale matrix maakt het bot heel hard, maar zou op zichzelf bros zijn en snel barsten. Het resterende derde deel is levend materiaal, osteoïd genoemd, dat voornamelijk is samengesteld uit collageenvezels. Collageen is heel sterk en maakt botten wat flexibel. Het wordt gebruikt als structuur voor het aanmaken van de kalkrijke anorganische matrix. Het collageen is georganiseerd in elkaar kruisende lagen, wat het bot zeer sterk maakt voor zijn gewicht. Cellen maken minder dan 2% uit van de botmassa.

Botcellen

Er bestaan drie soorten botcellen:

- osteoblasten, botopbouwende cellen
- osteocysten, rijpe botcellen
- osteoclasten, botabsorberende cellen

Osteoblasten

Deze beenvormende cellen zetten zowel anorganische zouten als osteoïd af in het botweefsel. Zij zijn daarom aanwezig op plaatsen waar bot groeit, geneest of remodelleert, bijv.:

- in de diepere lagen van het periost
- in verbeningscentra van onvolgroeid bot
- aan de einden van de diafyse die tegen het epifysaire kraakbeen in pijpbeenderen ligt
- ter plaatse van een botbreuk.

Terwijl ze rondom zichzelf nieuw botweefsel afzetten komen ze op den duur vast te zitten in kleine holtes (lacunae genaamd, Fig. 16.4) in het groeiende bot en transformeren ze tot osteocyten.

Osteocyten

Deze rijpe botcellen delen zich niet. Ze houden toezicht op het beenweefsel en zorgen ervoor. Ze worden gevoed in de canaliculi die zich vanuit het centrale kanaal verspreiden (Fig. 16.5).

Osteoclasten

Deze cellen breken bot af en maken calcium en fosfaat los. Het zijn reusachtig grote cellen met omstreeks 50 nuclei, die door de fusie van vele monocyten (p. 69) worden gevormd. Het continue remodelleren van gezond botweefsel is het

taai en vezelig en beschermt het bot eronder. De binnenlaag bevat osteoblasten en osteoclasten, de cellen verantwoordelijk voor botaanmaak en -afbraak (zie verderop), en is van belang bij herstel en vernieuwing van het bot. Het periost bedekt het gehele bot, behalve de gewrichtsoppervlakken, maakt aanhechting van pezen mogelijk en zet zich voort in het gewrichtskapsel. Op de gewrichtsoppervlakken vervangt hyalien kraakbeen het periost.

Bloedvoorziening en zenuwen

Een of meer voedende arteriën verzorgen de toevoer naar de botschacht; de uiteinden hebben hun eigen bloedvoorziening, hoewel in een volgroeid bot de capillaire netwerken van beide einden onderling intensief met elkaar verbonden zijn. De zenuwen dringen meestal het bot in op dezelfde plaats als de voedingsader, en heeft wijdverbreide vertakkingen door het bot. Daarom zijn botverwondingen meestal erg pijnlijk.

Korte, onregelmatige en platte beenderen en sesambeentjes

Deze hebben een relatief dunne buitenste laag van compact bot met spongieus bot daarbinnen dat rood beenmerg bevat (Fig. 16.3). Ze worden omsloten door periost, behalve de binnenzijde van de schedelbeenderen, waar dat is vervangen door de dura mater.

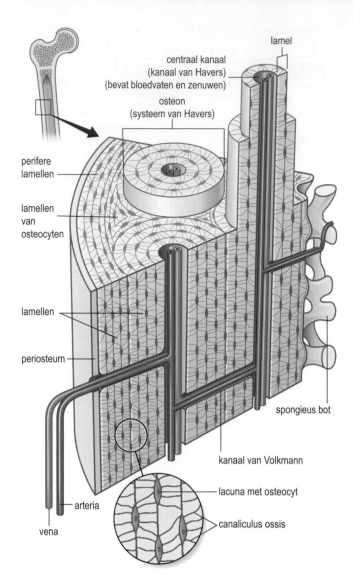

Figuur 16.4 Microscopische structuur van compact bot.

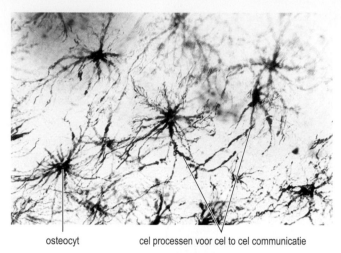

Figuur 16.5 Lichtmicrografie van osteocyten. Er zijn de meerdere fijne processen te zien die door de botkanaaltjes steken, waardoor elke cel direct met zijn buren kan communiceren. (Jean-Claude Revy, ISM/Science Photo Library. Gereproduceerd met toestemming.)

net als groeiringen van een boom (zie Fig. 16.4). De osteonen liggen meestal in de richting waarin kracht op het bot wordt uitgeoefend; bijv. in het femur (dijbeen) lopen ze van de ene epifyse naar de andere. Dit maakt het bot heel sterk.

Het centrale kanaal bevat zenuwen, lymfe- en bloedvaten en elk centraal kanaal is verbonden met de aangrenzende kanalen door kanalen die er loodrecht opstaan, de kanaaltjes van Volkmann. De reeks cilindrische plaatjes bot die rond elk centraal kanaal zijn geformeerd, worden beenlamellen (lamellen van Havers) genoemd. Tussen de opeenvolgende beenlamellen van het osteon zitten reeksen kleine holtes, de lacunae. In elk ervan bevindt zich een osteocyt. Lacunae staan met elkaar in verbinding via een netwerk van kleine kanaaltjes, de canaliculi. Deze canaliculi lopen straalsgewijs door de matrix. Zij verbinden de lacunae onderling met elkaar, en met nabijgelegen bloedvaten (Fig. 16.5).

Tussen de osteonen zitten interstitiële beenlamellen, de overblijfselen van oude – tijdens de groei of vernieuwing – gedeeltelijk afgebroken systemen.

Spongieus bot

Met het blote oog lijkt spongieus bot op een honingraat. Microscopisch onderzoek onthult een geraamte, gevormd door botbalkjes of trabeculae (trabecula betekent 'balkje'), die bestaan uit enkele lamellen en osteocyten, onderling verbonden door canaliculi (Fig. 16.5). Osteocyten worden gevoed door interstitiële vloeistof die zich door de piepkleine kanaaltjes in het bot verspreidt. De ruimte tussen de trabekels bevat rood beenmerg. Verder is spongieus bot lichter dan compact bot, zodat het skelet minder weegt.

Ongeveer 20% van de botmassa van het skelet is spongieus. Met het blote oog lijkt spongieus bot op een honingraat (Fig. 16.6A). Deze honingraatstructuur heeft twee belangrijke functies. De ruimtes bevatten rood beenmerg, dat bloedcellen produceert; dit betekent dat spongieus bot

gevolg van een evenwichtige werking van de verzamelingen osteoblasten en osteoclasten. Net als osteoblasten, komen osteoclasten voor op die plaatsen van het bot waar er actieve botgroei, -genezing en remodellering plaats vindt, bijv.:

- onder het periost, om de vorm van botten te bewaren tijdens de groei en om de overmaat aan callus (nieuw gevormd been) tijdens de genezing van botbreuken (Fig. 16.9) te verwijderen
- rond de wanden van de mergholte tijdens de groei en om de callus in goede banen te leiden.

Compact (corticaal) bot

Microscopisch tonen compact en spongieus bot dezelfde lamellaire opbouw. Hun omvang is sterk afhankelijk van het type bot. Compact bot beslaat ongeveer 80% van de totale botmassa in het lichaam. De functionele eenheid van compact bot is het osteon of systeem van Havers. Elk osteon bestaat uit concentrische lamellen rond een centraal kanaal (kanaal van Havers),

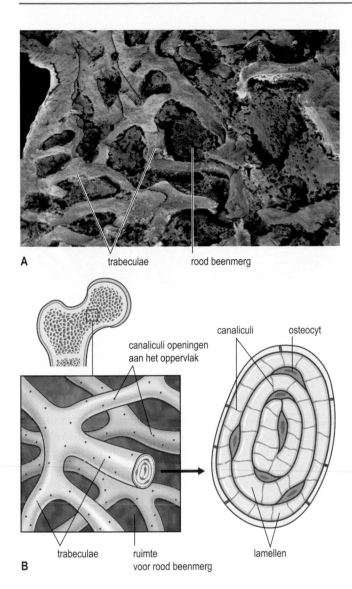

A

trabeculae rood beenmerg

canaliculi openingen aan het oppervlak

canaliculi osteocyt

trabeculae ruimte
voor rood beenmerg

lamellen

B

Figuur 16.6 Spongieus bot (A) Elektromicrografie van spongieus bot met beenmerg (*oranje*) dat de ruimten tussen de trabeculae (*grijsblauw*) vult. (B) Microscopische structuur van spongieus bot. (A, Prof. P Motta/Dept of Anatomy, University 'La Sapienza', Rome/ Science Photo Library. Gereproduceerd met toestemming.)

veel lichter is dan compact bot, waardoor het skelet minder weegt. Microscopisch onderzoek onthult een benig geraamte, gevormd door botbalkjes of trabeculae (trabecula betekent 'balkje') (Fig. 16.6B). Net als compact bot is het botweefsel opgebouwd uit osteonen, waarbij de osteocyten in lacunae leven en met elkaar communiceren via canaliculi. Het botweefsel is hier niet dicht als compact bot, en dus zijn de afzonderlijke osteocyten nooit ver weg van een inwendig botoppervlak; de osteocyten worden gevoed door diffusie via de canaliculi en dus is een centraal kanaal in het midden van het osteon niet nodig. De rangschikking van het vertakkende raamwerk van botbalkjes in spongieus bot is niet willekeurig. De benige honingraat is juist het sterkst op die plaatsen waar hij het meest belast wordt, zodat ook daar de belasting opgevangen kan worden, zelfs al is het geen compact bot.

Botvorming ▶ 16.1

Dit proces, ook wel osteogenese of ossificatie genoemd, begint al voor de geboorte en is pas rond het 24ste levensjaar voltooid. Er zijn twee belangrijke soorten botvorming. Pijp-, korte en onregelmatige beenderen ontwikkelen zich in de foetus uit staafjes van kraakbeen (enchondrale botvorming), kraakbeenmodellen genaamd. Platte beenderen ontwikkelen zich uit membraanmodellen (intramembraneuze of desmale botvorming). Sesambeentjes ontwikkelen uit peesmodellen.

Tijdens de ossificatie scheiden osteoblasten osteoïd uit, dat geleidelijk het oorspronkelijke kraakbeenmodel vervangt; hierna geven de osteoblasten calcium- en fosfaatzouten af via het osteoïd, waardoor dit steeds meer verkalkt en verandert in de harde en stijve structuur van volgroeid bot. Naarmate het bot groeit, raken de osteoblasten opgesloten in de matrix van eigen fabricaat en worden osteocyten.

Ontwikkeling van pijpbeenderen

In pijpbeenderen begint de verbening in kleine gebieden met osteogene cellen (ossificatiekernen) in het kraakbeenmodel (Fig. 16.7). Ossificatie gaat gepaard met de ontwikkeling van een botmanchet na ongeveer 8 weken zwangerschap. Later ontwikkelt de bloedtoevoer zich en vervangt botweefsel het kraakbeen doordat osteoblasten osteoïd afscheiden in de schacht. Het bot wordt langer terwijl de ossificatie doorgaat en zich uitbreidt tot de epifysen. Rond de geboorte ontwikkelen zich secundaire ossificatiekernen in de epifysen de mergholte ontstaat als de osteoclasten het centrale botweefsel in het midden van de schacht afbreken. Gedurende de kindertijd blijven de pijpbeenderen groeien, omdat de epifysaire schijf aan weerszijden van het bot, die van kraakbeen is gemaakt, nieuw kraakbeen blijft produceren op het diafysaire oppervlak (het vlak gericht naar de botschacht, Fig. 16.8). Dit kraakbeen wordt vervolgens bot. Zolang de kraakbeenproductie even snel verloopt als de ossificatie, blijft het bot groeien. In de pubertijd, onder invloed van de sekshormonen, remt de groei van de epifysaire schijf af, en neemt botafzetting toe. Zodra de hele epifysaire schijf bot is geworden, kan het bot niet meer groeien.

Hormonale regulatie van botgroei

Sommige hormonen (Hfdst. 9) die de groei, omvang en vorm van beenderen reguleren worden hier beschreven.

Groeihormoon en de schildklierhormonen thyroxine en tri-jodothyronine, zijn vooral van belang in de baby- en kleutertijd en een tekort of teveel leidt tot abnormale ontwikkeling van het skelet (pp. 249 en 251).

Testosteron en oestrogenen beïnvloeden de lichamelijke veranderingen in de puberteit en helpen gedurende het gehele leven botstructuren te handhaven. Verhoogde concentraties van deze hormonen zijn verantwoordelijk voor de groeispurt in de puberteit, maar stimuleren later de sluiting van de epifysaire schijven (groeischijven) (Fig. 16.8), zodat de lengtegroei stopt – hoewel botten het gehele leven dikker kunnen worden. De gemiddelde lengte van een volwassen man is groter dan die van een vrouw, omdat bij jongens de pubertijd gewoonlijk later plaatsvindt dan bij meisjes, zodat

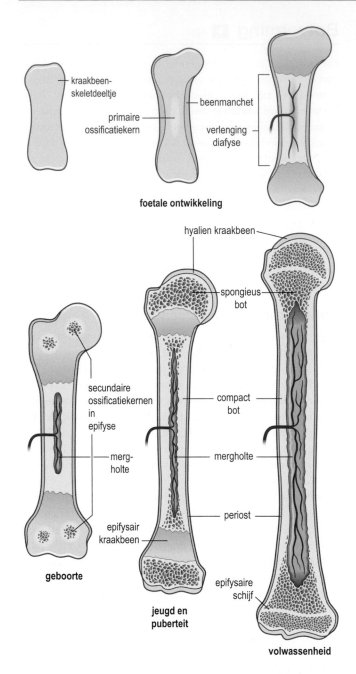

Figuur 16.7 De ontwikkelingsstadia van een pijpbeen.

Labels in figuur (foetale ontwikkeling):
- kraakbeen-skeletdeeltje
- primaire ossificatiekern
- beenmanchet
- verlenging diafyse

foetale ontwikkeling

Labels (geboorte / jeugd en puberteit / volwassenheid):
- hyalien kraakbeen
- spongieus bot
- secundaire ossificatiekernen in epifyse
- compact bot
- merg-holte
- mergholte
- epifysair kraakbeen
- periost
- epifysaire schijf

geboorte

jeugd en puberteit

volwassenheid

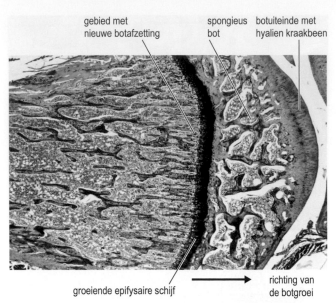

Labels in figuur 16.8:
- gebied met nieuwe botafzetting
- spongieus bot
- botuiteinde met hyalien kraakbeen
- groeiende epifysaire schijf
- richting van de botgroei

Figuur 16.8 Lichtmicrografie van het uiteinde van een groeiend bot, met de epifysaire schijf. (Innerspace Imaging/Science Photo Library. Gereproduceerd met toestemming.)

Beweging en bot

Hoewel de lengtegroei van botten voorgoed stopt als de epifysaire schijven eenmaal zijn verbeend, blijft verdikking van botten het hele leven mogelijk. Dit geschiedt door vorming van nieuwe osteonen aan de randen van het bot, door actie van de osteoblasten ter hoogte van de binnenlaag van het periost. Belasting van het bot door bewegen stimuleert de verdikking van botten, maakt ze sterker en minder gevoelig voor breuken. Gebrek aan beweging draait deze veranderingen terug, wat leidt tot lichtere, zwakkere botten.

Voedingsgewoonten en bot

Gezond botweefsel vereist adequate hoeveelheden calcium en vitamine A, C en D. Calcium en in mindere mate andere mineralen, zoals fosfaat, ijzer en mangaan, zijn essentieel voor een juiste mineralisatie van het bot. Vitamine A is noodzakelijk voor de osteoblastenactiviteit. Vitamine C wordt gebruikt bij de collageensynthese en vitamine D is nodig voor opname van calcium en fosfaat uit het spijsverteringsstelsel.

Bot remodellering

Het bot wordt onwillekeurig constant belast, waardoor het beschadigt, scheurt en verzwakt in de loop van de tijd. Om dit te bestrijden is er een constante omzetting van het botweefsel, door de activiteit van osteoblasten en osteoclasten. Gemiddeld wordt elk jaar ongeveer 10% van het bot vervangen, maar de snelheid waarmee individuele botten worden geremodelleerd varieert. Botten die veel belast worden, worden sneller geremodelleerd dan andere; bijvoorbeeld het distale deel van het dijbeen wordt over het algemeen elke 3 – 6 maanden vernieuwd. Het gaat hier niet om een simpele vervanging, maar is veeleer de aanpassing van het bot aan de belasting waaraan het wordt blootgesteld. Zo houdt het versterken van de botten van de onderste ledematen bij hard-

de botten van jongens langer blijven groeien. Oestrogenen zijn verantwoordelijk voor het bredere vrouwelijke bekken dat zich in de puberteit ontwikkelt, en voor het behoud van botmassa in de volwassen vrouw. Een daling in oestrogeenspiegels na de menopauze geven bij vrouwen na de overgang een hogere kans op osteoporose (p. 471) en botbreuken.

Calcitonine en het parathormoon of PTH (p. 242) beïnvloeden de calciumspiegels in het bloed door regulering van de opname in en vrijmaking uit bot. Calcitonine verhoogt de opname van calcium in het bot (verlaagt het calciumgehalte in het bloed) en PTH verlaagt het (verhoogt het calciumgehalte in het bloed). PTH verhoogt de activiteit van osteoclasten en bevordert aldus de mobilisatie van calcium uit het bot; calcitonine remt de osteoclasten, waardoor de calciumspiegel in het bloed daalt.

Tabel 16.1 Anatomische terminologie met betrekking tot de botten

Term	Betekenis
Gewrichtsoppervlak (facies articularis)	Het deel van het bot dat deel uitmaakt van een gewricht en bedekt is met gewrichts-kraakbeen (hyalien kraakbeen)
Articulatie	Een verbinding tussen een of meer botten, gewricht
Benige sinus	Een holte binnenin een schedelbot
Margo	Een botrand die twee botoppervlakken scheidt
Condylus	Een afgerond uitsteeksel van een bot dat deel uitmaakt van een gewricht
Facet	Een klein, meestal vrij vlak, articulerend oppervlak van een bot
Fissuur	Een gleuf of spleet in een bot
Foramen (meervoud: foramina)	Een gat in een botstructuur
Fossa (meervoud: fossae)	Een kuil of holte in een bot
Meatus	Een gang door een bot
Septum	Een scheiding tussen twee holtes, gevormd door bot
Spina, processus spinosus (meervoud: processus spinosi)	Een scherpe botrand, doornuitsteeksel
Processus styloideus (meervoud: processus styloidei)	Een scherp, naar beneden gericht botuitsteeksel waaraan spieren en ligamenten (gewrichtsbanden) hechten
Sutura	Een onbeweeglijk gewricht, bijv. tussen de schedelbotten
Trochanter, tuberositas, tuberculum	Ruw botuitsteeksel of verhevenheid, meestal voor aanhechting van spieren of ligamenten (gewrichtsbanden) de verschillende namen worden gebruikt in overeenstemming met de omvang van het uitsteeksel een trochanter is het grootst, een tuberculum het kleinst

lopers door remodellering gelijke tred met de regelmatig ondervonden belasting.

Botmarkeringspunten

De meeste botten hebben een ruw oppervlak, door de aanwezigheid van uitsteeksels en randen waar pezen en banden aanhechten. Die zijn niet opgenomen in de beschrijvingen van de afzonderlijke botten in de volgende paragrafen, tenzij ze van bijzonder belang zijn. Vele zijn wel aangegeven in de illustraties. Botmarkeringspunten en de bijbehorende terminologie staan in Tabel 16.1.

Botgenezing ▶ 16.2

Er worden een aantal termen gebruikt om botbreuken te classificeren, zoals:

- gesloten (eenvoudige) botbreuken – de botstukken steken niet door de huid
- open (complexe) botbreuken – botstukken steken door de huid

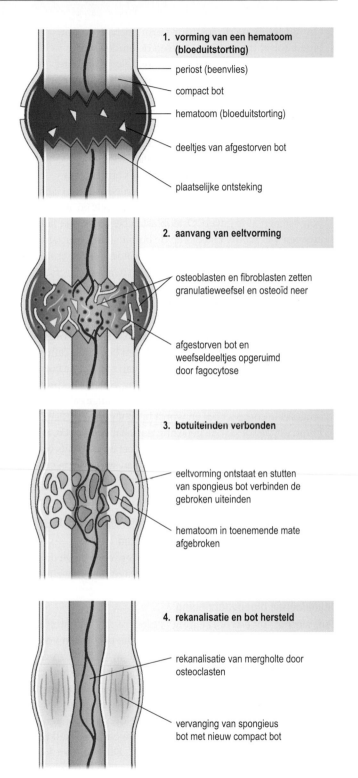

1. **vorming van een hematoom (bloeduitstorting)**
   - periost (beenvlies)
   - compact bot
   - hematoom (bloeduitstorting)
   - deeltjes van afgestorven bot
   - plaatselijke ontsteking

2. **aanvang van eeltvorming**
   - osteoblasten en fibroblasten zetten granulatieweefsel en osteoïd neer
   - afgestorven bot en weefseldeeltjes opgeruimd door fagocytose

3. **botuiteinden verbonden**
   - eeltvorming ontstaat en stutten van spongieus bot verbinden de gebroken uiteinden
   - hematoom in toenemende mate afgebroken

4. **rekanalisatie en bot hersteld**
   - rekanalisatie van mergholte door osteoclasten
   - vervanging van spongieus bot met nieuw compact bot

Figuur 16.9 Stadia in de botgenezing.

- pathologische botbreuken – breuk van bot verzwakt door ziekte of door metastase.

Na een fractuur worden de botstukken samengevoegd door afzetting van nieuw bot. Dit geschiedt in een aantal stappen (Fig. 16.9):

429

1. Onmiddellijk na de fractuur vormt zich een groot bloedstolsel (hematoom) tussen de einden van het bot en in de omringende weke delen. De acute ontstekingsreactie veroorzaakt een zwelling en trekt inflammatoire cellen aan, waaronder macrofagen. Dit stadium kan zeer pijnlijk zijn, omdat het periosteum veel sensorische zenuwuiteinden bevat.

2. Het herstelproces begint zodra het hematoom met grote hoeveelheden fibrine gestabiliseerd is en daarmee een structuur wordt voor de vorming van granulatieweefsel (p. 400). Fibroblasten verplaatsen zich naar de ontstekingshaard om collageenvezels en andere bouwstenen af te geven. Osteoblasten beginnen met het afgeven van nieuw osteoïd en de botuiteinden worden met deze zachte weefsels aan elkaar verbonden. De macrofagen ruimen door fagocytose het dode bot en andere weefsels op, om de weg vrij te maken voor nieuw bot; nieuwe haarvaatjes beginnen te groeien in het granulatieweefsel, waardoor de bloedtoevoer wordt hersteld.

3. Na ongeveer twee weken, zodra osteoblasten het osteoïd beginnen te verharden, vormt zich een botachtig callus. Er wordt callus afgegeven in de vorm van spongieus bot wat dient als een stabiliserende verbinding voor de botbreuk.

4. Tijdens de remodellering wordt het uitwendige callus omgezet in compact bot en wordt het bot vormgegeven. Ervan uitgaande dat de genezing normaal is verlopen, is de botstructuur weer normaal en kan het op de plaats waar eerder de callus was zelfs iets dikker zijn. Het hele proces kan maanden duren, afhankelijk van de mate van beschadiging.

Factoren die botbreukgenezing vertragen

Weefselfragmenten tussen de botstukken
Splinters dood bot (sequestrae) en stukjes weke delen die niet verwijderd zijn door macrofagen, vertragen de genezing.

Onvoldoende bloedvoorziening
Een slechte bloedvoorziening veroorzaakt zuurstoftekort en een tekort aan andere bouwstenen die nodig zijn voor de bloedvatengenezing. Dit belemmert de activiteit van cellen met een genezende werking, waaronder osteoblasten. Hierdoor wordt het kraakbeen, dat zich in het begin van het herstelproces heeft ontwikkeld, niet snel genoeg tot bot omgevormd. Dit kan er uiteindelijk toe leiden dat het genezen weefsel op de plaats van de breuk te weinig verkalkt, wat kan resulteren in een zwakker herstel. Dit heet een kraakbeenverbinding van de breuk. De kwetsbaarste plaatsen, vanwege de gewoonlijk slechte doorbloeding, zijn de femurhals, het os scaphoideum en de tibiaschacht. Dit kan een gewricht (bijv. het polsgewricht) op termijn verwoesten.

Ongelijk gerichte botstukken
De botuiteinden moeten zeer dicht bij elkaar liggen om een goede genezing mogelijk te maken. Als ze verschoven worden, kan dit leiden tot de vorming van veel en onregelmatige callus, wat langzaam geneest en vaak resulteert in blijvende invaliditeit.

Blijvende beweeglijkheid van de botstukken
Voortdurende beweging verstoort de normale vorming van granulatieweefsel wat tot fibrose van het granulatieweefsel leidt, gevolgd door een fibreuze verbinding van de breuk. Dit heet een pseudo-artrose.

Diversen
Hiertoe behoren infectie (zie volgende paragraaf), systeemziekten, ondervoeding, geneesmiddelen, zoals corticosteroïden, en veroudering.

Complicaties bij breuken

Infectie
Ziektekiemen komen binnen via de huidwond en soms ook vanuit het bloed. De genezing vindt pas plaats als de infectie (osteomyelitis, p. 472) voorbij is.

Vetembolieën
Een vetpropje vanuit het beenmerg kan in de bloedsomloop terechtkomen door gescheurde vaten. Vetembolieën blijven meestal steken in de longen en blokkeren de bloedstroming door de haarvaten van de long.

● TOETS

1. Vergelijk de leefomgeving en de functies van osteocyten en osteoblasten.

2. Wat betreft het sluiten van de epifysaire schijven, waarom zijn mannen over het algemeen groter dan vrouwen?

Axiale skelet

Leerdoelen

Na bestudering van dit onderdeel kan de lezer:

■ de beenderen van de schedel (aangezicht en hersenschedel) benoemen

■ de functies van de sinussen en fontanellen van de schedel opnoemen

■ de kenmerken van een wervel aangeven

■ de structuur van de wervelkolom beschrijven

■ de bewegingen en functies van de wervelkolom verklaren

■ de botten benoemen die de borstkas vormen.

De beenderen van het skelet worden verdeeld in twee groepen: het axiale skelet en het appendiculaire skelet (Fig. 16.10).

Het axiale skelet bestaat uit schedel, wervelkolom, ribben en borstbeen. Samen vormen de beenderen die van deze structuren deel uitmaken het benige centrum van het lichaam, de as (axis). Het appendiculaire skelet bestaat uit de schouder, de bekkengordel en de botten van de ledematen.

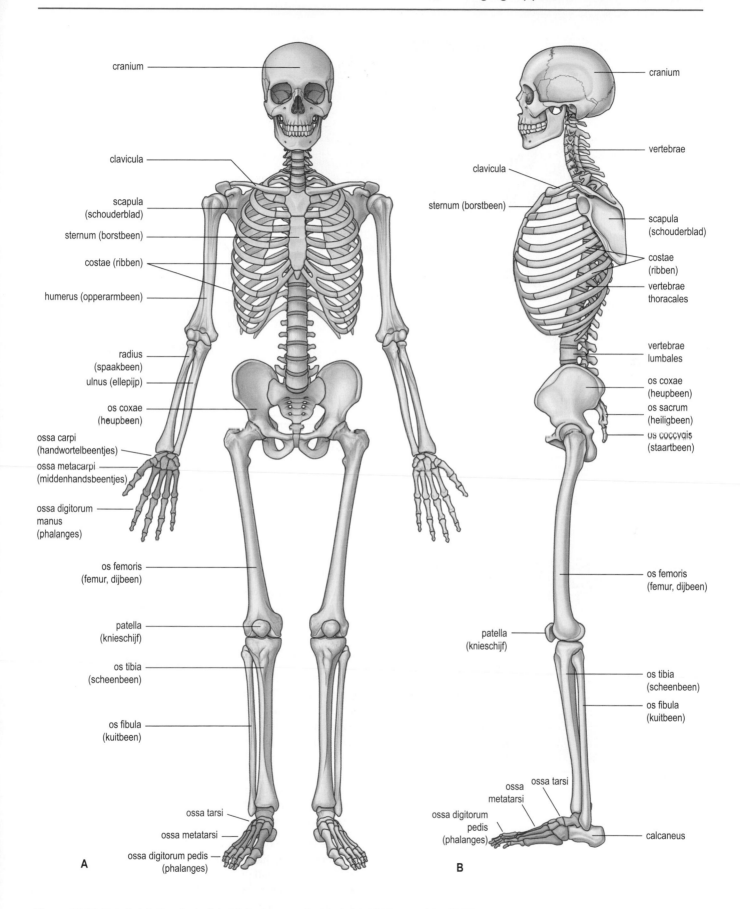

Figuur 16.10 Het skelet. *Goud* axiaal skelet, *bruin* appendiculair skelet. (A) Vooraanzicht. (B) Zijaanzicht. Voor de duidelijkheid zijn de botten van de pols, de hand, de enkel en de voet afzonderlijk gekleurd.

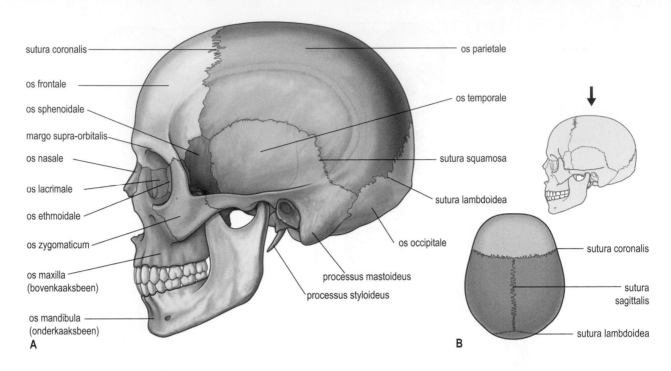

Figuur 16.11 De schedelbeenderen en -naden (suturae). (A) Zijaanzicht. (B) Bovenaanzicht.

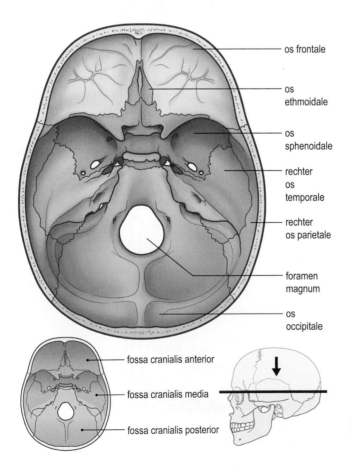

Figuur 16.12 De beenderen die de schedelbasis vormen en de schedelgroeven. Bovenaanzicht.

Schedel

De schedel (Fig.16.11 en Fig.16.12) rust boven op de wervelkolom, en de benige structuur bestaat uit twee delen: de hersenschedel en de aangezichtsschedel.

Sinussen

Het os sphenoidale, het os ethmoidale, de maxilla en het os frontale bevatten luchthoudende holten. Deze staan allemaal in verbinding met de neusholte en zijn, net als de neusholte, bekleed met trilhaarepitheel. Ze laten de stem resoneren en verminderen het gewicht van de schedel.

Cranium cerebrale (hersenschedel)

De hersenschedel wordt gevormd door een aantal platte en onregelmatige beenderen, die de hersenen beschermen. Er is een basis waarop de hersenen rusten en een dak, dat ze omgeeft en bedekt. Het periost dat de binnenzijde van de schedelbeenderen bekleedt, vormt de buitenste laag van de dura mater. In de volwassen schedel zijn de naden (suturae) tussen de beenderen beweeglijk (fibreus). De beenderen hebben talloze gaten (zoals foramina of fissuren), waardoor zenuwen en bloed- en lymfevaten lopen. De beenderen van de hersenschedel zijn:

- 1 os frontale (voorhoofdsbeen)
- 2 ossa parietalia (wandbeenderen)
- 2 ossa temporalia (slaapbeenderen)
- 1 os occipitale (achterhoofdsbeen)
- 1 os sphenoidale (wiggebeen)
- 1 os ethmoidale (zeefbeen).

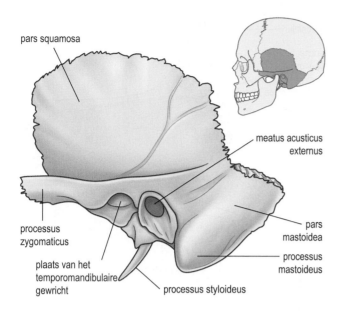

pars squamosa

meatus acusticus
externus

pars
mastoidea

processus
zygomaticus

processus
mastoideus

plaats van het
temporomandibulaire
gewricht

processus styloideus

Figuur 16.13 Het rechter os temporale. Zijaanzicht.

Os frontale

Dit vormt een deel van de orbitae (oogkassen) en de uitstekende rand boven de ogen, de margo supra-orbitalis. Net boven die beide randen bevinden zich luchthoudende holtes of sinussen, bekleed met trilhaarepitheel, die uitkomen in de neusholte.

De sutura sagittalis (kroonnaad) verbindt het os frontale met beide ossa parietalia en andere suturen worden gevormd door het os zygomaticum en lacrimale en door het os nasale en ethmoidale. Het voorhoofdsbeen bestaat oorspronkelijk uit twee delen, die op de middenlijn aan elkaar zitten met de sutura frontalis (zie Fig. 16.19C).

Ossa parietalia

De pariëtale beenderen vormen de zijden en het dak van de schedel. Ze vormen een gewricht met elkaar in de sutura sagittalis (pijlnaad) (zie Fig. 16.11B), met het os frontale in de sutura coronalis, met het os occipitale in de sutura lambdoidea en met het os temporale in de sutura squamosa. De binnenzijde is concaaf en gegroefd om plaats te bieden aan de hersenen en bloedvaten.

Ossa temporalia

Ossa temporalia (Fig. 16.13) liggen elk aan een kant van het hoofd en vormen suturen met os pariëtale, os occipitale, os sphenoidale en os zygomaticum.

De squama temporalis is het dunne, waaiervormige deel dat tegen het os pariëtale aan ligt.

De processus zygomaticus vormt met het os zygomaticum de arcus zygomaticus (jukboog). Het pars mastoidea bevat de processus mastoideus, een verdikt gebied, duidelijk voelbaar achter en onder het oor. Het bevat een groot aantal heel kleine luchthoudende sinussen, die in verbinding staan met het middenoor en bekleed zijn met plaatepitheel.

Het pars petrosa maakt deel uit van de schedelbasis en bevat het gehoororgaan (het slakkenhuis) en het evenwichtsorgaan (de halfronde kanalen).

Het os temporale vormt met de mandibula de articulatio temporomandibularis (kaakgewricht), het enige beweeglijke gewricht van de schedel. Onmiddellijk achter het gewrichtsoppervlak ligt de meatus acusticus externus (uitwendige gehoorgang), die door het pars petrosa naar binnen loopt.

De processus styloideus steekt uit aan de onderkant van het slaapbeen en steunt het tongbeen en de spieren van de tong en pharynx.

Os occipitale

De os occipitale (Fig. 16.14) vormt de achterzijde van het hoofd en is deel van de schedelbasis. Het vormt suturen met de slaap- en wandbeenderen en het wiggenbeen. De binnenzijde is zeer concaaf om ruimte te bieden aan de achterhoofdskwabben van de grote hersenen en de kleine hersenen. De occiput, de achterhoofdsknobbel, heeft twee condylen, die een ellipsoïde gewricht (p. 451) vormen met de processus articulares superiores van de bovenste wervel, de atlas. Ze maken knikken met het hoofd mogelijk. Tussen de condylen ligt het foramen magnum (groot gat) waardoor het ruggenmerg en de arteriae vertebrales de schedelholte binnengaan. Lateraal liggen de incisurae jugulares, die met de corresponderende fossula jugularis van het os temporale het foramen jugulare vormen, waarlangs het zuurstofarme bloed (via de vena jugularis interna) de schedel verlaat.

Os sphenoidale

De os sphenoidale (Fig. 16.15) vormt het middelste deel van de schedelbasis en articuleert met het os occipitale en frontale en met de ossa temporales en parietales (zie Fig. 16.12). Het heeft een centraal corpus, met beiderzijds een ala major en ala minor, en vormt mede de achterzijde van de oogkas, de laterale schedelwand en de kauwspierloge. Naar onder vormen de processus pterygoidei het achterste gedeelte van de laterale neuswand. Het bot verbindt de schedelbotten met de aangezichtsschedel en geeft een dwarsverbinding aan de schedel. Midden bovenop bevindt zich een kleine, zadelvormige uitholling, de fossa hypophysealis of de sella turcica (Turks zadel), waarin de hypofyse ligt. Het bot bevat enkele tamelijk grote luchthoudende sinussen, bekleed met trilhaarepitheel, die uitkomen in de neusholte. De optische zenuwen passeren de foramina optica op weg naar de hersenen.

Os ethmoidale

Het os ethmoidale (Fig. 16.16) beslaat het anterieure deel van de schedelbasis en vormt mede het dak van de neusholte, de mediale orbitawand en het bovenste twee derde van het neustussenschot. Het vernauwt de uitgang van de sinus maxillaris. Aan elke kant steken er twee delen uit in de neusholte, de conchae nasales superiores en mediae (bovenste en middelste neusschelpen). Het os ethmoidale is

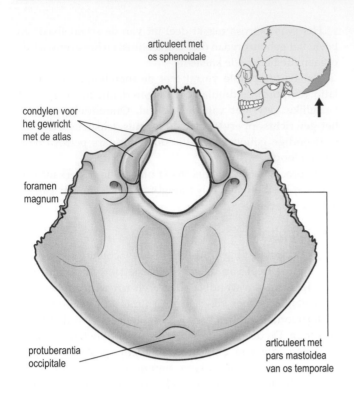

articuleert met
os sphenoidale

condylen voor
het gewricht
met de atlas

foramen
magnum

protuberantia
occipitale

articuleert met
pars mastoidea
van os temporale

Figuur 16.14 Het os occipitale. Onderaanzicht.

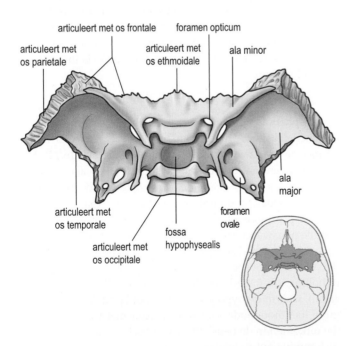

articuleert met os frontale

articuleert met
os parietale

articuleert met
os ethmoidale

foramen opticum

ala minor

ala
major

articuleert met
os temporale

foramen
ovale

articuleert met
os occipitale

fossa
hypophysealis

Figuur 16.15 Het os sphenoidale. Bovenaanzicht.

een fragiel bot dat vele met lucht gevulde holten bevat die bekleed zijn met trilhaarepitheel. Ze bevatten openingen voor afvoer van secreten naar de neusholte. Het horizontaal afgevlakte deel, de lamina cribrosa, vormt het dak van de neusholte en heeft talloze kleine gaatjes waardoor de zenuwvezels van de nervus olfactorius (reukzenuw) vanuit de neusholte naar de hersenen lopen. Een heel dun verticaal

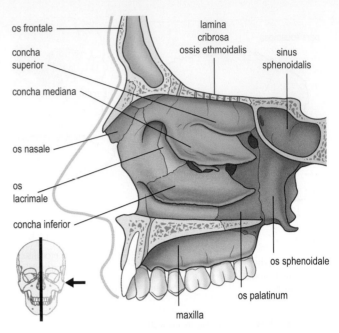

os frontale

concha
superior

concha mediana

os nasale

os
lacrimale

concha inferior

lamina
cribrosa
ossis ethmoidalis

sinus
sphenoidalis

os sphenoidale

os palatinum

maxilla

Figuur 16.16 Zijaanzicht van de rechter neusholte. Linkeraanzicht

botplaatje (de lamina perpendicularis) vormt het bovenste deel van het septum nasale.

Cranium viscerale (aangezichtsschedel)

De aangezichtsbeenderen beschermen en ondersteunen de toegang tot het spijsverteringstelsel en de luchtwegen, en zij bieden ook plaats voor de aanhechting van de gelaatsspieren. Het skelet van het aangezicht bestaat uit 13 botten, naast het reeds beschreven os frontale. Ze passen in elkaar als een fijnmazige, driedimensionale legpuzzel, die de inwendige holtes van het gezicht vormen (bijv. de neus- en de orbitale holtes) en articuleren met de botten van de schedel. Fig. 16.17 toont de verhoudingen tussen de botten:

- 2 ossa zygomatica (jukbeenderen)
- 1 os maxilla (bovenkaak)
- 2 ossa nasalia (neusbeenderen)
- 2 ossa lacrimalia (traanbeenderen)
- 1 os vomer (ploegschaarbeen)
- 2 ossa palatina (verhemeltebeentjes)
- 2 conchae nasales inferiores
- 1 os mandibula (onderkaak).

Ossa zygomatica

De jukbeenderen zijn oorspronkelijk twee botten, die voor de geboorte samengroeien. Ze vormen de verhoging van de wangen en deel van de onderkant en de laterale wanden van de oogkassen.

Os maxilla

Deze bestaat uit twee beenderen, die voor de geboorte vergroeien, maar twee beenderen blijven. Zij vormen de bovenkaak,

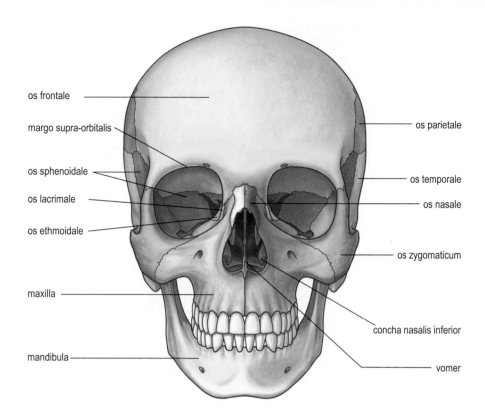

os frontale

margo supra-orbitalis

os sphenoidale

os lacrimale

os ethmoidale

maxilla

mandibula

os parietale

os temporale

os nasale

os zygomaticum

concha nasalis inferior

vomer

Figuur 16.17 De beenderen van het aangezicht. Vooraanzicht.

het anterieure twee derde deel van het verhemelte, de laterale wanden van de neusholte en deel van de onderkant van de oogkassen. De arcus alveolaris maxillae is naar beneden gericht en draagt het bovengebit. Aan elke kant is een grote, met lucht gevulde sinus, de sinus maxillaris. Dit is de grootste sinus; het is bekleed met trilhaarepitheel en heeft openingen naar de neusholte. Een uitsteeksel naar boven vormt de mediale onderste helft van de oogkas. Daarachter komt het os lacrimale.

Ossa nasalia

Deze twee kleine, platte botjes vormen het grootste deel van de laterale en superieure oppervlakken van de neusrug.

Ossa lacrimalia

Deze twee kleine botjes liggen posterieur en lateraal van het os nasale en vormen gedeeltelijk de laterale wand van de oogkassen. Met de maxilla bouwen ze de fossa lacrimalis op die naar onder doorloopt als de ductus nasolacrimalis (traanbuis) die de tranen van de canthus internus van het oog naar de neusholte brengt.

Os vomer

Het vomer is een dun, vlak botje dat zich vanaf het midden van het harde verhemelte opricht en het achterste onderste derde deel van het neustussenschot vormt. Aan de bovenzijde grenst het aan het verticale plaatje van het os ethmoidale.

Ossa palatina

Dit zijn twee kleine L-vormige beenderen. De horizontale delen komen bij elkaar en vormen het posterieure derde deel van het harde verhemelte en de staande delen steken naar boven en vormen een deel van de laterale wanden van de neusholte. Ze vernauwen de uitgang van de sinus maxillaris.

Conchae nasales inferiores

Elke neusschelp is een gekruld botje, dat deel uitmaakt van de laterale wand van de neusholte en daarin onder de middelste neusschelp uitsteekt. De concha nasalis superior en concha nasalis media zijn onderdeel van het os ethmoidale. De conchae vergroten de oppervlakte van de neusholte, zodat de ingeademde lucht beter kan worden verwarmd en bevochtigd.

Os mandibula

Dit is de onderkaak, (Fig.16.18), het enige bot van de schedel dat kan bewegen. In aanleg zijn het twee delen die op de middellijn bij elkaar komen. Elke helft bestaat uit twee hoofddelen, een gebogen corpus met de arcus alveolaris dat het ondergebit bevat, en een ramus, die naar boven steekt in een bijna rechte hoek ten opzichte van het lichaam.

Aan het boveneind verdeelt de ramus zich in de processus condylaris, die met het os temporale de articulatio temporomandibularis vormt (zie Fig. 16.13) en de processus coronoideus, die

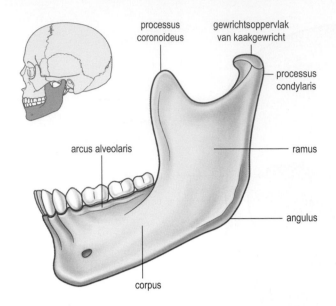

Figuur 16.18 De mandibula. Zijaanzicht.

aanhechting biedt aan spieren en banden die de kaak sluiten. Het punt waar de ramus bij het corpus komt, is de kaakhoek.

Os hyoideum

Dit is een afzonderlijk, hoefijzervormig botje in de weke delen van de hals, juist boven de larynx (strottenhoofd) en onder de mandibula (zie Fig. 10.4). Er zijn geen verbindingen met andere beenderen, maar het is door ligamenten verbonden met de processus styloideus van het os temporale. Het steunt de larynx en biedt aanhechting aan de tongbasis.

Fontanellen van de schedel

Bij de geboorte is de verbening van de naden (suturae) van de schedel nog niet voltooid. De schedelbeenderen vergroeien niet eerder zodat het hoofd van de baby kan vervormen tijdens de bevalling. Waar drie of meer botten bij elkaar komen, zijn er verschillende vliezige plekken of fontanellen (Fig. 16.19). De twee grootste zijn de grote fontanel, die pas volledig verbeend raakt als het kind 1 tot 1,5 jaar oud is, en de kleine fontanel, die meestal 2 – 3 maanden na de geboorte verbeend.

Functies van de schedel

De verschillende delen van de schedel hebben specifieke en verschillende functies:

- De hersenschedel beschermt de hersenweefsels.
- De benige oogkassen beschermen de ogen tegen letsel en bieden aanhechting voor de spieren die de ogen bewegen.
- Het os temporale beschermt de kwetsbare structuren van het binnenoor.
- De sinussen in sommige beenderen van het aangezicht en de schedel geven resonantie aan de stem.

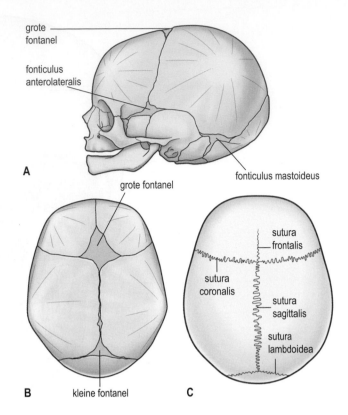

Figuur 16.19 De schedel met fontanellen en suturae (schedelnaden) (A) Fontanellen – zijaanzicht. (B) Fontanellen – bovenaanzicht. (C) Voornaamste suturen – bovenaanzicht bij voltooide ossificatie.

- De beenderen van de aangezichtschedel vormen de wanden van het achterste deel van de neusholtes en vormen het bovenste deel van de luchtwegen.
- De maxilla en de mandibula hebben randen waarin het gebit ligt ingebed.
- De mandibula, aangestuurd door de onderste gelaatsspieren, maakt het kauwen mogelijk.

Wervelkolom (columna vertebralis)

De wervelkolom bestaat uit 26 beenderen (Fig. 16.20). Van het os occipitale van de schedel strekken zich 24 afzonderlijke wervels naar beneden uit tot het os sacrum (heiligbeen) dewelke is gevormd uit vijf vergroeide wervels, en het os coccygis (staartbeen), wordt gevormd door drie tot vijf kleine, vergroeide wervels. De wervelkolom wordt verdeeld in verschillende gebieden. De eerste 7 wervels, in de nek, vormen de cervicale wervelkolom, de volgende 12 wervels de thoracale wervelkolom en de volgende 5 wervels de lumbale wervelkolom, waarvan de onderste wervel articuleert met het heiligbeen. Elke wervel wordt geïdentificeerd door de eerste letter van het gebied in de wervelkolom, gevolgd door een getal dat op de plaats wijst. De bovenste wervel bijv. is C1 en de derde lendenwervel L3.

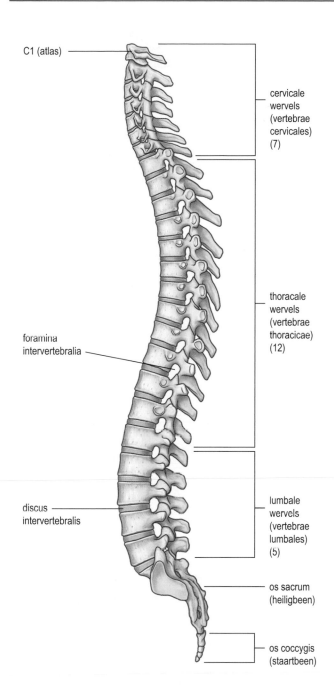

C1 (atlas)

cervicale
wervels
(vertebrae
cervicales)
(7)

foramina
intervertebralia

thoracale
wervels
(vertebrae
thoracicae)
(12)

discus
intervertebralis

lumbale
wervels
(vertebrae
lumbales)
(5)

os sacrum
(heiligbeen)

os coccygis
(staartbeen)

Figuur 16.20 De wervelkolom. Zijaanzicht.

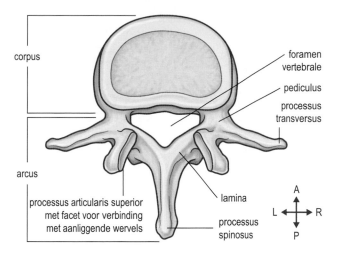

corpus

arcus

processus articularis superior
met facet voor verbinding
met aanliggende wervels

foramen
vertebrale

pediculus

processus
transversus

lamina

processus
spinosus

A
L ←→ R
P

Figuur 16.21 Een lendenwervel met de kenmerken van een typische wervel. Bovenaanzicht.

overeenkomstige oppervlakken van de wervels erboven en eronder. Er is echter geen direct bot-op-botcontact, omdat tussen elk beenderpaar een stevig vezelkraakbeenkussen ligt, dat de intervertebrale schijf wordt genoemd. De wervellichamen liggen aan de voorkant van de wervelkolom. Ze worden aan de onderkant van de wervelkolom steeds groter, omdat de onderrug veel meer gewicht moet ondersteunen dan de hoger gelegen delen.

Wervelboog (arcus vertebrae)

Dit ligt in het gebied achter het wervellichaam dat een groot foramen vertebrale (wervelgat) omsluit, waarvan het de posterieure en laterale wanden vormt. De laterale wanden worden gevormd door de pediculi (arcus vertebrae), de posterieure wanden door de lamina arcus vertebrae. Vanuit het gebied waar een pediculus een lamina ontmoet, steekt lateraal de processus transversus (dwarsuitsteeksel) uit. Waar de twee laminae elkaar ontmoeten aan de achterzijde bevindt zich de processus spinosus (doornuitsteeksel). Deze benige bobbels kunnen door de huid over de hele lengte van de thoracale en lumbale wervelkolom worden gevoeld. De wervelboog heeft vier gewrichtsvlakjes (facise articulares): twee processus articulares superiores articuleren met de wervel erboven en twee processus articulares inferiores met de wervel eronder. De opeenvolgende foramina vertebralia vormen het wervelkanaal dat het ruggenmerg bevat.

De beweeglijke wervels hebben veel gemeenschappelijk, maar sommige groepen hebben specifieke onderscheidende kenmerken.

Kenmerken van een wervel

Deze worden in (Fig. 16.21) getoond.

Het wervellichaam (corpus vertebrae)

Dit is het brede, platte en grootste deel van de wervel. Als de wervels boven op elkaar zijn gestapeld in de wervelkolom, articuleert het platte oppervlak van elke wervel met de

Wervelkenmerken, specifiek per gebied

Halswervels

Dit zijn de kleinste wervels (Fig. 16.22) omdat ze alleen het hoofd hoeven te dragen. De processus transversus hebben een foramen waardoor een arteria vertebralis (wervelslagader) omhoog loopt naar de hersenen. De eerste twee halswervels, de atlas en de axis, zijn atypisch.

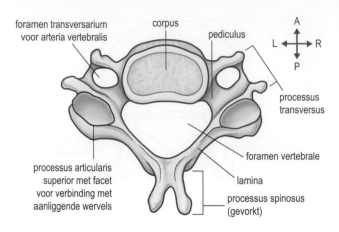

Figuur 16.22 Een halswervel, met de typerende kenmerken. Bovenaanzicht.

De eerste halswervel (C1), de atlas, is het bot waarop de schedel rust. Onder de atlas ligt de axis, de tweede halswervel (C2).

De atlas (Fig. 16.23A) is feitelijk een ring van bot, zonder duidelijk lichaam of processus spinosus, hoewel er twee korte processus transversi zijn. Hij heeft twee afgeplatte facetten (processus articulares superiores) die met het os occipitale de ellipsoïde gewrichten vormen (p. 451), die knikken met het hoofd mogelijk maken.

De axis (Fig. 16.23B en Fig. 16.23C) zit onder de atlas en heeft een klein lichaam met een klein uitsteeksel naar boven, de dens (tand). Deze steekt posterieur uit in het foramen vertebrae van de atlas erboven, en wordt stevig op zijn plaats gehouden door het ligamentum transversum (Fig. 16.23D). Het hoofd draait op dit gewricht.

De zevende halswervel, C7, staat ook bekend als vertebra prominens. Deze heeft een lange processus spinosus die uitloopt in een verdikte knobbel, die onderaan de nek gemakkelijk gevoeld kan worden (het is de bovenste die men kan voelen).

Thoracale wervels

De 12 thoracale wervels (Fig. 16.24) zijn groter dan de cervicale wervels omdat dit deel van de wervelkolom meer gewicht moet dragen. De wervellichamen en dwarsuitsteeksels hebben facetten voor de gewrichten met de ribben. De processus spinosi zijn naar achter en onder gericht en liggen dakpansgewijs over elkaar.

Lumbale wervels

Dit zijn de grootste wervels (zie Fig. 16.21) omdat ze het gewicht van het gehele bovenlichaam moeten dragen. Ze hebben aanzienlijke processus spinosi voor aanhechtingen van de spieren van de onderrug. Deze processus spinosi zijn bijlvormig en horizontaal naar achter gericht.

Os sacrum (heiligbeen)

Dit bestaat uit vijf rudimentaire wervels die zijn aaneengegroeid tot een driehoekig of wigvormig bot met een concaaf anterieur oppervlak (Fig. 16.25). Het bovenste deel, de basis, vormt een gewricht met L5. Aan beide zijden vormt het met het

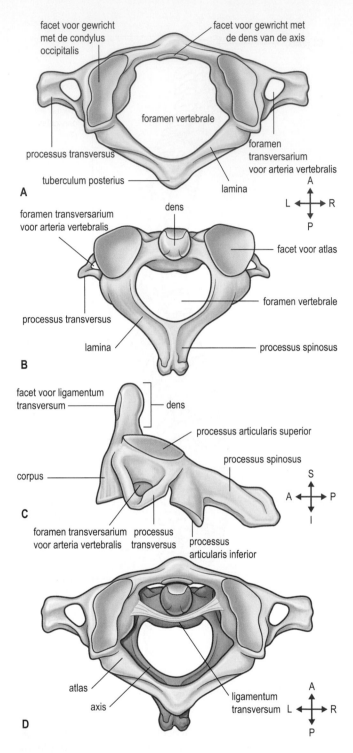

Figuur 16.23 De bovenste cervicale wervels. (A) De atlas. Bovenaanzicht. (B) De axis. Bovenaanzicht. (C) De axis. Zijaanzicht. (D) De atlas en axis op hun plaats met het ligamentum transversum zichtbaar.

os ilium een sacro-iliacaal gewricht (articulatio sacro-iliaca) en het onderste punt vormt een gewricht met het staartbeen (coccyx). De anterieure rand van de basis, het promontorium, steekt uit in de bekkenholte. Naast de wervelgaten bevindt zich aan beide zijden een reeks van fourgaten voor de doorgang van sacrale wervelzenuwen. Het dorsale oppervlak is convex en bevat de rudimentaire processus transversi, articulares en spinosi.

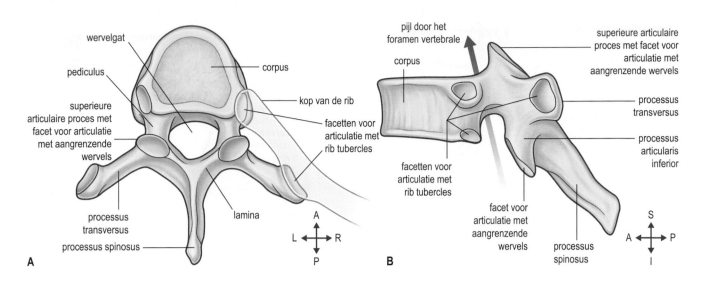

Figuur 16.24 Een thoracale wervel (A) Bovenaanzicht. (B) Zijaanzicht.

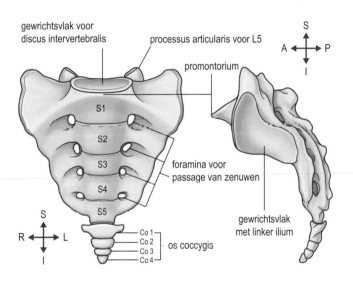

Figuur 16.25 Het sacrum en staartbeen (A) Voor- en zijaanzicht.

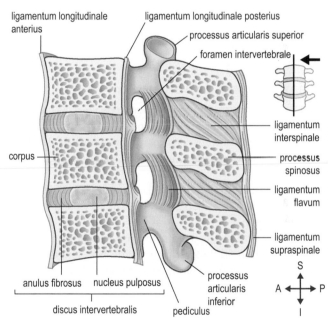

Figuur 16.26 Deel van de wervelkolom met de ligamenten, tussenwervelschijven en foramina intervertebralia.

Os coccygis

De coccyx wordt gevormd door de vier laatste wervels, aaneengegroeid tot een klein driehoekig bot (Fig. 16.25), waarvan de brede basis een gewricht vormt met de punt van het sacrum.

Kenmerken van de wervelkolom

Tussenwervelschijven

De lichamen van aangrenzende wervels worden gescheiden door een tussenwervelschijf (discus intervertebralis), bestaande uit een buitenring van fibreus kraakbeen (anulus fibrosus) en een kern van viskeus gelatineachtig materiaal (nucleus pulposus) (Fig. 16.26). Tussenwervelschijven zijn het dunst in het cervicale gebied en worden in de richting

van het lumbale gebied, naarmate de belasting toeneemt, steeds dikker. Het ligamentum longitudinale posterius in het wervelkanaal helpt ze op hun plaats te houden. Ze fungeren als schokdempers en vormen kraakbeengewrichten die de wervelkolom flexibel maken.

Foramina intervertebralia

Van opzij gezien zit er tussen twee wervels een foramen, gevormd door een ruimte tussen de omliggende pediculi arcus vertebrae.

Over de lengte van de wervelkolom bevindt zich aan elke zijde tussen elk paar wervels een foramen intervertebrale.

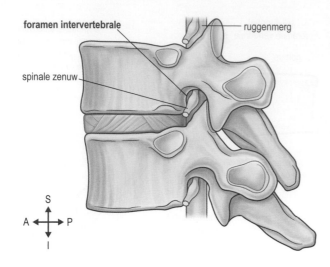

Figuur 16.27 Onderste cervicale wervels, het ruggenmerg en de spinale zenuwen die door de foramina inter vertebralia passeren zijn zichtbaar. Zijaanzicht.

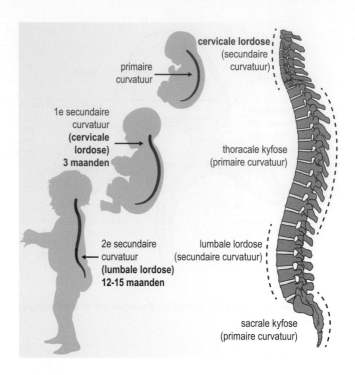

Figuur 16.28 Ontwikkeling van de krommingen in de wervelkolom.

Hierdoor passeren de spinale zenuwen en de bloed- en lymfevaten (Fig. 16.27).

Ligamenten van de wervelkolom

Deze ligamenten (zie Fig. 16.26) houden de wervels bij elkaar en houden de tussenwervelschijven op hun plaats.

Het ligamentum transversum atlantis houdt de dens van de axis in de juiste positie ten opzichte van de atlas (zie Fig. 16.23C).

Het ligamentum longitudinale anterius strekt zich uit over de gehele lengte van de wervelkolom en ligt vóór de wervellichamen.

Het ligamentum longitudinale posterius ligt binnen het wervelkanaal en strekt zich uit over de hele lengte van de wervelkolom, in nauw contact met de posterieure zijde van de wervellichamen.

Het ligamentum flavum verbindt de laminae van buurwervels.

Het ligamentum nuchae (zie Fig. 16.61) en het ligamentum supraspinale verbinden de processus spinosi, van het os occipitale tot het sacrum.

Krommingen in de wervelkolom

Van lateraal gezien vertoont de wervelkolom vier krommingen: twee primaire (kyfosen) en twee secundaire (lordosen) (Fig. 16.28).

De foetus ligt opgerold in de baarmoeder zodat het hoofd en de knieën elkaar min of meer raken. Deze houding is de primaire curvatuur. De secundaire cervicale curvatuur ontwikkelt zich als het kind zijn hoofd kan optillen (na ongeveer 3 maanden), de secundaire lumbale curvatuur volgt als het kind rechtop kan staan (na 12 – 15 maanden). De primaire thoracale en sacrale krommingen blijven behouden.

Bewegingen van de wervelkolom

De afzonderlijke botten van de wervelkolom hebben weinig bewegingsruimte. De wervelkolom als geheel kan echter veel bewegingen maken, zoals flexie (vooroverbuigen), extensie (achteroverbuigen), laterale flexie (opzij buigen) en rotatie. De cervicale en lumbale delen zijn het beweeglijkst.

Functies van de wervelkolom

Dit zijn onder andere de volgende:

- Met elkaar vormen de foramina vertebralia het wervelkanaal, dat een sterke benige bescherming biedt voor het kwetsbare ruggenmerg dat erin ligt.
- De pediculi van aangrenzende wervels vormen foramina intervertebralia, één aan elke kant, waardoor spinale zenuwen, bloed- en lymfevaten toegang hebben tot het ruggenmerg.
- De talloze afzonderlijke wervels samen met de intervertebrale schijven maken beweging van de hele wervelkolom mogelijk.
- Ondersteuning voor de schedel.
- De tussenwervelschijven fungeren als schokdempers, waardoor de hersenen zijn beschermd.
- De wervelkolom vormt de as van de romp, bevestiging voor ribben, schoudergordel en bovenste ledematen, bekkengordel en onderste ledematen.

Borstkas

De borstkas (thorax, Fig. 16.29) bestaat uit het sternum, 12 paar ribben en de 12 thoracale wervels.

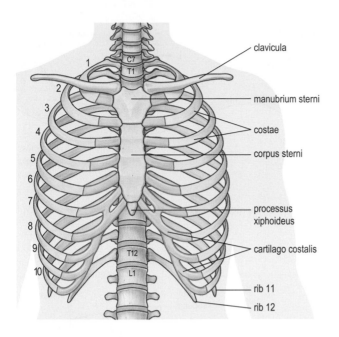

Figuur 16.29 De borstkas. Vooraanzicht.

Borstbeen (sternum)

Dit platte bot (Fig. 16.30) kan in het midden voorop het borst-vlak onder de huid worden gevoeld.

Het manubrium is het bovenste deel en vormt met de sleutelbeenderen de sternoclaviculaire gewrichten. Er zijn ook gewrichten met de bovenste twee paar ribben.

Aan het corpus of middelste deel zitten vijf paar ribben vast.

De processus xyphoideus is het inferieure puntje van het bot. Hieraan hechten het diafragma, de voorste buikspieren en de linea alba (letterlijk 'witte lijn'; zie Fig. 16.64).

Ribben (costae)

De 12 paar ribben vormen de laterale wand van de borst-kas of thorax (zie Fig. 16.29). Het zijn lange, gebogen bot-ten (Fig. 16.31) die posterieur articuleren met de wervelko-lom. Anterieur articuleren de eerste zeven paar ribben via hun ribkraakbeen (cartilago costalis) rechtstreeks met het sternum. Ze staan bekend als ware ribben (costae verae). Van de overige 5 paar, de zogenaamde valse ribben (cos-tae spuriae), staan de 8ste, de 9de en de 10de ribbenparen onrechtstreeks in contact met het sternum, doordat hun ribkraakbeen tegen dat van de naastgelegen rib ligt. Zo draagt het ribkraakbeen bij aan de structuur van de rib-benboog. Ribbenpaar 11 en 12 eindigen tussen de spieren van de laterale buikwand en komen helemaal niet bij het sternum, de voorste punten hangen vrij – zij worden de zw-evende ribben (costae fluctuantes) genoemd. De eerste rib is veel kleiner en platter dan de andere ribben en heeft aan de bovenzijde een ruwe plek waar de musculus scalenus anterior is aangehecht. Aan de voorzijde heeft zij een goot waardoor de vena subclavia loopt, aan de achterzijde een goot voor de arteria subclavia.

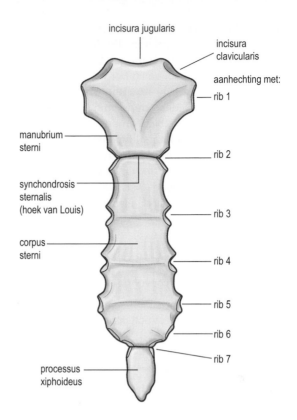

Figuur 16.30 Het sternum met aanhechtingen.

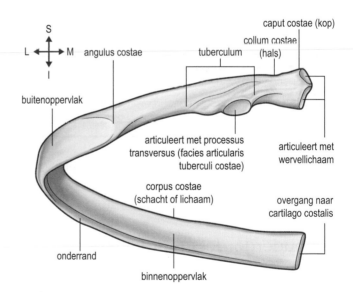

Figuur 16.31 Rib. Onderaanzicht.

Elke rib (costa) vormt maximaal 3 gewrichten met de wervelkolom, waarvan 2 tussen het ribkopje en de wervel-lichamen erboven en eronder, zodat het ribkopje tussen 2 wervellichamen in ligt. Tien ribben hebben ook een gewricht tussen het tuberkel van de rib en de processus transversus van de wervel eronder.

De onderzijde van de ribben is sterk gegroefd, wat een sulcus oplevert waarlangs de vena, arteria en nervus

441

intercostalis lopen. Tussen elke rib en die daaronder bevinden zich intercostale spieren die de beweging van de borstkas voor de ademhaling mogelijk maken.

De schikking van de ribben en het vele kraakbeen maken van de borstkas een flexibele structuur die van vorm en omvang kan veranderen tijdens de ademhaling. De eerste rib zit stevig vast aan het borstbeen en de eerste borstwervel en beweegt niet tijdens de ademhaling. Het zit vast, dus als de intercostale spieren samentrekken, trekken ze de hele ribbenkast omhoog naar de eerste rib. Het ademhalingsmechanisme staat beschreven op p. 275. De voornaamste functie van de intercostale spieren is de elastische afsluiting van de borstkas.

> ● **TOETS**
>
> 3. Welke suturen worden gevormd aan de randen van het os pariëtale?
>
> 4. Beschrijf de positie en structuur van de vertebra prominens.

Appendiculaire skelet

Leerdoelen

Na bestudering van dit onderdeel kan de lezer:

- de botten benoemen die het appendiculaire skelet vormen

- de kenmerken benoemen van de botten van het appendiculaire skelet

- de verschillen in bouw beschrijven tussen het mannelijke en vrouwelijke bekken.

Het appendiculaire skelet (zie Fig. 16.10) bestaat uit:
- de schoudergordel met de bovenste ledematen
- de bekkengordel en de onderste ledematen.

Schoudergordel en bovenste extremiteit

De bovenste ledematen of bovenste extremiteiten vormen via de schoudergordel gewrichten met de romp.

Schoudergordel

De schoudergordel bestaat uit twee sleutelbeenderen en twee schouderbladen.

Clavicula (sleutelbeen)

De clavicula (Fig. 16.32) is een S-vormig pijpbeen. Het articuleert met het manubrium van het sternum in de articulatio sternoclavicularis en met het acromion van de scapula in het

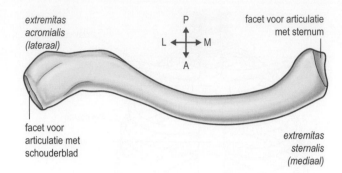

Figuur 16.32 De rechter clavicula.

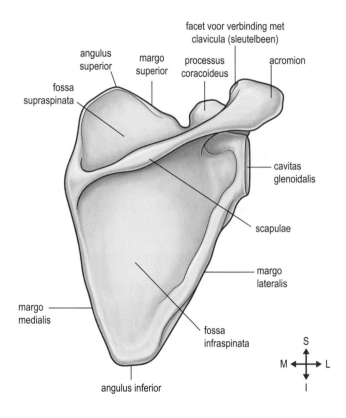

Figuur 16.33 De rechter scapula. Achteraanzicht.

acromioclaviculaire gewricht. De clavicula is de enige benige verbinding tussen de bovenste ledemaat en het axiale skelet. De vorm is goed palpeerbaar door de huid.

Scapula (schouderblad)

De scapula (Fig. 16.33) is een plat, driehoekig bot, dat achter op de borstkas ligt, op de ribben, daarvan gescheiden door spieren.

Aan de laterale hoek bevindt zich een ondiep gewrichtsvlak, de cavitas glenoidalis, dat met de humeruskop het schoudergewricht vormt.

Op de posterieure zijde loopt een ruwe rand, de spina scapulae, die zich uitstrekt tot voorbij de laterale scapularand en over de cavitas glenoidalis heen hangt. Dit uitstekende deel, dat door de huid heen gevoeld kan worden

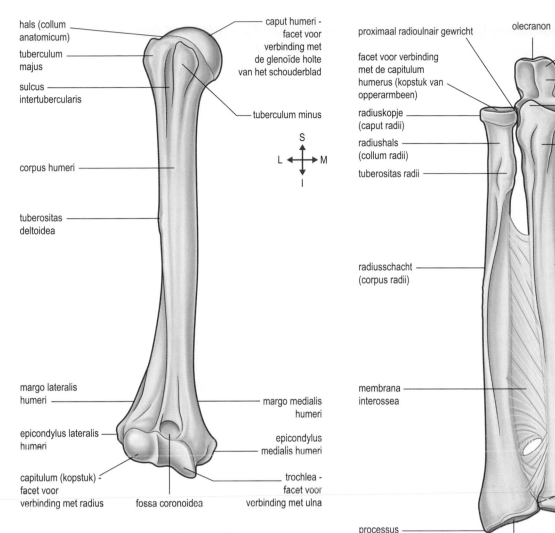

Figuur 16.34 De rechter humerus. Vooraanzicht.

hals (collum anatomicum)
tuberculum majus
sulcus intertubercularis
corpus humeri
tuberositas deltoidea
margo lateralis humeri
epicondylus lateralis humeri
capitulum (kopstuk) - facet voor verbinding met radius
fossa coronoidea

caput humeri - facet voor verbinding met de glenoïde holte van het schouderblad
tuberculum minus
margo medialis humeri
epicondylus medialis humeri
trochlea - facet voor verbinding met ulna

proximaal radioulnair gewricht
facet voor verbinding met de capitulum humerus (kopstuk van opperarmbeen)
radiuskopje (caput radii)
radiushals (collum radii)
tuberositas radii
radiusschacht (corpus radii)
membrana interossea
processus styloideus radii

olecranon
facet voor verbinding met de trochlea van de humerus (katrol, bovenste deel van sprongbeen en het opperarmbeen)
incisura trochlearis
processus coronoideus
tuberositas ulnae
ulnaschacht (corpus ulnae)
distaal radio-ulnair gewricht (articulatio radio-ulnaris distalis)
processus styloideus ulnae

facet voor verbinding met scheepvormig been en halvemaansbeentje/maanvormig been

Figuur 16.35 De rechter radius en ulna met de membrana interossea. Vooraanzicht.

als het hoogste deel van de schouder, wordt het acromion genoemd en vormt een gewricht met de clavicula; dit is het acromioclaviculaire gewricht, een licht beweeglijk synoviaal gewricht dat bijdraagt aan de beweeglijkheid van de schoudergordel. Aan de processus coracoideus, een naar voor gericht uitsteeksel van de bovenrand van het bot, hechten spieren die het schoudergewricht bewegen.

De bovenste extremiteit

Humerus (opperarmbeen)

De humerus (Fig. 16.34) is het bot van de bovenarm. De kop zit tegen de cavitas glenoidalis van de scapula en vormt daarmee het schoudergewricht. Onder de kop zitten twee ruwe verhevenheden, het tuberculum majus en het tuberculum minus, waartussen een diepe groeve loopt, de sulcus intertubercularis, waarin één van de pezen van de musculus biceps brachii loopt. Het distale einde (extremitas distalis) heeft twee gewrichtsvlakken op de 'condylen': een kogelvormig vlak voor de radius (t.h.v. het lateraal gelegen capitulum) en

een mediaal gelegen trochlea voor de ulna, die tezamen het elleboogsgewricht vormen.

Ulna en radius (spaakbeen)

Dit zijn de twee beenderen van de onderarm, (Fig. 16.35). De ulna is langer en ligt mediaal van de radius. In de anatomische stand, dat wil zeggen met de handpalm naar voren, liggen de twee botten parallel. Ze vormen in de elleboog een gewricht met de humerus (articulatio cubiti), in de pols met de handwortelbeentjes (os scaphoideum en os lunatum) en met elkaar in het proximale en het distale radio-ulnaire gewricht (articulatio radioulnaris proximalis/distalis). Daarnaast verbindt een interossaal membraan (membrana interossea) de radius en ulna langs de diafyse, wat de combinatie stabiliseert en de relatieve positie handhaaft, ondanks krachten uitgeoefend op elleboog of pols.

Ossa carpi (handwortelbeentjes)

Er zijn acht handwortelbeentjes, in twee rijen van vier (Fig. 16.36). Per rij, van buiten naar binnen:

- proximale rij: os scaphoideum, os lunatum, os triquetrum, os pisiforme
- distale rij: os trapezium, os trapezoideum, os capitatum, os hamatum.

Deze beentjes liggen dicht tegen elkaar en worden op hun plaats gehouden door ligamenten die een beperkte beweging toestaan. De botjes van de proximale rij horen bij het polsgewricht en die van de distale rij vormen gewrichten met de ossa metacarpi. Aan de voorzijde vormen de beentjes een goot. Pezen van de onderarmspieren kruisen de pols en worden strak tegen de botjes aangehouden door sterke, fibreuze banden, retinacula genoemd (zie Fig. 16.52).

Ossa metacarpi (middenhandsbeentjes)

Deze vijf beentjes vormen de palm van de hand. Ze worden vanaf de duimzijde genummerd. Aan de proximale zijde vormen de ossa metacarpi II tot V weinig beweeglijke gewrichten met de ossa carpi, en aan de distale zijde scharniergewrichten (die ook wat spreiding toelaten) met de phalanges. Het os metacarpi I vormt met het os trapezium een zadelgewricht dat een beweging van de duim in twee assen toelaat.

Ossa digitorum manus of phalanges (vingerkootjes)

Er zijn 14 falangen, 3 in vinger II t/m V en 2 in de duim (phalanx proximalis, phalanx distalis). Scharniergewrichten verbinden ze met elkaar (articulatio interphalangealis proximalis en distalis) en met de ossa metacarpi (articulatio metacarpophalangealis).

Bekkengordel en onderste extremiteit

De vrije onderste ledematen vormen t.h.v. de bekkengordel gewrichten met de romp.

Bekkengordel

De bekkengordel wordt gevormd door twee ossa coxae (heupbeenderen). De 'pelvis' (benig bekken) is de term voor de komvormige structuur, gevormd door de bekkengordel en het daarmee verbonden sacrum.

Os coxae (heupbeen)

Elk heupbeen (Fig. 16.37) bestaat uit drie vergroeide beenderen: os ilium (darmbeen), os ischii (zitbeen) en os pubis (schaambeen). Aan de laterale buitenzijde is er een diepe holte, het acetabulum, dat met de bijna ronde femurkop het heupgewricht vormt.

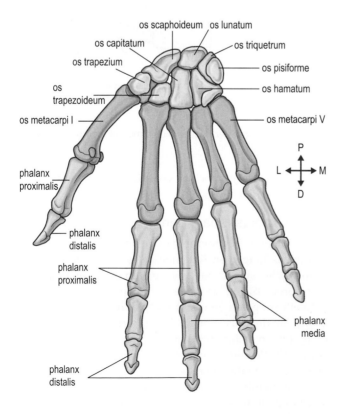

Figuur 16.36 De beentjes van de rechterhand, pols en vingers. Vooraanzicht.

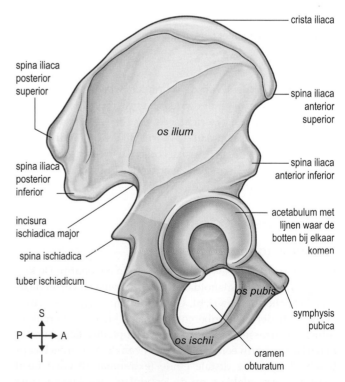

Figuur 16.37 Het rechter heupbeen. Zijaanzicht.

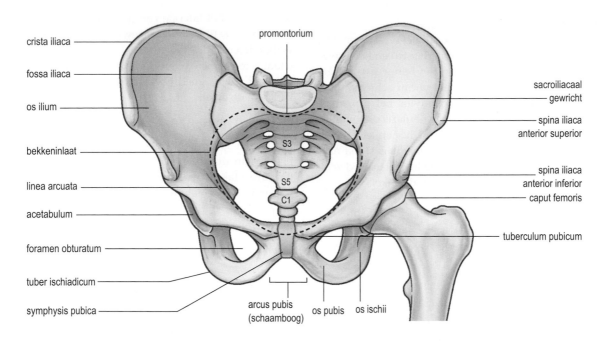

Figuur 16.38 De botten van het bekken en het bovenste deel van het linker femur.

Het os ilium is het bovenste, licht uitgeholde deel van het bot. Het heeft een crista iliaca (bekkenkam), met aan de voorzijde de spina iliaca anterior superior. Hierover lopen drie lijnen als aanhechtingsplaatsen voor de schuine buikspieren. Het os ilium vormt met het sacrum een synoviaal gewricht; dit is het sacroiliacale gewricht. Dit gewricht kan een flinke belasting opvangen en later in het leven fibroseert het vaak. Aan de buitenzijde van het os ilium verlopen een aantal lijnen die de aanhechtingsplaatsen van de bilspieren (musculi glutei) markeren.

Het os pubis is de voorkant en vormt een gewricht met het os pubis van het andere heupbeen in een kraakbeengewricht, de symfyse (symphysis pubica). Van dit bot vertrekken een bovenste en een onderste ramus.

Het os ischii is het onderste, achterste deel. Het ruwe, onderste uitsteeksel aan het ischium, de tuber ischiadicum, draagt het lichaamsgewicht wanneer iemand zit. Dit is het zogenaamde 'zitbeen'. Het fuseert met de onderste ramus van het os pubis (ischiopubische tak) en vormt zo het foramen obturatum.

De drie delen komen in het acetabulum bij elkaar.

De pelvis

De pelvis (Fig. 16.38) wordt gevormd door de heupbeenderen, het sacrum en het staartbeen. De linea terminalis, bestaande uit het promontorium van het sacrum en de linea arcuata van de heupbeenderen, verdeelt het in het grote en het kleine bekken. Het grote bekken ligt boven de lijn, het kleine eronder.

Verschillen tussen het mannelijke en het vrouwelijke bekken

De vorm van het vrouwelijke bekken maakt de passage van de baby bij de bevalling mogelijk. Het vrouwelijke bekken heeft lichtere beenderen, is minder diep en over

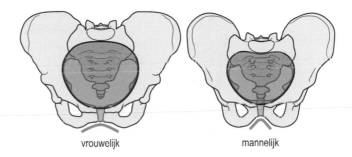

Figuur 16.39 Het verschil tussen het mannelijke en vrouwelijke bekken.

het algemeen wijder dan het mannelijke. De hoek tussen de onderste pubistakken is bij de vrouw 95°, bij de man 70°. (Fig. 16. 39)

Onderste extremiteit

Os femoris of femur (dijbeen)

Het femur (Fig. 16.40) is het langste en zwaarste bot van het lichaam. De kop (caput femoris) is vrijwel rond en vormt samen met het acetabulum van het heupbeen het heupgewricht. De hals strekt zich van kop tot schacht uit naar lateraal en iets naar beneden. Het grootste deel ervan ligt binnen het gewrichtskapsel.

De achterzijde van het onderste derde deel vormt een vlak driehoekig gebied, de facies poplitea. Het distale einde heeft twee condylen, die met tibia en patella het kniegewricht (articulatio genu) vormen. Vooraan is er een groeve waarin de patella past. De femur geeft het lichaamsgewicht door naar de botten onder de knie tot aan de voet.

Os tibia (scheenbeen)

De tibia (Fig. 16.41) is het mediale bot in het onderbeen. Het proximale einde is breed en plat (tibiaplateau) en heeft twee condylen, die met de condylen van het femur het kniegewricht vormen. De kop van de fibula vormt achteraan met het onderste deel van de laterale condylus het proximale tibiofibulaire gewricht (articulatio tibio-fibularis proximalis).

Het distale einde van de tibia vormt het enkelgewricht met de talus en de fibula. De malleolus medialis steekt naar onderen uit, mediaal van het enkelgewricht. Het is goed voelbaar door de huid aan de binnenkant van de enkel.

Fibula (kuitbeen)

Het kuitbeen (fibula) (Fig. 16.41) is het lange, dunne bot aan de zijkant van het been. Aan de bovenzijde is het ver-

bonden met het laterale condyl van de tibia en vormen zo het proximale tibiofibulaire gewricht aan de onderkant is het verbonden met de tibia en steekt verder uit om het malleolus lateralis te vormen. Hierdoor wordt het enkelgewricht gestabiliseerd. Het is goed voelbaar door de huid aan de buitenkant van de enkel.

Patella (knieschijf)

Dit is een grofweg driehoekig sesambeen, dat deel uitmaakt van de voorwand van het kniegewricht. Het posterieure vlak articuleert met de facies patellaris van het femur in het kniegewricht en de anterieure kant ligt in de patellapees, dat wil zeggen de pees van de musculus quadriceps femoris.

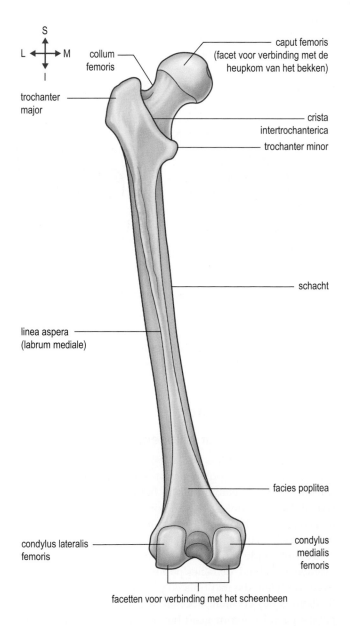

Figuur 16.40 Het linker femur. Achteraanzicht.

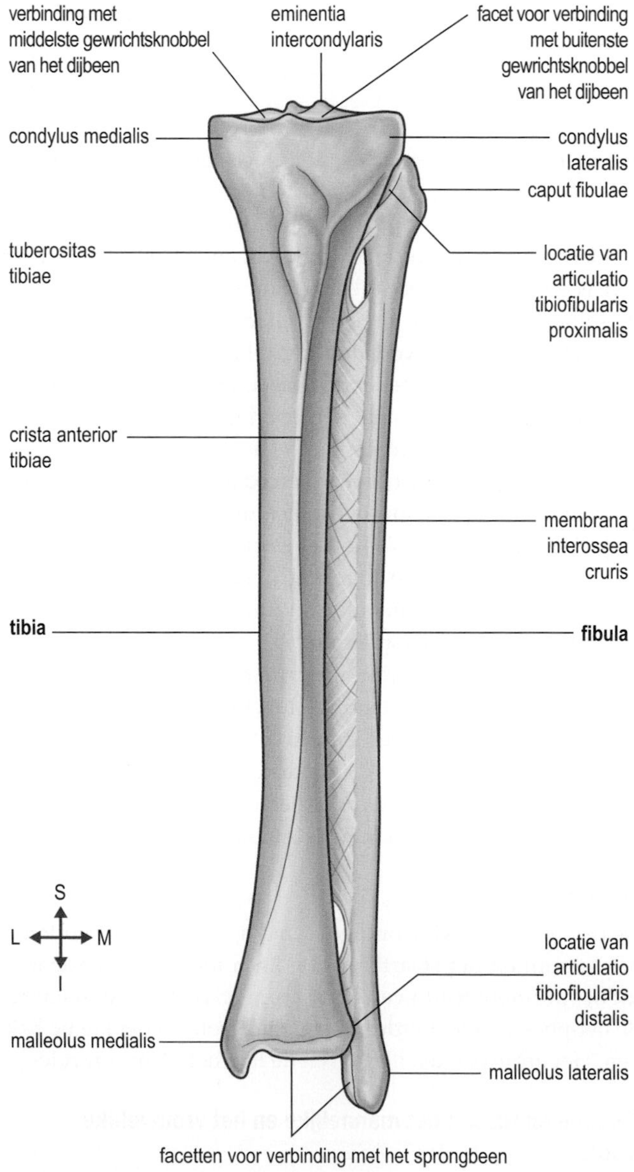

Figuur 16.41 De linker tibia en fibula met de membrana interossea. Vooraanzicht.

Ossa tarsi (voetwortelbeentjes)

De zeven voetwortelbeentjes (Fig. 16.42A) die het posterieure deel van de voet (enkel) vormen zijn het os talus, het os calcaneus, het os naviculare, het os cuboideum en de drie ossa cuneiformia. De talus articuleert met de tibia en de fibula in het enkelgewricht. De calcaneus vormt de hiel. De andere botjes articuleren met elkaar en met de ossa metatarsi.

Ossa metatarsi (middenvoetsbeentjes)

Dit zijn vijf botjes, (Fig. 16.42A), genummerd van binnen naar buiten, die het grootste deel van de voetrug vormen. Proximaal articuleren ze met de ossa tarsi en distaal met de falangen. Het vergrote distale kopje van het eerste os metatarsi vormt de bal van de voet.

Falangen (teenkootjes)

Dit zijn veertien botjes, (Fig. 16.42A), op eenzelfde manier gerangschikt als die in de vingers, dat wil zeggen twee in de grote teen (de hallux) en drie in elk van de andere tenen.

Voetgewelven

De schikking van de botjes in de voet, met steun van de bijbehorende banden en spieren, geeft de voetzool zijn gewelfde of gebogen vorm (Fig. 16.42B en Fig. 16.43). De boog van hiel tot tenen wordt het longitudinale gewelf genoemd, de boog dwars op de voet het transversale gewelf.

Bij een normaal longitudinaal gewelf raken alleen de calcaneus en de distale einden van de ossa metatarsi de grond, de botten daartussen blijven vrij. Dit zorgt voor de gebruikelijke voetafdruk. Als de holling van de voetzool verloren raakt door uitrekken van banden of pezen, zakt het gewelf door en komt een groter deel van de voetzool in aanraking met de grond: dit wordt platvoet (pes planus) genoemd. De gebogen vorm is een effectieve schokdemper en hierdoor kan de voet het lichaam naar voren laten kantelen bij het lopen en rennen. De voetgewelven zijn ook belangrijk voor de gelijkmatige verdeling van het lichaamsgewicht in stand of bij bewegen. De platvoet mist de veerkracht van de normaal gebouwde voet en leidt tot pijnlijke voeten bij langer staan, wandelen of hardlopen. Aangezien er tussen alle botjes van de voet beweeglijke gewrichten bestaan, zijn er heel sterke spieren en banden nodig om de kracht, veerkracht en stabiliteit van de voet bij het lopen, rennen en springen te handhaven.

Musculus tibialis posterior. Dit is de belangrijkste steunspier van het longitudinale gewelf (Fig. 16.43). De spier ligt achter

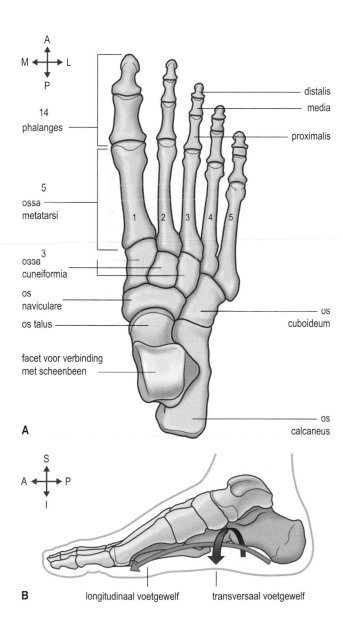

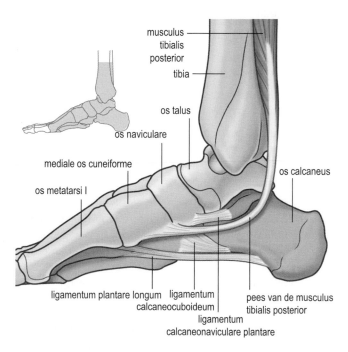

Figuur 16.42 De botten van de linkervoet. (A) Bovenaanzicht. (B) Zijaanzicht.

Figuur 16.43 De pezen en ligamenten die de gewelven van de linkervoet steunen – mediaal aanzicht.

op het onderbeen en is afkomstig uit het middelste derde deel van tibia en fibula; de bijbehorende pees loopt achterlangs de mediale malleolus naar de aanhechting op de ossa naviculare, cuneiforme, cuboideum en metatarsi. Deze steunspier fungeert als draagband of 'strop' voor het gewelf.

Korte voetmusculatuur. Deze heeft als voornaamste taak de welving in stand te houden en vormt het vlezige deel van de voetzool.

Ligamentum calcaneonaviculare plantare. Deze dikke, heel sterke band tussen os calcaneus en os naviculare (Fig. 16.43) is een belangrijke steun voor het mediale longitudinale gewelf.

Ligamenta plantaria en membrana interossei. Deze structuren steunen het laterale longitudinale en het transversale gewelf.

> ● **TOETS**
>
> 5. Op welk bot kun je het acromion vinden en hoe kun je dit op het lichaam vinden?
>
> 6. Wat wordt bedoeld met de voetgewelven of -bogen en waarom zijn deze belangrijk voor de functie van de voet?

Gewrichten

> **Leerdoelen**
>
> Na lezing van deze paragraaf kan de lezer:
>
> ■ de kenmerken van fibreuze en kraakbeengewrichten aangeven
>
> ■ de verschillende soorten synoviale gewrichten opnoemen
>
> ■ de mogelijke bewegingen beschrijven van zes soorten synoviale gewrichten
>
> ■ de bouw en functies van een typisch synoviaal gewricht beschrijven
>
> ■ de bouw en bewegingen beschrijven van de volgende synoviale gewrichten: schouder, elleboog, pols, heup, knie en enkel.

Een gewricht is de plaats waar twee of meer botten articuleren of bij elkaar komen, met andere woorden de uiteinden of randen van de botten worden bij elkaar gehouden door bindweefsel. Gewrichten kunnen flexibiliteit en beweging van het skelet mogelijk maken. In sommige gewrichten zijn de botten echter zo stevig aan elkaar bevestigd dat er geen beweging tussen de botten mogelijk is. Men onderscheidt gewrichten waarbij de botstukken beweeglijk zijn ten opzichte van elkaar (diartrosen of synoviale gewrichten) en gewrichten waarbij de botstukken geen of weinig beweeglijkheid vertonen (fibreuze gewrichten en kraakbeengewrichten).

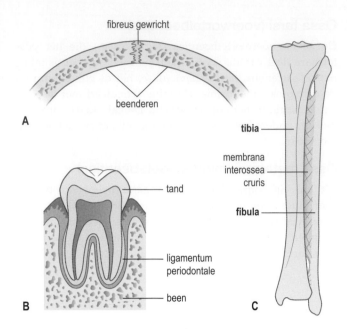

Figuur 16.44 Fibreus gewricht. (A) Sutura. (B) Ligamentum periodontale. (C) Het membrana interossea dat de tibia en de fibula met elkaar verbindt.

Fibreuze (bindweefselige) gewrichten

De beenderen die deze gewrichten vormen, zijn verbonden door sterk, fibreus materiaal dat vaak geen beweging toelaat. Bijv., de gewrichten tussen de schedelbeenderen, de suturae, zijn volledig onbeweeglijk (Fig. 16.44A), en een gezonde tand zit in de onderkaak vast met het ligamentum periodontale (Fig. 16.44B). De tibia en fibula worden langs de diafyse (schacht) bij elkaar gehouden door een plaat fibreus weefsel, de membrana interossea cruris (Fig. 16.44C). Dit fibreus gewricht laat enige beweging toe en houdt beide botten op hun plaats .

Kraakbeengewrichten

Deze gewrichten worden gevormd door een kussentje van taai fibreus kraakbeen tussen de botten dat als schokdemper werkt. Het gewricht kan onbeweeglijk zijn, zoals in de schijven van epifysair kraakbeen (Fig. 16.45A), die tijdens de groei de diafyse van een pijpbeen verbinden met de epifyse. Sommige kraakbeengewrichten laten beperkt beweging toe, zoals de tussenwervelschijven (Fig. 16.45B) of de symphysis pubica (Fig. 16.45B), die onder invloed van hormonen weker wordt tijdens de zwangerschap om de geboorte mogelijk te maken.

Synoviale gewrichten

Synoviale gewrichten hebben een gewrichtsholte en een gewrichtskapsel tussen de articulerende botten (Fig. 16.46). De uiteinden daarvan worden dicht tegen elkaar gehouden door een manchet van fibreus weefsel, en het kapsel wordt gesmeerd door een beetje vloeistof. Synoviale gewrichten zijn de meest beweeglijke in het lichaam.

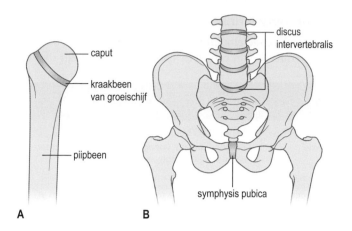

Figuur 16.45 Kraakbeengewrichten. (A) De epifysaire schijf. (B) De tussenwervelschijven en het os pubis.

Kenmerken van een synoviaal gewricht

Alle synoviale gewrichten hebben bepaalde kenmerken gemeen (Fig. 16.46).

Gewrichts- of hyalien kraakbeen

De delen van de botten die contact maken met andere zijn bedekt met hyalien kraakbeen (zie Fig. 3.23). Dit zorgt voor een glad gewrichtsoppervlak, vermindert wrijving, verdeelt het gewicht en voorkomt bot op bot contact wat beschadigend is. De kraakbeenbekleding, die bij jonge mensen tot wel 7 mm dik is, wordt met het ouder worden dunner en minder samendrukbaar. Daardoor neemt de belasting op andere delen van het gewricht toe. Kraakbeen heeft geen bloedvoorziening en krijgt zijn voeding door diffusie uit de synoviale vloeistof.

Gewrichtskapsel

Het gewricht is verpakt in een manchet van fibreus weefsel dat de beenderen bij elkaar houdt. Dit kapsel is los genoeg om bewegingsvrijheid toe te staan en sterk genoeg om het gewricht tegen letsel te beschermen. Het wordt gevormd door een verlenging van het periosteum dat de botten bedekt.

Membrana synovialis

Deze kwetsbare epitheellaag bekleedt het gewrichtskapsel en alle structuren in het gewricht die niet belast worden. Deze laag scheidt synoviaal vocht af.

Synoviaal vocht

Dit is een dik, kleverig vocht als het wit van een ei, dat de synoviale holte vult.
Dit vocht:

- verschaft voedingsstoffen voor de structuren in de gewrichtsholte
- bevat fagocyten die microben en cellulair debris verwijderen
- bedekt en besmeert de bewegende delen van het gewricht

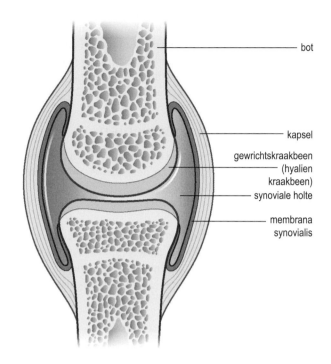

Figuur 16.46 De basisvorm van een synoviaal gewricht.

- houdt de gewrichtsstabiliteit in stand
- houdt de botstukken bijeen, zoals een dun laagje water twee glazen oppervlakken bijeenhoudt.

In sommige gewrichten, bijv. de knie, zitten kleine zakjes synoviaal vocht of bursae synoviales. Ze werken als kussentjes en voorkomen dat een bot tegen een band of pees schuurt, of tegen de huid als een bot dicht tegen het oppervlak ligt.

Andere intracapsulaire structuren

In sommige gewrichten bevinden zich structuren binnen het kapsel, die een kussentje vormen en voor stabiliteit zorgen. In de knie zitten bijv. vetkussentjes (Hoffa-vetlichaam), en intrasynoviaal de menisci. Wanneer deze structuren niet belast worden, zijn ze bedekt met synoviale membraan. Ook sommige ligamenten, zoals de kruisbanden, liggen in het gewricht.

Extracapsulaire structuren

- Ligamenten die opgaan in het kapsel stabiliseren de gewrichten
- ook spieren of hun pezen geven stabiliteit, ze overspannen het gewricht dat ze bewegen: als een spier contraheert, wordt hij korter, waardoor het ene bot naar het andere wordt getrokken.

Zenuw- en bloedvoorziening

Zenuwen en bloedvaten die langs een gewricht lopen, verzorgen gewoonlijk het kapsel en de spieren die het bewegen.

Bewegingen in synoviale gewrichten ▶ 16.3

Bewegingen in een bepaald gewricht zijn afhankelijk van diverse factoren, zoals hoe strak de ligamenten het gewricht bij elkaar houden, hoe goed de botstukken passen en of er intracapsulaire structuren zijn. Over het algemeen geldt dat hoe stabieler een gewricht is, hoe minder beweeglijk. De belangrijkste mogelijke bewegingen staan in Tabel 16.2 en Fig. 16.47.

Soorten synoviale gewrichten

Synoviale gewrichten worden ingedeeld naar hun bewegingen (Tabel 16.2) of de vorm van de articulerende delen van de betrokken botten (Fig. 16.48).

Kogelgewricht

De kop van het ene bot is kogelvormig en articuleert met een komvormig deel van het andere bot. Deze gewrichten maken bewegingen mogelijk in drie assen (flexie-extensie, adductie-abductie, endorotatie-exorotatie). Voorbeelden zijn de schouder en heup.

Scharniergewricht

De articulerende einden van de botten passen bij elkaar als de scharnieren van een deur en de beweging blijft daarom

Tabel 16.2 Bewegingen in synoviale gewrichten	
Beweging	**Omschrijving**
Flexie	Buigen, meestal voorwaarts maar soms achterwaarts, bijv. kniegewricht
Extensie	Strekken of achteroverbuigen
Abductie	Beweging van de middellijn van het lichaam af
Adductie	Beweging naar de middellijn van het lichaam toe
Circumductie	Beweging van een extremiteit of vinger zodat die een kegelvorm beschrijft
Rotatie	Beweging rond de as van een bot
Pronatie	De palm van de hand naar achter draaien
Supinatie	De palm van de hand naar voor draaien
Inversie	De zool van de voet naar binnen draaien
Eversie	De zool van de voet naar buiten draaien

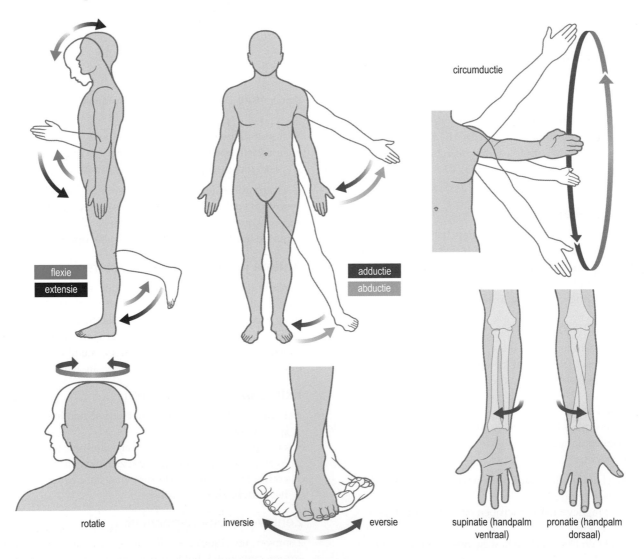

Figuur 16.47 De voornaamste mogelijke bewegingen in synoviale gewrichten.

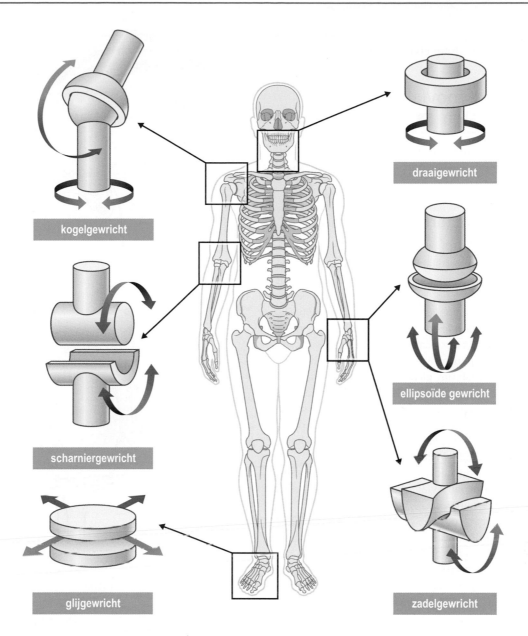

Figuur 16.48 Soorten synoviale gewrichten met voorbeelden van hun posities in het skelet.

beperkt tot flexie en extensie. De elleboog, bijv., staat alleen flexie en extensie van de onderarm toe. Andere scharniergewrichten zijn knie, enkel en de interfalangeale gewrichten tussen de kootjes van vingers en tenen.

Glijgewricht

De articulerende oppervlakken zijn vlak of heel licht gebogen en glijden over elkaar heen, maar de beweeglijkheid is zeer beperkt. Dit zijn de minst beweeglijke van alle synoviale gewrichten. Voorbeelden zijn de gewrichten tussen de ossa carpi in de pols, de ossa tarsi in de voet en de uitsteeksels van de wervels (bedenk dat de gewrichten tussen de wervellichamen gevormd worden door de tussenwervelschijven).

Draaigewricht

Dit laat een bot of ledemaat draaien. Een bot past in een lusvormig ligament dat het strak tegen een ander bot aanhoudt en kan draaien in de daardoor gevormde ring. Het hoofd bijv., kan draaien doordat de dens axis een draaigewricht vormt met het transversale ligament en de dens van de atlas (zie Fig. 16.23D).

Ellipsoïde gewricht

Dit wordt gevormd door een condylus (een glad, afgerond uitsteeksel van een bot) die rust in een eivormige holte in het andere bot. Deze gewrichten maken flexie-extensie, abductie-adductie en circumductie mogelijk. De pols is een voorbeeld van zo'n gewricht.

Zadelgewricht

De articulerende botten passen in elkaar als een persoon op een zadel. Het belangrijkste zadelgewricht is de basis van de duim, tussen het os trapezium van de pols en het eerste os metacarpi (zie Fig. 16.36). Het laat dezelfde bewegingen toe als een ellipsoïde gewricht, maar met als

451

extra mogelijkheid oppositie: het duimgewricht maakt het mogelijk om met de duim elke vingertop van dezelfde hand aan te raken.

Voornaamste synoviale gewrichten van de ledematen ▶ 16.4

Alle synoviale gewrichten vertonen de hierboven beschreven kenmerken. Hierna worden alleen hun onderscheidende kenmerken genoemd.

Schoudergewricht (articulatio humeri)

Dit kogelgewricht (Fig. 16.49) is het beweeglijkste van het lichaam en daarom het minst stabiele. Vooral bij kinderen en sporters raakt de kop makkelijk uit de kom (luxatie). Het wordt gevormd door de cavitas glenoidalis van de scapula en de humeruskop, en is goed gecapitonneerd met beschermende bursae. Het kapsel is onderaan heel los om de vrije beweging mogelijk te maken die dit gewricht normaalgesproken heeft. De cavitas glenoidalis is zeer ondiep maar wordt verdiept door een randje vezelig kraakbeen, het labrum glenoidale, dat extra stabiliteit verschaft zonder de beweging te beperken. De pees van de lange bicepskop (caput longum m. biceps brachii) wordt in de sulcus intertubercularis van de humerus op zijn plaats gehouden door het ligamentum humerale. Hij loopt door de gewrichtsholte en hecht aan de bovenste rand van de cavitas glenoidalis.

Als een manchet rond het deel van de lange bicepskop binnen het kapsel zit de synoviale membraan, die eveneens het labrum glenoidale bedekt.

Het gewricht wordt vooraan gedeeltelijk gestabiliseerd door ligamenten (glenohumerale, coracohumerale), en achteraan door de schouderspieren en hun pezen.

Sommige van deze spieren heten gezamenlijk de rotatorenmanchet en letsel van de rotatorenmanchet is een veel-voorkomende oorzaak van schouderpijn. De stabiliteit van het gewricht kan afnemen als de pezen en gewrichtsbanden die het schoudergewricht ondersteunen, uitrekken door veelvuldige luxaties.

Spieren en bewegingen

De spieren die de arm bewegen (zie Fig. 16.66), worden uitvoeriger beschreven op p. 466. Tabel 16.3 vat de spieren en bewegingen van het schoudergewricht samen. De vezels in de musculus deltoideus werken elkaar schijnbaar tegen. Dit heeft een functie: hun gecombineerde actie draagt de arm die anders loodzwaar zou aanvoelen.

Ellebooggewricht

Het ellebooggewricht (Fig. 16.50) bestaat uit drie botten: de humerus van de bovenarm, en de radius en de ulna van de onderarm. De humerus heeft vlakken die zowel met radius als met de ulna articuleren, wat betekent dat het ellebooggewricht eigenlijk twee scharnieren heeft. Het capitulum van de humerus is een afgerond uitsteeksel dat tegen de kop van de radius ligt en vormt daarmee het radio-humerale gewricht.

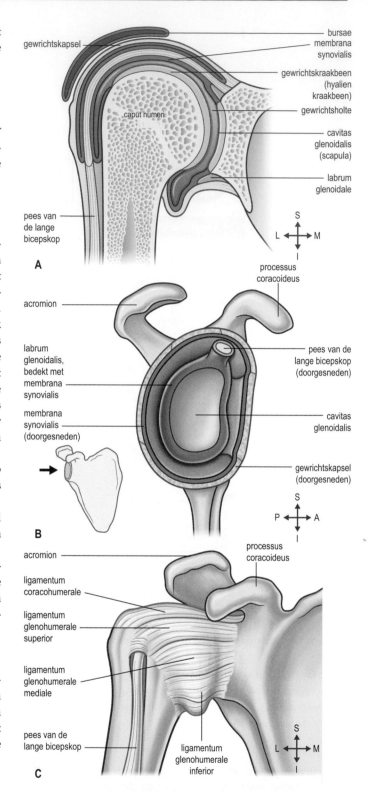

Figuur 16.49 Het rechter schoudergewricht (articulatio humeri) (A) Doorsnede – vooraanzicht. (B) De positie van het labrum glenoidale, humerus verwijderd – zijaanzicht. (C) De steunende ligamenten – vooraanzicht.

De trochlea is een uitsteeksel met groeven op het humerus en past zeer nauw in de trochleaire inkeping van de ulna, en vormt daarmee het humero-ulnaire gewricht. Het is een

Tabel 16.3 Spieren en bewegingen van het schoudergewricht	
Beweging	**Betrokken spieren**
Extensie	M. latissimus dorsi, m. teres major
Flexie	M. coracobrachialis, m. pectoralis major
Abductie	M. deltoideus, lateraal deel en dan pas vanaf 45°, voordien is de supraspinatus nodig
Adductie	M. latissimus dorsi, m. pectoralis major, voorste en achterste deel van de m. deltoideus
Exorotatie	M. teres minor, pars posterior m. deltoideus
Endorotatie	M. latissimus dorsi, m. pectoralis major, m. teres major en pars anterior m. deltoideus
Circumductie	Gecombineerde activiteit van bovengenoemde spieren

bijzonder stabiel gewricht omdat de gewrichtsdelen goed op elkaar aansluiten en het hele gewricht gewikkeld is in sterke mediale, anterieure, laterale en posterieure ligamenten. De nervus ulnaris loopt oppervlakkig aan de achterkant van het ellebooggewricht, langs een ondiepe groef op de mediale epicondylus, wat in de volksmond bekend staat als het 'telefoonbotje'; als het gestoten wordt geeft het een tintelend gevoel in de onderarm.

Spieren en bewegingen

De bouw van het ellebooggewricht maakt alleen flexie en extensie mogelijk. De musculus brachialis is de belangrijkste flexor van de onderarm, geholpen door de musculus biceps brachii die de voorarm ook supineert; de musculus triceps brachii strekt de onderarm (zie Fig. 16.66).

Proximale en distale radio-ulnaire gewrichten

Het proximale radio-ulnaire gewricht (articulatio radio-ulnaris proximalis) is een draaigewricht dat wordt gevormd door de rand van het caput van de radius die draait in de radiale inkeping van de elleboog en is een integraal deel van het ellebooggewricht (articulatio cubiti). Het ringvormige ligament is een sterk extracapsulair ligament dat het caput van de radius omsluit en in contact houdt met de radiale inkeping van de ulna (Fig. 16.50B).

Het distale radio-ulnaire gewricht (articulatio radio-ulnaris distalis) is een scharniergewricht tussen het distale eind van de radius en het caput van de ulna (Fig. 16.51). Deze twee gewrichten tussen de radiale en ulnaire botuiteinden zijn essentieel voor de pronatie (het naar beneden draaien van de handpalm) en supinatie (het naar boven draaien van de handpalm) van de onderarm, ofwel, de hand met 180 graden ten opzichte van de elleboog draaien. Ze maken het ook mogelijk de radius te draaien ten opzichte van de ulna. Bij onderarm supinatie, ofwel met de palm omhoog en met lateraal liggende duim, zijn de radius en de ulna evenwijdig, maar wanneer de hand 180 graden

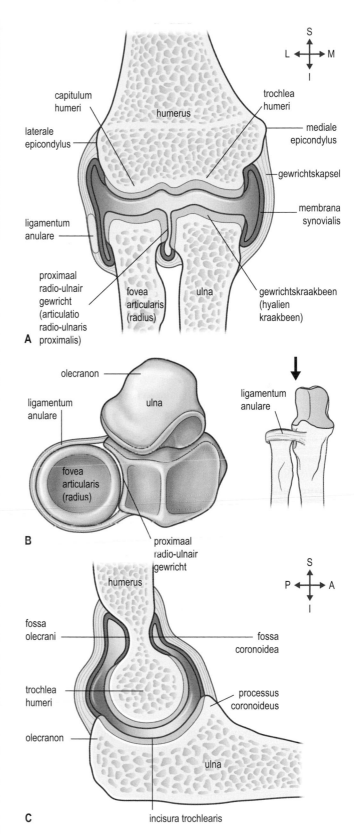

Figuur 16.50 De rechterelleboog (articulatio cubiti) en proximale radio-ulnaire gewrichten (articulatio radio-ulnaris proximalis) (A) Dwarsdoorsnede – vooraanzicht. (B) Het proximale radio-ulnaire gewricht – bovenaanzicht. (C) Dwarsdoorsnede.

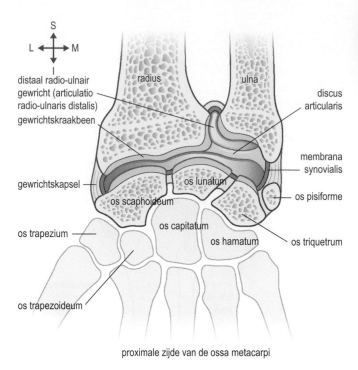

S
L ←✛→ M
I

distaal radio-ulnair
gewricht (articulatio
radio-ulnaris distalis)
gewrichtskraakbeen

radius

ulna

discus
articularis

membrana
synovialis

gewrichtskapsel

os scaphoideum

os lunatum

os pisiforme

os trapezium

os capitatum

os hamatum

os triquetrum

os trapezoideum

proximale zijde van de ossa metacarpi

Figuur 16.51 Het rechter polsgewricht en het distale radio-ulnaire gewricht – vooraanzicht.

Tabel 16.4 Spieren en bewegingen in het polsgewricht	
Beweging	**Betrokken spieren**
Palmaire flexie	M. flexor carpi radialis, m. flexor carpi ulnaris
Dorsale flexie (extensie)	M. extensor carpi radialis (longus en brevis), m. extensor carpi ulnaris
Radiale adductie	M. flexor carpi radialis, m. extensor carpi radialis longus
Ulnaire abductie	M. flexor carpi ulnaris, m. extensor carpi ulnaris

Spieren en bewegingen

In de pols is flexie (palmaire flexie) en extensie (dorsale flexie), radiale en ulnaire abductie mogelijk. De spieren die deze bewegingen uitvoeren staan uitgebreider beschreven op p. 468 (zie Fig. 16.66). Tabel 16.4 vat de belangrijkste spieren die de pols bewegen, samen.

Ook de flexoren en extensoren van vingers en duim dragen bij aan de polsbeweging. Vooral dorsiflexie van de pols is van belang: de flexoren zouden anders niet alleen de vingers maar ook de pols naar palmair buigen, wat de grijpkracht verzwakt. De greep is immers veel sterker bij een pols in dorsiflexie dan in palmaire flexie. De beide mm. extensores carpi radialis zijn, samen met de m. brachioradialis, tevens flexoren van de elleboog, vooral als deze al licht gebogen is.

Gewrichten van handen en vingers

De ossa carpi (handwortelbeentjes) worden stevig bij elkaar gehouden door verscheidene ligamenten. Er zijn synoviale gewrichten tussen de ossa carpi, tussen de ossa carpi (articulationes intercarpales) en ossa metacarpi (articulationes carpometacarpales), tussen de ossa metacarpi en de proximale falangen (articulationes metacarpophalangeales), en tussen de falangen. Beweging in de hand- en vingergewrichten vindt plaats vanuit de spieren van de onderarm en kleinere spieren in de hand. In de vingers zitten geen spieren vingerbewegingen worden veroorzaakt door pezen van de spieren in de onderarm en in de hand.

Aan de basis van de duim bevindt zich een zadelgewricht, aan die van de andere vingers zitten ellipsoïde gewrichten. Dit betekent dat de duim mobieler is dan de vingers: in de duim zijn flexie, extensie, circumductie, adductie en abductie mogelijk. Daardoor kan de duim naar elke vinger van dezelfde hand bewegen (opponeren), waardoor de hand een enorme handigheid heeft, zoals een pen vasthouden en kleine voorwerpen manipuleren.

De gewrichten tussen pols en middenhandsbeentjes zijn eigenlijk kogelgewrichtjes, die door collaterale ligamenten gereduceerd worden tot scharniergewrichtjes. Ze laten flexie, extensie, adductie, abductie en circumductie van de vingers toe. De wijsvinger (index) heeft meer beweeglijkheid dan de andere vingers. De gewrichten in de vinger zelf zijn scharniergewrichten die alleen flexie en extensie toestaan.

Het retinaculum musculorum flexorum is een sterke, fibreuze band over de voorzijde van de ossa carpi, die de carpale tunnel (canalis carpi) vormt. Door de carpale tunnel

gedraaid wordt zodat de duim mediaal ligt, kruist de radius de ulna, draaiend in de ring die gevormd wordt door het ringvormige ligament.

Merk ook op dat de membrana interossea (zie Fig. 16.35) de radius en de ulna langs hun schachten met elkaar verbindt. Deze membraan – een soort van een fibreus gewricht – voorkomt dat de botten uiteenwijken als er aan één kant een kracht op wordt uitgeoefend, bijv. bij de pols of elleboog. Zij dempt ook de schokken bij een val op de pols.

Spieren en bewegingen

Onderarm pronatie wordt veroorzaakt door de musculus pronator teres (p. 468), supinatie door de musculus supinator en de musculus biceps brachii (p. 468 en zie Fig. 16.66).

Polsgewricht

Het proximale handwortelgewricht (articulatio radiocarpalis) is een ellipsoïde gewricht tussen het distale einde van de radius en de proximale zijde van het os scaphoideum, os lunatum en os triquetrum (Fig. 16.51). De discus articularis scheidt de ulna van de gewrichtsholte en articuleert met de ossa carpi. Tevens vormt de discus de scheiding tussen het onderste radio-ulnaire gewricht en het polsgewricht. Het distale handwortelgewricht (articulatio mediocarpalis) wordt gevormd door de proximale en distale rij van de handwortelbeentjes.

Extracapsulair liggen de mediale en laterale ligamenten (ligamentum collaterale carpi radiale/ulnare) en de anterieure en posterieure radiocarpale ligamenten.

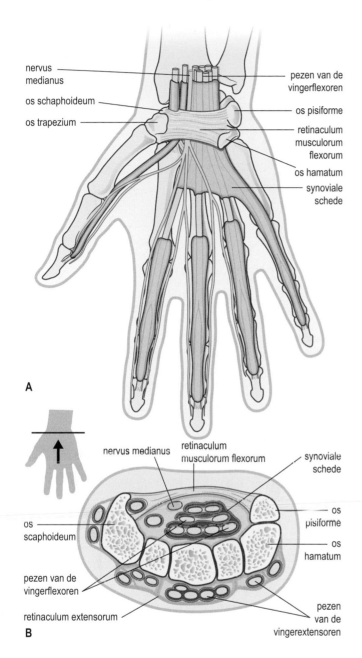

Tabel 16.5 Spieren en bewegingen van het heupgewricht	
Beweging	**Betrokken spieren**
Flexie	M. iliopsoas, sartorius, rectus femoris
Extensie	M. gluteus maximus, hamstrings
Abductie	M. gluteus medius en minimus, m. sartorius
Adductie	Adductorengroep (longus, brevis en magnus)
Endorotatie	M. gluteus medius en minimus, adductoren- groep
Exorotatie	M. gluteus maximus, m. quadratus femoris, m. obturatorius internus en externus
Circumductie	De circumductie van de m. gluteus medius en minimus (exorotatie-abductie-endorotatie) maakt stappen mogelijk: de aanhechting op het femur van het standbeen is 'gefixeerd', de aanhechting op het bekken verplaatst zich naar voren: bij elke stap wisselen het mobiele en het gefixeerde punt

Figuur 16.52 De carpale tunnel (canalis carpi) en synoviale scheden in de pols en hand (*roze*); pezen (*wit*). (A) Palmair aanzicht, linkerhand. (B) Dwarsdoorsnede.

lopen de pezen van de flexoren van polsgewricht en vingers, en de nervus medianus. Het retinaculum houdt ze dicht tegen de botjes aan. Rond de pezen in de carpale tunnel ligt een synoviale membraan, die zich uitstrekt tot in de handpalm. Synoviale scheden omsluiten ook de pezen aan de buigkant van de vingers. De synoviale vloeistof voorkomt dat wrijving de pezen beschadigt bij het bewegen over de botjes (Fig. 16.52).

Het retinaculum extensorum is een sterke, fibreuze band die zich over de rugzijde van de pols uitstrekt. Pezen van de extensoren van pols en vingers liggen, omhuld door een synoviale membraan, onder het retinaculum. Ook hier voorkomt synoviaal vocht schade door wrijving.

Heupgewricht (articulatio coxae)

Dit sterke kogelgewricht wordt gevormd door het komvormige acetabulum van het os coxae (heupbeen) en de vrijwel ronde kop van de femur (Fig. 16.53). De holte wordt verdiept door het labrum acetabulare, een ring van vezelig kraakbeen die het gewricht stabiliseert zonder de beweeglijkheid te beperken. Het heupgewricht moet robuust en krachtig zijn, omdat het het gehele lichaamsgewicht draagt als een persoon rechtop staat. Het wordt gestabiliseerd door de omliggende spieren, maar ook de ligamenten zijn van belang. De drie belangrijkste externe ligamenten zijn het ligamentum iliofemorale, ligamentum pubofemorale en ligamentum ischiofemorale (Fig. 16.53B). Binnen het gewricht verbindt het ligamentum capitis femoris de femurkop met het acetabulum (Fig. 16.53A en C).

Spieren en bewegingen

In het heupgewricht zijn flexie, extensie, abductie, adductie, rotatie en circumductie mogelijk (Tabel 16.5 en zie Fig. 16.67).

Kniegewricht (articulatio genu)

Dit is het grootste en ingewikkeldste gewricht van het lichaam (Fig. 16.54). Het is een zeer stabiel scharniergewricht, gevormd door de femurcondylen, de tibiacondylen en de achterzijde van de patella. Het anterieure deel van het kapsel wordt gevormd door de pees van de musculus quadriceps femoris, die ook de patella ondersteunt. Binnen het kapsel lopen twee kruisbanden (ligamenta cruciata), elkaar kruisend, van de fossa intercondylaris van het femur naar de eminentia intercondylaris van de tibia. Ze helpen het gewricht te stabiliseren.

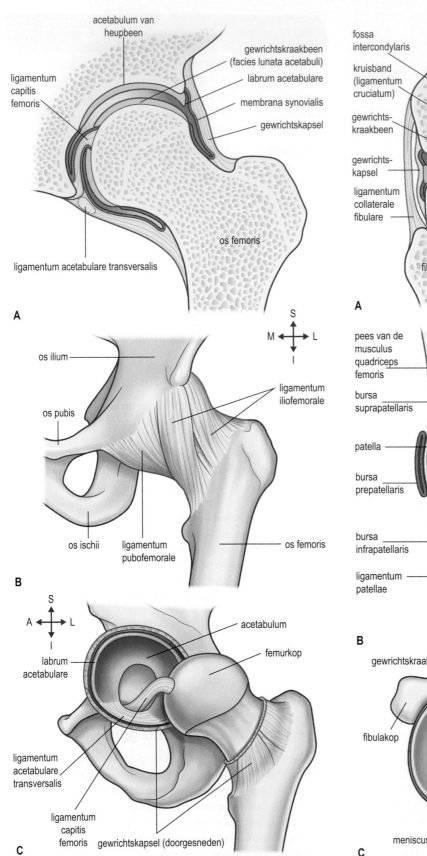

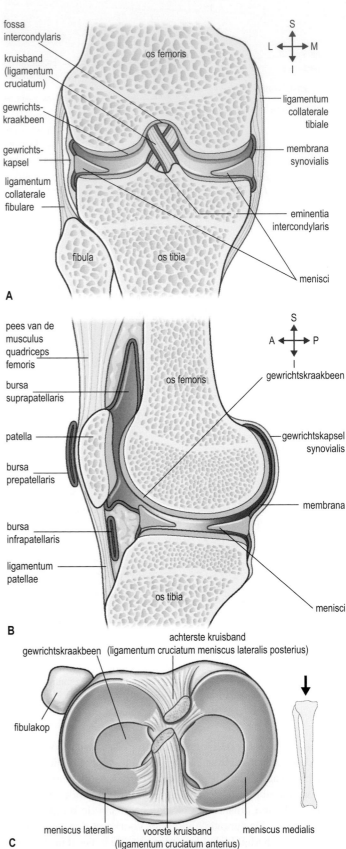

Figuur 16.53 Het linker heupgewricht (articulatio coxae). Vooraanzicht. (A) Dwarsdoorsnede. (B) Ondersteunende ligamenten. (C) Femurkop en acetabulum gescheiden om het labrum acetabulare en het lig. capitis femoris te tonen.

Figuur 16.54 Het linker kniegewricht (A) Dwarsdoorsnede – vooraanzicht. (B) Dwarsdoorsnede – zijaanzicht. (C) Het proximale einde van de tibia, met de menisci en de ligamenta cruciata.

De menisci zijn halvemaanvormige schijven van wit vezelig kraakbeen, die bovenop de condylen van de tibia liggen. Ze zijn wigvormig, met een dikkere buitenrand. Ze zorgen voor stabiliteit en voorkomen laterale verplaatsing van de botten. Ze passen de ronde femurcondylen aan tegen de wat vlakkere tibiacondylen zodat de druk meer verspreid wordt en vroegtijdige sleet wordt tegengegaan. Ook vormen ze een stootkussen in het gewricht doordat ze binnen de gewrichtsruimte verschuiven naar gelang de relatieve positie van de articulerende botstukken.

Het gewricht heeft talloze bursae synoviales en vetkussentjes. Ze voorkomen wrijving tussen een bot en een ligament of pees en tussen de huid en de patella. Een synoviale membraan bedekt de kruisbanden en de bursae, maar niet de menisci, omdat deze gewicht dragen.

Externe banden verstevigen de knie nog extra en maken dat hij niet snel luxeert. De belangrijkste ligamenten zijn het ligamentum patellae, een verlenging van de quadricepspees, het ligamentum popliteum aan de achterzijde en de ligamenta collateralia aan beide zijden. Deze zijn dorsaal gelegen, zodat ze niet alleen overmatige ab- en adductie voorkomen maar ook het overstrekken van de knie.

Spieren en bewegingen

Het kniegewricht buigt en strekt, en laat ook een kleine mate van rotatie toe, die het gewricht 'vastzet' als het volledig is gestrekt. Dit maakt het mogelijk om langdurig te staan zonder dat de heup- en kniestrekkers vermoeid raken. Een kleine spier, de musculus tensor fasciae latae, doet het werk. De belangrijkste strekker is de musculus quadriceps femoris en de belangrijkste flexoren zijn de musculus gastrocnemius en de hamstrings (Fig. 16.67).

Enkelgewricht (articulatio talocruralis)

Dit is een scharniergewricht, gevormd tussen het distale einde van de tibia en de malleolus medialis, het distale einde van de fibula (malleolus lateralis) en de talus (Fig. 16.55). Verscheidene belangrijke banden versterken dit gewricht: het ligamentum deltoideum en drie laterale ligamenten.

Spieren en bewegingen

De bewegingen van het enkelgewricht en de bijbehorende spieren zijn weergegeven in Tabel 16.6 en Fig. 16.67. De

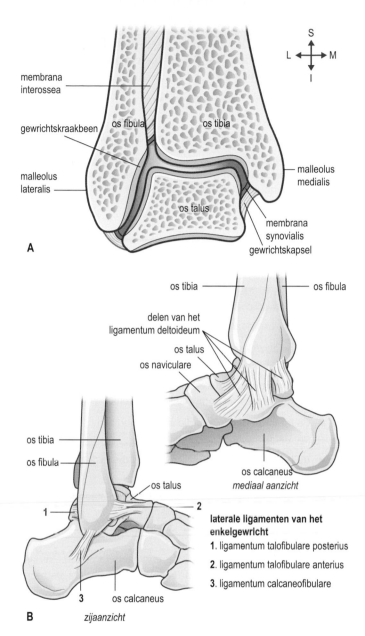

Figuur 16.55 Het enkelgewricht (A) Doorsnede – vooraanzicht. (B) Steunende ligamenten – mediaal aanzicht.

bewegingen van inversie en eversie treden op tussen de ossa tarsi en niet in het enkelgewricht.

Gewrichten van voeten en tenen (articulationes pedis)

Er zijn een aantal synoviale gewrichten tussen de ossa tarsi en de metatarsi, tussen de metatarsi en de proximale phalanges en tussen de phalanges. Zij worden bewogen door spieren in het been, waarvan de lange pezen het enkelgewricht kruisen, en door de voetspieren. De pezen die de enkel kruisen zijn in peesscheden gehuld en worden dicht tegen de botten aangehouden door sterke transversale

Tabel 16.6 Spieren en bewegingen van het enkelgewricht	
Beweging	**Betrokken spieren**
Dorsiflexie (tenen optrekken naar scheen)	M. tibialis anterior en teenstrekkers
Plantaire flexie (tenenstand)	M. gastrocnemius, m. soleus en teenbuigers

ligamenten. Ze glijden soepel in de peesscheden tijdens de bewegingen. De spieren bewegen niet alleen de voeten, maar ondersteunen ook de voetgewelven en helpen het evenwicht te bewaren.

> ● **TOETS**
>
> 7. Wat is het verschil tussen rotatie en circumductie?
>
> 8. De cavitas glenoidalis van de scapula is eigenlijk zeer ondiep. Hoe wordt de humeruskop stevig vastgehouden in zo'n ondiepe kom?

Skeletspieren

> **Leerdoelen**
>
> Na lezing van deze paragraaf kan de lezer:
>
> ■ de belangrijkste kenmerken van skeletspieren onderscheiden
>
> ■ de onderdelen van skeletspiervezels in verband brengen met hun contractiele activiteit
>
> ■ de factoren bespreken die van invloed zijn op de prestatie van skeletspieren
>
> ■ de belangrijkste spieren opnoemen die in deze paragraaf worden beschreven
>
> ■ de functies van de belangrijkste spieren uitleggen die in deze paragraaf worden beschreven.

Spiercellen zijn gespecialiseerde contractiele cellen. Er zijn drie soorten spierweefsel: glad spierweefsel, dwarsgestreept spierweefsel en hartspierweefsel. Glad spierweefsel en hart-spieren staan niet onder willekeurige controle. Deze worden elders uitgelegd (p. 54). Skeletspieren staan onder wille-keurige controle en zijn met pezen aan de botten bevestigd (Fig. 16.56A) en bewegen het skelet. Net als bij hartspieren (maar niet gladde spieren) zijn skeletspieren dwarsgestreept en deze strepen zijn te zien in deze kenmerkende gestreepte vorm wanneer de cellen onder de microscoop worden bekeken (Fig. 16.56B en Fig. 16.57).

Organisatie van skeletspieren

Een skeletspier kan honderdduizend spiervezels bevatten alsook bloedvaten en zenuwen (Fig. 16.56). Door de spier heen bevindt zich een uitgebreid netwerk van bindweefsel dat voor interne structuur en constructie zorgt. De gehele spier is bedekt met een bindweefselschede, het epimysium genoemd. Daaromheen ligt nog een bindweefselschede, de fascia. Binnen de spier zijn de vezels verzameld in af-zonderlijke bundels, fasciculi. Elke bundel is omgeven door zijn eigen bindweefselschede, het perimysium. Binnen

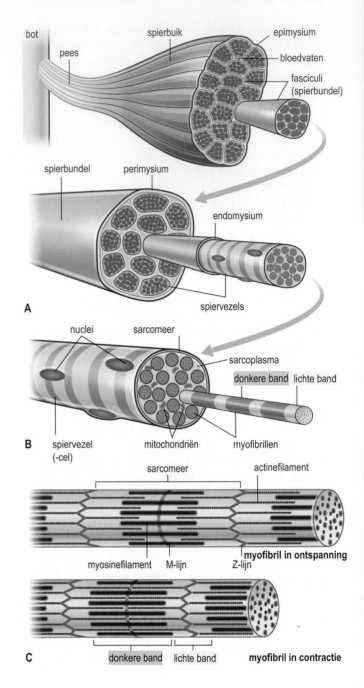

Figuur 16.56 De organisatie van een skeletspier (A) De bindweef-selorganisatie van een skeletspier. (B) De structuur van een skeletspiervezel, opgebouwd uit myofibrillen (cel). (C) De organi-satie van een sarcomeer, deel van een myofibril, ontspannen en in contractie.

de fasciculi, de individuele spiercellen, is elk van hun omgeven door een dunne bindweefsellaag, het endomy-sium. Elk van deze bindweefsellagen loopt over de gehele lengte van de spier. Ze houden de spiervezels bijeen in een zeer georganiseerde structuur en versmelten zich aan de uiteinden van de spier samen tot de pees, die de spier aan het bot verbindt. Veel pezen lijken op touw, maar pezen vormen ook een brede plaat, een aponeurosis genoemd, bijv. de musculus occipitofrontalis (zie Fig. 16.60). De vele

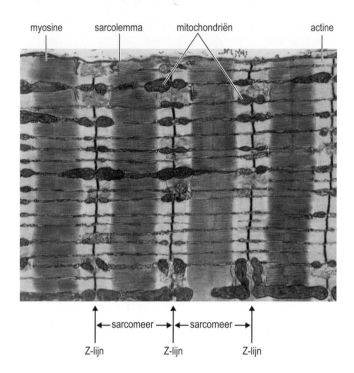

myosine sarcolemma mitochondriën actine

←—sarcomeer—→←—sarcomeer—→

Z-lijn   Z-lijn   Z-lijn

Figuur 16.57 Gekleurde transmissie-elektromicrografie van een deel van de skeletspiercel met het kenmerkende streeppatroon en de vele mitochondriën. (Steve G Schmeissner/Science Photo Library. Gereproduceerd met toestemming.)

bindweefsellagen in de spier zijn van belang voor de overbrenging van de contractiekracht van elke afzonderlijke spiercel op het skelet. Het vlezige deel van de spier wordt de spierbuik genoemd.

Skeletspiercellen (vezels)

Contractie van de gehele skeletspier vindt plaats omdat er een gecoördineerde contractie van de individuele vezels is.

Structuur

Onder de microscoop zijn skeletspiervezels cilindrisch van vorm ze liggen naast elkaar, en vertonen een duidelijk gestreept patroon van afwisselend donkere en lichte banden (Fig. 16.56B en Fig. 16.57). Afzonderlijke vezels kunnen heel lang zijn, tot wel 35 cm in de langste spieren. Elke cel heeft verschillende kernen (omdat de cellen zo groot zijn), die vlak onder de celmembraan (het sarcolemma) liggen. Het cytoplasma van spiercellen, ook wel sarcoplasma genoemd, zit samen met de kleine contractiele filamenten (actine en myosine) van de skeletspiercel opeengepakt in de lengterichting van de spier. Skeletspiercellen bevatten ook veel mitochondriën (Fig. 16.57), die essentieel zijn voor de productie van adenosinetrifosfaat (ATP) uit glucose en zuurstof om het contractiele mechanisme van brandstof te voorzien. Een gespecialiseerde zuurstofbindende stof, myoglobine, die lijkt op de hemoglobine van rode bloedcellen, slaat zuurstof in de spier op. Daarnaast bevat het sarcoplasmatisch reticulum grote voorraden calcium, dat vrijgesteld wordt in het

sarcoplasma wanneer de spier een motorische zenuwprikkel ontvangt. Calcium is essentieel voor de contractie van de spiervezel ('sliding filament'-hypothese).

Actine, myosine en sarcomeren

Er zijn twee soorten contractiele filamenten, dikke en dunne filamenten. Zij liggen gerangschikt in zich herhalende eenheden, de sarcomeren (Fig. 16.56C en Fig. 16.57). De dikke filamenten zijn opgebouwd uit het eiwit myosine en corresponderen met de donkere banden (A-banden), de dunne filamenten zijn opgebouwd uit het eiwit actine. Daar waar alleen dunne filamenten zijn, vormen ze de lichtere banden (I-banden).

Sarcomeren worden aan beide uiteinden begrensd door een dichte streep, de Z-lijn, waaraan de actinevezels vastzitten. In het midden van de sarcomeer (M-lijn) bevinden zich enkel myosinefilamenten die aan beide zijden naar buiten steken. De uiteinden van de myosine- en actinefilamenten overlappen elkaar. Dit is noodzakelijk, zodat ze zich aan elkaar kunnen vasthechten voor contractie.

De neuromusculaire verbinding ▶ 16.5

De skeletspiercel trekt samen in reactie op prikkeling door een motorische zenuwvezel, die meestal halverwege de lengte met de spiercel synapsen vormt. Wanneer deze zich dichtbij de spiercel bevindt, splitst de zenuwvezel zich in een bundel van uiterst fijne filamenten, die zeer dicht bij de sarcolemma van een enkele spiercel komen, maar daar eigenlijk geen direct contact mee maken (voor een algemene beschrijving van synaptische fysiologie, zie p. 157). Dit gebied staat bekend als de motorische eindplaat. Elke filament vormt een synaps tussen de zenuw en de spiercel. De neurotransmitter die hier vrijkomt is altijd acetylcholine (ACh), die contractie van de spiercellen veroorzaakt. De synaps tussen de motorische zenuw en een skeletspiercel wordt de neuromusculaire verbinding genoemd (Fig. 16.58 en Fig. 16.59).

Spiercontractie van skeletspieren

Het vrijkomen van ACh bij de neuromusculaire verbinding zorgt voor een actiepotentiaal dat zich snel langs het spiercelmembraan verspreidt. Om de samentrekkende mechanismen in de spiercel te activeren, wordt de actiepotentiaal echter ook via een speciaal netwerk van kanaaltjes die door het sarcoplasma lopen, diep door in de spiercel geleid. Hierdoor komt calcium vrij uit de intracellulaire depots, wat de binding van actine en myosine aan elkaar teweegbrengt, waardoor er zogenaamde dwarsbruggen tussen de cellen ontstaan. ATP wordt gesplitst om aan de actine en myosine filamenten de energie te leveren om over elkaar te glijden, waardoor de Z-lijnen aan beide uiteinden van de sarcomeer naar elkaar toe worden getrokken en korter worden (zie Fig. 16.56C). Dit wordt de theorie van de glijdende filamenten ('sliding filament'-hypothese) genoemd. Als er genoeg vezels in de spier tegelijk worden gestimuleerd, wordt de hele spier in zekere mate verkort. Hoe meer individuele vezels

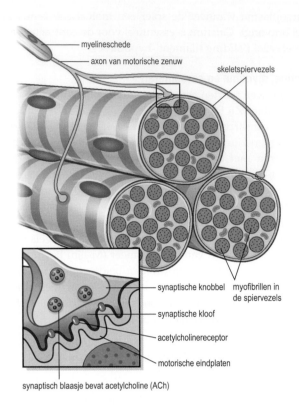

Figuur 16.58 De neuromusculaire verbinding.

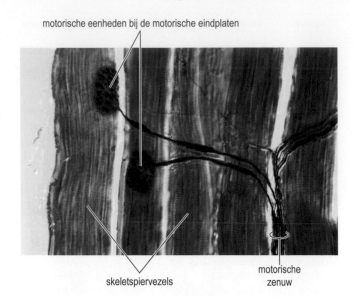

Figuur 16.59 De neuromusculaire verbinding. Kleuren transmissie-elektromicrografie van een motorneuron en twee van de bijbehorende motorische eindplaatjes. (Kent Wood/Science Photo Library. Gereproduceerd met toestemming.)

worden gestimuleerd, hoe meer de spier verkort wordt (contractie). De spier ontspant als de motorische zenuwprikkeling ophoudt. Calcium wordt teruggepompt in de intracellulaire depots, waardoor de dwarsbruggen tussen de actine- en myosinefilamenten worden verbroken. Ze glijden terug in hun rustposities, waardoor de sarcomeer langer wordt en de spier tot zijn oorspronkelijke lengte terugkeert.

Motorische eenheden

Elke spiervezel wordt op slechts één motorische eindplaat gestimuleerd, maar elke motorische zenuw kan meerdere motorische eindplaatjes vormen en kan daarom meerdere spiervezels stimuleren. Fig. 16.59 toont een elektromicrografie van een motorische zenuw en twee van de bijbehorende motorische eindplaten.

Een zenuwvezel en de erdoor verzorgde spiervezel vormen samen een motorische eenheid. Zenuwprikkels veroorzaken seriële contracties van motorische eenheden in een spier, en elke eenheid contracteert maximaal. De kracht van de contractie is afhankelijk van het aantal actieve motorische eenheden.

Sommige motorische eenheden bevatten een groot aantal spiervezels. Dit betekent dat één zenuw veel spiercellen stimuleert. Deze opstelling houdt verband met grootschalige, krachtige bewegingen, zoals van de benen of de bovenarmen. Kleine, delicate controle van de spierbeweging is mogelijk als één motorische eenheid zeer weinig spiervezels bevat, zoals de spieren die de bewegingen van het oog regelen.

Actie van skeletspieren

Wanneer individuele spiercellen in een spier korter worden, trekken ze aan het raamwerk van bindweefsel dat door de hele spier loopt, zodat de spier een bepaalde spanning gaat vertonen (tonus).

Spiertonus

Wanneer een spiervezel samentrekt, volgt het de alles-of-niets-wet, dat wil zeggen óf de vezel trekt helemaal samen óf trekt helemaal niet samen. De mate van contractie in een hele spier is daarom afhankelijk van het aantal vezels in die spier die op een gegeven moment samentrekken en van hoe vaak ze worden gestimuleerd. Dit betekent dat om de kracht van een spiersamentrekking te verhogen, meer motorische eenheden moeten worden geactiveerd; om iets zwaars op te tillen moeten meer spiervezels samentrekken dan wanneer je iets minder zwaars optilt. De spiertonus wordt voortdurend gehandhaafd. Dit is een gedeeltelijke spiercontractie die het mogelijk maakt de houding te handhaven zonder dat de betrokken spieren vermoeid raken. Het hoofd rechtop houden, bijv., vereist een voortdurende activiteit van nek- en schouderspieren. Groepen spiervezels binnen deze spieren trekken om beurten samen, zodat steeds sommige vezels in rust zijn. Zo wordt de inspanning die het kost om het hoofd rechtop te houden over alle betrokken spieren verdeeld. Een goede spiertonus beschermt de gewrichten en geeft een spier stevigheid en vorm, zelfs in rust.

Spiervermoeidheid

Om het werk vol te kunnen houden, moeten spieren voorzien worden van voldoende zuurstof en brandstof, zoals glucose. Vermoeidheid treedt op als een spier op een niveau werkt dat de aanvoer te boven gaat. De spierreactie zal bij toename van de vermoeidheid minder worden.

De chemische energie (ATP) die spieren nodig hebben, wordt gewoonlijk verkregen uit de afbraak van koolhydraten en vet eiwit wordt soms gebruikt als de voorraden vet en koolhydraten zijn uitgeput. Een adequate zuurstofaanvoer is nodig om alle energie die in deze brandstofmoleculen is opgeslagen volledig vrij te maken; zonder zuurstof gebruikt het lichaam anaerobe metabole routes (p. 344), maar deze zijn minder efficiënt en leiden tot melkzuurproductie. Vermoeidheid (en spierpijn) door ontoereikende zuurstofvoorziening, zoals bij zware training, treedt op wanneer melkzuur in de werkende spieren neerslaat. Vermoeidheid kan ook optreden omdat de energiebronnen zijn uitgeput of door een fysiek letsel van de spier dit kan optreden na langdurige perioden van zware inspanning, bijv. een marathon lopen.

Spierherstel

Een spier heeft na actie een herstelperiode nodig om de ATP- en glycogeenvoorraden weer op peil te brengen en eventuele beschadigde vezels te herstellen. Zuurstofschuld (een langere periode van verhoogde zuurstofvraag) blijft enige tijd na de actie bestaan, afhankelijk van de mate van inspanning. Het lichaam zet in die periode melkzuur om in pyrodruivenzuur en vult de energievoorraad aan.

Factoren die van invloed zijn op de prestaties van skeletspieren

Skeletspieren presteren beter als ze regelmatig gebruikt worden. Training verbetert het uithoudingsvermogen en de spierkracht. Anaerobe training, zoals gewichtheffen, vergroot de spiermassa omdat zij de omvang van afzonderlijke spiervezels doet toenemen (hypertrofie).

Hoe werken skeletspieren?

Om een lichaamsdeel te kunnen bewegen moet de spier of pees over ten minste één gewricht lopen. Bij contractie trekt de spier dan het ene bot naar het andere. Bij flexie van de elleboog is de belangrijkste spier de m. biceps brachii, die aan de ene kant vastzit aan de scapula en aan de andere kant aan de radius. Als hij samentrekt, trekt hij aan de radius, waardoor de onderarm in de richting van de bovenarm beweegt en de elleboog dus buigt.

Dit voorbeeld illustreert ook een ander kenmerk van de schikking van spieren: dat van antagonistische paren. Veel spieren of spiergroepen zijn zo gerangschikt dat hun werking tegengesteld is aan die van een andere spier of spiergroep. Blijvend bij het voorbeeld van de elleboog: als de belangrijkste flexoren aan de voorzijde van de arm aanspannen, moeten de spieren aan de achterzijde tegelijkertijd ontspannen om letsel te voorkomen.

Kenmerken	Voorbeeld	Omschrijving
Vorm	M. trapezius	Driehoekig
Vezelrichting	M. obliquus Internus abdominis	Schuine binnenste Buikspier
Plaats van de spier	M. tibialis anterior	Ligt dicht bij tibia
Geproduceerde beweging	M. extensor carpi ulnaris	Aanhechting aan ossa carpi, strekt pols (dorsiflexie)
Aantal aanhechtingsplaatsen	M. biceps brachii	Bi = twee deze spier heeft twee aanhechtingen aan de schouder
Botten waaraan de spier vastzit	M. extensor carpi radialis brevis	Aanhechting aan ossa carpi

Tabel 16.7 Spierterminologie

Isometrische en isotonische contractie

Spiercontracties leiden meestal tot verkorting, zoals bij de m. biceps brachii wanneer men de onderarm beweegt om een kopje op te pakken. De kracht die de spier voortbrengt, wordt gebruikt om een hanteerbaar gewicht op te tillen en de spanning in de spier blijft constant. Men noemt zo'n contractie isotonisch (iso- betekent zelfde en -tonisch betekent spanning). Stel: men probeert 80 kg op te tillen met één hand. De meeste mensen lukt dit niet, maar de spieren van de arm en schouder werken wel hard bij de poging. Het gewicht is te groot om het in beweging te krijgen en dus kunnen de spieren niet samentrekken. In plaats daarvan vergroot de ontwikkelde kracht de spanning in de spier. Dit is een isometrische contractie (iso-betekent zelfde en -metrisch betekent lengte).

Spierterminologie

Spieren ontlenen hun namen aan verschillende kenmerken (Tabel 16.7): goed thuisraken in de belangrijkste ervan maakt het daarom veel makkelijker onbekende spieren te identificeren.

De origo (oorsprong) van een spier is (meestal) de plaats waar hij proximaal vastzit dit is gewoonlijk het bot dat in dezelfde stand blijft bij contractie van de spier en dus een vast punt biedt om aan te trekken. De insertie (aanhechting) ligt meestal distaal, in het algemeen op het bot dat bewogen wordt door de contractie.

Voornaamste skeletspieren

Deze paragraaf beschrijft zowel de voornaamste spieren die voor de beweging van de ledematen zorgen als de voornaamste spieren van het gezicht en de nek, de rug, de borst, de bekkenbodem en de buikwand.

Spieren van gelaat en nek

Deze worden getoond in Fig. 16.60.

461

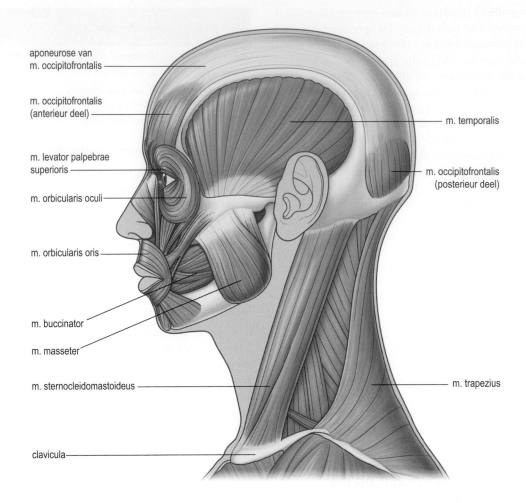

aponeurose van
m. occipitofrontalis

m. occipitofrontalis
(anterieur deel)

m. levator palpebrae
superioris

m. orbicularis oculi

m. orbicularis oris

m. buccinator

m. masseter

m. sternocleidomastoideus

clavicula

m. temporalis

m. occipitofrontalis
(posterieur deel)

m. trapezius

Figuur 16.60 De voornaamste spieren aan de linkerzijde van het gelaat, hoofd en nek.

Gelaatsspieren (mimische spieren) en kauwspieren

Gelaatsspieren veranderen de gelaatsuitdrukkingen en bewegen de onderkaak voor het kauwen en spreken. Alleen de belangrijkste worden hier beschreven. Tenzij anders aangegeven, zijn de spieren steeds in paren aanwezig, één aan elke kant.

M occipitofrontalis (niet gepaard)

Deze bestaat uit een posterieur spierdeel boven het os occipitale (m. occipitalis), een anterieur deel boven het os frontalis (m. frontalis) en een grote, platte pees of aponeurose die zich over het schedeldak uitstrekt en de twee delen verbindt. Deze spier trekt de wenkbrauwen op.

M levator palpebrae superioris

Deze spier strekt zich uit tussen het posterieure deel van de oogkas en het bovenste ooglid. De spier tilt het ooglid op.

M orbicularis oculi

Deze spier omgeeft het oog, de oogleden en de oogkas. De spier sluit het oog en bij krachtige aanspanning knijpt hij het dicht.

M buccinator

Deze platte spier trekt de wang naar de tanden bij het kauwen en bij het geforceerd uitblazen van lucht via de mond ('trompetterspier').

M orbicularis oris (niet gepaard)

Deze spier zit rond de mond en gaat over in de spieren van de wangen. Hij sluit de lippen. Bij sterke contractie tuit hij de lippen voor het fluiten.

M masseter

Dit is een brede spier loopt van de arcus zygomaticus naar de kaakhoek. Bij kauwen trekt hij de mandibula op naar de maxilla, waardoor de kaak zich sluit en flink wat kracht uitoefent op voedsel.

M temporalis

Deze spier bedekt het pars squamosa van het os temporale. Hij gaat diep achter de arcus zygomaticus langs naar de aanhechting op de processus coronoideus van de mandibula. Hij sluit de mond en assisteert bij het kauwen.

M pterygoideus

Deze spier loopt van het os sphenoideus naar de mandibula. Hij sluit de mond en trekt de onderkaak naar voren.

Spieren van de nek (hoofdspieren met aanhechtingen aan de schoudergordel)

In de nek zitten veel spieren, waarvan er hier slechts twee aan bod komen.

M sternocleidomastoideus

Deze spier komt van het manubrium sterni en de clavicula en loopt omhoog naar de processus mastoideus van het os temporale. Hij helpt het hoofd draaien naar de andere zijde en is ook een bijkomende spier bij de ademhaling. Wanneer de spier aan één kant contraheert, trekt hij het hoofd ook naar de schouder. Als beide kanten tegelijkertijd aanspannen, buigt de cervicale wervelkolom naar achteren (omhoogkijken) of trekken het sternum en de claviculae omhoog als het hoofd gefixeerd wordt, bijv. bij geforceerde inademing.

M trapezius

Deze spier bedekt de schouder en de achterzijde van de nek. Craniaal zit hij aan de protuberantia occipitalis, mediaal aan de processus spinosi van de cervicale en thoracale wervels en lateraal aan de clavicula en aan spina en acromion van de scapula. Hij trekt het hoofd naar achteren, recht de schouders en controleert de beweging van de scapula bij gebruik van het schoudergewricht.

Spieren van de romp

Deze spieren stabiliseren de verbinding tussen het appendiculaire en het axiale skelet in de schoudergordel. Daarnaast maken ze bewegingen van schoudergordel en bovenarmen mogelijk en stabiliseren ze die.

Spieren van de rug

Er zijn zes paar lange rugspieren, naast de spieren die de achterste buikwand vormen (Fig. 16.61–16.63). De ligging van deze spieren is aan beide zijden van de wervelkolom hetzelfde. Het zijn:

- m. trapezius (zie eerder)
- m. latissimus dorsi
- m. teres major
- m. psoas (p. 469)
- m. quadratus lumborum
- m. sacrospinalis.

M latissimus dorsi

Deze spier loopt vanaf het achterste deel van de crista iliaca en de processus spinosi van de lumbale en onderste thoracale wervels. Hij loopt omhoog over de rug en dan onder de arm naar zijn aanhechting in de crista tuberculi minoris van de humerus. Hij zorgt voor adductie, endorotatie en retroversie van de arm.

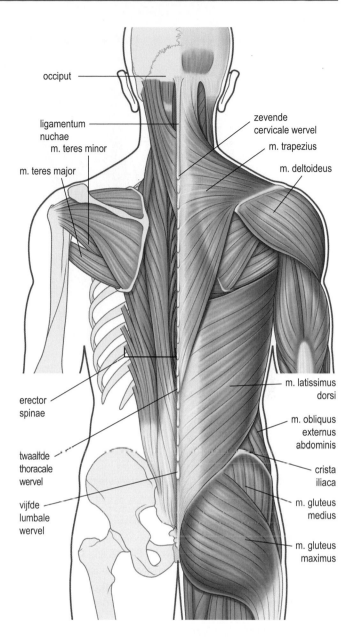

Figuur 16.61 De voornaamste rugspieren. Rechterkant.

M teres major

Deze spier gaat van de onderste hoek van de scapula naar zijn insertie in de humerus net onder het schoudergewricht, bij de musculus latissimus dorsi. Hij zorgt voor retroversie, adductie en endorotatie van de arm.

M quadratus lumborum

Deze spier komt van de crista iliaca, en loopt naar boven, parallel aan en dicht bij de wervelkolom naar zijn insertie aan de twaalfde rib (Fig. 16.62). Samen fixeren deze twee spieren de onderste ribben bij het ademhalen en geven ze extensie (achterover buigen) van de wervelkolom. Als één van de twee aanspant, zorgt dat voor lateroflexie in het lumbale gebied van de wervelkolom.

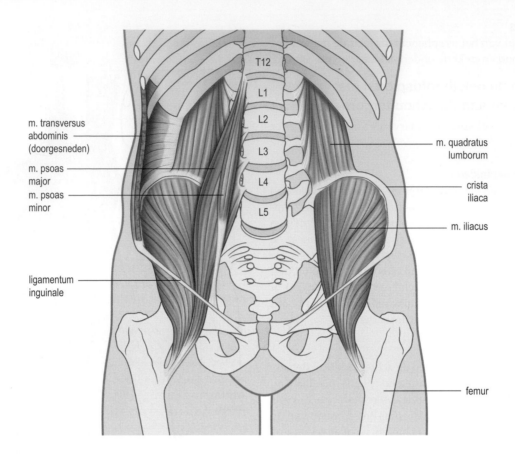

Figuur 16.62 De diepe spieren van de posterieure buikwand. Vooraanzicht.

M sacrospinalis (erector spinae)

Dit is een spiergroep die tussen de doorn- en dwarsuitsteeksels van de wervels ligt (Fig. 16.61 en Fig. 16.63). Deze spieren komen van het sacrum en hechten ten slotte aan aan het occiput. Contractie geeft extensie van de wervelkolom. Sommige elementen zorgen ook voor een rotatie naar dezelfde zijde.

Spieren van de buikwand

Vijf paren spieren vormen de buikwand (Fig. 16.64; zie Fig. 16.63). Van buiten naar binnen zijn dat:

- m. rectus abdominis
- m. obliquus externus abdominis
- m. obliquus internus abdominis
- m. transversus abdominis
- m. quadratus lumborum (reeds beschreven).

De belangrijkste functie van deze gepaarde spieren is de vorming van de sterke voorste spierwand van de buikholte. Wanneer alle spieren samentrekken leidt dat tot het

- samendrukking van de buikorganen (buikpers) en het
- verbuigen van de werverkolom in de lumbale regio (zie Fig. 16.62).

Een samentrekking van de spieren aan slechts één zijde buigt het bovenlichaam naar die kant. Samentrekking van de oblique spieren aan één zijde, roteert het bovenlichaam.

De anterieure buikwand wordt in de lengte verdeeld door een heel sterke peesband in het midden, de linea alba ('witte koord'), die zich uitstrekt tussen de processus xiphoideus van het sternum tot de symphysis pubica.

M rectus abdominis

Deze meest oppervlakkige spier is breed en plat, komt van het pars transversus van het os pubis en hecht dan aan de onderste ribben en de processus xyphoideus van het sternum. Er zijn er twee, gescheiden in de middellijn door de linea alba. De rectus abdominis is de zogenaamde 'six-pack' spier. Deze krult de romp en ondersteunt de buikwand bij overbelasting, bijv. bij geforceerde uitademing of bij harde of volumineuze defecatie.

M obliquus externus abdominis

Deze strekt zich van de onderste ribben uit naar voren en onder naar de aanhechting aan de crista iliaca en, via een aponeurose, aan de linea alba. De spier zorgt voor rotatie naar de andere zijde van de wervelkolom en voor het samendrukken van de buikorganen (buikpers).

M obliquus internus abdominis

Deze spier ligt onder de voorgaande. De vezels komen van de crista iliaca en, via een brede fascie, van de processus

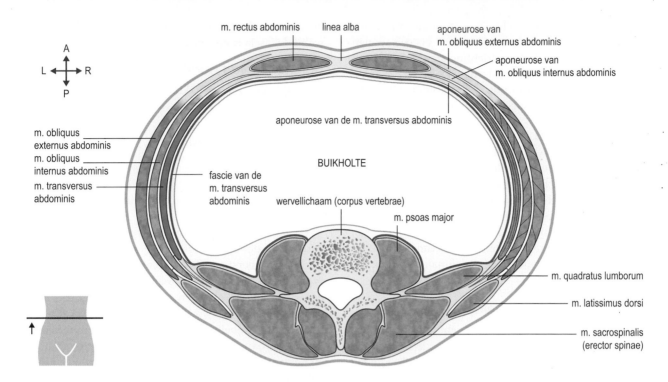

A
L ←→ R
P

m. rectus abdominis   linea alba   aponeurose van
                                      m. obliquus externus abdominis

                                      aponeurose van
                                      m. obliquus internus abdominis

aponeurose van de m. transversus abdominis

BUIKHOLTE

m. obliquus
externus abdominis
m. obliquus
internus abdominis
m. transversus
abdominis

fascie van de
m. transversus
abdominis

wervellichaam (corpus vertebrae)

m. psoas major

m. quadratus lumborum

m. latissimus dorsi

m. sacrospinalis
(erector spinae)

Figuur 16.63 Dwarsdoorsnede van de spieren en fascia van de buikwand. Onderaanzicht.

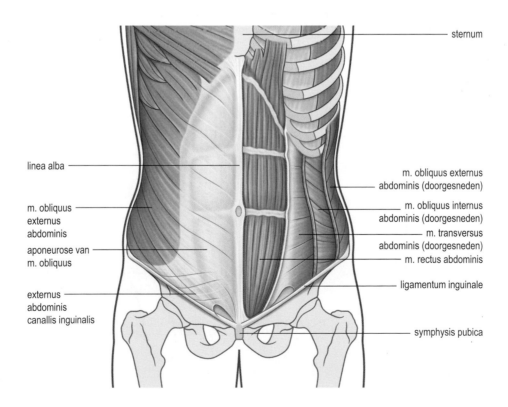

sternum

linea alba

m. obliquus externus
abdominis (doorgesneden)

m. obliquus
externus
abdominis

m. obliquus internus
abdominis (doorgesneden)

m. transversus
abdominis (doorgesneden)

aponeurose van
m. obliquus

m. rectus abdominis

ligamentum inguinale

externus
abdominis
canallis inguinalis

symphysis pubica

Figuur 16.64 De spieren van de anterieure buikwand.

465

spinosi van de lumbale wervels. Zij gaan omhoog naar mediaal en hechten aan de onderste ribben en, via een aponeurose, aan de linea alba. De vezelrichting staat loodrecht op die van de musculus obliquus externus. De spier zorgt voor rotatie naar dezelfde zijde van de wervelkolom en voor het samendrukken van de buikorganen (buikpers).

M transversus abdominis

Dit is de diepste spier van de buikwand. De vezels lopen vrijwel horizontaal van de crista iliaca en de lumbale wervels over de buikwand en zijn via een aponeurose verbonden met de linea alba. De vezels maken een rechte hoek met die van de musculus rectus abdominis. De spier zorgt voor het samendrukken van de buikorganen (buikpers).

Het onderste deel is vervlochten met dat van de musculus obliquus internus en vormt de falx inguinalis, het dak van het lieskanaal.

Lieskanaal (canalis inguinalis)

Dit kanaal is 2,5 - 4 cm lang en loopt schuin door de buikwand. Het loopt parallel aan en vlak voor de fascia transversalis en een deel van het ligamentum inguinalis (zie Fig. 16.62). Bij de man bevat het de zaadstreng (funiculus spermaticus), bij de vrouw het ligamentum teres uteri (ligamentum rotundum). Het vormt een zwakke plek in de overigens sterke buikwand, waardoor een hernia kan optreden.

De buitenste liesring ligt mediaal en onder en wordt gevormd door het uiteenwijken van de vezels van de musculus obliquus externus abdominis. De binnenste liesring ligt lateraal en hoger, en wordt aan de mediale zijde begrensd door de arteria epigastrica inferior. Het dak van het lieskanaal is de falx inguinalis, de voorzijde de fascia van de schuine

buikspier, de bodem het ligamentum inguinale en de achterwand de fascia transversalis.

Spieren van de borst

Deze spieren zijn betrokken bij de ademhaling en zijn besproken in Hoofdstuk 10.

Bekkenbodemspieren

De bekkenbodem (Fig. 16.65) is verdeeld in twee identieke helften die bij de middellijn bij elkaar komen. Elke helft bestaat uit fascia en spieren. De spieren zijn m. levator ani en m. coccygeus.

De bekkenbodem steunt de organen in het bekken en handhaaft de continentie door verhoogde druk in het bekken te weerstaan. Bij defecatie en mictie houdt ze de organen op hun plaats (die anders door het persen naar beneden zouden worden geduwd) terwijl de sfincters ontspannen. Het gewicht van de in ontwikkeling zijnde baby en de bijbehorende lichaamsstructuren tijdens de zwangerschap kunnen de bekkenbodemspieren uitrekken en verzwakken, en door de bevalling kunnen ze scheuren. Dit kan leiden tot stressincontinentie na de bevalling (p. 390).

M levator ani

Deze brede, platte spieren vormen het ventrale deel van de bekkenbodem. Ze komen van de binnenkant van het kleine bekken en ontmoeten elkaar in de middellijn. Ze vormen samen een draagband die de bekkenorganen steunt. Hun algemene vorm is die van een bolle trechter, met als punt de musculus sphincter ani.

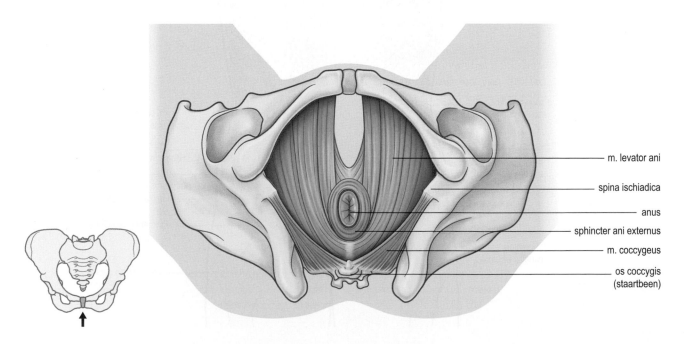

m. levator ani

spina ischiadica

anus

sphincter ani externus

m. coccygeus

os coccygis (staartbeen)

Figuur 16.65 De spieren van de vrouwelijke bekkenbodem.

M coccygeus

Dit is een gepaard driehoekig blad van spier- en peesvezels achter de musculus levator ani. Ze komen van het mediale oppervlak van het os ischium, de insertie is aan het sacrum en het staartbeen. Ze completeren de bekkenbodem waardoorheen de anus, de urethra en bij de vrouw ook de vagina lopen.

Spieren van de schouder en bovenste ledematen

Deze spieren (Fig. 16.66) stabiliseren de verbinding tussen het axiale en appendiculaire skelet in de schoudergordel en maken beweging mogelijk van schouders en bovenste ledematen.

M deltoideus

Deze spiervezels ontspringen aan de clavicula en aan het acromion en de spina scapulae. Ze lopen samen over het schoudergewricht naar de insertie op de tuberositas deltoideus van de humerus. De deltoideus vormt de vlezige en afgeronde contour van de schouder zijn voornaamste functie is bewegen van de arm. Het anterieure deel zorgt voor anteversie, adductie en endorotatie, het middelste of voornaamste deel zorgt voor abductie en het posterieure deel voor retroversie, adductie en exorotatie in het schoudergewricht. Alle vezels tezamen dragen de arm (tonische contractie).

M pectoralis major

Deze spier ligt anterieur op de borstkas. De origo ligt op het middelste derde deel van de clavicula en het sternum en de insertie ligt in de rand van de sulcus intertubercularis van de humerus. Hij trekt de arm naar voren en naar het lichaam (anteversie en adductie).

M coracobrachialis

Deze spier ligt op het bovenste mediale deel van de arm. De origo is de processus coracoideus van de scapula en de spier loopt voor het schoudergewricht langs naar de insertie op het middelste derde deel van de humerus. Hij geeft adductie van het schoudergewricht.

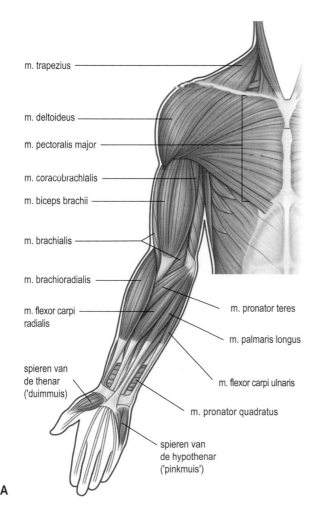

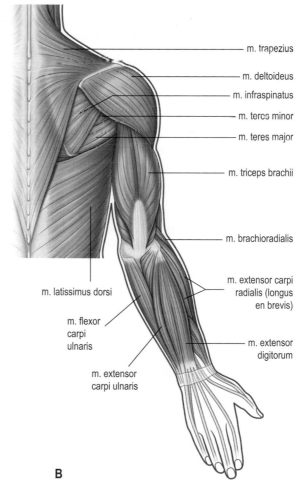

Figuur 16.66 De voornaamste spieren van de rechterschouder en bovenste extremiteit (A) Vooraanzicht. (B) Achteraanzicht.

M biceps brachii

Deze spier ligt anterieur op de bovenarm. Bovenaan heeft hij twee koppen, die elk een eigen pees hebben. De korte kop loopt van de processus coracoideus van de scapula voor de schouder langs naar de arm. De lange kop heeft een origo aan de bovenrand van de cavitas glenoidalis en de pees loopt door de gewrichtsholte en de sulcus bicipitalis van de humerus naar de arm. Hij wordt in de sulcus gehouden door een ligament dat over de sulcus ligt. De distale pees loopt over de elleboog naar de insertie dorsaal op de tuberositas radii. De spier helpt het schoudergewricht te stabiliseren en buigt de schouder (zwakjes). In het ellebooggewricht helpt hij bij flexie en supinatie.

M brachialis

Deze spier ligt anterieur op de bovenarm, onder de musculus biceps brachii. De origo ligt op de schacht van de humerus, hij loopt over de elleboog en hecht aan de ulna juist onder het gewrichtskapsel. Hij is de belangrijkste flexor van de elleboog.

M triceps brachii

Deze spier ligt posterieur op de humerus. Hij heeft drie koppen, één aan de scapula (tuberculum infraglenoidale) en twee aan het achteroppervlak van de humerus. De insertie wordt gevormd door een gemeenschappelijke pees aan het olecranon van de radius. Hij helpt het schoudergewricht te stabiliseren, geeft mede adductie van de arm en strekt de elleboog.

M brachioradialis

Deze overspant de elleboog. De origo ligt op de laterale zijde van het distale humeruseinde en de insertie op de processus styloideus van de radius. Bij contractie buigt de elleboog.

M pronator quadratus

Deze vierkante spier is de belangrijkste spier voor pronatie van de hand en zit vast aan de onderste delen van zowel radius als ulna.

M pronator teres

Deze spier ligt schuin over het bovenste derde deel van de voorzijde van de onderarm. Hij komt van de mediale condylus van de humerus en de processus coronoideus van de ulna en loopt schuin over de onderarm naar de insertie op het laterale oppervlak van de radiusschacht. Hij roteert de radio-ulnaire gewrichten, waardoor de arm van de anatomische naar de schrijfstand gaat: pronatie. Hij buigt ook de elleboog.

M supinator

Deze spier ligt schuin over het posterieure en laterale deel van de onderarm. De origo ligt op de laterale epicondylus van de humerus en het bovenste deel van de ulna, en de insertie op het laterale oppervlak van het bovenste derde deel van de radius. Hij ligt als een pannenkoek rond de radius en roteert de radio-ulnaire gewrichten, vaak met hulp van de biceps, waarbij de hand van de schrijfstand naar de anatomische stand draait: supinatie. Hij ligt onder de spieren die getoond worden in Fig. 16.66.

M flexor carpi radialis

Deze spier ligt anterieur op de onderarm, met als origo de mediale condylus van de humerus en als insertie het tweede en derde os metacarpi. Hij buigt het polsgewricht en geeft in samenwerking met de musculus extensor carpi radialis abductie in de pols.

M flexor carpi ulnaris

Deze spier ligt op het mediale vlak van de onderarm. De mediale epicondylus van de humerus en de bovenste delen van de ulna vormen de origo en de insertie ligt op de ossa pisiforme en hamatum en het vijfde os metacarpi. Hij buigt de pols en geeft in samenwerking met de musculus extensor carpi radialis adductie in de pols.

M extensores carpi radialis longus en brevis

Deze spieren liggen posterieur op de onderarm. De vezels komen van de laterale epicondylus van de humerus en komen uit in een lange pees op het tweede en derde os metacarpi. Ze geven dorsiflexie en abductie in de pols en buigen de reeds licht gebogen elleboog verder.

M extensor carpi ulnaris

Deze ligt posterieur op de onderarm en komt van de laterale epicondylus van de humerus. De insertie is op het vijfde os metacarpi. Hij zorgt voor dorsiflexie en adductie in de pols.

M palmaris longus

Deze spier weerstaat krachten die huid en fascie van de handpalm zouden kunnen losscheuren van de onderliggende structuren en geeft palmaire flexie in de pols. De origo is op de mediale epicondylus van de humerus en de insertie is op de aponeurosis palmaris, een onderhuidse bindweefselplaat in de handpalm.

M extensor digitorum

Deze spier heeft zijn origo op de laterale epicondylus van de humerus en overspant zowel de elleboog als de pols. Bij de pols verdeelt hij zich in vier pezen, een voor elke vinger. De spier kan elk van de gewrichten strekken die hij overspant: de elleboog, de pols en de vingergewrichten.

Spieren voor vingerbewegingen

Grote spieren in de onderarm die naar de hand lopen, geven de hand en vingers kracht maar kunnen de precieze bewegingen die nodig zijn voor de fijne en subtiele controle niet leveren. Kleinere spieren, komend van de ossa carpi en metacarpi, brengen de fijne en precieze vingerbewegingen tot stand via peesjes die aan de falangen zijn gehecht. In de vingers lopen geen spieren.

Spieren van heup en onderste ledematen

De worden getoond in Fig. 16.67. De grootste spieren van het lichaam vindt men hier, aangezien hun functie voornamelijk bestaat uit gewicht torsen. De onderste lichaamsdelen zijn ontworpen om de kracht van het lichaamsgewicht bij wandelen, hardlopen enzovoort gelijkmatig over te brengen op de belaste structuren. Tevens fungeren ze als schokdempers.

M psoas

Deze spier komt van de dwarsuitsteeksels en lichamen van de lumbale wervels. Hij loopt over het vlakke deel van het ilium en achter het ligamentum inguinale naar de insertie op het femur (trochanter minor, dorsaal), hij buigt de heup en ook de wervelkolom naar voren (zie Fig. 16.62).

M iliacus

Deze spier ligt in de fossa iliaca van het heupbeen. De origo is de crista, hij loopt over de fossa iliaca en heeft zijn insertie samen met de musculus psoas in een pees naar de trochanter minor van het femur. Samen met de musculus psoas buigt hij de heup.

M quadriceps femoris

Dit is een groep van vier spieren aan de voorzijde van het bovenbeen. Het zijn de musculus rectus femoris en drie musculi vasti: lateralis, medialis en intermedius (die laatste is op Fig. 16.67 niet te zien omdat hij diep onder de andere twee ligt). Rectus femoris komt van het ilium en die van de drie vasti op het bovenste deel van het femur.

Samen hechten ze op de patella en zo lopen ze via de patellapees verder over het kniegewricht naar de insertie op de

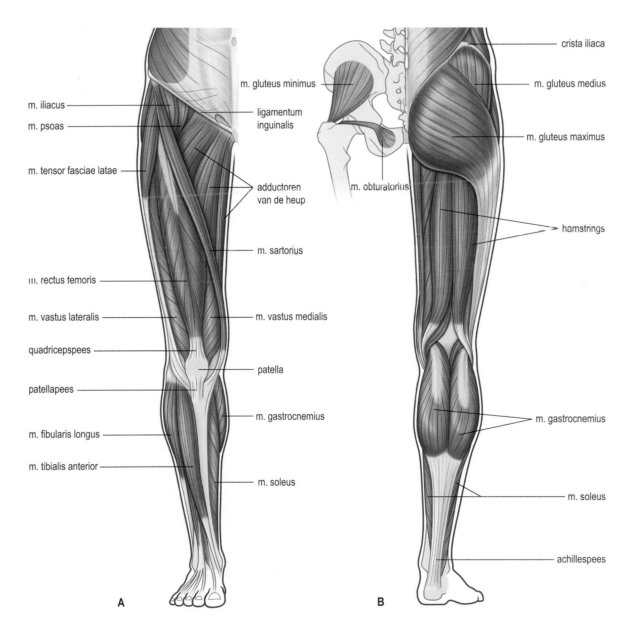

Figuur 16.67 De voornaamste spieren van de rechter onderste extremiteit (A) Vooraanzicht. (B) Achteraanzicht.

tibia. Alleen rectus femoris buigt de heup. Samen fungeert de groep als een heel sterke strekker van het kniegewricht.

Obturatoriusmusculatuur

Deze spieren liggen diep in de billen, hebben hun origo op de rand van het foramen obturatum van het bekken en hun insertie proximaal op het femur. De belangrijkste functie is exorotatie van de heup.

Gluteusmusculatuur

Deze groep bestaat uit musculus gluteus maximus, medius en minimus, en vormt het vlezige gedeelte van de billen. De spieren komen van het ilium en sacrum en hebben hun insertie op het femur. Ze zorgen voor extensie, abductie/adductie en exorotatie in het heupgewricht.

M sartorius

Dit is de langste spier van het lichaam. Hij overspant zowel het heup- als het kniegewricht. De origo is de spina iliaca anterior superior en hij loopt schuin over het heupgewricht, het bovenbeen en de knie naar de insertie aan de mediale zijde van het bovenste deel van de tibia. Hij geeft flexie en abductie in de heup en flexie in de knie (kleermakerszit).

Adductorengroep

Deze spieren liggen op het mediale aspect van het bovenbeen. Ze komen van het os pubis en op de linea aspera van het femur geplaatst. Ze geven adductie en exorotatie van het bovenbeen.

Hamstrings

Deze spieren liggen aan de achterzijde op het femur. Ze komen van het os ischium en hechten aan op het bovenste deel van de tibia (de musculus biceps femoris hecht op de fibulakop). Het zijn de musculi biceps femoris, semimembranosus en semitendinosus. Ze buigen de knie en zorgen voor retroversie van de heup.

M gastrocnemius

Deze spier vormt het grootste deel van de kuit. Het ontstaat door twee koppen, een op elke condylus van het femur. Hij loopt over de tibia naar de insertie op de calcaneus in de achillespees. Hij overspant zowel de knie als de enkel en zorgt dus voor flexie in de knie en plantaire flexie (tenenstand) in de enkel.

M tibialis anterior

Deze spier komt van het bovenste deel van de tibia, loopt over de voorzijde van het onderbeen en is met een lange pees naar het middelste os cuneiforme geplaatst. Hij geeft dorsiflexie van de voet.

M soleus

Dit is een van de belangrijkste spieren van de kuit en hij ligt onmiddellijk onder gastrocnemius. Hij komt van het

fibulakopje en het bovenste deel van de tibia. De pees verenigt zich met die van gastrocnemius en loopt naar de tendo calcaneus (achillespees). Hij geeft plantaire flexie van de voet en helpt het enkelgewricht te stabiliseren in stand.

● **TOETS**

9. Omschrijf de term 'motorische eenheid'.

10. Wat is het verschil tussen de afkomst en het plaatsen van een skeletspier?

Gevolgen van veroudering van het bewegingsapparaat

Leerdoel
Na lezing van deze paragraaf kan de lezer: ■ de gevolgen van de veroudering op de structuur en functie van het bewegingsapparaat beschrijven

Botweefsel wordt met de leeftijd lichter en minder dicht zodat zich vaker breuken kunnen voordoen. Dit is een natuurlijk proces dat osteopenie (botverzwakking) wordt genoemd en begint tussen de 30 en 40 jaar. Dit komt door het verschuiven van het osteoblast-osteoclast evenwicht naar osteoclast activiteit, wat betekent dat het bot sneller opnieuw wordt geabsorbeerd dan dat er nieuw bot is aangemaakt om het te vervangen. Oestrogeen beschermt tegen een verlies aan botmassa, en dit proces versnelt in belangrijke mate bij vrouwen in de postmenopauze, waardoor zij grotere kans hebben op osteoporose (p. 471). De verdichting van de tussenwervelschijven vermindert de lengte van de wervelkolom en de lichaamsbouw verkort.

Kraakbeen en ander bindweefsel verstijven en kunnen degenereren met de leeftijd, wat een verminderde soepelheid en mobiliteit van de gewrichten veroorzaakt en waardoor de kans op osteoartritis (p. 474) groter wordt. Skeletspiervezels worden kleiner, en minder elastisch en hebben na letsel meer tijd nodig om te herstellen. Beschadigde spieren kunnen vervangen worden door fibreus weefsel, dat niet elastisch is en dat de kracht van de samentrekking vermindert. Het inspanningsvermogen neemt af omdat elke spiercel minder glucose en myoglobine opslaat de cardiovasculaire functie gaat achteruit waardoor de regulatie van de bloedtoevoer naar de spieren minder efficiënt wordt. Bovendien kunnen oudere volwassenen de warmte van werkende spieren minder effectief reguleren dan jongere personen.

Regelmatige beweging gedurende het hele leven kan de leeftijdgebonden veranderingen aanzienlijk vertragen.

Botaandoeningen

Leerdoelen

Na lezing van deze paragraaf kan de lezer:

■ de pathologische kenmerken noemen van osteoporose, de ziekte van Paget, rachitis en osteomalacie

■ de oorzaken en gevolgen van osteomyelitis beschrijven

■ de afwijkingen in botontwikkeling beschrijven

■ de gevolgen van bottumoren benoemen.

Osteoporose

Bij deze aandoening wordt de botdichtheid (de hoeveelheid botweefsel) minder omdat de botaanmaak de resorptie (Fig. 16.68) niet volgt. Hoewel de mineralisatie van het bot voldoende is, is het bot breekbaar en microscopisch afwijkend met verlies van de interne structuur. De piekbotmassa wordt bereikt rond het 35e levensjaar en neemt daarna bij mannen en vrouwen geleidelijk af. Verlaagde oestrogeenniveaus na de menopauze worden in verband gebracht met een periode van versneld botverlies bij vrouwen. Daarna is de botdichtheid bij vrouwen op elke leeftijd minder dan bij mannen. Een hele serie omgevingsfactoren en aandoeningen houden ook verband met een verminderde botmassa en zijn betrokken bij de ontwikkeling van osteoporose (Kader 16.1). Sommige kunnen worden beïnvloed door veranderingen in levenswijze. Men denkt dat beweging en opname van vitamine D en calcium in de jeugd van belang zijn voor de uiteindelijke piekbotmassa en dus voor het risico op osteoporose in het latere leven. Naarmate de botmassa afneemt, neemt de kans op fracturen toe. Immobiliteit veroorzaakt een

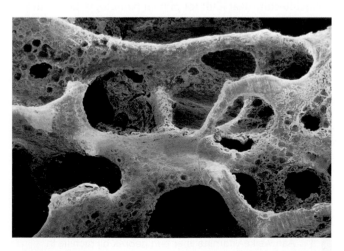

Figuur 16.68 Osteoporose. Elektronenmicroscoop van een spongieus bot. (Prof. P Motta, Dept of Anatomy, University 'La Sapienza', Rome/Science Photo Library. Gereproduceerd met toestemming.)

Kader 16.1 Oorzaken van verminderde botmassa

Risicofactoren
• Vrouwelijk geslacht
• Hogere leeftijd
• Blanke etnische afkomst
• Familieanamnese
• Gebrek aan beweging/immobiliteit
• Eetgewoonten (weinig calcium)
• Roken
• Overmatig alcoholgebruik
• Vroege menopauze/ovariëctomie
• Tengere bouw (fijne botten)

Geneesmiddelen
• Corticosteroïden

Ziekten
• Syndroom van Cushing
• Hyperparathyreoïdie
• Diabetes mellitus type 1
• Reumatische artritis
• Chronisch nierfalen
• Chronische leverafwijkingen
• Anorexia nervosa
• Bepaalde soorten kanker

omkeerbare osteoporose, die correspondeert met de duur en mate van immobiliteit. Tijdens langdurige perioden van coma bijv. zijn de osteoporotische veranderingen door het hele skelet gelijk, maar immobilisatie van een bepaald gewricht na een fractuur leidt tot lokale osteoporotische veranderingen in alleen de betrokken botten. Veelvoorkomende kenmerken van osteoporose zijn onder meer:

• skeletvervorming – geleidelijk kleiner worden met de leeftijd, veroorzaakt door compressie van de wervels
• botpijn
• fracturen – vooral van de heup (femurhals), pols (Colles-fractuur) en wervels.

Ziekte van Paget (ostitis deformans)

Dit is een afwijking in de remodellering van bot, waarbij het normale evenwicht tussen botopbouw en botafbraak verstoord is en zowel osteoblasten als osteoclasten abnormaal actief worden. Het neergeslagen bot is zacht en heeft een abnormale structuur. Dit maakt het gevoelig voor vormafwijkingen (Fig. 16.69) en breuken, meestal van bekken, femur, tibia en schedel. De oorzaak is onbekend en de ziekte verloopt vaak onopgemerkt totdat er complicaties optreden. Leeftijd is een risicofactor; de gemiddelde leeftijd bij diagnose is 70 jaar. Waarschijnlijk spelen genetische en omgevingsfactoren ook een rol. De ziekte verhoogt het risico op artrose (p. 474) en de ontwikkeling van zowel goedaardige als kwaadaardige tumoren (zie verderop).

471

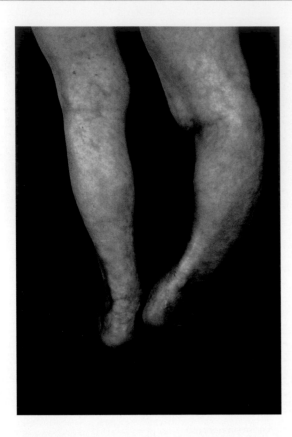

Figuur 16.69 Ernstige misvorming van het been bij ziekte van Paget. (Biophoto Associates/Science Photo Library. Gereproduceerd met toestemming.)

Rachitis en osteomalacie

Beide aandoeningen zijn het gevolg van een onvoldoende mineralisatie van het bot, meestal veroorzaakt door een vitamine D-tekort, of soms door een gestoord vitamine D-metabolisme. Rachitis komt bij kinderen voor, van wie de botten nog groeien, en dit leidt tot de kenmerkende kromme benen. Volwassenen hebben nog steeds vitamine D nodig voor de normale botvervanging en een tekort leidt tot osteomalacie, wat gepaard gaat met een verhoogd risico op fracturen en botpijn.

Een vitamine D-tekort kan worden veroorzaakt door slechte voeding, malabsorptie of onvoldoende blootstelling aan zonlicht (nodig voor een normaal vitamine D-metabolisme).

Osteomyelitis

Dit is een bacteriële botontsteking en kan het gevolg zijn van een open botbreuk of van chirurgisch ingrijpen waarbij bacteriën door de wond kunnen binnendringen. Osteomyelitis kan ook het gevolg zijn van infectie via het bloed vanuit een bron elders, zoals het oor, de keel of de huid dit komt het meest voor bij kinderen. Bij snelle en juiste behandeling kan de infectie verdwijnen zonder blijvende schade achter te laten. Zo niet, dan kan zij chronisch worden en holtes doen ontstaan waardoor pus naar de huid wordt afgevoerd, met koorts en pijn.

Afwijkingen in de botontwikkeling

Achondroplasie

Dit wordt veroorzaakt door een genetische afwijking die de juiste ossificatie voorkomt van botten die zich ontwikkelen uit kraakbeen, zoals de pijpbeenderen, wat leidt tot korte botten en karakteristieke dwerggroei.

Osteogenesis imperfecta

Dit is een groep aandoeningen waarbij sprake is van een aangeboren defect in de collageensynthese, resulterend in een gebrekkige ossificatie. De botten zijn broos en breken gemakkelijk spontaan of zelfs na een licht letsel.

Bottumoren

Goedaardige tumoren

In bot en kraakbeen kunnen zich spontaan solitaire of meervoudige tumoren ontwikkelen zonder bekende oorzaak. Deze veroorzaken pathologische fracturen of drukschade aan weke delen. Een goedaardige werveltumor kan bijv. het ruggenmerg of een spinale zenuw beschadigen. Goedaardige kraakbeentumoren hebben de neiging te ontaarden in kwaadaardige tumoren.

Kwaadaardige tumoren

Metastasen

De meest voorkomende maligniteiten in bot bestaan uit metastasen (secundaire groei) van primaire tumoren in borsten, longen, schildklier, nieren of prostaat. Ze ontstaan gewoonlijk in gebieden met een goede doorbloeding, dus in spongieus bot, vooral de lumbale wervellichamen en de epifysen van humerus en femur. Tumordeeltjes verspreiden zich in het bloed, en mogelijk langs de vaatwanden van bekkentumoren naar de wervels. De tumorgroei verwoest de normale botarchitectuur wat leidt tot pijn en pathologische fracturen.

Primaire tumoren

Primaire kwaadaardige tumoren zijn in het bot relatief zeldzaam. Osteosarcoom is een snelgroeiende en vaak metastaserende tumor waarvan men vermoedt dat hij zich ontwikkelt uit de voorlopers van osteogene cellen. Bij jonge mensen tussen de 10 en 25 jaar ontwikkelt de tumor zich meestal in de mergholte van de pijpbeenderen, vooral het femur. Bij ontdekking is hij meestal al vergevorderd. Bij ouderen, meestal boven de 60, is er vaak een verband met de ziekte van Paget en zijn de meest getroffen botten de wervels, schedel en het bekken.

> ● **TOETS**
>
> 11. Aan welke vitamine is er een gebrek bij rachitis in kinderen, en waarom leidt dit gebrek tot andere symptomen bij volwassenen?
>
> 12. Wat is osteosarcoom?

Gewrichtsaandoeningen

Leerdoelen
Na lezing van deze paragraaf kan de lezer:
■ de kenmerken van de ziekten in verband brengen met abnormale anatomie en fysiologie
■ de verschillen en overeenkomsten aangeven tussen reumatoïde artritis en artrose.

De weefsels betrokken bij de aandoeningen van synoviale gewrichten zijn de membrana synovialis, hyalien kraakbeen en bot.

Gewrichtsontstekingen (artritis) ▶ 16.6

Reumatoïde artritis (reuma)

Reumatoïde artritis (RA) is een chronisch progressieve, auto-immune ontstekingsziekte die vooral perifere synoviale gewrichten treft. Het is een systeemziekte, waarbij ontstekingsveranderingen niet alleen de gewrichten treffen maar ook vele andere plaatsen, zoals het hart, de bloedvaten en de huid.

RA komt vaker bij vrouwen dan bij mannen voor en kan alle leeftijden treffen, ook kinderen (ziekte van Still), hoewel de aandoening zich gewoonlijk ontwikkelt tussen het 35e en het 55e jaar. De oorzaak is niet bekend maar een infectie, mogelijk door een virus, kan ten grondslag liggen aan auto-immuunaandoeningen bij genetisch vatbare personen. Risicofactoren zijn:

* leeftijd (risico neemt toe met de leeftijd)
* geslacht (vrouwen voor de menopauze worden driemaal zo veel getroffen als mannen)
* genetisch (er is soms een sterk familiaal verband, en sommige markers op de oppervlaktemembraan van witte bloedcellen worden ook in verband gebracht met een hogere kans op het krijgen van de aandoening).

Tot 90% van de getroffen personen hebben de reumafactor (RF-autoantilichamen) in hun lichaamsvloeistoffen. Er bestaat een sterk verband tussen hoge niveaus van RF, vooral vroeg in de ziekte, en een snel en ernstiger verloop van de aandoening. Symptomen zijn gewrichtspijn en stijfheid, vooral 's morgens en na rust. Gewrichten kunnen zichtbaar gezwollen, warm en gevoelig zijn.

Acute aanvallen (exacerbaties) van RA gaan gewoonlijk gepaard met koorts en worden afgewisseld met perioden van tijdelijke afname (remissie). De gewrichten die het meest getroffen worden zijn die in handen (Fig. 16.70) en voeten, maar in ernstigere gevallen kunnen de meeste synoviale gewrichten getroffen zijn. Met elke exacerbatie is er meer en cumulatieve schade aan de gewrichten, wat leidt tot toenemende misvorming, pijn en functieverlies. De vroege veranderingen, die nog omkeerbaar kunnen zijn, zijn hypertrofie

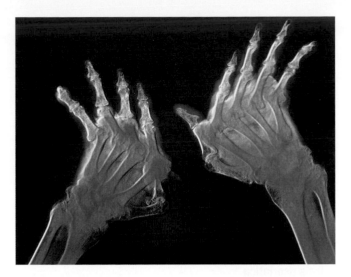

Figuur 16.70 Ernstige misvorming van de handen bij reumatoïde artritis. (Alain Pol, ISM/Science Photo Library. Gereproduceerd met toestemming.)

en hyperplasie van synoviale cellen en fibrineachtig ontstekingsvocht in het gewricht. Progressie van de ziekte leidt tot blijvende weefselschade. Groei van ontstekingsgranulatieweefsel, pannus genoemd, verstoort het gewricht en vernielt gewrichtskraakbeen, waardoor het onderliggende bot bloot komt, wat verdere schade veroorzaakt. Fibrose van de pannus vermindert de beweeglijkheid. Pijn, stijfheid en misvorming beperken het gebruik van het getroffen gewricht ernstig en als gevolg daarvan gaan de bijbehorende spieren achteruit. Ongeveer eenderde van de patiënten, meestal degenen met de meest agressieve vorm van de ziekte, ontwikkelt noduli in het bindweefsel (reumatoïde nodulen), meestal in de onderarm of elleboog. Andere symptomen kunnen bloedarmoede, perifere neuropathie, hartafwijkingen, pleuritis en vasculitis zijn.

In latere stadia van de ziekte zijn de ontsteking en koorts minder uitgesproken. De mate van invaliditeit varieert van licht tot ernstig. Tabel 16.8 belicht de verschillen tussen artrose en reumatoïde artritis.

Tabel 16.8 Kenmerken van de twee belangrijkste soorten artritis		
	Artrose (osteoartritis)	**Reumatoïde artritis**
Soort aandoening	Degeneratief	Ontstekings- of auto-immuunaandoening
Getroffen weefsel	Gewrichtskraakbeen	Membrana synovialis
Leeftijd	Laat middelbaar	Elke leeftijd, vooral tussen 35 en 55, soms kinderen
Getroffen gewrichten	Belaste gewrichten zoals heup of knie vaak slechts één gewricht	Kleine gewrichten: handen, voeten vaak meerdere gewrichten

Andere soorten polyartritis

Polyartritis betekent ontsteking van meer dan één gewricht. Deze groep auto-immune ontstekingsaandoeningen van gewrichten heeft veel gemeen met RA, maar reumafactor is afwezig. De oorzaken zijn nog onbekend, maar er kunnen wel genetische factoren bij betrokken zijn.

Spondylitis ankylopoetica

Treedt vaak op bij jongvolwassenen en treft de gewrichten van het axiale skelet. Calcificatie van de costovertebrale en de intervertebrale gewrichten en de neerslag van nieuw bot leiden tot verminderde beweeglijkheid en blijvende misvorming. Ook de sacro-iliacale gewrichten zijn vaak aangetast.

Artritis psoriatica

Treedt op bij een deel van de mensen met psoriasis (p. 403), vooral als daarbij de nagels zijn betrokken. De meest getroffen gewrichten zijn die van vingers en tenen.

Syndroom van Reiter (polyartritis met uretritis en conjunctivitis)

Dit syndroom kan worden opgewekt door infectie met Chlamydia trachomatis. Meestal worden de gewrichten in de onderste ledematen getroffen.

Acuut reuma

Dit is een diffuse ontstekingsaandoening (p. 133) die veel bindweefsel treft. Polyartritis is een veelvoorkomend verschijnsel, vaak in polsen, ellebogen, knieën en enkels (verspringend van gewricht tot gewricht). Afgezien van de gevolgen voor het hart (p. 133), die blijvend zijn, herstellen de gewrichtsontstekingen zich meestal spontaan zonder complicaties.

Infectieuze artritis

Gewrichtsontsteking (septische artritis) is meestal het gevolg van een systemische infectie vanuit het bloed (sepsis, meestal door stafylokokken), hoewel de oorzaak ook kan liggen in een open gewrichtsletsel. Vaak is het gewricht al beschadigd door een reeds bestaande ziekte, waardoor het gevoeliger is voor infectie. Gewoonlijk raakt maar één gewricht acuut ontstoken. Totale genezing is mogelijk bij een snelle behandeling, maar al vroeg in de ziekte treedt meestal blijvende gewrichtsschade op.

Artrose (osteoartritis, slijtage)

Artrose is een degeneratieve aandoening die resulteert in pijn en beperkte beweging van de getroffen gewrichten. Vaak zijn er geen symptomen. Artrose komt veel voor, het merendeel van de 65-plussers vertoont er in enige mate de verschijnselen van. Gewrichtskraakbeen wordt geleidelijk dunner omdat de opbouw geen gelijke tred meer houdt met de afbraak. Uiteindelijk komen de benige oppervlakken in het gewricht met elkaar in contact en degenereren de botten. Het bot wordt niet goed hersteld en de gewrichtsoppervlakken raken misvormd, waardoor het gewricht vaak minder beweeglijk wordt. Er ontwikkelt zich een chronische ontsteking met effusie (ophoping van vocht) in het gewricht, mogelijk als gevolg van irritatie door weefselresten die niet door fagocyten zijn verwijderd. Soms bevinden zich abnormale kraakbeenuitgroeisels aan de botranden, die verbenen tot osteofyten.

In de meeste gevallen is de oorzaak van artrose onbekend (primaire artrose), maar risicofactoren zijn overmatig herhaald gebruik van de getroffen gewrichten, vrouwelijk geslacht, toenemende leeftijd, overgewicht en erfelijkheid. Secundaire artrose treedt op als het gewricht al is getroffen door een aandoening of afwijking, bijv. trauma of jicht. Artrose ontwikkelt zich gewoonlijk aan het einde van de middelbare leeftijd en treft grote, gewichtdragende gewrichten, dat wil zeggen heupen (coxartrose), knieën (gonartrose) en gewrichten van de cervicale en laag-lumbale wervelkolom (spondylartrose). In veel gevallen is slechts één gewricht getroffen.

Traumatisch letsel aan gewrichten

Verzwikking, verstuiking en luxatie

Deze beschadigen de zachte weefsels, pezen en ligamenten rond het gewricht zonder het gewrichtskapsel binnen te dringen. Bij luxaties kan er bijkomende schade zijn aan intracapsulaire structuren door de uitrekking, bijv. aan de lange kop van de m. biceps in het schoudergewricht, de kruisbanden in de knie of het ligament van de femurkop in het heupgewricht. Als het niet volledig hersteld, kan er enig verlies aan stabiliteit optreden, wat de kans op herhaling vergroot, vooral bij enkels.

Penetrerende letsels

Deze kunnen worden veroorzaakt door een gecompliceerde fractuur van één van de botten van het gewricht of door een trauma. Genezing kan ongecompliceerd zijn of vertraagd worden door de aanwezigheid van stukjes beschadigd of gescheurd gewrichtsweefsel (bot, kraakbeen of ligamenten) die niet kunnen worden verwijderd of hersteld door normale lichaams mechanismen en die een volledig herstel verhinderen. Chronische ontsteking kan leiden tot blijvende verslechterende veranderingen in het gewricht.

Jicht

Deze aandoening wordt veroorzaakt door de neerslag van uraatkristallen in gewrichten en pezen, die een acute ontstekingsreactie oproepen. Risicofactoren zijn mannelijk geslacht, overgewicht, erfelijkheid, hyperuricemie en hoog alcoholge-bruik.

Primaire jicht, de meest voorkomende vorm, treedt bij-na altijd op bij mannen en wordt in verband gebracht met een verslechterde uitscheiding of verhoogde productie van urinezuur. Secundaire jicht treedt meestal op als gevolg van een behandeling met diuretica of van nierinsufficiëntie, die beide de urinezuuruitscheiding verminderen. In veel geval-len is slechts één gewricht getroffen (monoartritis) en dat is dan rood, warm en zeer pijnlijk. De meest getroffen ge-wrichten zijn het metatarsofalangeale gewricht van de grote teen en de enkel, knie, pols en elleboog.

Episoden met dagen of weken durende artritis worden afgewisseld met perioden van remissie. Na een paar acute aanvallen kan er blijvende schade optreden met chronische misvorming en functieverlies van de getroffen gewrichten. Jicht wordt soms gecompliceerd door de ontwikkeling van nierstenen en uraatkristallen subcutaan.

Bindweefselaandoeningen

Deze chronische auto-immuun aandoeningen hebben de vol-gende gemeenschappelijke kenmerken:

* ze treffen veel systemen van het lichaam, vooral gewrichten, huid en onderhuids weefsel
* ze komen vaak in de vroege volwassenheid voor
* ze treffen vaker vrouwen dan mannen.

De volgende aandoeningen behoren ertoe:

* Lupus erythematodes disseminatus (systemische lupus erythematodes, SLE) –de getroffen gewrichten zijn meestal de handen, knieën en enkels. Op het gelaat kan een typerende rode 'vlinder'-uitslag optreden. De nieren zijn vaak aangedaan en dat kan leiden tot glomerulonefritis die gecompliceerd kan worden door chronisch nierfalen.
* Sclerodermie – in deze groep aandoeningen vindt een progressieve verdikking van bindweefsel plaats. De collageenproductie is verhoogd, wat veel organen kan treffen. In de huid is sprake van fibrose en verdikking die het functioneren van gewrichten, vooral in de handen, kan belemmeren. Ook de wanden van bloedvaten, het spijsverteringskanaal en andere organen kunnen zijn aangedaan.
* Reumatoïde artritis (p. 473).
* Spondylitis ankylopoetica (p. 473).
* Syndroom van Reiter (p. 471).

Carpaletunnelsyndroom

Dit treedt op als de nervus medianus bekneld raakt in de pols, waar hij door de carpale tunnel loopt (zie Fig. 16.52). Het is veelvoorkomende, vooral bij vrouwen tussen de 30 en 50 jaar. Er is sprake van pijn en gevoelloosheid in de hand en pols, met name in de duim, wijs- en middelvinger en de helft van de ringvinger. Veel gevallen zijn idiopathisch of het gevolg van andere aandoeningen, zoals RA, diabetes melli-tus, acromegalie en hyperthyreoïdie. Herhaalde flexie en ex-tensie in de pols kan ook een oorzaak zijn, bijv. na langdurig typen.

● **TOETS**

13. Waarom tast jicht de gewrichten aan?
14. Welke zenuw raakt bekneld bij het carpaletunnelsyndroom, en waardoor?

Spieraandoeningen

Leerdoelen

Na lezing van deze paragraaf kan de lezer:

* de oorzaken opnoemen van de aandoeningen in dit deel
* de overeenkomsten en verschillen noemen tussen verschillende soorten spierdystrofie.

Myasthenia gravis

Deze auto-immuunaandoening van onbekende oorsprong komt meer voor bij vrouwen dan bij mannen, meestal in de leeftijd tussen 20 en 40 jaar. Er worden antilichamen gepro-duceerd die zich binden aan de acetylcholinereceptoren van neuromusculaire verbindingen, en deze blokkeren. De spier-vezels ontvangen daardoor geen zenuwprikkels meer, en dat leidt tot toenemende en uitgebreide spierzwakte, hoewel de spieren zelf normaal zijn. Uitwendige- en ooglidspieren worden het eerst aangetast, wat ptosis (hangend ooglid) of diplopie (dubbelzien) veroorzaakt. Vervolgens treedt spier-zwakte op van het gezicht en de hals (waardoor mogelijk kauwen, slikken en spraak worden aangetast) en de lede-maten. Er zijn perioden van remissie; waarbij terugvallen worden voorafgegaan door bijv. zware fysieke inspanning, infecties of zwangerschap.

Spierdystrofie

In deze groep erfelijke aandoeningen is er progressieve degeneratie van spiergroepen. De voornaamste verschil-len zijn aanvangsleeftijd, groei tempo en betrokken spier-groepen.

Spierdystrofie van Duchenne

Deze erfelijke aandoening is geslachtsgebonden (p. 486).

De tekenen en symptomen manifesteren zich soms pas vanaf de leeftijd van ongeveer 5 jaar . Afbraak en zwakte beginnen in de spieren van de onderste ledematen en breiden zich dan uit naar de bovenste ledematen, steeds sneller en zonder remissies. De dood treedt gewoonlijk op in de puberteit, vaak als gevolg van ademhalingsproblemen, hartritmestoornissen of cardiomyopathie.

Facioscapulohumerale dystrofie

Deze aandoening treft beide geslachten. Hij begint meestal in de puberteit en hoe jonger hij begint, hoe sneller het verloop is. De spieren van het gelaat en de schouders worden het eerst getroffen. Dit is een chronische aandoening die meestal een langzaam verloop heeft en zelden totale invaliditeit veroorzaakt. De levensverwachting is normaal.

Myotone dystrofie

Deze aandoening begint meestal op volwassen leeftijd en treft beide seksen. Spieren contraheren en ontspannen langzaam, wat vaak zichtbaar is in de moeite die het kost een voorwerp dat in de hand wordt gehouden, los te laten. De spieren van tong en gelaat worden het eerst getroffen, daarna de spieren van de ledematen. Systemische aandoeningen die gepaard gaan met myotone dystrofie zijn:

- cataract (p. 255)
- atrofie van de gonaden
- cardiomyopathie
- glucose-intolerantie.

De ziekte schrijdt voort zonder remissie en met een toenemende invaliditeit. De dood treedt vaak op op middelbare leeftijd door hart- of respiratoir falen.

> ● **TOETS**
>
> 15. Tegen welke structuur zijn de auto-antilichamen bij myasthenia gravis gericht?

Zelftest

Vul elk van de volgende beweringen in:

1. Het gezicht bestaat uit een totaal van _____ botten. De ossa _____ vormen de verhoging van de wangen en de onderkant van de benige _____. Het enige beweeglijke bot van het gezicht is de _____ en de arcus alveolaris bevat de _____. Het verlengde gedeelte van dit bot wordt de _____ genoemd en het articuleert met het os _____ om zo de_____ te vormen. Onder dit bot ligt het enige bot van het lichaam dat niet articuleert met een ander bot. Dit bot wordt het os_____ genoemd en het steunt de_____.

2. De meest oppervlakkige spier van de voorste buikwand is de _____, die door middel van de _____ in de lengte aan elkaar vastzit. Deze hecht zich aan de bovenkant aan de _____ en het_____, en aan de onderkant aan de _____. Wanneer deze spieren samentrekken, wordt de romp_____.

Kies één antwoord om elk van de volgende beweringen aan te vullen:

3. Dit is een fibreus gewricht: _____
   a. Schouder
   b. Knie
   c. Tussenwervelgewricht
   d. Sutura.

4. Deze spier of spiergroep tilt de ribbenkast op tijdens de inademing: _____
   a. Diafragma
   b. Intercostale
   c. Obliquus internus abdominis
   d. Spieren van de borstkas.

5. De calcaneus bevindt zich: _____
   a. In de schedel
   b. In de pols
   c. Boven in de wervelkolom
   d. In de voet.

6. In de sarcomeer, de Z-lijn: _____
   a. Is de grens tussen de aansluitende sarcomeren
   b. Loopt door het midden van elke sarcomeer.
   c. Geeft aanhechting aan myosine filamenten
   d. Slaat calcium op.

7. Myasthenia gravis: _____
   a. Is een geslachtsgebonden aandoening
   b. Tast de transmissie aan bij de neuromusculaire verbinding
   c. Wordt veroorzaakt door auto-antilichamen die de skeletspieren vernietigen.
   d. Over het algemeen manifesteert het zich voor het vijfde levensjaar.

8. Deze beweging wordt gemaakt door de duim, maar niet door de andere vingers: _____
   a. Flexie
   b. Adductie
   c. Circumductie
   d. Oppositie.

9. Dit schedelbot vormt de achterzijde: _____
   a. Occipitale
   b. Pariëtale
   c. Temporale
   d. Sphenoidale

10. Koppel de gewrichten in lijst A met de botten waaruit ze bestaan in lijst B. Je mag de botten in lijst B meer dan eens gebruiken:

Lijst A

____ (a)   Kniegewricht
____ (b)   Ellebooggewricht
____ (c)   Enkelgewricht
____ (d)   Polsgewricht

Lijst B
1. Tibia
2. Femur
3. Fibula
4. Scaphoideum
5. Patella
6. Humerus
7. Radius
8. Lunatum
9. Ulna
10. Triquetrum
11. Talus

11. Koppel de spier- en skeletaandoeningen in lijst A aan de juiste bewering in lijst B:

Lijst A

____ (a)   Reumatische artritis
____ (b)   Jicht
____ (c)   Osteosarcoom
____ (d)   Achondroplasie
____ (e)   Artrose
____ (f)   Osteoporose
____ (g)   Rachitis

Lijst B
1. De primaire vorm komt bijna uitsluitend voor bij mannen
2. Wordt in verband gebracht met een tekort aan vitamine D
3. Een niet-inflammatoire degeneratie van de gewrichten
4. Wordt in verband gebracht met auto-antilichamen
5. Ontoereikende ossificatie van een zich ontwikkelend bot
6. Zeldzaam, maar kan voorkomen in combinatie met de ziekte van Paget
7. Leeftijdsgebonden verlies van botmassa

12. Koppel de items in lijst A aan het juiste heupbeen in lijst B. Je mag de items in lijst B meer dan eens gebruiken en elk item in lijst A mag overeenkomen met meer dan één item in lijst B:

Lijst A

____ (a)   Het 'zitbeen' maakt deel uit van dit bot
____ (b)   Helpt het acetabulum te vormen
____ (c)   Vormt een synoviaal gewricht met het sacrum
____ (d)   Het voorste bot
____ (e)   Het achterste bot
____ (f)   Helpt bij het vormen van het foramen obturatum

Lijst B
1. Ischium
2. Ilium
3. Pubis

Ga naar http://evolve.elsevier.com/Waugh/anatomie/ voor meer zelftests over de onderwerpen die in dit hoofdstuk aan de orde zijn gekomen.

Inleiding tot de genetica

Alle levende organismen moeten zich voortplanten, zodat ze aan het eind van hun leven ten minste één, vaak meerdere, andere individuen hebben voortgebracht ter vervanging van zichzelf. Dit verzekert het voortbestaan van de soort. Een nakomeling erft van zijn ouders een kopie van alle informatie die nodig is om zich tot een functionerend organisme te ontwikkelen. Deze informatie is opgeslagen in desoxyribonucleïnezuur (DNA), dat grotendeels in de celkern zit. DNA is georganiseerd in functionele eenheden, de genen, die deel zijn van veel grotere structuren, de chromosomen. Het geheel van het genetische materiaal van een cel heet het genoom. Genetica is het onderzoek van de genen. De kennis op dit gebied heeft grote gevolgen voor veel aspecten van het dagelijks leven, bijv. bij erfelijke ziekten en de productie van humane insuline door genetisch gemanipuleerde micro-organismen.

De menselijke voortplanting verloopt via geslachtsgemeenschap, wat inhoudt dat een nieuw leven verwekt wordt door het genetisch materiaal van twee individuen (de ouders) bijeen te voegen. Hoewel dit een gecompliceerd proces is dat vatbaar is voor fouten, maakt het de evolutie en ontwikkeling van een specie mogelijk omdat elk nieuw leven genetisch anders is dan alle andere leden van het menselijk ras.

Het Human Genome Project was een internationaal samenwerkingsverband dat in 2003 werd afgerond. Het bracht de blauwdruk voor het leven door elk chromosoom in kaart te brengen en elk gen te identificeren, met een volledige lijst van de informatie die opgeslagen is in de DNA voor de vorming en ontwikkeling van een mens. Deze informatie is enorm belangrijk in de tak van de medische wetenschap die zich bezighoudt met de identificatie, preventie, behandeling of zelfs genezing van erfelijke ziekten.

Tegen het eind van dit hoofdstuk worden de gevolgen van de veroudering op de chromosomen, de celdeling en erfelijkheid beschreven. Daarna volgt een deel over enkele veelvoorkomende genetische afwijkingen.

Chromosomen, genen en DNA

Leerdoelen

Na lezing van deze paragraaf kan de lezer:

- de structurele relatie tussen chromosomen, genen en DNA beschrijven

- de moleculaire structuur van DNA beschrijven

- de termen 'autosomen' en 'geslachtschromosomen' verklaren

- de termen 'mutatie', 'genoom', 'haploïd', 'diploïd' en 'karyotype' definiëren.

Chromosomen

Bijna elke lichaamscel bevat in zijn kern een kopie van het gehele erfelijke materiaal van het individu. Twee belangrijke uitzonderingen zijn de rode bloedlichaampjes (die geen celkern hebben) en de geslachtscellen (zie verderop). Bij een cel in rust is het erfelijke materiaal in de vorm van chromatine (genetisch materiaal, zie Fig. 3.12) diffuus en moeilijk onder de microscoop te zien maar wanneer de cel zich gaat delen, heeft het materiaal zich verzameld in goed zichtbare worstvormige structuren, de chromosomen. Elk chromosoom is deel van een paar: het ene is geërfd van de moeder, het andere van de vader. De menselijke cel bevat 46 chromosomen in 23 paren. Een cel met 23 paar chromosomen heet diploïde. Gameten (spermacellen en eicellen), met slechts de helft van het normale aantal chromosomen, dus 23 in plaats van 46,

heten haploïde. Chromosomen die tot hetzelfde paar behoren, worden homoloog genoemd. Het beeld van het volledige stel chromosomen van een cel, gerangschikt op grootte en vorm, heet het karyotype (Fig. 17.1).

Elk chromosomenpaar wordt genummerd; het grootste paar is nummer 1. De eerste 22 paren zijn de autosomen, die elk uit twee identieke chromosomen met hetzelfde aantal aan genetisch materiaal bestaan. De chromosomen van paar 23 zijn de geslachtschromosomen (Fig. 17.2), deze bepalen iemands geslacht. Deze twee chromosomen zijn niet identiek:

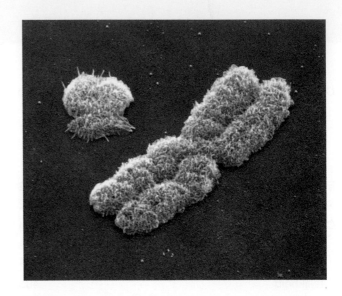

Figuur 17.2 Gekleurde rasterelektromicrografie van gerepliceerde menselijke geslachtschromosomen. *Linksboven*, Y-chromosoom; *midden*, X-chromosoom. (Power and Syred/Science Photo Library. Gereproduceerd met toestemming.)

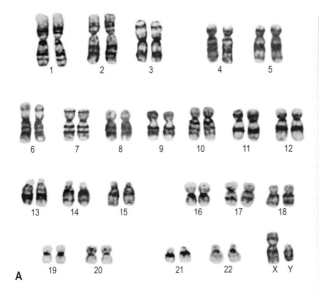

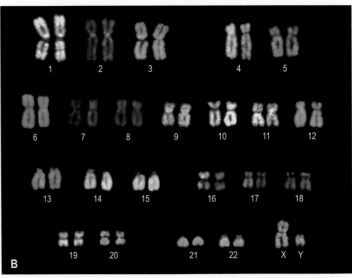

Figuur 17.1 (A) Chromosomaal complement (karyotype) van een normale man met 22 paar autosomen en 1 paar geslachtschromosomen (XY, paar 23). (B) Hetzelfde karyotype, na fluorescentiekleuring. (Standring S 2004 Gray's anatomy: the anatomical basis of clinical practice, 39th edn. Edinburgh: Churchill Livingstone. Gereproduceerd met toestemming.)

het Y-chromosoom is veel korter dan het X-chromosoom en komt alleen voor bij mannen. Een kind dat van elke ouder een X-chromosoom (XX) erft, is een meisje, en als het een X van zijn moeder en een Y van zijn vader erft (XY), is het een jongen.

Chromosomen bestaan uit een strak opgerolde streng DNA, samen met ondersteunende eiwitten, de histonen. Uitgerold heeft de streng een totale lengte van ongeveer 2 meter aan DNA in elke lichaamscel. Het is ongelooflijk dat het mogelijk is zo'n grote hoeveelheid materiaal in zo'n kleine ruimte op te slaan. Aan elk uiteinde van het chromosoom zit een ingekapseld stuk DNA dat we een telomeer noemen. Het sluit het chromosoom af en is van structureel belang. Tijdens de replicatie wordt het telomeer korter, een proces dat het chromosoom zou kunnen schaden. Daarom wordt het telomeer door het enzym telomerase gerepareerd. Met de leeftijd vermindert de telomerase-activiteit, wat in verband staat met cel-senescentie (p. 487).

Genen

Ongeveer 99% van het DNA van de cel codeert niet daadwerkelijk voor eiwitten. Dit vulstof-DNA bevat signalen om de eiwitsynthese te stoppen en te starten. DNA-sequenties die coderen voor eiwitten en langs de lengte van het DNA liggen, afgewisseld met vul-DNA, worden genen genoemd. Elk gen stelt de cel in staat om (bijna altijd) één specifiek eiwit te maken, het zogenaamde genproduct. Het menselijk genoom bevat ongeveer 20.500 genen. Van elk gen zijn er twee exemplaren, omdat elk gen op een chromosoom past bij een gelijkwaardige plaats (locus) op het andere chromosoom van het paar. Dit wordt verder besproken op pagina 485 ('De genetische basis van overerving').

DNA

DNA is opgebouwd uit een dubbele keten van nucleotiden. Deze bestaan uit drie componenten: suikers, fosfaatgroepen en basen.

Het DNA-molecuul wordt wel vergeleken met een gedraaide ladder, waarvan de zijkanten worden gevormd door ketens waarin suikers en fosfaten elkaar afwisselen (Fig. 17.3). Bij DNA is de suiker desoxyribose. De basen zijn met de suikers verbonden. Twee suiker-fosfaatketens zijn met elkaar verbonden via de basen. Een base van de ene suiker-fosfaatketen bindt zich aan een base van de ander suiker-fosfaatketen, zodat ze de sporten van de ladder vormen. De twee ketens zijn rond elkaar gedraaid, waardoor een dubbele spiraal (helix) ontstaat, als een gedraaide ladder. De dubbele spiraal is verder gedraaid en op zeer georganiseerde wijze verpakt rond de histonen, de structuureiwitten, die belangrijk zijn voor de sterk gedraaide driedimensionale vorm van het DNA. Het DNA met de histonen wordt chromatine genoemd, wat nog eens extra gewonden en in de chromosomen verpakt is kort voordat de cel zich deelt (Fig. 17.4).

De genetische code

DNA draagt de enorme hoeveelheden informatie die de biologische activiteiten van een organisme bepalen en die op

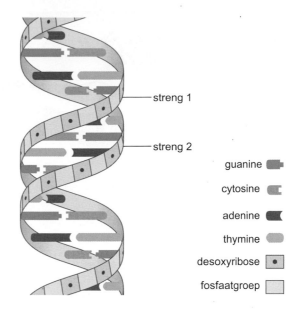

Figuur 17.3 Desoxyribonucleïnezuur (DNA).

zijn nakomelingen worden overgedragen. De sleutel tot deze informatie ligt in de basen van het DNA. Er zijn er vier:

- adenine (A)
- guanine (G)
- thymine (T)
- cytosine (C).

De basen zijn in een precieze volgorde op het DNA-molecuul gerangschikt, waardoor een code ontstaat die kan worden gelezen als er eiwitsynthese nodig is. Elke base op de ene DNA-streng vormt een paar met een base op de andere streng. De wijze waarop dat gebeurt, ligt precies vast: de basen vormen zogeheten complementaire basenparen. Adenine vormt altijd een paar met thymine (en andersom), net als cytosine met guanine. De basen op de tegenover elkaar liggende strengen zijn met elkaar verbonden door waterstofbruggen (zie Fig. 17.3).

Mitochondriaal DNA

Elke lichaamscel heeft gemiddeld 5000 mitochondriën (p. 44) met daarin een hoeveelheid DNA (mitochondriaal DNA). DNA codeert bijv. enzymen die belangrijk zijn voor de energieproductie. Deze DNA wordt van de ene generatie op de andere via de eicel doorgegeven (p. 508). Op deze manier erft de nakomeling het aandeel aan mitochondriaal DNA van de moeder. Bepaalde zeldzame aandoeningen die te wijten zijn aan foutieve mitochondriaal DNA worden dus van generatie op generatie langs de moeder doorgegeven.

Mutatie

Een mutatie is een erfelijke verandering van de normale eigenschappen van een cel. De meeste mutaties ontstaan spontaan tijdens de talloze momenten in het leven waarop DNA zich verdubbelt of een cel zich deelt. Andere kunnen worden veroorzaakt door uitwendige factoren, zoals röntgenstraling,

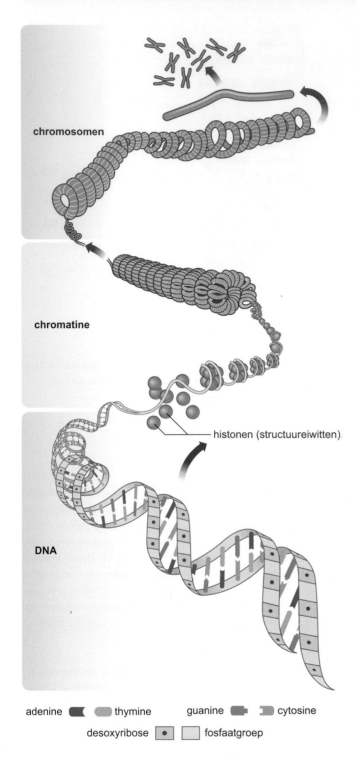

chromosomen

chromatine

histonen (structuureiwitten)

DNA

adenine thymine guanine cytosine

desoxyribose fosfaatgroep

Figuur 17.4 De structurele relatie tussen DNA, chromatine en chromosomen.

ultraviolette straling of blootstelling aan bepaalde stoffen. Alle factoren die een mutatie kunnen veroorzaken noemen we mutageen (p. 57). De meeste mutaties worden meteen gerepareerd door groepen van enzym die in de celkern aanwezig zijn en daardoor veroorzaken ze geen blijvende gevolgen.

Soms kan een mutatie fatale gevolgen hebben omdat sommige essentiële celfuncties verstoord worden die het afsterven van de cellen tot gevolg hebben; de mutatie wordt samen met de cel vernietigd. Vaak wordt de gemuteerde cel ontdekt door immuuncellen en vernietigd voordat hij zich abnormaal kan gedragen (p. 411). Andere mutaties vernietigen de cel niet, maar veranderen zijn functie zodanig dat er een ziekte ontstaat, zoals bij kanker (p. 57). Een mutatie in een genoom die niet de dood tot gevolg heeft, kan van ouder tot kind worden doorgegeven en een erfelijke ziekte veroorzaken, zoals bij fenylketonurie (p. 488) of cystische fibrose (p. 288).

> ● **TOETS**
>
> 1. Wat zijn histonen?
>
> 2. Welke base vormt altijd een paar met cytosine in het DNA?

Eiwitsynthese

> **Leerdoelen**
>
> Na lezing van deze paragraaf kan de lezer:
>
> ■ de oorsprong en de structuur van mRNA beschrijven
>
> ■ het transcriptiemechanisme beschrijven
>
> ■ het translatiemechanisme beschrijven.

Het DNA bevat de essentiële biologische informatie van de cel, vastgelegd in de basencode in de dubbele spiraal. Deze informatie wordt vrijwel altijd gebruikt voor het maken van eiwitten. Eiwitten zijn essentieel voor alle aspecten van het functioneren van het lichaam; ze vormen de belangrijke structurele elementen van het lichaam, evenals de enzymen, die essentieel zijn voor alle biochemische processen daarin. Er zijn ongeveer twintig aminozuren die de bouwstenen van de eiwitten vormen. Omdat de DNA van de cel te groot is om uit de kern te kunnen, is een tussenmolecuul nodig om de genetische instructies van de kern naar het cytoplasma te brengen, waar de eiwitten worden gemaakt. Dit molecuul is messenger- ribonucleic acid (boodschapper-ribonucleïnezuur). De eiwitsynthese staat weergegeven in Fig. 17.5.

Messenger-ribonucleïnezuur

Messenger-ribonucleïnezuur (mRNA) is een enkelstrengsketen van nucleotiden die in de kern (nucleus) vanuit een gen wordt gesynthetiseerd wanneer de cel het eiwit waarvoor dat gen codeert, nodig heeft. RNA verschilt qua structuur op drie belangrijkste manieren van DNA:

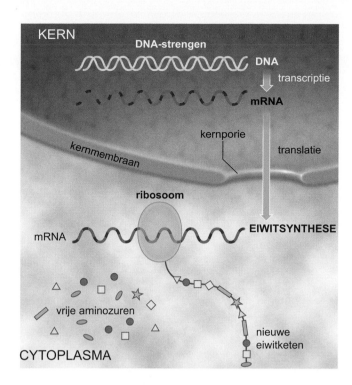

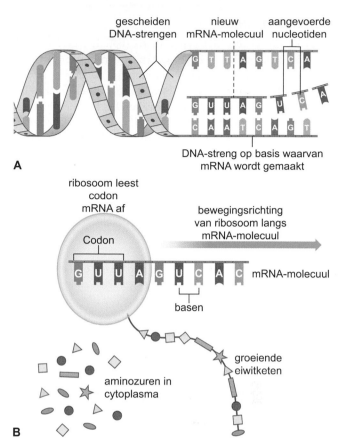

Figuur 17.5 De relatie tussen DNA, RNA en eiwitsynthese.

- Het is enkelstrengs in plaats van dubbelstrengs.
- Het bevat de suiker ribose in plaats van desoxyribose.
- Het bevat de base uracil in plaats van thymine.

Met het DNA van het te gebruiken gen als mal wordt een stuk mRNA gemaakt. Dit proces heet transcriptie. Het mRNA verlaat de kern door de kernporiën en brengt zijn informatie naar de ribosomen in het cytoplasma.

Transcriptie ▶ 17.1

De code ligt diep in het DNA-molecuul, en dus is de eerste stap het openen van de spiraal om de basen bloot te leggen. Alleen het gen dat moet worden overgeschreven, wordt geopend; de rest van het chromosoom blijft gewonden. Beide basenstrengen worden blootgelegd, maar het enzym dat het mRNA maakt, gebruikt maar één daarvan, zodat het mRNA enkelstrengs is. Terwijl het enzym zich langs de geopende DNA-streng beweegt en de code afleest, voegt het de complementaire base aan het mRNA toe. Als het cytosine tegenkomt, voegt het guanine toe en andersom. Is het thymine, dan wordt adenine toegevoegd. En bij adenine wordt uracil toegevoegd (zodat RNA geen thymine, maar uracil bevat) (Fig. 17.6A). Als het enzym een 'stopsignaal' bereikt, stopt het met de synthese van het mRNA-molecuul en wordt dit vrijgegeven. Het DNA wordt door andere enzymen weer dichtgemaakt en het mRNA verlaat vervolgens de kern.

Translatie ▶ 17.2

Translatie is de synthese van het uiteindelijke eiwit met de informatie die door het mRNA wordt meegebracht. Het

Figuur 17.6 De processen van transcriptie en translatie. (A) Transcriptie. (B) Translatie.

proces vindt plaats in vrije ribosomen (p. 45) die gekoppeld op ruw endoplasmatisch reticulum in het cytoplasma liggen. Eerst hecht het mRNA zich aan het ribosoom. Dit 'leest' vervolgens de basenvolgorde van het mRNA (Fig. 17.6B).

De bouw van eiwitten bestaat uit twintig verschillende aminozuren, en het is dus niet mogelijk de vier basen afzonderlijk in een eenvoudige één-op-één code te gebruiken. Om de mogelijkheden te vergroten, wordt de code in triplets gesteld, wat 64 mogelijke basencombinaties oplevert, waardoor er voor elk aminozuur een code is en er nog codes voor stop- en startinstructies over zijn. Deze triplets heten codons; de basenvolgorde ACA (adenine, cytosine, adenine) bijv. codeert voor het aminozuur cysteïne.

Het eerste codon is een startcodon, dat de eiwitsynthese in gang zet. Het ribosoom loopt het mRNA af, leest de codons en voegt de juiste aminozuren aan het groeiende eiwitmolecuul toe. Het ribosoom blijft aminozuren toevoegen tot het een stopcodon tegenkomt; de synthese wordt beëindigd en het eiwit wordt vrijgegeven. Sommige eiwitten worden binnen de cel zelf gebruikt, andere worden uitgevoerd, insuline bijv. wordt gesynthetiseerd door de eilandjes van Langerhans van de alvleesklier en wordt in de bloedsomloop uitgescheiden.

Genexpressie

Hoewel alle cellen met een celkern (behalve geslachtscellen) identieke genen hebben, gebruikt een bepaald celtype alleen de genen die rechtstreeks met zijn functie te maken hebben. Het enige celtype dat bijv. hemoglobine bevat, is het rode bloedlichaampje, terwijl alle cellen het hemoglobinegen bezitten. Deze selectieve genexpressie wordt bestuurd door verschillende stoffen en de genen die de cel niet nodig heeft, blijven uitgeschakeld.

> ● **TOETS**
>
> 3. Als de basevolgorde van een deel van het DNA ATTGAC is, wat zal dan de basevolgorde zijn op het bijbehorende RNA?
>
> 4. Hoe heet een triplet reeks van drie basen op een RNA-molecuul, die coderen voor een specifiek aminozuur?

Celdeling

Leerdoelen

Na lezing van deze paragraaf kan de lezer:

■ het mechanisme van DNA-replicatie uitleggen

■ de processen van mitose en meiose met elkaar vergelijken

■ de grondslag van de genetische variatie van generatie tot generatie beschrijven.

De meeste lichaamscellen kunnen delen, zelfs in de volwassenheid. Celdeling leidt gewoonlijk tot de vorming van twee identieke diploïde dochtercellen tijdens het proces van mitose en zorgt voor groei en reparatie. De productie van gameten verloopt anders, aangezien de dochtercellen slechts de helft van het normale aantal chromosomen bezitten, 23 in plaats van 46, en zijn daardoor haploïde. De vorm van celdeling waarbij gameten worden gevormd, heet meiose. Voor mitose of meiose vindt DNA-replicatie plaats.

DNA-replicatie

DNA is het enige biologische molecuul dat zichzelf kan repliceren. Fouten bij het kopiëren kunnen leiden tot de vorming van niet- of slecht functionerende cellen of cellen die niet op de normale regulering reageren (wat tot het ontstaan van tumoren kan leiden). Het nauwkeurig kopiëren van DNA is daarom essentieel.

De eerste stap bij DNA-replicatie is het ontvouwen van de dubbele spiraal en het uit elkaar halen van de twee strengen om de basen bloot te leggen voor transcriptie. Beide strengen van het DNA-molecuul worden gekopieerd. Het

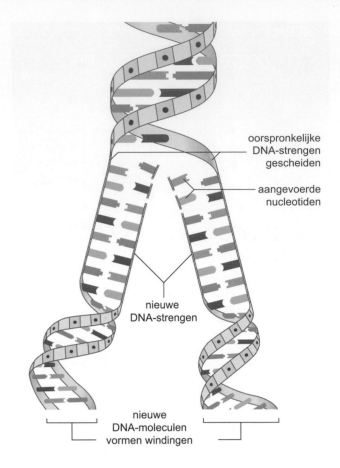

oorspronkelijke DNA-strengen gescheiden

aangevoerde nucleotiden

nieuwe DNA-strengen

nieuwe DNA-moleculen vormen windingen

Figuur 17.7 DNA-replicatie.

enzym dat verantwoordelijk is voor de replicatie beweegt zich op elke streng langs de basenvolgorde, leest de genetische code af en voegt complementaire basen toe aan de zich vormende keten. Dat betekent dat elke streng blootliggende basen een dubbele streng wordt; het resultaat is twee identieke DNA-moleculen (Fig. 17.7). Als de nieuwe dubbele streng is gevormd, zorgen andere enzymen ervoor dat deze wordt gedraaid en wordt teruggewonden tot zijn normale sterk gevouwen vorm.

Mitose

Deze wordt beschreven op p. 47.

Meiose

Meiose is de laatste stap in de productie van gameten. Bij de bevruchting, waarbij de mannelijke gameet (spermacel) en de vrouwelijke gameet (eicel) zich verenigen, ontstaat een diploïde zygote, doordat de gameten haploïd waren.

Anders dan bij mitose, vinden er bij meiose twee celdelingen plaats (Fig. 17.8). Uit de meiose ontstaan vier dochtercellen in plaats van twee, die alle van de oudercellen en van elkaar verschillen. Dit is de basis van de genetische diversiteit en de uniciteit van ieder individu.

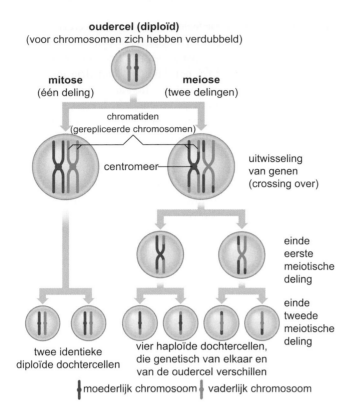

oudercel (diploïd)
(voor chromosomen zich hebben verdubbeld)

mitose
(één deling)

meiose
(twee delingen)

chromatiden
(gerepliceerde chromosomen)

centromeer

uitwisseling
van genen
(crossing over)

einde
eerste
meiotische
deling

einde
tweede
meiotische
deling

twee identieke
diploïde dochtercellen

vier haploïde dochtercellen,
die genetisch van elkaar en
van de oudercel verschillen

moederlijk chromosoom vaderlijk chromosoom

Figuur 17.8 Mitose en meiose. Voor de duidelijkheid is slechts één chromosoom afgebeeld.

Eerste meiotische deling

In deze fase (Fig. 17.8) worden twee genetisch verschillende dochtercellen geproduceerd.

De DNA-replicatie heeft al plaatsgevonden, dus elk chromosomenpaar heeft vier chromatiden, die dicht opeen zijn gepakt. De chromosomen zitten erg dicht op elkaar, en kunnen dus genen uitwisselen. Dit proces heet 'crossing-over' (overkruising) en resulteert in vier chromatiden die verschillende genencombinaties verkrijgen. Na de crossing-over scheiden de chromosomen zich van elkaar ter voorbereiding van de eerste meiotische deling; de overdracht van moederlijke en vaderlijke chromosomen naar de dochtercellen is willekeurig. Dit betekent dat de twee dochtercellen moederlijk en vaderlijk DNA in een onvoorspelbare verhouding hebben, waardoor er een reusachtig aantal mogelijke combinaties van chromosomen bestaat. Dit verklaart waarom een kind een combinatie van de eigenschappen van vader en moeder overerft en waarom kinderen van dezelfde ouders sterk kunnen verschillen.

De chromosomenparen gaan uiteen en de beide helften gaan naar de beide uiteinden van de cel, geleid door een spoelfiguur, zoals bij de mitose, waarbij twee genetisch unieke diploïde dochtercellen ontstaan.

Tweede meiotische deling

Voor de vorming van een gameet moet de hoeveelheid genetisch materiaal in de twee dochtercellen na de eerste meiotische deling worden gehalveerd. Dit gebeurt in een tweede deling (Fig. 17.8). De centromeren scheiden zich en de twee

zusterchromatiden gaan naar tegenovergestelde zijden van de cel, die zich vervolgens deelt. Elk van de vier haploïde dochtercellen heeft nu één chromosoom. Door versmelting met een andere gameet ontstaat een zygoot (bevruchte eicel), een diploïde cel, die door mitose verder kan uitgroeien tot een menselijk wezen.

> ● **TOETS**
>
> 5. Waarom zijn gameten haploïde?
>
> 6. Wat is crossing-over in de genetica?

Erfelijkheid

> **Leerdoelen**
>
> Na lezing van deze paragraaf kan de lezer:
>
> ■ de basis van de autosomale erfelijkheid beschrijven, met inbegrip van het belang van recessieve en dominante genen
>
> ■ uitleggen hoe geslachtsgebonden eigenschappen op de nakomelingen worden overgedragen.

Het mengen van genen tijdens de meiose leidt tot grote genetische variabiliteit. Het is belangrijk te begrijpen hoe de interacties tussen de genen verlopen en hoe erfelijke eigenschappen ontstaan.

Autosomale overerving

De beide chromosomen van een homoloog paar bevatten genen voor dezelfde eigenschappen. De code voor het vermogen om de tong op te rollen, bevindt zich op één gen. Doordat één chromosoom van elk paar van de vader is geërfd en het andere van de moeder, heeft een individu twee genen die het tongrollen besturen. Zulke gepaarde genen heten allelen. Corresponderende allelen zijn weliswaar bij dezelfde eigenschap betrokken, maar ze hoeven niet identiek te zijn. Er zijn twee mogelijkheden:

• iemand heeft twee identieke vormen van het gen (homozygoot)
• iemand heeft twee verschillende vormen van het gen (heterozygoot).

Eén kopie van het tongrol-gen kan coderen voor het vermogen de tong op te rollen, maar het corresponderende gen op het andere chromosoom van het paar kan anders zijn en coderen voor het onvermogen om de tong te rollen. Bij dit eenvoudig voorbeeld gaat het slechts om twee vormen van hetzelfde gen, maar andere eigenschappen zijn ingewikkelder. Oogkleur is een variabele eigenschap met allerlei mogelijke pigmenten en patronen, en wordt door meer dan één gen bestuurd.

Een kind dat het tongrol-gen van een ouder overerft en het niet-rol-gen van de andere, kan nog altijd zijn tong oprollen. Dit komt doordat de tongrolvorm van het gen dominant is en de niet-rolvorm recessief. Dominante genen overheersen recessieve genen, zodat er maar één exemplaar van een dominant gen nodig is om de bijbehorende eigenschap tot uitdrukking te laten komen. Een recessief gen kan alleen maar tot uitdrukking komen als het op beide chromosomen zit. Iemand die niet kan tongrollen, heeft dus twee kopieën van het recessieve niet-rol-gen.

Personen die homozygoot voor een gen zijn, hebben twee identieke kopieën, van de dominante dan wel de recessieve vorm. Heterozygote personen hebben één dominant en één recessief gen. ▶ 17.3

Overervingshistogram (Vierkant van Punnett) ▶ 17.4

De waarschijnlijkheid dat iemand een van beide vormen overerft, hangt af van de situatie bij de ouders. Eenvoudige autosomale overerving kan worden geïllustreerd met een histogram. In Fig. 17.9 zijn alle mogelijke combinaties te zien van het tongrol-gen bij kinderen waarvan de ouders heterozygoot voor de eigenschap zijn. In dit voorbeeld is er een kans van drie op vier (75%) dat het kind van deze ouders een tongroller zal zijn (TT of Tt) en een kans van één op vier dat het twee recessieve genen overerft (tt) en dus een niet-roller is. Aanstaande ouders die willen weten hoe groot het risico is dat hun kind een erfelijke ziekte krijgt, bijv. cystische fibrose (taaislijmziekte, p. 288), kunnen voor erfelijkheidsadvies terecht bij de afdeling Klinische genetica van een academisch ziekenhuis.

Codominantie

Voor sommige eigenschappen kunnen er meer dan twee allelen zijn die de code bevatten, en meer dan één allel kan dominant zijn. Een voorbeeld hiervan is de overerving van A- en B-type antigenen op het oppervlak van rode bloedcellen, die klinisch worden vastgesteld als het ABO-systeem of bloedgroepclassificatie (p. 66). Hier bestaan drie mogelijke allelen: één allel codeert de productie van A-type antigenen (A), één allel codeert voor productie van B-type antigenen (B) en een derde allel codeert voor geen enkel antigeen (O). Een individu kan verschillende combinaties van twee van deze drie allelen hebben: AA, AB, BB, AO, BO of OO. Zowel A als B is dominant en indien ze aanwezig zijn, komen ze allebei tot uitdrukking. Dat heet codominantie. O is recessief, en komt dus alleen tot uitdrukking in een homozygoot recessief genotype. Dit betekent dat individuen met een OO-genotype A noch B-antigenen op het oppervlak van hun rode bloedcellen hebben en dus bloedgroep O hebben. Een individu met genotype AB heeft zowel A alsook B en dit wordt bloedgroep AB. Een individu met genotype Ao of AA heeft alleen A-type antigenen en dit wordt bloedgroep A; iemand met genotype BO of BB heeft alleen B-type antigenen en dit wordt bloedgroep B.

Fig. 17.10 laat het overervingshistogram zien met de mogelijke bloedgroepen van kinderen uit een moeder met genotype AO (fenotype bloedgroep A) en een vader met een genotype AB (fenotype bloedgroep AB).

Geslachtsgebonden overerving

Fig. 17.2 vertoont duidelijk dat het Y-chromosoom veel korter is dan het X-chromosoom. Het is dan ook niet verwonderlijk dat de Y-chromosoom enkel 200 genen bevat vergeleken met de 2000 genen die het X-chromosoom bevat, waarvan de meeste betrekking hebben op de ontwikkeling van mannelijke kenmerken. De grote meerderheid van de genen van het X-chromosoom hebben geen tegenhanger op het Y-chromosoom. Dat betekent dat een man slechts een enkel

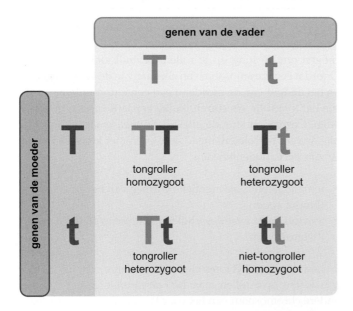

Figuur 17.9 Autosomale overerving. Dit voorbeeld laat alle mogelijke combinaties zien van tongrol-genen bij kinderen van ouders die homozygoot voor de eigenschap zijn. *T*, dominant gen (tongrollen) *t*, recessief gen (niet-tongrollen).

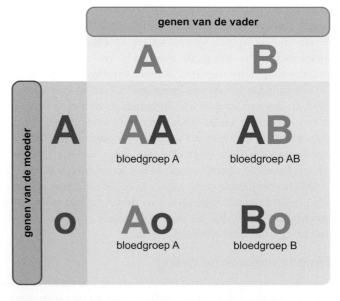

Figuur 17.10 Codominante overerving van ABO-bloedgroepen.

kopie van de meeste genen op zijn geslachtschromosoom heeft. Eigenschappen waarvan de code ligt op het deel van het X-chromosoom dat geen corresponderend materiaal op het Y-chromosoom heeft, zijn geslachtsgebonden. Het gen dat codeert voor normaal kleurenzien is hiervan een voorbeeld en bevindt zich dus alleen op het X-chromosoom. Dit is de dominante vorm van het gen. Er bestaat een zeldzame, recessieve vorm van het gen, dat defect is en voor rood-groenkleurenblindheid codeert. Als een vrouw een defecte kopie van het gen overerft, heeft ze, statistisch gezien, waarschijnlijk een normaal gen op het andere X-chromosoom, waardoor ze normaal kleuren kan zien. Een vrouw die het kleurenblindheidsgen bezit, kan het defecte gen op haar kinderen overdragen, ook al is ze zelf niet kleurenblind, en wordt daarom drager genoemd.

Als een man het afwijkende gen heeft gekregen, is hij kleurenblind, omdat hij maar één X-chromosoom en dus alleen maar die ene afwijkende kopie van het gen heeft. De overerving van kleurenblindheid wordt geïllustreerd in Fig. 17.11. Hierin zijn de mogelijke genencombinaties te zien van de kinderen van een dragermoeder (een normaal gen en een defect gen) en een normale vader (één normaal gen).

In dit voorbeeld is er 50% kans dat een zoon kleurenblind wordt geboren en 50% kans dat een zoon normaal kan zien, een 50% kans dat een dochter een draagster is (en zelf normaal kan zien) en 50% kans dat een dochter normaal is.

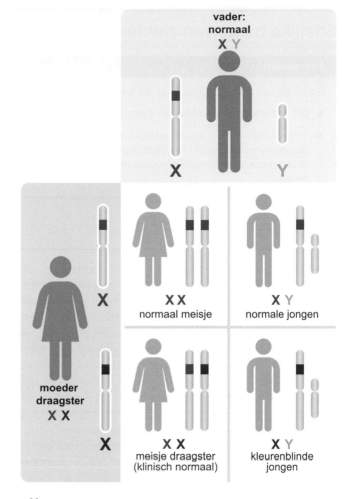

X : normaal gen op X-chromosoom

X : afwijkend kleurenblindheidsgen op X-chromosoom

Y : normaal Y-chromosoom (geen gen aanwezig)

Figuur 17.11 Overerving van geslachtsgebonden rood-groenkleurenblindheid.

● TOETS

7. Als de vader homozygoot is voor het tongrol-gen en de moeder heterozygoot, wat is dan de kans dat hun kind de tong kan rollen?

8. Als de ouders van een kind beide bloedgroep O hebben, wat is dan de kans dat het kind bloedgroep A heeft?

Veroudering en genetica

Leerdoelen

Na lezing van deze paragraaf kan de lezer:

■ de hoofdzakelijke effecten beschrijven van ouderdom op het genetische materiaal van de cellen

■ het genetische mechanisme van senescentie beschrijven.

Veroudering en DNA

Een cumulatieve blootstelling aan potentiele mutagenen gedurende de levensduur alsook het afnemende vermogen DNA te repareren leidt tot een geleidelijke ophoping van mutaties van het genoom. Dit kan leiden tot een afnemende werking en een toenemend risico op ziekten, zoals kanker. Mitochondriaal DNA neigt meer tot mutaties dan nucleaire DNA en als het verouderd en er beschadiging door slijtage optreedt veroorzaakt het een toenemende verslechtering van de celfunctie.

Cel-senescentie (ouderdom)

Een cel kan zich ergens tussen 50 en 60 keer delen. Vermoedelijk zijn de gevolgen van veroudering op de telomerase-functie een belangrijke factor hierin. Telomerase is het enzym dat de telomeren (chromosoomuiteinden) repareert na de DNA replicatie. Deze functie vermindert met de leeftijd. Dit beperkt het aantal van alle mogelijke celreplicaties, want zonder een effectieve activiteit van de telomerase worden de chromosomen met elke celdeling steeds korter. Uiteindelijk worden de chromosomen te kort voor een replicatie en kan de cel niet langer delen.

Erfelijke basis van ziekten

Kanker

Kanker (kwaadaardige groei van nieuw weefsel, p. 57) wordt veroorzaakt door mutaties (p. 481) van cellulair DNA, waardoor een ongeorganiseerd en ongestuurd groeipatroon ontstaat. Cellen worden steeds vaker gemuteerd naarmate ze ouder worden, wat verklaart waarom de frequentie van kanker sterk toeneemt naarmate ze ouder worden. Hoe meer mutaties een cel ondergaat, hoe groter de kans dat hij de kenmerken van een tumorcel aanneemt, inclusief het niet reageren op normale groei beheersing en onsterfelijkheid. Sommige mutaties worden geërfd, waardoor het risico op bepaalde vormen van kanker in gezinnen toeneemt, maar de meeste kanker is te wijten aan verworven mutaties die worden veroorzaakt door veroudering of andere risicofactoren, zoals bestraling of blootstelling aan mutagene chemicaliën (zie ook p. 57).

Erfelijke ziekten

Kader 17.1 vertoont een aantal ziekten met een overgeërfde component.

Genmutaties

Veel ziekten, zoals cystische fibrose (p. 288) en hemofilie (p. 79), worden van ouder op kind overgedragen via een defect gen. Veel van deze genen zijn gelokaliseerd door het in kaart brengen van het humane genoom. Het gen voor cystische fibrose ligt bijv. op chromosoom 7. Andere aandoeningen, zoals astma en sommige vormen van kanker en hart- en vaatziekten, hebben een erfelijke component. In deze gevallen is er geen afzonderlijk defect gen geïdentificeerd en is de overerving niet zo voorspelbaar als wanneer één enkel gen verantwoordelijk is. De waarschijnlijkheid dat een individu de ziekte krijgt, hangt niet alleen af van het genetisch programma, maar ook van andere factoren, zoals levensstijl en het leefmilieu.

Fenylketonurie

Bij deze aandoening, een voorbeeld van een aangeboren stofwisselingsziekte, is er een defect in het gen dat verantwoordelijk is voor het produceren van het enzym fenylala-

---

Kader 17.1 Enkele aandoeningen met een overgeërfde component

Aandoeningen met een enkel gen
  Fenylketonurie
  Duchenne musculaire dystrofie (p. 475)
  Ziekte van Huntington
  Hemofilie (p. 79)
  Achondroplasie (p. 472)
  Sommige kankers, waaronder sommige borst-, eierstok- en darmkankers
  Myotone dystrofie
  Cystische fibrose (p. 288)
  Polycysteuze nierziekte (p. 388)

Meer complexe overerving
Meer dan één gen speelt waarschijnlijk een rol, wat leidt tot een hogere vatbaarheid en 'familietrekjes' Levensstijl en andere factoren spelen ook een rol bij het vaststellen van het risico.
  Astma (p. 286)
  Hazenlip (p. 349)
  Hypertensie (p. 136)
  Atheroom (p. 125)
  Enkele kankers, bijv. borst- en maagkanker
  Diabetes mellitus type I en II (p. 255)
  Epilepsie
  Schizofrenie
  Zenuwbuisdefecten, bijv. spina bifida (p. 202)

---

nine hydroxylase, zodat dit enzym ontbreekt. Normaal zet het enzym in de lever fenylalanine om in tyrosine, maar bij afwezigheid van het enzym hoopt fenylalanine zich in de lever op en stroomt het door naar het bloed (Fig. 17.12). In grote concentraties is fenylalanine giftig voor het centrale zenuwstelsel, en als behandeling uitblijft, resulteert dit binnen enkele maanden in hersenbeschadiging en mentale retardatie. In dat geval is het gehalte tyrosine, dat nodig is voor het maken van melanine, laag en treedt depigmentatie op. Kinderen met de aandoening hebben een lichte huid en zijn blond. De ziekte komt in de ontwikkelde landen nog maar weinig voor, omdat pasgeboren kinderen gescreend en daarna eventueel behandeld worden.

Mitochondriale afwijkingen

Mitochondriale DNA bezit maar 37 genen, maar afwijkingen in deze genen kunnen erfelijke ziekten veroorzaken met zeer uiteenlopende fatale indicaties en symptomen, vaak krijgen het centrale zenuwstelsel en de skelet-of hartspieren hiermee te maken. Spontane mutaties in de DNA kunnen ook op latere leeftijd optreden, wat tot het ontstaan van ziekten bij volwassenen kan leiden. Het is bewezen dat mitochondriale mutaties samen kunnen hangen met sommige vormen van bekende ziekten, bijv. diabetes mellitus, de ziekte van Parkinson en de ziekte van Alzheimer.

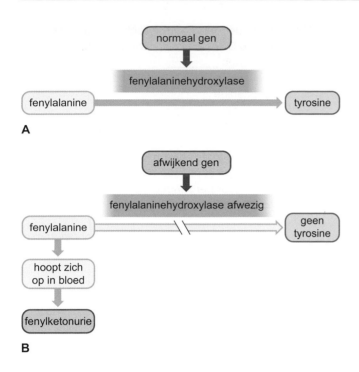

Figuur 17.12 Fenylketonurie. (A) Normaal gen. (B) Afwijkend gen.

Chromosoomafwijkingen

Een fout tijdens de meiose produceert soms een gameet die abnormale chromosomen draagt: te veel, te weinig, abnormaal gevormd, of met ontbrekende segmenten. Vaak zijn deze afwijkingen dodelijk, zodat een zwangerschap met dergelijke gameten vroeg tot een miskraam leidt. Niet-dodelijke aandoeningen zijn o.m. het syndroom van Down en cri-du-chat-syndroom.

Syndroom van Down

Bij deze aandoening zijn er drie exemplaren van chromosoom 21 (trisomie 21), wat betekent dat er een chromosoom te veel is. Dat wordt veroorzaakt doordat de chromosomen zich tijdens de meiose niet normaal scheiden. Personen met het syndroom van Down zijn gewoonlijk klein van stuk, hebben ruime oogplooien en een vlak, rond gezicht. De tong kan te groot zijn voor de mond en uitsteken. De levensverwachting is korter dan normaal en hart- en vaatziekten en ziekten van de luchtwegen komen vaker voor alsook een hogere prevalentie van vroege dementie. De kans op een kind met het syndroom van Down is groter naarmate de moeder ouder is bij de geboorte, vooral bij vrouwen ouder dan 35 jaar.

Cri-du-chat-syndroom

'Cri-du-chat' slaat op het kenmerkende miauwende gehuil van kinderen met deze aandoening. Dit syndroom ontstaat als een deel van chromosoom 5 ontbreekt; het kenmerkt zich door leermoeilijkheden en anatomische afwijkingen die leiden tot maag-darm-, hart- en vaatklachten.

Afwijkingen van de geslachtschromosomen

Als de geslachtschromosomen tijdens het meioseproces niet op de gewone manier delen, zullen de dochtercellen een foutief aantal hebben, ofwel te veel ofwel te weinig. Een kind dat met deze afwijking geboren wordt zal zonder behandeling geen normale ontwikkeling van de geslachtsorganen doormaken en kan bijkomende problemen krijgen zoals leerstoornissen.

Turner syndroom

Dit is gewoonlijk het geval als er maar één geslachtschromosoom X voorhanden is, samen met de 22 gewone autosoomparen. Hierdoor is XO de karyotype en zijn het vrouwen die getroffen worden. Zij hebben vrouwelijke genitaliën en ovaria, maar zijn onvruchtbaar omdat de ovaria zich tijdens de foetale fase onvoldoende ontwikkelen. Secundaire geslachtskenmerken ontwikkelen zich niet tijdens de puberteit tenzij een oestrogeenbehandeling wordt toegepast. Andere kenmerken zijn een klein lichaamsgestalte en een vernauwing van de aorta (in 15% van de gevallen, p. 135). Meisjes met het Turner syndroom zijn doorgaans normaal begaafd.

Syndroom van Klinefelter

Bij deze aandoening is de karyotype XXY; in dit geval zijn het mannen met 47 in plaats van 46 chromosomen. Deze aandoening komt vaker voor dan het Turner syndroom; de mannen zijn vaker langer dan gemiddeld en vertonen leermoeilijkheden. De geslachtsorganen zijn mannelijk, maar de testes zijn minder ontwikkeld en deze mannen zijn onvruchtbaar. Tijdens de puberteit ontwikkelen zij vaak vrouwelijke kenmerken zoals borstvorming (gynaecomastie) en ronde heupen. Secundaire mannelijke geslachtskenmerken ontwikkelen zich niet tenzij een hormonale behandeling met testosteron gestart wordt.

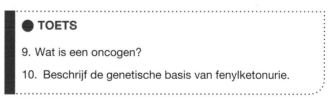

● **TOETS**

9. Wat is een oncogen?

10. Beschrijf de genetische basis van fenylketonurie.

Zelftest

Vul de volgende bewering in:

1. De aandoening fenylketonurie is een aangeboren _____ ziekte en wordt gekenmerkt door een gebrek aan het enzym _____. Dit enzym zet _____ om in _____, en in afwezigheid daarvan stapelt de eerstgenoemde stof zich op in het bloed en is giftig voor het _____ stelsel.

Kies één antwoord om elk van de volgende beweringen aan te vullen:

2. Dit celtype is haploïde: _____
   a. Erytrocyt
   b. Eicel
   c. Zenuwcel
   d. Kankercel.

3. Een codon is: _____
   a. Iedere reeks van DNA die codeert voor een eiwit
   b. Het gebied van het DNA dat wordt ontvouwen voor replicatie
   c. Een RNA-molecuul dat informatie draagt naar een ribosoom voor eiwitsynthese
   d. Een reeks van drie DNA-basen die overeenkomen met een bepaald aminozuur.

4. De eerste meiotische deling produceert: _____
   a. Vier genetisch identieke dochtercellen
   b. Vier genetisch verschillende dochtercellen
   c. Twee genetisch verschillende dochtercellen
   d. Twee genetisch identieke dochtercellen.

5. Koppel de termen van lijst A met de relevante definitie van lijst B:

Lijst A
_____ (a)   Allel
_____ (b)   Gen
_____ (c)   Chromosoom
_____ (d)   Chromatine
_____ (e)   Genoom
_____ (f)   Chromatide

Lijst B
1. Al het genetisch materiaal binnen een cel
2. Een vorm van een gen
3. De enkele streng van een gerepliceerd chromosoom
4. Een reeks van DNA-codering voor een specifiek eiwit
5. Het genetisch materiaal van de cel, verspreid over de celdelingen
6. Een lange streng DNA die meerdere genen draagt en verpakt is rond histonen

6. Welke van de volgende beschrijvingen zijn van toepassing op DNA, welke op RNA en welke op beide?
   1. Enkelstrengs _____
   2. Dubbelstrengs _____
   3. Bevat adenine _____
   4. Bevat uracil _____
   5. Bevat guanine _____
   6. Bevat thymine _____
   7. Opgeslagen in de celkern _____
   8. Omgezet op het ribosoom _____
   9. Gebruikt voor transcriptie _____
   10. Bevat ribose _____

Ga naar http://evolve.elsevier.com/Waugh/anatomie/ voor meer zelftests over de onderwerpen die in dit hoofdstuk aan de orde zijn gekomen.

HOOFDSTUK **18**

De voortplantingsorganen

Het vermogen om zich voort te planten is één van de eigenschappen die levende materie onderscheidt van nietlevende materie. Hoe primitiever het dier, hoe eenvoudiger het voortplantingsproces. Bij zoogdieren, inclusief de mens, is het voortplantingsproces seksueel: de mannelijke en de vrouwelijke organen verschillen anatomisch en fysiologisch van elkaar, en het nieuwe individu ontwikkelt zich uit de fusie van twee verschillende geslachtscellen (gameten). De mannelijke gameten heten spermatozoa en de vrouwelijke gameten worden ova genoemd.

In het eerste deel van dit hoofdstuk worden de structuren en functies van de vrouwelijke en mannelijke voortplantingssystemen uitgelegd, inclusief de productie van de gameten. De daaropvolgende delen geven een kort overzicht van de foetale ontwikkeling vanaf de samensmelting van twee gameten (fertilisatie); aansluitend worden de

gevolgen van de veroudering op de functie van de voortplantingsorganen behandeld. In de laatste delen van dit
hoofdstuk worden de aandoeningen van de voortplantingsorganen beschreven.

Vrouwelijke voortplantingsorganen

Leerdoelen

Na lezing van deze paragraaf kan de lezer:

■ de belangrijkste structuren van de uitwendige
geslachtsdelen beschrijven

■ de structuur en functie van de vagina uitleggen

■ de locatie, structuur en functie uitleggen van de
uterus (baarmoeder) en de eileiders (tuba uterina)

■ het proces van de ovulatie uitleggen en de hormonen
beschrijven die dit proces beheersen

■ de veranderingen schetsen die optreden bij de
vrouw in de puberteit, waaronder de fysiologie van de
menstruatie

■ de structuur en functie van de vrouwelijke borst
uitleggen.

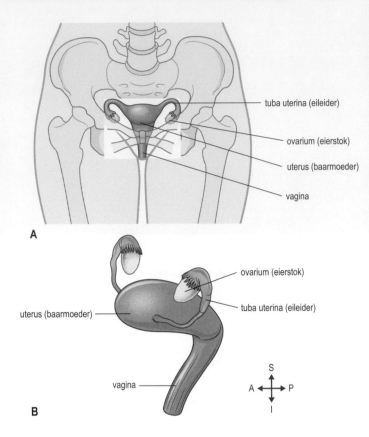

Figuur 18.1 De vrouwelijke voortplantingsorganen. (A) Vooraanzicht. (B) Zijaanzicht.

De functie van de vrouwelijke voortplantingsorganen zijn:
- het aanmaken van eicellen
- het ontvangen van spermatozoa
- het zorgen voor een geschikte omgeving voor de
  fertilisatie en de foetale ontwikkeling
- baring (bevalling)
- lactatie, de productie van moedermelk, die de volledige
  voeding levert voor de baby in het vroege stadium van
  zijn leven.

De vrouwelijke voortplantingsorganen, of genitaliën,
bestaan uit inwendige en uitwendige organen (Fig. 18.1).

Uitwendige geslachtsorganen (vulva) ▶ 18.1

De uitwendige geslachtsorganen (Fig. 18.2) worden gezamenlijk vulva genoemd, en bestaan uit de labia majora
(grote schaamlippen) en de labia minora (kleine schaamlippen), de clitoris, de vaginale opening, het vestibulum, het
maagdenvlies (hymen) en de vestibulumklieren (klieren
van Bartholin).

Labia majora (grote schaamlippen)

Dit zijn de twee grote plooien die de grens van de vulva vormen. Ze bestaan uit bindweefsel en vet, bedekt met huid,
en bevatten veel talg- en eccriene zweetklieren. Van voren
komen de lippen samen vóór de symfyse, en van achteren
met de huid van het perineum. In de puberteit groeit er haar

op de mons pubis (schaamheuvel) en op de zijkanten van de
labia majora (grote schaamlippen).

Labia minora (kleine schaamlippen)

Dit zijn de twee kleinere huidplooien tussen de grote schaamlippen, die talrijke talg- en eccriene zweetklieren bevatten.

De kloof omgeven door de kleine schaamlippen is het vestibulum. De vagina, de urethra en de buizen van de grotere
vestibulumklieren komen daarop uit.

Clitoris

De clitoris komt overeen met de penis bij de man en bevat
sensorische zenuweinden en erectiel weefsel.

Vestibulumklieren ▶ 18.2

De vestibulumklieren (klieren van Bartholin) liggen aan
weerskanten van de vaginale opening. Ze hebben de grootte
van een kleine erwt en hun afvoerbuisjes komen op het
vestibulum uit, vlak naast de aanhechting van het maagdenvlies. Ze scheiden slijm af dat de vulva vochtig houdt.

Perineum

Het perineum is, grofweg gezien, het driehoekig gebied dat
zich uitstrekt van de onderkant van de labia minora tot de
anus. Het bestaat uit bindweefsel, spieren en vet. Het geeft
hechting aan de bekkenbodemspieren (zie Fig. 16.65).

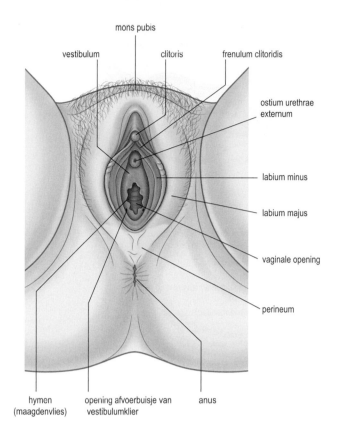

Figuur 18.2 De vrouwelijke uitwendige geslachtsorganen.

Bloedvoorziening, lymfedrainage en innervatie (zenuwtoevoer)

Arteriële bloedvoorziening

Deze vindt plaats via arteriae pudendae internae die vertakken vanuit de arteriae iliacae internae, en door arteriae pudendae externae die vertakken vanuit de arteria femorales.

Veneuze afvoer

Deze vormt een grote vlecht van bloedvaten, die uiteindelijk uitmondt in de venae iliacae internae.

Lymfedrainage

Geschiedt via de oppervlakkige knopen in de lies.

Innervatie

Vindt plaats door vertakkingen uit de nervi pudendi.

Inwendige geslachtsorganen

De inwendige organen van het vrouwelijk voortplantingssysteem (Fig. 18.3 en Fig. 18.4) liggen in het kleine bekken en bestaan uit de vagina (schede), uterus (baarmoeder), twee tubae uterinae (eileiders) en twee ovariae (eierstokken).

Vagina ▶ 18.3

De vagina is een met plaveiselepitheel bedekte fibromusculaire buis (zie Fig. 3.39), die de uitwendige en inwendige voortplantingsorganen met elkaar verbindt. De vagina loopt

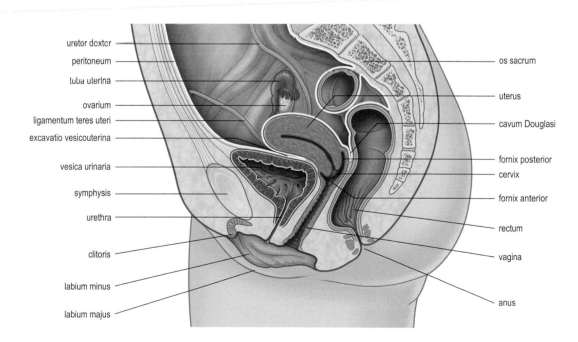

Figuur 18.3 Zijaanzicht van de vrouwelijke voortplantingsorganen in het kleine bekken en de bijbehorende structuur.

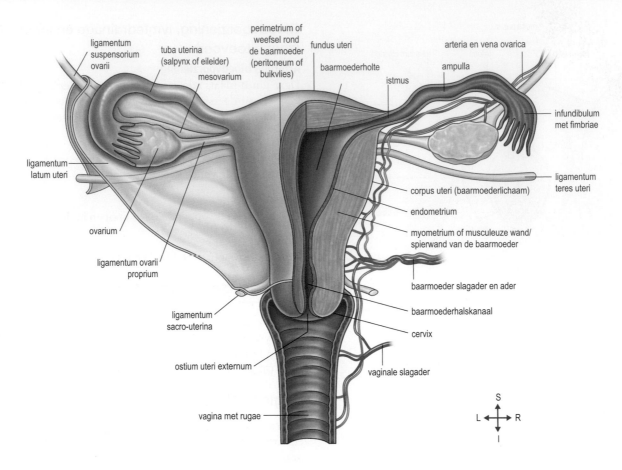

Figuur 18.4 De vrouwelijke voortplantingsorganen in het kleine bekken.

schuin naar boven en naar achteren onder een hoek van ongeveer 45° graden tussen de blaas aan de voorkant en het rectum en de anus aan de achterkant. Bij een volwassen vrouw is de voorwand ongeveer 7,5 cm lang en de achterwand ongeveer 9 cm lang. Dit verschil komt door de hoek waaronder de baarmoederhals door de voorwand loopt.

Maagdenvlies (hymen)

Het maagdenvlies is een dunne laag slijmvlies dat zich uitstrekt over het vaginale lumen, net binnen de uitwendige opening. Het heeft meestal een opening, om de doorgang van menstruatiebloed mogelijk te maken en wordt uitgerekt of gescheurd tijdens geslachtsgemeenschap, het inbrengen van een tampon of een bevalling.

Structuur

De vaginawand heeft drie lagen: een uitwendige bekleding van losmazig bindweefsel, een middenlaag van glad spierweefsel en een binnenlaag van plaveiselepitheel dat plooien of rugae vormt. Er zijn geen secretoire klieren, maar het oppervlak wordt vochtig gehouden door afscheiding van de baarmoederhals. Vanaf de puberteit tot de menopauze is er gewoonlijk het *Lactobacillus acidophilus* -bacterie aanwezig, dat melkzuur afscheidt en de pH (zuurtegraad) tussen 4,9 en 3,5 houden. De zuurtegraad belemmert de groei van de meeste andere micro-organismen die de vagina vanuit het perineum of tijdens geslachtsgemeenschap kunnen besmetten.

Bloedvoorziening, lymfedrainage en innervatie (zenuwtoevoer)

Arteriële bloedvoorziening

Een arterieel netwerk is rond de vagina gevormd, afgeleid van de baarmoeder- en vaginale slagaders, die vertakken vanuit de arteriae iliacae internae.

Veneuze afvoer

Een veneuze vlecht in de spierwand voert af naar de venae iliacae internae.

Lymfedrainage

Geschiedt door oppervlakkige en diepe klieren langs de arteriae en venae iliacae internae.

Innervatie

Bestaat uit parasympatische vezels waarvan de cellichamen in het sacrale gedeelte van het ruggenmerg liggen, sympatische vezels uit de laag-thoracale en hoog-lumbale ganglia, en somatisch-sensorische vezels vanuit de nervi pudendi.

Functies

De vagina fungeert als ontvanger van de penis bij de geslachtsgemeenschap en is het elastische kanaal waar de baby doorheen gaat bij de bevalling.

Uterus (baarmoeder)

De baarmoeder is een hol gespierd peervormig orgaan, afgeplat aan voor- en achterkant. Zij ligt in het kleine bekken tussen urineblaas en rectum (zie Fig. 18.3). Bij de meeste vrouwen helt zij naar voren (anteversie) en is voorovergebogen (anteflexie), bijna in een rechte hoek op de vagina, zodat de voorwand aan de onderkant gedeeltelijk tegen de blaas rust en de excavatio vesico-uterina tussen beide organen vormt.

Als de vrouw overeind staat, ligt de baarmoeder bijna horizontaal. Zij is ongeveer 7,5 cm lang en 5 cm breed en de wanden zijn ongeveer 2,5 cm dik. Het gewicht ligt tussen 30 – 40 g. De drie voornaamste delen van de baarmoeder zijn fundus, corpus en cervix (zie Fig. 18.4).

Fundus

Dit is het koepelvormige deel van de baarmoeder boven de openingen van de eileiders.

Corpus

Dit neemt het bovenste twee derde deel van de uterus in beslag. Het is peervormig en onderaan het smalst bij de inwendige opening waar het doorloopt in de baarmoederhals.

Cervix (baarmoederhals)

Dit is het smalste gedeelte en is meestal ongeveer 2,5 cm lang. Het komt met zijn buitenste opening uit in de vagina en stulpt daar uit de voorwand.

Structuur

De wanden van de baarmoeder bestaan uit drie lagen weefsel: perimetrium, myometrium en endometrium (Fig. 18.5).

Perimetrium

Dit is peritoneum dat verschillend verdeeld is over de diverse oppervlakken van de baarmoeder (zie Fig. 18.3). Het kan worden gezien als een deken die van bovenaf over de uterus, de eileiders en de ovaria wordt gedrapeerd; dus het bedekt vooral het voorste, het bovenste en het achterste oppervlak van de baarmoeder.

Van voren ligt het over de fundus en het corpus waar het op het bovenoppervlak van de urineblaas geplooid ligt. Deze plooi van peritoneum vormt de excavatio vesico-uterina.

Van achteren bedekt het peritoneum de fundus, het corpus en de cervix, vouwt dan weer terug naar het rectum, waar het het cavum Douglasi (excavatio recto-uterina) vormt.

Aan de zijkant wordt alleen de fundus bedekt, omdat het peritoneum met de eileiders een dubbele plooi vormt in de bovenste vrije rand. Deze dubbele plooi is het ligamentum latum, waarmee de zijkanten van de baarmoeder aan de bekkenzijkanten vastzitten.

Myometrium

Dit is de dikste laag weefsel in de baarmoederwand. Het is een massa glad spierweefsel, doorvlochten met losmazig bindweefsel, bloedvaten en zenuwen.

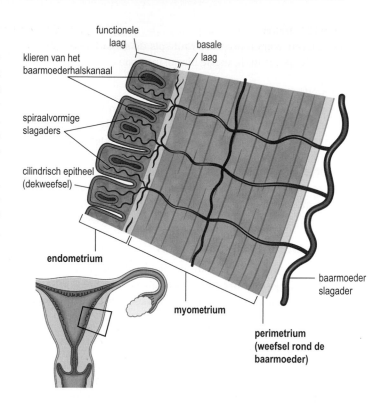

Figuur 18.5 De lagen van de baarmoederwand. *Groene lijn*, de scheidingslijn tussen functionele en basale lagen van het endometrium.

Endometrium

Dit is cilinderepitheel dat een laag bindweefsel bedekt met daarin vele slijmafscheidende buisvormige kliertjes. Het is rijk doorbloed door spiraalarteriën en vertakkingen van de uteriene arterie. Het is in twee lagen verdeeld:

• De functionele laag is de bovenlaag. In de eerste helft van de menstruatiecyclus verdikt deze zich en wordt deze rijk aan bloedvaten. Als het ovum niet wordt bevrucht en zich niet in nestelt, wordt deze laag tijdens de menstruatie afgestoten.

• De basale laag ligt naast het myometrium en gaat niet verloren tijdens de menstruatie. Het is de permanente laag van waaruit tijdens elke cyclus de nieuwe functionele laag wordt geregenereerd.

Het bovenste twee derde deel van het cervixkanaal is met dit slijmvlies bedekt. Meer naar onder gaat het cilinderepitheel over in plaveiselepitheel, dat versmelt met de binnenwand van de vagina zelf.

Bloedvoorziening, lymfedrainage en innervatie (zenuwtoevoer)

Arteriële bloedvoorziening

Geschiedt door de arteriae uterinae, aftakkingen van de arteriae iliacae internae. Ze lopen langs de zijkanten van de baarmoeder tussen de twee lagen van de ligamenta lata. Ze voorzien baarmoeder en eileiders en komen samen met de arteriae ovaricae om de ovaria te voorzien.

Veneuze afvoer

De aderen volgen dezelfde route als de slagaders en komen uiteindelijk uit in de venae iliacae internae.

Lymfedrainage

Diepe en oppervlakkige lymfevaten voeren lymfe af uit de baarmoeder en de eileiders naar de aortalymfeklieren en naar groepen knopen die bij de darmbloedvaten horen.

Innervatie

De zenuwen die de baarmoeder en de eileiders innerveren, bestaan uit parasympatische vezels uit de sacrale plexus en sympatische vezels uit het lumbale zenuwgebied.

Ondersteunende structuren

De baarmoeder wordt in de bekkenholte ondersteund door omliggende organen, spieren van de bekkenbodem en ligamenta die hem aan de bekkenwanden ophangen (Fig. 18.6).

Ligamenta lata uteri

Deze worden gevormd door een dubbele plooi peritoneum, één aan elke kant van de baarmoeder. Ze hangen van de eileiders naar beneden alsof ze eroverheen gedrapeerd zijn en aan de zijkant zitten ze vast aan de zijkanten van het bekken. De eileiders zijn ingesloten in de bovenste vrije rand. Bij de zijkanten komen ze door de achterwand van de ligamenta lata heen en komen uit op de buikholte. De ovaria zitten vast aan de achterkant, één aan elke kant. Bloed- en lymfevaten en zenuwen lopen erdoorheen naar de baarmoeder en eileiders tussen de lagen van de ligamenta lata.

Ligamenta teres uteri

Dit zijn spier- en bindweefselbanden tussen de twee lagen van de ligamenta lata, één aan elke kant van de baarmoeder. Ze lopen naar de kanten van het bekken en dan door het lieskanaal (canalis inguinalis) en komen uiteindelijk uit op de grote schaamlippen.

Ligamenta sacro-uterina

Deze komen uit de achterwand van de baarmoederhals en vagina en lopen naar achteren, één aan elke kant van het rectum, naar het sacrum.

Ligamenta cardinalia

Deze liggen aan weerszijden van de baarmoederhals en vagina, en lopen naar de zijwanden van het bekken toe.

Ligamenta pubovesicalis

Deze loopt naar voren vanuit de dwarse baarmoederhalsbanden aan weerszijden van de blaas en zit vast aan het achteroppervlak van het schaambeen (de symfyse).

Functies

Na de puberteit kent het endometrium een regelmatige maandelijkse cyclus van veranderingen, de menstruatiecy-

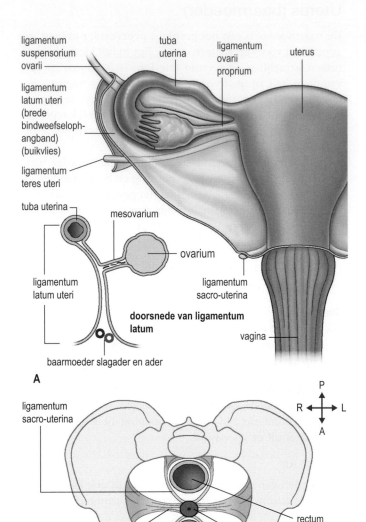

Figuur 18.6 De voornaamste ligamenten die de baarmoeder ondersteunen. (A) Voor- en zijaanzicht. (B) De bodem van het bekken, bovenaanzicht.

clus, beheerst door hormonen uit de hypothalamus en hypofysevoorkwab (Hfdst. 9). De menstruele cyclus bereidt de baarmoeder voor op het ontvangen, voeden en beschermen van een bevrucht ovum. De cyclus is meestal regelmatig en duurt tussen de 26 en 30 dagen. Als het ovum niet wordt bevrucht, wordt de functionele laag van het baarmoederslijmvlies afgestoten en een nieuwe cyclus begint met een korte periode van vaginaal bloeden (menstruatie).

Als het ovum wel wordt bevrucht, nestelt de zygote (p. 507) zich in de baarmoederwand in. De baarmoederspier groeit om ruimte te geven aan de baby in ontwikkeling, die een embryo wordt genoemd tijdens zijn eerste 8 weken en een foetus in de rest van de zwangerschap. Uteriene afscheiding voedt de embryo voor het zich in het endometrium innestelt, en na de innesteling wordt de snel groeiende klomp cellen gevoed door de endometriumcellen zelf. Dit is alleen voldoende voor de eerste paar weken. De placenta neemt daarna over (Hfdst. 5). De placenta, die met de navelstreng aan de foetus vastzit, zit ook stevig vast aan de baarmoederwand en is de structuur die de groeiende baby van zuurstof en voedingsstoffen voorziet en waarmee het zijn afvalstoffen kan kwijtraken. De placenta heeft ook een belangrijke endocriene functie tijdens de zwangerschap. Zij scheidt een hoog progesterongehalte af om te vermijden dat de spieren van de baarmoederwand samentrekken als reactie op het voortschrijdende uitrekken van de baarmoeder. Aan het eind van de zwangerschap (à terme) wordt het hormoon oestrogeen, dat het vermogen tot samentrekken van de baarmoeder bevordert, het overheersende geslachtshormoon in het bloed. Het vrijkomen van oxytocine wordt geregeld door positieve feedback (zie ook Fig. 9.5). Tijdens de bevalling drijft de baarmoeder met kracht de baby uit door krachtige ritmische samentrekkingen.

Tubae uterinae (eileiders)

De eileiders (tuba uterina of tuba Fallopii) (zie Fig. 18.4) zijn ongeveer 10 cm lang en lopen vanaf de zijkanten van de baarmoeder tussen lichaam en bodem. Ze liggen in de bovenste vrije rand van het ligamentum latum. Hun trompetvormige zij-einden lopen door de achterwand en komen uit op de peritonale holte dicht bij de ovaria. Het eind van elke buis heeft vingerachtige uitlopers, die fimbriae worden genoemd. De langste hiervan is de fimbria ovarica, die in nauwe verbinding staat met het ovarium.

Structuur

De eileiders hebben een buitenlaag van peritoneum (ligamentum latum) en een middenlaag van glad spierweefsel. Ze zijn van binnen bedekt met trilhaarepitheel. Bloedvoorziening en innervatie en de lymfedrainage zijn hetzelfde als bij de baarmoeder.

Functies

Door peristaltiek en trilhaarbeweging drijven de eileiders het ovum aan van het ovarium naar de baarmoeder. De afscheiding van de eileiders voeden het ovum en spermatozoa. Bevruchting van het ovum geschiedt meestal in de eileider en de zygote wordt naar de baarmoeder gedreven om zich in te nestelen.

Ovaria (eierstokken) ▶ 18.4

De ovaria (zie Fig. 18.4) zijn de vrouwelijke gonaden (klieren die geslachtshormonen en de ova produceren); ze liggen in een ondiepe fossa aan de zijwanden van het kleine bekken. Ze zijn 2,5 – 3 cm lang, 2 cm breed en 1 cm dik. Elk ovarium zit aan het bovendeel van de baarmoeder vast door het ligamentum ovarii proprium en aan de achterkant van het ligamentum latum door een brede weefselband, het mesovarium. Bloedvaten en zenuwen lopen door het mesovarium naar het ovarium (Fig. 18.7).

Structuur

De ovaria hebben twee lagen weefsel.

Medulla

Deze ligt centraal en bestaat uit bindweefsel, bloedvaten en zenuwen.

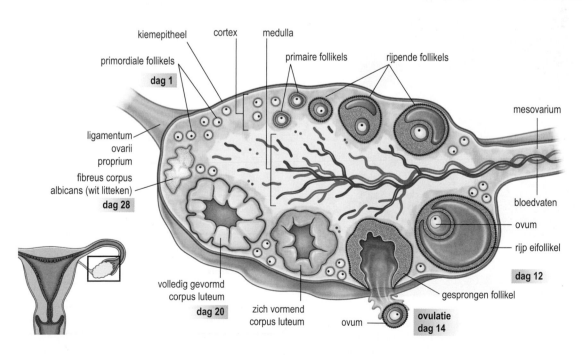

Figuur 18.7 Een eierstok met de ontwikkelingsfasen van een ei-follikel.

Cortex

Deze omgeeft de medulla en bestaat uit een raamwerk van bindweefsel (stroma) bedekt door kiemepitheel. Het bevat ei-follikels in verschillende fasen van rijping, waarvan elk een ovum bevat. Vóór de puberteit zijn de ovaria inactief, maar het stroma bevat al onrijpe (primordiale) follikels, die de vrouw vanaf de geboorte heeft. Tijdens de vruchtbare jaren rijpt er ongeveer elke 28 dagen een ei-follikel (tot Graafse follikel), die barst en zijn ovum vrijgeeft in de peritonale holte. Dit wordt ovulatie (eisprong) genoemd en treedt bij de meeste menstruele cycli op (Fig. 18.8; zie ook Fig. 18.7). Na de ovulatie ontwikkelt de gebarsten follikel zich tot het corpus luteum (ofwel 'geel lichaam'), dat op de oppervlakte van de eierstok een klein permanent littcken van bindweefsel achterlaat dat het corpus albicans heet ('wit lichaam').

Bloedvoorziening, lymfedrainage en innervatie (zenuwtoevoer)

Arteriële bloedvoorziening

Geschiedt door de arteriae ovaricae, die vertakken uit de aorta abdominalis net onder de arteriae renales.

Veneuze afvoer

Deze wordt gevormd door een vlecht van aders achter de baarmoeder waaruit de venae ovarica komen. De rechter vena ovarica mondt uit in de vena cava inferior en de linker in de linker vena renalis.

Lymfedrainage

Deze geschiedt door de laterale aortische en pre-aortische lymfeklieren. De lymfevaten volgen dezelfde route als de arteriën.

Innervatie

De ovaria worden parasympathisch bezenuwd vanuit het sacrale zenuwgebied (S2-S4) en sympatisch vanuit het lumbale gebied.

Functies

Bij de geboorte bevatten de ovaria van een meisje meer dan een miljoen onrijpe follikels, hoewel velen afsterven voor het begin van de puberteit. De rijping wordt geregeld door de hypothalamus en de hypofysevoorkwab, die gonadotrofinen vrijgeeft (follikelstimulerend hormoon, FSH, en luteïiniserend hormoon, LH), die op de eierstok inwerken. Verder heeft de eierstok endocriene functies en geeft deze hormonen vrij die essentieel zijn voor de fysiologische wijzigingen tijdens de menstruatiecyclus. De bron van deze hormonen, oestrogeen en progesteron, is de follikel zelf. Tijdens de eerste helft van de cyclus, terwijl het eitje zich in de follikel ontwikkelt, scheidt de follikel steeds meer oestrogeen uit. Na de eisprong scheidt het corpus luteum echter voornamelijk progesteron uit, met slechts weinig oestrogeen en inhibine (Fig. 18.9). Het belang hiervan wordt besproken bij de menstruatiecyclus (zie verderop).

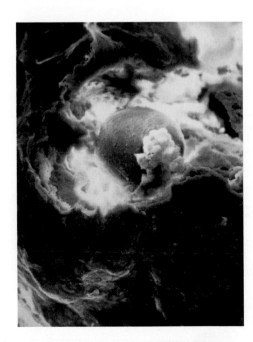

Figuur 18.8 Ovulatie: rasterelektromicrografie van een ovum (*roze*) dat door het oppervlak van de eierstok (*bruin*) dringt. (Professors PM Motta and J Van Blerkom/Science Photo Library. Gereproduceerd met toestemming.)

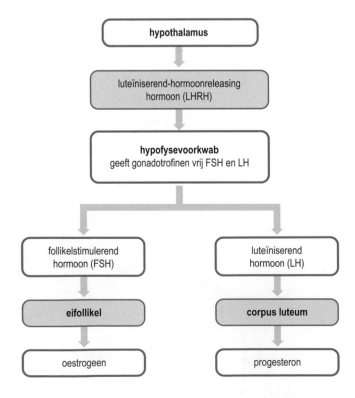

Figuur 18.9 Vrouwelijke geslachtshormonen en doelweefsels.

Puberteit bij de vrouw

Puberteit is de leeftijd waarop de inwendige voortplantingsorganen hun rijpheid bereiken, gewoonlijk tussen de 12 en 14 jaar. Dit wordt de menarche genoemd en markeert het begin van de vruchtbare periode. De puberteit wordt gekenmerkt door een toename van de productie van voortplantingshormonen en de aanvang van de vrouwelijke voortplantingscyclus. De ovariële activiteit wordt geregeld door de gonadotrofinen uit de voorste hypofyse: FSH en LH. Onder invloed van de gonadotrofinen beginnen de ovaria oestrogenen af te scheiden, die de belangrijkste stimulans vormen voor de ontwikkeling van de fysieke veranderingen die gepaard gaan met de puberteit. Deze veranderingen worden ook wel de secundaire geslachtskenmerken genoemd en zijn onder andere:

• rijping van de uterus, de eileiders en de ovaria
• ontwikkeling en groter worden van de borsten
• groei van schaam- en okselhaar
• toename in hoogte en breedte van het bekken
• verhoogde vetafzetting in het onderhuidse weefsel, vooral bij de heupen en de borsten.

De menstruele cyclus

Dit is een reeks gebeurtenissen die regelmatig, elke 26 – 30 dagen, optreedt bij vrouwen gedurende de gehele vruchtbare periode vanaf de menarche tot de menopauze (Fig. 18.10). De cyclus bestaat uit een reeks veranderingen die gelijktijdig plaatsvindt in de ovaria en het endometrium, gestimuleerd door veranderingen in bloedconcentraties van hormonen (Fig. 18.10B en D). Hormonen die gedurende de cyclus worden afgescheiden, worden gereguleerd door negatievefeedbackmechanismen.

De hypothalamus scheidt luteïniserend-hormoonreleasing hormoon (LHRH) af, dat de hypofysevoorkwab tot afscheiding prikkelt (zie Tabel 9.1):

• FSH, dat de rijping van ei-follikels en de oestrogeenafscheiding stimuleert, wat tot ovulatie leidt. FSH is daarom voornamelijk actief gedurende de eerste helft van de cyclus. De afscheiding ervan wordt onderdrukt na de ovulatie om te voorkomen dat andere follikels rijpen tijdens dezelfde cyclus
• LH, dat de ovulatie in gang zet en de ontwikkeling van het corpus luteum en de progesteronafscheiding stimuleert.

De hypothalamus reageert op veranderingen in de bloedspiegels van oestrogeen en progesteron. Hij wordt gestimuleerd door een hoog oestrogeenniveau (tijdens de eerste helft van de cyclus), maar onderdrukt door de combinatie van oestrogeen en progesteron.

De gemiddelde lengte van de menstruatiecyclus is 28 dagen. Traditioneel worden de dagen geteld vanaf het begin van de menstruatiefase, die meestal ongeveer 4 dagen duurt. Deze wordt gevolgd door de proliferatiefase (ongeveer 10 dagen), dan door de secretiefase (ongeveer 14 dagen).

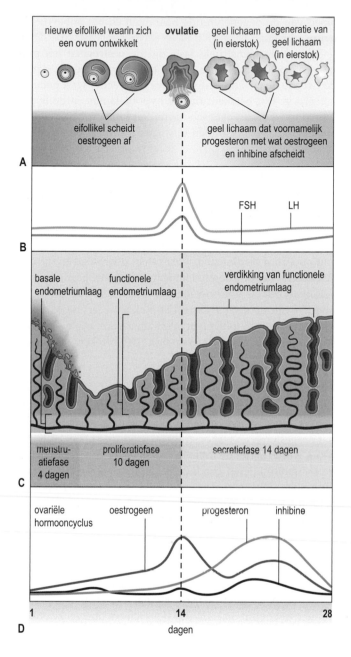

Figuur 18.10 Overzicht van de menstruele cyclus. (A) Eierstokcyclus; rijping van de follikel en ontwikkeling van het corpus luteum. (B) Cyclus van de voorhoofdskwab; luteïniserend hormoon (LH) en follikelstimulerend hormoon (FSH) niveaus. (C) Baarmoedercyclus; menstruatie fase, proliferatiefase en secretiefase. (D) Eierstokhormooncyclus; oestrogeen-, progesteron- en inhibineniveaus.

Menstruele fase

Als het ovum niet wordt bevrucht, begint het corpus luteum te degenereren (in geval van zwangerschap wordt het corpus luteum ondersteund door humaan choriongonadotrofine (hCG) dat het zich ontwikkelende embryo afscheidt). Daarom dalen progesteron- en oestrogeenspiegels en wordt de functionele endometriumlaag, die afhankelijk is van hoge spiegels van deze ovariumhormonen, in de menstruatie afgestoten (Fig. 18.10C). De menstruatievloed bestaat uit de afscheiding van endometriumklieren, endometriumcellen, bloed van de degenererende haarvaten en het onbevruchte ovum.

Tijdens de menstruele fase zijn de oestrogeen- en progesteronspiegel heel laag omdat het corpus luteum, dat in de tweede helft van de afgelopen cyclus actief was, gedegenereerd is. Dat betekent dat de hypothalamus en de hypofysevoorkwab hun cyclische activiteit kunnen hervatten en alle FSH-spiegels beginnen te stijgen waarmee de volgende cyclus begint.

Proliferatiefase

In dit stadium groeien een of meer ei-follikels, gestimuleerd door FSH, tot rijpheid en produceren oestrogeen, wat de proliferatie van de functionele endometriumlaag stimuleert ter voorbereiding van de ontvangst van een bevrucht ovum. Het endometrium verdikt zich, wordt sterk doorbloed en rijk aan slijmafscheidende klieren. Het stijgende oestrogeenniveau is verantwoordelijk voor de activering van LH, meestal in het midden van de cyclus. Deze LH-piek activeert de ovulatie. Meestal barst één follikel en geeft zijn ovum vrij, die nu een secundaire ovum wordt genoemd. Dit betekent het einde van de proliferatiefase.

Secretiefase

Na de ovulatie stimuleert LH uit de hypofysekwab de ontwikkeling van het corpus luteum uit de gebarsten follikel, dat progesteron en wat oestrogeen produceert. Het endometrium wordt onder de invloed van progesteron oedemateus: de secretoire klieren produceren grotere hoeveelheden waterig slijm. Dit helpt de beweeglijke spermatozoa door de baarmoeder naar de eileiders, waar het ovum meestal wordt bevrucht. Er is een vergelijkbare toename in de afscheiding van waterig slijm door de klieren van de eileiders, en door baarmoederhalsklieren die de vagina glad houden.

Het ovum kan in een bevruchtbare vorm niet lang overleven na de ovulatie: waarschijnlijk slechts 8 uur. De spermatozoa, tijdens de geslachtsgemeenschap in de vagina gebracht, kunnen het ovum maar 24 uur bevruchten, hoewel ze enkele dagen kunnen overleven. Dit betekent dat de periode in elke cyclus waarin bevruchting kan optreden, relatief kort is. Rond het tijdstip van ovulatie vinden merkbare veranderingen in het vrouwenlichaam plaats. Baarmoederhalsslijm, gewoonlijk dik en droog, wordt dun, elastisch en waterig, en onmiddellijk na de ovulatie stijgt de lichaamstemperatuur met ongeveer 1°C. Sommige vrouwen ervaren midden in de cyclus een onaangenaam gevoel in de onderbuik, waarvan wordt aangenomen dat het te maken heeft met het barsten van de follikel en het vrijkomen van de inhoud ervan in de buikholte.

Na de ovulatie onderdrukt een combinatie van progesteron, oestrogeen en inhibine van de corpus luteum de hypothalamus en de hypofysevoorkwab, zodat de FSH- en LH-spiegels dalen. Een lage FSH-spiegel in de tweede helft van de cyclus voorkomt een verdere folliculaire ontwikkeling in geval van een zwangerschap. Als het ovum niet bevrucht is, dalen de LH-spiegels, waardoor het corpus luteum, dat LH nodig heeft, degenereert en afsterft. De daarmee gepaarde ge-

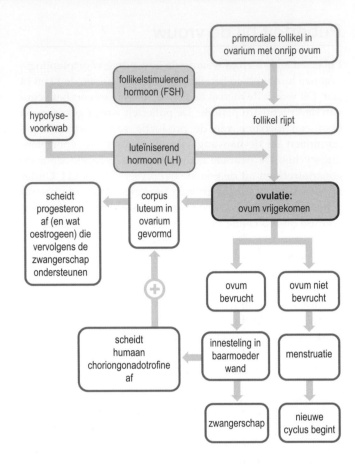

Figuur 18.11 Overzicht van de ontwikkelingsfasen van het ei en de bijbehorende hormonen.

leidelijke daling van oestrogeen, progesteron en inhibine leidt tot verval van het endometrium en een nieuwe cyclus begint.

Als het ovum wordt bevrucht, is er geen afbraak van het endometrium en geen menstruatie. Het bevruchte ovum (de zygote) verplaatst zich door de eileider naar de baarmoeder, waar het wordt ingebed in de wand en hCG produceert, wat vergelijkbaar is met luteïniserend hormoon uit de hypofysevoorkwab. Dit hormoon houdt het corpus luteum intact. Hierdoor kan het de eerste 3 – 4 maanden van de zwangerschap progesteron en oestrogeen blijven afscheiden, waardoor de rijping van andere ei-follikels wordt verhinderd (Fig. 18.11). Gedurende die tijd ontwikkelt de placenta zich en produceert deze oestrogeen, progesteron en gonadotrofinen. ▶ 18.5, 18.6

Dit wordt weergegeven in Fig. 18.11. Kader 18.1 geeft een overzicht van de voortplantingsfuncties van oestrogeen en progesteron.

Menopauze (climacterium)

De menopauze (het climacterium) doet zich meestal voor in de leeftijd tussen 45 en 55 jaar en markeert het einde van de vruchtbare periode. Ze kan plotseling optreden of over een periode van jaren, soms wel 10 jaar, en wordt veroorzaakt door een geleidelijke afname van de oestrogeenniveaus, omdat het aantal functionele follikels in de ovaria met de leeftijd afneemt. De ovaria reageren geleidelijk minder op FSH en LH, de eisprong en menstruatiecyclus worden onregelmatig en houden uiteindelijk op. Verscheidene andere verschijnselen kunnen tegelijkertijd optreden, zoals:

- kortstondige onvoorspelbare vasodilatatie met blozen, zweten en hartkloppingen, wat ongemak en een verstoring van het normale slaappatroon veroorzaakt
- kleiner worden van de borsten
- schaarser worden van oksel- en schaamhaar
- atrofie van de geslachtsorganen
- perioden van niet-karakteristiek gedrag, bijv. prikkelbaarheid en stemmingswisselingen
- geleidelijke verdunning van de huid
- verlies van botmassa, wat een predispositie voor osteoporose geeft (p. 471)
- langzame verhoging van bloedcholesterolspiegels, wat het risico van hart- en vaatziekten bij vrouwen na de menopauze verhoogt in vergelijking met mannen van dezelfde leeftijd.

Gelijksoortige veranderingen doen zich voor na tweezijdige bestraling of operatieve verwijdering van de ovaria.

Borsten ▶ 18.7

De borsten of borstklieren zijn klieren behorend bij de vrouwelijke voortplantingsorganen. Ze bestaan ook bij de man, maar slechts in rudimentaire vorm.

Structuur

De borstklieren (Fig. 18.12) bevatten een variërende hoeveelheid klierweefsel, ondersteund door vetweefsel en bindweefsel waarmee de borst aan de borstkas is bevestigd.

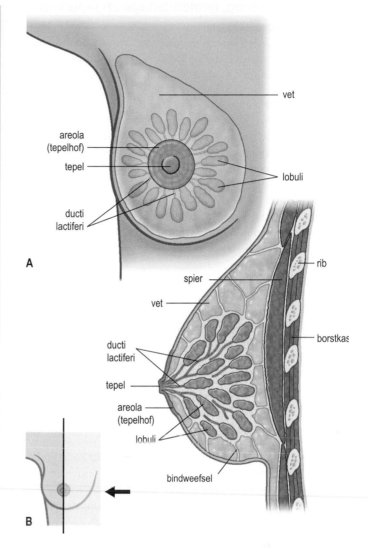

Figuur 18.12 Structuur van de borst. (A) Vooraanzicht. (B) Zijaanzicht.

Elke borst bevat ongeveer 20 kwabben die elk een aantal klieren of lobulen bevatten, waar de melk wordt geproduceerd. Lobulen monden uit in kleine melkbuisjes, die de melk naar de tepel geleiden. Ondersteunend vet- en bindweefsel in de hele borst omgeeft de lobulen en de borst zelf is bedekt in onderhuids vet. Bij een lacterende borst wordt meer klierweefsel aangemaakt ter ondersteuning (hyperplasie, zie Fig. 3.29) van de melkproductie. Dit weefsel verdwijnt weer wanneer de lactatie is gestopt.

Tepel

Dit is een kleine kegelvormige welving midden op de borst, omgeven door gepigmenteerd gebied, de areola (tepelhof). Op het oppervlak van de areola zitten talloze talgklieren (Montgomeryklieren), die de tepel soepel houden bij het zogen.

Bloedvoorziening, lymfedrainage en innervatie

Arteriële bloedvoorziening

De borsten worden voorzien van bloed vanuit de thoracale vertakkingen van de arteriae axillares en vanuit de arteriae mammariae internae en de arteriae intercostales.

Veneuze afvoer

Wordt gevormd door de plexus venosus areolaris rondom de basis van de tepel. Vertakkingen vervoeren het veneuze bloed naar de omgeving en eindigen in de venae axillares en de venae mammariae.

Lymfedrainage

(Zie Fig. 6.1) Geschiedt voornamelijk in de oppervlakkige oksellymfevaten en -klieren. Lymfe kan worden afgevoerd via alternatieve routes, zoals via de parasternale lymfeklieren, indien de oppervlakkige route wordt geblokkeerd.

Innervatie

De borsten worden geïnnerveerd door takken van de 4de, 5de en 6de thoracale spinale zenuwen, die sympatische zenuwen bevatten. Er zitten talrijke somatische sensorische zenuweinden in de borst, vooral rond de tepel. Als deze tastreceptoren worden geprikkeld door zuigen, gaan er impulsen naar de hypothalamus. De afscheiding van het hormoon oxytocine neemt toe, zodat er melk vrijkomt (p. 238).

Functies

Bij de vrouw zijn de borsten tot aan de puberteit klein en onrijp. Daarna groeien ze en ontwikkelen ze zich onder invloed van oestrogeen en progesteron. Tijdens de zwangerschap stimuleren deze hormonen verdere groei. Nadat de baby is geboren, stimuleert het hormoon prolactine (p. 237), uit de hypofysevoorkwab, de melkproductie; oxytocine (p. 238), uit de hypofyseachterkwab, stimuleert het vrijkomen van melk als reactie op het stimuleren van de tepel door de zuigende baby, door een mechanisme van positieve feedback.

> ● **TOETS**
>
> 1. Wat is de functie van de rugae in de vaginawand?
>
> 2. Wat is de functie van de middenlaag in de baarmoederwand?

Mannelijke voortplantingsorganen

▶ 18.8

> **Leerdoelen**
>
> Na lezing van deze paragraaf kan de lezer:
>
> - de structuur en functie van de testikels beschrijven
>
> - de structuur en functie van de zaadstrengen beschrijven
>
> - de vormen van afscheiding die het sperma vormen, beschrijven
>
> - het proces van ejaculatie uitleggen
>
> - de voornaamste veranderingen opnoemen die zich voordoen bij de man in de puberteit.

De mannelijke voortplantingsorganen zijn in Fig. 18.13 weergegeven.

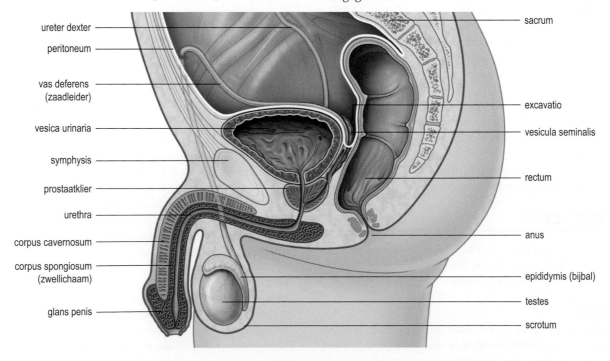

ureter dexter
peritoneum
vas deferens (zaadleider)
vesica urinaria
symphysis
prostaatklier
urethra
corpus cavernosum
corpus spongiosum (zwellichaam)
glans penis

sacrum
excavatio
vesicula seminalis
rectum
anus
epididymis (bijbal)
testes
scrotum

Figuur 18.13 De mannelijke voortplantingsorganen en de bijbehorende structuren.

De mannelijke voortplantingsorganen hebben de volgende functies:
- productie, rijping en opslag van spermatozoa
- levering van zich in sperma bevindende spermatozoa in het vrouwelijke voortplantingsorgaan.

Door de urinebuis wordt ook urine uitgescheiden.

Scrotum (balzak)

Het scrotum is een zakvormige uitstulping van gepigmenteerde huid, bindweefsel en glad spierweefsel. Het is verdeeld in twee compartimenten. Elk deel bevat één testikel, één bijbal (epididymis) en het begin van een zaadstreng. Het ligt onder het schaambeen (de symfyse), vóór de bovendelen van de dijen en achter de penis.

Testes (testikels) ▶ 18.9

De testikels (Fig. 18.14) zijn de mannelijke voortplantingsklieren en zijn het equivalent van de ovaria bij de vrouw. Ze zijn ongeveer 4,5 cm lang, 2,5 cm breed en 3 cm dik en

hangen in het scrotum aan de zaadstrengen. Ze worden omgeven door drie lagen weefsel.

Tunica vaginalis

Dit dubbele vlies is een overgebleven uitstulping van het peritoneum en vormt enerzijds de buitenlaag van de testes en anderzijds de binnenbekleding van het scrotum. In een vroeg stadium van het foetale leven ontwikkelen de testikels zich in de lumbaalstreek van de buikholte, net onder de nieren. Ze dalen dan af in het scrotum (dat reeds eerder gevormd werd) en nemen een omhulsel met zich mee van peritoneum, bloed- en lymfevaten, zenuwen en het vas deferens (de zaadleider). Het peritoneum omgeeft uiteindelijk de testes in het scrotum en komt los van het abdominale deel van het peritoneum. Afdaling van de testes in het scrotum moet voltooid zijn als de foetus 8 maanden oud is.

Tunica albuginea

Dit is een fibreus omhulsel onder de tunica vaginalis. Instulpingen vormen septa die de klierstructuur van de testikels verdelen in lobuli (kwabjes).

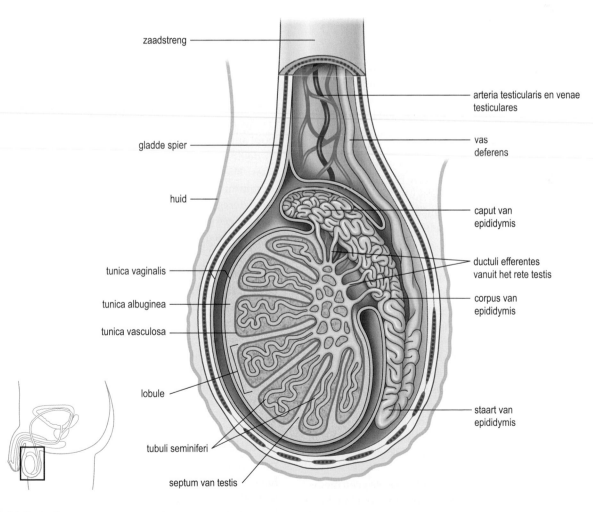

Figuur 18.14 De testes.

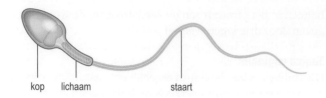

kop   lichaam   staart

Figuur 18.15 Een spermatozoön.

Tunica vasculosa

Bestaat uit een netwerk van haarvaten, ondersteund door fijn bindweefsel.

Structuur

In elke testis zitten 200 - 300 kwabjes en binnen elk kwabje zijn er 1 – 4 gekronkelde zaadbuisjes uit kiemepitheelcellen, tubuli seminiferi (zaadkanaaltjes) genoemd. Tussen de kanaaltjes zitten groepen interstitiële cellen (van Leydig) die na de puberteit het hormoon testosteron afscheiden. Boven aan de testis komen de kanaaltjes samen om één enkele buis te vormen. Deze buis, ongeveer 6 m lang, is erg gekronkeld en dicht opeengepakt in een massa die de bijbal wordt genoemd. Hij verlaat het scrotum als de vas deferens (zaadleider) in de zaadstreng. In de zaadstrengen lopen bloedvaten (arteria en vena testicularis) en lymfevaten naar de testes.

Functies

Spermatozoa (zaadcellen) worden aangemaakt in de tubuli seminiferi (zaadkanaaltjes) door middel van het proces van spermatogenese, en rijpen als ze door de lange en kronkelige bijbal gaan, waar ze worden opgeslagen. FSH uit de hypofysevoorkwab (p. 238) stimuleert de spermaproductie. Een rijpe zaadcel (Fig. 18.15) heeft een kop, een lichaam en een lange zweepachtige staart voor de beweeglijkheid. De kop wordt bijna geheel gevuld door de kern, die het DNA bevat. De kop bevat ook de enzymen die nodig zijn om door de buitenste lagen van het ovum te dringen, om de kern daarvan te bereiken en ermee samen te smelten. Het lichaam van de zaadcel zit vol mitochondriën, die zorgen voor energie voor de aandrijfbeweging van de staart, die het spermatozoön voortbeweegt door het voortplantingskanaal van de vrouw.

Een succesvolle spermatogenese gebeurt bij circa 3 °C onder de normale lichaamstemperatuur. De testes worden afgekoeld door hun ligging buiten de buikholte. De dunne buitenbekleding van het scrotum heeft slechts zeer weinig isolerend vet. Deze onbeschermde positie maakt de testis echter kwetsbaar voor schade en overmatige kou, en dus wikkelt een zakje gladde spier, de musculus cremaster (of balheffer), zich rond de tunica vaginalis; deze strekt zich naar boven uit rond de zaadstreng en hecht zich vast aan structuren in de lies. Wanneer hij samentrekt, trekt hij het scrotum naar het lichaam toe, waarschijnlijk bij wijze van bescherming. ▶ 18.10

Anders dan bij vrouwen, die na hun geboorte geen nieuwe gameten meer aanmaken, begint de spermaproductie bij mannen tijdens de puberteit en blijft voortduren gedurende

het hele leven, vaak tot op hoge leeftijd, onder invloed van testosteron.

Funiculi spermatici (zaadstrengen)

De testes hangen aan de zaadstrengen in het scrotum. Elke zaadstreng bevat een arteria testicularis, venae testiculares, lymfevaten, een zaadleider en zenuwen. De streng, die omgeven is door een schede van glad spierweefsel (de musculus cremaster) en (fibreus) bindweefsel, loopt door het lieskanaal (p. 466) en zit aan de achterwand van de testis vast.

Bloedvoorziening, lymfedrainage en innervatie
Arteriële bloedvoorziening

De arteriae testiculares ontspringen uit de aorta abdominalis, net onder de nierarteriën.

Veneuze afvoer

De venae testiculares komen via het lieskanaal in de buikholte terecht. De linker vene mondt uit in de linker vena renalis en de rechter schuin in de vena cava inferior.

Lymfedrainage

Vindt plaats door lymfeklieren rondom de aorta.

Innervatie

Geschiedt door vertakkingen van de 10e en 11e thoracale spinale zenuwen.

Vas (ductus) deferens (zaadleider)

De vas deferens, het afvoerkanaal, is circa 45 cm lang. Het loopt uit de testes lateraal en omhoog door het lieskanaal, en daalt daarna mediaal af tot aan de achterwand van de blaas. Hier komt de ductus deferens samen met de ductus excretorius van de vesicula seminalis (het zaadblaasje) om de vas deferens (zaadleider) te vormen (Fig. 18.16). Zaadcellen kunnen gedurende enkele weken in de vas deferens leven en levensvatbaar blijven.

Vesiculae seminales (zaadblaasjes) ▶ 18.11

De zaadblaasjes zijn twee kleine, met cilinderepitheel bedekte fibromusculaire zakjes, 5 cm lang en die direct achter de blaas liggen (Fig. 18.16).

Aan de onderkant komt elk zaadblaasje uit op een korte buis, de ductus excretorius, die met de corresponderende zaadleider samengaat om een ductus ejaculatorius te vormen.

Functies

De zaadblaasjes trekken samen en lozen hun opgeslagen inhoud, de zaadvloeistof, tijdens de zaadlozing. Zaadvloeistof, wat 60% van de vochtmassa van het sperma uitmaakt, is kleverig en basisch om het sperma tegen het zure milieu van

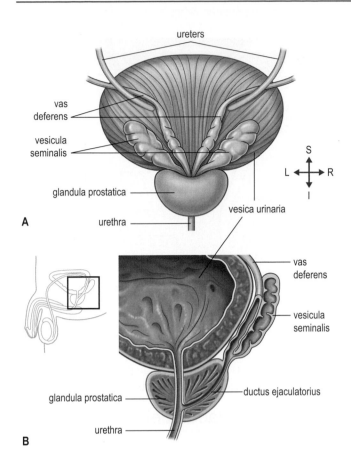

A

B

ureters

vas deferens

vesicula seminalis

glandula prostatica

urethra

vesica urinaria

vas deferens

vesicula seminalis

ductus ejaculatorius

glandula prostatica

urethra

S
L ←→ R
I

Figuur 18.16 De prostaatklier. (A) Vooraanzicht (ter plaatse). B. Vooraanzicht (deel van).

de vagina te beschermen en bevat fructose om het sperma te voeden tijdens het traject door het vrouwelijke voortplantingskanaal.

Ductus ejaculatorius

De ducti ejaculatorii zijn twee buizen, ongeveer 2 cm lang, die elk worden gevormd door het samengaan van de ductus excretorius uit een zaadblaasje en een zaadleider. Ze lopen door de prostaatklier en gaan samen met de pars prostatica van de urethra. Ze vervoeren zaadvloeistof en sperma naar de urethra (Fig. 18.16).

De wanden van de ducti ejaculatorii bestaan uit dezelfde weefsellagen als de zaadblaasjes.

Glandula prostatica (prostaatklier)

De prostaatklier (Fig. 18.16) ligt in de holte van het kleine bekken voor het rectum en achter het schaambeen en omgeeft volledig het eerste deel van de urethra die van de blaas uitkomt. Hij heeft een fibreuze buitenkant, omringd door klierweefsel in een gladde spierlaag. Een klier weegt ongeveer 8 g tijdens de jeugd, maar vergroot geleidelijk (hypertrofie) met de leeftijd en weegt ongeveer 40 g op de leeftijd van 50 jaar.

Functies

De prostaatklier scheidt een dun melkachtig vocht af dat ongeveer 30% van het volume van het zaad (semen) uitmaakt, waardoor dit er melkachtig uitziet. Het bevat een stollingsenzym dat het zaad in de vagina dikker maakt. Dit vergroot de kans dat het zaad dicht bij de baarmoederhals blijft.

Urethra en penis

Urethra

De mannelijke urethra voorziet in een gemeenschappelijke weg voor urine en zaad. De urethra is ongeveer 19 – 20 cm lang en bestaat uit drie delen. De pars prostatica begint bij de opening van de urethra in de blaas en loopt door de prostaatklier. De pars membranacea van de urethra is het kortste en smalste deel. Het loopt doorheen de bekkenbodem en wordt hier omgeven door de externe urethrasfincter. Het is het deel van de urethra tussen de prostaat en de bulbus van de penis. De pars spongiosa ligt binnen het corpus spongiosum van de penis en eindigt bij de uitwendige urethraopening in de glanspenis (eikel).

De urethra heeft een dubbel sfinctersysteem (Fig. 18.17B). De interne sfincter (onwillekeurig bezenuwd) is een ring van gladde spieren en ligt ter hoogte van de blaashals boven de prostaatklier. De externe sfincter (willekeurig bezenuwd) bestaat uit skeletspiervezels rondom het pars membranacea.

Penis ▶ 18.12

De penis (Fig. 18.17) heeft een wortel en een schacht. De wortel ligt verankerd in de penis en de schacht (lichaam) is het van buiten zichtbare, bewegelijke gedeelte van het orgaan. Hij wordt gevormd door drie cilindrische massa's erectiel weefsel en gladde spier. Het erectiele weefsel wordt ondersteund door bindweefsel. Het is bedekt met huid en is rijk doorbloed.

De twee zwellichamen aan de zijkant heten de corpora cavernosa, en het zwellichaam ertussen, dat de urethra bevat heet het corpus spongiosum (sponsachtig lichaam, Fig. 18.18A). Het uiteinde van de penis loopt uit in een driehoekige structuur die glanspenis (eikel) wordt genoemd. Net boven de eikel is de huid geplooid en vormt een beweegbare dubbele laag, het preputium (de voorhuid). Arterieel bloed wordt aangevoerd door diepe dorsale en bulbaire arteriën van de penis, die vertakkingen zijn van de arteriae pudendae internae. Een reeks aders voert bloed af naar de venae pudendae internae en de venae iliacae internae. De penis wordt voorzien door autonome en somatische zenuwen. De erectie van de penis wordt mogelijk gemaakt door zijn sterke zintuiglijke innervatie. De diameter van de bloedvaten die de penis voeden en afvoeren, regelt het vullen van het erectieweefsel en wordt bestuurd door het autonome zenuwstelsel. Parasympatische prikkeling leidt ertoe dat het sponsachtig erectiel weefsel (Fig. 18.18B) wordt gevuld met bloed. Dit wordt veroorzaakt door arteriële verwijding en veneuze samentrekking, wat de bloedtoevoer naar de penis vergroot

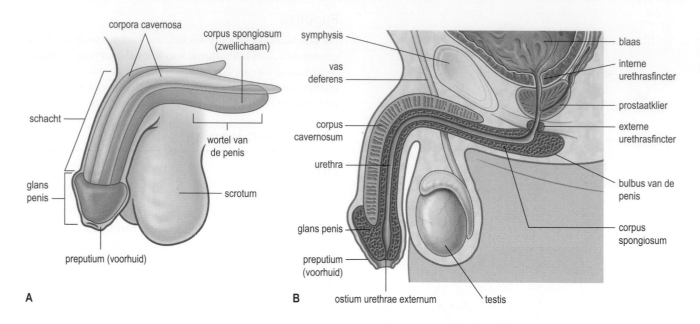

Figuur 18.17 De penis. (A) Erectiele weefsels (B) bijbehorende structuren, zijaanzicht.

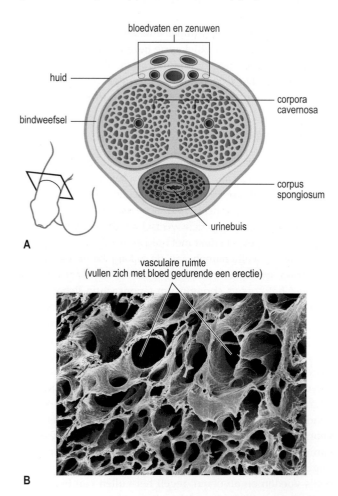

A

vasculaire ruimte
(vullen zich met bloed gedurende een erectie)

B

Figuur 18.18 De penis (A) Dwarsdoorsnede, erectiele weefsels. (B) Erectiel weefsel (rasterelektromicrografie). (B, Susumu Nishinaga/ Science Photo Library. Gereproduceerd met toestemming.)

en afvoer blokkeert. Daarom zwelt de penis op en richt deze zich op, wat essentieel is voor geslachtsgemeenschap.

Zaadlozing (ejaculatie)

Tijdens de zaadlozing die optreedt bij een mannelijk orgasme, worden spermatozoa uitgestoten uit de bijbal en door de zaadleider, ductus ejaculatorius en urethra gevoerd. Het zaad wordt voortgestuwd door krachtige ritmische samentrekking van de gladde spiervezels in de wanden van de zaadleider; de spiercontracties worden sympatisch overgebracht. Spiervezels in de wanden van zaadblaasjes en prostaatklier trekken ook samen en deze organen voegen hun inhoud toe aan het vocht dat door de ductus deferens gaat. De kracht die door deze gecombineerde processen wordt opgewekt, leidt tot uitstoting van het zaad door de externe opening van de urethra (Fig. 18.19).

Spermatozoa vormen maar 10% van het uiteindelijke ejaculaat de rest is hoofdzakelijk zaadblaas- en prostaatkliervocht (60% en 30% respectievelijk), dat aan het zaad wordt toegevoegd tijdens het mannelijk orgasme, evenals slijm dat in de urethra wordt geproduceerd. Zaad is licht alkalisch, om de zuurtegraad van de vagina te neutraliseren. Bij een normale zaadlozing wordt tussen 2 en 5 ml zaad geproduceerd. Het bevat tussen 40 en 100 miljoen spermatozoa per ml. Als het niet wordt geloosd, verliest het sperma na verscheidene maanden geleidelijk zijn vruchtbaarheid en wordt het door de bijbal geresorbeerd.

Puberteit bij de man

Deze treedt op in de leeftijd tussen 10 en 14 jaar. LH uit de adenohypofyse stimuleert de interstitiële cellen van de testes om de testosteronproductie op te voeren. Onder invloed van testosteron voltrekt zich de seksuele rijping en de ontwikkeling van manlijke secundaire geslachtskenmerken, o.m.:

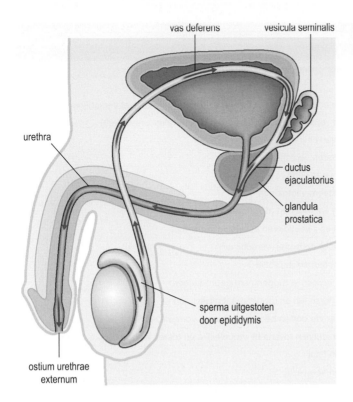

Figuur 18.19 Doorsnede van de mannelijke voortplantingsorganen. Pijl wijst op het traject dat de spermatozoa afleggen tijdens de ejaculatie.

- groei van spieren en bot en een opvallende toename in groei en gewicht
- vergroting van het strottenhoofd en lager worden van de stem (de stem 'breekt')
- haargroei in het gezicht, de oksels, borst, buik en ter hoogte van de schaamstreek
- vergroting van de penis, het scrotum en de prostaatklier
- rijping van de testiskanaaltjes en productie van sperma
- dikker worden van de huid, die ook vetter wordt.

● TOETS

3. De mannelijke voortplantingsvloeistoffen gaan door de ductus deferens en de urethra. Wat is het belangrijkste verschil in samenstelling van deze vloeistoffen?

4. Welk deel van de penis bevat de urethra?

De ontwikkeling van de mens

Leerdoelen

Na lezing van deze paragraaf kan de lezer:

■ de begrippen 'blastocyste', 'zygote', 'embryo' en 'foetus' beschrijven

■ de voornaamste fasen van de embryonale en foetale ontwikkeling beschrijven.

De groei van een nieuw mens begint vanaf het moment dat het ovum bevrucht wordt door een spermatozoön (zie Fig. 1.15), wat gewoonlijk in de ovaria gebeurt. De hieruit resulterende cel wordt zygote genoemd. Aangezien het ovum en het spermatozoön elk 23 chromosomen bevatten, bestaat het geheel uit 46 chromosomen. De periode tussen bevruchting en geboorte (gestatie) duurt omstreeks 40 weken. De eerste 8 weken van de ontwikkeling wordt de embryonale fase genoemd. Hierna wordt het zich ontwikkelende individu foetus genoemd.

Door peristaltiek van de ovaria bereikt de zygote de uterus, een reis die ongeveer een week duurt, en 10 dagen na de bevruchting is zij stevig in het endometrium verankerd. Gedurende deze periode is zij aan een snelle en herhaaldelijke celdeling onderworpen, zodat zij op het moment van haar verankering in het endometrium een blastocyste is geworden, een hol balletje van 70 – 100 cellen. De blastocyste bevat stamcellen die uitgroeien tot het foetus en zijn vruchtzakje dat het omsluit. De buitenlaag, de trofoblast ontwikkelt zich als belangrijke laag van de placenta.

Voeding tijdens de intra-uteriene groei

In de vroege fase is het embryo klein genoeg voor een eenvoudige diffusie om voldoende te zijn de delende cellen te kunnen verzorgen, maar omdat de embryonale groei zo snel verloopt, wordt dit onvoldoende en tussen de 3de en 10de zwangerschapsweek ontwikkelt zich de placenta (zie Fig. 5.44), die stevig verbonden is met de baarmoederwand. De foetus is verbonden met de placenta door de navelstreng, neemt zo zuurstof en voedingsstoffen vanuit de bloedstroom van de moeder op en scheidt langs deze weg ook afvalstoffen uit.

De eerste 3 maanden

Een pasgeboren baby bestaat uit miljarden cellen en een groot aantal verschillende weefsels, die alle afkomstig zijn van de eencellige zygote die door de bevruchting is ontstaan. De celdifferentiatie tot gespecialiseerde weefsels, de organisatie van deze gespecialiseerde weefsels binnen het lichamelijke systeem is grotendeels afgesloten in de eerste 12 weken van de gestatie. Een 12-weken oude foetus is vergelijkbaar met een 40-weken oude foetus, alleen veel kleiner.

De latere fase van de zwangerschap

De laatste 6 maanden van de zwangerschap zijn vooral gewijd aan de snelle groei van de foetus ter voorbereiding op de geboorte en het zelfstandige leven.

Tabel 18.1 vat belangrijke mijlpalen van de embryonale/foetale ontwikkeling samen.

● TOETS

5. Wat is een blastocyste?

6. In welk stadium van de embryonale ontwikkeling wordt de hartslag verwacht: na 1, 3 of 5 maand(en)?

Maand	Lengte	Gewicht	Belangrijkste ontwikkelingskenmerken
1	5 mm	0.02 g	Hartslag
			Belangrijkste ademhalingsorganen en het maag-darmstelsel verschijnen
			Neurale buis verschijnt (waaruit zich het zenuwstelsel ontwikkelt)
			Ledematen verschijnen
2	28 mm	2.7 g	Endocrine klieren verschijnen
			Respiratoire vertakking
			Vasculair systeem vastgelegd
			Ontwikkeling van het hart afgesloten
			Huid, nagels en zweetklieren aanwezig in de huid
			Kraakbeen voor de botten verschijnen
			Gezicht heeft menselijk profiel
3	78 mm	26 g	Bloedcellen worden in ruggenmerg geproduceerd
			Elementaire hersenen en ruggengraat afgesloten
			Ossificatie van de botten begint en spieren vormen zich
			Gonaden verschijnen (ovaria bij vrouwelijke en testes bij mannelijke foetus)
4	133 mm	150 g	Aanmaak van haar
			Ogen en oren aanwezig
			Snelle ontwikkeling van het centrale zenuwstelsel
			Gewrichten worden gevormd
9	346 mm	3.2 kg	Bij de geboorte zijn vele systemen nog onrijp, maar wel functioneel. Belangrijke adaptaties voor een zelfstandig leven zijn nodig, bijv. wat de cardiovasculaire en respiratoire functies betreft (p. 119)

Tabel 18.1 Belangrijke mijlpalen in de embryonale/foetale ontwikkeling

Gevolgen van veroudering op de voortplantingsorganen

Leerdoelen

Na lezing van deze paragraaf kan de lezer:

- de gevolgen van de veroudering op de vrouwelijke voortplantingsorganen beschrijven
- de gevolgen van de veroudering op de mannelijke voortplantingsorganen beschrijven.

Veroudering van de vrouwelijke voortplantingsorganen

Tussen de leeftijd van 45 en 55 jaar raakt de voorraad van eicellen uitgeput; daardoor daalt het oestrogeen die de eicellen produceren, waardoor op een bepaald moment de voortplantingscyclus ontregelt en de fertiliteit volledig afneemt (meno-pauze, p. 500). Op het moment van de menopauze dalen ook de oestrogeenspiegels, er voltrekt zich een snelle en gestage stijging van afscheiding van gonadotrofinen aangezien de hypofysevoorkwab en hypothalamus proberen de activiteit van de falende ovaria te handhaven. Vanaf de middelbare tot de hogere leeftijd neemt de grootte van de vrouwelijke voortplantingsorganen, inclusief de borsten, steeds meer af. De vulva atrofieert en wordt fibreus, wat vatbaarder maakt voor infecties en kwaadaardige veranderingen. De wanden van de vagina worden dun en glad wat gepaard gaat met een verlies aan rugae en glandulaire afscheidingen.

Veroudering van de mannelijke voortplantingsorganen

Er bestaat geen tegenhanger van de vrouwelijke menopauze bij de oudere man. Hoewel de testosteronafscheiding na de leeftijd van 50 doorgaans afneemt, wat tot een relatieve vermindering in fertiliteit en seksueel verlangen leidt, is het in het algemeen voldoende om de spermaproductie te handhaven, en een man kan nog tot op erg hoge leeftijd een kind verwekken.

Infecties van de voortplantingsorganen

Leerdoelen

Na lezing van deze paragraaf kan de lezer:

- de voornaamste oorzaken van seksueel overdraagbare infecties opsommen

- de effecten van seksueel overdraagbare infecties uitleggen

- de factoren die samenhangen met de ontwikkeling van candidiasis (schimmelinfectie) beschrijven.

Veel, maar niet alle, infecties van de voortplantingsorganen worden seksueel overgedragen.

Seksueel overdraagbare aandoeningen

Seksueel overdraagbare aandoeningen (Soa's) komen in alle culturen voor en zijn een groeiend probleem in veel landen.

Ziektekiemen die Soa's veroorzaken, zijn niet in staat om langdurig buiten het lichaam te overleven en hebben geen tussengastheer.

Chlamydia

De bacterie *Chlamydia trachomatis* veroorzaakt ontsteking van de baarmoederhals. Infectie kan via de genitale tractus opstijgen en zo ontsteking in het kleine bekken veroorzaken (p. 510). Bij de man kan er urethritis ontstaan, die ook kan opstijgen en kan leiden tot ontsteking van de bijbal. Bij zowel de man als de vrouw is dit een belangrijke oorzaak van subfertiliteit. Een chlamydia-infectie komt vaak voor in combinatie met andere Soa's. Hetzelfde organisme veroorzaakt trachoom, een ooginfectie die wereldwijd de voornaamste oorzaak van blindheid (p. 228) en longontsteking is.

Gonorroe

Wordt veroorzaakt door de bacterie *Neisseria gonorrhoeae*, die de slijmvliezen van de voortplantings- en urinekanalen besmet. Bij de man treedt etterige urethritis op (Fig. 18.20) en de infectie kan zich uitbreiden tot de prostaatklier, bijbal en testes. Bij de vrouw kan de infectie zich vanuit de cervix verspreiden naar het baarmoederlichaam, de eileiders, de ovaria en het peritoneum. Bij heling kan fibrose obstructie van de eileiders veroorzaken en zo leiden tot onvruchtbaarheid. Bij de man kan vernauwing van de urethra ontstaan. Echter, slechts 50% van de vrouwen en 90% van de mannen heeft last van symptomen, waardoor de aanvraag voor een behandeling vaak vertraagd wordt.

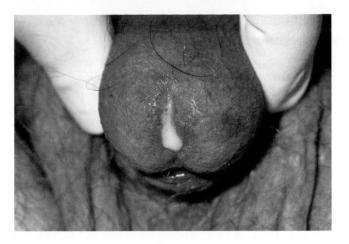

Figuur 18.20 Gonorroe infectie. (Dr. P Marazzi/Photo Library. Gereproduceerd met toestemming.)

Niet-venerische overdracht van gonorroe kan ophthalmia neonatorum veroorzaken bij baby's van geïnfecteerde moeders: de ogen raken ontstoken wanneer de baby het geboortekanaal passeert. De ziekte kan ook worden verspreid via onbeschermde orale of anale seks, wat leidt tot respectievelijk een keel- en rectumontsteking.

Syfilis

Deze ziekte wordt veroorzaakt door de bacterie *Treponema pallidum*. Er zijn drie duidelijk gemarkeerde fasen. Na een incubatietijd van een aantal weken verschijnt de sjanker (primair letsel van syfilis) in het infectiegebied, bijv. vulva, vagina, perineum, of penis of rond de mond. Bij de vrouw kan de eerste zweer onopgemerkt blijven als deze inwendig is. Na een aantal weken neemt de zweer spontaan af. De secundaire fase begint 3 – 4 maanden na infectie en omvat systemische symptomen, zoals lymfadenopathie, uitslag en zweren van de mond en de geslachtsdelen. Hierna is een latente periode van 3 tot 10 jaar mogelijk. Als behandeling uitblijft, raakt de ziekte bij ongeveer een derde van de patiënten uiteindelijk in een vergevorderd stadium, wat verstrekkende en ingrijpende gevolgen heeft. Er ontwikkelen zich gummata (tertiaire letsels) in veel organen, zoals de huid, bot en slijmvliezen, en kunnen ook gevolgen hebben op het zenuwstelsel. Dit kan leiden tot algemene verlamming en dementie.

Seksuele overdracht treedt op tijdens de primaire en secundaire fase als afscheiding uit de laesies zeer besmettelijk is. Congenitale overdracht van moeder op foetus heeft vaak fatale gevolgen.

Trichomonas vaginalis

Deze protozoön veroorzaakt acute vulvovaginitis met een irriterende en onprettige afscheiding. De infectie wordt gewoonlijk seksueel overgedragen en wordt vaak gezien bij vrouwen met gonorroe. Mannen zijn vaak asymptomatisch.

Acquired immune deficiency syndrome (aids) en hepatitis B-infectie

Deze virusaandoeningen kunnen seksueel worden overgedragen, maar er zijn geen plaatselijke verschijnselen van infectie. Voor een beschrijving van aids en hiv, zie p. 419 voor hepatitis B, zie p. 362.

Herpes genitalis

De term 'herpes' komt van het Griekse woord dat 'kruipen' betekent. Er zijn verschillende soorten herpesvirus, maar de belangrijkste die in verband worden gebracht met genitale infecties zijn herpes simplex virus 1 en 2 (HSV1 en HSV2). HSV kan de meeste lichaamscellen besmetten, met inbegrip van die in de voortplantingsorganen, en kan zich dan nestelen en latent worden in de zenuwen die de toevoer in het gebied verzorgen. Dit betekent dat zelfs wanneer de aanvankelijke infectie is afgenomen, het virus dat latent aanwezig is, opnieuw kan worden geactiveerd en episodes van terugkerende infectie kan veroorzaken. De aanvankelijke infectie heeft de neiging zich te presenteren als clusters van pijnlijke zweertjes op de uitwendige geslachtsdelen, vaak gepaard met koorts en hoofdpijn. Patiënten blijven besmettelijk, zelfs als er geen symptomen zijn. Baby's die geboren worden uit geïnfecteerde moeders kunnen HSV oplopen, wat een zeer ernstige ziekte is bij pasgeborenen en deze kan dodelijk zijn.

Candidiasis

De gist *Candida albicans* (zie ook p. 349) is vaak een commensaal in de vagina, en ook andere lichaamsdelen, en veroorzaakt normaalgesproken geen problemen. Gewoonlijk voorkomt de zuurtegraad van de vagina dat de gist gedijt, maar onder bepaalde omstandigheden groeit hij snel en veroorzaakt hij candidiasis (schimmelinfectie). Veelvoorkomende bevorderende omstandigheden zijn:

• antibioticumkuur, die de lactobacillen doodt die de vaginale pH-waarde laag houden
• zwangerschap
• verminderde immuunfunctie
• diabetes mellitus.

Bij vrouwen is een hevige jeuk het voornaamste symptoom van vaginale candidiasis met afscheiding, zwelling en erytheem van de vulva. Het is belangrijk om op te merken dat *Candida* bijna elk lichaamsdeel kan besmetten, mits de omstandigheden dat mogelijk maken.

● TOETS

7. Welk organisme veroorzaakt syfilis?

8. Waarom wordt een genitale schimmelinfectie in verband gebracht met een breedspectrumantibioticakuur?

Ziekten van de vrouwelijke voortplantingsorganen

Leerdoelen

Na lezing van deze paragraaf kan de lezer:

■ de oorzaken en gevolgen beschrijven van ontsteking in het kleine bekken

■ de oorzaken en gevolgen van baarmoederhalskanker beschrijven

■ de voornaamste pathologie van de baarmoeder en de eileiders bespreken

■ de oorzaken en gevolgen van ovariële ziekten beschrijven

■ de oorzaken van onvruchtbaarheid bij de vrouw verklaren

■ de voornaamste afwijkingen van de vrouwenborst bespreken.

Ontsteking in het kleine bekken

Ontsteking in het kleine bekken (PID) is gewoonlijk een gevolg van Soa's en komt het meest voor bij jonge, seksueel actieve vrouwen. De infectie begint meestal als vulvovaginitis en verspreidt zich opwaarts naar de baarmoederhals, baarmoeder, eileiders en ovaria. De infectie kan ook voorkomen als gevolg van een operatie, bevalling of miskraam, vooral als er enig weefsel van de nageboorte achterblijft. Complicaties van PID zijn:

• onvruchtbaarheid door obstructie van de eileiders
• peritonitis
• darmobstructie door verklevingen tussen de darm en de baarmoeder en/of eileiders
• bacteriëmie, die kan leiden tot meningitis, endocarditis of septische artritis.

Aandoeningen van de baarmoeder

Baarmoederhalskanker

Dysplastische veranderingen, ook wel cervicale intra-epitheliale neoplasie (CIN) genoemd, beginnen in de diepste laag cervicaal epitheel, gewoonlijk waar het meerlagig plaveiselepitheel van het onderste derde deel van de baarmoederhals samenkomt met het cilindercellig, secretoir epitheel van het bovenste twee derde deel. Dysplasie kan voortschrijden tot de volledige epitheeldikte. Niet alle dysplasieën ontwikkelen zich tot kanker, maar het is niet te voorspellen hoever de ontwikkeling zal gaan en of het proces statisch blijft of in regressie gaat. Bij een vroege detectie door een screeningprogramma kan abnormaal weefsel worden verwijderd voordat het kwaadaardig wordt. De vastgestelde maligniteit ontwikkelt zich op basis van de grootte van de tumor. In fase I is de ziekte beperkt tot de baarmoederhals. In fasen II – IV vindt steeds meer verspreiding plaats, zoals naar het rectum, de blaas en de structuren buiten het bekken. Vroegtijdige verspreiding vindt plaats via lymfevaten en -klieren. Plaatselijke verspreiding geschiedt meestal naar baarmoeder, vagina, blaas en rectum. In latere stadia kan metastasering via het bloed naar lever, longen en botten optreden.

De ziekte heeft 15 – 20 jaar nodig om zich te ontwikkelen en treedt meestal op in de leeftijd tussen 35 en 50 jaar. Een groot aantal van de gevallen (meer dan 90%) wordt veroorzaakt door het seksueel overdraagbare humaan papillomavirus (HPV) wat in verband wordt gebracht met een groot aandeel van kanker van de penis en vulva. Het risico is daarom het grootst bij vrouwen die al op jonge leeftijd seksueel actief zijn met verschillende partners en die geen barrièrevormende voorbehoedsmiddelen gebruiken.

Aandoeningen van het endometrium

Dit wordt gewoonlijk veroorzaakt door niet-specifieke infectie, volgend op bevalling of miskraam, vooral als er deeltjes van vliezen of placenta in de baarmoeder zijn achtergebleven. Het kan ook worden veroorzaakt door een spiraaltje (IUD). De ontsteking kan afzwakken na verwijdering van achtergebleven producten of het spiraaltje. De infectie kan zich uitbreiden naar omliggende bekkenstructuren, bijv. eileiders, of diepere lagen van de baarmoeder.

Endometriose

Dit is de groei van endometriumweefsel buiten de baarmoeder, meestal in de ovaria, eileiders en andere bekkenstructuren. Het ectopisch weefsel reageert, net als het baarmoederlijk endometrium, op fluctuaties in geslachtshormoonspiegels tijdens de menstruele cyclus. Dit veroorzaakt menstruatieachtige bloedingen in de onderbuik en, in de ovaria en ter hoogte van het peritoneum, de vorming van gekleurde cysten gevuld met oud bloed, 'chocoladecysten' genoemd. Er zijn opstoten van pijn door zwelling, en de recidiverende bloedingen veroorzaken de vorming van bindweefsel. Ovariumendometriose kan leiden tot bekkenontsteking, onvruchtbaarheid en uitgebreide verklevingen tussen de kleine-bekkenorganen: ovaria, baarmoeder, baarmoederbanden en darmen. De aandoening kan ook het risico op bepaalde vormen van kanker, waaronder eierstokkanker (ovarium carcinoom), verhogen.

Endometriumhyperplasie

Hyperplasie van het endometrium gaat samen met hoge bloed-oestrogeenniveaus, zoals bij obesitas, oestrogeentherapie of een ovariumtumor en het kan in verband gebracht worden met verhoogd risico op kwaadaardige veranderingen.

Endometriumcarcinoom

Dit komt vooral voor bij postmenopauzale vrouwen tussen 50 en 60 jaar. De belangrijkste risicofactor is blootstelling aan veel oestrogeen. Vrouwen die nooit zwanger zijn geweest (nullipara) of die een vroege menarche en/of late menopauze hebben gehad, hebben een hoger risico dan normaal. Obesitas wordt in verband gebracht met een hoog oestrogeen niveau en daarom lopen mensen die zwaarlijvig zijn met of zonder diabetes en hoge bloeddruk ook een verhoogd risico op endometriumkanker.

Naarmate de tumor groeit, is er vaak sprake van ulceratie en vaginale bloeding. Endometrium heeft geen lymfevaten, dus de verspreiding van lymfe is vertraagd tot er een uitgebreide lokale verbreiding is waarbij andere bekkenstructuren betrokken zijn. Uitzaaiingen op afstand, verspreid via bloed of lymfe, ontwikkelen zich later, meestal in de lever, longen en beenderen. Invasie van de urineleiders leidt tot hydronefrose en uremie: wat meestal de dood tot gevolg heeft.

Aandoeningen van het myometrium

Adenomyose

Dit is de groei van endometrium binnen het myometrium. Het ectopisch weefsel kan algemene of plaatselijke vergroting van de baarmoeder veroorzaken. De laesies kunnen dysmenorroe en onregelmatig buitensporig bloeden (menorragie) veroorzaken. Dit begint meestal in de leeftijd tussen 40 en 50 jaar.

Leiomyoma uteri (myoom, fibroom of vleesboom)

Dit zijn zeer frequent voorkomende, vaak meervoudige, goedaardige myometriumtumoren (Fig. 18.21). Het zijn stevige massa's gladde spier ingekapseld in samengedrukte

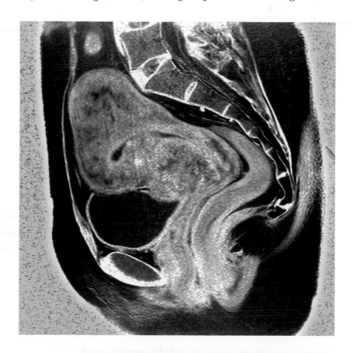

Figuur 18.21 Baarmoederfibroom (fibroom is weergegeven in oranje). Kunstmatig gekleurde MRI-scan. (Simon Fraser/ Newcastle Hospitals NHS Trust/ Science Photo Library. Gereproduceerd met toestemming.)

spiervezels, variërend in grootte. Grote tumoren kunnen degeneratief veranderen als ze hun bloedvoorziening ontgroeien, wat leidt tot necrose, fibrose en verkalking. Ze komen vaker voor bij Aziatische en zwarte vrouwen dan bij witte vrouwen. Ze ontwikkelen zich tijdens de vruchtbare periode en kunnen hormoonafhankelijk zijn. Tijdens zwangerschap en bij gebruik van orale anticonceptiva kunnen ze groeien. Ze neigen tot regressie na de menopauze. Grote tumoren kunnen de volgende klachten veroorzaken: ongemak in het bekken, pollakisurie, menorragie, onregelmatige menstruatie, dysmenorroe (pijnlijke menstruatie) en verminderde vruchtbaarheid. Kwaadaardige ontaarding komt zelden voor.

Aandoeningen van de eileiders en ovaria

Acute salpingitis

Salpingitis is ontsteking van de eileiders. Deze aandoening komt meestal door een infectie die zich uitbreidt vanuit de baarmoeder, en soms vanuit de peritoneale holte. De eileiders kunnen permanent beschadigd blijven door fibreus littekenweefsel, wat obstructie en onvruchtbaarheid kan veroorzaken. Infectie kan zich uitbreiden naar het peritoneum en de ovaria.

Ectopische zwangerschap

Dit is de innesteling van een bevrucht ovum buiten de baarmoeder, meestal in een eileider. Als de foetus groeit, kan de eileider barsten en gaat de inhoud ervan de peritoneale holte in. Dit veroorzaakt acute ontsteking (peritonitis) en mogelijk fatale intraperitoneale bloeding.

Ovariumtumoren

De meeste ovariumtumoren zijn goedaardig en komen voor in de leeftijd van 20 tot 45 jaar. De rest treedt meestal op tussen de 45 en 65 jaar en is verdeeld in borderlinemaligniteit (lage graad kanker) en manifeste maligniteit.

Eierstoktumoren komen vaker voor in ontwikkelde gebieden, de hogere sociaaleconomische groepen en in sommige families door erfelijke vatbaarheid. Zwangerschap of het gebruik van de anticonceptiepil heeft een beschermend effect. De meeste kwaadaardige eierstoktumoren ontwikkelen zich uit het epitheel, maar sommige gaan uit van kiemcellen van de eierstok of steuncellen.

Metastatische ovariumtumoren

De ovaria zijn gebruikelijke plaatsen van metastatische verspreiding vanuit primaire tumoren in andere organen in het bekken, de borst, de maag, het pancreas en de galwegen.

Vrouwelijke onvruchtbaarheid

Deze veelvoorkomende aandoening kan komen door:
- obstructie van eileiders, vaak het gevolg van PID en/of Soa's

- anatomische afwijkingen, bijv. retroversie (achterover hellende) van de baarmoeder
- endocriene factoren; elke afwijking van de klieren en hormonen die de menstruele cyclus regelen kan bijv. de fertiliteit verstoren
- laag lichaamsgewicht, bijv. bij anorexia nervosa of ernstige ondervoeding; dit kan gepaard gaan met een laag gehalte aan leptine (zie Tabel 9.4)
- endometriose.

Aandoeningen van de borst

Mastitis (borstontsteking)

Deze treedt gewoonlijk op tijdens lactatie en borstvoeding, al dan niet met infectie. Doorgaans wordt maar één borst getroffen. Niet-infectieuze mastitis is het gevolg van ophoping van melk in de borst en veroorzaakt zwelling en pijn. Een infectie (normaalgesproken door Staphylococcus aureus) kan worden veroorzaakt door een wondje door de zuigende baby, waardoor bacteriën binnenkomen en zich langs de borstkanalen verspreiden. De infectie reageert over het algemeen goed op behandeling, maar kan tot ernstige complicaties leiden, zoals een abces.

Tumoren van de borst

Goedaardige tumoren

De meeste borsttumoren (90%) zijn goedaardig. Fibroadenomen komen het meest voor. Ze treden op enig moment na de puberteit op. Het aantal gevallen is het hoogst tussen 30 en 40 jaar. Andere goedaardige kunnen tumoren cysteus en massief zijn; ze komen meestal voor bij vrouwen die de menopauze naderen. Ze kunnen hun oorsprong vinden in secretoire cellen, of bindweefsel of in afvoerbuisjes.

Borstkanker

Borstkanker (Fig. 18.22) is wereldwijd de meest voorkomende vorm van kanker bij vrouwen en het aantal gevallen neemt toe. Belangrijke risicofactoren zijn toenemende leeftijd (tot ongeveer 70 jaar, waarna het aantal gevallen afneemt), hoge alcoholconsumptie en obesitas. Vrouwen met een vroege menarche, een late menopauze en geen zwangerschappen hebben een hoger risico dan normaal, omdat zij meer menstruele cycli in hun leven hebben: elke maandcyclus brengt de oestrogeenvloed met zich mee tijdens de ovulatie. Ook een genetische component is waarschijnlijk, waarbij naaste familieleden van lijders aan borstkanker een verhoogd risico hebben om de ziekte te ontwikkelen. Bij 5 – 10% van de gevallen wordt de ziekte in verband gebracht met de aanwezigheid van een van de twee defecte genen, BRCA1 en BRCA2. Vrouwen met één van deze genen hebben een zeer grote kans (80 – 90%) op deze ziekte, met daarbij een verhoogde kans op eierstok- en darmkanker. Bij vrouwen met deze genen is de gemiddelde leeftijd waarop de ziekte verschijnt veel lager dan bij vrouwen zonder het gen.

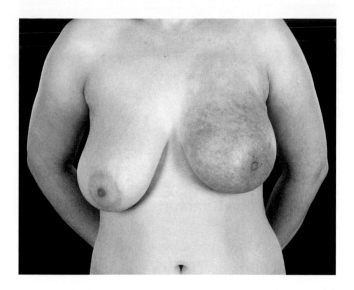

Figuur 18.22 Borstkanker. (Mid-Essex Hospital Services NHS Trust/Science Photo Library. Gereproduceerd met toestemming.)

De tumor komt het meest voor in het bovenste buitenkwadrant van de borst. Er is fibrose rond de tumor en kan een intrekken van de tepel, necrose en ulceratie van de bovenliggende huid veroorzaken.

Vroegtijdige verspreiding verder dan de borst vindt plaats via lymfe naar de oksel- en parasternale borstlymfeklieren. Lokale invasie heeft betrekking op de pectorale spieren en de pleura. Hematogeen verspreide metastasen kunnen later in veel organen en botten optreden, vooral in de lumbale en thoracale wervels.

> ● **TOETS**
>
> 9. Wat is een lelomyoma uteri?
>
> 10. Waarom hebben vrouwen met veel verschillende seksuele partners een verhoogd risico op baarmoederhalskanker?

Ziekten van de mannelijke voortplantingsorganen

Leerdoelen

Na lezing van deze paragraaf kan de lezer:

■ oorzaken en gevolgen van penis- en urethrainfecties beschrijven

■ de voornaamste pathologieën van de testes beschrijven

■ de voornaamste afwijkingen van de prostaatklier bespreken

■ de hoofdoorzaken van de mannelijke onvruchtbaarheid opsommen.

Infecties van de penis

Ontsteking van eikel en preputium kunnen worden veroorzaakt door een specifieke of niet-specifieke infectie. Bij niet-specifieke infecties, of balanitis, is gebrek aan persoonlijke hygiëne een belangrijke predisponerende factor, vooral als er phimosis is (vernauwing van de voorhuid): d.w.z. de voorhuid zit strak en kan niet goed terugtrekken. Als de infectie chronisch wordt, kan er fibrose van de voorhuid optreden, wat de phimosis verergert.

Infecties van de urethra

Gonokokken-urethritis is de meest voorkomende specifieke infectie. Niet-specifieke infectie kan worden verspreid vanuit de blaas (cystitis) of binnenkomen door katheterisatie, cystoscopie of een operatie. Beide typen kunnen zich door het hele stelsel verspreiden naar de prostaatklier, zaadblaasjes, bijballen en testikels. Als de infectie chronisch wordt, kan fibrose vernauwing of obstructie van de urethra veroorzaken, wat tot urineretentie leidt.

Aandoeningen van de bijbal (epididymis) en testes

Infecties

Niet-specifieke epididymitis en orchitis zijn gewoonlijk te wijten aan verspreiding van infectie vanuit de urethra, meestal volgend op prostatectomie. De bacteriën kunnen zich óf door de zaadleider óf via lymfe verspreiden.

Specifieke epididymitis
Deze wordt gewoonlijk veroorzaakt door gonorroeverspreiding vanuit de urethra.

Orchitis (ontsteking van de testikel)
Deze wordt gewoonlijk veroorzaakt door het bofvirus, via het bloed vanuit de oorspeekselklieren overgedragen. Acute ontsteking met oedeem treedt op ongeveer één week na het verschijnen van de gezwollen oorspeekselklieren (p. 350). De infectie is meestal eenzijdig, maar indien tweezijdig kan ernstige schade aan het kiemepitheel van de testiskanaaltjes onvruchtbaarheid tot gevolg hebben.

Niet ingedaalde testikels (cryptorchisme)

In het embryonale leven ontwikkelen de testes zich binnen de buikholte, en normaalgesproken dalen ze voor de geboorte in het scrotum in. Als ze dit niet doen en deze toestand wordt niet gecorrigeerd, zal er waarschijnlijk onvruchtbaarheid volgen en is het risico op testiskanker verhoogd.

Hydrokèle (waterbreuk)

Dit is de meest voorkomende vorm van zwelling van het scrotum: een opeenhoping van sereus vocht in de tunica vaginalis. De aandoening kan acuut inzetten en pijnlijk zijn of chronisch. De aandoening kan aangeboren zijn of secundair aan een andere aandoening van testes of bijballen.

Tumoren van de testes

De meeste testistumoren zijn kwaadaardig en zijn de meest voorkomende tumoren bij jonge mannen. Ze treden op in de kindertijd en vroege volwassenheid als de aangetaste zaadbal niet is ingedaald of laat was met indalen in het scrotum. De tumor heeft de neiging om een aanzienlijke tijd lokaal te ontwikkelen maar verspreidt zich uiteindelijk via lymfe naar lymfeklieren in het bekken en de buikholte en verder in het bloed. In enkele gevallen ontwikkelen zich hormoonafscheidende tumoren die vroegtijdige pubertaire ontwikkeling bij jongens veroorzaken.

Aandoeningen van de prostaatklier

Infecties

Acute prostatitis wordt meestal veroorzaakt door een niet-specifieke infectie die vanuit de urethra of blaas wordt verspreid. Deze volgt vaak na katheterisatie, cystoscopie, dilatatie van de urethra of prostaatklieroperatie. Chronische infectie kan volgen op een acute aanval. Bij de genezing kan fibrose van de klier optreden, wat stenose of obstructie van de urethra veroorzaakt.

Goedaardige prostaathypertrofie

De prostraatklier ligt rondom de urethra (zie Fig. 18.19) en dus belemmert hyperplasie van de klier de urinepassage en kan urineretentie veroorzaken. De onvolledige lediging van de blaas verhoogt het risico op infectie, die kan opstijgen en pyelonefritis en andere complicaties kan veroorzaken. Prostaathypertrofie komt veel voor bij mannen boven de 50 en treft wel 70% van mannen boven de 70. De oorzaak is niet duidelijk.

Kwaadaardige prostaatkliertumoren

Zeven procent van alle kankergevallen bij mannen zijn prostaatcarcinoom. Het risico neemt toe met de leeftijd; de oorzaak voor kwaadaardige verandering is niet bekend, hoewel er waarschijnlijk een hormonaal element in zit. Aanvankelijk worden de urinewegen belemmerd door de groeiende tumor, maar hij verspreidt zich snel en soms zijn er symptomen van een secundaire verspreiding, bijv. rugpijn door botmetastasen, gewichtsverlies of bloedarmoede.

Aandoeningen van de mannelijke borst

Gynaecomastie

Gynaecomastie is proliferatie van borstweefsel bij mannen. Deze aandoening tast gewoonlijk maar één borst aan en is

goedaardig. De aandoening komt veel voor bij adolescenten en oudere mannen en wordt vaak in verband gebracht met:
- endocriene aandoeningen, vooral die welke verband houden met hoge oestrogeenspiegels
- levercirrose (p. 363)
- ondervoeding
- sommige medicijnen, bijv. chloorpromazine, spironolacton, digoxine
- syndroom van Klinefelter, een genetische afwijking met atrofie van de testes en afwezigheid van spermatogenese.

Kwaadaardige tumoren

Deze ontwikkelen zich bij een klein aantal mannen, gewoonlijk in de hogere leeftijdscategorieën. Eén procent van alle borstkankers treden bij mannen op.

Mannelijke onvruchtbaarheid

Dit probleem kan komen door endocriene aandoeningen, obstructie van het vas deferens, onvermogen tot erectie of zaadlozing bij geslachtsgemeenschap, vasectomie, of onderdrukking van spermatogenese door bijv. ioniserende stralen, chemotherapie en andere medicijnen.

● **TOETS**

11. Wat is een hydrokèle?

12. Hoe noemt men een goedaardige groei van borstweefsel bij mannen?

Zelftest

Vul de volgende bewering in:

1. De vaginawand heeft drie lagen. De binnenste laag is gemaakt van _____; de middelste laag is gemaakt van _____; en de buitenste bekleding is _____. De wanden van de vagina vormen _____, plooien die het mogelijk maken om uit te zetten tijdens de geslachtsgemeenschap en de bevalling. Aan het buitenste uiteinde komt de _____ uit in de vagina.

Kies één antwoord om elk van de volgende beweringen aan te vullen:

2. Een leiomyoma uteri wordt ook wel genoemd: _____
   a. Adenomyose
   b. Fibroom
   c. Baarmoedercyste
   d. Hydrokèle.

3. De corpora cavernosa omringen de: _____
   a. Penis
   b. Corpus spongiosum
   c. Epididymis
   d. Urethra.

4. De ducti ejaculatorii worden gevormd door het samengaan van de: _____
   a. Urineleider en urethra
   b. Ductus deferens en de vesicula seminalis (zaadblaasje)
   c. Prostaat en vesicula seminalis
   d. Prostaat en urethra.

5. Goedaardige prostaathypertrofie: _____
   a. Belemmert de urinebuis
   b. Kan bijdragen aan maligniteit
   c. Is zeldzaam bij oudere mannen
   d. Is het gevolg van een virusinfectie.

6. Rangschik de structuren in de volgende lijst in interne of externe genitaliën:
   Labia majora _____
   Vagina _____
   Labia minora _____
   Uterus_____
   Eileider_____
   Clitoris _____
   Hymen _____
   Ovarium_____
   Vestibulum _____

Ga naar http://evolve.elsevier.com/Waugh/anatomie/ voor meer zelftests over de onderwerpen die in dit hoofdstuk aan de orde zijn gekomen.

Antwoorden bij toetsen en zelftests

Hoofdstuk 1

Toetsen

1. Differentiatie is de specialisatie van de structuur en functie van cellen om bepaalde functies uit te voeren. Zenuwcellen brengen bijvoorbeeld elektrische impulsen over; spiercellen trekken samen.
2. Arteriën voeren het bloed vanuit het hart.
3. Een neurotransmitter is een chemische stof die vrijkomt bij een zenuwuiteinde, waardoor deze elektrische impulsen over kan brengen naar de volgende zenuw of effectororgaan.
4. Het lichaam staat rechtop met het gezicht naar voren, de armen aan de zijden met de handpalmen naar voren en de voeten parallel. Het gebruik van de anatomische positie maakt een nauwkeurige beschrijving van de lichaamsdelen en hun onderlinge samenhang mogelijk.
5. Het axiale skelet bestaat uit de schedel, de wervelkolom, het borstbeen en de ribben.
6. De lever bevindt zich in de rechter hypochonder.
7. Tijdens de volwassenheid hebben veel organen, waaronder het hart en de nieren, een 'reservecapaciteit' die op latere leeftijd geleidelijk aan afneemt, wat betekent dat er een aanzienlijk weefselverlies nodig is om de lichaamsfunctie te ontregelen.
8. Aangeboren aandoeningen zijn aanwezig bij de geboorte; niet-aangeboren aandoeningen ontwikkelen zich na de geboorte.

Zelftest

1. Arteriën, venen, capillairen.
2. Puberteit, menopauze.
3. b.
4. d.
5. niet waar.
6. waar.
7. (a) 4, (b) 8, (c) 7, (d) 3, (e) 2, (f) 6, (g) 9, (h) 10, (i) 5, (j) 1.
8. (a) 7, (b) 5, (c) 2, (d) 1, (e) 6, (f) 8, (g) 3, (h) 4.

Hoofdstuk 2

Toetsen

1. Er zijn drie isotopen van waterstof. Isotopen van hetzelfde element hebben hetzelfde aantal protonen maar verschillende aantallen neutronen in hun atoomkernen. De meest voorkomende isotoop van waterstof heeft één proton in zijn kern (alle atomen met één proton in de kern zijn per definitie waterstofatomen) en één elektron die in concentrische ringen om de atoomkern lijkt te bewegen. Deuterium heeft één proton, één elektron en één neutron. Tritium heeft één proton, één elektron en twee neutronen.
2. De lichaamsvloeistoffen bevatten buffers, die bestand zijn tegen veranderingen in de pH door het opvangen van overtollige H^+- of OH^- - ionen. Deze overtollige ionen worden vervolgens afgevoerd door de uitscheidingsorganen, met als belangrijkste de longen en de nieren.
3. Aminozuren bevatten een waterstofion, een aminogroep (NH_2), een carboxylgroep (COOH) en een variabele zijketen, en dus bevatten stikstof, koolstof, zuurstof, waterstof en soms andere atomen zoals zwavel. Monosachariden daarentegen bevatten alleen koolstof, waterstof en zuurstof, meestal in de vaste verhouding van 1:2:1 en vormen een ring.
4. Enzymen zijn biologische katalysatoren die chemische reacties in het lichaam versnellen. Het enzymmolecuul bevat een actief centrum, waaraan de reactanten zich binden. Bij anabole reacties worden de reactanten samengebonden tot een groter product, terwijl katabole reacties het substraat in kleinere moleculen breken.
5. Wanneer de lichaamstemperatuur begint te dalen, wordt de verandering door het temperatuur regulerende centrum in de hypothalamus waargenomen en reageert het op verschillende manieren. Eén reactie is het activeren van rillingen om extra warmte te genereren. De skeletspieren zijn de effectoren, omdat zij verantwoordelijk zijn voor het genereren van de warmte om de daling van de lichaamstemperatuur te keren. Wanneer de lichaamstemperatuur weer binnen de normale waarden komt, wordt dit ook waargenomen door de hypothalamus, die vervolgens de rillingsreactie uitschakelt (negatieve feedback).
6. Dit proces heet osmose. Een oplossing is hypotoon als het meer watermoleculen (d.w.z. meer verdund) heeft dan de inhoud van de rode bloedcel. Om de waterconcentraties aan beide zijden van het rode bloedcelmembraan te egaliseren, komt er water in de cel, dat opzwelt en kan barsten.

Zelftest

1. Nucleus, protonen, neutronen, elektronen, negatief.
2. ATP, ribose, fosfaat, adenine.
3. a.
4. d.
5. (a) 1, (b) 2, (c) 5, (d) 4, (e) 3, (f) 5, (g) 1, 3.
6. (a) 6, (b) 3, (c) 1, (d) 1, (e) 5, (f) 2, (g) 4.

Hoofdstuk 3

Toetsen

1. Deeltjes die te groot zijn om het plasmamembraan te passeren worden ingesloten door cytoplasmatische uitstulpingen en vormen zo een membraangebonden vacuole binnenin de cel. Lysosomen hechten zich hier vervolgens aan vast en geven enzymen vrij die de inhoud van de vacuole verteren.
2. Interfase is de periode tussen twee celdelingen en heeft drie afzonderlijke fasen: de eerste tussenfase (G_1), de fase van synthese van DNA (S-fase) en de tweede tussenfase (G_2). Deze wordt gevolgd door mitose, die vier stadia kent: profase, metafase, anafase en telofase.
3. Het slijmvlies of mucosa wordt gemaakt van epitheelcellen, afgewisseld met slijm afscheidende bekercellen. Slijm houdt het oppervlak vochtig en beschermt het tegen mechanische en chemische schade. Het slijmvlies bekleedt het spijsverteringskanaal, de luchtwegen, de urinewegen en de geslachtsorganen.
4. Afscheidingen van exocriene klieren worden direct of via een klierbuis in een hol orgaan vrijgemaakt. Afscheidingen van endocriene klieren worden hormonen genoemd; ze komen vrij in de capillairen die de klier omringen en verplaatsen zich naar hun beoogde weefsel in de bloedbaan.
5. Apoptose.
6. Het veneuze bloed uit het grootste deel van het spijsverteringskanaal gaat door de lever voor verwerking in de sinusoïden van de lever voordat het terugkeert naar het hart. Eventuele ontsnapte tumorcellen, alleen of in kleine thrombi, kunnen zich daar nestelen en zich later delen, waardoor secundaire tumoren ontstaan.

Zelftest

1. Cytoplasma, cytosol, organellen.
2. Centriolen, spoeldraden.
3. Epitheelweefsel (epitheel), bind, spier, zenuw.
4. c.
5. b.
6. niet waar.
7. waar.
8. niet waar.
9. (a) 5, (b) 1, (c) 2, (d) 4, (e) 8, (f) 7, (g) 6, (h) 3.
10. (a) 7, (b) 6, (c) 5, (d) 2, (e) 1, (f) 8, (g) 3, (h) 4.

Hoofdstuk 4

Toetsen

1. Als antilichamen (immunoglobulinen), transport-bijv. van hormonen in het plasma, en als enzymremmers in de regulering van de enzymactiviteit.
2. Water (90%).
3. De rode bloedcel is flexibel zodat deze door smalle capillairen kan dringen. Bijna de gehele interne ruimte is gevuld met hemoglobine voor gastransport. Biconcave schijven vergroten de oppervlakte/volumeverhouding voor een efficiënte gasdiffusie. De afgevlakte schijfvorm maakt stapeling in de bloedsomloop mogelijk voor een gelijkmatige doorbloeding.
4. Het vermogen van een cel om actief te migreren door een onbeschadigde capillaire wand.
5. Een bloedprop is een zachte, tijdelijke groep bloedplaatjes die snel (binnen enkele minuten) reageert op beschadigde bloedvaten. Naarmate het bloed stolt, wordt deze omgezet in een sterkere, stabielere stolling, voornamelijk door de afzetting van fibrinedraden.
6. Deze auto-immuunziekte is een vorm van bloedarmoede die wordt veroorzaakt door autoantilichamen die de intrinsieke factor (IF) en de pariëtale cellen van het maagslijmvlies vernietigen. Zonder voldoende IF kan vitamine B_{12}, die essentieel is voor de aanmaak van rode bloedcellen, niet worden geabsorbeerd.
7. Bij deze erfelijke aandoening raken abnormale hemoglobinemoleculen misvormd wanneer ze aan zuurstof gebonden zijn, wat vervolgens de rode bloedcel misvormt. De onregelmatige vorm van sikkelcellen veroorzaakt een obstructie in de bloedstroom waardoor deze beschadigd wordt, wat leidt tot vroegtijdige hemolyse en bloedarmoede.
8. Leukemie is een kwaadaardige proliferatie van voorlopercellen van leukocyten in het beenmerg, waardoor erytrocyten en trombocyten worden verdrongen, wat leidt tot bloedarmoede en langere stollingstijden.
9. Chronische myeloïde leukemie.
10. Bij coeliakie wordt de vetopname beperkt, wat kan leiden tot een tekort aan de vetoplosbare vitaminen, waaronder vitamine K, die nodig is voor de synthese van stollingsfactoren.

Zelftest

1. Haem, vier, ijzer, zuurstof, 280, lever, bilirubine.
2. d.
3. b.
4. c.

5. (a) 3, (b) 5, (c) 4, (d) 2, (e) 6, (f) 1.
6. (a) 3, (b) 8, (c) 6, (d) 1, (e) 5, (f) 9, (g) 2, (h) 7, (i) 4.

Hoofdstuk 5

Toetsen

1. Van buiten naar binnen: de tunica adventitia ondersteunt, beschermt en scheidt het vat van de aangrenzende structuren; de tunica media bevat hoofdzakelijk elastisch weefsel in grotere slagaders, maar vooral spieren in kleine slagaders (arteriolen) voor de controle van de bloedstroom en de bloeddruk; de tunica intima (endotheel) is een gladde binnenlaag van één cel dik, die de bloedstroom stabiliseert en belangrijke chemische factoren vrijgeeft om het risico van ongewone bloedstolling te verminderen.

2. Beide zijn doorlaatbare vaten waarvan de dunne wanden bestaan uit een eencellige laag endotheel op een dun membraan; ze zijn belangrijk voor de uitwisseling van stoffen tussen het bloed en de weefsels. Sinusoïden zijn echter meer doorlaatbaar dan capillairen en komen voor in organen zoals de lever, waar het belangrijk is dat het bloed direct in contact komt met de omliggende weefsels.

3. Het hart ligt direct achter het sternum en neemt het onderste deel van het mediastinum in, met het onderste deel (de apex) naar links gekanteld. De apex rust direct op het diafragma. Achter het hart lopen de aorta, de trachea, de oesophagus en de wervels. Lateraal liggen de longen en de longslagaders en aders. De bovenste en onderste venae cavae liggen er ook direct naast.

4. De sinusknoop fungeert als de pacemaker van het hart en genereert de elektrische impuls die elke hartslag activeert. Wanneer deze uitvalt, kan de pacemakerfunctie worden overgenomen door een ander deel van het hart, meestal de atrioventriculaire knoop, waardoor het hart wel blijft kloppen, hoewel veel trager.

5. Systolische bloeddruk is de maximale druk die in het vasculaire systeem wordt geproduceerd door ventriculaire samentrekking. Diastolische druk is de laagste druk, wanneer het hart in rust is, maar de druk wordt gehandhaafd door vasculaire tonus (d.w.z. de mate van samentrekking).

6. Wanneer de bloeddruk stijgt, rekken de receptoren (baroreceptoren) in de wanden van de aorta en worden de halsslagaders gestimuleerd, waardoor hun input in het CVC in de hersenstam toeneemt. Het CVC reageert door het hart te vertragen en de bloedvaten te verwijden (verhoogde parasympathische en verlaagde sympathische prikkeling), wat de bloeddruk verlaagt.

7. Een hartslag van minder dan 60 slagen per minuut.

8. Aorta ascendens, arcus aortae (aortaboog), aorta descendens.

9. Het bloed gaat door twee aparte capillaire bedden tussen de arteriële en veneuze circulatie. In de portae hepaticae circulatie stroomt het bloed door de maag- en darmcapillairen, waarbij het voedingsstoffen en afvalstoffen van de spijsvertering absorbeert, vervolgens door de venae portae hepaticae, die opbreekt in de capillairen in de lever alvorens uiteindelijk terug te keren naar de veneuze circulatie van de venae hepaticae.

10. De placenta is een pannenkoekvormig orgaan, met een gewicht van ongeveer 500 g bij volle rijpheid; het is ongeveer 20 cm breed en 2,5 cm dik. Een van de platte kanten zit stevig vast aan het endometrium en vanaf de andere kant strekt de navelstreng zich uit met daarin twee navelslagaders en één ader, die het bloed van de foetus door de placenta capillairen laten circuleren. Terwijl het bloed van de foetus door de placenta stroomt, neemt het zuurstof, glucose en andere voedingsstoffen op uit het bloed van de moeder en scheidt de afvalstoffen uit.

11. De ductus venosus is een kort bloedvat dat verbonden is met de navelader en zuurstofrijk bloed van de placenta naar de foetus en de inferieure vena cava doet stromen; het stroomt langs de foetale lever.

12. Leeftijdsgebonden afname van de kracht van de hartspier en de bloedstroom kan worden geminimaliseerd door de juiste leefwijze, zoals regelmatige lichaamsbeweging en gezonde voeding.

13. Compensatie heeft betrekking op de compensatiemechanismen die worden geactiveerd wanneer de bloedstroom naar de organen in het eerste stadium van de shock afneemt. Deze mechanismen helpen om de bloeddruk en -stroom op peil te houden. Dit zijn onder meer: sympathische stimuli, verhoogde hartslag en samentrekking, verhoogde ademhalingsinspanning en vasoconstrictie in niet essentiële organen. Zolang deze mechanismen de circulatie naar de weefsels voldoende kunnen handhaven, kan de shock opgevangen worden.

14. Anafylaxie leidt tot het vrijkomen van grote hoeveelheden ontstekingsmediatoren in de bloedbaan, zoals histamine en bradykinine. Deze chemische stoffen veroorzaken een vergaande vasodilatatie en een verhoogde vasculaire permeabiliteit, en kunnen dus zeer snel de bloeddruk drastisch verlagen. Ze veroorzaken ook bronchoconstrictie, waardoor een adequate gasuitwisseling in de longen wordt belemmerd.

15. Een trombus is een statisch bloedstolsel. Een embolie is een vaatprop, zoals een fragment van een bloedstolsel of een vetbolletje, dat met de bloedbaan wordt meegevoerd.

16. Ischemie is een verminderde celfunctie als gevolg van zuurstofgebrek in de weefsels en de ophoping van afvalstoffen, en kan omkeerbaar zijn als het niet te ernstig of te lang duurt. Infarct betekent het afsterven van cellen als gevolg van een onderbroken bloedtoevoer.

17. Een vettige streep is het beginstadium van een plaque, waarin vetophopingen optreden langs de wand van een slagader. Naarmate het groeit tot een rijpe plaque, wordt het veel dikker en hoopt het extra vetmateriaal zich op met vet gevulde monocyten (schuimcellen) en glad spierweefsel. De afdekking is grove bindweefsel en kan scheuren, waardoor er trombose ontstaat.

18. Een spatader is een uitgerekt en uitpuilend deel van de vene, meestal in het been, waarbij de kleppen de terugstroming van het bloed niet kunnen voorkomen. De ophoping van bloed rekt de vene uit, zodat de kleppen steeds minder effectief worden en de venen geleidelijk aan meer en meer uitzetten.

19. Als de linkerventrikel het bloed niet naar buiten pompt, begint de druk in de linkerventrikel te stijgen en loopt deze via het linkeratrium en de arteriae pulmonales naar de lagedruk capillairen. Wanneer de druk hier stijgt, wordt het vocht in de alveolen geperst, wat longoedeem veroorzaakt.

20. De lever produceert de meeste plasma-eiwitten, die de osmotische druk van het bloed in stand houden. Bij leverinsufficiëntie daalt de plasma-eiwitproductie, en daarmee ook de osmotische druk waardoor het vocht uit de bloedbaan naar de weefsels en lichaamsholten, inclusief de buikholte, beweegt.

21. Een hartruis is een afwijkend geluid van het hart door een beschadigde hartklep, meestal een atrioventriculaire klep.

22. De antilichamen tegen de bacterie die als reactie op de keelontsteking worden aangemaakt, kunnen het hartweefsel, zoals de kleppen en het myocard, aanvallen en beschadigen, wat kan leiden tot reumatische hartziekte.

23. Primaire hypertensie (ongeveer 90% van de gevallen) heeft geen enkele aangewezen oorzaak, terwijl secundaire hypertensie veroorzaakt wordt door een andere aandoening.

24. De capillairen in het netvlies zijn duidelijk zichtbaar door een oftalmoscoop.

Zelftest

1. Vier, atria, ventrikels, septum, atrioventriculair, endocard, myocard.
2. De rechter arteria subclavia; rechter arteria axillaris; rechter arteria brachialis; rechter arteria radialis, rechter arteria ulnaris; rechter arteria metacarpales palmares; rechter arteria digitales palmares.
3. b.
4. d.

5. c.
6. a.
7. c.
8. d.
9. b.
10. Rechter atrium, rechter atrioventriculaire klep, rechterventrikel, pulmonaire arterie, pulmonaire capillairen, pulmonaire ader, linker atrium, linker atrioventriculaire klep, linkerventrikel, aortaklep, aorta, systemische arteriën, systemische capillairen, systemische aders, rechter atrium.
11. (a) 4, 5, 7, 8; (b) 1, 3, 6; (c) 2.

Hoofdstuk 6

Toetsen

1. Het rechter lymfekanaal (ductus lymphaticus dexter).
2. Drie: kleppen; de aanspanning van spieren en de reguliere pulsering van grote slagaderen; de daling van de thoracale druk tijdens de ademhalingscyclus; de samentrekking van de spierlaag in de wanden van de grote lymfevaten.
3. Lymfeklieren zijn ruwweg boonvormig en qua omvang zitten ze tussen een speldenknop en een amandel. Elke klier zit in een kapsel; lymfe dringt binnen via meerdere afferente lymfevaten, maar voert af via slechts één efferent vat. De binnenkant van de klier bestaat voornamelijk uit lymfeweefsel, dat door trabecula's wordt onderverdeeld.
4. Omdat sinusoïden duidelijke poriën hebben en dus doorlaatbaar zijn, kunnen de bloedcellen hierdoor in contact komen met de milt pulpa, die vervolgens oude of beschadigde cellen kan verwijderen en vernietigen.
5. De operatieve verwijdering van de borst (mastectomie) gaat meestal gepaard met het verwijderen van aangrenzende lymfeklieren, wat leidt tot blokkering van de lymfe-afvoer waardoor lymfoedeem in de aangetaste arm ontstaat.
6. Microben die van de plaats van de infectie afvloeien, komen in de lymfe terecht en worden naar de omliggende lymfeklieren vervoerd, waar ze zich kunnen ontwikkelen en een ontsteking (lymfadenitis) kunnen veroorzaken.
7. Slecht gedifferentieerde cellen betekent dat er een snellere ontwikkeling van de ziekte plaatsvindt met een slechtere prognose.

Zelftest

1. Ovaal, 200, kapsel, hilus, milt, maag/pancreas/grote darm en linker nier.
2. Cervicale klieren, oksellymfeklieren, lieslymfeklieren.
3. d.
4. c.
5. a.
6. (a) 3, 4, 7, 8; (b) 2, 5, 6; (c) 1, 2, 3.

Hoofdstuk 7

Toetsen

1. Verplaatsing van ionen (voornamelijk Na^+ en K^+) door zenuwcelmembranen maakt de overdracht van het actiepotentiaal mogelijk. In rust is het zenuwcelmembraan gepolariseerd, d.w.z. het heeft een andere lading aan weerszijden van het plasmamembraan. Wanneer het membraan wordt geprikkeld, neemt de permeabiliteit naar Na^+ onmiddellijk toe en Na^+ stroomt de cel in, waardoor depolarisatie ontstaat, wat de actiepotentiaal opwekt. De depolarisatie verspreidt zich snel distaal en geeft de impuls door. K^+ stroomt uit de cel, waardoor de oorspronkelijke lading van het membraan wordt hersteld. De oorspronkelijke niveaus van Na^+ en K^+ binnen en buiten de cel worden vervolgens hersteld door de werking van de natrium-kaliumpomp.

2. De knopen van Ranvier, aanwezig in gemyeliniseerde zenuwen, zorgen voor een 'saltatoire geleiding' van actiepotentialen, waarbij het actiepotentiaal van het ene knooppunt naar het andere springt. Saltatoire geleiding gaat sneller dan eenvoudige overdracht, ook wel bekend als continue geleiding, de soort geleiding die voorkomt in niet-gemyeliniseerde zenuwen.

3. Cerebrospinaal vocht (CSF) wordt voortdurend door ependymcellen in de plexus choroidei afgescheiden in de ventrikels van de hersenen. De arachnoïdale villi in de veneuze sinussen fungeren als kleppen en duwen CSV terug in het bloed wanneer de druk van CSV hoger is dan de veneuze druk, zodat het CSV-volume vrij constant blijft.

4. Motorische gebieden sturen de beweging van de skeletspieren; sensorische gebieden ontvangen en verwerken impulsen, waardoor zintuiglijke waarneming mogelijk wordt; en associatiegebieden hebben te maken met een complexer geestelijk functioneren, bijv. redeneren, beoordelen en gevoelens.

5. De hersenen hebben een aanzienlijke cognitieve reserve en het geheugen wordt daarom niet noodzakelijkerwijs belemmerd, hoewel het korte termijngeheugen vaak afneemt. Sommige oudere volwassenen worden meer getroffen door ernstige en progressieve cognitieve stoornissen, zoals dementie, dan andere.

6. De schedelbotten van een kind zijn nog zacht en de schedelnaden (sutures) zijn nog niet vergroeid om de groei van de hersenen mogelijk te maken, dus de opeenhoping van vocht kan de schedelbotten uit elkaar drijven en de schedel vergroten. In de volwassen - verbeende - schedel is dit niet mogelijk en een toename van het volume van het hersenvocht (hydrocefalie) zal de intracraniële druk verhogen.

7. Er is een graduele degeneratie van neuronen die dopamine gebruiken als hun neurotransmitter, vooral rond de basale ganglia. Het gebrek aan dopamine, dat de spierbeweging en – coördinatie regelt, veroorzaakt de symptomen van de ziekte van Parkinson, zoals langzame bewegingen en de moeilijkheid om ze in gang te zetten, schuifelende gang en voorovergebogen houding, uitdrukkingsloos gelaat en spiertrillingen van de ledematen.

8. Beide worden veroorzaakt door het herpes-zoster-virus. Waterpokken worden meestal in de kindertijd opgelopen en kunnen gedurende het hele leven weer actief worden in de vorm van gordelroos. Waterpokken kunnen bij iemand met gordelroos worden opgelopen, maar niet andersom. Nadat de infectie is verdwenen, kan het virus in de spinale ganglia van de ruggenmergzenuwen sluimeren en weer actief worden, waardoor er jaren later gordelroos ontstaat.

9. Myeline in de zenuwvezels van het centrale zenuwstelsel gaat geleidelijk en onomkeerbaar verloren (demyelinisatie). Gewoonlijk zijn er perioden met wisselend herstel en terugval van zeer verschillende duur. Verdergaand verlies van zenuwweefsel schaadt het zicht (wazig en dubbel zicht komen vaak voor), veroorzaakt zwakte (soms verlamming) van skeletspieren en incontinentie, en leidt tot stoornissen van het gevoel.

10. Een tussenwervelschijf heeft een zachte kern, de nucleus pulposus, die wordt omgeven door een buitenrand van kraakbeen, de annulus fibrosus. Wanneer een tussenwervelschijf verzakt, is er sprake van een hernia van de nucleus pulposus, waardoor de annulus fibrosus in de neurale buis uitsteekt en het ruggenmerg bekneld raakt.

11. Samendrukking van de nervus facialis veroorzaakt eenzijdige verlamming en verlies van gezichtsuitdrukking. Bell- verlamming wordt vermoedelijk veroorzaakt door een virale ontsteking en lost meestal spontaan op in minder dan een paar maanden tijd.

12. Spina bifida wordt in verband gebracht met een tekort aan foliumzuur op het moment van de conceptie. Het kan ook samenhangen met blootstelling aan röntgenstralen en rubella van de moeder tijdens de ontwikkeling van de foetus.

13. Neuronen zijn er zelden bij betrokken, aangezien ze zich gewoonlijk niet kunnen vermenigvuldigen, maar de cellen van andere structuren zijn allemaal in staat zich te vermenigvuldigen.

Zelftest

1. Neuronen; neuroglia; twee willekeurige: astrocyten, oligodendrocyten, ependymcellen, microglia.

2. Synaps, neurotransmitter, synaptische blaasjes, synaptische spleet.

3. Reflex, posterieur (dorsale), anterieur (ventrale).
4. 31, 12.
5. De ziekte van Alzheimer; multi-infarct dementie (of vasculaire dementie); een van de volgende: syfilis, HIV, ziekte van Creutzfeldt-Jacob.
6. b.
7. a.
8. d.
9. b.
10. b.
11. waar.
12. waar.
13. niet waar.
14. waar.
15. niet waar.
16. (a) 7, (b) 5, (c) 3, (d) 8, (e) 6, (f) 4, (g) 2, (h) 1.
17. (a) 2, (b) 7, (c) 5, (d) 6, (e) 1, (f) 3, (g) 8, (h) 4.
18. (a) 5, (b) 7, (c) 3, (d) 8, (e) 4, (f) 2, (g) 1, (h) 6.
19. (a) 4, (b) 8, (c) 6, (d) 7, (e) 1, (f) 2, (g) 3, (h) 5.

Hoofdstuk 8

Toetsen

1. Deze S-vormige buis, ook wel bekend als de gehoorgang, vangt de geluidsgolven op en geleidt ze naar het middenoor. Het zijdelingse derde deel bevat haren, die lichaamsvreemde deeltjes opvangen, en oorsmeerkliertjes (aangepaste zweetklieren), die cerumen afscheiden, dat lysozymen (een bacteriedodend enzym) bevat.
2. De trillingen die door het timpaanmembraan (trommelvlies) worden opgewekt wanneer de geluidsgolven er tegenaan slaan, worden versterkt en door het middenoor overgebracht met behulp van de drie gehoorbeentjes.
3. De wanden van de met vloeistof gevulde utriculus, het sacculus en de ampullae van de halfcirkelvormige kanalen bevatten haarcellen die de zintuiglijke receptoren van het evenwicht zijn. Als het hoofd beweegt, stimuleert de daaruit voortvloeiende positieverandering van de perilymfe en endolymfe in de vestibule en halfronde kanalen de haarcellen, waardoor zenuwimpulsen in de nervus vestibulocochlearis worden geprikkeld. Deze prikkels worden naar de kleine hersenen geleid, waar ze met de impulsen van de ogen en proprioceptoren worden gecoördineerd en verwerkt, zodat het evenwicht wordt bewaard.
4. Samentrekking van de pupillen, convergentie van de ogen en toename van refractievermogen van de lens.
5. Reflexmatige sluiting bij aanraking of als er fel licht in de ogen schijnt, beschermt de inwendige structuren; knipperen verspreidt traanvocht en vettige klierproducten over het hoornvlies, wat uitdroging voorkomt.
6. De reukzin.

7. Zoet, zuur, bitter en zout.
8. Presbyopie.
9. Ook wel bekend als sereuze otitis media, 'lijmoor' is een ophoping van sereuze vloeistof in de middenoorholte.
10. Dit type gehoorbeschadiging is het gevolg van een afwijking van de zenuwen van het binnenoor, de cochleaire zenuw of het auditieve gebied van de hersenen (vergelijk met een conductieve gehoorbeschadiging).
11. Opaciteit van de lens die de doorgang van lichtstralen belemmert, vooral als het donker is of als het licht zwak is.
12. Het is het enige arteriële bloed voor het oog.
13. Myopie.

Zelftest

1. Dak, bulbus olfactorius, tractus olfactorius, auditieve cortex/cerebellum.
2. Otitis media, gehoorgang, etter, membrana tympani.
3. a.
4. c.
5. niet waar.
6. waar.
7. (a) 3, (b) 6, (c) 8, (d) 1, (e) 4, (f) 7, (g) 5, (h) 2.
8. (a) 6, (b) 4, (c) 3, (d) 7, (e) 5, (f) 1, (g) 8, (h) 2.

Hoofdstuk 9

Toetsen

1. De hypofysevoorkwab wordt vanuit het poortaderstelsel van de hypofyse voorzien van bloed, dat door de hypothalamus afgescheiden hormonen afstoot en afremt. Deze beïnvloeden de afscheiding van andere specifieke hormonen van de hypofysevoorkwab in de bloedbaan.
2. Calcitonine.
3. Wanneer het calciumgehalte in het bloed laag is, wordt de afscheiding van het parathormoon (PTH) gestimuleerd. PTH verhoogt het calciumgehalte in het bloed door het vrijgeven van in het bot opgeslagen calcium, via het stimuleren van osteoclasten (botafbrekende cellen) om calcium uit het botweefsel vrij te geven, en via het verhogen van de reabsorptie uit de niertubuli.
4. Glucocorticoïden, mineralocorticoïden en gonadocorticoïden (geslachtshormonen).
5. Glucagon.
6. 's Nachts.
7. Placenta, darmslijmvlies, een nier.
8. Twee van de volgende: stimulatie van de uitscheiding van spijsverteringssappen, samentrekken van gladde spieren en speelt een essentiële rol in de bloedstolling.
9. Diabetes mellitus type 2.
10. Diabetes insipidus.

11. Zes van de volgende: versnelde stofwisseling, gewichtsverlies met goede eetlust, angst, rusteloosheid, tachycardie, hartkloppingen, atriumfibrillatie, warme huid, warmte-intolerantie en uitpuilende ogen bij de ziekte van Graves.

12. Een goedaardige parathyreoïde tumor.

13. Hypertensie, vetophoping in het gezicht, de hals en de buik, spierafbraak, osteoporose en pathologische breuken, hyperglykemie en glycosurie, verdunning van de huid, maagzweren.

14. Zij scheiden de sympathische hormonen adrenaline (epinefrine) en noradrenaline (norepinefrine) af, die deze effecten veroorzaken.

15. Glucose is normaal gesproken niet aanwezig in de urine, omdat het allemaal wordt gereabsorbeerd door de niertubuli. In DM blijft er wat glucose in het filtraat van de nieren achter, waardoor de osmotische druk toeneemt. Er wordt minder water gereabsorbeerd en het volume van de urine neemt daardoor toe (polyurie). Polyurie leidt tot uitdroging en dorst (polydipsie), die wordt gelest door de vochtinname te verhogen.

Zelftest

1. Capillairen, hormonen, doelweefsel/organen.
2. Angiopathieën, diabetische retinopathie, diabetische neuropathie, chronische aandoening (chronische nierinsufficiëntie).
3. a.
4. c.
5. waar.
6. niet waar.
7. (a) 3, (b) 6, (c) 8, (d) 1, (e) 4, (f) 7, (g) 5, (h) 2.
8. (a) 6, (b) 4, (c) 3, (d) 7, (e) 5, (f) 1, (g) 8, (h) 2.

Hoofdstuk 10

Toetsen

1. Os ethmoidale (septum, zijwand en dak), vomer (septum), maxilla (vloer), os sphenoidale (dak), nasaal (dak), frontaal (dak), ossa palatina (vloer), onderste conchae nasales (muur).
2. Dit gebied van gespecialiseerd epitheel is te vinden in de lamina cribrosa van het dak van de neus. Het vangt moleculen van geurstoffen op en stuurt zenuwsignalen langs de nervi olfactorii naar de hersenen, waar als geur wordt ervaren.
3. De tongamandelen (tonsillae lingualae) bevinden zich aan de achter- en zijkant van de tongbasis (zie ook Fig. 6.7), de neusamandelen (tonsillae pharyngeae) liggen in de neuskeelholte en de keelamandelen (tonsillae palatinae) achter in de mond op de keelwand (orofarynx).
4. Het middenoor en de nasopharynx.
5. De epiglottis, een thyroid, een cricoid en twee arytenoid kraakbeenderen.

6. Geluid, inclusief spraak, wordt voortgebracht door trillingen van de stembanden. De toonhoogte wordt bepaald door de lengte en de spanning van de stembanden. Het volume wordt bepaald door de trillingssterkte van de stembanden, dus hoe krachtiger de luchtstroom, hoe luider de stem.

7. De tracheale kraakbeentjes zijn C-vormig, met de oesophagus tegen de tussenruimte aan de achterkant, waardoor de oesophagus bij het slikken goed kan uitzetten.

8. Dit is cilinderepitheel met trilharen, dat slijmafscheidende bekercellen bevat. De cilia vegen het slijm samen met aanhangende deeltjes naar de larynx toe om door te slikken.

9. De apex is het hoogste punt van de long en de basis is het onderste oppervlak dat direct boven het diafragma ligt. Het mediale oppervlak van elke long ligt tegenover het mediastinum binnen de hilus van de long. De costale oppervlakken zijn de brede buitenste oppervlakken van de longen, die direct onder de ribbenkast liggen.

10. Het laat de longen uitzetten tijdens de inademing, en ook terugkeren naar hun oorspronkelijke omvang door het elastische terugveren tijdens de uitademing.

11. Het maakt het mogelijk om de doorsnede van de bronchiën aan te passen, en daarmee de hoeveelheid lucht die de longen ingaat en de snelheid daarvan.

12. Het belangrijkste celtype is plaveiselepitheel, dat slechts één cel dik is. De wand van elke alveolus is omringd met een dicht netwerk van capillairen om de gasuitwisseling te maximaliseren. Er zijn ook macrofagen in de alveolaire wand, voor de afweer, en septale cellen, die surfactant afscheiden.

13. Samentrekking (en het neergaan) van het diafragma, en samentrekking van de externe tussenribspieren, die de ribbenkast optillen en uitzetten.

14. De inspiratoire en expiratoire reservevolumes.

15. Deze chemoreceptoren bevinden zich aan het oppervlak van de hersenen, en ook in de aorta en halsslagaders, en zijn zeer gevoelig voor zelfs lichte stijgingen van het CO_2-gehalte en reageren door het ademhalingscentrum te stimuleren. Ze reageren ook op dalende zuurstofniveaus, hoewel het zuurstofniveau aanzienlijk moet dalen voordat dit de chemoreceptoren activeert.

16. Het kraakbeen dat met de ribbenkast is verbonden, bijv. de costale kraakbeenderen, wordt met de leeftijd stijver en de ademhalingsspieren worden zwakker, net als de algehele afname van de leeftijdsgebonden spierkracht.

17. Beide zijn viraal, maar worden veroorzaakt door verschillende groepen virussen. Griep is veel ernstiger en heeft een langer verloop dan een verkoudheid; het gaat gepaard met spierpijn, hoge temperatuur en een verhoogd risico op secundaire bacteriële longontsteking.

Antwoorden bij toetsen en zelftests

18. Door geblokkeerde luchtwegen wordt de luchtstroom verminderd of zelfs helemaal stopgezet, wat betekent dat de hoeveelheid lucht die de alveolen bereikt, afneemt. Dit leidt tot ophoping van kooldioxide in de distale luchtwegen en de alveolen, en een vermindering van de concentratiegradiënt tussen de lucht in de alveolen en de bloedsomloop. Naarmate de concentratiegradiënt afneemt, vermindert ook de diffusie en gaat er minder kooldioxide naar de bloedbaan om uit te scheiden.
19. Dit is lucht dat in het thoracale interstitiële weefsel komt via beschadigde alveolen of van buitenaf door verwonding van de borstkas, bijv. door een gebroken rib.
20. Asbestvezels, vooral van blauw asbest, zijn zo klein dat ze door de luchtwegen naar de alveolen kunnen migreren, waar ze een beschermende ontstekingsreactie op gang brengen, met behulp van alveolaire macrofagen. Dit kan leiden tot een toename van fibrose wat het longweefsel vernietigt en het risico op een bepaalde vorm van longkanker, mesothelioom, verhoogt.
21. Onder lobaire pneumonie wordt verstaan een ziekte die zich beperkt tot één of meer longkwabben, terwijl bronchopneumonie een diffuse infectie is die zich door het hele longweefsel verspreidt.
22. Dit ontstaat door een opnieuw opleven van de ziekte, na een variabele periode, door latente ('slapende') bacteriën die de primaire tbc hebben overleefd.
23. Meestal centraal, in een hoofdbronchus.
24. De longen van een premature baby kunnen zich niet voldoende ontwikkeld hebben om een toereikende hoeveelheid surfactant te produceren om de longblaasjes open te houden, waardoor grote delen van de long niet kunnen uitzetten bij de geboorte.
25. Dit is het gevolg van penetrerend letsel dat door het borstvlies dringt en de pleurale ruimte opent. Hierdoor wordt lucht in de pleurale ruimte gezogen (omdat de intrapleurale druk lager is dan de atmosferische druk) en de hele of een deel van de zachte long collabeert op de plek van het letsel.

Zelftest

1. Alveoli, Streptococcus, influenzae, lobaire, bronchopneumonia.
2. Basis, apex, diafragma, mediastinum, aorta/ bronchi/hart/venae cavae/oesophagus/trachea, kwabben, lever.
3. b.
4. a.
5. c.
6. d.
7. a.
8. b.
9. c.
10. (a) 1, (b) 6, (c) 8, (d) 5, (e) 7, (f) 3, (g) 3, (h) 4, (i) 2.
11. (a) 3, (b) 6, (c) 1, (d) 7, (e) 4, (f) 2, (g) 5.

Hoofdstuk 11

Toetsen

1. Vrouwen 2000 kcal (8400 kJ), mannen 2500 kcal (10.500 kJ).
2. Koolhydraten, eiwitten, vetten, vitaminen en minerale zouten, sporenelementen en voedsel.
3. Voeding moet essentiële aminozuren (of andere essentiële voedingsstoffen) bevatten, omdat deze niet in het lichaam kunnen worden aangemaakt.
4. A, D, E en K.
5. Calcium.
6. Een van de twee: toename van het volume van de voedselbrij wat zorgt voor een verzadigd gevoel na het eten; het voorkomen van constipatie door het stimuleren van peristaltiek en het verhogen van het ontlastingsvolume; beschermt tegen een aantal spijsverteringsaandoeningen, bijv. kanker van de dikke colon en het rectum, en diverticulose.
7. Vitamine D.
8. 18.5–24.9.

Zelftest

1. Verzadigd, onverzadigd, dierlijke, planten/groenten.
2. DNA, megaloblastaire, ileum (dunne darm), intrinsieke factor.
3. niet waar.
4. waar.
5. (a) 2, (b) 3, (c) 8, (d) 4, (e) 1, (f) 6, (g) 7, (h) 5.

Hoofdstuk 12

Toetsen

1. Drie paar speekselklieren, de pancreas en de lever.
2. Adventitia (serosa), spierlaag, submucosa en mucosa.
3. Kauwen, slikken, spreken en smaak.
4. Speekselamylase verteert complexe suikers tot de disacharide maltose; lysozym heeft een antimicrobiële werking.
5. Oropharynx, laryngopharynx.
6. Orale fase (vrijwillig), faryngale fase (onvrijwillig), oesofagiale fase (onvrijwillig).
7. Het slijm voorkomt mechanische beschadiging door het smeren van de maaginhoud en voorkomt chemische beschadiging door het vormen van een barrière tussen de maagwand en het bijtende maagsap.

8. De pylorus sfincter (maagportier) bewaakt de opening in de dunne darm vanuit de maag, en de valva ileocaecalis regelt de doorgang naar de dikke darm.

9. Het uitgebreide capillaire netwerk in de villus bevordert de absorptie van de in water oplosbare koolhydraten en polypeptiden, en de centrale lymfevaten (lacteale) bevorderen het diffunderen van vetzuren en glycerol uit het spijsverteringskanaal door het lichaam.

10. Caecum, colon, rectum en anaal kanaal.

11. De uitscheiding wordt verhoogd door parasympatische stimulering en onderdrukt door sympathische stimulering.

12. De vena portae komt binnen en voert bloed van de maag, de milt, de pancreas en de dunne en dikke darm door de lever op zijn weg terug naar het hart. De arteria hepatica communis komt binnen met zuurstofrijk bloed. (De veneuze afvoer van de lever gaat via de venae hepaticae, die niet via de vena portae lopen). De ductus hepaticus sinister en dexter verlaten de lever en vervoeren gal naar de galblaas, en vervolgens verlaten de lymfevaten de lever, waarbij de lymfe naar lymfeklieren in het abdomen en naar lymfeklieren in de thorax wordt vervoerd.

13. Ductus hepaticus sinister en dexter, ductus hepaticus communis, ductus cysticus, galblaas (opslag naar behoefte), ductus cysticus, ductus choledochus, ampulla hepatopancreatica, duodenum.

14. Het inactiveert speekselamylase en zet pepsinogeen om in het proteolytische enzym pepsine.

15. Anabolisme betekent het opbouwen of synthetiseren van grote moleculen uit kleinere, waarvoor een energiebron nodig is, meestal adenosine trifosfaat (ATP). Katabolisme betekent de afbraak van grote moleculen tot kleinere, waarbij chemische energie vrijkomt, die wordt opgeslagen als adenosine trifosfaat (ATP) en warmte.

16. Glycolyse, de citroenzuurcyclus en oxidatieve fosforylering.

17. De levermassa vermindert met leeftijd en dit gaat gepaard met een wisselende afname van de reservecapaciteit; dit kan de stofwisseling verstoren, zoals de afbraak van geneesmiddelen wat op zijn beurt tot vergiftiging kan leiden.

18. Candida albicans.

19. Parotitis of bof.

20. Slokdarmatresie, fistula oesophagotrachealis.

21. Helicobacter pylori-infectie en niet-steroïdale anti-inflammatoire geneesmiddelen (NSAID's).

22. Maatregelen voor de publieke gezondheid zoals schoon, veilig drinkwater en een effectief rioleringssysteem, en veilige procedures gericht op hygiëne bij de bereiding van voedingsmiddelen; voorlichting over besmetting langs fecaal-orale weg en het belang om zorgvuldig handen te wassen na de stoelgang en na hanteren van mogelijk besmet materiaal.

23. Het uitpuilen van een orgaan of een deel ervan door een opening of een zwak punt in de omliggende structuur.

24. De meeste tumoren ontstaan in de kop van de pancreas, en naarmate ze groeien belemmeren ze de stroom van de gal, waardoor er icterus ontstaat.

25. Hepatitis A wordt verspreid via de fecaal-orale route; het kan asymptomatisch zijn en er zijn geen dragers. Hepatitis B wordt overgedragen door besmet bloed en lichaamsvloeistoffen, bijv. speeksel en sperma van beide dragers en geïnfecteerde mensen.

26. De galbuis.

Zelftest

1. Speeksel, pepsinogenen, gal.
2. Snijtanden, hoektanden, premolaren, molaren.
3. Lobjes, hepatocyten, sinusoïden, vena portae, arteria hepatica.
4. Glycolyse, citroenzuur (Krebs) cyclus, oxidatieve fosforylering.
5. Helicobacter pylori, mannelijk, maag, duodenum.
6. a.
7. d.
8. b.
9. c.
10. d.
11. waar.
12. niet waar.
13. niet waar.
14. waar.
15. waar.
16. (a) 4, (b) 3, (c) 7, (d) 2, (e) 1, (f) 8, (g) 5, (h) 6
17. (a) 8, (b) 2, (c) 4, (d) 7, (e) 3, (f) 5, (g) 1, (h) 6.
18. (a) 4, (b) 7, (c) 8, (d) 5, (e) 6, (f) 2, (g) 1, (h) 3.

Hoofdstuk 13

Toetsen

1. Filtratie, selectieve reabsorptie, secretie.
2. Autoregulatie werkt onafhankelijk van de regulatie door het zenuwstelsel en houdt de bloedstroom in de nier op een vrij constant niveau bij een brede variatie van systolische bloeddruk (80-200 mmHg). De doorbloeding van de nieren (en de glomerulaire filtratie) wordt alleen maar verminderd wanneer de systolische druk onder ongeveer 80 mmHg zakt, bijv. bij een ernstige shock.
3. Terwijl de urine zich ophoopt, worden de ureters, die schuin door de achterwand van de blaas loopt, samengedrukt, waardoor terugvloeiing wordt voorkomen.

4. De musculus detrusor vormt de middelste laag van de blaaswand. Deze bestaat uit gladde spiervezels en elastisch weefsel, en wanneer de spier samentrekt, loopt de blaas leeg.

5. Externe urethrasfincter.

6. Om de continentie (bewuste blaascontrole) aan te leren, is het noodzakelijk om de externe urethrasfincter te leren controleren en de spinale reflex te onderdrukken totdat het schikt om urine uit te scheiden.

7. Vergroting van de prostaatklier.

8. Oligurie - urineproductie onder 400 ml per dag, anurie - geen urineproductie, dysurie - pijn bij het lozen van urine.

9. Drie van de volgende: aanhoudende dehydratatie, alkalische pH van de urine, infectie van de urinewegen, metabole aandoeningen, bijv. jicht, hyperparathyreoïdie.

Zelftest

1. Antidiuretisch hormoon (ADH), aldosteron, atriaal natriuretisch peptide (ANP).
2. Stress, urge, overflow.
3. d.
4. a.
5. niet waar.
6. niet waar.
7. (a) 2, (b) 5, (c) 6, (d) 7, (e) 3, (f) 4, (g) 1.
8. (a) 3, (b) 5, (c) 8, (d) 7, (e) 2, (f) 1, (g) 6, (h) 4.

Hoofdstuk 14

Toetsen

1. Het biedt een lichamelijke, relatief waterbestendige barrière tegen het binnendringen van micro-organismen en letsel door bijv. chemicaliën en fysieke invloeden; speciale immuuncellen, dendritische (Langerhans) cellen, fagocyteren micro-organismen die via de huid binnendringen; een groot aantal sensorische zenuwuiteinden zorgen voor een reflexmatige terugtrekking van schadelijke prikkels, bijv. warmte; en het pigment melanine beschermt tegen ultraviolette stralen in het zonlicht.

2. Kerntemperatuur onder 35°C.

3. Ontsteking, proliferatie, maturatie.

4. De talgklieren scheiden talg af, wat zorgt voor enige waterdichtheid. Ze worden actiever in de puberteit, maar hun activiteit neemt af met het ouder worden, waardoor de huid droog en gevoeliger wordt voor langdurige blootstelling aan vocht (maceratie).

5. Maligne melanoom.

Zelftest

1. Arteriolen, convectie, verdamping.
2. Oppervlakkig (epidermaal), gedeeltelijke dikte, volle dikte.

3. c.
4. d.
5. (a) 8, (b) 4, (c) 6, (d) 1, (e) 7, (f) 5, (g) 2, (h) 3.

Hoofdstuk 15

Toetsen

1. Chemotaxis is de actieve beweging van verdedigingscellen zoals neutrofielen naar een doelwit zoals een bacterie, zodat ze deze kunnen aanvallen en vernietigen door middel van fagocytose.

2. De temperatuurstijging remt de groei en deling van microben en stimuleert de activiteit van fagocyten.

3. Elke immuuncel of elk antilichaam is ontworpen om op slechts één specifiek antigeen te reageren.

4. Regulatoire T-cellen houden zich bezig met immunologische tolerantie, d.w.z. zorgen ervoor dat de immuunrespons zich niet richt tegen de gastheercellen. Cytotoxische T-cellen zijn de soldaten van het immuunsysteem en vernietigen direct de abnormale lichaamscellen.

5. Type I-overgevoeligheid (allergie) is een onmiddellijke reactie op een allergeen, waarbij grote hoeveelheden histamine vrijkomen. Type IV-overgevoeligheid is een veel tragere reactie en gaat gepaard met abnormaal actieve T-cellen, die chronische ontstekingen en weefselschade veroorzaken.

6. HIV is gericht op het immuunsysteem, met name CD_4 T-cellen, wat betekent dat geïnfecteerde personen een verhoogd risico op andere infecties lopen. Hun aangetaste immuunsysteem stelt doorgaans niet-pathogene organismen in staat zich te vestigen en opportunistische infecties te veroorzaken.

Zelftest

1. 20, immuuncomplexen, bacteriën, bindt zich aan en beschadigt bacteriële celwanden, bindt zich aan bacteriën en stimuleert fagocytose, stimuleert chemotaxis.
2. a.
3. a.
4. c.
5. (a) 2, 3, 4, 6, 7; (b) 1, 3, 5, 7; (c) 1, 3, 5, 7.

Hoofdstuk 16

Toetsen

1. Osteoblasten bevinden zich in de membranen die het bot bekleden en zijn actief in botopbouw en -herstel. Als ze nieuw bot afzetten en daarin ingekapseld raken, transformeren ze in osteocyten. Osteocyten zijn rijpe botcellen die het bot bewaken en repareren en zitten in holtes die lacunae worden

genoemd. Als het bot beschadigd is, transformeren ze weer terug in osteoblasten om aan het herstelproces bij te dragen.

2. De lengtegroei van botten stopt wanneer de kraakbeenachtige epifysaire schijven aan beide uiteinden worden omgezet in bot. Dit gebeurt in de puberteit door de verhoogde concentraties van de geslachtshormonen (testosteron en oestrogeen). De puberteit vindt later plaats bij jongens dan bij meisjes en dus hebben de botten over het algemeen meer tijd om te blijven groeien; daarom zijn mannelijke volwassenen gemiddeld langer.

3. Sutura squamosa (met het slaapbeen), sutura coronalis (met het voorhoofdsbeen), sutura sagittalis (met het andere pariëtale bot) en de sutura lambdoidea (met het achterhoofdsbeen).

4. Dit is C7. Net als andere wervels heeft het een afgerond lichaam en twee processus transversi, en een foramen voor de doorgang van het ruggenmerg. Het achterste processus spinosus is groot en zichtbaar, en is gemakkelijk te voelen door de huid aan de basis van de nek.

5. Op de scapula; het acromion is het hoogste punt van de schouder, gemakkelijk te voelen onder de huid.

6. De twee gebogen gewelven van de voet, het longitudinale- en het transversale gewelf, zijn gevormd door de botten van de voet. De botten in deze bogen worden vastgehouden door de banden en spieren van de voet. Door deze vorm kan de voet als een hefboom fungeren om het lichaam naar voren te kantelen bij het lopen en rennen, en de schokken absorberen die met deze bewegingen gepaard gaan.

7. Bij draaiing roteert het geheel om een centrale as, als een potlood dat tussen de handpalmen wordt gerold. Bij circumductie zit het ene uiteinde van de structuur vast en het andere uiteinde tekent een cirkel.

8. De cavitas glenoidalis heeft ook een rand van vezelig kraakbeen, waardoor het dieper is, maar de scapula is sterk afhankelijk van een stevig manchet van ligamenten en spieren om het gewricht op zijn plaats te houden. Belangrijke structuren zijn de glenohumerale en coracohumerale ligamenten en de rotatorenmanchet.

9. Een motorische eenheid is een motorische zenuw en de erdoor verzorgde spiervezels. Het kan klein zijn (zenuw en een paar spiervezels), wat fijne controle geeft, of groot (zenuw en duizenden spiervezels), wat grootschalige, krachtige bewegingen geeft.

10. De origo (oorsprong) van een spier is de aanhechting die het dichtst bij de middellijn ligt, en is meestal het uiteinde van de spier dat vastzit (in dezelfde stand blijft) bij contractie van de spier. De insertie is de aanhechting die het verst van de middellijn verwijderd is, en is meestal het einde dat bewogen wordt door de contractie.

11. Vitamine D. Gebrek aan deze vitamine leidt tot een onvoldoende mineralisatie van het bot. Bij kinderen leidt dit tot het buigen van de onderste ledematen omdat het bot meer collageen bevat en niet in staat is het gewicht van het bovenlichaam te dragen. Bij volwassenen, waarvan de botten hun volledige lengte hebben bereikt, leidt een slechte mineralisatie tot osteomalacie, met een verhoogd risico op fracturen.

12. Een kwaadaardige bottumor.

13. Neerslag van uraatkristallen in gewrichten leidt tot een acute ontsteking, die bij een langere duur blijvende schade kan veroorzaken.

14. De nervus medianus, als deze door de carpale tunnel in de pols gaat. Deze wordt gevormd door het flexor retinaculum, die uitgestrekt is over de voorkant van de carpale botten. Compressie van de zenuw veroorzaakt tintelingen, pijn en gevoelloosheid van de vingers.

15. Acetylcholine (ACh) receptoren van neuromusculaire verbindingen. Dit leidt tot spierzwakte omdat de ACh die de motorische zenuw afgeeft de spiercontractie niet kan activeren.

Zelftest

1. 14; ossa zygomatica; orbitae; os mandibula; tanden; ramus; temporale; articulatio temporomandibularis; hyoideum ; larynx.
2. Rectus abdominis; linea alba; onderste ribben; sternum; os pubis; gekruld.
3. d.
4. b.
5. d.
6. a.
7. b.
8. d.
9. a.
10. (a) 1, 2, 5; (b) 6, 7, 9; (c) 1, 3, 11; (d) 4, 7, 8, 10.
11. (a) 4, (b) 1, (c) 6, (d) 5, (e) 3, (f) 7, (g) 2.
12. (a) 1; (b) 1, 2, 3; (c) 2; (d) 3; (e) 1; (f) 1, 3.

Hoofdstuk 17

Toetsen

1. Histonen zijn ondersteunende eiwitten die in het strak opgerolde DNA-molecuul zijn ingesloten.
2. Guanine.
3. UAACUG.
4. Codon.
5. Omdat de twee gameten (een zaadcel en een eicel) die bij de bevruchting samensmelten om een nieuwe cel te maken – die zich verder zal ontwikkelen tot een nieuwe mens – elk slechts de helft van het normale aantal chromosomen mogen bevatten (23 in plaats van 46).

6. Voorafgaand aan de eerste meiotische deling wisselen de gerepliceerde chromosomen onderling genen uit. Dit betekent dat de vier chromatiden nu een nieuwe combinatie van genen hebben en allemaal verschillend van elkaar zijn.
7. De kans is 100%, want hoewel het kind het recessieve niet-tongrollende gen van de moeder kan krijgen, krijgt het ook gegarandeerd een dominant tong-rollend gen van de vader.
8. De kans is 0% omdat in dit geval beide ouders elk twee exemplaren van het recessieve O-gen hebben, dus ze hebben geen A-gen om door te geven aan een kind.
9. Een gemuteerd gen dat de celgroei bevordert en celdood voorkomt, maar kankerverwekkende veranderingen in de cel kan veroorzaken.
10. Het gen dat fenylalanine hydroxylase produceert is defect waardoor de betrokken persoon het enzym niet produceert, wat betekent dat ze fenylalanine niet kunnen metaboliseren, waardoor dit zich ophoopt en in de bloedsomloop terechtkomt en een reeks problemen veroorzaakt, waaronder schade aan het zenuwstelsel.

Zelftest

1. Stofwisselings, fenylalanine hydroxylase, fenylalanine, tyrosine, zenuwstelsel.
2. b.
3. d.
4. c.
5. (a) 2, (b) 4, (c) 6, (d) 5, (d) 1, (f) 3.
6. 1. RNA; 2. DNA; 3. Both; 4. RNA; 5. Both; 6. DNA; 7. DNA; 8. RNA; 9. DNA; 10. RNA.

Hoofdstuk 18

Toetsen

1. Rugae zijn plooien in de vaginale wand die tijdens de bevalling uitzetten om de bevalling van de baby mogelijk te maken.

2. Het myometrium, de baarmoederspier, die tijdens de bevalling samentrekt om de baby te kunnen uitdrijven.
3. De ductus deferens vervoert het sperma van de testikels. De zaadblaasjes en de prostaatklier voegen hun afscheidingen hieraan toe als het door de urethra gaat.
4. Corpus spongiosum.
5. De fase van de foetale ontwikkeling wanneer de zygote een holle bal is van 70 – 100 cellen.
6. Eén maand.
7. *Treponema pallidum.*
8. Antibiotica doden de natuurlijke bacteriële flora van de vagina, waardoor andere organismen, zoals *Candida albicans* (die spruw veroorzaakt), zich kunnen vermenigvuldigen.
9. Een goedaardig tumor van glad spierweefsel. Als het in de baarmoeder voorkomt, wordt het een fibroom genoemd.
10. Meer dan 90% van de gevallen van baarmoederhalskanker is het gevolg van een infectie door het humaan papillomavirus, dat seksueel wordt overgedragen.
11. Opgehoopt sereus vocht in de tunica vaginalis van het scrotum.
12. Gynaecomastie.

Zelftest

1. Plaveisel, epitheel, gladde spieren, losmazig bindweefsel, rugae, uterus cervix.
2. b.
3. d.
4. b.
5. a.
6. Inwendig: vagina, uterus, eileider, ovarium. Uitwendig: labia majora, labia minora, clitoris, hymen, vestibulum.

Normaalwaarden

Nota Bene. Uit dit boek is een aantal biologische maten gehaald en hieronder opgesomd ter referentie bij het lezen. Andere auteurs en medische professionals kunnen voor sommige grootheden afwijkende normaalwaarden hanteren.

SI-eenheden, maten en symbolen

naam	SI-eenheid	symbool
lengte	meter	m
massa	kilogram	kg
hoeveelheid van een stof	mol	mol
druk	pascal	Pa
energie	joule	J

Voor machten van tien van de SI-eenheden worden standaardprefixen gebruikt.

	prefix	symbool
10^6	mega	M
10^3	kilo	k
10^2	hecto	h
10^1	deca	da
10^{-1}	deci	d
10^{-2}	centi	c
10^{-3}	milli	m
10^{-6}	micro	μ
10^{-9}	nano	n
10^{-12}	pico	p
10^{-15}	femto	f

Conversie van kPa en mmHg
(bijv. bij bloeddruk).

mmHg	kPa
1	0,13
7,5	1
35	4,7
25	3,3
15	2,0
10	1,3

Concentratie waterstofionen (pH)
Neutraal = 7
Zuur = 0 - 7
Basisch = 7 - 14

Lichaamsvloeistof	Normale pH
Gal	6,0 - 8,5
Bloed	7,35 - 7,45
Maagsap	1,5 - 3,5
Speeksel	5,8 - 7,4
Urine	4,5 - 8,0

Enkele normale plasmawaarden bij volwassenen

Analiet	SI-eenheid	Niet SI-eenheid
Calcium	2,12 - 2,62 mmol/L	(8,5 - 10,5 mg/100 mL)
Chloride	97 - 106 mmol/L	(97 - 106 mEq/L)
Cholesterol	3,6 - 6,7 mmol/L	(140 - 260 mg/100 mL)
Glucose	3,5 - 8 mmol/L	(63 - 144 mg/100 mL)
Nuchtere glucosespiegel	3,6 - 5,8 mmol/L	(65 - 105 mg/100 mL)
Kalium	3,3 - 4,7 mmol/L	(3,3 - 4,7 mEq/L)
Natrium	135 - 143 mmol/L	(135 - 143 mEq/L)
Ureum	2,5 - 6,6 mmol/L	(15 - 44 mg/100 mL)

Arteriële bloedgaswaarden

Analiet	SI-eenheid	Niet SI-eenheid
PO_2	12 - 15 kPa	90 - 110 mmHg
PCO_2	4,5 - 6 kPa	34 - 46 mmHg
Bicarbonaat	21 - 27,5 mmol/L	21 - 27,5 mEq/L
H^+-ionen	36 - 44 nmol/L	7,35 - 7,45 pH-eenheden

Bloeddruk (Volwassene)

Toestand	mmHg
Normaal	120/80
Algemeen beschouwd als hoog	>140/90

Normaalwaarden

Polssnelheid

Toestand	Slagen/minuut
Rust	60 – 80
Bradycardie	<60
Tachycardie	>100

Ademhalingsparameters (volwassenen)
Ademhalingsnelheid: 15 – 18 ademhalingen/minuut

Parameter	Normale waarde bij rust
Teugvolume	500 mL
Dode ruimte	150 mL
Alveolaire ventilatie	15 (500 – 150) mL = 5,25 L/min

Bloedtelling

Celtype	SI-eenheid
Leukocyten:	$4 – 11 \times 10^9$/L
Neutrofielen	$2,5 – 7,5 \times 10^9$/L
Eosinofielen	$0,04 – 0,44 \times 10^9$/L
Basofielen	$0,015 – 0,1 \times 10^9$/L
Monocyten	$0,2 – 0,8 \times 10^9$/L
Lymfocyten	$1,5 – 3,5 \times 10^9$/L
Erytrocyten:	
Vrouwen	$3,8 – 5 \times 10^{12}$/L
Mannen	$4,5 – 6,5 \times 10^{12}$/L
Trombocyten	$200 – 350 \times 10^9$/L

Energiebronnen in de voeding
1 kilocalorie (kcal) = 4,182 kilojoule (kJ)
1 kilojoule = 0,24 kilocalorieën

Energiebron	Energielevering
Koolhydraten	1 g = 17 kJ = 4 kcal
Eiwitten	1 g = 17 kJ = 4 kcal
Vetten	1 g = 38 kJ = 9 kcal

Urine
Soortelijk gewicht 1,020 – 1,030
Uitscheidingsvolume 1000 – 1500 mL per dag
Glucose: normaalgesproken niet aanwezig, maar verschijnt in de urine wanneer de glucosespiegel in het bloed > 9 mmol/L

Lichaamstemperatuur

Toestand	Temperatuur
Normaal	36,8 °C: okselmeting
Hypothermie	≤35 °C: kerntemperatuur
Dood treedt in onder	25 °C

Liquordruk
In zijligging 60 – 180 mm H_2O

Intraoculaire druk
1,3 – 2,6 kPa (10 – 20 mmHg)

Verklarende woordenlijst

Aanhechting Aanhechtingspunt van een spier op een bot dat het meeste beweegt tijdens spiersamentrekking

Abces Met pus gevulde holte in het weefsel

Abductie Beweging van een lichaamsdeel vanuit de neutrale uitgangshouding

Accommodatie Aanpassing van het oog om op verschillende afstanden te kijken

Acidose Toestand van het bloed waarbij de pH tot onder het normale pH-bereik is gedaald

Actief transport Beweging van stoffen langs een celmembraan, zodat de concentratiegradiënt stijgt, waar energie voor nodig is

Actiepotentiaal Elektrische stroom (impuls) die langs een zenuwcel (neuron) wordt geleid

Acuut Iets wat plotseling gebeurt

Adaptatie Vermindering van de respons door zintuigreceptoren op langdurige stimulatie

Adductie Beweging van een lichaamsdeel naar de neutrale uitgangshouding

Adenosine trifosfaat (ATP) Moleculaire opslag van chemische energie voor chemische reacties

Ader Bloedvat dat zorgt voor het transport van bloed naar het hart

Adhesie Vergroeiing van twee afzonderlijke weefsellagen met fibreus weefsel, meestal als gevolg van een ontsteking

Adipeus weefsel Vetweefsel

Aerobisch Iets waar zuurstof voor nodig is

Aetiologie Leer van de oorzaak van een ziekte

Afferent Dragen of reizen naar een orgaan

Agranulocyt Witte bloedcel zonder granula in het cytoplasma (ofwel lymfocyt en monocyt) resis

Alkalisch Stof die waterstofionen in water of in een oplossing accepteert

Alkalose Toestand van het bloed waarbij de pH tot boven het normale pH-bereik is gestegen

Allel Vorm van een gen dat door een chromosoom wordt gedragen

Allergie Reactie van het immuunsysteem om onschadelijke antigenen te vernietigen, vaak met nadelige gevolgen op het lichaamsweefsel

Alveolaire ventilatie Hoeveelheid lucht die met elke ademhaling de alveolen bereikt

Alveolus (mv. alveoli) Luchtzak in de longen; ook, melk afscheidende zak in de mammaire klieren

Aminozuur Bouwsteen van eiwitten

Anabolisme Synthese van kleinere moleculen tot grotere moleculen

Anaerobisch Iets waar geen zuurstof voor nodig is

Anafase Derde fase van mitose

Anafylaxie Hevigste vorm van een allergische reactie, met veelvoudige systemische gevolgen die mogelijkerwijs fataal kan aflopen

Anastomose Verbinding van twee buizen, vb. (i) bloedvaten wanneer er geen capillaire bedden zijn, (ii) na een heelkundige ingreep

Anatomische positie Positie waarbij het lichaam rechtop staat met het hoofd naar voren gericht, de armen langs de zij met de palmen van de handen naar voren gericht, de voeten bij elkaar; deze term wordt gebruikt om consistente anatomische beschrijvingen te verkrijgen

Aneurysma Zwakte in een arteriële wand

Anion Negatief geladen ion

Anterieur (ventraal) Beschrijft een lichaamsdeel of structuur dicht bij de voorkant gelegen

Antigeen Eiwit dat de immunologische verdedigingen van het lichaam stimuleert

Antilichaam Defensief eiwit dat door B-lymfocyten is gesynthetiseerd als reactie op de aanwezigheid van een antigeen

Antimicrobieel Stof of mechanisme dat de groei van micro-organismen stopt of remt

Appendiculair skelet (verg. axiaal skelet) Schoudergordel, de bovenste ledematen, de bekkengordel, de onderste ledematen

Arrhythmia Abnormaal hartritme

Arteriole Kleine slagader

Articulatie Werking van een gewricht

Atrofie Afname van de celgrootte door vermindering van de weefsel- of orgaanmassa

Auditief Op het gehoor betrekking hebbend

Auto-immuniteit Lichaamseigen cellen en weefsels worden door het immuunsysteem als lichaamsvreemd gezien en soms vernietigd

Autoregulering Vermogen van een weefsel om onafhankelijk in de eigen bloedtoevoer te voorzien

Auto-ritmiciteit Vermogen van een weefsel om de eigen elektrische signalen te genereren

Autosoom Chromosoom dat geen geslachtschromosoom is

Axiaal skelet (verg. appendiculair skelet) Schedel, de wervelkolom, het borstbeen en de ribben

Bacterie (mv. bacteriën) Eéncellige micro-organismen die veelvuldig in de buitenomgeving voorkomen; sommige bacteriën zijn ziekteverwekkend

Baroreceptor Zintuigreceptor die drukgevoelig is (strekking)

Besmettelijk Beschrijft een ziekte die overdraagbaar is van persoon tot persoon

Bevruchting Penetratie van een ovum door een spermatozoön, zodat een zygoot wordt gevormd dat tot een foetus kan uitgroeien

Blastocyste Hol balletje met cellen dat in de baarmoeder nestelt tijdens de foetale ontwikkeling

Bloed-hersenbarrière Collectieve naam voor de fysiologische adaptatie in het centrale zenuwstelsel om het indringen van door bloed overgedragen stoffen te voorkomen

Bloedplaatjes (trombocyt) Kleine cel fragmenten die een rol spelen bij de bloedstolling

Bradycardie Abnormaal laag hartritme

Bronchoconstrictie Vernauwing van de grotere luchtwegen en bronchiolen

Bronchodilatatie Verbreding van de grotere luchtwegen en bronchiolen

Buffer Stof die weerstand biedt aan een wijziging van de pH van lichaamsvloeistoffen

Capaciteit bloedvat Bloedvat dat zich kan uitzetten om een grote hoeveelheid bloed met een lage druk te bevatten (aders)

Capillair Klein bloedvaatje tussen een arteriool en een venule, met lekkende wanden, zodat de stoffen tussen het bloed en de weefsels uitgewisseld kunnen worden

Carcinogeen Kankerverwekkende stof

Carcinoom Tumor die ontstaat uit epitheelweefsel

Cardiaal Tot het hart behorend

Cardiac output (CO) Hoeveelheid bloed die elke minuut door één ventrikel wordt uitgestoten: CO = hartritme (HR) × slagvolume (SV)

Centraal zenuwstelsel Hersenen en ruggenmerg

Cerebrospinale vloeistof Vloeistof die de hersenen en het ruggenmerg omgeeft

Chemoreceptor Zintuigreceptor die gevoelig is voor chemicaliën in een oplossing

Chemotaxis Verplaatsing van een cel in de richting van een chemische aantrekking

Chondrocyt Rijpe kraakbeencel

Chromatine Afgewikkelde staat van chromosomen tijdens de interfase

Chromosoom Worstvormige structuur die bestaat uit een sterk gewikkelde DNA-molecuul, die aan het einde van de interfase zichtbaar is

Chronisch Langdurig of herhaald voorkomend

Cilia (ev. cilium) Microscopische cel verlengingen waarmee materiaal door het lumen van een buis wordt verplaatst

Circadiaans ritme Regelmatige, voorspelbare fluctuatie van een fysiologische functie gedurende een periode van 24 uur

Circumductie Beweging van een lichaamsdeel om een kegelvorm te beschrijven

Citroenzuurcyclus (Krebs) Belangrijke volgorde van aerobische metabolische reacties bij de productie van celenergie

Coagulatie Bloedstolling

Co-dominantie Situatie waarbij meer dan één vorm van een gen dominant is

Coïtus Geslachtsgemeenschap

Commensaal Onschadelijk micro-organisme dat in het lichaam of op de lichaamsoppervlakken leeft, dat voordelen aan de gastheer biedt, bijv. door de productie van vitaminen of het voorkomen van pathogeengroei

Compliantie Buigzaamheid van weefsel

Concentratiegradiënt Situatie waarbij twee gebieden van bijv. vloeistof een verschillende oplossingsconcentratie hebben

Congenitaal Aangeboren

Constrictie Vernauwing van een buisje of bloedvat door samentrekking van de kringspier in de wand

Convergentie Naar binnen draaien van de ogen om op een dichtbijgelegen voorwerp te focussen

Cortex Buitenlaag van een klier of structuur

Costaal Tot de ribben behorend

Cytoplasma Inhoud van een cel, behalve de kern (bijv. cytosol, organellen)

Deaminatie Verwijdering van de aminegroep uit een aminozuur

Defecatie Uitstoting van feces uit het rectum

Deglutitie Slikken

Dehydratie Overmatig verlies van lichaamswater

Desoxyribonucleïnezuur (DNA) Molecuul waarin de genetische code is geschreven, verpakt in de chromosomen in de nucleus

Diafyse As van een lang bot

Diapedese Verplaatsing van een bloedlichaampje van de ene naar de andere plaats

Diastole bloeddruk Druk die wordt opgenomen in de systemische bloedsomloop (vaak bij de arm) wanneer de druk op zijn laagst is, wat overeenkomt met de ontspanning van het myocardium; de lagere van de twee metingen wordt gebruikt voor een bloeddrukmeting

Diastole Rustperiode van het hart of de individuele kamers

Differentiatie Proces waarbij een cel specialiseert

Diffusie Beweging van stoffen langs een concentratiegradiënt, waar geen energie of de aanwezigheid van een membraan voor nodig is

Dilatatie Verwijding van buisjes of bloedvaten door ontspanning van de kringspier in hun wand

Diploïde cel Beschrijft een cel met 46 chromosomen, ofwel alle 23 paren

Distaal Verder weg van de origine van een lichaamsdeel of aanhechtingspunt van een lichaamsdeel

Diurese Laten uitstromen van urine

Dominant In de genetica is dit de voorkeursexpressie van de ene genvorm vergeleken met een andere

Drukzweer Schade aan oppervlakteweefsels veroorzaakt door langdurige druk en onderbroken bloedtoevoer, gewoonlijk over een uitstekend bot

Dwarsgestreept Onder de microscoop het gestreepte patroon van skelet- en hartspiercellen

Eenvoudige propagatie Continue geleiding van een impuls langs een niet-gemyeliniseerde zenuwvezel

Efferent Dragen of reizen weg van een orgaan

Elasticiteit Vermogen van weefsel om uit te rekken en weer tot de oorspronkelijke vorm of lengte samen te trekken

Elektrolyt Anorganisch ion in lichaamsvloeistoffen dat elektriciteit geleidt

Element Chemische stof met atomen die allemaal van hetzelfde type zijn

Embolus Bloedstolsel of een andere stof die in een bloedvat reist en daar vast kan komen te zitten, zodat een kleiner bloedvat verstopt raakt

Embryo Bij mensen, het zich ontwikkelende kind in de eerste acht weken van de ontwikkeling na fertilisatie, nadien foetus genoemd

Endocriene klier Klier zonder buizen die een hormoon uitstoot dat via de bloedsomloop naar het doelorgaan reist

Endogeen Intern, door het lichaam geproduceerd

Endothelium Epitheel dat de bloedvaten bekleedt

Enzym Eiwitstof die chemische reacties versnelt (katalyseert)

Epidermis Buitenste huidlaag

Epifyse Elk uiteinde van een lang bot

Epinefrine Ander woord voor adrenaline

Epitheel Weefsel dat de meeste lichaamsorganen bekleedt en bedekt

Equilibrium Toestand van fysische balans of equivalentie

Erythropo(i)ëse Productie van rode bloedcellen

Essentieel voedingsmiddel Voedingsmiddel dat deel van de voeding moet uitmaken

Eversie Situatie waarbij de voetzolen naar buiten zijn gekeerd

Exocriene klier Klier die de geproduceerde stoffen in transportbuizen afscheidt

Exocytose Proces waarbij materiaal door een cel wordt uitgestoten

Exogeen Extern; niet door het lichaam geproduceerd

Expiratie (vgl. inspiratie) Fysische proces van uitademing

Extensie Vergroting van de hoek tussen twee botten, zodat een lichaamsdeel recht wordt

Externe ademhaling Uitwisseling van gassen in de longen

Extracellulair Buiten een cel

Extrinsiek pad Stollingsproces dat wordt geactiveerd door beschadigd extravasculair weefsel

Fagocytose Verdedigingsmechanisme waarbij lichaamscellen vreemd materiaal consumeren en vernietigen, 'eten door de cel'

Fascia Vezelvormige membraan die de afzonderlijke spieren ondersteunt, bedekt en scheidt

Feces Afvalproduct van de stofwisseling die via de anus wordt uitgestoten

Fenotype Expressie van de genen in een individu, bijv. haarkleur, lengte, enz

Fibrinolyse Afbraak van een bloedstolsel

Fibroblast Verbindingsweefselcel die collageenvezels produceert

Filtering Beweging van kleine moleculen door hydrostatische druk, door een selectief permeabele membraan

Fistel Abnormale verbinding tussen twee organen of een orgaan en de lichaamsoppervlakte

Flagella (ev. flagellum) Lange verlengingen die worden gebruikt voor celpropulsie

Flexie Verkleining van de hoek tussen twee botten, zodat een lichaamsdeel wordt gebogen

Follikel Kleine secretoire klier

Fosfolipide Op vet gebaseerde molecuul die fosfaat bevat, van essentieel belang voor de structuur van het celmembraan

Gameet Ovum of spermatozoön (voortplantingscel)

Gastrisch Tot de maag behorend

Gefaciliteerde diffusie Vorm van diffusie waarbij dragereiwitten nodig zijn voor de overdracht van stoffen door celmembranen

Gehoorbeentjes Beentjes in het middenoor: hamer, aambeeld en stijgbeugel

Gen Gebied op een chromosoom met een code voor één specifiek eiwit

Genoom Alle genen in een cel

Genotype Genetische opmaak van een individu

Gestatie Proces van intra-uteriene ontwikkeling, tussen de conceptie en de geboorte

Gestratificeerd Beschrijft weefsels bestaande uit verschillende lagen

Glia Zenuwweefsel dat neuronen ondersteunt

Globuline Soort plasma-eiwit, inclusief antilichamen

Glucocorticoïden Groep steroïden (op vet gebaseerde) adrenale cortexhormonen die van essentieel belang zijn voor het leven

Gluconeogenese Productie van glucose uit niet-koolhydraatmoleculen

Glucose Eenvoudige suiker die door de cellen als bron van energie wordt gebruikt

Glycogeen Vorm van glucose met een zeer hoogmoleculair gewicht gebruikt voor opslag

Glycolyse Anaerobe afbraak van glucose voor vrijgave van enige opgeslagen energie

Goedaardig Niet-kankerverwekkend of een niet-ernstige aandoening die waarschijnlijk behandeld moet worden

Granulatieweefsel Pas gevormd reparatieweefsel na weefselbeschadiging

Granulocyt Algemene term voor een witte bloedcel zonder cytoplasmatische granules

Granulopoëse Productie van witte bloedcellen

Gustatie Smaak

Haploïde cel Beschrijft een cel met 23 chromosomen (de helft van het totaal aantal chromosomen)

Hartslag Druk die door het hart wordt opgewekt en langs de wand van de slagader kan worden gevoeld als de slagader vlak bij het lichaamsoppervlak ligt

Hematemesis Braken van bloed

Hemolyse Afbraak van rode bloedcellen

Hemopoëse Productie van bloedcellen

Hemorragie Verlies van een grote hoeveelheid bloed

Hemostase Beëindiging van de bloedstroming

Hepatisch Met betrekking tot de lever

Heterozygoot In de genetica, beschrijft een vorm van een gen op één chromosoom die anders is dan de vorm van hetzelfde gen op het andere chromosoom van het paar

High-density-lipoproteïne Lipide/proteïnecomplex dat belangrijk is voor transpoort van cholesterol in de bloedsomloop naar de lever ter verwijdering

Hilum Ingedeukt gebied van een orgaan waar bloedvaten, zenuwen en buizen het orgaan binnen gaan en verlaten

Homeostase Onderhoud van een stabiele interne omgeving

Homozygoot In de genetica, beschrijft een vorm van een gen op één chromosoom die gelijk is aan de vorm van hetzelfde gen op het andere chromosoom van het paar

Hormoon Stof die door een endocriene klier wordt uitgescheiden en door het bloed wordt vervoerd en ageert op specifieke doelcellen elders in het lichaam

Hydrofiel Wateraantrekkend

Hydrofoob Waterafstotend

Hydrostatische druk Druk die wordt uitgeoefend door een vloeistof op de wanden van de insluiting, bijv. door de druk van het bloed op de wanden van bloedvaten

Hypersecretie Abnormaal grote afscheiding van een lichaamsproduct, bijv. een hormoon

Hypersensitiviteit Abnormale immuunreactie ofwel tegen een ongevaarlijk antigen (allergie) ofwel tegen een lichaamseigen antigen (auto-immuniteit)

Hypertensie Abnormaal hoge bloeddruk

Hypertoon Beschrijft een oplossing met een concentratie die hoger is dan die van lichaamsvloeistoffen

Hypertrofie Toename van de celgrootte die in een vergroting van organen of delen van het lichaam tot gevolg heeft

Hyperventilatie Abnormaal intensieve ademhaling, met als gevolg het verlies van een overmatige hoeveelheid kooldioxide

Hyposecretie Abnormaal kleine afscheiding van een lichaamsproduct, bijv. een hormoon

Hypotensie Abnormaal lage bloeddruk

Hypothermie Abnormaal lage lichaamstemperatuur (kerntemperatuur <35°C)

Hypotoon Beschrijft een oplossing met een concentratie die lager is dan die van lichaamsvloeistoffen

Hypoventilatie Abnormaal trage ademhaling, met als gevolg behoud van kooldioxide

Hypoxie Onvoldoende zuurstofgehalte in de weefsels

Iatrogenisch Beschrijft een toestand die het gevolg is van een medische interventie

Idiopathisch Beschrijft een toestand waarvan de oorzaak onbekend is

Immuniteit Lichaamsverdediging tegen een specifieke ziekte

Incontinentie Onvermogen om het uitstoten van urine onder controle te houden

Infarct Afsterven van een weefselzone vanwege onderbreking van de bloedtoevoer

Infectie Invasie van lichaamsweefsels door pathogene organismen

Inferieur Structuur lager dan het hoofd

Inflammatie Niet-specifieke reactie van weefsel op beschadiging

Ingestie Opname van stoffen door de mond

Inspiratie (vgl. expiratie) Fysische proces van inademing

Integumentum Tot de huid behorend

Interfase Fase van de celcyclus waarin er geen deling optreedt

Interne ademhaling Uitwisseling van gassen in de weefsels

Interstitiële vloeistof Vloeistof tussen lichaamscellen, ook wel weefselvloeistof genoemd

Intracellulair Binnen in een cel

Intrinsiek pad Stollingsproces dat wordt geactiveerd door beschadigde bloedvaten

Intrinsieke factor Eiwit in de maag geproduceerd voor de absorptie van vitamine B_{12} (extrinsieke factor)

Inversie Voetzolen die naar elkaar toe zijn gedraaid

Ion Geladen atoom (dat elektronen heeft verloren of verkregen)

Ioniserende straling Stralen die ionen produceren wanneer ze door atomen passeren; kunnen cellen beschadigen door verandering van de atomen in de moleculen waar de levende weefsels uit bestaan, bijv. X-ray stralen

Ischemie Belemmerde bloedtoevoer naar een lichaamsdeel

Isometrisch Beschrijft spieractivering waarbij de spanning in de spier stijgt, maar de spier niet verkort, bijv. wanneer men probeert een gewicht te tillen dat te zwaar is

Isotoon Beschrijft spieractivering waarbij de spier verkort wanneer de spanning stijgt, zodat bijv. een last door de arm kan worden opgetild; in de scheikunde: oplossingen met een concentratie die gelijk is aan die van lichaamsweefsels

Isotoop Vorm van een element met een verschillend aantal neutronen vergeleken met de hoofdvorm

Kanaal Bundel axonen in het centrale zenuwstelsel

Karyotype Fotografische weergave van de chromosomen van een cel als overeenkomende paren in afnemende orde van grootte

Katabolisme Afbraak van grotere moleculen tot kleinere moleculen

Katalysator Stof die een biochemische reactie versnelt, zonder er zelf aan deel te nemen

Kation Positief geladen ion

Koolhydraat Elk van een groep organische elementen, die suikers en zetmelen bevatten

Kwaadaardig Kankerverwekkend

Lactatie Productie van borstmelk

Lagedichtheidlipoproteïne Lipide-/eiwitcomplex in de bloedsomloop dat in verband wordt gebracht met de afzetting van cholesterol in arteriële wanden

Lateraal Beschrijft een structuur die uit de buurt van de middellijn ligt, of aan de zijkant van het lichaam

Leukocyt Algemene term voor een witte bloedcel

Leukopenie Laag aantal witte bloedcellen

Ligament Band bindweefsel dat het ene bot aan het andere verbindt

Lipase Enzym dat vet afbreekt

Lipide Algemene term voor elke stof die niet wateroplosbaar is, maar wel oplosbaar in apolaire oplosmiddelen zoals alcohol

Lipolyse Afbraak van vet

Littekenweefsel Niet-functionele weefsel dat beschadigd weefsel vervangt

Lumen Centrale holte van een interne buisvormige structuur

Lymf Waterig vloeistof dat door het lymfatisch systeem uit de weefselruimten wordt verwijderd

Lyse Vernietiging van een cel, bijv. hemolyse

Lysozym Antimicrobieel enzym dat in sommige lichaamsvloeistoffen aanwezig is

Macrofaag Fagocytische cel die zich gewoonlijk in bindweefsel bevindt

Masticatie Kauwen

Meatus Opening van een doorgang

Mediaal Beschrijft een structuur die zich dichter bij de middellijn bevindt

Mediastinum Ruimte tussen beide longen, waaronder het hart, de grote bloedvaten, trachea en andere belangrijke structuren

Medulla Binnenlaag van een klier of structuur

Meiose Proces van celdeling waarbij gameten worden gevormd

Melaena Bloed in de uitscheiding

Menarche Begin van de puberteit bij meisjes, gekenmerkt door het begin van de menstruatie

Menopauze Periode in het leven van vrouwen wanneer de voortplantingsfunctie stopt

Menstruatie (menses) Regelmatige afscheiding van de baarmoederwand, gewoonlijk elke maand, gedurende de voortplantingsperiode in het leven van vrouwen

Metabolisch pad Volgorde van metabolische stappen in cellulaire biochemie

Metabolisme Alle chemische reacties die in het lichaam plaatsvinden

Metafase Tweede fase van mitose

Metastase (mv. metastases) Secundaire afzetting van een primaire kwaadaardige tumor

Microbe Micro-organisme, bijv. een schimmel, bacterie of virus

Micturitie Afvoeren van urine

Middenvlak Fictieve lijn die het lichaam qua lengte in een linker- en rechterhelft verdeelt

Mitose Celscheiding met als gevolg twee identieke dochtercellen

Mol In de scheikunde, de hoeveelheid van een stof die overeenkomt met het moleculaire gewicht in gram

Motorische zenuw of neuron Efferente zenuw die impulsen van het centrale zenuwstelsel naar de spieren of klieren draagt

Mucosa of slijmvlies Voering van lichaamswegen

Mutagen Elke stof die mutatie kan veroorzaken

Mutatie Genetische verandering die tijdens de celdeling ontstaat

Myeline Vetachtige stof die de axonen of gemyeliniseerde zenuwen bekleedt

Myofilamenten Intracellulair eiwitdraadjes binnen de spiercellen, ofwel bestaande uit actine of myosine, verantwoordelijk voor spiercelcontractie

Nabelasting Druk waartegen het hart moet pompen om het bloed in de slagader te krijgen

Necrose Afsterven van een cel als gevolg van een letsel of een pathologische aandoening

Nefron Structuur in de nieren die verantwoordelijk is voor het aanmaken van urine

Negatieve feedback Fysiologisch controlemechanisme in een fysiologisch systeem dat elke verandering weerstaat en terugkeert naar de normale waarde

Neoplasma Nieuwe groei die goedaardig of kwaadaardig kan zijn

Neuromusculaire verbinding Synaps tussen een motorische zenuw en een spiercel van het skelet

Neuron Zenuwcel

Neurotransmitter Chemische stof die een impuls van de ene naar de volgende zenuw stuurt, of van een zenuw naar de neuromusculaire verbinding

Niet-specifieke verdediging Verdedigingsmechanismen van het lichaam die effectief zijn tegen verschillende bedreigingen, bijv. de huid, ontsteking, complement

Norepinefrine Andere naam voor noradrenaline

Nucleotide Bouwsteen van nucleïnezuren

Nutriënt Elke stof die wordt verteerd, geabsorbeerd en gebruikt ten bate van de lichaamsfunctie

Oedeem Weefselzwelling als gevolg van vloeistofverzameling in de intercellulaire ruimten

Olfactie Reukzin

Oncogenisch Kankerverwekkend

Ongemerkt waterverlies Verlies van water door de huid en de ademhaling

Onwillekeurig Niet onder de bewuste controle

Orgaan Lichaamsdeel dat bestaat uit verschillende weefsels en een specifieke lichaamsfunctie heeft

Organelle Intracellulaire structuur die een specifieke functie heeft

Organisch Molecuul of stof die koolstof bevat

Origine Aanhechtingspunt van een spier op een bot dat het minste beweegt tijdens spiersamentrekking

Osmoreceptoren Gespecialiseerde zintuigreceptoren die gevoelig zijn voor oplossingsconcentraties

Osmose Beweging van water langs de concentratiegradiënt door een semipermeabel membraan

Osmotische druk Druk die door water in een oplossing wordt uitgeoefend

Ossificatie Productie van botweefsel

Osteoïd Organisch bestanddeel van botweefsel

Osteon Structuur gemaakt van dicht botweefsel

Osteopenie Leeftijd gerelateerde botdegeneratie

Ovulatie Vrijgave van een rijp eitje uit de eileider

Oxidatieve fosforylering Aerobisch metabolisch proces van cellulaire ademhaling die veel energie opwekt

Oxyhemoglobine Geoxigeneerde vorm van hemoglobine

Parasympatisch zenuwstelsel Deel van het autonome zenuwstelsel dat het lichaam voorbereidt op 'rust en herstel'

Pariëtale laag (verg. viscerale laag) Laag sereus membraan die een lichaamsholte bekleedt

Parturitie Bevalling

Passief transport Vorm van transport in het lichaam waarvoor geen energie wordt gebruikt

Pathogeen Micro-organisme dat ziekte kan verwekken

Pees Vezelige bindweefsels die spier en bot verbinden

Peptidase Enzym dat eiwit afbreekt

Periferaal zenuwstelsel Zenuwweefsel dat geen deel uitmaakt van de hersenen of het ruggenmerg

Perifere weerstand Kracht waartegen het bloed moet duwen om door de slagaderbloedsomloop te bewegen, die voornamelijk wordt bepaald door de diameter van de arteriolen

Peristaltiek Ritmische samentrekking van de gladde spieren in de wanden van holle organen en buizen, zoals het spijsverteringskanaal

pH-schaal Schaal voor zuurheid of alkaliteit

Pinocytose Opname van kleine vacuolen door een cel, 'drinken door de cel'

Plasma Doorzichtig, strokleurig en vloeibaar element van het bloed

Plasma-eiwit Belangrijke eiwitten die door de lever worden gesynthetiseerd en in het plasma worden meegedragen, met verschillende fysiologische functies, zoals antilichamen of stollingseiwitten

Pleuraal Tot de longen behorend

Plexus Netwerk gevormd door een bundel van zenuwen of bloedvaten

Polsdruk Diastolische bloeddruk die van de systolische waarde wordt afgetrokken

Polymorfonucleair leukocyt Algemene term voor een witte bloedcel met een onregelmatige nucleus (bijv. bastofielen, eosinofielen en neutrofielen)

Polyurie Productie van een grote hoeveelheid urine

Positieve feedback (vgl. negatieve feedback) Regelmechanisme dat elke verandering van het normale in een fysiologisch systeem verhoogt en versnelt; het komt minder vaak voor dan negatieve feedbackcontrole

Posterieur (dorsaal) Beschrijft een lichaamsdeel of structuur dat gelegen is aan de achterkant

Presbyacusis Irreversibel gehoorverlies, gewoonlijk door toenemende leeftijd, als gevolg van degeneratie van de cochlea, aanvankelijk gekenmerkt door het onvermogen hoge tonen te kunnen horen

Primaire wondgenezing Eenvoudige reparatie van betrekkelijk kleine weefselschade

Profase Eerste fase van mitose

Profundus (diep) Beschrijft een lichaamsstructuur of een deel dat niet dicht bij de lichaamsoppervlakte ligt

Prognose Waarschijnlijke verloop van een ziekte

Pronatie Handpalmen die naar achteren worden gedraaid

Proteïne Grote polypeptide

Proximaal Dichter bij de origine van een lichaamsdeel of aanhechtingspunt van een lichaamsdeel

Puberteit Levensfase van mannen en vrouwen wanneer de voortplantingsorganen rijp worden

Pulmonair Met betrekking tot de longen

Pyrexie Koorts

Pyrogeen Stof die koorts veroorzaakt

Receptor Molecuul, gewoonlijk aan de oppervlakte van de cel, die chemische stoffen in de externe omgeving van de cel opmerkt en erop reageert, bijv. een neurotransmitter. Ook een zenuwuiteinde dat fysieke veranderingen van de omgeving opmerkt, bijv. een baroreceptor die druk meet

Recessief In de genetica, een genvorm die alleen tot uitdrukking kan komen als hij als twee identieke vormen op het chromosoompaar aanwezig is

Refractie Verbuiging van lichtstralen die door een lens passeren, bijv. de ooglens

Renaal Met betrekking tot de nieren

Reticulocyt Onvolgroeide rode bloedcel

Retroperitoneaal Liggend achter het peritoneum

Ribonucleïnezuur (RNA) Moleculen die worden gebruikt om genetische instructies van DNA naar cytoplasmische ribosomen over te dragen

Rotatie Beweging van een lichaamsdeel rond zijn as

Rugae Vouwen van het binnenoppervlak van een hol orgaan als het orgaan ontspannen is

Sagittaalvlak Denkbeeldige verticale lijn die het lichaam in een linker- en rechterhelft verdeelt, ofwel naar beneden door de middenlijn (mid-sagittaal) ofwel aan elke kant van de middenlijn (sagittaal)

Saltatoire geleiding Sprongsgewijze beweging van een zenuwimpuls langs een gemyeliniseerde zenuwaxon, van één knoop van Ranvier naar de volgende

Schuivende filamententheorie Erkend mechanisme waarbij actine- en myosinefilamenten in spiercellen over elkaar schuiven tijdens een spiercontractie

Secundaire wondgenezing Reparatie van weefsels na ernstige schade; een meer complex en intensief proces dan primaire wondgenezing

Sekschromosoom X- of Y-chromosoom (paar 23)

Semipermeabiliteit (selectieve permeabiliteit) Eigenschap van celmembranen waardoor de doorgang van sommige stoffen mogelijk is, maar niet van andere

Senescentie Celveroudering en de daarmee gepaarde functionele achteruitgang

Sensorische zenuw of neuron Afferente zenuw die impulsen naar het centrale zenuwstelsel stuurt

Serumvloeistof Algemene term voor een eiwitbevattende vloeistof die door bepaalde membranen wordt afgescheiden, bijv. serum pericardium en pleura visceralis

Sfincter Spierring langs een interne doorgang of opening, die wordt gebruikt om de doorgang door de opening te regelen

Slagader Bloedvat dat zorgt voor het transport van bloed van het hart naar de rest van het lichaam

Slagvolume Bloedvolume dat door het ventrikel wordt uitgestoten wanneer hij samentrekt

Snelheid van basaalmetabolisme Energieverbruik van het lichaam tijdens de rust in een warme omgeving, terwijl 12 uur lang niet is gegeten

Specifieke verdedigingsmechanismen Immuniteit; de beschermende mechanismen van het lichaam die worden geactiveerd bij een specifieke bedreiging of door een bepaald antigeen

Spinale reflex Onvrijwillige, gewoonlijk beschermende actie die wordt geregeld op het niveau van het ruggenmerg (onafhankelijk van de hersenen)

Squameus Plat (epitheelcellen)

Straling Transmissie van energie in golven

Superficiaal (oppervlakkig) Beschrijft een lichaamsdeel of structuur dicht bij het lichaamsoppervlak

Superieur Beschrijft een lichaamsdeel of structuur dichter bij de bovenkant van het hoofd

Supinatie Hand die zo wordt gedraaid dat de handpalm naar voren wijst

Sympathisch zenuwstelsel Deel van het autonome zenuwstelsel dat het lichaam voorbereidt op 'vechten of vluchten'

Symptoom Abnormaliteit die door de patiënt wordt beschreven

Synaps Verbinding tussen een zenuw en de bijbehorende cel

Syndroom Verschillende tekenen en symptomen die zich tegelijkertijd voordoen

Systemische bloedsomloop Bloedsomloop aan alle lichaamsorganen, behalve de aders en slagaders van de longen

Systole Samentrekkingsperiode van het hart of de individuele kamers

Systolische bloeddruk Druk die wordt opgenomen in de systemische bloedsomloop (vaak bij de arm) wanneer de druk op zijn hoogst is, onmiddellijk volgend op de samentrekking van een ventrikel; de hogere van de twee metingen wordt gebruikt voor een bloeddrukmeting

Tachycardie Abnormaal hoog hartritme

Teken Abnormaliteit die wordt geobserveerd door mensen die niet de patiënt zijn

Telofase Vierde en laatste fase van mitose

Telomeer Niet-gecodeerde sectie van DNA die de einden van elk chromosoom inkapselt en beschermt

Teratogeen Elke stof of middel met de eigenschap bij een foetus een abnormale ontwikkeling te veroorzaken

Tolerantie Vermogen van het immuunsysteem en zijn afweercellen en mechanisme lichaamseigen weefsels te herkennen, en niet aan te vallen

Transcriptie Productie van mRNA van DNA

Translatie Productie van eiwit van mRNA

Traversaalvlak Denkbeeldige lijn dat het lichaam verdeeld in boven en onder

Trofisch hormoon Hormoon dat de vrijgave van een tweede hormoon veroorzaakt

Trofoblast Buitenste cellaag van de blastocyste die de placenta vormt

Trombose Ongewenste, pathologische vorming van stationaire bloedstolsels in bloedvaten

Trombus (mv. trombi) Stationair bloedstolsel (bloedstolsels)

Tumor Celmassa die buiten de normale controlemechanismen van het lichaam groeit

Tunica adventitia Buitenste, ondersteunende bekleding van bloedvaten

Tunica intima Bekleding van bloedvaten (ook wel endotheel genoemd)

Tunica media Middelste weefsellaagje van grotere bloedvaten

Urine Vloeibaar afvalproduct dat in de nieren wordt aangemaakt

Vasoconstrictie Verkleining van de diameter (versmalling) van een bloedvat

Vasodilatatie Vergroting van de diameter (verwijding) van een bloedvat

Venule Kleine ader

Verbinding Molecuul die meer dan één element bevat

Vezel Spiercel; bij de voeding, het onverteerbare deel van de voeding, ook wel niet-zetmeelhoudende polysaccharide genoemd

Virus Niet-levend deeltje dat in staat is een ziekte te veroorzaken

Viscerale laag Laag sereus membraan dat een lichaamsorgaan bedekt

Voorbelasting Hoeveelheid bloed in het ventrikel vlak voordat het ventrikel zich samentrekt, voornamelijk bepaald door de veneuze circulatie

Vrijwillige regeling Bewuste regeling van een lichaamsfunctie

Weefselvloeistof Vloeistof tussen lichaamscellen, ook wel interstitiële vloeistof genoemd

Weerstandvat Bloedvat, gewoonlijk een arteriole, met een dikke laag gladde spieren in de tunica media, dat samentrekt en weer verwijdt om de bloedstroming en de bloeddruk te reguleren

Zout Product van een reactie tussen een zuur en een base

Zuur Scheikundige stof die waterstofionen af kan staan

Zygoot Bevrucht eitje als gevolg van de fusie van een ovum en een spermatozoön

Register

Paginanummers gevolgd door *f* verwijzen naar figuren; paginanummers gevolgd door *t* verwijzen naar tabellen en paginanummers gevolgd door *k* naar kaders.